青岛卫生计生年鉴

Qingdao Health and Family planing Yearbook 2017

青岛市卫生和计划生育委员会　主办
青岛市卫生计生科技教育中心　承编

中国海洋大学出版社
·青岛·

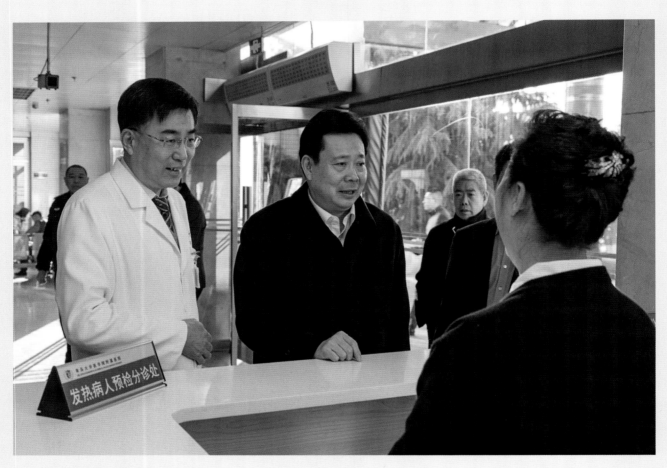

　　2016年2月6日，省委常委、市委书记李群（左2）一行走访慰问青岛大学附属医院坚守在工作一线的干部职工。

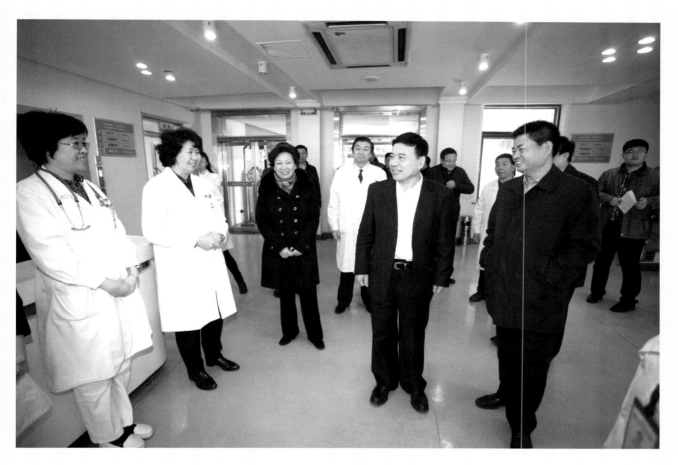

　　2016年2月6日，青岛市委副书记王伟（前排右2）等领导一行，走访慰问青岛市市立医院（集团）春节期间坚守在工作一线的干部职工。

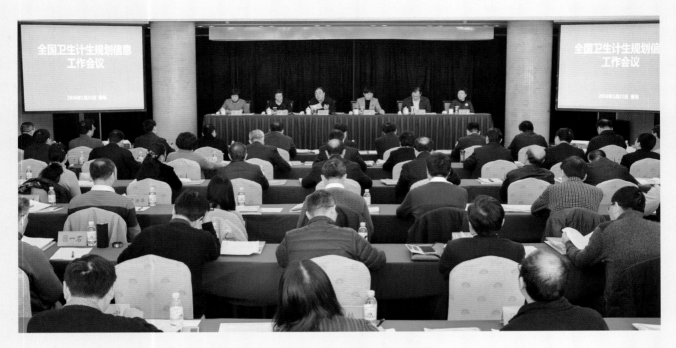

2016年1月21日，全国卫生计生规划信息工作会议在青岛召开。国家卫生计生委党组成员、副主任马晓伟出席会议并讲话。

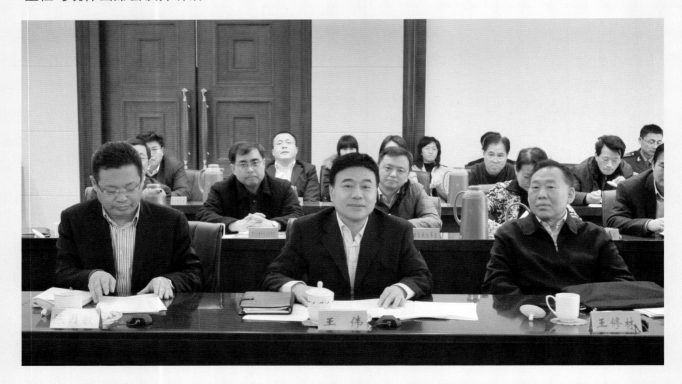

2016年1月27日，山东省人口和计划生育考核组目标管理责任制年终考核组对青岛市2015年计划生育工作进行年终考核。图为市委副书记王伟作汇报发言。

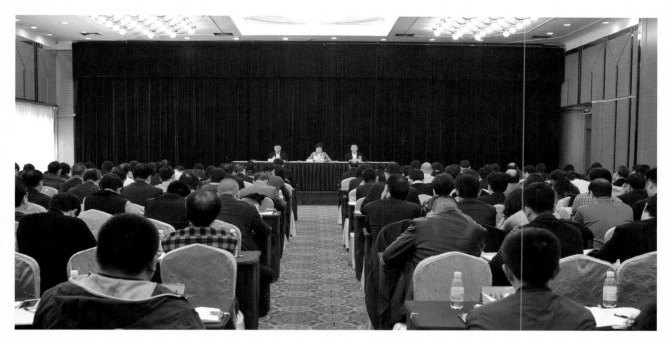

　　2016年2月26日，青岛市政府召开全市卫生计生暨中医药工作会议，市政府副秘书长李海涛主持会议，市卫生计生委主任杨锡祥作工作报告，市政府副市长栾新作重要讲话。

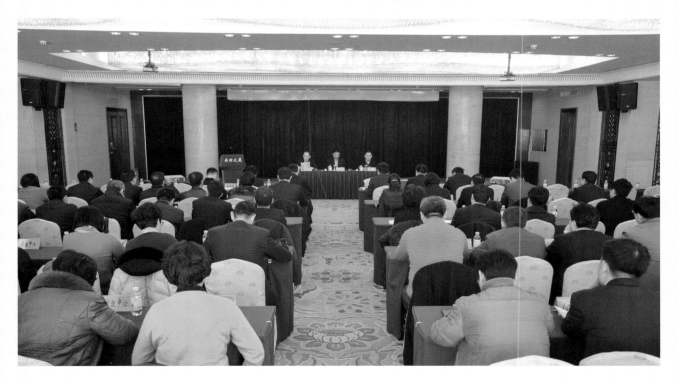

　　2016年1月26日，全市卫生计生系统科学发展综合考核总结会召开。青岛市卫生计生委党委书记、主任杨锡祥出席会议并讲话。

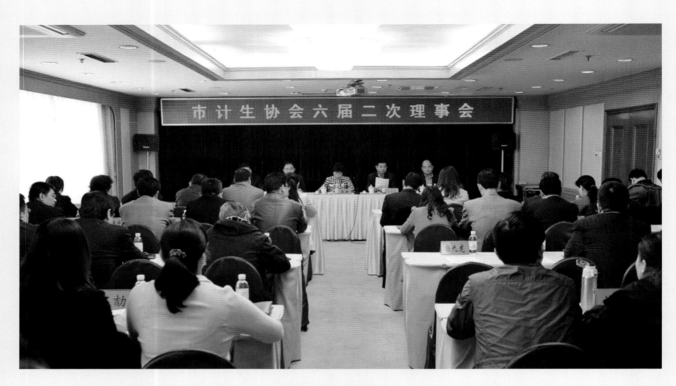

2016年4月1日，青岛市计生协会六届二次理事会召开。会议审议通过六届二次理事会工作报告；调整理事、常务理事和副会长。市政府副市长、市计生协会会长栾新作重要讲话。

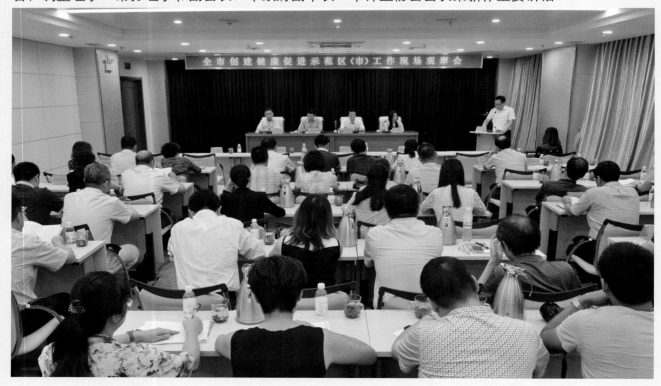

2016年9月20日，全市创建健康促进示范区（市）工作现场观摩会在崂山区召开。市卫生计生委党委书记、主任杨锡祥出席观摩会。

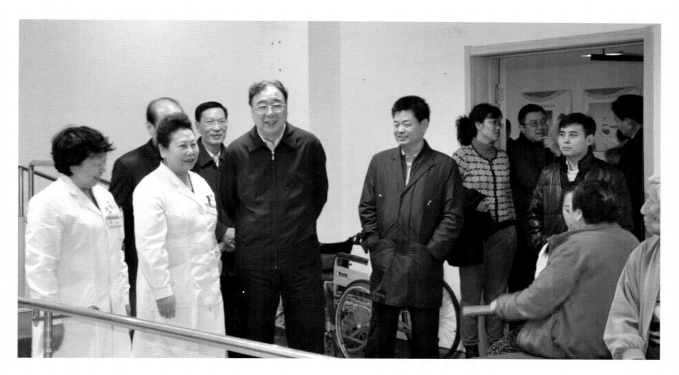

2016年1月21日，国家卫生计生委副主任马晓伟（前排左3）在青岛参加全国卫生计生规划信息工作会议期间，对青岛市医养结合工作情况进行调研。

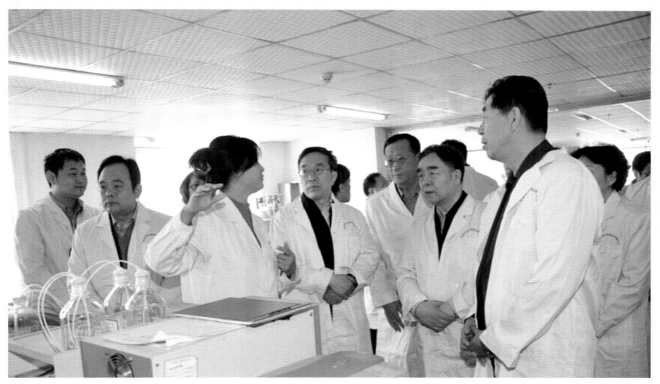

2016年3月31日，全国人大常委会委员、教科文卫委员会主任委员柳斌杰（前排右2）一行对青岛市疾控中心食品安全相关工作进行现场考察。

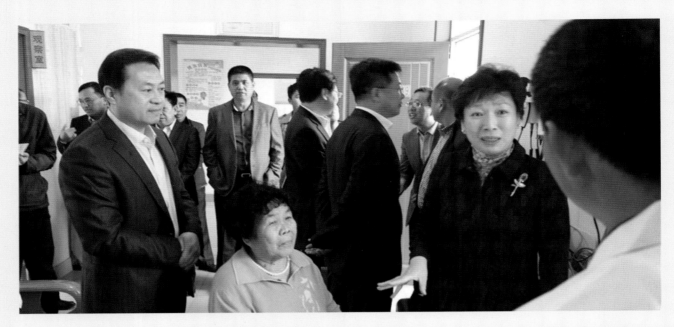

2016年5月9日，青岛市政府副市长栾新（右2）带领市卫生计生委、市民政局、市体育局、市残联等部门负责人，到胶州市三里河街道刘家村社区调研医疗卫生、计划生育等工作情况。

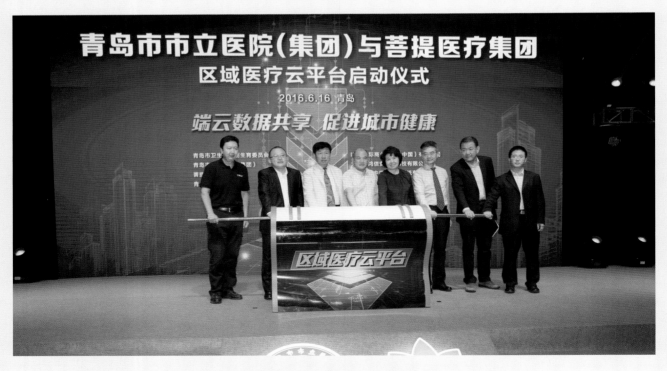

2016年6月16日，青岛市市立医院（集团）启动全国首个区域医疗云平台。

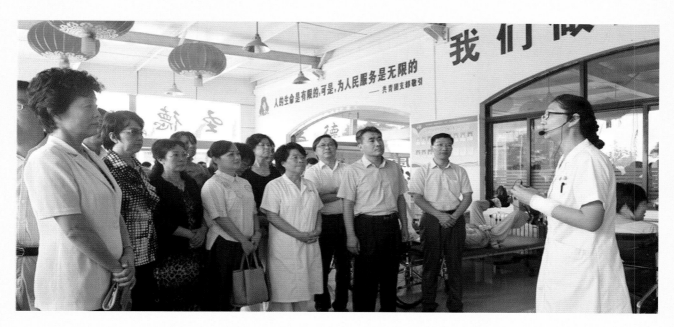

2016年8月17日~18日，国家卫生计生委牵头组织全国人大代表及国务院办公厅等国家有关部委工作人员来青岛调研医养结合工作。

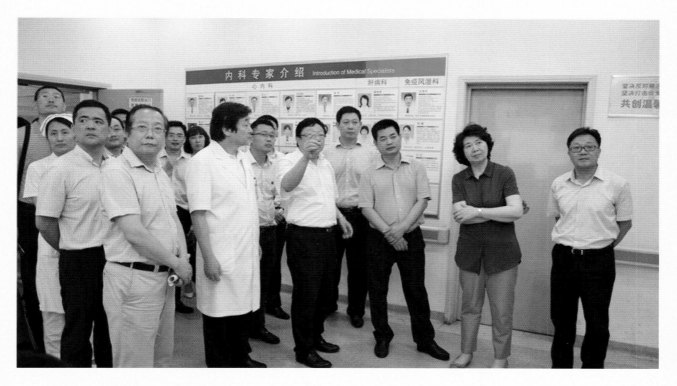

2016年7月20日，青岛市卫生计生委举办医院信息化建设现场观摩会，市卫生计生委主任杨锡祥（右3）、副主任薄涛（右1）带领委机关相关处室负责人，委属医院主要领导、分管领导和信息科主任进行现场观摩。

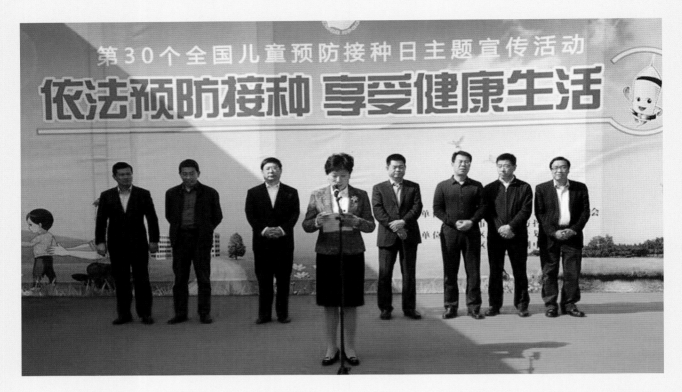

2016年4月25日，青岛市在城阳区新天地广场设立主会场举行第30个"全国儿童预防接种日"主题宣传活动。

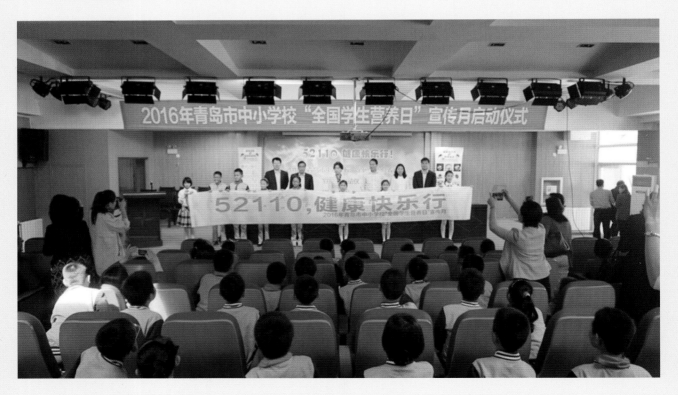

2016年5月18日，青岛市中小学校"全国学生营养日"宣传月启动仪式在崂山区麦岛小学举行。

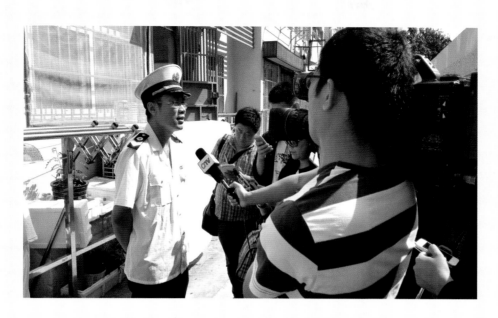

　　2016年9月20日，青岛市、区两级卫生计生执法部门与公安部门联合执法取缔"黑旅店"，并通过媒体进行曝光。

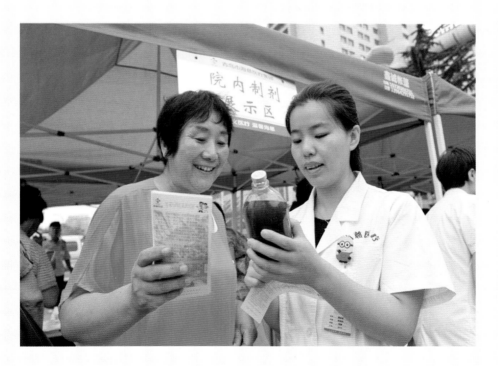

　　2016年7月15日，由青岛市卫生计生委、青岛市中医药管理局主办，青岛市海慈医疗集团、青岛市中医药学会承办的青岛市首届"三伏养生节"暨2016年"健康中国行"主题宣传活动启动仪式在市海慈医疗集团举行。

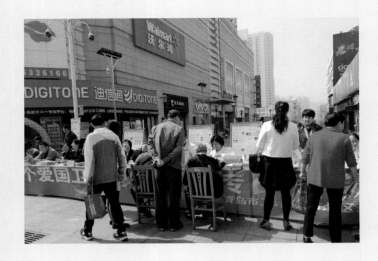

2016年4月9日，青岛市卫生计生委会同青岛市爱卫会、市北区爱卫会在市北区台东三路步行街开展第28个爱国卫生月义诊咨询及宣传活动。

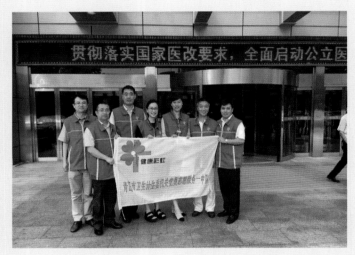

2016年6月30日，青岛市卫生计生委机关党员志愿服务一中队正式成立，为机关干部奉献爱心、服务社会打造优质公益服务平台。

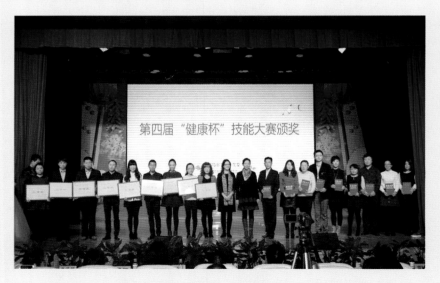

2016年12月23日，青岛市第四届"健康杯"技能大赛颁奖典礼暨全市卫生计生系统职工文化艺术节闭幕式举行。

编 辑 说 明

一、《青岛卫生计生年鉴》是由青岛市卫生和计划生育委员会主办的行业性年鉴，系统地反映青岛市卫生计生行业各方面的工作情况，每年编辑出版一册。旨在逐年记述上一年度青岛市卫生计生行业的基本情况，为有关部门查询资料信息，交流情况，推动卫生计生事业的全面发展提供服务。

二、《青岛卫生计生年鉴》2017卷共设11个栏目：(1)特载；(2)专文；(3)综述；(4)2016年青岛市卫生计生工作大事记；(5)工作进展；(6)青岛市卫生计生机构工作概况；(7)青岛市区(市)卫生计生工作概况；(8)卫生计生界人物；(9)典型经验材料与调研报告；(10)统计资料；(11)附录。

三、本年鉴根据全年卫生计生工作大事，选择刊登市卫生计生委及部分单位255张照片，制作70幅宣传彩页，图文并茂地反映了青岛市卫生计生系统整体形象。

四、本年鉴采取分类编排法，为便于国内外读者查阅，编辑了索引，目录使用汉、英两种文字。

五、本年鉴由青岛市卫生计生委机关各处室、委直属单位、各区(市)卫生计生局及中央、省、部队驻青有关医疗卫生单位撰写供稿，并经单位领导审查，由《青岛卫生计生年鉴》编辑部组织统编。凡涉及的卫生计生统计数字均以青岛市卫生计生委发展规划处统计资料为准，截止时间为2016年12月31日。

六、本年鉴是青岛市卫生计生委机关各处室、委直属各单位、各市区(市)卫生计生局及中央、省、部队驻青有关医疗卫生单位领导和广大作者通力合作的结果，谨向他们表示衷心的感谢，并希望继续得到支持。疏漏、错误之处，热诚欢迎批评指正。

《青岛卫生计生年鉴》编辑部

2017年8月

《青岛卫生计生年鉴 2017》编纂委员会

主　任	杨锡祥			
副主任	孙敬友	李晓方	周长政	魏仁敏
	张　华	杜维平	薄　涛	师晶洁
	董新春	赵国磊		
委　员	王　伟	张　岚	李中帅	吕坤政
	杨九龙	李传荣	刘可夫	金志善
	吕富杰	张万波	杨　晶	于　飞
	赵士振	陈美文	李红军	丁　虹
	刘　原	田　宇	李　兵	汪运富
	耿毅敏	于学江	刘焕芳	周世荣
	张玉清	邢迎春	周　晓	

《青岛卫生计生年鉴》编辑部

编　审	孙敬友
主　编	王者令
副主编	王玉玲　王振合
编　辑	张浣虹

审稿人名单(按姓氏笔画排序)

万作平	王国安	曲 波	朱俊萍	刘文寿
刘术林	李 蕾	杨 岩	周 刚	柳忠旭
侯德志	徐方娥	郭春庆	程方厚	韩传密
韩福金	税 源	鲁 青		

撰稿人名单(按姓氏笔画排序)

王 钦	王文静	王新华	冯 涛	吕玉婵
吕伊然	刘晓莉	许 峰	孙 帅	孙 雷
孙国琳	孙显军	李 君	杨 志	杨文文
宋玉鹏	宋晓慧	初慧中	张 蕾	张 燕
张红艳	陈 冰	陈 晓	周 骞	侯亚娟
赵殿臣	姜亦凤	宫 瑾	高献青	秦敬柱
焉 琴	黄 静	梁天珍	矫宽本	董 霄
焦建光	谢宗慧	臧 洁	薛丞君	

目　　录

2016 年青岛市卫生计生工作大事记

工作进展

青岛市卫生计生机构工作概况

青岛市区（市）卫生计生工作概况

卫生计生界人物

典型经验材料与调研报告

统计资料

附　　录

索　　引

CONTENTS

Special Features

Special Articles

Overview

Qingdao Major Events of Health and Family Planning in 2016

Work in Progress

Overview of Main Work of Qingdao Health and Family Planning Institutions

Overview of Main Work of Qingdao's Districts and Cities Health and Family Planning Bureau

Figures in the Field of Health and Family Planning

Material of Typical Experience and Research Proposal

Statistical Data

Appendix

Index

特　载

栾新副市长在全市卫生计生暨
中医药工作会议上的讲话

（2016 年 2 月 26 日）

这次会议是在全市上下全面贯彻落实党的十八届五中全会精神，全市卫生计生系统干部职工满怀信心地向全面建成小康社会宏伟目标迈进的关键时期召开的一次重要会议。刚才，锡祥同志报告了过去一年和"十二五"全市卫生计生工作情况，对 2016 年工作进行了安排部署，希望大家抓好落实。下面，就当前及今后一段时期的卫计工作，我讲几点意见。

一、充分肯定"十二五"取得的成绩，总结经验、坚定信心

"十二五"是全市卫生计生系统改革创新、融合发展、健康资源高效整合的关键时期。市、区（市）卫生、计生行政机构在全省率先完成合并，实现双加强、双提升。县级公立医院改革全面推开，23 家机构全部取消药品加成，让利群众 3 亿多元；基本药物制度覆盖所有政府办社区卫生服务机构、卫生院和集体村卫生室，基层运行新机制初步建立，社会办医疗机构基本药物制度试点工作得到国家卫计委认可。基本公共卫生服务均等化水平明显提升，服务覆盖率全省领先，老年人和高血压、糖尿病患者等重点人群健康管理率达到 80％以上。疾病预防控制和卫生应急工作扎实有效，全市无重大传染病暴发流行，居民健康水平全国领先，获得世界卫生组织颁发的"健康城市最

佳实践奖"。医疗服务体系更加健全，服务能力大幅提升，2015 年全市总诊疗服务人次数较"十一五"末增长 90％以上，其中社会办医从业人员和服务人次分别占到 1/4 以上。中医药工作继承发展，发挥中医药特色优势，加强基层服务体系建设和人才培养，有 3 所中医医院达到三甲，5 所达到二甲，新建 8 所中医医院、80 个国医馆；大力推广适宜技术，在全国率先开展"中医体质辨识调养指导公共卫生服务项目"和"送汤药上门"服务，全国基层中医药工作先进单位达 4 家，全市所有社区卫生服务中心和镇卫生院，以及 70％以上的村卫生室均能提供中医药服务，实现了中医药服务广覆盖。计划生育基层基础不断夯实，始终坚持党政"一把手"亲自抓、负总责，严格实行计划生育目标管理责任制，创新落实计划生育奖励政策和流动人口均等化服务，服务管理能力稳步增强，取消生育间隔、"单独两孩"等新政相继平稳落地，出生人口性别比全面完成省下达的各项指标任务并保持基本稳定。卫生计生法治建设扎实推进，在全省率先开展了卫生计生综合监督执法资源整合工作，综合监督执法能力不断提升，查处了一批严重侵害群众权益、影响恶劣的违法违规案件，保障了群众健康。在全市深入开展改善医疗服务行动，加强质量管理，针对群众最关心、最迫切的问题，先后推出 41 项便民惠民服务

举措,围绕简政放权和职能转变,取消和下放了11项审批事项,优化了办事程序,医疗卫生服务整体水平得到持续改进,群众满意度持续提升。

这些成绩的取得,是全市各级政府高度重视的结果,是各有关部门大力支持的结果,更是卫生计生系统广大干部职工拼搏奉献的结果。在此,我代表市政府,向所有关心支持卫计工作的各界,向全市卫生计生系统广大干部职工表示衷心的感谢!

二、认清形势、明确任务,切实增强责任感和紧迫感

在肯定成绩的同时,我们也应当清醒地认识到,与党委、政府的要求相比,与群众的期盼相比,卫生计生工作还存在一定差距,面临不少困难和挑战:一是健康需求快速增长和服务供给总体不足的矛盾依然存在。在经济新常态下,如何发挥好政府和市场两个作用,满足群众健康需求,需要认真研究。二是资源布局不合理与群众就医方便可及的矛盾比较突出。我市城乡、区域发展不平衡,郊区市和基层优质医疗资源不足,分级诊疗工作还缺乏有效的制度和机制保障。三是机制创新滞后与医疗卫生事业持续发展的矛盾有待化解。我市县级公立医院全部取消了药品加成,但科学的运行补偿机制、人事薪酬制度并没有同步建立起来,同时医保支付方式改革相对滞后,对医疗行为的有效激励约束机制尚未形成。四是医疗卫生服务模式与健康管理先进理念的矛盾逐渐显现。全过程健康管理工作还刚刚起步,有效管理率还需要不断提高。五是卫生计生综合监督体系仍不完善。监督执法力量及执法装备配置与承担的监管职责和监管任务不相适应,监督执法创新能力仍需加强。

“十三五”是全面建成小康社会的关键时期,也是建立健全覆盖城乡居民基本医疗卫生制度的决胜阶段。全面建成小康社会的战略目标、“推进健康中国建设”的战略决策、全面深化改革的总体要求和经济发展进入新常态的现实需要,都对深化医改、加快卫生计生事业发展提出了新任务、新要求,全市各级各有关部门,特别是卫生计生系统广大干部职工,要增强干事创业的紧迫感和责任感,主动适应改革发展的新形势,努力实现三个转变:一是要实现发展理念的转变,树立大健康、大卫生的全局观,将健康融入经济社会发展各项政策,把健康工作拓展到经济社会各相关领域。二是要实现发展格局的转变,大力推进医疗卫生领域“供给侧”改革,加强对需方行为的正确引导,将医疗技术、产品、服务与群众健康需求更好地对接。三是要实现服务模式的转变,更加突出预防为主,加快从“治已病”向“治未病”转变;更加注重人口均衡发展、注重服务家庭。

三、突出重点、锐意进取,全力做好2016年各项工作

2016年是“十三五”开局之年,改革发展任务十分繁重。下面,我再强调几项重点工作。

(一)科学编制卫生计生规划。要从维护全民健康和实现长远发展出发,编制好“十三五”卫生计生事业发展规划、区域卫生规划、深化医改规划和各专项规划,要尽快论证、完善,确保上半年出台。要从大健康、大卫生的高度出发,突破部门思维,突出规划的宏观性、综合性和战略性。要合理调配扩容医疗资源,满足群众就医需求,提升优化服务能力,保障群众就医质量。要强化“预防为主”理念,促进“以疾病为中心”向“以健康为中心”的转变。要以规划促发展,促进优质资源合理布局,补齐妇幼、儿科、基层和农村卫生计生等“短板”,保障城乡群众健康权益公平共享。各区(市)也要按照要求,抓紧编制本地卫生计生规划,并做好与全市规划的衔接,形成全市规划有机统一。

(二)全面推开公立医院改革。我市县级公立医院综合改革取得了阶段性成果,实现了县域全覆盖,但深层次的体制机制改革还没有实质破题;今年上半年,各级政府举办的城市公立医院将全面启动综合改革。各级各部门要高度重视,密切协作,确保改革扎实推进。一要积极推进医疗服务价格改革,合理调整医疗服务价格,优化比价关系,建立新型医疗服务价格管理体制和机制。二要积极推进编制和人事管理制度改革,落实公立医院用人自主权,编制管理逐步由审批制改为备案制,建立适合医疗行业特点的薪酬制度,从制度层面激发和保障广大医务人员的工作积极性。三要加快构建现代医院管理制度框架,积极推进政府职能转变,完善法人治理结构和治理机制,合理界定政府、公立医院、社会、患者的责权,落实政府的领导责任、保障责任、管理责任、监督责任。公立医院改革的核心是建立运行新机制,关键在“三医联动”,各级政府要加强统一领导,充分发挥医改领导小组的组织领导和医改办的协调推动作用。

(三)稳妥实施“全面两孩”政策。一要做好政策解读。坚持政策发布、解疑释惑、回应社会关切“三位一体”,建立重要信息、热点问题有序发布机制,提升舆论引导水平。二要宏观掌控形势。综合评估我市人口发展形势、计划生育工作基础和政策实施风险,健全出生人口监测和预警机制,准确掌握人口出生信息,科学预测人口出生变动趋势,确保生育水平不出现异常大幅波动。三要保障生育服务。政策实施后,累积的生育需求集中释放,高龄高危孕产妇明显增加,要加快妇幼、计生资源整合,加强妇幼保健机构和医疗机构产科、儿科建设,迅速实现妇幼保健服务供给的扩容提质,确保"全面两孩"政策落地、母婴安全。四要做好计划生育利益导向政策衔接,加大对计划生育特殊家庭保障力度,维护社会稳定。卫生计生、公安、食品药品监督、工商等部门通力合作,加大综合治理力度,使出生人口性别比基本稳定在正常范围。五要大力推进流动人口基本公共卫生计生服务均等化,认真落实流动人口婚育信息网络异地查询,积极为流动人口在现居住地提供便捷服务;广泛开展流动人口健康促进行动,提升流动人口的健康素养和自我保健意识。

(四)持续提升中医药能力水平。中医药是中华民族的传统瑰宝,是中国特色卫生计生事业的显著特征和重要组成部分,各级政府和各有关部门要切实履行发展中医药事业的神圣职责。一是充实市、区(市)两级中医药管理力量,建立多部门参与的中医药工作联席会议制度,及时协调解决制约中医药事业发展的"瓶颈"问题。二是要创新政策环境,以我市获批国家中医药综合改革试验区为契机,完善符合中医药服务特点的差别化改革政策,加大财政扶持力度,开展中医优势病种支付方式改革,探索中医分级诊疗模式,同步推进公立中医医院改革。三是要提升中医药服务能力。大力培养中医药人才,深入挖掘民间中医药特色专技,积极推广中医非药物疗法,做好老中医药专家学术思想和临床经验传承工作。要重心下沉、实施基层中医药服务能力提升工程,创新中医药服务模式,努力构建中医药全面发展新格局。

(五)大力加强综合监督执法工作。一是要以机构改革和职能调整为契机,加快整合卫生计生综合监督执法资源,尽快实现卫生、计生各自单项执法向"卫生计生综合执法"转变。二是认真研究辖区卫生、计生监督体系现状,针对"瓶颈"问题,制定辖区综合监督体系建设发展规划,统筹推进综合监督各项工作。

三是围绕群众关心的卫生计生热点、难点问题,创新综合监管模式,加大监督执法力度,严厉查处医疗卫生、公共卫生、计划生育违法违规行为,保障广大群众的健康安全。

四、凝心聚力、狠抓落实,推动卫生计生事业健康发展

(一)强化组织领导,形成工作合力。各级政府要把卫计工作纳入重要议事日程,加强组织领导,统筹协调调度,及时解决涉及全局的重大问题。要加大政府投入,完善补偿机制,保障医改资金需求,推动卫生计生改革发展。各相关部门要从大局出发,增强责任意识,密切支持配合,形成推进卫计工作的整体合力。

(二)强化督查考核,严格责任追究。当前和今后一个时期,卫生计生改革发展的任务十分繁重。为保证各项工作落到实处,必须明确时间表和路线图,做到有部署、有督查、有考核、有奖惩,责任落实到人、落实到事。要健全督查考核机制,加大督导检查力度,及时掌握进展情况,对检查发现的薄弱环节和重点难点问题,要及时协调解决、督促整改。要建立健全责任制和问责制,对到期未能完工或工作进度明显滞后的,要进行问责。

(三)强化舆论宣传,营造良好氛围。今年是卫生计生系统改革发展的关键一年,任务繁重,发展压力巨大,挑战与机遇并存,需要全社会的理解支持、广泛参与和良性互动。要通过热线电话、官网平台等传统渠道和官方微信、微博等新媒体,真诚接受监督,借力社会监督改进工作。同时也要借助媒体宣传树立形象,传播正能量,通过媒体平台解读热点政策、宣传改革成效、标榜先模典型,争取话语权,展示新风采,为改革发展营造良好的氛围。

同志们,一年之计在于春,好的开局是成功的一半。让我们在市委的坚强领导下,进一步坚定信心,奋力进取,努力开创全市卫生计生工作新局面,为全面建成小康社会、加快建设宜居幸福的现代化国际城市作出更大贡献!

谢谢大家!

攻坚克难 创新实干
努力开创卫生计生事业改革发展新局面

——在2016年全市卫生计生暨中医药工作会议上的报告

市卫生计生委主任、党委书记 杨锡祥

（2016年2月26日）

这次会议是在全面贯彻落实党的十八届五中全会精神，向"十三五"迈进的关键时期召开的一次重要会议。主要任务是：全面贯彻落实党的十八大、十八届五中全会精神，按照全国卫生计生工作会议和全国中医药工作会议要求，总结2015年及"十二五"时期卫生计生工作，分析形势，明确思路，研究部署2016年工作任务，确保"十三五"时期卫生计生改革发展开好局、起好步。

市委、市政府高度重视卫生计生暨中医药工作，李群书记、张新起市长和栾新副市长等多次听取工作汇报，研究解决重大问题；市人大、市政协关心支持卫生计生事业发展，视察督导各项重点工作。各级领导的关心和支持，给了我们巨大的鼓舞和鞭策。今天，栾新副市长出席本次会议，并作重要讲话，我们要认真学习领会，切实抓好贯彻落实。下面，我就2015年工作情况和2016年工作任务报告如下。

一、关注民生，突出重点，2015年卫生计生改革取得突破性进展

2015年是全面深化改革的关键一年，是全面完成"十二五"规划的收官之年，也是卫生计生加快融合发展的重要一年。在市委、市政府的坚强领导下，卫生计生系统在卫生改革、服务质量和水平、公共卫生体系、卫生计生基层基础、队伍建设五项重点工作上下功夫；在三优工程、智慧医疗、全民健康、医联体建设、夯实基层基础、卫生计生综合监督六个方面实现创新突破。攻坚克难、强化落实，改革实现新突破，事业实现新发展，各项工作取得新成效。

（一）全面深化医改，惠及民生成效显著

一是县级公立医院改革实现全覆盖。23家县级公立医院全面取消药品加成，住院均次费用增幅控制在10%以内，门诊均次费用实现零增长，医药费用得

到有效控制，为群众节省医药费用1.8亿元，缓解群众看病贵问题。在试点医院全面推行了综合改革目标管理，定期对综合改革目标完成情况进行监测评价。

二是基本药物制度扩面试点。加强医疗机构药品采购和配备使用管理，非政府办基层医疗卫生机构实施基本药物制度范围扩大至34家，崂山区、李沧区实现了社区卫生服务中心全覆盖。全市各级公立医疗卫生机构共从省平台采购药品56亿元，减轻群众用药负担9亿元。

三是医联体建设取得新进展。各大医院与基层医疗机构、公立医院与民营医院、专科医院之间积极探索建立形式多样的医联体，各区（市）不断完善县镇村医疗机构一体化管理，全市共建成189家医联体。在医疗技术、卫生人才等方面实现资源共享，市级大医院派出3545名专家支持基层医疗机构，培训基层医务人员1.83万人次，实施手术1729次，双向转诊下转2272人次，分级诊疗、有序就医格局逐步形成。

四是基层服务能力得到提升。推进基层医疗卫生机构标准化建设，新建23家社区卫生服务中心（站）。全市开展"群众满意的镇街卫生院"创建活动，6家乡镇卫生院被评为"全国群众满意卫生院"。深入推进卫生支农工作，派遣城市二级以上医院的525名医师帮扶基层，5家三级医院定点帮扶7家县级医院。建立老年乡村医生生活补助制度，提高在岗乡村医生待遇纳入2015年市办实事。崂山区率先开展乡村医生订单定向医学生免费培养试点工作。在社区推行全科医生服务试点，组成全科医生服务团队。全市建立居民健康档案677万余份，为老年人、孕产妇、儿童等重点人群提供健康服务近335万人次。

五是医养结合工作实现突破。鼓励社会资本举办疾病康复、老年护理等医养结合型医疗机构，增加

老年病人护理和康复床位220张。通过社会购买服务的方式，充分发挥小型诊所、养老机构的作用，为老年人购买居家养老服务。目前有96％的老人选择了居家养老，成为当前主要的养老模式。鼓励二级公立医院整体转型为老年医院、护理院，要求有条件的二、三级医院和疗养院开设老年病房和医疗专护病房，或在养老机构内设置护理院等医疗服务延伸点，提供医养结合型医护服务。我市医养结合工作经验得到了国家卫生计生委领导的充分肯定，中央电视台《新闻联播》予以报道。

（二）创新服务管理，计划生育工作取得新进展

一是扎实推进"单独两孩"政策平稳实施。认真贯彻落实《中共中央 国务院关于调整完善生育政策的意见》，以市委文件形式下发了《关于调整完善生育政策，进一步加强计划生育工作的实施意见》。积极做好"单独两孩"和相关计划生育政策宣传，做好出生人口监测预警，加强政策落实的工作指导和督查。认真落实计划生育奖励优惠和技术服务预先告知制度，改革生育证管理制度，简化办事程序，办证时间缩短为10天。截至2015年底，全市共有6.2万对夫妇提出"单独两孩"生育申请，其中5.8万对获得批准。

二是着力加强基层基础工作。加强计划生育综合治理，完善计划生育属地化管理和单位法定代表人计划生育工作责任制。全市共打造10个市级计划生育基层基础工作示范点。积极推进计划生育"三级联创"和优质服务先进单位创建活动，抓好薄弱后进帮促。组织了全市育龄妇女信息清理核查、符合二孩政策人群摸底、育龄夫妇生育意愿及影响因素调查、计生队伍基本情况调研等系列活动，涉及调查人群210万人。

三是创新落实计划生育家庭利益导向政策。2015年，全市共为28221名奖扶对象发放年老奖励2.72亿元，投入670.3万元落实独生子女医保报销比例提高5个百分点的优惠待遇。下发了《关于解决社会公益性岗位和协保人员等独生子女父母退休一次性养老补助问题的通知》，实现了我市独生子女父母年老奖励全覆盖。围绕家庭文化、家庭保健、科学育儿和养老照护四个方面，深化国家级"新家庭计划"项目试点，我市获得"幸福家庭创建活动国家级示范市"荣誉称号。

四是全面完成省下达的出生人口性别比各项指标。开展打击"两非"专项行动和出生人口性别比专项治理年活动，查处"两非"案件20例，超额完成省下达的4例指标。9月份以来我市性别比指标出现明显下降，全面实行住院分娩个案登记直报制度，全市（含流动人口）住院分娩活产出生人口性别比达到106.02。

五是妇幼健康工作取得显著成效。圆满完成"十二五"妇女儿童发展纲要的妇幼健康相关监测指标，孕产妇死亡率和婴儿死亡率、出生缺陷发生率居全国发达城市前列。进一步加强"两癌"免费检查与救助工作，完善长效工作机制，在崂山等区（市）试点创新，提标扩面，升级检查方案，提升了我市妇女"两癌"检查项目的公平可及性和质量，使城乡妇女群体广受惠、长受益，得到上级部门好评。胶州市积极启动妇幼健康优质服务示范工程创建活动，获得2015年度"国家级妇幼健康优质服务示范县（市、区）"称号。

六是深入推行流动人口基本公共服务均等化和社会融合。流动人口实现了卫生计生基本公共服务均等化服务全覆盖。编印《青岛市新市民基本公共服务指南》26万册，《青岛市新市民健康知识手册》29万册，免费向流动人口发放。积极推进流动人口健康促进工作，创建均等化服务示范点40个。2015年，全市为115330名流入人员建立了健康档案，为22802名流入适龄儿童提供了免费接种疫苗服务，为508名流入育龄群众提供了困难救助和便民维权服务。相关经验做法在全国、全省流动人口相关会议上进行了经验交流。

（三）加强体系建设，公共卫生服务水平显著提升

一是疾控体系建设日臻完善。市疾控中心实验室硬件设施明显改善，检验检测水平显著提升，目前已具备完成国家规定生活饮用水全部106项指标的检测能力。黄岛、城阳、胶州、即墨等地在设备投入、信息化建设、疾病控制网络建设等方面取得了明显成效，全市疾病防控能力再上新台阶。

二是重点传染疾病得到有效控制。及时、有效应对了麻疹局部暴发和埃博拉、中东呼吸综合征等重大突发疫情，艾滋病、结核病、手足口病、出血热等重点传染病得到有效控制，全市无重大疫情暴发。全市新建85个数字化接种门诊，借助信息化手段，推广使用预防接种微信公众号"琴岛微苗"，预防接种服务更加方便。全年共接种各类疫苗230万剂次，有效提高了群众防病能力。

三是社会卫生安全保障成效明显。制订卫生计生综合监督执法资源优化整合方案，打造构建"横向到边、纵向到底"的三级四层综合监督网络体系。目前，市级及城阳、胶州、平度等地已制订卫生计生综合监督执法机构"三定"方案。各级卫生计生监督机构

积极开展打击非法行医、"两非"治理、饮用水卫生安全、"四小"公共场所等专项治理行动,共监督检查4.4万家单位,查处各类案件734起,取缔非法医疗机构186家。食品风险监测工作稳步推进,食源性疾病事件及时有效处置。开展行政审批全流程改革,不断规范审批流程,推进网上审批标准化建设,提速增效、方便群众。

(四)强化基础保障,医疗服务质量水平大幅提升

一是强化医疗质量和急救管理。继续推进医疗机构标准化建设,市精神卫生中心顺利通过三甲评审,市第三人民医院、平度市人民医院、即墨市人民医院医疗服务能力达到三级医院水平;新增市级质量控制中心12个,市、区(市)级质控中心分别达到38个、50个。市急救中心与有关医院建立完善急性心脑血管疾病区域协同机制,提升了紧急医疗救治水平,全年及时处置社会突发事件医疗救援127起,完成重大医疗卫生保障任务80余次,出动院前急救车辆6.3万车次,抢救患者6万人次,有力保障了群众的生命安全。

二是重点工程项目加快推进。启动全市区域卫生规划和"十三五"卫生计生事业发展规划编制工作,优化资源布局,卫生重点在建项目达到17个,开工建设了市民健康中心、市立医院东院二期和青大附院综合病房楼,大力推进市立医院西院区改造、市口腔医院修缮、市海慈医疗集团全科医生培训基地等项目,新开工面积53万平方米,市口腔医院东部分院顺利开诊,市公共卫生中心、市第八人民医院新院区、眼科医院和市第五人民医院扩建项目加快推进,群众就医环境得到进一步改善。

三是高端医疗项目引进合作取得新成效。2015年3月份,市政府在国家会议中心成功举办"三优工程"推介签约会,全系统共与国内外优质医疗机构签订合作协议51个,引进院士3人、高层次人才160人,涉及肿瘤、中医、老年医学、康复医学等12类优势学科,弥补了学科"短板",大大提升了我市医疗技术水平。

四是学科建设和人才培养成效显著。评审出21个B类学科、31名学科带头人、57名优秀青年人才,给予财力支持;申报国家、省、市级科技进步奖120余项、市级惠民计划和创新计划140项。各区(市)、各单位大力加强学科建设,其中李沧区设立"科技发展基金"、"青年人才培养专项基金";市立医院成立山东省首个结直肠疾病专业科室;海慈医疗集团设立4个中西医多学科会诊分中心,推广实施多专业一体化诊疗服务;市中心医院探索肿瘤多学科查房首席专家制

度,对初诊肿瘤病人进行多学科会诊;市妇儿医院整合成立了新生儿医学中心、妇科中心、外科中心、产科中心,推动了学科发展。

五是信息化建设初见成效。制定了"互联网+医疗健康"行动计划。率先启动了全市居民健康信息服务系统和区域诊疗"一号通"平台建设,在市妇儿医院上线运行,实现了预约就诊、诊间交费。目前,市立医院、市第八人民医院、市中心医院、市海慈医疗集团、市口腔医院、胶州中心医院等正在筹备"一号通"平台建设。

六是医疗服务进一步改善。针对群众反映的停车难、排队难、挂号难、取药难、住院难等问题,大力推行预约诊疗服务、改进护理服务、创新便民服务等41项便民措施,全市二级以上医院90%的病房开展了优质护理服务;49家医院通过市级挂号平台完成预约诊疗45万人次;开展服务百姓健康大型义诊活动,30余万群众受益。

(五)创新服务模式,中医药特色优势得到发挥

一是创新中医药政策和服务模式。推进中医药医保支付方式改革,在全国率先实施住院中医优势病种单病种定额结算管理,推广门诊中医优势病种纳入统筹支付范围并按病种支付或纳入"日间病房"管理的支付制度改革,累计为1554名患者节约费用260万元。探索实施全域统筹、统一规范的"送汤药上门"服务,累计送汤药3000余单。

二是大力提升基层中医药服务能力。全市建成80个国医馆,新增145名掌握中医药适宜技术的卫生技术人员和106家能够提供中医药服务的基层医疗机构,为213家基层卫生服务机构配备了中医特色诊疗设备。目前我市全国基层中医药工作先进单位达4家,100%的社区卫生服务中心、100%的镇卫生院、85.2%的社区卫生服务站、70.2%的村卫生室能够提供中医药服务,实现了基层中医药服务"广覆盖"。

三是加强中医药特色优势建设。建立了2个全国综合医院中医药工作示范单位、8个中医综合诊疗中心、100个中医专病(专技)特色门诊、1个中医护理专业国家中医药优势特色教育培训基地,召开了全市中医药学术交流大会,开展了"国医堂杯"中药传统技能大赛。

四是推进"治未病"服务体系建设。实施中医药预防保健及康复服务能力建设项目,在黄岛区等5个区(市)推进"治未病"服务体系建设,获中央财政200万元支持,建立了2个"治未病"中心,开展了第11个

"养生保健宣传月"活动,实施"冬病夏治""三伏贴"服务,服务群众20余万人次,得到了群众高度评价。

（六）打造良好形象,工作作风切实转变

一是班子队伍建设不断加强。认真开展"三严三实"专题教育,党委班子围绕"坚定理想信念"、"严守党的政治纪律和政治规矩"以及"严以用权"的主题,直面问题,认真查摆,制定整改措施,明确责任到人,建立台账一项一项抓好整改落实,取得初步成效;在委机关开展"提速增效、服务基层"活动,缩短工作时限,转变工作作风,进一步提升服务基层效能。开展大规模的干部培训,组织业务专题讲座,积极打造学习型机关,营造了比学赶超的良好氛围。

二是行风整改行动持续深入。在深入开展纠正办医行医中不正之风、违规收受"红包"、打击涉医违法犯罪等专项整治活动的同时,推进暗访巡查与群众满意度测评工作。对市立医院、市中心医院、市妇儿医院3家大型医院进行了入驻巡查活动,围绕反腐倡廉建设、落实医疗卫生行风建设"九不准"、医院管理、经济管理四个方面,深入查找问题,促进整改落实,推动医院的科学化、规范化和精细化管理。通过"三线一网"、走访企业、服务热线等方式,为群众、企业解决看病就医难题1.6万件。

三是良好行业形象进一步树立。加强与主要媒体的战略合作,大力宣传卫生计生政策和惠民举措,开展"展示医疗民生实事,展现卫生改革风貌"开放日活动和"健康杯"技能大赛及寻找"最美天使"等主题活动,向社会呈现卫生计生行业的先模事迹、亮点工作和健康服务举措等正面事迹,弘扬正能量,在社会中引起了较大反响,在全系统形成了学习先进、爱岗敬业的浓厚氛围。

2015年是"十二五"收官之年。全系统同心同德,不懈努力,胜利完成"十二五"卫生计生事业发展规划和深化医改规划,为"十二五"画上了圆满句号。总的来看,"十二五"时期是我市卫生计生事业改革力度大、发展速度快、群众受益多的五年。"十二五"末,全市合法生育率达到95.56%,多孩率控制在0.93%,出生性别比控制在合理区间,我市各项计划生育工作走在了全省前列,保持了全省一流的工作水平。五年来,人民群众健康水平显著提高,人均预期寿命预计比2010年提高1岁;孕产妇死亡率由2010年的9.09/10万降至2015年的1.39/10万,达到历史最低;婴儿死亡率由2010年的3.48‰降至2015年的2.88‰。提前实现了"十二五"规划,居民健康水平总体上处于全国先进地区水平,为建设幸福宜居的现代化国际城市打下了坚实的健康基础。

这些成绩的取得,是市委、市政府坚强领导的结果,得益于相关部门和社会各界的大力支持,凝聚着卫生计生系统全体人员的心血汗水。在此,我代表市卫生计生委向关心支持我们事业发展的各级领导、相关部门、社会各界人士,向全系统工作人员,表示衷心的感谢!

在肯定成绩的同时,我们也应该清醒地认识到,我们的工作还面临许多突出矛盾和问题,与人民群众的期望还存在一定差距。群众看病难、看病贵问题还没有从根本上解决,公立医院改革的配套政策不完善,社会办医发展空间狭小,分级诊疗制度建设需要完善,计生基层基础工作存在薄弱环节,行业作风需要持续改善等。我们必须正视这些问题,在今后工作中下大力气推动解决。

二、继往开来,攻坚克难,明确2016年卫生计生改革发展任务

2016年是"十三五"规划的开局之年,我们要坚决贯彻落实党的十八届五中全会提出的"推进健康中国建设"和"促进人口均衡发展"的决策部署,把维护和保障人民群众健康作为最高使命。2016年,深化医改要在"建机制"上取得更大成效;卫生服务要在"补短板"中提升整体水平;计划生育要在"促均衡"中稳步有序推进;党风廉政要在"严要求"中坚守责任担当。

2016年,我市卫生计生暨中医药工作的总体要求是:以邓小平理论、"三个代表"重要思想、科学发展观为指导,全面贯彻党的十八大、十八届五中全会和全国卫生计生工作会议、全国中医药工作会议精神,深入学习贯彻习近平总书记系列重要讲话精神,按照市委、市政府的部署,坚持"一三五"总体思路,围绕卫生计生改革"一条主线",强化学科建设、人才战略、信息化建设"三个支撑",推进分级诊疗、城市公立医院改革、计生服务转型、公共卫生体系建设和社会办医"五项突破",统筹做好各项卫生计生工作,促进我市卫生计生事业持续健康发展。

（一）坚持机制创新,推进医药卫生改革向纵深发展

一是深化公立医院综合改革。巩固县级公立医院改革成效,加快推进县级公立医院管理体制、运行机制、人事薪酬、医保支付等综合配套改革。指导区（市）编制实施县域医疗卫生服务体系规划,加强综合改革目标管理。全面启动城市公立医院综合改革,取消药品加成（中药饮片除外）,合理调整医疗技术服务

价格,增加政府补助。积极稳妥推进医疗服务价格改革,理顺医疗服务比价关系,完善知名专家诊察费收费政策、专家范围和备案制度,扩大实施范围。加强与药品采购、医保支付、薪酬制度、分级诊疗等政策的衔接。建立现代医院管理制度,探索公立医院法人治理结构的实现形式,落实公立医院人事管理、内部分配、运营管理等自主权。建立健全公立医院综合性绩效考核制度,构建以公益性绩效为导向的医院和院长考核办法。

二是建立公立医院自主控费机制。加强临床路径管理,逐步提高实施临床路径管理的病例数占公立医院出院病例数的比重,杜绝过度检查、过度治疗,规范医疗服务行为,确保医疗质量和安全。严格控制高值医用耗材不合理使用和医药费用不合理增长,严格控制药品占比和百元医疗收入(不含药品收入)卫生材料支出,破除公立医院逐利机制,有效减轻群众就医负担。严禁给医务人员设定创收指标,严禁将医务人员收入与医院的药品、耗材、检查、治疗等收入挂钩。实现城市公立医院、县级公立医院门诊、住院患者人均费用和医疗费用总量增幅下降,医疗服务收入(不含药品、耗材和大型设备检查收入)占业务收入比重提高。

三是加快推进分级诊疗制度建设。出台分级诊疗实施方案,选择2个区(市)开展试点,积极稳妥推进。鼓励区(市)成立远程医疗中心、区域性消毒供应中心和临床检验、病理影像等诊断中心,建立资源共享机制。提升县级医院综合服务能力,完善基层医疗服务模式。规范医联体建设,在市级层面,积极推行城市公立医院集团化发展,成立市立医疗集团、中医药发展集团、中心医疗集团,加快推进集团内部分级诊疗、双向转诊和协同发展;在区(市)级层面,健全区(市)、镇、村一体化管理机制,开展乡镇卫生院和二级医院一体化试点。

四是巩固完善基层运行新机制。出台加强乡村医生和基层卫生人才队伍建设的意见。加强乡村医生队伍建设,扩大乡村医生免费医学生定向培养试点。落实老年乡村医生生活补助政策,巩固提高在岗乡村医生待遇,稳定乡村医生队伍。健全多渠道补偿机制,落实基层医疗卫生机构基本建设、设备购置经费。完善医保支持政策和价格政策,探索基层财务收支管理制度。推进基层人事分配制度改革,强化绩效考核,调动基层医务人员积极性。深入开展"群众满意镇街卫生院"活动和社区卫生服务提升工程,组织开展基层卫生技能竞赛。落实基本公共卫生服务筹资标准,新增老年人B超、慢性病筛查、结核病管理等免费服务项目,实施基本公共卫生第三方测评。鼓励开展全科医生(乡村医生)慢性病签约服务,探索建立县镇联网、镇村一体的基层慢性病分级诊疗模式。加强全科医生制度建设,加强培训基地建设,加大多渠道全科医生培训培养力度。完善对口支援人员选派方式,将困难医院、医联体纳入对口支援范围。

五是巩固完善基本药物制度。组织公立医院遴选上报药品采购目录,实施分类采购。规范医疗机构网上采购行为,建立低频次、大数量、定时段的基本药物订单发送制度。建立公立医院联合采购会商机制,对于省集中挂网药品在省级药品集中采购平台自行议价采购,完善节约采购成本路径和办法。改进医院药品货款结算管理。扩大基本药物制度实施范围。完善儿童用急需短缺药品监测预警机制。加强基本药物集中采购、配送、使用等环节的监管。

六是加快重点项目推进。开工建设公共卫生中心、眼科医院新院区,协调推进市民健康中心、齐鲁医院二期等重大项目进展,市立医院东院二期、青大附院东区综合病房楼项目主体封顶,海慈、市立全科医生临床培养基地项目竣工;积极探索新形势下基建工程政府和社会资本合作(PPP)模式,年底前市第八人民医院东院区、市第五人民医院扩建工程具备开工条件;协调推进平度医疗中心、即墨东部医疗中心、胶州医疗中心、城阳区第二人民医院等区(市)级医疗中心建设。

七是强化信息化建设。认真贯彻落实《青岛市"互联网＋医疗健康"行动计划(2016—2020年)》要求,统筹推进市、区(市)两级人口健康信息平台建设,建立健全公共卫生、计划生育、医疗服务、药品管理、综合管理等业务应用系统,实现互联互通、业务协同。建立全员人口数据库、健康档案数据库和电子病历数据库的自动归集和动态更新机制,积极探索推进健康医疗大数据应用发展。启动区域医疗协同应用平台建设,加快推进医院门急诊电子病历建设和应用,试点实施电子健康档案和电子病历跨医疗机构授权使用。完善居民健康信息服务系统,全面推广预约诊疗、线上支付、在线随访、检验检查结果在线查询、健康知识咨询等居民健康管理"一号通"服务,切实改善患者看病就医体验。

(二)坚持优质服务,促进人口全面均衡发展

一是落实"全面两孩"政策。贯彻落实中央《关于实施全面两孩政策,改革完善计划生育服务管理的决定》精神,依据新修订的《中华人民共和国人口与计划

生育法》《山东省人口与计划生育条例》，稳妥扎实有序实施"全面两孩"政策。做好"全面两孩"政策实施前后的相关配套法律法规、文件的废立、修订工作。深入开展政策解读，加强舆论引导，实施效果评估分析，加强出生人口监测预警，合理引导群众生育行为，确保政策平稳落地。

二是加强妇幼健康服务。积极应对全面放开二孩政策实施可能导致出生人口骤增情况，着力完善产科和新生儿科服务能力建设。扩充产科儿科床位，加大产科、儿科和助产士专业人才培养力度。进一步加大投入，完善妇幼保健管理，提升孕产妇和新生儿危急重症救治能力。落实计划生育免费基本技术服务，加强再生育咨询服务和技术指导，完善避孕药具管理。做好优生优育全程服务，促进儿童早期发展。优化整合妇幼健康和计划生育服务资源。

三是深化计划生育服务管理改革。完善宣传倡导、依法管理、优质服务、政策推动、综合治理的计划生育长效工作机制。深入开展计划生育优质服务先进单位和基层基础示范点创建活动。建立健全卫生和计划生育综合监督行政执法体系，加强计划生育服务管理能力建设。加快推进基层卫生计生机构的改革，稳定和加强区（市）、镇街级计划生育工作力量。改革生育服务管理制度，落实好生育登记服务制度，做好符合法律、法规规定条件的再生育管理、审批工作，简化办理手续，推行网上办理，落实首接责任、一站式服务和承诺制，做好便民服务。严格控制多孩违法生育，依法征收社会抚养费。

四是促进计划生育家庭发展。做好"全面两孩"政策实施后的计划生育家庭奖励优惠政策衔接工作。全面落实计划生育家庭奖扶和特扶政策，加大计划生育特殊家庭帮扶力度，完善相关政策。深化创建幸福家庭活动，推广新家庭计划试点经验，实施养老照护试点项目，健全家庭健康服务体系。开展智慧健康养老基地示范项目，推动信息技术在健康养老服务中的创新应用。完善综合治理出生人口性别比工作规范，加强调研督导检查，加大综合治理出生人口性别比工作力度。

五是加强流动人口管理。推进流动人口健康促进试点和均等化示范点创建工作，提升流动人口基本公共服务卫生计生均等化水平。深化流动人口关爱加盟活动，促进流动人口社会融合。改革完善流动人口服务管理制度，认真落实流动人口婚育信息网络异地查询，优化办事流程，为流动人口提供便捷服务。

（三）坚持惠民利民，提升医疗技术和服务水平

一是强化学科建设。加强市级重点学科建设，完成市级重点学科、优秀人才周期建设并进行总结评估，建立科学的学科、人才绩效考核体系；会同市财政局对《青岛市医疗卫生重点学科建设和资金管理办法》和《青岛市医疗卫生优秀人才培养项目建设和资金管理办法》进行修订，完善学科和人才在下一个建设和培养周期内的各项管理工作。全市三级以上医院都要建成2～3个重点学科，力争年底A类重点学科实现综合水平居国内领先、B类重点学科居省内领先。评选C类学科，给予财力支持。

二是强化人才支撑。积极培养或引进与重点学科建设相匹配的学科接班人和技术骨干，组建合理的学科梯队，培养高层次专业人才；周期性聘请国内外专家对学科、人才进行专业指导；争取青岛大学对市级重点学科和优秀人才开放免费查新端口；力争引进市、局级高层次卫生人才20名，招聘博士、硕士500名，新引进院士2～3名；评审优秀学科带头人21名，优秀青年医学人才31名；组派重点学科骨干和优秀人才境内外培训50人以上，力争国（境）外培训率达到40％。住院医师规范化培训通过率达到80％。

三是严格医疗质量管理。建立医疗质量管理与控制长效机制，强化医疗技术临床应用的事中事后监管，完善全市质控体系建设，实施重点病种、重点指标监测，扩大临床路径实施范围，开展重大疾病规范化诊疗管理；建立大型医院巡查长效机制，细化巡查路径，扩大巡查范围，组织开展医疗核心制度、重点科室、重点环节院感督查，保障医疗安全。加强非公医疗机构评价，完善非公医疗机构标准化建设与评价体系，鼓励公立医疗机构与社会办医疗机构建立合作、协作机制，指导非公立医疗机构协会做好社会办医疗机构的自律、评价、公示工作。

四是持续改善医疗服务。巩固改善医疗服务行动阶段性成果，全面开展医疗服务评价，不断完善各项便民、惠民、利民服务举措，持续改善人民群众看病就医体验。拓展优质护理服务内涵，加强护士综合能力培养，推广医护联动的病情早期预警评分（MEWS）工作模式，开展门诊优质护理服务试点，探索建立进社区、到家庭护理延伸服务新模式。

（四）坚持防治结合，加强公共卫生和重大疾病防控工作

一是加大重大疾控防控力度。指导全市开展新一轮疾控体系建设，开工建设市公共卫生中心项目。落实传染病防控措施，拓展重大传染病防控体系，推

广流调信息化。完善联防联控工作机制，加强部门合作，做好信息共享，确保不发生重大传染病暴发流行。积极创建国家城市艾滋病综合防治示范区，探索建立"一地一策"的防控模式，重点做好吸食新型毒品人员等重点人群艾滋病抗体检测与健康教育干预。落实政府市办实事，开展适龄儿童水痘疫苗两剂次和脊髓灰质灭活疫苗第一剂次免费接种工作。

二是深入推进健康促进行动。加强国家和省级慢性病综合防控示范区建设，重点在骨质疏松关爱行动方面有所突破；完成城市癌症早诊早治、脑卒中高危人群筛查与干预和心血管病高危人群早期筛查和综合干预等三个国家重大公共卫生项目。加强严重精神障碍检出管理，实施免费为60岁以上低保无牙颌老人义齿修复项目，继续做好碘盐监测工作，完成三区(市)消除疟疾的考核评估。依托青岛海洋科技优势及国家食品安全风险评估中心，拓展公共卫生检测能力，提高全市食品安全风险监测和检测检验水平。继续做好全市卫生计生系统爱国卫生工作，巩固提高国家卫生城市创建成果。

三是提高卫生应急核心能力。全面贯彻落实医疗机构和疾病预防控制机构卫生应急工作规范，加强卫生应急规范化管理，开展卫生应急管理人员和专业处置人员业务培训。推进成立青岛市卫生应急救援支队，指导支持基层卫生应急队伍专业化建设，完善联防联控指挥协调机制，推进突发公共卫生事件综合检测、风险评估和及时预警。加强紧急救援基地内涵建设，完善"平战结合"的运行机制，巩固和提高卫生应急综合示范区创建成果，推动建立卫生应急管理常态化和可持续发展工作机制。做好突发公共卫生事件和重特大自然灾害、事故灾难、社会安全事件的卫生应急工作。

(五)坚持创新发展，发挥中医药特色优势

一是创建国家中医药综合改革试验区。建立中医药工作协调机制，争取出台进一步扶持和促进中医药事业发展的政策文件，落实鼓励和规范中药饮片(含中药制剂)使用等优惠政策，同步推进公立中医医院改革，完善差别化的中医医院改革政策，筛选中医优势病种，探索中医分级诊疗模式，提升县级中医医院综合服务能力。实施"定向督导、精准帮扶"，帮助中医工作基础薄弱的单位提高自我发展能力。

二是实施中医药服务能力提升工程。树立"大中医"理念，开展基层中医药服务能力提升工程和综合(专科)医院、妇幼保健机构中医药工作专项推进行动，争创中医药工作示范单位和先进单位。发挥疗养机构中医药资源优势，引导驻青疗养院提供中医药特色的疗养服务并与旅游、休闲项目相融合。四市二区至少建好1所公立中医医院，新建30个国医馆，实施100个中医专病(专技)特色门诊建设项目，以村卫生室和社区卫生服务站为重点推广中医药适宜技术，实现中医药服务"广覆盖"。

三是创新中医药人才培养和服务模式。实施"三经"(经验、经方、经典)传承战略，加强传承型中医药人才培养，建立"青岛中医学苑"微信订阅号，举办中医"四大经典"技能大赛，为中医药专业技术人员读经典、用经方、学名师、习经验搭建平台。完善"送汤药上门"服务试点工作，探索开展"中医上门"服务和"集中煎药"试点。建好8个中医综合诊疗中心，推进多专业一体化诊疗服务。

四是大力发展中医药健康服务业。出台《青岛市中医药健康服务发展规划(2016—2020)》，创建中医药健康旅游示范区，实施"养生馆"建设项目，推出首批中医养生旅游线(基地)和"养生长寿之乡"。大力发展中医"治未病"服务，开展养生保健"五进"(进乡村、进社区、进家庭、进机关、进学校)活动，举办第12个"养生保健宣传月"和第五届"膏方节"活动，开设15个高龄夫妇孕育调养门诊，建成5处中医药文化宣传教育基地，推出10名养生文化传播使者，推出10项家庭实用的中医药预防保健技术。

(六)坚持依法行政，加强卫生计生法治建设

一是编制实施相关规划。从维护全民健康和实现长远发展出发，编制实施"十三五"卫生计生事业发展规划、区域卫生规划、深化医改规划和各专项规划，积极构建涵盖"生育、预防、治疗、康复、护理、医养结合、临终关怀"的整合型医疗卫生服务体系，推动从"以疾病为中心"到"以健康为中心"的转变，建设"健康青岛"。

二是推进依法行政。加快卫生计生立法，制定实施"青岛市生活饮用水卫生监督管理办法"，修订《青岛市社会医疗急救管理规定》，做好"青岛市流动人口计划生育管理办法"、"青岛市妇女儿童保健管理暂行规定"等法规、规章立法调研。全面贯彻落实《中华人民共和国人口与计划生育法》和《山东省人口与计划生育条例》。提升依法治理水平，完善重大行政决策程序、规范性文件合法性审查等制度规范，实施法律顾问制度。落实"谁执法谁普法"的普法责任制，制定实施"卫生计生系统普法和依法治理'七五'规划"；开展综合性卫生计生政策研究，加强市卫生计生发展研究中心建设，推出一批有价值的政策调研成果。

三是加强卫生计生综合监督执法工作。加快基层卫生计生执法资源整合，在全市建立起较完善的"三级四层"综合监督执法网络。强化医疗卫生、计划生育、公共卫生综合执法检查，围绕群众关心的重点难点问题，开展打击"非法行医"、打击"两非"、干细胞临床应用、消毒隔离、餐饮具集中消毒、涉水产品等专项监督检查，严厉查处违法违规行为。创新监管模式，建立"双随机"监督检查制度，开展"双随机"抽查工作，规范事中事后监管。加强卫生计生执法能力建设，实行行政执法全过程记录，全面实现行政处罚网上运行，强化执法信息公开和社会监督，不断规范卫生计生执法行为。

四是继续推进行政审批制度改革。开展行政审批改革规范化建设。选取 1～2 个区(市)进行试点，推动简政放权、优化服务、放管结合、监管有力；提升行政审批效率，深入推进并完善网上审批，推行证照快递送达＋政务服务"回访"服务方式，不断改进工作，提高行政审批服务质量和水平。

(七)坚持廉洁自律，切实加强行业作风建设

一是加强党建和干部队伍建设。建立全面从严治党和党建工作责任目标，加强思想、组织、作风、制度建设和"三会一课"督导检查，推行基层党组织书记党建述职制度，落实党建工作责任；在全体党员中深入开展"两学一做"(学党章党规、学系列讲话，做合格党员)学习教育活动，促使党员增强党性、提升素质。强化委属单位领导班子的日常考察和管理工作，做好领导班子调整和机关干部调整交流；选派新一批干部在委机关和下属单位间双向挂职。积极推进学习型、创新型、服务型机关建设，在委机关举办"每月一讲"业务辅导讲座。

二是加强反腐倡廉建设。严明政治纪律，坚持把纪律挺在前面，坚决整治和查处医疗卫生不正之风和腐败问题。持之以恒落实中央八项规定精神，管住重点环节，盯住关键少数，对不收手、不知止的一律从严查处。建立抓早抓小机制，落实执纪问责"四种形态"，开展"开单提成收受回扣"等专项治理活动。把问责作为全面从严治党的重要抓手，有责必问、问责必严，使问责形成规范、成为常态。加大执纪审查力度，各类举报有案必查，严格落实"一案双查"。以学习贯彻廉洁自律准则与党的纪律处分条例为重点，抓好廉政教育与纪律教育，提高拒腐抗变的能力。

三是加强正面宣传和健康教育。围绕医改、调整完善生育政策、建设"健康青岛"等重点工作，继续深入开展"医院开放日"、"市民体验日"、"聚焦医改关注民生"、"岛城媒体走基层看卫生"等主题宣传活动，在全市开展"卫生计生十大新闻人物(团队)评选"、"'天使风采'微视频大赛"等活动，充分利用各类媒体，加大正面宣传，解读政策，展示成绩，推广经验，梳理典型，提升卫生计生系统良好的社会形象。加强健康教育，在全市打造十条健康教育宣传街，增加全市健康教育基地数量。开展健康教育进机关、进学校、进企业活动，积极创建健康促进示范单位。加强舆情处置，完善舆情处置应急预案。

四是加强信访维稳和安全生产工作。开展对上访老户、写信大户、网上投诉大户"三大户"治理，进一步减存量、控增量。提升信访事项办理水平，继续开展三级领导公开接访活动，力争 90% 的初访在基层得到解决。强化安全生产责任落实，推进依靠专家参与的安全生产管理模式，在委属单位范围内全面推行单位购买第三方安全生产服务等模式。强化基层安全生产基础建设，加大安全生产投入力度，配齐、更新安全设施设备。提高基层安全生产自治意识，抓好"安全生产月"和安全生产宣传教育培训工作。积极推进"平安医院"创建活动，构建和谐稳定的医疗环境。

五是加强工青妇群团组织和精神文明建设。加强院务公开民主管理工作，完善职代会制度建设，确保职代会各项职权落到实处；继续推行合同制职工工资集体协商和女职工特殊权益专项保护工作，扩大合同签订覆盖面；举办职工文化艺术节及形式多样的技术比武活动，努力提高职工的综合素质。聚焦青年成长成才的热点难点问题，强化服务意识，深入基层开展青年思想引领工作；以创新为导向，围绕卫生计生发展大局开展青春建功活动；以群团改革为契机，深入推进基层团组织建设。搞好精神文明单位创建活动和创城、双拥等工作，深入开展"文明服务示范窗口、文明服务明星"、"我身边好人"等评选活动，树立行业新风，提升服务水平。

三、坚定信心，抓好落实，为卫生计生事业改革发展提供坚实保障

一分部署、九分落实。抓落实是做好一切工作最关键的环节。今年的卫生计生改革发展任务繁重而艰巨，全系统要进一步树立大局意识、进取意识、责任意识，集中力量抓大事、攻难事、办实事，真干实干加苦干，确保完成 2016 年各项工作任务。

(一)凝聚工作合力，围绕大局抓落实

要进一步增强全局意识和大局观念，紧紧围绕市

委、市政府决策部署,按照全市卫生计生工作安排,结合实际,谋划好今年的重点工作,明确目标、细化任务、落实责任、完善措施。要切实当好党委、政府的参谋助手,主动把卫生计生工作融入经济社会发展大局,积极争取地方党委、政府的重视和有关部门的支持,实现政策的衔接、连续和协同,形成工作合力。

（二）深入调查研究,创新攻坚促落实

面对卫生计生工作当前的形势和任务,要大胆探索,创造性地开展工作,在解决重点难点问题上有新突破。要尊重基层的首创精神,深入总结基层的新鲜经验和工作亮点,善于复制和推广。要始终坚持问题导向,找出影响制约事业发展和工作开展的根本问题、"瓶颈"问题和"短板"问题,面对难题不妥协、不畏惧、不回避、不绕行,认真分析原因、研究对策、逐个破解。

（三）抓好督促检查,强化责任保落实

落实不落实、关键在认识,搞好搞不好、关键在领导。各区（市）各单位主要领导是抓落实的第一责任人,分管领导各司其职、各负其责。2016 年工作任务部署后,要制订任务清单和责任清单,具体到事到人,一级带一级,层层抓落实。要加强督促检查考核,做到有部署、有落实、有检查、有奖惩。到期未能落实或工作进度明显滞后的,要进行约谈;严重误事的,要严肃问责。今年,我们将派出督查组,重点督查卫生计生特别是深化医改重大政策措施的落实情况。

同志们,卫生计生事业改革发展已经站在了新的起点上,使命光荣,任务艰巨。让我们在市委、市政府的坚强领导下,锐意进取,迎难而上,确保实现"十三五"良好开局,为保障群众健康、加快建设幸福宜居的现代化国际城市作出更大的贡献!

专　文

青岛市生活饮用水卫生监督管理办法

政府令第 246 号

第一条　为加强生活饮用水卫生监督管理,保证生活饮用水卫生安全,保障人体健康,根据有关法律法规的规定,结合本市实际,制定本办法。

第二条　本市行政区域内城乡集中式供水、二次供水、现制现供饮用水等生活饮用水的卫生监督管理,适用本办法。

第三条　市、区(市)人民政府应当建立健全生活饮用水卫生安全保障体系,将生活饮用水卫生安全保障工作经费列入本级政府财政预算,提高生活饮用水卫生安全保障能力。

第四条　市、区(市)卫生行政部门负责辖区内生活饮用水卫生监督工作。

城市供水主管部门、水行政主管部门(以下统称供水主管部门)按照职责负责供水单位的卫生管理工作,督促供水单位加强水质检测,定期进行供水水质抽检。

环境保护、城乡建设、工商行政管理等部门依照各自职责协同做好生活饮用水卫生监督管理工作。

镇人民政府(街道办事处)负责本行政区域内农村公共供水工作的组织、协调和指导,加强对农村集中式供水单位的管理。

第五条　鼓励有益于生活饮用水卫生安全的新产品、新技术、新工艺的研究开发和推广应用。

第六条　城乡集中式供水单位、二次供水设施管理单位、现制现供饮用水经营单位(以下统称供水单

位)是供水卫生安全的第一责任人,应当确保所供饮用水水质达标。

第七条　供水单位应当建立健全卫生管理制度,配备专职或者兼职的卫生管理人员,建立健全记载卫生管理人员配备情况、从业人员卫生管理知识培训情况、水质检测情况、设施设备保养维护及清洗消毒情况、应急预案等内容的卫生管理档案。

供水单位应当对供水设施设备采取相应的卫生防护和安全防范措施,保持供水设施设备及其周围环境整洁,对供水设施设备定期进行巡查、保养和维护,并做好记录。

供水单位应当定期开展供水卫生安全风险评估。

第八条　直接从事生活饮用水净水、取样、化验以及供水设施设备卫生管理和清洗、消毒等工作(以下统称生活饮用水供、管工作)的人员,应当取得有效健康合格证明后方可上岗,并每年进行一次健康检查。

患有痢疾、伤寒、甲型或者戊型病毒性肝炎等消化道传染病、活动性肺结核、化脓性或者渗出性皮肤病及其他影响生活饮用水卫生安全的疾病的人员和病原携带者,在治愈前不得直接从事前款规定的生活饮用水供、管工作。

第九条　供水单位应当建立卫生培训制度,每年组织从业人员进行生活饮用水卫生管理知识培训。对未参加培训或者培训不合格的人员,不得安排上岗。

第十条 供水单位购买涉水产品,应当索取涉水产品卫生许可批准文件和产品检验合格证明;购买消毒产品,应当索取消毒产品生产企业卫生许可证和产品卫生安全评价报告。供水单位应当对购买的涉水产品、消毒产品的有关信息进行登记备查。

第十一条 供水单位应当使用符合卫生安全要求的涉水产品和消毒产品。

供水单位应当按照产品说明书的要求使用涉水产品和消毒产品,并做好涉水产品和消毒产品储存、使用的卫生安全管理。

第十二条 供水单位供应的生活饮用水应当符合生活饮用水卫生标准,供应的管道直饮水应当符合饮用净水水质标准。

现制现供饮用水除应当符合生活饮用水卫生标准外,还应当符合水质处理器所标识的水质要求。

第十三条 新建、改建、扩建集中式供水项目时,卫生行政部门应当做好预防性卫生监督工作。

新建、改建、扩建集中式供水处理设施设备、管网投产前,以及设施设备、管网修复后,应当对其清洗、消毒,经水质检测合格后方可通水。

第十四条 集中式供水单位、二次供水设施管理单位应当按照有关规定取得卫生许可证,配备满足净水工艺要求的水净化处理设施设备和消毒设施设备,严格进行饮用水消毒。

第十五条 农村规模化集中式供水单位应当设立水质检验室,配备与供水规模和水质检验要求相适应的检验人员和仪器设备,做好水源水、净化构筑物出水、出厂水和管网水水质的日常检测,按照生活饮用水卫生标准要求的频次和项目进行水质检测,每日对菌落总数、总大肠菌群、耐热大肠菌群、色度、浑浊度、臭和味、肉眼可见物、pH 值、消毒剂余量和水源水已知超标的指标进行检测,并按照要求向当地卫生行政部门和供水主管部门报送水质检测结果。

第十六条 农村小型集中式供水单位应当按照有关卫生标准、规范的要求进行水源卫生防护;配备的水净化处理设施设备和消毒设施设备应当满足净水工艺要求和消毒要求,并保证正常运转。

农村小型集中式供水单位应当做好水质检测工作,可以设立水质检验室或者委托有资质的检验机构,按照相关标准、规范的要求定期进行水质日常检测,并按照要求向当地卫生行政部门和供水主管部门报送水质检测结果。

第十七条 现制现供饮用水设备安装的位置应当符合卫生防护有关要求,防止水质污染。

现制现供饮用水经营单位应当自设备安装放置后一个月内,将该设备安装使用有关信息报送设备所在地的区(市)卫生行政部门。

第十八条 现制现供饮用水的原水应当符合生活饮用水卫生标准的要求。

现制现供饮用水经营单位应当加强设备日常巡查,确保卫生安全,并根据设备额定参数或者水质状况及时更换水处理器材。

第十九条 现制现供饮用水经营单位应当配备相应的水质检测仪器、设备或者委托有资质的检验机构,对其供应的现制现供饮用水的色度、浑浊度、臭和味、肉眼可见物、pH 值等项目,每周进行现场快速检测;对菌落总数、总大肠菌群、硝酸盐等重点指标,每半年进行一次检测。

现制现供饮用水经营单位应当将前款规定的检测记录归档备查,并保存一年以上。

第二十条 卫生行政部门应当建立生活饮用水卫生监督管理信息发布制度,及时公布生活饮用水水质监测结果和有关监督管理信息。

环境保护、卫生和水行政主管部门应当按照职责分工,加强对农村供水水源、供水水质的保护和监督管理,定期组织有关监测机构对水源水质进行化验、检测,并公布结果。

第二十一条 卫生行政部门、供水主管部门和供水单位应当制订相应的生活饮用水污染事件应急处置预案,并定期组织培训和演练。

发生生活饮用水污染事件时,供水单位以及污染责任单位应当立即报告,不得隐瞒、缓报、谎报,不得毁灭有关证据。供水单位应当按照有关预案及时予以处置。

卫生、环境保护等部门和供水单位应当按照各自职责,对生活饮用水污染事件进行处置,并对事件原因进行调查。

第二十二条 卫生行政部门在履行监督检查职责时,发现公共饮用水源被传染病病原体污染,如不及时采取控制措施可能导致传染病传播、流行的,可以依法采取封闭公共饮用水源等临时控制措施。

第二十三条 任何单位和个人发现违反生活饮用水卫生监督管理规定的行为或者生活饮用水水质疑似受到污染的,可以向卫生行政部门或者其他有关部门举报投诉。卫生行政部门及其他有关部门应当及时调查核实处理,并按照规定予以答复。

第二十四条 供水单位安排未取得有效健康合格证明的人员或者患有影响生活饮用水卫生安全的

疾病的人员、病原携带者,直接从事生活饮用水供、管工作的,由卫生行政部门责令改正,每人次处500元罚款,但罚款总额最高不超过2万元。

第二十五条　供水单位购买涉水产品、消毒产品时,未按照规定索取相关材料或者未按照规定对有关信息进行登记备查的,由卫生行政部门责令改正,处500元以上5000元以下罚款;情节严重的,处5000元以上2万元以下罚款。

第二十六条　违反本办法规定,有下列行为之一的,由卫生行政部门责令改正,处1000元以上5000元以下罚款;情节严重的,处5000元以上3万元以下罚款:

(一)供水单位使用不符合卫生安全要求的涉水产品、消毒产品的;

(二)供水单位供应的生活饮用水水质不符合生活饮用水卫生标准的;

(三)新建、改建、扩建集中式供水项目未经卫生行政部门进行预防性卫生监督的;

(四)集中式供水单位、二次供水设施管理单位未按照相关规定取得卫生许可证擅自供水的;

(五)集中式供水单位未配备消毒设施设备对供应的饮用水进行消毒的。

第二十七条　政府有关部门及其工作人员玩忽职守、滥用职权、徇私舞弊的,由市、区(市)人民政府或者有关部门责令改正;情节严重的,依法给予处分;构成犯罪的,依法追究刑事责任。

第二十八条　未按要求报送水质检测结果等信息的,以及违反本办法规定的其他行为,法律、法规、规章已有处罚规定的,从其规定。

第二十九条　本办法所称的集中式供水,是指自水源集中取水,通过输配水管网送到用户或者公共取水点的供水方式,包括自建设施供水。为用户提供日常饮用水的供水站和为公共场所、居民社区、学校提供的分质供水也属于集中式供水。

本办法所称的二次供水,是指集中式供水在入户之前经再度储存、加压和消毒或者深度处理,通过管道输送给用户的供水方式。

本办法所称的现制现供饮用水,是指通过水质处理器现场制作并直接散装供应的饮用水。

本办法所称的涉水产品,是指在饮用水生产和供水过程中与饮用水接触的连接止水材料、塑料及有机合成管材、管件、防护涂料、水处理剂、除垢剂、水质处理器及其他材料和化学物质。

本办法所称的消毒产品,是指用于饮用水生产和供水过程中的消毒剂和消毒器械。

本办法所称的农村规模化集中式供水单位,是指日供水量在1000立方米以上或者供水人口在1万人以上的农村集中式供水单位。

本办法所称的农村小型集中式供水单位,是指日供水量在1000立方米以下或者供水人口在1万人以下的农村集中式供水单位。

第三十条　本办法自2016年9月1日起施行。

发文机关:青岛市人民政府
发文时间:2016年7月19日

2016年全市卫生计生工作要点

青卫政发〔2016〕6号

2016年是"十三五"开局之年,也是全面贯彻落实十八届五中全会精神,加快推进医药卫生体制改革,促进人口均衡发展的重要一年。全市卫生计生工作的总体思路是:以邓小平理论、"三个代表"重要思想、科学发展观为指导,全面贯彻党的十八大、十八届五中全会和全国、全省卫生计生工作会议精神,按照市委、市政府决策部署,坚持"一三五"总体思路:紧紧围绕深化卫生计生改革、提升群众满意度这条主线("一条主线"),进一步强化学科建设、人才建设、信息化建设("三个支撑"),推进分级诊疗制度建设、城市公立医院综合改革、计生管理服务转型、公共卫生体系建设和加快社会办医等重点工作实现新突破("五项突破"),统筹做好卫生计生各项工作,促进我市卫生计生事业持续健康发展。

一、加快推进医药卫生体制改革

（一）深化公立医院综合改革。巩固县级公立医院改革成效，加快推进县级公立医院管理体制、运行机制、人事薪酬、医保支付等综合配套改革。着力提升县级医院看大病、解难症水平，使县域内就诊率提高到90%左右，指导区（市）编制实施县域医疗卫生服务体系规划，加强综合改革目标管理。6月底前，全面启动城市公立医院综合改革，取消药品加成（中药饮片除外），合理调整医疗技术服务价格，增加政府补助。积极稳妥推进医疗服务价格改革，理顺医疗服务比价关系，完善知名专家诊察费收费政策、专家范围和备案制度，扩大实施范围。加强与药品采购、医保支付、薪酬制度、分级诊疗等政策的衔接。建立现代医院管理制度，探索公立医院法人治理结构的实现形式，落实公立医院人事管理、内部分配、运营管理等自主权。建立健全公立医院综合性绩效考核制度，构建以公益性绩效为导向的医院和院长考核办法。建立公立医院自主控费机制，实现公立医院门诊、住院患者人均费用和医疗费用总量增幅下降，医疗服务收入（不含药品、耗材和大型设备检查收入）占业务收入比重提高。（政法处、组人处、财务处分别牵头负责）

（二）加快推进分级诊疗制度建设。出台分级诊疗实施方案，选择2个区（市）开展试点，积极稳妥推进。鼓励区（市）成立远程医疗中心、区域性消毒供应中心和临床检验、病理影像等诊断中心，建立资源共享机制。提升县级医院综合服务能力，完善基层医疗服务模式。规范医联体建设，在市级层面，积极推行城市公立医院集团化发展，成立市立医疗集团、中医药发展集团、中心医疗集团，加快推进集团内部分级诊疗、双向转诊和协同发展；在区（市）级层面，健全区（市）、镇、村一体化管理机制，开展乡镇卫生院和二级医院一体化试点。（医政医管处、中医药处分别牵头负责）

（三）巩固完善基层运行新机制。出台加强乡村医生和基层卫生人才队伍建设的意见。加强乡村医生队伍建设，扩大乡村医生免费医学生定向培养试点。落实老年乡村医生生活补助政策，巩固提高在岗乡村医生待遇，稳定乡村医生队伍。健全多渠道补偿机制，落实基层医疗卫生机构基本建设、设备购置经费。完善医保支持政策和价格政策，探索基层财务收支管理制度。推进基层人事分配制度改革，强化绩效考核，调动基层医务人员积极性。深入开展"群众满意镇街卫生院"活动和实施社区卫生服务提升工程，

组织开展基层卫生技能竞赛。落实基本公共卫生服务筹资标准，新增老年人B超、慢性病筛查、结核病管理等免费服务项目，实施基本公共卫生第三方测评。鼓励开展全科医生（乡村医生）慢性病签约服务，探索建立县镇联网、镇村一体的基层慢病分级诊疗模式。加强全科医生制度建设，加强培训基地建设，加大多渠道全科医生培训培养力度。完善对口支援人员选派方式，将困难医院、医联体纳入对口支援范围。（农社处、政法处分别牵头负责）

（四）巩固完善基本药物制度。组织公立医院遴选上报药品采购目录，实施分类采购。规范医疗机构网上采购行为，建立低频次、大数量、定时段的基本药物订单发送制度。建立公立医院联合采购会商机制，对省级药品集中采购平台集中挂网药品自行议价采购。完善节约采购成本路径和办法，改进医院药品货款结算管理。扩大基本药物制度实施范围。完善儿童用急需短缺药品监测预警机制。加强基本药物集中采购、配送、使用等环节的监管。（药政处牵头负责）

（五）促进健康服务业发展。优化社会办医发展环境，落实同等待遇，优先支持社会力量举办非营利性医疗机构，加快形成多元化办医格局。推进中医药健康服务业发展。建立医疗机构与养老机构间的协作机制，支持医养结合机构建设，推动发展护理、康复、临终关怀等延伸服务。贯彻执行《山东省医师多点执业实施办法》，鼓励符合条件的医师依法、规范、按需、有序多点执业，指导医疗机构做好医师多点执业的有效管理。（政法处、医政医管处、中医药处、家庭发展处分别牵头负责）

（六）加快人口健康信息化建设。落实《青岛市"互联网＋医疗健康"行动计划（2016—2020年）》，加快推进市、区（市）两级人口健康信息平台建设，建立完善公共卫生、计划生育、医疗服务、药品管理、综合管理等业务应用系统，实现互联互通、业务协同。建立全员人口数据库、健康档案数据库和电子病历数据库的自动归集和动态更新机制。启动区域医疗协同应用平台建设，加快推进医院门急诊电子病历建设，实现电子健康档案和电子病历跨医疗机构授权使用。完善居民健康信息服务系统，全面推广预约诊疗、线上支付、在线随访、检验检查结果在线查询、健康知识咨询等居民健康管理"一号通"服务，年内力争委属医疗机构全面联通。加快实现出生医学证明与计划生育信息系统互联共享。（发规处牵头负责）

二、持续提升医疗技术服务水平

（七）强化学科建设。加强市级重点学科建设，完

成市级重点学科、优秀人才周期建设并进行总结评估,建立科学的学科、人才绩效考核体系。全市三级以上医院都要建成 2~3 个重点学科,力争年底 A 类重点学科实现综合水平居国内先进、B 类重点学科居省内先进。评选 C 类学科,给予财力支持。深化"三优工程",年内引进 1~2 家国内高端医疗机构,达成30 个以上学科、团队合作项目。(科教处、发规处分别牵头负责)

(八)强化人才支撑。培养或引进与重点学科建设相匹配的学科团队和技术骨干,组建学科梯队,培养高层次专业人才。定期聘请国内外专家对学科、人才进行专业指导。力争引进高层次卫生人才 20 名,招聘博士、硕士 500 名,新引进院士 3 名,评审优秀学科带头人 20 名以上,优秀青年医学人才 30 名以上;组派重点学科骨干和优秀人才境内外培训 50 人以上,力争国(境)外培训率达到 40%。住院医师规范化培训通过率达到 80%。(组人处、科教处分别牵头负责)

(九)严格医疗质量管理。建立医疗质量管理与控制长效机制,强化医疗技术临床应用的事中事后监管。完善全市质控体系建设,实施重点病种、重点指标监测,扩大临床路径实施范围,开展重大疾病规范化诊疗管理。建立大型医院巡查长效机制。组织开展医疗核心制度、重点科室、重点环节院感督查。完善非公立医疗机构标准化建设与评价体系,鼓励公立医疗机构与社会办医疗机构建立合作、协作机制,指导非公立医疗机构协会做好社会办医疗机构的自律、评价、公示工作。(医政医管处牵头负责)

(十)持续改善医疗服务。巩固改善医疗服务行动阶段性成果,全面开展医疗服务评价,完善各项便民、惠民、利民服务举措。拓展优质护理服务内涵,推广医护联动的病情早期预警评分工作模式,开展门诊优质护理服务试点,探索建立进社区、到家庭护理延伸服务新模式。完成北九水疗养院改造项目,提升医疗保健服务能力。做好重大活动医疗保障工作。加强卫生计生热线服务工作,力争做到群众诉求办结率和及时率均达 100%。(医政医管处、保健办、热线办分别牵头负责)

三、促进中医药事业发展

(十一)深化中医药改革。加快国家中医药综合改革试验区建设,建立中医药工作协调机制,争取市政府出台进一步扶持和促进中医药事业发展的意见,落实鼓励和规范中药饮片(含中药制剂)使用等中医药优惠政策,发展中医药健康旅游,推出首批中医养生旅游线(基地)和"养生长寿之乡"。同步推进公立中医医院改革,完善差别化的中医医院改革政策,筛选中医优势病种,探索中医分级诊疗模式,提升县级中医医院综合服务能力。创新中医药服务模式,开展"送汤药上门"、"中医上门"、"集中煎药"等服务试点,推进多专业一体化诊疗服务。(中医药处牵头负责)

(十二)提升中医药发展能力。加强中医药特色优势建设,实施"三经"传承战略,举办中医"四大经典"技能大赛,加强中药饮片质量管理。开展综合(专科)医院和妇幼保健机构中医药工作专项推进行动,争创中医药工作示范(先进)单位。实施基层中医药服务能力提升工程,四市二区至少建好 1 所公立中医医院,新建 30 个国医馆,实施 100 个中医专病(专技)特色门诊建设项目,开设 15 个高龄夫妇孕育调养指导门诊,推广中医药适宜技术,实现中医药服务广覆盖。大力发展中医"治未病"服务,开展养生保健"六进"(进乡村、进社区、进家庭、进机关、进学校、进企业)活动,实施"养生馆"建设项目,举办"养生保健宣传月"和"膏方节"活动,组建"养生保健专家宣讲团",建成 5 处中医药文化宣传教育基地,推出 10 项家庭实用的中医药预防保健技术。(中医药处牵头负责)

四、加强公共卫生服务体系建设

(十三)加大重大疾病防控力度。制定进一步加强全市疾病预防控制体系建设的意见,启动新一轮疾控体系建设。进一步提升公共卫生管理与检测水平,强化食品安全风险监测和检测检验能力。落实传染病防控措施,拓展集风险评估、现场流调、快速处置、卫生保障于一体的重大传染病防控体系,推广流调信息化。完善联防联控工作机制,确保不发生重大传染病暴发流行。以全国艾滋病综合防治示范区建设为抓手,探索建立"一地一策"的防控模式,重点做好吸食新型毒品人员等重点人群艾滋病抗体检测与健康教育干预。做好重点人群结核病防治工作。继续落实国家扩大免疫规划,实现全市免疫接种门诊数字化全覆盖。落实市办实事,为适龄儿童免费增加疫苗种类和剂次。(疾控处、监督食安处分别牵头负责)

(十四)深入推进健康促进行动。加强国家和省级慢性病综合防控示范区建设,开展骨质疏松关爱行动。完成城市癌症早诊早治、脑卒中高危人群筛查与干预、心血管病高危人群早期筛查和综合干预等三个国家重大公共卫生项目,做好减盐防控高血压终期评估。开展儿童口腔疾病基本预防项目和全市 60 岁以上低保无牙颌患者免费安装义齿项目。倡导健康生活方式,加强心理健康服务,强化严重精神障碍检出管理。做好重点职业病监测项目工作。立足行业职责,巩固提高国家卫生城市创建成果。(疾控处牵头负责)

(十五)加强应急能力建设。全面落实医疗机构和疾控机构卫生应急工作规范,加强应急规范化管理。成立青岛市卫生应急救援支队,指导支持基层卫生应急队伍专业化建设,完善联防联控指挥协调机制。加强紧急医学救援基地内涵建设,完善"平战结合"的运行机制,巩固和提高卫生应急综合示范区创建成果。做好突发公共卫生事件和重特大自然灾害、事故灾难、社会安全事件的卫生应急工作。(应急办牵头负责)

五、加快推进规划实施与重点项目建设

(十六)编制实施相关规划。从维护全民健康和实现长远发展出发,编制实施"十三五"卫生计生事业发展规划、区域卫生规划、深化医改规划和各专项规划,积极构建涵盖"生育、预防、治疗、康复、护理、医养结合、临终关怀"的整合型医疗卫生服务体系,推动从"以疾病为中心"到"以健康为中心"的转变,建设"健康青岛"。(发规处、政法处及有关处室分别牵头负责)

(十七)加快推进重点项目建设。开工建设公共卫生中心、眼科医院新院区,协调推进市民健康中心、齐鲁医院二期等重大项目进展,市立医院东院二期、青大附院东区综合病房楼项目主体封顶,海慈、市立全科医生临床培养基地项目竣工。完成市第八人民医院东院区、市第五人民医院扩建项目前期工作。协调推进平度医疗中心、即墨东部医疗中心、胶州医疗中心、城阳区第二人民医院等区(市)级医疗中心建设。探索基建工程政府和社会资本合作(PPP)模式,保障重点项目建设进程。(发规处、财务处分别牵头负责)

六、加强卫生计生法制建设和执法监督审批工作

(十八)推进依法行政。制定实施《青岛市生活饮用水卫生监督管理办法》,修订《青岛市社会医疗急救管理规定》,做好"青岛市流动人口计划生育管理办法"、"青岛市妇女儿童保健管理暂行规定"等法规、规章立法调研。完善和落实重大行政决策程序、重大决策社会稳定评估、规范性文件合法性审查等制度规范。普遍建立法律顾问制度。深入开展法制宣传,落实"谁执法谁普法"责任制,制定实施卫生计生系统"七五"普法规划。组织开展综合性卫生计生政策研

究,推出一批有价值的政策调研成果。(政法处牵头负责)

(十九)加强综合监督执法工作。加快推进卫生计生综合监督体系建设,建立"三级四层"综合监督执法网络。优化卫生计生执法资源配置,强化区(市)、镇街层面监督执法,实现执法重心下移。加强医疗卫生、公共卫生、计划生育综合监督执法检查,重点组织开展干细胞临床应用、打击非法医疗美容、打击"两非"、住宿消费市场秩序、职业卫生技术服务机构、餐饮具集中消毒、涉水产品等专项监督检查,查处违法违规行为。建立"双随机"监督检查制度,规范事中事后监管。推进"智慧卫监"建设,推行"二维码"监管试点,发挥社会信用监管的作用。加强卫生计生执法能力建设,实行行政执法全过程记录,全面实现行政处罚网上运行,强化执法信息公开和社会监督,规范卫生计生执法行为。(监督食安处牵头负责)

(二十)提高行政审批效率。继续清理行政审批事项,规范行政审批程序。完善"互联网＋行政审批"政务服务模式,提高行政审批事项网上办理时效,力争达到三级、四级标准比例分别提高到 70%、30% 以上。推行证照快递送达＋行政审批"回访卡"服务,提高审批服务水平。(审批办牵头负责)

七、落实计划生育基本国策,促进人口均衡发展

(二十一)落实"全面两孩"政策。贯彻落实中央实施"全面两孩"政策部署,依据新修订的《人口与计划生育法》、省《条例》,做好政策实施前后的相关配套法律法规、文件的废立、修订工作,确保政策措施有机衔接,稳妥有序实施。做好政策解读,加强舆论引导,评估分析实施效果,加强监测预警,确保政策平稳落地。(基层指导处、政法处、宣传处分别牵头负责)

(二十二)加强妇幼健康服务。加强妇幼健康服务体系建设,优化整合妇幼与计生服务资源,理顺管理体制。扩充产科、新生儿科床位,改善设施装备,提升孕产妇和新生儿危急重症救治能力,孕产妇和婴儿死亡率分别控制在 10/10 万、5‰ 以下。加强助产技术及人类辅助生殖技术监管,推广中医妇科、儿科适宜技术。建立孕妇数量动态监测和报告制度,适时公布助产机构床位使用情况,方便孕产妇就医,应对生育政策调整带来的生育波动。做好优生优育服务工作。(妇幼处、组人处分别牵头负责)

(二十三)深化计生服务管理改革。坚持和完善计生目标管理责任制,坚持和落实一票否决制度。完善宣传倡导、依法管理、优质服务、政策推动、综合治

理的计生长效工作机制。深入开展计生优质服务先进单位和基层基础示范点创建活动。加快推进基层卫生计生机构改革，稳定镇街计生工作队伍，推动妥善解决村居级计生专干报酬待遇问题。改革生育服务管理制度，落实生育登记服务制度，加强再生育管理、审批工作，推行网上办理，优化办事流程，简化办理手续，做好便民服务。严格控制政策外多孩生育，依法征收社会抚养费。（基层指导处、组人处、政法处分别牵头负责）

（二十四）促进计划生育家庭发展。做好"全面两孩"政策实施后的计生家庭奖励优惠政策衔接完善工作。全面落实计生奖扶、特扶政策，完善计生特殊家庭帮扶政策。深化创建幸福家庭活动，推广新家庭计划试点经验，实施养老照护试点项目，健全家庭健康服务体系。完善综合治理出生人口性别比工作规范，加大综合治理力度，完成出生人口性别比治理指标任务。（家庭发展处牵头负责）

（二十五）加强流动人口服务管理。推进流动人口健康促进行动和均等化示范点创建工作，提升流动人口基本公共服务卫生计生均等化水平。深化流动人口关爱加盟活动，促进流动人口社会融合。改革完善流动人口服务管理制度，落实流动人口婚育信息网络异地查询，优化办事流程，为流动人口提供便捷服务。（流管处牵头负责）

八、为改革发展提供有力保障

（二十六）加强党建和干部队伍建设。建立全面从严治党和党建工作责任目标，加强思想、组织、作风、制度建设和"三会一课"督导检查，推行基层党组织书记党建述职制度，落实党建工作责任。深入开展"两学一做"（学党章党规、学系列讲话，做合格党员）学习教育。强化委属单位领导班子的日常考察和管理工作，做好领导班子调整和机关干部调整交流。选派新一批干部在委机关和下属单位间双向挂职。积极推进学习型、创新型、服务型机关建设，在委机关举办"每月一讲"业务辅导讲座。制定全委2016年度干部教育培训计划，加大培训力度，年内举办3～4期全市卫生计生领导干部培训班。（组人处、机关党委分别牵头负责）

（二十七）深化反腐倡廉建设。落实全面从严治党要求，明确责任清单，落实党风廉政建设主体责任和监督责任。建立抓早抓小机制，准确把握和运用执纪问责"四种形态"。加大执纪审查力度，举报案件全部按规定办理，重要案件全面落实"一案双查"，推进

办案标准化、规范化建设。组织开展廉政教育与纪律教育，受教育参与率达90％以上。开展"违规收受回扣"专项治理活动，深化医药购销领域不正之风和违规收受"红包"等专项整治。（监察室牵头负责）

（二十八）加强正面宣传和健康教育。围绕全市卫生计生工作重点，深入开展"医院开放日"、"市民体验日"、"聚焦医改关注民生"、"岛城媒体走基层看卫生"以及"'5·29'计生协纪念日"、"'7·11'世界人口日"等主题宣传活动，开展"卫生计生十大新闻人物（团队）评选"、"'天使风采'微视频大赛"等活动，加大正面宣传力度，展风采，推典型，树立卫生计生系统良好形象。结合卫生计生节日纪念日积极开展健康教育，打造健康教育宣传街，增加全市健康教育基地数量。开展健康教育进机关、进学校、进企业活动，积极创建健康促进示范单位。完善舆情处置应急预案，积极介入，有效引导，妥善处理。完善新闻发布制度，开展新闻发布活动。深化婚育新风进万家活动。（宣传处牵头负责）

（二十九）加强信访稳定和安全生产工作。开展信访积案化解工作，集中整治久拖未决的积案。加大对进京非访整治力度，严控进京上访、非访数量。继续开展三级领导公开接访活动，力争90％的初访在基层得到解决。提高信访及时受理率、按期办理率、群众参评率、群众满意率。推进专家参与、互访互查的安全生产管理模式，推行单位购买第三方安全生产服务等方式，提供安全专业技术、评估认证、宣传培训、定期"会诊"检查等服务。强化基层安全生产基础建设，配齐、更新安全设施设备。强化基层安全生产自治意识，抓好"安全生产月"和安全生产宣传教育培训工作。开展多种形式安全检查活动，及时消除安全隐患。积极推进"平安医院"创建活动，构建和谐稳定的医疗环境。（信访安监办牵头负责）

（三十）提升行政效能和文化建设。加强党委决策部署和重点工作任务落实情况督导督查，确保政令畅通。改革完善委科学发展综合考核体系。开展精神文明创建活动、"文明服务示范窗口"评选等活动。完善职代会制度建设，举办职工文化艺术节及形式多样的技术比武活动。加强基层团组织建设，开展青春建功、志愿者服务等活动。做好离退休干部工作。（办公室、机关党委、工会、团委、离退休干部处分别牵头负责）

发文机关：青岛市卫生和计划生育委员会
发文时间：2016年2月25日

青岛市卫生计生委重大行政决策程序规定（试行）

青卫政发〔2016〕7号

第一章　总　则

第一条　为完善市卫生计生委重大行政决策机制，规范行政决策行为，保障公民、法人和其他组织合法权益，推进依法行政和法治政府建设，根据《中华人民共和国地方各级人民代表大会和地方各级人民政府组织法》等有关法律、法规，《山东省行政程序规定》《青岛市人民政府工作规则》《青岛市政府重大行政决策程序规定（试行）》等有关规定，结合我市卫生计生工作实际，制定本规定。

第二条　市卫生计生委重大行政决策，适用本规定。

重大行政决策事项依法需要报请上级机关批准的，市卫生计生委依照本规定提出重大行政决策方案后，报请上级机关批准。

重大行政决策事项依法应当提请委主任办公会或者党委会研究和审议决定的，市卫生计生委依照本规定提出重大行政决策方案后，提请委主任办公会或者党委会研究和审议决定。

第三条　市卫生计生委应当建立完善公众参与、专家论证、风险评估、合法性审查和集体讨论决定相结合的行政决策机制，实行依法、科学、民主决策。

第四条　市卫生计生委应当完善实施法律顾问制度，建立重大行政决策咨询专家库，建立完善行政决策的智力和信息支持系统。

第五条　委办公室负责组织实施本规定。

委政策法规处负责重大行政决策的合法性审查工作。

委监察室负责对委重大行政决策执行等有关工作的行政监察。

第二章　决策范围

第六条　本规定所称重大行政决策，是指市卫生计生委依据法定职权，按照市卫生计生委工作规则，对关系本地区医疗卫生和计划生育发展全局，涉及面广，与公民、法人和其他组织利益密切相关的下列事项作出的决定：

（一）制定卫生计生发展政策措施，编制卫生计生事业发展规划规划、年度计划；

（二）重大卫生计生专项财政资金安排；

（三）重大卫生计生投资项目和重大国有资产处置；

（四）确定和调整重要的行政事业性收费以及医疗卫生服务价格；

（五）制定行政管理体制改革的重大措施；

（六）需要由市卫生计生委决策的其他重大事项。

重大行政决策事项实行目录清单管理。事项内容目录清单每年第一个月经委主任办公会研究确定。目录清单可根据工作需要适时调整。

第七条　以下事项不适用本规定：

（一）地方性法规草案的拟定，政府规章的拟定；

（二）突发事件的应急处置；

（三）市卫生计生委内部事务管理措施的制定；

（四）卫生计生系统人事任免；

（五）法律、法规和规章已对决策程序作出规定的其他事项。

第三章　决策程序

第一节　启动程序

第八条　重大行政决策事项建议的提出：

（一）委主要领导或者分管领导可以直接提出决策事项建议；

（二）机关各处室、委属各单位可以向市卫生计生委提出决策事项建议；

（三）各区（市）卫生计生局可以向市卫生计生委提出决策事项建议；

（四）公民、法人或者其他组织可以直接向市卫生计生委或者通过委机关各处室（单位）向市卫生计生委提出决策事项建议。

第九条　委主要领导代表市卫生计生委对重大

行政事项的程序启动行使决策权。对具体重大行政事项决定启动决策程序的,依照法定职责确定或者由市卫生计生委主任指定决策事项承办处室(单位)。

第二节　方案拟订

第十条　决策事项承办处室(单位)应当深入调查研究,全面、准确掌握决策所需信息,结合实际拟订决策方案草案,也可以委托有关专家或专业研究机构拟订决策方案。

拟订的决策方案草案应当具有法律和政策依据。对需要进行多个方案比较研究或者争议较大的事项,应当拟订两个以上可供选择的决策备选方案。

第十一条　决策事项承办处室(单位)在拟订决策方案草案过程中,应当就决策方案草案征求有关职能部门和区(市)卫生计生局的意见。

对拟不采纳的其他部门和区(市)卫生计生局的反馈意见,决策事项承办处室(单位)应当与提出意见的单位协商或提请市卫生计生委分管领导协调;经协商仍不能达成一致意见的,决策事项承办处室(单位)应当作出专门说明。

第三节　公众参与

第十二条　决策事项承办处室(单位)应当根据重大行政决策对公众影响的范围和程度,采用书面征求意见、座谈会、协商会、听证会、民意调查、公开征求社会公众意见等多种形式广泛听取意见。

决策事项承办处室(单位)就决策征求意见稿向社会公开征求意见的,应当经委主任办公会或党委会研究同意。

第十三条　决策征求意见稿向社会公开征求意见的,决策事项承办处室(单位)应当通过报刊、互联网或者广播电视等公众媒体进行。公开征求意见时间不得少于 20 日。

第十四条　以听证会方式征求公众意见的,由委政策法规处会同决策事项承办处室(单位)按照听证会组织有关规定组织实施。

第十五条　以座谈会方式征求公众意见的,决策事项承办处室(单位)应当邀请有利害关系的公民、法人或者其他组织代表参加。

以民意调查方式征求公众意见的,应当委托独立调查研究机构进行,并作出书面调查报告。

第十六条　决策事项承办处室(单位)应当汇总整理公众参与中所提出的意见建议,决策方案起草说明应当对公众意见的采纳情况作出说明。

第四节　专家论证

第十七条　决策事项承办处室(单位)应当科学合理地组织相关领域专家或者委托专业研究机构,对重大行政决策方案进行必要性、可行性、科学性论证。

第十八条　专家论证可以采取咨询会、论证会或者书面咨询等形式进行。

第十九条　专家或专业研究机构论证后,应当出具签名或者盖章的书面咨询意见。

第二十条　专家咨询会、论证会的结论及专家咨询意见应当作为决策的重要依据。

第五节　风险评估

第二十一条　委政策法规处会同决策事项承办处室(单位)应当对重大行政决策方案进行决策风险评估,也可组织有关专门机构进行。

第二十二条　重大行政决策风险评估报告应当根据决策需要,对决策方案涉及社会稳定、环境、经济或法律纠纷、廉洁性等方面的风险作出评估,并相应提出防范、减缓或者化解措施。

第二十三条　重大行政决策社会稳定风险评估,应当遵循重大决策社会稳定风险评估的有关规定。风险评估报告经评估主体主要负责人签字后,按有关规定程序备案。

第二十四条　对风险等级较高的,委政策法规处会同决策事项承办处室(单位)应当及时向市卫生计生委提出暂缓讨论决定或不予讨论决定的建议。

第六节　合法性审查

第二十五条　决策事项承办处室(单位)应当在完成公众参与、专家论证、风险评估等法定程序后,将重大行政决策方案及相关材料提交委政策法规处进行合法性审查。未经合法性审查或者经审查不合法的,不得提交委主任办公会或党委会讨论。

第二十六条　决策事项承办处室应当将以下材料提交委政策法规处:

(一)重大行政决策方案及其说明;

(二)法律、法规、规章和国务院文件等制定依据目录及文本;

(三)听取公众意见及意见采纳情况的书面记录;依法举行听证会的,提供相关书面记录;

(四)专家论证结论及其论证情况书面记录;

(五)风险评估报告;

(六)进行合法性审查所需要的其他资料。

委政策法规处发现材料不符合要求的,应当要求决策事项承办处室(单位)限期补送。

第二十七条　委政策法规处主要从以下方面对重大行政决策的合法性进行审查:

(一)决策权限是否合法;

(二)决策程序是否合法;

(三)决策内容是否合法;

(四)法律法规规定需要进行合法性审查的内容。

第二十八条　委政策法规处应当出具合法性审查意见书。合法性审查意见书应当载明下列内容:

(一)审查的重大行政决策方案草案名称;

(二)关于重大行政决策方案草案在合法性方面是否存在问题的明确判断;

(三)发现存在合法性方面问题或者法律风险的,应当同时说明理由,并根据情况提出修改建议。

第二十九条　委政策法规处应当自受理重大行政决策方案及相关材料之日起 5 个工作日内,完成对重大行政决策方案的合法性审查;情况复杂的,经市卫生计生委分管领导批准,可延长 3 个工作日;市卫生计生委有特殊要求的,应当按照要求时限完成。

第三十条　决策事项承办处室(单位)应当对委政策法规处出具的合法性审查意见书进行认真研究,根据审查意见对重大行政决策方案草案作相应修改。对未采纳合法性审查意见的,应当书面说明理由。

委政策法规处应依照本规定另行制定重大决策合法性审查规定。

第七节　审议决定

第三十一条　重大行政决策方案草案应当经委主任办公会或党委会审议决定。

第三十二条　决策事项承办处室(单位)在收到委政策法规处合法性审查意见 3 个工作日内,将拟提交委主任办公会或党委会决策的方案草案有关材料报委办公室。上报材料包括以下内容:

(一)决策方案草案及起草说明;

(二)起草决策方案草案的法律依据和政策依据;

(三)征求公众意见、听证报告汇总材料;

(四)风险评估报告备案证明;

(五)专家论证意见;

(六)委政策法规处出具的合法性审查意见书;

(七)其他有关材料。

第三十三条　委办公室应当按照市卫生计生委工作规则和会议制度,将决策方案草案送委领导审签,提出市政府常务会计或者市政府全体会议计划,

按程序组织会议审议。

第三十四条　委主任办公会或党委会讨论重大行政决策方案,按照下列程序进行:

(一)决策事项承办处室(单位)作决策方案说明,包括公众参与、专家论证、风险评估和合法性审查情况;

(二)委分管领导发表意见;

(三)会议其他组成人员、列席人员发表意见;

(四)委主要领导发表意见。

第三十五条　重大行政决策在集体讨论的基础上,由委主要领导作出通过、不予通过、修改、再次讨论或者搁置的决定。

决策方案草案搁置期间,决策事项承办单位可根据实际情况提请再次审议,是否再次审议由委主要领导决定。

委主任办公会或党委会应当记录重大行政决策方案的讨论情况及决定,对不同意见应当载明。

第三十六条　除依法应当保密的外,市卫生计生委重大行政决策事项,应当依照政府信息公开的有关规定,将有关信息通过市卫生计生委网站等公众媒体向社会公布。

第三十七条　决策事项承办单位应当依照档案法等有关规定,将决策过程中形成的有关材料及时整理归档。

第四章　决策执行与评估

第三十八条　重大行政决策作出后,执行机关应当按照各自职责,全面、及时、正确地贯彻执行。委监察室应当通过跟踪督查等措施,加强对重大行政决策事项执行情况的监督。

第三十九条　委政策法规处应当根据实际需要,对涉及民生的重大行政决策的执行情况组织评估。决策后评估工作应当按照以下规定组织:

(一)评估组织单位为市政府指定的相关部门或决策执行主办部门;

(二)评估应当定期进行,评估周期视决策所确定的决策执行时限或者有效期而定;

(三)评估应委托第三方专业研究机构、社会组织进行;

(四)评估应当征询公众意见;公民、法人或者其他组织可以对决策执行情况提出评估意见和建议,评估组织单位应当就采纳情况作出书面答复并说明理由;

(五)评估组织单位应当制作决策后评估报告提

交市卫生计生委,决策后评估报告应当就决策内容、决策执行情况作出评估,并提出继续执行、停止执行、暂缓执行或者修改决策内容等决策执行建议。

决策在执行过程中因不可抗力或者客观情况发生重大变化而可能导致决策目标全部或者部分不能实现的,决策执行主办处室(单位)应当及时组织采取临时补救措施,并依照本条前款第(一)、(三)、(四)、(五)项规定组织决策后评估。

第四十条　决策后评估报告建议停止执行或者暂缓执行决策的,经委主任办公会或党委会讨论同意后,决策应当停止执行或者暂缓执行。

决策评估报告建议对决策内容作重大修改的,重新启动决策程序。

市卫生计生委作出停止执行、暂缓执行或者修改决策的决定的,决策执行主办部门应当采取有效措施,尽量避免或者减少经济损失和不良社会影响。

第五章　监督和责任追究

第四十一条　重大行政决策实行终身责任追究制度和责任倒查机制。

委办公室应当组织开展对决策起草、执行和评估

的检查、督办等工作,根据决策内容和政府工作部署,采取跟踪检查、督促催办等措施,保障决策按照规定程序制定和执行,并及时向委主任办公会或党委会报告监督检查情况。

第四十二条　公民、法人或者其他组织有权监督决策制定和执行工作,可以向市卫生计生委、决策事项承办处室(单位)、决策执行主办部门和配合部门提出意见或建议。

第四十三条　行政机关和相关工作人员违反本规定,或者在决策程序、执行和监督过程中有玩忽职守、徇私舞弊、贪污受贿等违法、违纪行为的,按照有关规定依法问责。构成犯罪的,移送司法机关追究刑事责任。

第六章　附　则

第四十四条　委属各单位和各区(市)卫生计生局的重大行政决策程序参照本规定执行。

第四十五条　本规定自 2016 年 1 月 1 日起试行。

发文机关:青岛市卫生和计划生育委员会
发文日期:2016 年 3 月 23 日

青岛市卫生计生农村精准脱贫实施方案

青卫农社字〔2016〕5 号

根据国家、省有关健康扶贫工作部署和《中共青岛市委 青岛市人民政府关于率先完成农村精准脱贫任务的意见》(青发〔2016〕5 号)工作要求,结合全市卫生计生工作实际,制订本方案。

一、总体目标

2016～2018 年,按照上级统一部署,推进分类救治患病贫困人口,进一步提高扶贫工作重点地区医疗卫生服务网络标准化建设水平和服务能力。到 2018 年,经济薄弱镇街卫生院、村卫生室和贫困村卫生室建设与管理达到标准,农村三级医疗卫生服务体系更加健全,充分发挥卫生计生服务基层优势,积极实施医疗救助扶持、强化公共卫生保障,改善建档立卡农

村贫困人口(以下简称贫困人口)健康状况,所有患病贫困人口都能得到有效、及时救治,为全市率先完成农村精准脱贫工作任务提供有力医疗卫生保障。

二、工作内容

（一）实施医疗救助扶持

镇街扶贫部门和镇街卫生院要建立镇域内贫困人口信息和就诊信息通报制度,及时准确掌握贫困人口基本情况,精准识别患病贫困人口病情及病种,结合实际制定对贫困人口的个性化医疗卫生救助帮扶措施。各区(市)建立对患有高血压、糖尿病等慢性病患者常用药集中采购和定期供给制度,区(市)出台贫困人口中的高血压、糖尿病患者免费服药服务措施,

降低患者医疗费用负担。贫困人口在镇街卫生院就诊的一般诊疗费自负部分可给予减免和提供中药免费代煎服务。逐步推行贫困人口就医"先治疗、后结算"机制。将贫困人口纳入疾病应急救助制度范围,优先给予减免相关医疗费用。落实困难居民医疗救助制度,低保家庭成员在社会医疗保险定点医疗机构住院押金按80%比例予以减免。对因病致贫、因病返贫的人员及时协同相关部门纳入精准脱贫救助范围。各区(市)每年组织二级及以上医院到薄弱镇、村和贫困村开展一次免费义诊和巡回医疗服务。

(二)强化公共卫生保障

对患病的贫困人口明确一所定点医院、确定一名家庭医生、签订一份承诺书、制作一张健康卡、建立一个健康档案、进行一次健康查体、组织一次健康会诊、发放一张健康明白纸。向贫困人口中的残疾人提供优先优惠康复服务,出具康复处方并优先安排康复治疗。鼓励区(市)结合实际将贫困人口纳入老年人查体范围,提供包括肿瘤标志物、腹部B超、心电图、血常规等10余项检查在内免费健康查体服务。符合政策的农村住院分娩孕产妇个人自付的住院费用给予适当减免并发放生育补助金。向符合计划生育政策的待孕妇女免费发放叶酸制剂,开展包括孕前优生健康检查、孕妇产前筛查、新生儿病症筛查等优生优育免费服务。向农村育龄妇女提供宫颈癌和乳腺癌免费筛查服务,及时发现群众重大疾病隐患。优先向符合条件的贫困人口发放独生子女父母一次性养老补助金、计划生育家庭奖励扶助金和计划生育特殊困难家庭扶助金。

(三)提升基层医疗服务能力

各区(市)对镇街卫生院和村卫生室进行全面调查摸底,对照标准查找每家机构的薄弱环节,结合当地实际制定薄弱镇街卫生院、薄弱村和贫困村卫生室帮扶工作措施。进一步优化薄弱村和贫困村卫生室设置,推进新型农村社区卫生室和中心村卫生室建设,鼓励镇街卫生院延伸举办或领办。到2018年,全市100%的镇街卫生院建立国医馆或中医综合诊疗区,达到《山东省乡镇卫生院建设与管理标准(试行)》;100%的村卫生室能提供中医药服务,达到国家有关标准,基本实现农村区域基层中西医疗卫生保障水平均衡发展。

(四)强化城乡医院对口帮扶

建立二级及以上医院帮扶薄弱镇街卫生院制度,提升镇街中心卫生院的急诊抢救、二级以下常规手术、正常分娩等医疗服务能力,以巡回诊疗、临床带教、病例讨论、专题讲座等形式提高一般镇街卫生院

基础服务能力。协调青岛大学医学院附属医院、市海慈医疗集团、市中心(肿瘤)医院派出专家分别到北部医疗中心、平度市中医院、平度市人民医院挂职,协助做好国家中小城市综合改革试点。选派优秀人员担任平度市旧店镇祝东村"第一书记"落实帮扶任务。

(五)加强基层人才队伍培养

开展以全科医生为重点的基层卫生人员培训培养工作,面向基层医疗卫生机构从业人员和乡村医生重点开展包括临床、医技等适宜技术、用药知识在内的专业技能提升培训。开展乡村医生免费定向培养试点,逐步建立乡村医生"区(市)管镇街聘村居用"的用人机制,提升农村地区医疗卫生保障水平。逐步建立全科(家庭)医生签约服务模式,试点推行与包括患有慢性病、大病等重点人群签订服务协议,探索基层全科医生慢病一体化分级诊疗工作,降低基层群众尤其贫困人口的慢病发生率和患者康复治疗费用。

四、保障措施

(一)加强领导

市卫生计生委成立由委主要领导任组长的农村精准脱贫工作领导小组,加强统筹协调,研究解决卫生计生精准脱贫工作实施过程中的相关问题。各级要建立"季度调度、半年督导、年度考核"机制,加强督促检查,对督查中发现的问题及时整改;对重视不够、工作不实造成严重后果或不良影响的,严格问责。

(二)强化保障

各区(市)卫生计生局作为镇街卫生院和村卫生室管理主体和责任主体,要高度重视,成立农村精准脱贫工作领导小组,明确责任科室和责任分工,加强协同配合,分解落实年度任务。把薄弱镇街卫生院、薄弱村和贫困村卫生室建设纳入重要议事日程,加强与发改、财政、建设、土地、民政等部门的沟通,积极协调当地镇街党委、政府,制定切实可行的卫生计生精准脱贫措施。

(三)营造氛围

各级卫生计生部门和基层医疗卫生机构要充分认识农村精准脱贫工作的重要意义,广泛动员医疗卫生和计划生育工作人员,积极行动扎实做好农村精准脱贫工作,营造卫生计生系统关心扶贫、支持扶贫、参与扶贫的良好工作氛围。加强对贫困人口的疾病预防和健康知识的教育宣讲,注重对重点人群和重点疾病的保健知识的宣传,及时将相关惠民政策、疾病防治、养生保健等知识送到基层群众,增强群众自我保健意识和医疗卫生服务获得感。

附件:1.青岛市卫生和计划生育委员会农村精准脱贫
　　　 工作领导小组名单
　　 2.二级及以上医院帮扶薄弱镇街卫生院名单

附件1

青岛市卫生和计划生育委员会
农村精准脱贫工作领导小组名单

组　长	杨锡祥	市卫生计生委党委书记、主任
副组长	周长政	市计生协会常务副会长（正局级）
	魏仁敏	市卫生计生委副主任
	张　华	市卫生计生委副主任
	杜维平	市卫生计生委副主任
	薄　涛	市卫生计生委副主任
成　员	李中帅	市卫生计生委组织人事处处长
	杨九龙	市卫生计生委财务处处长
	吕坤政	市卫生计生委发展规划处处长
	吕富杰	市卫生计生委医政医管处处长
	丁　虹	市卫生计生委计划生育家庭发展处处长
	田　宇	市卫生计生委宣传处处长
	李　兵	市卫生计生委科技教育与交流合作处处长
	杨　晶	市卫生计生委妇幼健康服务处处长
	汪运富	市卫生计生委中医药处处长
	张万波	市卫生计生委农村与社区卫生处处长

办公室设在市卫生计生委农村与社区卫生处。

附件2

二级及以上医院
帮扶薄弱镇街卫生院名单

一、平度市

1.青岛市妇女儿童医院对口帮扶蓼兰中心卫生院、蓼兰镇万家卫生院

2.青岛山大齐鲁医院对口帮扶云山中心卫生院

3.青岛大学附属医院对口帮扶崔家集中心卫生院

4.青岛市第三人民医院对口帮扶大泽山镇卫生院、大泽山镇长乐卫生院

5.青岛市中心医院对口帮扶旧店中心卫生院、旧店镇祝沟卫生院

6.平度市中医医院对口帮扶旧店镇大田卫生院

7.平度市人民医院对口帮扶田庄镇卫生院、田庄镇张舍卫生院

二、莱西市

1.青岛市市立医院对口帮扶院上中心卫生院、武备卫生院

2.青岛市中医医院对口帮扶马连庄中心卫生院

3.青岛市第八人民医院对口帮扶日庄中心卫生院

4.莱西市人民医院对口帮扶河头店中心卫生院

发文机关:青岛市卫生和计划生育委员会
发文时间:2016 年 4 月 26 日

青岛市农村村（居）计划生育工作规范（试行）

青卫指导字〔2016〕8 号

总　则

　　第一条　为全面贯彻落实"全面两孩"生育政策，努力适应新形势新任务的要求，更好地实现计划生育工作由管理为主向更加注重服务家庭转型发展，进一步提高基层计划生育服务管理水平，根据新修订的《中华人民共和国人口与计划生育法》、《山东省人口与计划生育条例》、《青岛市人口与计划生育工作若干规定》等法律法规规定，结合我市农村地区计划生育工作实际，制定本规范。

　　第二条　本规范中的村（居）是指崂山区、城阳

区、黄岛区、即墨市、胶州市、平度市、莱西市辖区内计划生育工作实行农村化服务管理的村(居)。

第三条 本规范中的工作对象是指按照《山东省计划生育基层统计管理意见》要求,应由本村(居)进行统计管理的育龄妇女和属地管理的流入育龄妇女。

第一章 工作职责

第四条 村(居)党支部、村(居)民委员会全面负责本村(居)计划生育工作,村(居)"两委"负责人是本村(居)计划生育工作的主要责任人。

(一)坚持村(居)"两委"负责人计划生育"亲自抓、负总责",贯彻落实计划生育目标管理责任制;

(二)组织村(居)"两委"班子成员认真学习计划生育政策法规,提升"两委"成员落实计划生育工作的法律意识;

(三)研究部署本村(居)计划生育工作,落实并监督检查上级部署的各项任务完成情况;

(四)广泛开展计划生育宣传教育,引导群众树立科学文明婚育观念;

(五)加强计划生育日常管理服务,做好政策外妊娠预防,防止违法生育现象发生;

(六)推行计划生育村(居)民自治,落实计划生育公示制度,依法制订或修订计划生育村规民约或居民公约条款;

(七)协助镇(街道)做好计划生育优先优惠政策落实、违法生育处理以及驻街单位计划生育工作;

(八)支持村(居)计划生育协会开展工作;

(九)做好出生人口性别比综合治理相关工作。

第五条 村(居)计划生育工作人员在村(居)党支部、村(居)民委员会领导下,按照镇人民政府、街道办事处计划生育业务部门的工作要求完成本村(居)计划生育各项工作任务。主要包括以下六项工作职责:

(一)宣传教育。做好计划生育政策法规和避孕节育、优生优育、生殖保健、关爱女孩和出生人口性别比综合治理等科普知识宣传,组织开展各种有针对性的主题宣传活动和培训。

(二)信息管理。做好育龄群众计划生育信息采集和统计管理,及时掌握婚、孕、育、节育及人员变动情况,做好人口出生情况的摸底预测,抓好计划生育信息管理。

(三)事务办理。为符合生育条件的育龄群众提供生育登记和再生育申请服务,为育龄群众办理计划

生育相关事务。

(四)技术服务。配合计划生育技术服务机构和从事计划生育技术服务的医疗保健机构开展避孕节育、优生优育、生殖保健等技术服务;指导群众选择安全、有效、适宜的避孕节育措施。

(五)利益导向。负责做好计划生育利益导向政策目标人群的受理申请、审议公示、统计上报,帮助目标人群做好具体申报登记事宜。

(六)档案管理。做好村(居)计划生育工作档案资料的建立、分类和留存,按要求做好计划生育档案管理。

第二章 工作制度

第六条 村(居)"两委"议事制度:村(居)党支部、村(居)民委员会应当将计划生育工作纳入"两委"会议重要议题定期进行研究部署,着重解决计划生育工作中的人、财、物保障,计划生育目标管理责任制执行,计划生育村(居)规民约落实以及其他计划生育工作重点难点问题,及时分析工作进展情况,贯彻落实上级工作要求,促进村(居)计划生育工作稳步开展。

第七条 工作随访制度:村(居)计划生育工作人员应当定期或不定期地到育龄群众家庭进行走访,宣传计划生育有关政策法规,普及避孕节育、优生优育、生殖保健等科普知识,及时了解婚、孕、育、节育及信息变动情况,发放免费避孕药具,开展孕情随访等工作。

第三章 网络队伍

第八条 村(居)民委员会应当配备专(兼)职计划生育主任(以下简称"计生主任")1名,根据工作需要可下设若干计划生育工作小组或选聘部分人员协助计生主任工作。村(居)计划生育工作实行固定时间工作制,具体工作时间安排由各区(市)根据实际情况确定。

第九条 计生主任应当通过公开报名或村"两委"班子推荐、竞争上岗等方式,按照"镇(街)聘、村(居)用、区(市)备案"的选拔程序进行聘任。具有生殖健康咨询师等职业资格或相关专业特长的人员优先聘用。

第十条 应当选拔热爱计划生育工作、责任心强、群众基础好的同志担任计生主任。新聘计生主任的性别一般为女性,年龄一般在45周岁以下,学历应

当满足工作需要,能够熟练使用信息化办公设备和计划生育工作网络系统,业务工作能力胜任新形势下的计划生育工作。

第十一条　计生主任基本工资由区(市)或镇街统筹,实行"直通车"发放,基本工资不得低于村(居)党支部书记基本工资的80%,有条件的区(市)或镇(街道)可以按照青岛市居民养老保险有关规定为计生主任缴纳养老保险。村(居)聘用的计划生育工作人员,其补贴或报酬按照所在区(市)或镇(街道)的有关规定予以保障。

第四章　宣传教育

第十二条　村(居)应当积极营造良好的宣传环境,抓好计划生育正面宣传。

(一)面向广大群众,积极开展国家生育政策调整和计划生育政策法规宣传教育;

(二)结合村(居)实际,深入开展有针对性的各种主题宣传活动,倡导科学、健康、依法、负责的婚育观念;

(三)利用宣传阵地,大力普及优生优育、避孕节育、生殖保健等科普知识,提高群众的生殖保健和优生优育意识;

(四)根据群众不断增长的健康需求,加强妇幼保健、婴幼儿疾病防治等医疗卫生保健知识的宣传普及;

(五)通过多种渠道,告知群众计划生育有关事项和办事流程,方便群众办理计划生育有关事务。

第十三条　适应信息技术发展和群众日益增长的宣传教育需求,在传统宣传手段和教育形式基础上,广泛运用微信、微博等互联网技术和网络传播手段开展计划生育宣传教育,创新宣传教育形式,提升宣传教育效果。

第五章　信息管理

第十四条　村(居)民委员会是计划生育日常服务管理信息的起报单位,具体管理对象为本村(居)的户籍人口、户籍待落人口和流入人口。

第十五条　村(居)应当按照《山东省计划生育基层统计管理意见》《山东省育龄妇女信息管理规范》以及其他有关规定,抓好计划生育信息统计管理。

(一)做好育龄妇女基础信息以及婚、孕、育、节育等信息的采集,按照统计管理口径对育龄群众实施信息统计管理;

(二)随时掌握育龄妇女基础信息以及婚、孕、育、节育等信息变动情况,按要求及时进行变更、交流;

(三)及时核对上级业务部门反馈的育龄妇女信息,按照相关要求进行信息变更、交流;

(四)按要求及时上报各项信息统计数据;

(五)建立健全统计台账,保管好各类信息资料;

(六)准确掌握当年准备怀孕和已怀孕人员信息,及时登记造册。明确包保责任,逐一签订《孕情跟踪服务包保责任书》,并逐人填写《跟踪服务卡》。发现孕情消失和"两非"行为及时上报镇(街道)。

第十六条　村(居)要定期进行人口出生情况摸底和预测。每年4月底前,对本村(居)当年度人口出生情况进行摸底;每年9月底前,做好下一年度的人口出生情况预测。

第六章　事务办理

第十七条　村(居)应当坚持便民、高效的工作原则,按照《山东省生育登记服务工作规范》《山东省生育证管理办法》以及其他有关规定,积极主动、及时有效、无偿地为群众办理计划生育相关事务。

(一)为符合条件的育龄群众免费办理一孩、二孩生育登记,发放《生育服务手册》;

(二)受理符合再生育条件育龄群众的生育申请,帮助育龄群众办理《生育证》;

(三)按有关规定出具相关的婚育状况证明;

(四)其他应由村(居)受理或办理的计划生育事务。

第七章　技术服务

第十八条　村(居)应当积极配合计划生育技术服务机构或从事计划生育技术服务的医疗保健机构做好避孕节育、优生优育、生殖保健等技术服务。

第十九条　村(居)要对育龄妇女分类开展计划生育技术服务,重点落实以下工作。

(一)对适龄备婚人员和符合生育政策拟生育的夫妇:动员其接受婚前健康检查和免费孕前优生检查;普及优生优育、生殖保健知识;做好育龄妇女免费增补叶酸项目工作的测算、领取、发放和登记工作;及时掌握孕情,动员督促孕妇在妊娠12周前到医疗保健机构建立孕产妇保健手册,定期进行产前检查、住院分娩、产后42天健康检查,协助做好产后随访,落实产后避孕措施。

（二）对符合生育政策不再生育的夫妇：倡导其选择长效为主的避孕节育措施；做好避孕药具的发放和随访，协助做好节育手术术后的随访服务。

（三）对不符合生育政策的夫妇：倡导其选择长效为主的避孕节育措施；做好避孕药具的发放和随访，协助做好节育手术术后的随访服务。动员组织其定期参加孕环情监测，防止意外妊娠。对意外怀孕的育龄妇女，引导其落实补救措施。

（四）动员组织适龄育龄妇女进行免费健康检查（孕情环情检测、妇科病和"两癌"检查）。

（五）做好群众需求的其他个性化计划生育技术服务。

第二十条　按照《计划生育药具管理与服务工作规范》开展药具管理服务工作。

第八章　利益导向

第二十一条　村（居）应当落实好国家、省、市及地方制定的计划生育奖励优惠政策。主要包括：

（一）农村部分计划生育家庭奖励扶助项目；

（二）计划生育家庭特别扶助项目；

（三）符合规定继续享受的独生子女父母奖励费项目；

（四）计划生育公益金救助项目；

（五）符合生育政策妇女住院分娩补助项目；

（六）符合计划生育村规民约条款的相关奖励项目；

（七）其他与计划生育有关的奖励、扶助、救助和优惠项目。

第二十二条　村（居）要定期对应享受利益导向政策的目标人群进行摸底排查。

第二十三条　村（居）应当受理享受利益导向政策目标人群的申请。对提出申请并符合条件的群众，村（居）民委员会进行核实、审议并张榜公示，指导协助群众登记办理。

第九章　档案管理

第二十四条　村（居）应当建立业务工作档案，实行分类管理。工作档案要符合有关规定，力求精简、实用。除按规定确需使用纸质建档的档案外，尽量实行微机管理，普及推广电子档案。

第二十五条　村（居）业务工作档案包括：

（一）以统计台账和相关统计报表、资料为主要内容的信息管理类档案；

（二）以各类计划生育奖励优惠目标人群的资格认证、统计发放情况等为主要内容的利益导向类档案；

（三）以计划生育技术服务、家庭随访、避孕药具发放和孕情跟踪服务包保责任书等情况为主要内容的技术服务类档案；

（四）以生育服务登记、再生育申请、婚育状况证明开具等为主要内容的事务办理类档案；

（五）以户籍人口、流动人口日常管理为主要内容的管理类档案。

第十章　阵地建设

第二十六条　村（居）计生办应设有固定的办公场所并配备必要的办公设施，配备办公电脑及打印设备，办公网络保持通畅。根据工作需要，村（居）计划生育和医疗卫生办公场所可以整合使用。

第二十七条　村（居）应当加强宣传教育阵地建设，设立计划生育宣传教育场所，配备相关宣传教育设施；在公共场所设立计划生育宣传公示栏（窗）。

第二十八条　根据计划生育技术服务需要，村（居）可以单独设立妇科检查室、B超检查室等服务场所，也可以与村（居）医疗卫生场所整合使用。

第二十九条　计划生育药具室可单独设立，也可以与妇科检查室、B超检查室等计划生育服务场所整合。室内应当配备避孕药具橱或药具箱，配有相应的宣传图板或展示柜。

第十一章　村（居）民自治

第三十条　村（居）应当依照法律法规和法定程序制订或修订计划生育村规民约条款，引导群众积极参与计划生育管理、决策、监督等事务。

第三十一条　村（居）应当定期公开利益导向政策落实、违法生育处理、社会抚养费征缴等需要群众知晓或参与的计划生育事项，接受群众民主监督。将关爱女孩、综合治理、出生人口性别比工作纳入村规民约，并依据《章程》处理违反规定的行为。

第十二章　附　则

第三十二条　对流动人口的管理服务工作和本

规范未作具体规定的,按照国家、省、市有关规定执行。

第三十三条　本规范自下发之日起施行。市人口和计划生育委员会 2012 年 3 月 28 日下发的《青岛市村(居)级人口和计划生育工作规范》同时废止。

发文机关:青岛市卫生和计划生育委员会
发文时间:2016 年 6 月 6 日

青岛市卫生和计划生育委员会
卫生计生行政执法全过程记录制度(试行)

青卫监督字〔2016〕13 号

第一章　总　则

第一条　为深入推进依法行政,进一步规范行政执法活动,加强行政权力的制约和监督,维护当事人和卫生计生行政执法人员合法权益,根据《中华人民共和国行政处罚法》、《中华人民共和国行政强制法》、《山东省行政程序规定》、《中共中央关于全面推进依法治国若干重大问题的决定》和《国家卫生计生委办公厅关于建立卫生计生监督执法全过程记录制度的通知》,结合执法实际,制定本制度。

第二条　本制度所称的行政执法全过程记录,是指在行政执法过程中,充分利用便携式执法记录仪、视频音频设施、移动执法终端、行政执法网上平台、行政执法文书等,对监督执法、行政处罚、行政强制等行政执法活动全过程进行记录。

第三条　行政执法全过程记录,包括对行政执法活动事前、事中、事后各阶段的全过程记录。

事前阶段包括:监督检查或案件现场调查取证之前的资料收集整理、工作组织、调度、事前会议等活动。

事中阶段包括:现场监督检查、调查取证、立案、案源登记、合议、事先告知、陈述申辩、听证、行政审批、实施处罚、送达、约谈等活动。

事后阶段包括:对监督或行政处罚对象存在的问题或违法行为采取的后续复查、复检、指导等督促整改落实的工作。

第二章　记录的形式、载体和主体人员

第四条　行政执法全过程记录主要包括文字记录、影音记录、数据记录等形式。

文字记录即通过执法文书、检查表、会议纪要等文字记录形式,对卫生计生行政执法现场情况进行如实、客观的记录。包括使用移动执法终端制作的行政执法文书等材料。

影音记录即通过便携式执法记录仪、照相机、摄像机等执法记录设备对日常巡查、调查取证、询问当事人、文书送达、听证、行政强制等行政执法活动进行记录,如录像、录音、照片等影音资料。

数据记录即通过国家、省、市各级行政执法信息平台对各类卫生计生监督执法、监督检测、行政处罚等活动进行信息填报和网上运行等产生的数据记录资料,以及据此生成的汇总数据和统计表等相关数据文件等。

第五条　依法行使行政执法权的行政执法机关或受委托执法的组织机构中,按照《山东省行政执法监督条例》规定取得行政执法证件的在编在岗行政执法人员是执法全过程记录的主体人员。

第三章　行政执法事前阶段全过程记录

第六条　为确保行政执法检查工作有的放矢、收到实效,解决工作实施过程中存在的盲目性、不合理性,对符合以下情形之一的行政执法工作实施事前阶段全过程记录:

(一)案情复杂或影响重大的举报投诉;

(二)上级卫生计生行政机关交办的、下级卫生计生行政机关报请的、有关部门移送的案情复杂或影响重大的案件;

(三)根据案源提供的线索,案件内容涉及专业性较强的领域,如高精尖的医疗技术等,需要会同有关

专家审查出具相关鉴定意见或结论的。

第七条　根据行政执法工作的具体内容,以及不同案件的具体情形,行政执法事前阶段全过程记录应视情况开展以下工作:

(一)提前储备相关政策法规,增强案前分析的预见性。在对被检查对象本底信息进行分析的基础上,结合相关政策、法规,找出涉案疑点,明确执法检查的重点和主攻方向。调阅以前相关执法案卷,了解和掌握相同或类似案件检查思路和经验,违法问题产生的原因、处理结果,为本次检查提供参考。

(二)召开案情分析研讨会,制订检查方案明确分工。组织执法人员集体讨论,制订调查方案,确定人员分工,明确已证事实、待证事实、已获取证据、待获取证据。

(三)会同相关专家,如医疗卫生监督执法领域的特约医疗卫生监督员、相关质控中心专家等,对案源现有的线索和证据,如病历等医疗文书,请专家提出专业意见或者鉴定结论。

第八条　根据行政执法工作的具体内容,以及不同案件的具体情形,行政执法事前阶段全过程记录可采取下述形式:

(一)对召开的案情分析研讨会议,可以形成会议纪要等文字或表格记录形式,记录讨论分析的过程;

(二)对相关专家提出的意见或者建议,可以形成专家鉴定意见或者结论等记录形式予以记录。

必要时可同时使用音视频设备对相关活动现场进行全程动态记录。

第四章　行政执法事中阶段全过程记录

第九条　卫生计生执法人员开展的与管理相对人有直接接触的活动,如日常监督监测、抽检、综合执法、督导检查、约谈、文书送达、采取强制措施等,均应严格规范执法行为,并采取文字和影音记录等方式对执法现场活动予以全程记录。

第十条　每个执法单元(科室)按照执法人员比例配备满足现场监督执法工作需要数量的执法记录仪和现场移动执法终端等设备。在进行现场监督检查、调查取证、抽样检测等面对管理相对人的执法活动时,行政执法人员必须携带并使用便携式执法记录仪、移动执法终端等设备对监督执法现场活动进行全程动态记录,客观、真实地记录执法工作情况及保存相关证据。每次现场监督执法活动必须规范制作执法文书和相关工作记录。

第十一条　我委办理的所有卫生计生行政处罚案件应严格执行裁量标准,通过青岛市行政执法网上平台全过程流转,并接受青岛市纪委、监察部门的监督。

行政处罚现场调取证据及执法文书等案件有关材料应全部通过电子数据或扫描上传方式录入青岛市行政执法网上平台。

第十二条　行政处罚案件程序中告知、陈述申辩、听证、送达、催告等需要与管理相对人直接接触的环节,行政执法人员应当规范制作相应的执法文书,并使用便携式执法记录仪、移动执法终端等设备保留录音、录像等现场影音记录。

第十三条　行政处罚案件的合议、集体讨论等内部环节,应当在指定的场所进行,应规范制作相应的执法文书和文字记录,必要时可同时使用执法记录设备进行全过程记录。

第十四条　行政执法人员应当及时整理、上传、转存或存储执法记录设备记录的影音资料。

一般性行政执法活动保存的影音资料,如无特殊情况,应至少保存到本考核年度结束。

行政处罚案件和行政强制案件中作为证据使用的影音资料,应刻录光盘存放入案卷,保存期限应当与行政处罚案卷保存期限相同;不作为证据使用的影音资料,至少保存到行政诉讼期限届满之日后。

其他各类监督检查执法文书、检测报告、相关工作记录等纸质资料保存期限参照行政管理档案保存期限执行。

第十五条　有下列情形,应当采取刻录光盘、使用移动储存介质等方式,长期保存执法记录设备记录的影音资料:

(一)当事人对行政执法人员现场执法、办案有异议或者投诉、上访的;

(二)当事人逃避、拒绝、阻碍行政执法人员依法执行公务,或者谩骂、侮辱、殴打行政执法人员的;

(三)行政执法人员参与处置群体性事件、突发事件的;

(四)现场实施行政强制措施的;

(五)有重要社会影响、重大事件、有代表性事件的;

(六)其他需要长期保存的重要情况。

第五章　行政执法事后阶段全过程记录

第十六条　对行政处罚执行后的管理相对人整

改情况进行复查。视当时违法情形的轻重,可以分情况予以事后阶段全过程记录。

(一)对违法情形轻微的,可以由管理相对人提交整改报告、整改后的现场照片、相关资质证书、检测报告等材料,行政执法人员通过审查相关材料进行整改情况的复核,并将有关文字记录留存备案;

(二)对违法情形一般、较重或严重的,行政执法人员应对整改落实情况进行督导复查,执法活动现场应进行全程音视频记录,并规范制作执法文书和相关工作记录。

第六章　记录设备的管理

第十七条　便携式执法记录仪、现场移动执法配套设备等执法全过程记录设备设施的采购、分配、维修和管理,由市卫生计生监督执法局指定职能科室负责。

第十八条　市卫生计生监督执法局各执法科室应负责做好执法记录设备的领用、登记、维护和保养,保持设备整洁、性能良好。在进行执法记录时,行政执法人员应当提前检查执法记录设备的电池容量、内存空间等,保证执法记录设备正常使用。

第十九条　执法记录设备应严格按照规程操作,其保管、维修、报废等均遵循固定资产管理和物资管理规定。使用者遇到故障应立即停止使用,并及时报告设备管理职能科室,联系专业部门进行维修,不得私自对设备进行拆装和更换处理。

移动执法终端使用管理应遵照市卫生计生监督执法局有关规定执行。

第七章　稽查和考评

第二十条　市卫生计生监督执法局明确具体职

能科室负责组织开展对执法文书质量、现场执法活动记录情况、行政处罚程序中记录情况、行政执法人员队容风纪、文明规范执法情况等行政执法全过程记录制度落实情况进行定期和不定期的监督稽查。

第二十一条　市卫生计生监督执法局应定期通报各执法科室和行政执法人员行政执法全过程记录制度落实情况,年度进行综合评估,并将定期通报和年度评估情况纳入年度考核内容。

第二十二条　行政执法人员在进行执法记录时,严禁下列行为:

(一)不按照本制度第四章的规定进行行政执法事中阶段全过程记录;

(二)删减、修改执法记录设备记录的原始声像资料;

(三)私自复制、保存或者传播、泄露执法记录的案卷和声像资料;

(四)利用执法记录设备记录与执勤执法无关的活动;

(五)故意毁坏执法文书、案卷材料、执法记录设备或者声像资料存储设备;

(六)其他违反执法记录管理规定的行为。

对违反上述规定的执法科室和个人,将予以通报并在年度考核中予以扣分,情节严重的按照我委有关规定处理。

第八章　附　则

第二十三条　本制度由市卫生和计划生育委员会负责解释。

第二十四条　本制度自发布之日起施行。

发文机关:青岛市卫生和计划生育委员会
发文时间:2016 年 7 月 29 日

青岛市卫生和计划生育委员会 青岛市民政局
关于做好医养结合服务机构许可工作的通知

青卫家庭字〔2016〕8 号

为全面贯彻落实《国务院办公厅转发卫生计生委等部门关于推进医疗卫生与养老服务相结合指导意

见的通知》(国办发〔2015〕84 号)精神,根据民政部、国家卫生计生委《关于做好医养结合服务机构许可工作的通知》（民发〔2016〕52号）要求，现就医养结合服务机构许可工作通知如下。

一、广泛宣传医养结合服务机构许可政策

各区（市）卫生计生、民政部门应当采取多种形式，广泛宣传设立医疗机构、养老机构有关行政许可的事项、依据、条件、数量、程序、期限以及需要提交的全部材料的目录和申请书示范文本等内容。有条件的区（市）可利用党报党刊、生活类报纸、电视台、广播电台、网站，通过宣传牌、宣传栏、阅报栏、黑板报、橱窗等形式，大力宣传医养结合服务机构许可政策，在全社会营造有利于医养结合服务机构发展的良好舆论环境。各区（市）要加大医养结合服务机构许可培训力度，组织办理医养结合机构许可的工作人员学习相关法律法规和文件，熟练掌握工作流程，准确办理许可，及时解答申办人提出的问题。

二、支持医疗机构设立养老机构

医疗机构面向老年人开展集中居住和照料服务的，按照《养老机构设立许可办法》规定，申请养老机构设立许可，民政部门予以优先受理。符合设立条件的，自受理申请后10个工作日内办法养老机构设立许可证。

医疗机构内设养老机构的，医疗、养老区域应相对区分，设置功能标识，收住对象确为60岁以上老年人。养老区域需报请消防部门验收，并取得消防验收备案或验收合格意见书。老年病科、康复科、护理科等老年人使用床位一般可转为养老机构床位，也可依据消防部门验收意见上标明的建筑面积，按照每床平均建筑面积不少于30平方米的规定核定养老床位数，每处养老机构床位不少于10张。医疗机构内设养老机构的，不必另行办理法定代表人登记，可与医疗机构共用事业单位、社会服务机构或企业法人。

医疗机构内设养老机构并取得养老机构设立许可证书的，享受养老机构建设补助、运营补助、保险补助和税费优惠等政策扶持。

鼓励符合条件的基层社区医疗机构内设社区老年人日间照料中心，规模、床位、功能、服务人数等符合条件的办理社会服务机构登记，或由卫生计生部门出具证明，享受社区老年人日间照料中心运营补助等扶持政策。

基层社区医疗机构开展居家养老医疗服务的，民政部门予以办理居家养老服务登记，享受居家养老相关扶持政策。

三、支持养老机构设立医疗机构

卫生计生部门将养老机构设立老年病医院、康复医院、护理院、中医医院、临终关怀等医疗机构纳入区域卫生规划，优先予以审核审批，并加大政策支持和技术指导力度。

养老机构有申办内设医疗机构需求的，应向卫生计生部门申请设置和执业登记。卫生计生部门按照"非禁即入"的原则，依据医疗机构许可的有关规定，对照医院、门诊部、诊所、医务室、护理站等相应类别医疗机构基本标准，进行批复。凡符合规划条件和准入资质的，申请设置医疗机构许可应在20个工作日内办结，执业登记许可应在28个工作日内办结；申请材料不齐全或不符合法定形式的，应于5日内一次性告知需要补正的全部内容。取得卫生计生行政部门核发的《医疗机构执业许可证》的养老机构，应当依法开展诊疗活动，保证医疗质量和医疗安全。养老机构内设医疗机构的，不必另行办理法人登记，与养老机构共用事业单位、民非或企业单位法人。

养老机构内设医疗机构，属于社会办医范畴的，按照《青岛市人民政府办公厅关于加快社会办医和促进健康服务业发展若干意见》（青政办发〔2016〕12号）等相关规定，享受资金支持、土地规划、税费优惠等政策扶持。

四、建立医疗机构和养老机构融合制度

卫生计生、民政部门要高度重视做好医养结合服务机构许可工作，加强沟通、密切配合，打造"无障碍"审批环境。

（一）建立医疗机构与养老机构签约制度。不具备申请医疗机构条件的养老机构，可与周边的医院、基层医疗卫生机构签订合作协议，医疗机构建立绿色通道，及时收治养老机构的患病老年人，优先提供巡诊、接诊、转诊、康复指导、远程医疗等服务，保证养老机构内老年人的基本医疗需求。

（二）建立首接责任制度。卫生计生、民政部门接到申办人举办医养结合服务机构的申请后，按照首接责任制原则，及时根据各自职责分别办理审批，不得将彼此审批事项互为审批前置条件，不得互相推诿。卫生计生、民政部门应当根据申办人的需要和条件，在设立条件、提交材料、建设标准、服务规范等方面，为医养结合机构申办人提供咨询和指导，提高办事效率。对于违反相关规定，任意提高许可标准、人为设置准入条件、互相推诿扯皮或不作为的，要按照有关

规定予以问责。

（三）建立联席会议制度。市、区（市）卫生计生、民政部门应建立联席会议制度，每半年召开一次联席会议，研究解决医养结合工作中存在的困难和问题，提出下一步工作措施，打造"无障碍"审批环境。遇到特殊问题随时召开会议，确保医养结合工作顺利开展。

发文机关：青岛市卫生和计划生育委员会
　　　　　青岛市民政局
发文时间：2016 年 8 月 10 日

青岛市医疗卫生机构医用耗材采购管理办法（试行）

青卫药政字〔2016〕5 号

第一章　总　则

第一条　为加强全市医疗卫生机构医用耗材的管理和监督，规范医用耗材的采购、配备，保证医用耗材的安全有效，减轻患者不合理负担，根据有关规定，结合我市实际情况，制定本办法。

第二条　市卫生计生委直属医疗卫生机构（以下简称委属单位）的医用耗材采购管理适用本办法。本市卫生计生系统其他单位可参照本办法执行。

第三条　本办法所指医用耗材采购是指医疗卫生机构通过招标、询价、竞争性谈判等方式采购下列物资及伴随服务的行为：

（一）高值医用耗材；

（二）护理材料和敷料；

（三）检验试剂和材料；

（四）影像胶片和材料；

（五）一次性使用无菌医疗器械；

（六）"消"字号消毒材料；

（七）低值易耗医疗器械；

（八）其他医用耗材。

第四条　医用耗材由委属单位招标采购。委属单位应建立医用耗材采购论证、技术评估等采购管理制度，确定负责医用耗材管理和采购执行的科室。医用耗材使用科室不得直接采购医用耗材。

第五条　市卫生计生委对委属单位的医用耗材采购活动进行监督管理和指导。

第二章　采购需求和计划

第六条　委属单位招标采购医用耗材必须坚持的原则：

（一）严格管理。委属单位应将使用的医用耗材逐一列出清单，全部纳入单位公开采购范围。

（二）公开透明。委属单位应在单位内及时公开医用耗材采购相关信息，做到采购价格、数量公开透明，便于民主监督。

（三）规范流程。医用耗材使用科室向医用耗材管理科室提出需求，包括医用耗材品种、数量等，由医用耗材管理科室统一汇总提交单位医用耗材采购管理委员会研究，每年进行一次分析评估。

（四）落实责任。委属单位应明确相关科室和责任人的责任，做到责任到人。对群众举报的有关线索一经查实，要严肃追究相关人员责任。

第七条　委属单位应建立由行政主要领导负责的医用耗材采购管理委员会，组成人员包括分管领导、相关科室主任、职工代表等。其职责是：

（一）确定本单位医用耗材品种或品牌，汇编成本单位医用耗材采购目录；

（二）审核、监督本单位医用耗材的采购计划及执行情况；

（三）负责对本单位医用耗材的招标、院内议价工作；

（四）组织对本单位医用耗材的使用情况进行检查，定期分析、评估医用耗材的经济效益和社会效益；

（五）确定本单位需要与供应商续签购销合同的高值医用耗材和大额医用耗材品种。

第八条　医用耗材采购需求由使用科室以书面或电子格式向本单位医用耗材管理科室提出。

第九条　医用耗材管理科室负责汇总采购计划，按本单位议事规则报批。

第十条　委属单位的采购计划根据议事规则确

定的内部审批权限分级审批。议事规则未作规定的，各单位应明确审批权限。

不能预先制订采购计划的紧急采购、小额临时采购，审核批准程序由委属单位自行确定。

第三章　采购的执行

第十一条　纳入政府采购或集中采购范围的，必须按照有关规定执行。

未组织政府采购和集中采购的，委属单位可根据具体情况，采用公开招标采购、竞争性谈判采购、询价采购、单一来源采购等方式，确定采购渠道和采购单价。高值医用耗材和大额医用耗材必须公开招标采购。采用单一来源采购的需经采购管理委员会审批同意方可实施。

第十二条　采购医用耗材活动中，委属单位应向供应商索取、审查、保存以下加盖供货单位公章的资质证明文件复印件或原件：

（一）《营业执照》复印件；

（二）《医疗器械生产许可证》复印件和《医疗器械经营许可证》复印件；

（三）相关产品注册证书、附件或备案凭证的复印件；

（四）高值医用耗材生产企业或进口总代理商开具的授权委托书复印件，授权委托书应明确授权范围；

（五）高值医用耗材销售人员的身份证明。

第十三条　委属单位采购高值医用耗材或大额医用耗材，应优先选择医用耗材生产企业、进口总代理商或取得医用耗材生产企业、进口总代理商直接授权的经营企业作为供应商。

第十四条　委属单位应对医用耗材合理分类，建立医用耗材采购专家库。每次采购随机选择专家，组成采购专家组，每一采购专家组人数为五人以上单数，其中应有医用耗材管理专业人员、使用科室专业人员和价格管理人员参加。

第十五条　采用招标方式的，必须遵守《招标投标法》有关规定。采用其他采购方式的，医用耗材品牌、渠道、价格的确定由委属单位采购专家组负责。

第十六条　参与采购专家组工作的人员应当客观、公正地履行职责，对所提出的评审意见承担个人责任。与供应商有利害关系的人员应执行回避制度。

第十七条　委属单位采购执行科室负责招标中标结果和采购专家组评选结果的采购执行。

第四章　合同管理和款项支付

第十八条　高值医用耗材和大额医用耗材的采购应签订书面购销合同和产品质量安全保证书。合同书须详细书写产品代码、品种名称、规格、生产厂家、中标单价等内容。

在签订高值医用耗材和大额医用耗材购销合同的同时，委属单位须与供应商签订廉洁购销合同。

委属单位签订的购销合同自签订之日起七个工作日内应当将合同归档备查。

第十九条　购销合同确定的采购周期不得超过2年。部分品种经单位医用耗材采购管理委员会审查同意，可续签购销合同。

第二十条　委属单位签订高值医用耗材和大额医用耗材购销合同时，如供应商不是生产企业或进口总代理商的，应明确要求供应商承诺：直接与生产企业或进口总代理商结算价款；进项发票由生产企业或进口总代理商直接开具；随货同行提供加盖供应商公章的进项发票复印件。进口产品需附该批次产品的通关证明。

第二十一条　医用耗材的结算和支付依照合同规定的商务条款执行。

第五章　验收入库

第二十二条　医用耗材到货后，由委属单位医用耗材管理科室负责验收。

委属单位不得使用未经验收的医用耗材。

第二十三条　无质量合格证明、过期、失效或者淘汰的医用耗材不得入库。

第二十四条　委属单位医用耗材管理科室应核对供应商按合同规定提供的进项发票复印件，确定渠道来源符合合同规定。

第二十五条　医用耗材验收达标后，委属单位应按产品号、批号建立库存账，记录单位内部流转情况。

第六章　公　示

第二十六条　医用耗材采购相关信息应在委属单位内公示，公示时间不少于五个工作日。

招标中标结果、采购专家组评选结果应在结果产生后五个工作日内公示。

第二十七条　采购执行情况公示的信息应包括

医用耗材名称、规格（型号）、供应商、采购单价、采购数量、采购金额等。

公示的医用耗材采购执行信息按采购金额统计应占医用耗材采购总金额 2/3 以上。

高值医用耗材和大额医用耗材采购执行信息应全部公示。

第七章　监督检查

第二十八条　委属单位应成立医用耗材采购监督小组，通过现场监督、查核资料等方式对医用耗材采购活动的全过程进行监督。受理关于医用耗材采购的投诉，并进行必要的调查。

高值医用耗材和大额医用耗材的品牌、渠道、价格确定后应于一个月内向市卫生计生委药政管理处提供电子版备案。

第二十九条　委属单位医用耗材采购监督小组实施监督过程中，发现有违反本管理办法的行为应立即向单位党政领导班子报告。

第三十条　委属单位党政领导班子对医用耗材采购监督小组在实施监督过程中或受理投诉调查中发现的违规行为，应及时予以纠正，并依相关规定进行处理。

第八章　责任追究

第三十一条　委属单位违反本办法规定，有下列行为之一，对主要责任人，情节较轻的，给予诫勉谈话或责令作出书面检查；情节较重的，给予警告处分；情节严重的，给予记过处分：

（一）违反本办法第六条、第七条、第八条规定的内部审批权限审批的；

（二）违反本办法第十一条第一款规定，不执行有关政府采购和集中采购规定的；

（三）违反本办法第十二条规定，不对供应商及其产品资质进行形式审查的；

（四）违反本办法第十三条规定，不择优选择供应商的；

（五）采用非招标方式，未按本办法第十四条、第十五条规定成立采购专家组或采购专家组组成不符合规定的。

第三十二条　参与采购专家组工作的人员违反本办法第十六条规定，与供应商有利害关系不执行回避制度，或在评审过程中不客观公正的，取消其参与

采购专家组的资格，并在单位内给予当事人通报批评；情节较重的，给予警告处分。

第三十三条　委属单位有下列行为之一的，对主要责任人，给予警告处分；情节较重的，给予记过处分；情节严重的，给予降低岗位等级或者撤职处分：

（一）采购明知不合格的医用耗材或向明知不具备资质的供应商购买医用耗材的；

（二）签订医用耗材供应合同失误导致委属单位实际损失，且数额较大的；

（三）购销合同确定的采购周期超过 2 年。

第三十四条　委属单位违反本办法第二十二条、第二十三条、第二十四条的规定，未履行验收程序的，对主要责任人，给予诫勉谈话或责令作出书面检查；情节较重的，在单位内给予通报批评；情节严重的，给予警告处分。

第三十五条　委属单位违反本办法第二十五条规定，未建立库存账的，对主要责任人，给予诫勉谈话或责令作出书面检查；情节较重的，在单位内给予通报批评。

第三十六条　委属单位违反本办法第二十六条、第二十七条规定的公开义务，对主要责任人，情节较轻的，给予诫勉谈话或责令作出书面检查；情节较重的，在单位内给予通报批评；情节严重的，给予警告处分。

第三十七条　委属单位医用耗材采购监督小组未按本办法的规定对医用耗材采购履行监督职责的，对主要责任人，在单位内给予通报批评；情节较重的，给予警告处分；情节严重的，给予记过处分。

第三十八条　委属单位及其职能部门的工作人员在医用耗材采购项目申报审批和采购过程中有滥用职权、玩忽职守、徇私舞弊、收受贿赂等违法违纪行为，按干部管理权限追究行政责任；涉嫌犯罪，移送司法机关依法追究刑事责任。

第九章　附　则

第三十九条　本办法如有与上级规范性文件相抵触的，按上级规范性文件执行。

第四十条　本办法下列用语的含义：

高值医用耗材：指直接作用于人体、对安全性有严格要求、临床使用量大、价格相对较高、社会反映强烈的医用耗材。列入山东省高值医用耗材集中采购范围的主要包括血管介入类、非血管介入类、骨科植入、神经外科、电生理类、起搏器类、体外循环及血液净化、眼科材料、口腔科等类别。

大额医用耗材：按年采购金额由大至小排序，排前 30 位的医用耗材。

低值医疗器械：指单位价值低、容易损耗、不够固定资产标准，且多次使用不改变其实物形态，易于损坏，需经常补充和更新的医疗器械，如听诊器、口表等。

质量合格证明：指生产企业、产品质量检验机构等，为表明出厂的产品经质量检验合格而附于产品或者产品包装上的合格证书、合格标签等标识。质量合格证明的形式主要有三种：合格证书、合格标签和合格印章。

第四十一条　各单位根据本办法制定实施细则，并报市卫生计生委备案。

第四十二条　本办法由市卫生计生委负责解释。

第四十三条　本办法自发布之日起试行。

发文机关：青岛市卫生和计划生育委员会

发文时间：2016 年 8 月 31 日

青岛市创建国家中医药综合改革试验区"十百千万"工程实施方案

青卫中医字〔2016〕16 号

为深入贯彻全国卫生与健康大会精神，推进国家中医药综合改革试验区建设步伐，促进中医药健康服务业发展，充分发挥中医药在保障人民健康、促进经济发展、推动社会进步等方面的作用，实现我市中医药事业跨越式发展，特制订本方案。

一、指导思想

以科学发展观为指导，认真贯彻落实国家、省、市关于扶持和促进中医药事业发展政策方针，以满足人民群众对中医药预防保健服务的需求为出发点，以中医药传承创新为主题，以中医药综合改革为动力，立足我市，面向全国，引进优质中医药资源、优势中医药学科（团队）、优秀中医药人才，不断改善我市中医药人才结构，提高中医药学术水平和防病治病能力，推进中医药科普化进程，进一步健全完善中医药医疗保健服务体系，不断提升中医药对提高群众健康水平的贡献率。

二、目标

到 2020 年，引进 10 名国医大师、建立 10 个中医药文化宣传教育基地、打造 10 条中医养生旅游示范线（点）、打造 10 个国家级中医重点专科、引进 100 位省级以上名中医、建立 100 个知名中医药专家工作室、建立 100 个国医馆、打造 100 个中医优势病种、选派 1000 名中医师下沉帮扶基层、扩增 1000 名中医药从业人员、培养 1000 名掌握中医药适宜技术的基层卫生技术人员、培养 1000 名养生保健指导医师，开展"养生保健进万家（进乡村、进社区、进家庭、进机关、进学校）"行动，力争"十三五"末全市居民中医养生保健素养提升 10%。全市建成功能完善、特色突出、满足人民群众需求的城乡中医药服务体系，促进中医药医疗、保健、科研、教育、产业、文化六位一体全面发展，确保我市中医药事业发展总体水平居全省前列，部分学科（专业）居国内领先水平。

三、工作任务

（一）引进培养优秀中医药传承型人才

着力加强优秀中医药传承型人才培养，做好基层中医药人才、中青年骨干人才的培养，创造优秀中医药人才"进得来、用得上、留得住"的一流环境。积极引进高端中医药人才，引进 10 名国医大师、100 位省级以上名中医。培养 20 名省名中医、10 名国家优秀中医临床研修人才、50 名省基层名中医、30 名优秀中医药人才、120 名中医临床技术骨干、40 名中药技术骨干、40 名中医护理技术骨干，锻造一支中医思维模式稳固、中医临床疗效较高、中医信念坚定的中医药传承型人才队伍。

（二）打造优秀中医药传承型人才培养平台

加强优秀中医药传承型人才培养平台建设，搭建中医药传承型人才家门口的学习成长载体。积极引进知名中医药资源，建立 10 个国医大师工作室、100 个引进类知名中医药专家工作室。强化国家和省五级中医药师承教育工作,遴选指导教师和学术继承人,在青岛市中医药发展集团内探索集体师带徒方法,传承创新师承教育模式。积极引进国内著名中医药大学,推进与山东中医药大学的战略合作,加快山东中医药大学青岛中医药科学院建设步伐,尽快启动研究生院的建设招生工作,在青岛大学设置中医专业,扩增1000名中医药从业人员,壮大我市中医药人才队伍规模。

（三）加快打造中医优势学科群

着力加强中医（中西医结合）重点学科和特色专科（专病）建设,建成10个国家级中医重点专科、30个省级中医重点专科、20个市级中医重点学科、10个传统中医诊疗中心、10个中医（中西医结合）专科（专病）协作攻关网络中心、150个中医专病（专技）门诊,锤炼100个中医优势病种,建成一批专业分布较全、中医特色突出、技术优势明显、规模效益显著、代表我市发展水平的中医学科（专科）群。各区（市）要重点建设3～5个中医重点（特色）学科（专科）。

（四）实施中医药服务能力提升工程"十三五"行动计划

加强中医药服务网络建设。树立"大中医"理念,建立完善青岛市中医药发展集团内部运行长效机制,形成资源共享、优势互补、错位发展的中医特色医联体。全市建成5所三级中医（中西医结合）医院、20所二级中医（中西医结合）医院、10个高龄夫妇孕育调养指导门诊、100个国医馆,加大基层中医药工作力度,建立市属医院下沉区（市）属医院、区（市）属医院下沉镇（街道）卫生院（社区卫生服务中心）、镇（街道）卫生院（社区卫生服务中心）下沉村卫生室（社区卫生服务站）的三级中医师帮扶基层机制,选派1000名中医师下沉基层,帮扶基层带队伍、传技术、授方法。为尚不能提供中医药服务的基层医疗机构配备中医特色诊疗设备,培养1000名掌握中医药适宜技术的基层卫生技术人员,加大基层中医药人员引进力度。使全市100%的基层医疗机构能够提供中医药服务,实现中医药服务"全覆盖"。

（五）大力发展中医药健康服务业

创新实施"中医药＋"发展战略。充分发挥我市海洋、旅游的特色,链接"互联网＋"智慧医疗,创新服务模式,延伸服务链条,拓展服务领域,遴选打造10条中医药养生旅游示范线（点）,建立10个中医养生长寿之乡,建设10个中医特色医养结合基地,启动山东青岛中西医结合医院医养结合建设项目和青岛市海慈医疗集团中医康复中心建设项目。实施养生馆建设项目,鼓励医疗机构开设养生馆,鼓励社会性养生保健机构参与项目建设,纳入技术指导与政策支持范围,鼓励中医药专家对养生馆提供技术支持。依托现有公园设施,引入中医药文化和健康理念,建立融健康养生知识普及、养生保健体验、健康娱乐于一体的中医药文化主题公园（社区）,建立10个中医药文化宣传教育基地。深入挖掘"崂山点穴"、"三字经推拿"等中医药非物质文化遗产,举办中医药文化节,探索发展中医药文化创意产业,打造中医药文化一条街。培养1000名养生保健指导医师,设立200个养生保健指导门诊,持续开展"养生保健进万家"活动,在有关媒体开设中医科普栏目,推广家庭中医药适宜技术,每年举办200场中医科普（养生）大讲堂,每年中医科普知识受众达到50万人次,力争"十三五"末全市居民中医养生保健素养提升10%。

四、保障措施

（一）加强组织领导

建立创建国家中医药综合改革试验区"十百千万"工程协调机制,统筹推进相关工作。市卫生计生委有关处室要密切配合,积极参与,大力支持。各区（市）、委属各单位要高度重视,加强领导,制订具体工作方案,认真组织,扎实推进,以求真务实的工作作风、富有创新的工作思路、高效灵活的工作方法促进中医药事业的跨越式发展。

（二）加大投入力度

落实中医药财政投入扶持措施,采取以奖代补等方式,引导、推进"十百千万"工程实施。在中医发展基金、重点学科建设及人才培养专项资金、中医发展专项资金安排上,对实施"十百千万"工程的项目予以重点支持。项目单位要按照不低于1∶1的比例落实配套资金。

（三）创新工作机制

中医药综合改革先行区（市）要探索建立激励机制,在资金和项目方面予以重点扶持,率先保障"十百千万"工程的顺利实施。市卫生计生委建立年度评价退出机制,对已入选的项目实行动态管理。建立督察机制,委属各单位、各区（市）卫生计生局要充分发挥职能作用,加强对工程实施的指导、督察,总结好经验、好做法,改进措施、推进落实。

（四）广泛宣传引导

各区（市）、各单位要充分发挥新闻媒体的作用,主动引导,通过多种形式、各种渠道,广泛宣传实施国家中医药综合改革试验区"十百千万"工程的重要意义,广泛宣传有关政策措施,大力宣传典型经验和进展成效。要调动各类不同性质医疗机构和相关从业人员参与工程的积极性、主动性和创造性,充分发挥中医药人员主力军的作用,营造工程实施的良好氛围。

发文机关:青岛市卫生和计划生育委员会
　　　　　青岛市中医药管理局
发文时间:2016 年 12 月 13 日

综　　述

2016 年卫生计生工作综述

卫生计生事业概况

2016 年，深入推进医药卫生体制改革，积极稳妥落实"全面两孩"政策，努力提升医疗服务水平，不断加强公共卫生服务体系建设，卫生计生事业健康持续发展。青岛市被确定为公立医院综合改革国家联系试点城市、国家中医药综合改革试验区、首批国家级医养结合试点市，中央电视台、《人民日报》《光明日报》多次报道青岛市卫生计生工作做法。

截至 2016 年底，全市有医疗卫生机构 7564 所。其中，医院 218 所，包括三级医院 19 所、二级医院 68 所、一级医院 99 所、未评等级医院 32 所；乡镇卫生院 104 所；社区卫生服务机构 273 所；村卫生室 4501 所；门诊部、诊所、卫生所、医务室 2148 所；妇幼保健机构 11 所；疾病预防控制机构 27 所；卫生监督机构 11 所。

截至 2016 年底，全市医疗卫生机构提供门诊服务 5474 万人次，同比增长 4.67%。截至 2016 年底，全市医疗卫生机构提供住院服务 148.4 万人次，同比增长 11.92%。卫生资源总量和卫生投入明显增加。全市人均期望寿命达到 80.92 岁，人民健康水平和人口素质明显提升，居民主要健康指标处于全国前列并达到中等发达国家水平。

2016 年，青岛市出生 11.84 万人（户籍人口，下同），出生率 15.03‰，人口自然增长率 7.92‰，出生人口性别比 105.99，合法生育率 99.19%，完成山东省下达的各项责任指标。

深化公立医院改革

2016 年，57 所城市公立医院改革全部展开，全面取消药品加成，规范药品集中采购，门诊、住院次均费用首次出现双下降，为群众减少药费 14.69 亿元。组织二级以上公立医院集中采购高值医用耗材，减轻群众负担 5040 万元。发挥医联体建设、集团化发展的载体作用，建立家庭医生签约服务制度，落实分级诊疗和基层首诊，有 253 家基层医疗卫生机构开展家庭医生签约服务，组建服务团队 1768 个，签约居民 360 万余人，中央电视台予以宣传推广。建成各种形式医联体 487 个，派出 3012 名医务人员为基层医疗机构提供门诊服务 12 万人次，开展手术 1363 台次，推动了优质医疗资源下沉，群众就近就可享受大型医院的优质医疗资源和专家诊疗服务。

引进优质医疗资源

与四川华西医院、北大医院和澳大利亚圆美溪国际医疗集团、韩国延世大学医院等 25 家医疗机构签订合作协议，开展 36 个学科、团队合作、专科建设、疑难病例、远程医疗、人才培养和医院管理等方面水平得到迅速提升。引进 196 名紧缺高层次医学人才，招聘医学博士 169 名,医疗卫生院士工作站达到 6 个,群众在青岛就能得到国内外优质高效的医疗技术服务。

优化看病就医环境

开工建设市公共卫生中心,市立医院东院二期和青大附院东院区综合病房楼主体竣工,新增床位 900 张。市八医东院区、眼科医院新院区项目落地。开展医院周边交通、环境和就医秩序三项综合整治活动,方便群众看病就医。开展医疗机构标准化建设,严格落实医疗质量安全,人民健康得到有力保障。完善市、区(市)两级质控体系建设,开展专题培训 1.5 万人次,全市专科(专业)诊疗规范化、同质化水平得到提升。

推广智慧医疗

落实互联网＋医疗健康行动计划,建设覆盖全市居民的健康信息服务平台,完成预约门诊 360 万人次。2016 年所有市属医院实现就诊"一卡通",市民在不同医院可实现统一预约挂号、诊疗交费通用、检验结果互认,方便群众就医,减轻群众负担。启用"120"互联急救移动终端,实现了标准心电图实时采集传输和远程阅读诊断。开展服务百姓健康义诊、优质护理和中医"治未病"、"送汤药上门"活动,服务群众 38.3 万多人次。

计生基层服务

稳妥落实"全面两孩"政策,引导群众科学合理生育,全市合法生育率达到 97％以上,继续保持全省前列。简化生育登记和再生育审批手续,推行网上办理、村居代办的便捷化服务。积极应对生育政策调整带来的生育高峰,合理调配医疗服务资源,增加产科床位和岗位人员服务能力供给。建立市、区(市)两级危重孕产妇和新生儿救治中心,畅通急救绿色通道。开展孕前检查、"两癌"筛查等 12 项妇幼健康免费服务项目,惠及群众 40.82 万人次。完善落实计生特殊家庭扶助保障政策,为外来人口提供卫生计生基本公共服务 230 多万人次。

建设国家试点城市

打造中医药工作和医养结合"青岛模式"。作为全国唯一副省级城市国家中医药综合改革试验区,青岛市率先将中医门诊优势病种纳入统筹支付范围,推

行中医医疗质量信誉等级评定制度。新建 80 个国医馆,100 个中医专病(专技)特色门诊,新增 101 家中医药医疗机构,全市所有公立社区卫生服务中心和镇街卫生院实现中医药服务的全覆盖。制定促进医养结合服务发展的若干政策,形成了"医中有养、养中有医、医联结合、养医签约、两院一体、居家巡诊"六种医养结合服务模式,在全国率先实现了医、养、康、护的有效衔接。被国家确定为首批国家级医养结合试点城市,打造闻名全国的医养结合"青岛模式"。

提升基层服务能力

在全国率先推行社区卫生服务中心一体化管理,刘延东副总理作出批示给予充分肯定,《光明日报》内参给予报道。实施镇街卫生院标准化建设,规划建设 32 处镇街中心卫生院,11 所镇街卫生院入选国家级"群众满意乡镇卫生院"。培养全科医生 810 名,当好群众健康"守门人"。积极开展健康扶贫,新建 99 家中心村卫生室,方便农村群众就近就医;组织 10 家三级医院对口帮扶 32 个中心卫生院、定点帮扶 16 个基础薄弱的乡镇卫生院,选派 315 名城市医师到基层开展技术帮扶,培养基层专业人员 3868 名。对 1093 名省级贫困人口实行分类包干救治,免费提供慢性病药物和诊疗服务。组织专家队伍到 256 个村开展义诊,诊治农村居民 31219 人。

建设"健康青岛"

加强疫苗使用管理,适龄儿童常规免疫接种维持较高水平。市办实事卫生项目顺利完成。在全省率先免费为适龄儿童增加疫苗种类并接种脊灰疫苗5.5 万剂次、水痘疫苗 6.9 万剂次;完成为 60 岁以上无牙颌低保人群安装义齿项目。作为全国慢病综合防治示范区,深入推进骨质疏松健康促进、减盐防控高血压、城市癌症早诊早治等项目。落实传染病防控措施,监测处置各类传染病门急诊病例 80.32 万例,全市无重大传染病暴发流行。

推进社会办医

出台加快社会办医和促进健康服务业发展的若干政策,坚持政府主导与市场机制相结合,积极作为、靠前服务,简化医疗机构设置登记服务流程,打造明确的政策环境、高效的服务环境、宽松的发展环境,鼓

励支持社会办医和非公医疗机构发展。新审批设置社会资本举办的医疗机构 181 家,累计投资 26.5 亿元,增加床位 4184 张,初步形成政府举办为主、社会举办为辅的多元化医疗格局。

青岛市卫生计生暨中医药工作会议概述

2016 年 2 月 26 日,青岛市政府召开全市卫生计生暨中医药工作会议,市政府副秘书长李海涛主持会议,市卫生计生委主任杨锡祥作工作报告,副市长栾新作重要讲话。

会议主要任务是全面贯彻落实党的十八大、十八届五中全会精神,按照国家卫生计生工作会议要求,总结 2015 年及"十二五"时期卫生计生工作,研究部署 2016 年工作任务,确保"十三五"时期卫生计生改革发展开好局、起好步。

会议认为,2015 年是卫生计生工作加快融合发展的重要一年,全市卫生计生系统深化推进医药卫生体制改革,加强计划生育服务管理,完善基层卫生和公共卫生服务体系,大力提升医疗质量和服务水平,发挥中医药特色优势,切实转变工作作风,在三优工程、智慧医疗、全民健康、医联体建设、夯实基层基础、卫生计生综合监督六个方面实现创新突破,人民群众看病就医问题有所改善,健康水平和人口素质明显提升。

会议要求,2016 年,全市卫生计生工作要按照市委、市政府部署,坚持"一三五"总体思路,围绕卫生计生改革"一条主线",强化学科建设、人才战略、信息化建设"三个支撑",推进分级诊疗、城市公立医院改革、计生服务转型、公共卫生体系建设和社会办医"五项突破"。同时,统筹做好卫生计生规划编制、"全面两孩"政策实施、中医药能力水平提升、综合监督执法和信息化建设各项重点工作,促进我市卫生计生事业持续健康发展,为全面建成小康社会、加快建设宜居幸福的现代化国际城市作出更大贡献。

2016 年机构设置及主要领导名录

（截至 2016 年 12 月）

青岛市卫生和计划生育委员会

杨锡祥　党委书记、主任

孙敬友　党委副书记（正局级）

李晓方　党委委员、纪委书记兼监察室主任

周长政　党委委员、市计生协会常务副会长（正局级）

魏仁敏　党委委员、副主任

张　华　党委委员、副主任

杜维平　党委委员、副主任

薄　涛　副主任

宣世英　副主任、农工党青岛市委主委、市市立医院院长

师晶洁　市保健办公室主任（副局级）

赵国磊　市中医药管理局专职副局长

委属单位

名称	主要领导姓名、职务	
青岛市卫生和计划生育委员会综合监督执法局	孟宪州	局长（正处级）
青岛市市立医院（集团）	宣世英	院长
	丁华民	党委书记
青岛市海慈医疗集团	刘　宏	院长
	赵军绩	党委书记
青岛市中心（肿瘤）医院	兰克涛	院长
	宋　岩	党委书记
青岛市第三人民医院	邢晓博	院长
	牛锡智	党委书记
青岛市第五人民医院	丁文龙	院长
	辛善栋	党委书记
青岛市第八人民医院	郭　冰	院长
	张红梅	党委书记
青岛市第九人民医院	潘　琪	院长
	江建军	党委书记兼纪委书记
青岛市胶州中心医院	徐　建	院长
	马桂莲	党委书记
青岛市妇女儿童医院	邢泉生	院长
	任明法	党委书记
青岛市胸科医院	邓　凯	院长
	王　军	党委书记
青岛市传染病医院	王明民	党委书记、院长
青岛市精神卫生中心	王春霞	党委书记、院长
青岛市急救中心	盛学岐	主任
	董　夏	党支部书记（正处级）
青岛市中心血站	逄淑涛	站长
	闫家安	党委书记
青岛市口腔医院	王万春	院长
	王爱莹	党支部书记（正处级）
青岛市疾病预防控制中心	高汝钦	主任
	殷兴国	党委书记
山东省青岛卫生学校	李智成	校长
	王秋环	党委书记

（续表）

名称	主要领导姓名、职务	
山东省青岛第二卫生学校	姜瑞涛	党委书记、校长
青岛市卫生计生科技教育中心	王者令	党支部书记（正处级）、主任
青岛市卫生资金管理办公室	李志荣	副主任
青岛市干部保健服务中心	李慧凤	主任（副处级）
青岛市人才市场卫生人才分市场	侯德志	党支部书记、主任
青岛市卫生局幼儿园	王秀云	党支部书记、园长（正科级）
青岛市人口和计划生育药具管理站	崔云龙	站长
青岛市人口和计划生育宣传教育中心	宫　晖	副主任（主持工作）
青岛市卫生计生发展研究中心	李志荣	副主任（主持工作）
青岛市公立医院经济管理中心	尚　涛	副主任
青岛山大齐鲁医院	刘玉欣	院长
	马祥兴	党委书记

青岛市市南区卫生和计划生育局

党委书记、局长：朱俊萍
党委副书记、副局长：尹　君
党委委员、纪委书记：孙永明
副　局　长：李　静、王　勇（党委委员）、刘正峰（党委委员）、郑宝东（党委委员）

青岛市市北区卫生和计划生育局

党委书记、局长：程方厚
党委委员、调研员：徐渭坤、王红春
党委委员、副局长：王顺增、周　虹、陆　磊、赵　艳
党委委员、第五纪检组副组长：谭海鹏
副　局　长：李建国、马　骏（挂职）
副调研员：刘华胜

青岛市李沧区卫生和计划生育局

党委书记：韩传密
党委副书记、局长：李　蕾
党委委员、纪委书记：刘路明
党委委员、副局长：黄　磊、宫　伟、张红燕、赵秀莹

青岛市崂山区卫生和计划生育局

党委书记、局长:柳忠旭
纪委书记:王玉兰
副 局 长:孟庆萍、曹鹏利

青岛市城阳区卫生和计划生育局

局长、党委副书记:郭春庆
党委书记:刘文寿
党委副书记、纪委书记:刘志锐
党委副书记:宋淑青
党委委员:陈正杰、孙开旬
党委委员、副局长:江喜范、张明福、韩香萍、刘元文、韩通极
副 局 长:于 芝

青岛市黄岛区卫生和计划生育局

局 长:曲 波
党委书记:韩福金
党委副书记:孙炳荣
副 局 长:杨学军、刘守田、安玉灵、周淳莉、薛建波、王本军、徐 刚

即墨市卫生和计划生育局

局长、党委副书记:杨 岩
党委书记:徐方娥
党委副书记、副局长:毛天训
副 局 长:梅亦工、王崇泽、于朝晶、乔绪辉(兼)、姜 杰、王 娟
纪委书记:王希良

胶州市卫生和计划生育局

党委书记、局长:周 刚
副局长、市计生协会常务副会长:牟学先
党委委员、市第三纪工委派出委员:贾维放
副 局 长:刘汝芳、李 亮、许 晶、孙卫刚
工会主席:张吉祥
副主任科员:赵金凤
市计生协会副会长:杨维昂

平度市卫生和计划生育局

局长、党委副书记:万作平
副 局 长:贾学胜、丁勇力、郑美英、张春河、王锡海、郭源圣、邢德相、郭雅丽、吴　洲

莱西市卫生和计划生育局

党委书记、局长:刘术林
党委委员、副局长:李英才
党委副书记、市爱卫办主任:迟万胜
党委委员、市红十字会常务副会长:郭　坤
党委委员、副局长:张代波
副 局 长:郎小平
党委委员、副局长:宋翠芝、田晓芳
党委委员、市纪委派出第三纪工委委员:刘艳秋

卫生计生改革

2016年青岛市卫生计生委以加快推进城市公立医院综合改革为重点推进年度医改任务落实,推动医改工作逐步由打好基础转向提升质量,由形成框架转向制度建设,由单项突破转向综合推进,取得新的阶段性成效。

建立常态化督导机制,协调推进医改、深改重点任务落实。根据国家、省、市确定的年度医改和深改任务,梳理青岛市卫生计生委承担的重点任务,建立2016年40项医改重点工作台账和9项"深改"重点工作台账,明确改革任务参与单位、具体责任人、推进措施、成果形式和完成时限等,实行台账化管理,对全委的医改工作坚持每月督导、每季度总结。

以公立医院综合改革为重点,全面推进医改工作提质增效。2016年青岛市被国务院医改办确定为第四批公立医院综合改革试点城市,制订出台《青岛市公立医院综合改革试点方案》,市辖区所有二级以上城市公立医院于2016年7月1日启动实施综合改革,并将县级公立医院全部纳入深化改革范围,57家二级以上公立医院全部取消药品加成,实现区域、机构、政策三个全覆盖,使全市公立医院改革由试点探索、单项突破逐步转向系统配套、全面推进,取得重要

阶段性成果,群众获得感进一步增强。

城市公立医院综合改革取得初步成效,社会反映良好,医药费用得到有效控制,医院收支机构得到优化,群众看病就医负担减轻。2016年7~9月,公立医院医药费用比2016年第一季度和第二季度平均仅增长4%,增幅明显下降,其中市属医院降低1%;门诊次均费用和住院次均费用基本持平,其中城市公立医院的门诊、住院次均费用分别下降3%、2%,门诊、住院次均费用中的药品费用下降明显,分别降低16%、21%,市属医院参保患者均次住院费用较改革前每季度下降5%,患者个人支出占比为27.87%,较改革前每季度下降2.51%。在2016年11月召开的国家北片区公立医院综合改革会议上,青岛市理顺公立医院管理体制、完善补偿机制改革的做法得到国务院医改办表扬。

县级公立医院综合改革成果得到提升。进一步完善县级公立医院综合改革目标管理措施,指导区(市)积极探索创新,青岛市黄岛区人民医院在县级公立医院综合改革绩效评价中获得全省第一名,并代表山东省迎接国务院医改办的绩效评估。即墨市在全省医改监测会议上作典型经验交流,即墨市人民医院

被山东省卫生计生委和山东省财政厅确定为全省5个县级公立医院综合改革示范试点医院之一。

注重政策宣传和经验推广，进一步提升医改工作层次。为营造良好的公立医院改革氛围，组织编写《青岛市深化医药卫生体制改革政策解读》《福建省三明市医改经验》等宣传材料，编发20期医改政策信息，对全市公立医院管理人员进行改革政策系统培训，在岛城主要媒体对公立医院改革政策进行系列宣传。为总结推广深化医改工作的好做法和成熟经验，组织人员对2016年全市卫生计生系统医改典型案例进行总结提炼，形成典型经验材料，进行集中宣传。其中，青岛市推进公立医院综合改革和启动家庭医生签约服务工作的案例分别在中国国际广播电台"全景中国"栏目和中央人民广播电台"中国之声"栏目报道。

2016 年青岛市卫生计生工作大事记

1 月

2 日　青岛市妇女儿童医院小儿骨科成功为一名4岁的寰枢椎发育畸形患儿实施高难度上颈椎手术，这是青岛市成功实施的首例儿童寰枢椎发育畸形手术。

5 日　山东省癌症早诊早治项目工作暨 2014～2015 年度先进集体和个人表彰会议在泰安肥城市举行。青岛市疾病预防控制中心荣获 2014～2015 年度山东省癌症早诊早治项目先进集体称号，市卫生计生委副主任张华等 5 名同志获得先进工作者称号。

6 日　市卫生计生委召开全市二级以上公立医院药品集中采购座谈会议。各区(市)卫生计生局分管领导，二级以上公立医院分管院长、药品采购办负责人等 90 余人参加会议。市卫生计生委副主任张华出席会议。

7 日　中国首届妇幼健康科学技术奖评审结果揭晓，青岛市妇女儿童医院心脏中心泮思林博士的"先天性心脏病介入治疗的超声心动图应用规范"研究课题成果被评选为科技成果三等奖。

11 日　青岛市卫生计生委、青岛市人社局联合举行青岛市居民健康信息服务系统建设情况新闻通气会。青岛日报、半岛都市报、大众日报、青岛新闻网、齐鲁网等 10 余家新闻媒体代表参加会议。

13 日　为有效缓解"挂号难"问题，改善患者就医体验，青岛市医院预约诊疗服务平台有 49 家医院正式开通预约服务，开放预约医生 3220 人，41 万名用户进行实名注册，累计产生 91 万条有效预约，实际就诊人数超过 75 万人次。

20 日　青岛市首例 3D 打印膝关节置换术在黄岛区人民医院成功实施。黄岛区人民医院与北京大学第三医院合作，利用 3D 打印技术将截骨平面数字化，使用精确截骨＋滑移截骨等先进技术，成功为一名因膝关节重度屈曲、内翻畸形入院的患者实施全膝关节置换术，填补青岛市此项技术空白。

22 日　青岛市正式实施国家扩大计生药具自助发放机覆盖范围试点项目，20 台计划生育药具自助发放机分别在青岛大学附属医院、青岛市市立医院、青岛市海慈医疗集团等医疗机构和部分社区卫生服务中心安装。

25 日　青岛市海慈医疗集团与韩国我立德(Wooridul)医院签订战略合作框架协议。双方将在脊柱专科医疗服务和附属业务学术交流、人才培养及科研等方面开展深入合作交流。

26 日　全市卫生计生系统科学发展综合考核总结会召开。市卫生计生委有关领导，各区(市)卫生计生局、委属各单位的党政主要负责人，委机关各处室负责人等 90 余人参加会议。市卫生计生委党委书记、主任杨锡祥出席会议并讲话。

26 日　市卫生计生委会同市物价局共同制定出台《青岛市医疗机构价格行为规则》。该《规则》定于 2016 年 3 月 1 日正式实施。

26～27 日　山东省人口和计划生育领导小组对青岛市 2015 年度《人口和计划生育目标管理责任书》执行情况进行年终考核。并在市政府会议室召开市人口与计划生育工作领导小组座谈会及考核情况反馈会。会上，市委、市政府汇报 2015 年度计划生育工作情况；市委组织部、市委宣传部、市中级人民法院、市人力资源和社会保障局、市财政局、市公安局、市民政局汇报履行人口和计划生育工作职责的情况；省考核组反馈对青岛市人口和计划生育综合考核情况。

27日　青岛市无偿献血96606客服平台正式启用。

28日　青岛市卫生计生委组织修订《青岛市消毒产品卫生安全评价报告备案程序》，进一步规范消毒产品备案工作。

是月　市卫生计生委驻审批大厅行政审批窗口荣获全市"2015年度示范窗口单位"称号，2名工作人员分别荣获2015年度和第四季度"服务标兵"荣誉。

青岛市市立医院脑科中心被授予山东省卫生系统创新工作室荣誉称号。

2月

2日　针对全球寨卡病毒病疫情进展，青岛市疾病预防控制中心组织传防科、病原科、病媒科、业务办等相关部门专业人员参加中国疾病预防控制中心召开的寨卡病毒病防控视频培训会议。

3日　青岛市副市长栾新对青岛市部分医疗单位安全生产工作进行督导检查，市政府副秘书长李海涛，市卫生计生委主任杨锡祥陪同检查。

6日　省委常委、市委书记李群一行走访慰问青岛大学附属医院坚守在工作一线的干部职工，市卫生计生委主任杨锡祥等陪同。

6日　新春佳节前夕，市委副书记王伟等领导一行走访慰问青岛市市立医院坚守在工作一线的干部职工，市卫生计生委主任杨锡祥陪同。

16日　国家中医药管理局确定青岛市为第二批国家中医药综合改革试验区，成为全国11个试验区中唯一一个副省级城市。

23日　为进一步完善对专科医院补偿机制，推动公立医院深化改革，青岛市卫生计生委会同市财政局、市物价局对青岛市精神卫生中心、青岛市传染病医院开展医疗服务项目、财政补助专题调研。

23日　加强全系统基层工会组织建设，更好维护非公立医疗机构从业人员合法权益，青岛市卫生计生委组织召开非公立医疗机构工会组建情况座谈会，全市7家非公立医疗机构有关工作负责同志参加座谈，市总工会有关领导应邀出席会议。

25日　山东省第24批赴坦桑尼亚医疗队员、青岛市妇女儿童医院医生曲先锋挽救白血病女孩的事迹被中央电视台第四频道"华人世界"栏目进行报道，并分别被大使馆公众号平台及非洲华侨周报推送、刊登。

26日　青岛市政府召开全市卫生计生暨中医药工作会议，市政府副秘书长李海涛主持会议，市卫生计生委主任杨锡祥作工作报告，副市长栾新作重要讲话。

26日　青岛市推进政府职能转变领导小组办公室到市卫生计生委开展专项工作调研，旨在了解卫生计生委2015年度简政放权、放管结合、优化服务等各项工作开展情况，调研卫生计生改革工作中面临的突出问题。

26日　青岛大学附属医院心外科杨苏民专家团队成功为一名48岁的重度冠心病男性患者实施全国第二例、山东省首例达芬奇机器人系统辅助下滑线连续缝合不停跳心脏搭桥手术。杨苏民专家团队成为全国乃至世界为数不多掌握此项技术的专家团队。

3月

1日　青岛市传染病医院与老挝国家友谊医院合作建立的丙肝远程询诊平台正式启用，成为继北京佑安医院之后全国第二家可协助丙肝患者接受老挝专家远程会诊的医院。

1日　青岛市疾病预防控制中心获得山东省科技厅颁发的实验动物使用许可证，成为全省地市级疾控中心中唯一具备动物使用许可资质的单位。

2日　青岛市疾病预防控制中心致病菌网络识别实验室（PulseNet China）经中国疾病预防控制中心、山东省疾病预防控制中心专家组现场评审，加入国家PulseNet China监测网络。

2～7日　受市委、市政府委托，市卫生计生委党委书记、主任杨锡祥带队赴坦桑尼亚看望慰问青岛市第24批援坦医疗队员。青岛市市立医院、青岛市海慈医疗集团、青岛市中心医院、青岛市妇女儿童医院等援坦队员派驻医院负责人陪同慰问。杨锡祥主任转达青岛市委、市政府对援坦队员的慰问，赠送慰问金，向援坦医疗队捐赠24类90件（套）、价值6万元的医疗设备。自1968年开始，青岛市就选派医务人员参加中国援坦医疗队。2015年8月，青岛市6名医学专家参加第24批援坦医疗队，赴坦桑尼亚执行为期2年的国家援外医疗任务。

3日　青岛市疾病预防控制中心、青岛市妇女儿童医院与山东大学微生物技术国家重点实验室共同启动儿童呼吸道合胞病毒科研合作项目。

3日　青岛市妇女儿童医院获批成为国家发改委牵头建设的全国首批27家基因检测技术应用示范中心之一。

8 日　青岛市人民政府与山东中医药大学战略合作对接会在市级机关会议中心举行。市政府副市长栾新、山东中医药大学校长武继彪、市中医药管理局专职副局长赵国磊等出席会议。山东中医药大学将选址青岛高新区蓝色生物医药产业园设立青岛研究院，通过实施创新驱动发展战略，建立中药创新综合开发中心、中医药抗病毒协同中心、经方深度开发中心、海洋药物研发中心、全国中医理论创新中心等五大"中心"，建成中医药公共创新研发平台。

10 日　为进一步加强青岛市血液管理工作，市卫生计生委召开 2016 年度全市血液管理工作会议。各区（市）卫生计生局、部分用血量较大医院的分管领导及具体科室负责人 120 余人参加会议。市卫生计生委副主任周长政出席会议。

11～12 日　由安顺市委常委、副市长管成密和副市长罗晓红带队，安顺市卫生计生委主任杨平、有关处室和 7 家医疗卫生单位主要负责人组成的考察组一行 15 人，来青岛市学习考察中医药发展、卫生计生信息化建设等工作，并协商双方对口支援相关事宜。两地代表在市级机关会议中心举行卫生计生委对口支援交流合作座谈会。会后安顺市考察组一行分别到市海慈医疗集团、市妇儿医院等地进行实地考察，双方 7 家对口单位各自进行现场座谈交流。青岛市卫生计生委对口支援培养安顺市 20 多个专业 121 名专业人才，先后 10 余次派出专家教授赴安顺开展学术讲座、专题讲座和业务交流；完成价值 58 万元的"全数字化多功能彩色多普勒超声诊断系统"和"全自动生化仪"2 台医疗设备的交付使用，赠送 1000 套血糖仪、数百套治疗包以及大量手术器材和电脑等仪器设备，累计支出各项帮扶经费 100 余万元。

15 日　青岛市公立医院高值医用耗材集中采购和管理工作现场会议在青岛大学附属医院召开。各区（市）卫生计生局、二级以上公立医院的主要领导及分管领导，委机关有关处室负责人等 160 余人参加会议。

17 日　青岛大学附属医院肝胆胰外科被国际肝胆胰协会中国分会确认为第一批省级培训基地。

20 日　中华医学会心血管病学分会精准心血管病学学组合作示范基地授牌仪式在青岛举行。青岛市市立医院、青岛市第三人民医院、青岛市崂山区社区卫生服务中心组成的医疗联合体作为中华医学会首家精准心血管病合作示范基地，来自北京、上海等地的全国知名专家将通过基因检测、分子影像、生物信息等技术在青岛市建立精准心血管病三级诊疗体系，从心血管病易感人群基因筛查入手，精确诊断高危患者，进行个体化药物、手术干预，初步实现从未病、发病到病后的全程管理，在全国率先形成精准心血管病三级诊疗模式。此外，基地将开展心血管病基因筛查、指导诊疗、遗传阻断等工作，降低遗传性心血管病发病率；还将进行药物基因组学研究，指导临床用药进一步规范合理。

23 日　青岛市召开青岛公立医院药品联合采购会商委员会第一次会议，市卫生计生委副主任张华出席会议并讲话。

24 日　为加强东、西部卫生职业人才资源和教育资源的交流，加大对口援建力度，青岛卫生学校与青海省海北州职业技术学校正式结成友好学校。

25 日　青岛市卫生计生委选派青岛大学附属医院、青岛市中心医院、青岛市海慈医疗集团等单位的 10 名医疗专家到平度挂职，为青岛北部医疗中心建设、公立医院改革、基层医疗卫生服务机构标准化建设、区域医疗联合体试点等工作的政策制定与衔接提供智力支持。

25 日　青岛大学附属医院儿童医学中心儿科重症医学科（简称 PICU）正式开业，是青岛市首家综合性儿童重症医学救治中心。

30 日　青岛市第一家区级非公立医疗机构协会——崂山区非公立医疗机构协会在青岛思达心脏医院揭牌成立，标志着青岛市非公立医疗机构的发展进入新阶段。

30 日　青岛市经排查暂未发现门诊接种"问题疫苗"，青岛市卫生计生委多措并举做好"非法经营疫苗案件"应对工作。

是月　青岛市医务工会被评为青岛市工会工作优秀单位，并荣获青岛市工会工作创新奖。

4 月

1 日　青岛市计生协会六届二次理事会召开。会议审议通过六届二次理事会工作报告；调整理事、常务理事和副会长。市政府副市长、市计生协会会长栾新作重要讲话。

1 日　青岛市感染性疾病质量控制中心在市第六人民医院正式成立。

5 日　青岛市卫生和计划生育委员会综合监督执法局被国家卫生计生委确定为全国首批卫生计生监督执法全过程记录试点单位。

5 日　为充分发挥中医药"治未病"特色与优势，

满足人民群众日益增长养生保健需求,青岛市正式启动中医养生保健"五进"(进乡村、进社区、进家庭、进机关、进学校)活动。

9日　青岛市卫生计生委会同市爱卫会、市北区爱卫会在市北区台东三路步行街,开展第28个爱国卫生月义诊咨询暨宣传活动。

13日　为继续推进青岛市公立医院综合改革,市卫生计生委、市医改办、市物价局、市财政局、市人社局等部门对市精神卫生中心、市胸科医院、市第六人民医院等市属专科医院进行专题调研。

19日　青岛市政府副秘书长李海涛一行到市第五人民医院就医养结合建设等项目进行实地调研。市第五人民医院医养结合项目为2016年全市卫生计生事业重点建设项目。

21日　新遴选国家中医药综合改革试验区建设工作座谈会在北京召开。新遴选的6个国家中医药综合改革试验区人民政府负责同志,国家卫生计生委副主任王国强、国家中医药管理局副局长马建中等出席会议,青岛市政府副市长栾新参会并汇报青岛市中医药综合改革试验区建设方案。

24日　"山东省医药卫生临床麻醉重点实验室"正式落户青岛市市立医院。该实验室由青岛市市立医院和潍坊医学院合作创建。

25日　"全国儿童预防接种日"青岛市在城阳区新天地广场设立主会场举行主题为"依法预防接种,享受健康生活"2016年儿童预防接种宣传活动。市政府副市长栾新,市卫生计生委主任杨锡祥,城阳区区长张希田、副区长焉峰等出席此次活动。

26日　青岛市分级诊疗和基层医疗卫生一体化建设现场会在即墨召开,各区(市)卫生计生局主要领导、分管领导,委机关部分处室负责人等参加会议。

27日　即墨市市南医院与山东省胸科医院举行帮扶与技术协作揭牌仪式,并联合开展"服务百姓健康、心肺疾病筛查"义诊活动。

5月

4日　青岛市首个肺癌诊疗协作中心在市市立医院成立。中心由医院呼吸内科、胸外科、肿瘤科、放射科、病理科、核医学科等多个学科的专家与学科带头人组成。

9日　青岛市政府副市长栾新带领市卫生计生委、市民政局、市体育局、市残联等部门负责人,到胶州市三里河街道刘家村社区调研医疗卫生、计划生育

等工作情况。

12日　青岛市市立医院为一位19岁"髋关节撞击综合征"钳型(PINCER)的患者,在髋关节镜下顺利取出影响髋关节运动的骨性游离体,并成功进行髋关节盂唇缝合及髋关节成形术。这是山东省首次公开报道的首例髋关节镜复杂手术,国内仅北医三院运动医学研究所、积水潭医院等国内顶级医院能够开展。此项手术的成功实施标志着青岛市市立医院髋关节手术水平步入国内顶尖行列。

17日　青岛市首次通过智能手机、PAD等移动互联网终端,采用智能手机面访系统进行流动人口卫生计生动态监测现场调查和数据录入,并通过该系统对调查进度和数据进行实时监控。

17日　青岛市启动第四批五级中医药师承教育工作。此次中医药师承教育项目有指导教师11名,继承人22名,培养周期3年。

18日　青岛市2016年度城市医院对口支援基层活动正式启动。全市有15家城市二级以上医疗卫生机构的170余名医务人员,到100余家基层医疗机构开展为期1年的对口支援工作。

18日　2016年青岛市中小学校"全国学生营养日"启动仪式在崂山区麦岛小学举行。各区(市)教体局、卫生计生局、疾控中心及市教育局局属学校代表参加会议。国家疾控中心营养与健康所研究员张倩、市教育局副局长李俊山、市卫生计生委副主任张华出席会议。

27日　在中国计生协成立36周年和第18个"会员活动日"到来之际,青岛市卫生计生委、青岛市计生协会和胶州市人民政府在胶东街道,联合举办以"学雷锋、讲新政、献爱心"为主题的全市计生协会"会员活动日"集中宣传服务活动。

27日　青岛糖尿病预防项目总结会议召开,世界糖尿病基金会官员Mads、中国疾控中心慢性病中心副主任马吉祥、省疾控中心副主任徐爱强、市社会保险事业局局长耿成亮、市卫生计生委副主任张华、青岛糖尿病预防项目执行委员会负责人逄增昌教授等出席会议。各项目区(市)卫生计生局分管领导、有关社区卫生服务中心主任等120余人参加会议。青岛糖尿病预防项目是由世界糖尿病基金会资助,市卫生计生委、市疾控中心与芬兰赫尔辛基大学公共卫生学院合作开展的公共卫生健康促进计划,于2005年10月实施至今,是目前世界上涉及目标人群最大、范围最广、持续时间较久的慢性病防控项目。

30日　青岛市代表山东省接受国家卫生计生委

计划生育执法督查,督查组一行听取市卫生计生委、城阳区卫生计生局关于市、区两级计划生育行政执法、综合监督改革、创建综合监督示范区等工作汇报;查阅有关档案资料,实地查看夏庄社区卫生计生服务窗口、街道卫生计生办公室、街道公共卫生与计划生育管理所有关工作情况;召开计划生育基层群众代表座谈会。山东省卫生计生委副主任仇冰玉、青岛市卫生计生委主任杨锡祥等陪同督查。

30 日　青岛北部医疗中心奠基仪式举行,标志着项目建设进入正式启动建设阶段。青岛北部医疗中心项目是青岛市、平度市两级政府确定的重点项目,是平度国家中小城市综合改革试点工作的重大项目之一,也是惠及民生的大型基础设施建设项目,项目一期共投资 7.9 亿元、设置床位 800 张,由青岛城投集团负责承建,青岛大学附属医院负责运营。

31 日　青岛大学附属医院成功完成青岛市首例同胞脐带血造血干细胞移植术治疗白血病,用 2 岁弟弟的脐血移植挽救其 7 岁姐姐的生命。

6 月

1 日　由科技部、国家发改委、财政部、军委装备发展部 4 部门联合主办"国家'十二五'科技创新成就展"在北京举行,青岛大学附属医院和青岛海信集团联合研发的"海信计算机辅助手术系统(海信 CAS)和海信外科智能显示系统(海信 SID)"亮相展会。

8 日　青岛市卫生计生系统"慈善一日捐"捐款仪式举行。市卫生计生委党委副书记孙敬友、市慈善总会募捐部部长张鹏出席捐款仪式。捐款 95.03 万元,其中,为残疾人捐款 0.5 万元,为贫困儿童捐款 3.27 万元。

13 日　青岛市政府副市长栾新对青岛卫生学校的安全生产工作进行督导检查,市政府副秘书长李海涛、市卫生计生委主任杨锡祥等陪同检查。

16 日　青岛市卫生计生委召开公立医院综合改革专题会议,就贯彻落实市政府深化医改工作暨公立医院综合改革电视会议精神,做好公立医院综合改革启动前后重点工作进行部署。会议由市卫生计生委主任杨锡祥主持。

16 日　青岛市被国家卫生计生委确定为第一批国家级医养结合试点单位。

16 日　青岛市卫生计生委副主任薄涛作客青岛新闻网民生在线直播室,围绕"大力引进优质医疗资源,强化信息化保障手段,努力优化全市医疗卫生建设布局"主题与广大网友进行交流。网民参与 3.35 万人次,网民在线有效发帖 68 个,薄涛副主任现场答复 51 个问题。

16 日　青岛市市立医院与菩提医疗集团"云医院建设"工作正式启动。中国医院协会秘书长薛晓林、市卫生计生委主任杨锡祥等出席启动仪式。

17 日　山东省卫生计生委标准化建设评审专家组一行 9 人对青岛市口腔医院进行三级甲等医院现场评审。经评审专家组反馈,市口腔医院通过三级甲等医院现场评审。

29 日　为进一步推动高校青春健康工作,更好促进在校师生身心健康,青岛恒星科技学院成立青岛市首个高校计划生育协会。

29 日　青岛市政府副秘书长王哲一行到青岛市第六人民医院、青岛市疾控中心现场督查 2016 年市政府市办实事和市级重点建设工程青岛市公共卫生中心建设情况,并召开工作座谈会,市卫生计生委主任杨锡祥、副主任薄涛等陪同督查。

30 日　青岛市卫生计生委机关党员志愿服务队正式成立。

7 月

1 日　青岛市全面启动公立医院综合改革,32 所二级以上城市公立医院将全部取消药品加成(中药饮片除外),实行零差率销售。

1~3 日　由青岛市海慈医疗集团承办的中华中医药学会外治分会 2016 年学术年会在青岛市举办,全国各地 100 余名从事中医、中西医结合外治的临床医生参加会议,中华中医药学会学术部主任刘平、市中医药管理局专职副局长赵国磊等出席年会。

8 日　青岛市妇女儿童医院通过向澳大利亚 JBI 循证卫生保健研究中心递交"JBI 循证护理协作中心"申请,正式成为 JBI 全球 80 余个分中心和协作组中的一员,也是山东省首家 JBI 合作单位。加入该中心,标志着市妇儿医院护理工作逐步与国际化科研机构接轨。

12 日　青岛市医学会召开第十二次会员代表大会,全市 140 余名会员代表参加会议,市卫生计生委党委书记、主任杨锡祥,市科协副主席刘刚等出席会议,会议由市卫生计生委副主任张华主持。会议审议通过《青岛市医学会第十一届理事会工作报告》、《青岛市医学会第十一届理事会财务工作报告》、《青岛市医学会章程的修订说明》、《青岛市医学会专科分会管理办法的修订说明》,选举产生新一届理事会会长、副会长、秘书长、常务理事和理事,杨锡祥当选为青岛市医学会第十二届理事会会长。

15 日 由青岛市卫生计生委、青岛市中医药管理局主办,青岛市海慈医疗集团、青岛市中医药学会承办的青岛市首届"三伏养生节"暨 2016 年"健康中国行"主题宣传活动启动仪式在市海慈医疗集团举行。

16 日 中国医师协会妇产科分会"手拉手内镜·阴式手术培训班(华东区青岛站)"在青岛市市立医院挂牌成立。中国医师协会妇产科分会会长郎景和院士、北京协和医院冷金花教授、市卫生计生委副主任张华等出席授牌仪式。

19 日 青岛市首次通过移动互联网终端圆满完成国家流动人口卫生计生动态监测调查任务。市卫生计生委对全市 9 个区(市)、39 个镇街、100 个村居的 2000 名流动人口进行卫生计生服务管理动态监测。

19 日 青岛市两家国家级中医住院医师规范化培训基地通过省级督导评估检查。省中医药管理局专家组一行 7 人,对市海慈医疗集团和黄岛区中医医院两家国家级中医住院医师规范化培训基地建设情况进行督导评估检查。

20 日 为加强青岛市公立医院药品集中采购管理,发挥集中批量采购市场规模优势,降低药品虚高价格,市卫生计生委成立由 44 家公立医院组成的青岛公立医院药品采购联合体。

20 日 青岛市卫生计生委召开全市卫生计生综合监督提升年暨半年工作推进会。各区(市)卫生计生局分管领导、业务科室负责人,市、区两级卫生计生监督机构负责人等 80 余人参加会议,市卫生计生委副主任魏仁敏出席会议并讲话。

20 日 为加强医院信息化建设,推进居民健康信息服务平台与各医院互联互通,青岛市卫生计生委举办委属医院信息化建设现场观摩会,市卫生计生委主任杨锡祥、副主任薄涛带队委机关相关处室负责人、委属 13 所医院主要领导、分管领导和信息科主任进行观摩。

28 日 "加强循证决策 助力慢病管理"中英项目启动会在青岛市黄岛区召开。此次项目启动会由国家卫生计生委卫生发展研究中心主办,青岛市卫生计生委和青岛市卫生计生发展研究中心协办。

28 日 青岛市卫生计生委邀请国家卫生计生委有关司局领导和英国专家,在黄岛区成功举办首届

"健康青岛"改革发展论坛,全市各医疗卫生机构负责人、业务骨干等 120 余人参加论坛。

8 月

9 日 三迪时空与青岛市市立医院合作建立的国内首家 3D 打印眼科应用研发中心正式挂牌成立。市卫生计生委副主任张华、市经信委副主任卞成、市外专局局长于炳波等出席挂牌仪式。

12 日 青岛市卫生计生委召开 2016 年全市卫生计生重点任务推进调度会。市卫生计生委副局级以上领导,各区(市)卫生计生局、委属各单位党政主要负责人,委机关各处室主要负责人等 80 余人参加会议。市卫生计生委主任杨锡祥出席会议并讲话。

13 日 由中国医药卫生事业发展基金会、广东省精神卫生中心、广东省家庭医生协会联合主办,青岛市护理学会、青岛市中心医院承办的"善终关怀中国行"大型公益活动在青岛市举办,并对参会医护人员进行心理护理专题培训。

16 日 青岛市卫生计生委在黄岛区人民医院召开"MEWS 与 SBAR 工作模式现场观摩会"。各区(市)卫生计生局分管局长、医政科长,委属及驻青二级以上医院分管院长、医务科及护理部主任等 120 余人参加会议。市计生协会常务副会长周长政出席会议并讲话。

18 日 青岛市中心医院医联体签约仪式暨医联体第一届理事会成立大会召开,成为青岛市首个医联体理事会。市计生协会常务副会长周长政出席会议。

22 日 青岛市卫生计生委在青岛火车站会议室召开援藏人员支援西藏包虫病流行病学调查工作动员部署会。6 名分别来自市立医院、市海慈医疗集团、市中心医院、市第八人民医院和市疾控中心的援藏人员及所在单位分管领导、委机关相关处室负责人参加会议。市卫生计生委党委副书记孙敬友出席会议。

22 日 青岛市卫生计生委党委书记、主任杨锡祥主持召开专题会议,传达学习贯彻全国卫生与健康大会特别是习近平总书记、李克强总理、刘延东副总理重要讲话及市委常务会李群书记讲话精神。委领导成员、委机关各处室主要负责人参加会议。

24 日 青岛市抗菌药物应用监测质控中心举办"青岛市合理用药数字化管控研讨会",二级以上医院药学主任、临床药师等 70 余人参加会议。会议邀请中国药学会医院药学专业委员会、山东省省立医院、

青大附院、市立医院的 4 名专家授课。

24 日　青岛市政府秘书长卞建平率调研组到市急救中心调研青岛市院前急救体系建设有关工作,市政府应急办、市卫生计生委和市、区两级急救中心等有关负责同志参加调研会。市政府办公厅副主任王清春、市计生协会常务副会长周长政等陪同调研。

30 日　为缓解全市季节性缺血状况,青岛市卫生计生委、团市委共同发起"献青春热血 做文明先锋"全市各级青年文明号无偿献血公益活动,全市各级青年文明号代表和团组织负责人 100 余人出席仪式。

30 日　青岛市卫生计生委、市爱卫办、市疾控中心和崂山区爱卫办联合在石老人海水浴场举办"控烟立法三周年"暨"携手灭烟,拥抱晴天"集中宣传活动。

9 月

1 日　即日起《青岛市生活饮用水卫生监督管理办法》正式施行。

1 日　中国医师协会智能医生工程示范基地、青岛市市立医院集团、青岛市市立医院住院医师规范化培训临床技能模拟训练中心成立仪式暨青岛市住院医师规范化培训国际论坛在青岛市市立医院举行,各区(市)卫生计生局、各级医疗机构、市市立医院集团成员单位的分管领导,国内外多位知名专家教授等参加论坛。中国医师协会会长张雁灵、副会长齐学进,市卫生计生委主任杨锡祥,省卫生计生委科教合作处有关负责同志出席活动。

2 日　青岛市卫生计生委安全生产标准化创建工作部署及现场观摩会在市中心医院召开。各区(市)卫生计生局,委属有关单位,驻青及厂企各医疗机构党政主要负责人、分管领导、具体负责安全生产工作人员等共 150 余人参加会议。市卫生计生委主任杨锡祥出席会议。会议由市计生协会常务副会长周长政主持。

3 日　为推进"进一步改善医疗服务行动",落实"两学一做"教育有关要求,青岛市 2016 年"服务百姓健康行动"大型义诊周活动启动,活动主题为"传承长征精神,义诊服务百姓"。全市二级及以上医院派出专家团队数百人,在青岛市 13 处大型广场集中为市民提供健康义诊咨询服务。

3 日　青岛市现代医院改革与管理国际高峰论坛在青岛市市立医院举办。山东省卫生计生委主任、党组书记袭燕,市政府副市长栾新分别致辞。中国人

民卫生出版社、中国医师协会、中国医院协会代表宣读贺信。市卫生计生委、各区(市)卫生计生局、各级医院代表 500 余人参加此次论坛。

3 日　青岛市政府在五四广场举行"全民健康生活 健行齐鲁大地 惠及青岛市民"暨青岛市职业人群万人健步走激励大赛启动仪式。市卫生计生委、市总工会、市体育局等单位和市南区、市北区、李沧区、崂山区卫生计生局的干部职工 2000 余人参加活动。

6 日　通过签署合作协议,青岛市卫生和计划生育综合监督执法局正式成为国家卫生计生委监督中心实践基地,双方合作期限为 5 年。此次合作内容主要包括人才培养、业务交流、信息资源共享三方面。

6 日　山东省卫生计生委正式下发通知,批准青岛市口腔医院为"三级甲等口腔专科医院"。

8 日　青岛大学医疗集团慧康医院一期在青岛西海岸新区建成启用。该院是目前山东省投资建设规模最大的民办非营利性医院,按照国家三级甲等综合性医院标准设计建设。该院与其他公立医疗机构同等享受医保定点单位政策,并享受新区出台社会力量办医相关鼓励扶持政策。医院总投资 7.5 亿元,一期建筑面积约 9.8 万平方米,床位 1000 张。在青岛市首次启用门诊、病房一体化等人性化医疗模式,并推行国际化医疗管理。

8 日　青岛市卫生计生委组织召开青岛市高龄高危孕产妇保健管理和临床救治工作会议,各区(市)卫生计生局、市危重孕产妇抢救中心、助产机构的分管领导、业务负责人以及市、区(市)两级妇幼健康服务机构主要负责人等参加会议。市计生协会常务副会长周长政出席会议。

19 日　青岛市卫生计生委、青岛市教育局、青岛市妇联联合召开骨质疏松健康促进项目启动会暨业务培训会。

19 日　为切实做好流感与输入性传染病防控工作,青岛市疾病预防控制中心召开全市流感与输入性传染病防控工作会议,各区(市)疾控中心分管领导及相关科室负责人、18 家流感监测哨点医院科室负责人等 50 余人参加会议。

20 日　全市创建健康促进示范区(市)工作现场观摩会在崂山区召开。青岛市卫生计生委党委书记、主任杨锡祥出席观摩会。

21 日　根据国家、省卫生计生委有关工作要求,由青岛市卫生计生委委派的青岛市援藏包虫病流调队圆满完成各项援藏工作并顺利返青。

25 日　由中国优生科学协会主办,青岛市李沧

区卫生计生局、青岛市李沧区妇幼保健计划生育服务中心承办的"中国预防出生缺陷百城优生科普公益大讲堂"在李沧区市民公共服务中心举办，全市 300 余名备孕妇女和孕妇参加讲座。

26 日　青岛市第五人民医院呼吸科入选山东省"十三五"中医药重点专科建设项目。

27 日　全市 2016 年持续推进优质护理工作总结会议在青岛市市立医院召开。各区（市）卫生计生局、46 家二级以上医疗机构的 200 余名护理管理人员参加会议。

28 日　为进一步提高全市卫生计生系统应对输入性呼吸道传染病应急处置能力，青岛市卫生计生委举办呼吸道传染病（中东呼吸综合征）防治卫生应急演练。

28 日　由市卫生计生委主办的"2016 年核与辐射事故卫生应急演练"在青岛市疾病预防控制中心举行。

10 月

12 日　青岛市政府新闻办公室就青岛市提升中医药服务能力暨创建国家中医药综合改革试验区的有关情况召开新闻发布会，青岛市中医药管理局专职副局长赵国磊就有关情况向媒体作介绍，国家、省、市 10 余家新闻媒体参加新闻发布会。

12 日　青岛市卫生计生委在城阳区人民医院举行 2016 年卫生系统"感控月"启动仪式，全市 56 家医疗机构的 100 余名院感管理人员参加活动。

13～16 日　青岛市卫生和计划生育委员会 2017 年校园专场招聘会（哈尔滨、沈阳站）分别在哈尔滨医科大学和辽宁省大学生就业局举行。市卫生计生委党委书记、主任杨锡祥带队参加，市市立医院、市第三人民医院、市妇儿医院、即墨市人民医院等 15 家公立医院参加招聘活动。

14～15 日　青岛市急救中心举办"创伤急救新理论新技术培训班"，全国各地市 100 余名急诊急救人员参加培训。青岛市计生协会常务副会长周长政、香港圣约翰救伤队总监马正兴出席开幕式并致辞。

15 日　青岛市妇女儿童医院神经外科为一名 11 个月大的 Crouzon 综合征合并脑积水患儿成功实施"颅缝再造＋颅骨大范围整形＋眼眶前移术"，这是山东省首例 Crouzon 综合征手术。术后患儿病情稳定，康复出院。

16 日　青岛市卫生计生委副主任薄涛带队市保

健办、发展规划处、基建领导小组办公室项目负责同志一行 5 人，对青岛北部医疗中心项目工地情况进行现场督导检查。

18 日　青岛市政府副市长栾新对青岛市市立医院本部院区的安全生产工作进行督导检查，市政府副秘书长王哲，市卫生计生委领导班子成员，市安监局、市公安消防局、市北区政府分管领导等陪同检查。

19 日　由山东省卫生计生委、山东省中医药管理局组织开展的山东省首批中医药文化科普巡讲专家遴选推荐工作公布专家团成员名单，青岛市戴淑青等 14 位中医药专家入选，人数居全省各地市首位。

19 日　青岛市政府建立由 19 个市直部门及各区（市）政府、高新区管委组成的中医药工作（中医药健康服务业发展）联席会议制度，旨在贯彻落实全国卫生健康大会精神和《中医药发展战略规划纲要（2016—2030 年）》，进一步加强对中医药工作的组织领导，强化部门间协调配合，统筹做好国家中医药综合改革试验区建设各项工作任务。

24 日　山东省政府办公厅发布泰山学者攀登计划专家和泰山学者青年专家名单，市立医院神经内科郁金泰和谭梦珊两名医生入选泰山学者青年专家（全省医疗机构共入选 16 人）。

青岛市市立医院拥有泰山学者特聘专家 1 人，泰山学者青年专家 2 人，总数列全省地市级医院首位。

25～28 日　2015～2016 年度全国流感/禽流感监测与防控工作年会在青岛市召开。

27 日　青岛眼科医院（北部院区）正式启用。院区建筑面积 3000 平方米，按照三级甲等眼科医院标准设置。

27～28 日　青岛市卫生计生委组织召开全市卫生计系统党组织书记专题学习研讨班，传达学习贯彻党的十八届六中全会精神，就贯彻落实党的十八届六中全会精神作出安排部署。

是月　在山东省卫生计生委、山东省总工会联合举办的全省基层卫生岗位练兵和技能竞赛活动中，青岛市选派 6 名选手组成代表队参赛并荣获多个奖项，其中，3 名选手分别荣获个人组二、三等奖；青岛市代表队获团体总分第二名，并获得优秀组织奖、优秀工会奖荣誉。

11 月

3 日　青岛市卫生计生委组织召开全市卫生计

生系统"十三五"网络与信息化规划工作会议。各区
(市)卫生计生局、委属各单位信息化工作分管领导、
信息与统计工作负责人 100 余人参加会议。

4 日 青岛市卫生计生委举办"走进市办实事 见
证民生项目"活动,邀请部分人大代表、政协委员、群
众代表、新闻媒体代表参观市公共卫生中心建设项
目,并对市卫生计生委承担的"为适龄儿童增加免费
疫苗的种类和剂次"和"为 60 岁以上低保老人免费安
装义齿"项目及相关工作提出意见建议。

6 日 青岛市城阳区与国家科技信息资源综合
利用与公共服务中心(北京)高血压大数据联合实验
室、精通健康管理(青岛)有限公司共同签约建设"国
家科技信息资源综合利用与公共服务中心高血压大
数据联合实验室示范基地",该项目是我国首个高血
压大数据联合实验室示范基地项目。示范基地建设
包括"国家高血压大数据应用示范基地"和"精准医疗
产业园"两个项目,并将积极申建国家级"健康医疗大
数据应用技术工程实验室"。

7 日 全市 2016 年秋冬季重点传染病防控工作
会议在青岛市疾病预防控制中心召开,市卫生计生委
副主任张华出席会议。各区(市)卫生计生局,14 家
委属及驻青医疗机构,市、区(市)两级疾控中心和结
防机构等单位负责同志参加会议。

22 日 青岛市举办取消药品加成后公立医院的
转型与发展研讨会暨青岛市医用耗材管理质量控制
中心揭牌仪式。全市二级以上公立医院院长、分管院
长、药剂科主任及医用耗材管理科室负责人,各区
(市)卫生计生局分管局长、相关科室负责人,以及委
机关有关处室负责同志等共 200 余人参加会议。市
卫生计生委副主任张华出席活动。

22 日 为进一步加强对全市医疗卫生机构医用
耗材的管理和技术指导,规范医用耗材采购、配备和
使用,青岛市医用耗材管理质量控制中心正式成立并
挂靠在齐鲁医院(青岛)。

29 日 青岛北部医疗中心正式开工建设。该项
目定位于非营利性三级甲等公立医院,选址在平度
市,占地面积 300 余亩;一期初步概算总投资 9 亿元,
床位规模 800 张,总建筑面积约 13.5 万平方米。该
项目采取"股权合作+BOT(建设—经营—转让)"的
PPP 合作模式,合作期限 20 年,预计 2018 年年底前
主体工程竣工。

30 日 2016～2017 年国家社会组织参与艾滋病
防治基金项目实施方案评审全部结束,青岛市有 23
个艾滋病防治项目实施方案顺利通过国家基金办评

审(占全省项目通过总数的 34.85%),项目经费总额
达 143.34 万元。

12 月

3 日 全国肺功能临床应用及规范化培训班在
青岛市举办,150 余位来自青岛及省内各地市医院呼
吸科、肺功能室的医务人员参加培训。青岛市肺功能
规范化培训中心将在青岛市市立医院正式挂牌成立。
届时,青岛市市立医院将成为青岛市首家、山东省内
第 3 家肺功能规范化培训中心。

7 日 青岛市卫生计生委按照青岛市《法治政府
建设实施纲要(2015—2020 年)》和《中共青岛市委 青
岛市人民政府关于加强法治政府建设的意见》有关内
容及要求,根据全市卫生计生工作实际,制定出台《关
于贯彻落实法治政府建设的实施意见》。

8 日 青岛市卫生计生委、青岛市中医药管理局
面向社会公布了《青岛市 10 项家庭中医药适宜技
术》。

12 日 青岛市首家综合医院睡眠障碍门诊在青
岛市中心医院正式开诊。

15 日 创建国家中医药综合改革试验区"十百
千万"工程启动仪式暨青岛市中医药发展集团成立大
会举行。国家中医药管理局副局长马建中、山东省卫
生计生委保健局局长万书臻、山东中医药大学副校长
庄严,青岛市政府副市长栾新、青岛市卫生计生委主
任杨锡祥等出席大会。

16 日 青岛市市立医院东院二期工程门诊住院
楼主体顺利封顶。该工程是以老年病和心脏疾病诊
疗、康复和研究为主要功能的门诊住院楼,总建筑面
积 8.6 万平方米,设置床位 550 张,工程计划 2018 年
竣工。

19 日 青岛市妇女儿童医院申报建立的"青岛
市出生缺陷综合防治重点实验室"正式获批,成为省
内首个出生缺陷综合防治重点实验室。

21 日 青岛市疾病预防控制中心召开全市二类
疫苗管理座谈会。市、区两级疾控中心主要负责人参
加会议。

23 日 为贯彻落实全国卫生与健康大会精神,
加强我市卫生防病和防治艾滋病工作,全市卫生防病
暨防治艾滋病工作委员会会议召开。各区(市)分管
区(市)长、卫生防病暨防治艾滋病工作委员会 54 个
成员单位分管领导参加会议。市政府副市长栾新出
席会议并讲话,会议由市政府副秘书长王哲主持。

23 日 "青岛市第四届'健康杯'技能竞赛颁奖典礼暨全市卫生计生系统职工文化艺术节闭幕式"举行。市卫生计生委党委书记、主任杨锡祥,党委副书记孙敬友,市总工会副主席梁海泉,团市委副书记王永健,市妇联副主席王莉参加颁奖典礼并为获奖选手颁奖,市卫生计生系统各参赛单位分管领导、工会主席及获奖人员近300人参加颁奖典礼。

27 日 "青岛市卫生计生发展研究中心志愿服务大队"和"青岛市公立医院经济管理中心志愿服务大队"成立大会及授旗仪式正式举行。市卫生计生委党委副书记孙敬友作动员讲话。

是月 由山东省总工会、山东省工人运动研究会举办的全省工会调研成果评选结果揭晓,青岛市卫生计生委承办的"山东省卫生计生系统持续推进职工技术创新竞赛提质增效"调研课题成果,获全省工会优秀调研成果一等奖。

工 作 进 展

卫 生 应 急

2016 年，青岛市卫生应急工作坚持"预防为主、平战结合、常备不懈"的方针，积极推进体系建设，着力提升管理能力和处置能力，深入开展紧急医学救援基地建设和应急示范区建设，完成各类突发事件处置和重大节庆活动保障任务。青岛市卫生计生委卫生应急工作的做法先后在山东省、青岛市应急管理工作会议上作典型发言，被青岛市政府办公厅评为"应急管理工作先进单位"。

应急体系建设

推进卫生应急信息化建设。按照"统一指挥、资源共享，安全可靠、风险分解"的原则，加强"一个决策指挥中心、两个专业处置中心"建设，推进应急指挥决策信息系统建设纳入市政府应急指挥信息化建设范围。依托市急救中心进一步完善市急救指挥中心建设，统筹协调调度管理急救医疗资源，进一步完善市、区(市)120 急救调度指挥系统的联网，逐步实现院前、院内急救医疗资源网络化管理。依托市疾控中心推进市突发公共卫生事件应急处置中心建设，承担全市突发公共卫生事件信息管理、监测预警、指挥调度、现场处置与评估等任务。

推进市级卫生应急物资储备库建设。按照"统筹规划、分类储备、品量适当，功能实用、平战结合"的原则，完善物资储备库建设，满足重特大及极端情况下突发事件应急处置的需要。以市疾控中心、市急救中心和市中心血站为主完善突发公共卫生事件、院前急救、采供血及血液储备等应急物资储备库建设；以青岛市市立医院为主推进极端情况下紧急医学救援物资储备库建设。加强全市应急物资、装备储备信息化管理，完善应急物资装备储备备案制和清单制，建立电子物资储备目录，实行物资储备动态管理，全市购置配备医疗救援、传染病防控、中毒处置、核与辐射等物资装备 1831 万元，提高卫生应急物资保障能力。

推进青岛市卫生应急救援支队建设。积极争取市政府应急办的支持，制发《组建与管理方案》，牵头组建青岛市卫生应急救援支队，成立由 270 人组成的紧急医学救援类、突发急性传染病防控类(含突发生物恐怖事件应急处置)、突发中毒事件处置类(包括食源性疾病和其他中毒事件)及核和辐射突发事件应急类等四类 9 个卫生应急救援支队，并纳入市政府应急队伍建设管理体系，为救援队伍规范化建设和应急救援提供强有力的保障。

应急能力建设

推进卫生应急组织管理体系建设。按照建立"统一领导、综合协调、分类管理、分级负责、属地管理为主"的原则，进一步健全各区(市)和委属医疗机构应急组织领导体系和管理机构，强化卫生应急行政领导负责制，内设或指定部门、人员负责应急工作，完善内部运行联动机制，设立多部门合作的应急处置机构，明确相关工作职责,完成 68 支 2492 人组成的备案应急救援队伍的组建和调整,进一步健全完善区(市)、街道(镇)卫生应急体系,提高卫生应急处置和综合管理能力。应急处置和综合管理能力得到提升。

加强卫生应急预案管理和应急演练。制发传染病疫情、食品安全事故、人感染禽流感等 3 个专项预案,组织委属单位编制修订预案 112 个。采取桌面推演、实战演练等形式,组织区(市)和委属单位开展霍乱等肠道传染病、中东呼吸综合征等呼吸道传染病、核与辐射事故、地震等重大突发事件应急处置和紧急医学救援应急演练。全系统组织演练 114 次,6700 余人参与演练,进一步提高队伍应急处置能力。

开展分层次有重点的应急能力培训。加强卫生应急知识与技能培训。组织专家建立涵盖公共卫生预防和突发事件自救互救等基本救护知识与技能等的知识题库。会同有关部门举办青岛市市民、教育系统、卫生系统等卫生应急基本知识与技能网络在线培训与技能答题活动,有近 46 万人参加培训和答题活动。组织开展专业处置人员逐级培训。组织参加国家、省、市应急处置师资培训班。组织各区(市)、各医疗卫生机构围绕寨卡病毒等传染病防控、卫生应急管理和紧急医学救援等内容开展逐级培训 191 次,培训近 2 万人。

基地和示范区建设

加强紧急医学救援基地内涵建设。进一步完善组织管理和专业处置能力,开展应急响应专业知识和技能逐级培训,并组织开展能力评估和工作经验交流会。积极争取国家和省的支持,组织专家对核和辐射紧急医学救援基地及海上医疗救援基地建设进行论证,并提出可行性建设思路。

巩固和提高卫生应急示范区建设成果。健全卫生应急管理常态化和可持续发展工作机制。组织各区(市)开展应急综合示范区建设自查自评和能力评估,进一步提升区域卫生应急管理水平和综合处置能力。

应急处置和应急保障

加强全市法定传染病和突发公共卫生事件处置。全年完成监测月报 14 期,处置流行性出血热、水痘、流感等突发传染病事件 13 起;组织核实和调查处置突发公共卫生事件自动预警信息 1592 条,处置食源性疾病事件 7 起。进一步规范突发事件紧急医学救援。前三季度接报、处置各类突发公共事件紧急医学救援 80 余起,医疗卫生机构处置突发事件 192 次,及时处置和报告率达 100%。加强卫生应急保障备勤制度。进一步完善 24 小时"双值班""信息双报""信息快报"等制度,全面落实重大节庆活动及突发事件应急处置期间"领导带班、专业队伍集中""等级备勤"制度,有力地保障应急指挥的畅通及各类事件快速有效处置。全力做好重大活动应急保障。圆满完成"两会"、全国中小学生艺术展演、职业教育活动周、国际教育信息化会议、C20 会议等重大活动、会议期间的保障工作,无重大传染病暴发流行及重大突发公共卫生事件发生。

法 制 建 设

普法及依法治理工作

加强普法依法治理工作组织领导,提升普法工作层次。制发《青岛市卫生计生系统"七五"普法实施意见》,将普法和依法治理工作纳入各级党委的中心工作,进一步完善以单位党委主要负责同志为组长的组织领导机制和"谁主管谁普法"的工作制度,在全系统深入开展"法律六进"普法活动。2016 年组织委属单位开展相关法律知识培训累计 30 余次,发放宣传材料 500 万份,有 2 万多家单位参加生产经营单位的法律法规培训,在全系统形成良好的法律氛围。

加强领导干部和机关工作人员普法,提升依法治理能力。按照组织部、普法办要求,会同办公室和组织人事处进一步完善普法考核机制,将机关工作人员普法学习情况和考试成绩纳入年度个人考核内容,将依法行政成效纳入机关业务处室和执法单位的考核内容,将领导干部学法情况纳入委属各单位的考核内容,推动委党委中心组集体学法、委属单位领导班子集中学法,机关处室法规政策每月一讲,机关工作人员网络学法、考法实现常态化。

积极探索普法工作新形式,提升学法用法成效。与市司法局联合,组织医疗机构与律师事务所合作,赴平度市旧店镇祝东村开展"法律医疗下乡志愿服务活动",为农村居民提供法律咨询和义诊;与市普法办、城管局、水利局联合,探索新法规政策出台后联合宣传贯彻的机制,组织委综合监督执法局、市疾控中心和区(市)卫生计生局等单位,开展《青岛市生活饮用水卫生监督管理办法》系列普法宣传,并在李沧区万达广场举行"关注饮水卫生,共享健康生活"宣传及现场咨询活动。

普法和依法治理工作在 2016 年 11 月召开的全国卫生计生系统法治建设理论培训班上作典型经验交流。

法治建设工作

加强卫生计生立法工作,为法治建设提供保障。为解决生活饮用水执法缺乏法律依据问题,会同综合监督执法局、综合监督处,与市政府法制办和市有关部门积极沟通协调,广泛调研,于 2016 年 7 月以青岛市人民政府第 246 号令的形式印发《青岛市生活饮用水卫生监督管理办法》,并于 9 月 1 日正式实施。通过政府立法将城乡集中式供水、二次供水、现制现供饮用水等各种业态的生活饮用水都纳入卫生监督管理范围,明确不同部门的卫生管理责任及供水单位的主体责任,使生活饮用水卫生监督管理有法可依。启动《青岛市社会医疗急救管理规定》修订工作。针对"两孩"政策后相关法规规章衔接问题,会同有关处室完成"青岛市人口与计划生育工作若干规定""青岛市流动人口计划生育管理办法""青岛市母婴保健管理暂行办法"等立法调研工作。青岛市卫生计生委加强卫生计生立法工作的做法在 2016 年 11 月份召开的山东省卫生计生法治建设推进会上作典型经验交流。

加强规范权力运行制度建设,提升依法行政水平。制定《关于贯彻落实法治政府建设的实施意见》,在完善依法行政制度体系、行政决策科学化、文明执法、行政权力制约监督、化解社会矛盾纠纷等方面提出主要任务和具体措施,明确委法治政府建设的时间进度安排和责任主体。完善规范性文件管理规定,重新修订《规范性文件合法性审查备案管理制度》和《规范性文件制定管理办法》,严格落实规范性文件统一

登记、统一编号、统一公布"三统一"制度,建立规范性文件定期清理清查制度,对全委的市政府规范性文件进行梳理,并及时在网上公布。健全重大决策程序规定,出台《重大行政决策合法性审查制度》和《重大决策社会稳定风险评估制度》,对未经合法性审查、风险评估的或经审查不合法的,严格执行不提交会议讨论、不予上报或发文的规定。委重大决策社会稳定风险评估工作在 2016 年 12 月 9 日召开的青岛市重大决策稳定风险评估工作现场推进会上作典型经验交流。

政策研究工作

进一步发挥政策研究的辅政决策作用,提升政策研究能力水平,推动政策研究成果转化成政策文件,指导卫生计生改革发展实践。青岛市卫生计生委加强政策研究工作、推动循证决策的做法,在全国卫生计生法治建设工作会议上作为唯一的计划单列市作典型经验交流。

落实政策调研工作制度,围绕热点、难点问题开展政策调查研究,加强政策传播。组织各区(市)、各单位及机关处室完成政策调研课题 69 个。对即墨市与国家卫生发展研究中心的合作提供支持,举办中国卫生发展论坛暨"健康中国研讨会",与委发展研究中心联合举办"健康青岛改革发展论坛",组织开展政策研究能力提升培训,推动全系统形成重视政策研究的氛围。

积极推动政策研究成果转化,出台政策文件,开展改革试点。围绕解决社会办医和健康服务业发展空间小、准入门槛高、人才"瓶颈"突出等问题,组织拟定《关于加快社会办医和促进健康服务业发展的若干意见》,并于 2016 年 4 月 11 日以市政府办公厅形式印发。为推动"全面两孩"政策落地,会同有关处室加强政策研究,联合市人社局出台《关于生育政策调整实施期间生育保险有关问题的通知》,确定增加产假的时间节点,并规定增加的产假享受生育津贴,青岛市是全省唯一增加产假享受生育津贴的地市。围绕解决当前分级诊疗和慢性病管理中遇到的问题,结合政策研究工作,在黄岛区组织开展高血压、糖尿病及心脑卒中一体化分级诊疗试点项目,争取国家卫生发展研究中心支持,开发一体化分级诊疗和慢性病管理指南,指导改革实践。

加强与国家级研究机构合作,开展联合研究,提升能力水平。积极争取国家卫生发展研究中心支持,完成中加合作卫生政策公平性评价能力建设研究项

目,启动中英"循证决策、助力慢病"研究项目;完成卫生经济学会、省卫生计生委分别委托的"分级诊疗对公立医院经济运行的影响及对策研究"、"城市公立医院综合改革补偿机制研究";对市南区委托国家卫生发展研究中心开展的"健康产业统计指标体系研究项目"提供支持。

疾病预防控制

主要工作成效

探索基层传染病防控示范基地建设新模式。落实"关口前移,重心下沉"工作策略,建立手足口病、肾综合征出血热和输入性传染病防控示范基地,有针对性地控制相关传染病的发病和流行。

探索艾滋病防控吸食新型毒品人员干预新模式。有针对性开展吸食新型毒品人员健康教育干预,建立"一地一策"模式,同时大力培育艾滋病防治社会组织,14 家社会组织争取到国家专项基金,占全省 1/3,工作得到国家、省有关部门充分肯定。

探索肺结核患者电子服药管理新模式。结核病防治在"三位一体"防治服务框架下,利用电子药盒和手机 APP 结合等新技术创新肺结核患者服药管理方式。

疾病预防控制体系建设

开展新一轮疾控体系建设。进一步完善《关于进一步加强全市疾病预防控制体系建设的意见》,指导全市开展新一轮疾控体系建设,重点解决各级疾控机构的基本建设、人员编制、保障投入等体制机制问题。推进疾病防控能力建设,以实验室能力建设为核心,提升疾病防控硬实力。为市疾控中心新增价值 521 万元的实验室设备,认可的检测项目扩增近 700 个,检验检测能力进一步提升。

传染病防控

加强传染病防控,确保不发生重大传染病暴发流行。截至 10 月底,全市报告法定传染病 22119 例,同比下降 2.7%。加强监测预警工作,依托市、区两级监测预警体系,从疫情、症状、病原、媒介等层面落实重点传染病监测。抓好寨卡病毒等输入性传染病防控工作,未发生输入性病例。消除疟疾工作卓有成效,顺利通过全省督查。

免疫规划接种

加强免疫规划管理,确保接种安全。快速反应、有效应对"非法经营疫苗案件",加强疫苗使用管理,及时回应群众关切,消除事件对预防接种工作的不良影响,全市适龄儿童常规免疫接种继续维持较高水平,在全省出现麻疹高发的形势下,我市麻疹疫情较为平稳。扎实推进"适龄儿童免费增加疫苗种类和剂次"市办实事,在全省率先免费接种脊髓灰质炎灭活疫苗第一针和水痘疫苗二针,为全市适龄儿童构建起更加牢固的免疫屏障。

慢性病综合防治

加强慢性病防控,大力推进慢性病防控项目和防治示范区建设。深入推进骨质疏松健康促进、减盐防控高血压、城市癌症早诊早治等项目,慢性病综合防治示范区创建工作扩展到全市,通过项目驱动和示范区创建带动慢性病防控工作能力和水平提升。完成全市第四次精神障碍流行病学调查,掌握全市精神疾病患病情况,为青岛市精神疾病防控提供科学依据。大力推进 2016 年度市办实事"为 60 岁以上低保老人免费安装义齿项目",筛查低保老人 40000 余人,有近 2000 名低保老人从中受益。

公共卫生监测

加强公共卫生监测,实时掌握健康危害因素水平。持续开展饮用水、农村环境卫生、病媒生物、职业危害因素、放射危害因素、学校卫生监测,动态了解我市健康危害因素水平。与市教育局联合做好健康校园创建工作,全市 70 余所学校申报 3A 级健康校园,通过健康校园创建工作,进一步控制影响中小学生的健康危害因素。

医 政 管 理

医疗卫生改革

积极推进分级诊疗制度建设。制订出台《青岛市分级诊疗制度建设实施方案》和配套措施,明确目标任务,规范工作流程,突出发挥医联体建设、集团化发展的载体作用,逐步构建分级诊疗服务体系。2016年1～10月,全市建成各种形式医联体487个,覆盖各级各类医疗机构528家,上级医院派出3012名医务人员为基层医疗机构提供门诊服务12万人次,开展手术1363台次,完成双向转诊下转1.2万人次,上转2.6万人次,推动优质医疗资源下沉,促进基层服务能力的提升。

严格落实医师多点执业政策。结合实际,制发医师多点执业贯彻意见和配套措施,规范医师多点执业行为,鼓励符合条件的执业医师向基层医疗机构和社会办医疗机构流动,认真执行医师多点执业季度备案制度。2016年1～10月,全市有3367名执业医师参加对口支援、支援基层、医联体建设等多种形式的多点执业,其中,422名执业医师办理多点执业注册手续。

全面优化社会办医发展环境。落实市政府《关于加快社会办医和促进健康服务业发展的若干意见》,积极打造明确的政策环境、高效的服务环境、宽松的发展环境;建立执法、质控、质管联合监督机制,促进社会办医健康有序运行。2016年1～10月,全市新增社会办各级各类医疗机构393家,其中,市卫生计生委完成17家医疗机构的设置审批(包含医养结合型机构4家),设置床位3724张(包含牙椅71台),累计投资总额达25.7亿元,注册资金2.5亿元;吊销医疗机构执业许可证1家,暂缓校验3家,撤销登记1家。

医疗机构管理

加强医院巡查。健全大型医院巡查长效机制,完善巡查内容,规范巡查路径,落实主体责任,实现查找问题更精准,发现漏洞更准确,提出建议更科学。年内完成市胶州中心医院、市第六人民医院、市精神卫生中心等3家委属医院巡查工作,按照"时间服从质量"的原则,累计查找各种管理问题并提出整改建议100多条,促进医院认清形势,凝心聚力,持续改进,确保医院健康发展。

严格要素监管。结合变更注册、登记校验、人员考核、技术审核等日常管理工作,严格执行标准与规范;推动医疗机构、医务人员、医疗技术等信息公开,建立质管、质控、执法联动督导服务机制,及时对医疗事故、医疗纠纷涉事医务人员进行处理,维护患者正当权益。2016年1～10月,受理123家次的各类申请,其中依法许可114家次(其中,设置许可16家,执业登记14家,变更注册40家,年度检验44家),不予行政许可9家次,依法撤销执业登记1家。

强化督导检查。坚持以病人为中心,以问题为导向,结合城市公立医院改革,在全市二级及以上公立医院组织开展规范医疗服务专项活动,制定督导检查细则,从"合理检查、合理用药、合理治疗、规范收费"着手,规范医疗服务行为,监测医药费用指标,控制医药费用不合理增长,为群众提供安全、高效、便捷、可及的医疗服务。

医疗质量与安全

加强标准化建设。建立医疗技术的准入、退出和动态管理机制,开展医疗机构标准化建设,严格落实医疗质量安全报告制度。完善市、区(市)两级质控体系建设,加强质控中心工作考核,按照"1次标准修订、2次督导检查、3次专题培训"的考核要求,建立质控中心定期评估与退出机制,充分调动各级各类质控中心工作积极性与主动性。全市38个市级质控中心和50余个区(市)质控中心,组织各种形式的专业(专科)督导检查70余次,开展专题培训1.5万人次,推进全市专科(专业)诊疗规范化、同质化水平;平度市人民医院晋升三级乙等医院,市口腔医院晋升三级甲等医院,3所一级医院升为二级医院。

规范诊疗行为。强化临床路径管理,落实各种疾病诊疗和手术规范,推行日间手术和多学科联合门诊,不断提升医疗质量。2016 年 1～10 月,全市二级以上医院全部开展临床路径管理工作,其中,三级医院完成符合临床路径病例 30 余万例,其中临床路径入径管理病例 15 万余例,临床路径入径管理率 46.91%,路径完成率 79.63%;三级医院全部开展日间手术和门诊多学科会诊中心,日间手术占择期手术的比例达到 2.78%。

强化医护联动。加强医护沟通协作,降低临床安全隐患,以黄岛区人民医院和市中心医院为试点单位,以点带面,完善 MEWS 风险评估与 SBAR 交班工作流程,推广医护协作的 MEWS 和 SBAR 工作模式,实现 MEWS 和 SBAR 工作模式与临床考核指标有效结合,降低临床安全隐患。

医疗服务管理

开展服务百姓健康义诊活动。组织全市卫生计生系统在上、下半年分别开展"优质护理服务百姓健康周"和"优质医疗服务百姓健康周"活动,通过开展大型广场健康咨询与宣教、医疗护理专家进基层义诊、医疗护理健康大讲堂、医疗机构内义诊、对口支援义诊、医疗服务进军营义诊等各种活动,提高人民群众的健康水平和群众满意度。两次大型义诊周活动期间,全市有 282 家医疗卫生机构派出 3600 余名卫生技术骨干积极参与,开展义诊服务 4.6 万人次,减免医疗费用 36.5 万元;组织健康大讲堂 200 余场次,为 1.9 万名群众普及了健康知识,发放健康宣教资料 12.5 万份。

开展医疗环境整治,改善就医环境。为营造安全、有序、畅通、整洁的就医环境,在全市二级以上医院开展院内交通、环境卫生、基础设施、服务流程、标志标示、违章建筑、医疗垃圾等专项整治活动,主动加强与公安、城管等部门配合衔接,推动医院周边乱停乱放、小商流贩、私搭临建等环境综合治理工作,着力打造整洁有序、环境美观、人民满意的就医环境。通过专项整治活动,医院交通堵、环境脏、秩序乱的现象得以缓解。

护理管理

深化优质护理。推进和延伸优质护理服务,制订《青岛市持续推进优质护理服务工作实施方案》和《门诊、急诊、手术室、血液净化、重症医学科优质护理服务质量评价标准》,推动医院门诊等特殊科室和基层医疗机构开展优质护理服务,积极探索延伸护理服务新模式,积极打造"走近病人、理解病人、关怀病人"护理文化理念。2016 年 1～10 月,全市三级医院病房开展优质护理服务达到 100%,二级医院达到 95%;门诊、急诊、手术室、血液净化、重症医学科开展优质护理服务三级医院达到 96.3%,二级医院达到 77.7%。

急救管理

完善急救体系。加强市、区(市)两级急诊急救服务体系建设,以国际化、规范化院前急救创伤急救能力为引领,积极推进国际创伤培训基地建设和队伍能力建设,完成 6 名 ITLS 导师课程培训,建立健全各项急救诉求电话规章制度和工作预案;推进青岛市院前院内互联心电体系建设,全面实施 MEDEX 心电采集传输,提升心脑卒中患者抢救效率及预后水平。2016 年 1～10 月,完成 10 辆救护车配置心电采集传输系统,在 6 个综合医院设置医生工作站,市区 83% 救护车实现车载心电图与三甲医院互联互通。

医院感染管理

组织"感控月"、二级及以下医疗机构专项督导、医疗废物集中整治等专题活动,坚持"科学防控、规范管理、突出重点、强化落实"的原则,开展"医生主导,精准感控"、"安全注射"、"微生物检测"等专题培训,编写印制《医院感染防控基础知识口袋书》,加强全市医疗机构重点部门、重点环节的监控与管理,提高全员感染防控意识,营造医疗安全良好氛围,推动医院感控工作更加科学、规范、可持续。

血液管理

保障临床用血。加强血液管理信息化建设,提升临床输血技术指导和管理能力,完善血站、医疗机构紧急用血联动机制,建立以单病种为主的临床用血考核评价机制,推进临床科学、合理用血;开展无偿献血者及其亲属临床用血实时报销工作,建立"先用血,后还血"服务举措,针对二孩政策的放开,启动"热血真情,呵护母婴"专题活动,举办采供血技能比武,推动无偿献血事业的健康发展。

医疗保障

全力做好医疗卫生保障工作。建立联席会议制度,规范重大保障指导培训,落实突发事件医疗救援应急演练,积极协调医疗、急救、卫生监督、疾病控制等多方力量,做到保障工作全程无缝隙衔接。2016年1~10月,完成各种重大活动医疗保障任务75项,累计保障天数336天,参加现场保障782人次;急救车组现场保障131天,救助伤员565人。

基层卫生工作

基层卫生队伍建设

建立基层卫生队伍建设新模式。打通全科医生注册政策渠道,有810名医师新注册为全科医生,青岛市做法在山东省推广。建立一支真正的职业化乡村医生队伍,推行乡村医生合同化管理,从政策层面彻底解决乡村医生亦农亦工、整体水平严重低下问题。拟定家庭医生签约服务制度,推进以全科医生为主的家庭医生签约服务,落实分级诊疗和基层首诊,中央电视台新闻频道给予相关报道。

建立乡医队伍管理新机制。创新准入机制,推行以高校定向培养、社会招聘大专毕业生为主的乡医培养模式,收到良好的社会效果。改革人员管理机制,把乡医纳入镇(街道)卫生院统一管理,实行同工同酬,提高乡医社会地位,吸收更多年轻专业人员充实乡医队伍。实行执业资格机制,新进乡医必须取得执业资质,有1002名乡医拥有执业(助理)医师资格。建立人员退出机制,60岁以上乡医退出执业并领取生活补助金,有956名乡医平稳退出,平均年龄由52岁降为50岁,1.41万余名老年乡医领到总计1.1亿元的生活补助,乡村医生养老问题得以解决。建立定期考核评价机制,每两年对乡医开展注册考核,顺利完成6380名乡医考核、注册和执业证换发。国家卫生计生委信息专报刊发青岛市乡村医生做法,在山东省基层卫生工作会议上作典型发言,中央人民广播电台给予相关报道。

基层卫生组织管理

创新基层医疗卫生服务体系。建立中心卫生院—卫生院—中心村卫生室为主线的农村卫生服务体系,中心卫生院覆盖邻近卫生院为其提供临床技术支持,卫生院承办中心村卫生室,中心村卫生室覆盖周围村庄居民。创建中心村卫生室模式,由镇(街道)卫生院举办或承办中心村卫生室,中心村卫生室为邻近村庄2000~4000人口服务,乡村医生实行集中管理,更好地发挥人员效益,2016年建成99家中心村卫生室。完善社区服务机构管理模式,推行区域内社区卫生服务中心对社区卫生服务站一体化管理,建立基层机构资质审核机制,对2家不达标准的服务中心不予备案,新建4家社区卫生服务机构。国务院副总理刘延东对此项工作给予肯定批示,光明日报内参给予相关报道。

强化标准化体系建设。实施镇街卫生院标准化建设与管理工程,重新规划设置32个镇(街道)中心卫生院,40%的中心卫生院和30%的卫生院达到山东省标准,11所镇(街道)卫生院被山东省推荐为国家群众满意乡镇卫生院候选单位。启动实施社区卫生服务提升工程,规范社区卫生服务机构信息公开和标识,建立动态管理机制,有1家社区卫生服务中心被评为首届全国百强优秀社区卫生服务机构。强化培训提升基层技能,围绕新增项目和服务标准开展专题培训,累计有1500余人参加培训,组织开展基层岗位练兵和基层竞赛活动,在山东省取得名列前茅的优异成绩;在英国伯明翰大学举办全科医生能力培训班,联合英国医学教育局等举办全国全科医生师资培训班,提升基层全科医生的管理服务能力。

基本公共卫生服务

拓展服务项目满足群众健康需求。2016年人均基本公共卫生服务经费补助标准提高到52元,比国家和省高出7元,在山东省考核中取得第二名的历史最好成绩。推广移动查体车做法,群众不出村即可享受到标准化和流程化检查服务,人手一份个性化健康报告。编写青岛市民健康手册公益图书,向全市居民免费发放近 84.8 万册,宣传健康理念和普及养生知识。建立规范电子居民健康档案 700 万余人份,建档率为 81%,管理慢病患者近 100 万人,规范管理率为 80%,65 岁及以上老年人纳入健康管理 49 万余人,规范管理率达到 80%。

关注重点人群降低健康风险。开展 65 岁及以上老年人同型半胱氨酸免费检查服务,对高风险的人员优惠提供含叶酸的降压药,青岛市有 60 余万名老年人受益,是全省唯一开展此项工作的城市。协调医保免费提供 5 种基本药物由群众自愿选择,减轻群众医药负担。新增 65 岁及以上老年人腹部 B 超免费检查和结核病健康管理免费服务,部分区(市)放宽基本公共卫生服务对象年龄到 60 岁以上老年人,免费为老年人接种 23 阶肺炎疫苗。

健康扶贫工作

落实健康扶贫重点任务。对 2135 名患有疾病的贫困人口实行分类救治,免费救治患有高血压、糖尿病等疾病贫困人口。对 5849 名贫困人口落实"明确一所定点医院、确定一名家庭医生、签订一份承诺书、制作一张健康卡、建立一个健康档案、进行一次健康查体、组织一次健康会诊、发放一张健康明白纸"相关服务。实施全市贫困人口到定点医院就诊减免一般诊疗费个人自负部分、减免中药代煎费、减免普通门诊诊察费,专家门诊诊察费和大型设备检查费减半收取个人自付部分。组织专家队伍到 23 个镇 256 个村开展义诊,惠及农村居民 31219 人,新建 25 个贫困村村卫生室。

加强对口支援工作。组织 10 家三级医院对口支援 32 家中心卫生院和 10 个薄弱镇(街道)的 16 家卫生院,增强基层的学科建设和专业技术人员能力。对全市二级以上医院的妇产科和儿科医师全部实行援派制度。按需派遣 315 名城市医师到基层开展对口支援工作,解决急救人员短缺问题,协调三家三级医院 10 名专家到平度支援挂职,帮助增设 13 个临床学科、培养 3868 名基层专业人员。完成对 399 名对口支援人员的资格审查认定工作。

妇幼卫生和计生技术服务

2016 年,青岛市孕产妇死亡率 10.97/10 万,婴儿死亡率 2.43‰,5 岁以下儿童死亡率 2.96‰,妇幼健康服务工作得到进一步巩固和发展。

妇幼保健

加强孕产妇和新生儿死亡的防范、监测和应对,全力保障"全面两孩"政策实施。加强组织领导、协调联动和约谈问责考核,成立全市高危危重孕产妇保健管理领导小组,召开全市会议部署高危筛查和预警分级管理,危急重症临床救治和强化医疗机构审批监管,问责约谈重点区(市),将两个死亡率纳入区(市)工作考核。完善市和区(市)两级危重孕产妇和新生儿救治网络。建立青岛市和区(市)危重孕产妇和新生儿救治中心,研究制定危重孕产妇和新生儿救治中心建设标准,在全市助产机构设立产科安全管理办公室。完善高危危重孕产妇筛查和预警分级管理。制发《青岛市高危和危重孕产妇保健管理工作方案(试行)》,明确区(市)属地责任,强化社区和医疗机构对妊娠风险初筛、预警评估和分类管理,规范高危和危重孕产妇转(会)诊、报告和病例评审工作。加强妇幼健康服务能力建设。举办妇幼保健计划生育技术服务培训 15 期学员 2800 余人,举办全市危重孕产妇抢救技能大赛和全市助产机构危重孕产妇抢救应急演练观摩。加强民营助产机构和从事计划生育技术服务医疗机构的监管。制定有关文件,开展督查,重点加强对民营机构的依法监管。开展孕产妇及围产儿、新生儿死亡病例评审和反馈督导。坚持围产协作组专家值班抢救制度。开展产科质量督导检查,坚持通报整改和抽查约谈制度。公布全市助产机构产科床位使用情况,引导群众合理就医。

出生缺陷防治

加强出生缺陷三级预防,提高出生人口素质。青岛市政府 2013 年将免费产前筛查和新生儿疾病筛查纳入青岛市政府市办实事,2015 年将免费预防艾滋病、梅毒和乙肝母婴传播工作纳入青岛市妇儿工委为妇女办的实事之一。2015 年,市卫生计生委等 14 部门发文进一步加强出生缺陷综合防治提高出生人口素质,提出青岛市工作目标,成立全市出生缺陷综合防治工作领导小组和专家指导组。市、区(市)两级财政每年投入 4000 万元用于出生缺陷综合防治项目。2016 年,青岛市初步建立出生缺陷防治体系和技术队伍,基本形成出生缺陷防治网络。"十二五"期间,青岛市严重出生缺陷发生率呈现持续下降趋势。2016 年,青岛市出生缺陷发生率为 72.82/万,全市出生人口素质显著提高。

2016 年,青岛市婚检率 70.06%;孕前优生健康检查率 100%,孕妇产前筛查率 96.89%;新生儿遗传代谢性疾病筛查率 99.04%,新生儿听力筛查率 98.95%;农村育龄妇女增补叶酸服用率 96.15%;孕产妇艾滋病、乙肝和梅毒检测率均 100%。2016 年免费产前筛查孕妇 11 万余例,确诊异常 114 例,确诊和可疑病例均按规定进行跟踪随访和干预处理。筛查新生儿遗传代谢性疾病和听力筛查 11.8 万例,确诊 194 名患儿,确诊患儿均经早期诊断和治疗避免身体和智力残疾,为社会减轻负担。2016 年为 4 例艾滋病感染孕产妇实施母婴阻断干预措施,为乙肝感染孕产妇的新生儿 4600 余例免费注射乙肝免疫球蛋白,168 例梅毒感染孕产妇得到治疗。

公共卫生项目实施

深入推进妇幼重大公共卫生项目,提高妇女儿童健康水平。2009 年以来,青岛市为 109.3 万名农村妇女提供免费宫颈癌和乳腺癌检查服务。2016 年,市财政投入 1600 余万元为 15 万名农村户籍妇女实施免费"两癌"检查。市南、市北、李沧、崂山、莱西 5 区(市)对 2.3 万名无业、贫困等城市适龄妇女实施免费"两癌"检查。全市农村孕产妇住院分娩补助 4.4 万人,补助率 95.84%。

妇幼健康服务体系建设

加强妇幼健康服务体系建设,进一步提升妇幼健康服务能力。积极推进妇幼计生资源整合,2016 年,全市市级和 9 个区(市)妇幼保健计划生育服务中心完成机构整合。全市新扩建 3 所区(市)级妇幼健康服务机构,业务用房面积增加 2.23 万平方米,全市妇幼健康服务机构标准化建设水平显著提升。

计划生育技术服务

进一步规范计划生育技术服务工作。制发《青岛市农村村(居)计划生育工作规范(试行)》和《青岛市农村镇(街)计划生育工作规范(试行)》,进一步规范镇(街道)和村居水平的计划生育技术服务工作。2016 年,全市实施免费病残儿鉴定,为病残儿家庭减轻经济负担。病残儿鉴定确诊 73 例,全年无节育手术并发症发生。

监 督 执 法

监督体系建设

综合监督体系建设稳步推进,青岛市挂牌成立综合监督执法局,并于 2016 年 5 月完成卫生与计生执法队的整合。2016 年,全市 10 区(市)印发"三定"方案,完成区(市)级卫生与计生执法队的整合工作,镇

(街道)层面资源整合、机构组建和机构名称规范等工作有序推进,初步形成"三级四层"卫生计生综合监督执法网络。2016 年 3 月 22 日,副市长栾新代表青岛市在山东省卫生计生工作会议上作题为"加快监督执法资源整合,实现卫生计生综合监督体制改革新突破"的典型发言,获得省领导及与会代表的一致好评。国家卫生计生委先后 3 次对青岛市执法资源整合工

作情况进行专项督导调研,国家卫生计生委对青岛市的综合监督执法工作给予充分肯定。青岛市在执法体系建设中推行的"三级四层"做法被国家卫生计生委作为"青岛经验"在全国予以推广。

重点专项整治工作

加强疫苗使用监督管理,确保疫苗使用安全。组织全市监督机构召开疫苗使用管理专项监督排查工作紧急会议,转发山东省文件并印发专项监督检查的紧急通知,2016年3月23日起组织对全市疾控机构、接种门诊疫苗使用管理情况及其他医疗机构是否存在违规接种疫苗情况进行执法监督检查,检查单位4535家次。其中,根据涉案线索对胶州市涉嫌违法使用"问题疫苗"的两家村卫生室进行调查,对胶州两家涉案村卫生室进行行政处罚,建立调查档案,并将调查处理情况上报山东省卫生计生委。

强化专项整治和日常监督,查处违法违规行为。研究制发住宿消费市场秩序、打击非法医疗美容、干细胞临床研究与应用、职业卫生技术服务机构、餐饮具集中消毒服务单位卫生、涉水产品、医疗机构依法执法执业、旅馆住宿业卫生等7项专项整治工作实施方案和重点监督检查工作实施方案,印发传染病防治分类监督综合评价、医疗废弃物专项等实施方案,加大全市卫生计生市场的监督执法力度,依法查处一批严重侵害群众健康权益、影响恶劣的违法违规行为,有效维护市场秩序,切实保障广大群众健康权益。2016年监督单位23943家,立案处罚1248起,处罚金额297.35万元,同比分别增加44.8%和39.5%。开展学校托幼机构量化分级管理工作,对24所大中小学校量化分级A级单位进行复审。

综合监管

开展"双随机"抽查,规范事中事后监管。制订《青岛市开展随机抽查规范事中事后监管实施方案》,开展"双随机"抽查。2016年,在游泳馆、美术馆、博物馆、美容美发等公共场所、基层口腔诊疗机构、生活饮用水等专业开展"双随机"抽查,抽查单位228家。

强化社会监督和信用监管,加大执法信息公开力度,更新完善行政处罚信息公示目录,公示289项卫生计生行政处罚裁量基准。全面实行行政处罚网上透明运行,2016年,网上运行案件113起,结案85起,无行政复议及诉讼案件发生。强化信用监管,通过青岛政务网、卫生计生网站公示结案的85起行政处罚案件,通过监督执法网公示查处的无证行医单位和个人76起。通过报纸等新闻媒体以及监督执法网站、"青岛卫监"政务微博和政务微信等,多渠道、广角度宣传卫生计生行政执法信息1211条次。推行"红黑名单"制度,确定"红黑名单"目录,依托"信用青岛"定期公示,强化综合监督执法效能。

推行行政执法全过程记录制度。2016年,青岛市被列为全国卫生计生行政执法全过程记录四个试点城市之一,青岛市卫生计生委将此项工作作为综合监督执法创新工作进行统筹推进。印发《青岛市卫生计生监督执法全过程记录制度工作方案》,并制定《青岛市卫生计生行政执法全过程记录制度》,同时制定执法记录仪使用管理规定、全过程音视频记录制度和规范执法示范用语等7个配套制度。落实行政执法全过程记录制度,全程记录执法行为。组织举办研讨会,2016年6月7~8日,承办国家卫生计生委在青岛市召开的全过程记录工作研讨会,9月组织开展全过程记录中期评估。完善执法记录仪、蓝牙打印机、移动执法终端等配套设备,实现现场移动执法。

建立健全规章制度。制定《青岛市生活饮用水卫生监督管理办法》,并于2016年9月1日正式实施,将农村规模化集中式供水、农村小型集中式供水以及现制现供饮用水纳入卫生监督管理范围。制发《青岛市卫生计生综合监督工作联席会议制度》,定期研究确定综合监督重大工作事项和协调解决综合监督工作中的重大问题,全面提高青岛市卫生计生综合监督工作水平,推进综合监督各项工作的有序开展。制定发布《关于规范医疗机构行政审批加强全过程监管的通知》,明确医疗机构事前、事中、事后监管职责,努力打造事前、事中、事后加法制监督"3+1"监管模式,全过程加大医疗机构日常监督检查力度。

深入推进卫生计生综合监督示范区创建工作。对城阳示范区创建工作进行调研督导。指导城阳制订创建省级卫生计生综合监督示范区工作方案,明确创建目标、创建内容和创建指标,在城阳区建立政府主导,卫生计生行政部门牵头,编办和考核办、政府督查室、财政局、人社局、公安局、人民法院等部门共同参与的工作机制,形成创建合力,促进示范区建设工作的有序开展。2016年8月通过市级初评,10月顺利完成山东省卫生计生委的验收。在2016年山东省综合监督工作会议上,青岛市就加强信息化执法、规范执法行为的有关做法作典型交流发言。

监督稽查工作

严格落实行政处罚办案程序,全面实行行政处罚网上透明运行和监督员持证上岗、行政处罚公示、重大案件审查制度,组织对各区(市)重点执法任务、卫生计生监督信息报告和案源流失等5项专项稽查。先后组织开展了4次案例评选和评查活动。6月下旬组织对全区市卫生计生监督执法机构开展专项稽查,重点对行政处罚案源流失、年度重点执法任务开展、卫生计生监督信息报告、卫生监督协管工作等情况展开实地稽查。10月下旬组织对黄岛、即墨、胶州、平度等地饮用水卫生监管工作进行督导检查,采取现场交流和实地检查的方式,共实地检查农村水厂6家,并对出厂水同步进行采样监测。实现卫生计生全领域监督、全行业覆盖,维护卫生计生市场秩序。同时,加强行政执法监督,建立完善执法稽查、主动纠错、责任追究和考核评估机制,进一步规范执法行为。

食品安全工作

做好食品安全风险监测工作。制订《青岛市2016年食品安全风险监测实施方案》,组织召开全市卫生计生食品安全座谈会;监测样本2192份,获得监测数据1万多个。结合青岛市食品安全风险监测情况,制发食品安全风险监测预警简报10期。举办题为"关注食品安全、关爱健康人生"的主题宣传日活动和食品安全风险监测实验室开放日活动。

做好食源性疾病监测报告工作。增设29家符合条件的医疗机构作为哨点医院,哨点医院由11家增至40家,全市食源性疾病监测哨点医院实现100%全覆盖。报告食源性疾病病例信息3330例,2家食源性疾病主动监测哨点医院采集病例样本414份。调查处置食源性疾病事件109起,暴露人数2585人,发病人数503人,无死亡人数。

做好食品安全标准备案工作。截至2016年10月31日,受理食品安全企标备案3449件,其中新备案标准1822件,变更990件,修订444件,延续188件,注销5件。

加强餐饮具集中消毒单位监督检查。配合食品安全城市创建,将之列为2016年全市监督执法专项整治暨蓝盾行动七项重点工作之一,出动执法人员400余人次,现场抽检餐饮具样品460份,监督检查单位166家次,行政处罚35起,罚款3.5万元,对5家抽检不合格单位进行约谈,确保国家食品安全城市创建工作的顺利开展。

行政审批工作

2016年,行政审批处以"改革、管理、服务"为主线,以"两集中两到位"为工作重点,不断深化改革、强化管理、优化服务、提速增效、方便社会,各项工作取得明显进展。截至2016年10月31日,办理受理行政审批8250件。良好的服务得到大厅管理部门的认可,获得"2016年第二季度示范窗口单位"集体荣誉;有3位同志获得服务标兵称号;收到表扬信6封、锦旗2面。通过快递送达+政务服务"回访",采取"回访卡"、电话回访等方式征求意见,群众满意度100%。

行政审批标准化建设

实行行政审批标准化建设,规范行政审批行为。

服务基础标准化。根据《山东省市、县(市、区)行政许可事项通用目录》,按照市审改办、市政务服务管理办的要求,全面梳理现有审批事项的名称、设定依据、审批条件、申请材料、承诺时限等要素,同时做好省行政权力事项动态管理系统和市标准化事项管理系统信息录入工作,进一步规范行政审批行为。

服务质量标准化。从再造行政审批服务流程入手,做到不增设无依据的审批事项,不增加无依据的审批条件,不索要无依据的申请材料,编写标准化的《行政审批业务手册》和《行政审批服务指南》,对审批条件作出明确规定,做到服务内容、审批依据、申报条件、申报材料及内容要求、办理程序、承诺期限、收费标准和办事结果"八公开"。

服务工作标准化。从一次性告知制度、首问负责制度的落实入手,进一步细化办事人员的岗位职责。从仪容仪表和言行举止、服务方法和服务方式上规范办事人员的服务行为,印发《关于进一步加强行政审批大厅工作人员管理的通知》,全面推进便民、规范、高效的审批服务。

网上审批

深入推进网上审批,提高网上直办水平。加快建立卫生计生"互联网＋行政审批"政务服务,大力推进网上审批办理深度标准,青岛市卫生计生委网上直办达到一、二级标准 100％,三级标准 70％,四级标准 30％,超出 2016 年市政府下达的三级标准 60％,四级标准 20％指标任务。

进一步完善网上公示信息。将审批事项的办事指南、申请表格、填表说明、表格范本等材料在市审批服务大厅网站和市卫生计生委网站公示及提供下载,申请人办事前不必至服务窗口领取审批表单,可直接在网站下载填写。

再造行政审批服务流程。在传统的纸质审批基础上加入网上材料预审和网上直办等服务,明显减少申请人来窗口"跑腿"的次数,提升了审批服务质量和审批效率。

健全审批结果网上公示机制。使所承担的行政审批服务事项的审批结果能够通过市卫生计生委网站及时向外界公示,方便公众查询。

推行证照快递送达业务＋政务服务"回访"服务新模式,共发放"回访卡"50 张,收回 45 张;电话回访 76 人次,统计显示均为满意。

服务效率提升

实行容缺受理、容缺审查,提高审批服务效率。在依法合规的前提下,市卫生计生委对部分事项的审批流程实行容缺受理、容缺审查,在申请单位提交的申请材料尚不齐全,但核心材料齐备的情况下,审批窗口先行受理,由企业做出书面承诺后进行材料及现场审查。审查时,只审查必需的材料要件,现场的布局、卫生要求及早确定,方便企业进行材料补充、现场整改,顺利进行下步审批流程。当申请单位材料齐全、达到法定审批条件后,再按法定审批程序出具许可证件或正式批准文件。容缺受理、容缺审查大幅度节省企业的"跑腿"、办证时间、精力、成本,提高行政审批服务效率。

实施项目代办服务,加快推进市重点项目进程。在青岛市行政审批大厅设置的统一平台上,积极配合市政务办实施项目代办服务,畅通重点建设项目卫生审查绿色快速通道,对重点建设项目实施"容缺受理、容缺审查、企业承诺、急事急办、特事特办"的工作模式,促进建设项目审批提速,实现早落地、早见效。

药 政 管 理

重点工作

取消药品加成,促进医院合理用药,控制药占比工作取得明显成效。按照省政府要求,2016 年 7 月 1 日起组织二级、三级公立医疗机构取消药品加成实行药品零差率销售。组织对全市各级医疗机构抗菌药物临床应用及药事管理工作进行督导检查,规范医生处方行为,减少不合理用药。2016 年青岛市药占比同比下降 9.58％。

建立青岛公立医院药品采购联合会商机制。做好公立医院集中挂网药品采购管理工作,按照"自愿参加,稳步推进"的工作思路,建立公立医院药品采购联合会商机制。制定公立医院集中挂网采购药品议价办法,成立由 15 人为成员的青岛公立医院药品联合采购会商委员会,负责全市药品联合采购会商工作的组织、协调和决策。建立青岛公立医院药品联合采购会商委员会评审遴选专家库,由 200 名以上专家组成,负责确认药品遴选、建立采购目录及审定议价工作。根据分类采购的要求,组织 43 家二级以上公立医院,对妇科、儿科非专利药品、急(抢)救药品、基础输液、常用低价药品进行二次议价会商,发挥集中批量采购市场规模优势,实现带量采购,逐步形成全市同一药品、统一市场、统一价格,通过规范化和规模化的采购,达到降低药品采购支出和减少群众用药负担的目的。2016年4月启动公立医院药品采购联合会商以来,全市43家二级以上公立医院每月25日、26日分批、分组进行会商,组织会商7次,节省采购资金700余万元。

建立青岛市医用耗材管理质量控制中心。为做好医用耗材的管理和监督,规范医用耗材的采购、配备和使用工作,建立青岛市医用耗材管理质量控制中心,挂靠在山东大学齐鲁医院(青岛)。制发《青岛市医疗卫生机构医用耗材采购管理办法(试行)》,指导委属单位制定医用耗材采购管理办法实施细则,报市卫生计生委备案。

集中采购

做好公立医院药品集中采购工作。加强药品配备使用管理,督导各级医疗机构按照标准配备使用基本药物。2016年1～10月全市104家镇卫生院、82家社区卫生服务机构和3929家统一规划的村卫生室采购基本药物4.11亿元,减轻群众用药负担1.23亿元。全市二级以上公立医院从省药品集中采购平台采购药品54.52亿元,减轻群众用药负担8.18亿元。全市公立医疗机构累计为群众减轻用药负担9.41亿元。按照全省统一部署,对全市在省药品集中采购平台上的医疗机构信息进行维护,组织10个区(市)卫生计生局、105家医院(含6家驻青医院)、229家基层医疗卫生机构进行省网采购信息确认。

组织召开高值医用耗材集中采购和管理工作现场会议,推进高值医用耗材阳光采购。2016年年初,青岛市在青岛大学附属医院召开全市公立医院高值医用耗材集中采购和管理工作现场会议,市及各区(市)卫生计生部门负责人、分管领导、有关处室负责人及二级以上公立医院院长、分管院长、相关科室主任160余人参加会议。青岛大学附属医院就高值医用耗材集中采购、使用和管理工作作经验介绍,与会人员现场观摩青岛大学附属医院高值医用耗材信息管理系统。青岛市卫生计生委主任杨锡祥对下一步全市高值医用耗材集中采购工作提出要求。

做好第二批高值医用耗材集中采购准备工作,组织二级以上公立医院对骨科植入等10类高值医用耗材采购价格信息进行填报。2016年1～10月,全市29个二级以上公立医院高值医用耗材网上采购率达到100%,采购总值约2.8亿元,减轻群众负担5040万元,二级以上公立医院采购率和采购总值在全省均

名列前茅。

基本药物制度实施

组织开展全市基层医疗卫生机构实施基本药物制度绩效考核。根据《山东省卫生和计划生育委员会、山东省财政厅关于开展基层医疗卫生机构实施基本药物制度绩效考核工作的通知》要求,会同青岛市财政局组成2个考核组对10个区(市)基层医疗卫生机构实施基本药物制度进行绩效考核,每个区(市)各抽查2家基层医疗卫生机构,主要考核制度建设、药品采购、药品储备、药品使用、药品价格、群众评价与监督等6个方面。印发《青岛市卫生和计划生育委员会关于对全市2015年度基层医疗卫生机构实施基本药物制度绩效考核工作情况的通报》。

药品监管

加强合理用药监督管理。发挥临床药学质量控制中心和抗菌药物应用监测质控中心作用,开展合理用药管理工作。按照有关临床诊疗指南、临床路径、药物临床应用指导原则,督导各级医疗机构对医师处方、用药医嘱的适宜性进行审核、监测和评估。委托两个质控中心,组织对全市各级医疗机构抗菌药物临床应用情况及药事管理工作进行督导检查,规范医生处方行为,减少不合理用药。组织20名专家对全市医疗机构处方点评指南进行修订。督导医院完善处方点评制度,开展处方点评分析、用药量排名分析,促进合理用药。全市二级以上医院住院患者抗菌药物使用率、抗菌药物使用强度(每百人天)均优于国家标准。组织召开药学部主任例会,学习新版抗菌药物指导原则,对全市抗菌药物专项检查情况进行通报。指导编辑出版4期《青岛市临床合理用药通讯》,在全市卫生计生系统内免费发放,普及合理用药知识,提升全市合理用药监督管理水平。

建立短缺药品监测预警机制。建立健全短缺药品监测网络,确定9家二级以上医院和4家基层医疗卫生机构作为短缺药品监测点,实施动态监测,指定专人负责,及时上报监测信息,提高预警能力。完善短缺药品储备制度,加强与省药品集中采购中心的联系沟通,协调解决医疗卫生机构应急短缺药物等问题。

开展合理用药业务培训。市临床药学质控中心举办"特殊人群合理用药"培训班,培训二级以上公立

医院临床药师和临床医师 180 余人。举办"临床药学学科建设暨医院药学绩效考核研讨会",来自全市二级以上医院药学部主任、医用耗材管理科室主任、临床药师共 100 余名专业技术人员参加会议。举办"2016 年青岛药师论坛",来自全国各地的 700 余位药学专家参会。积极实施"互联网＋"行动,在青岛市市立医院率先开展"青岛市药学视频培训会",通过网络视频形式对全市 19 家医疗机构药学人员进行网络培训和实时互动。市抗菌药物应用监测质控中心承办"第二届'优胜杯'药师职业技能大赛山东赛区"比赛,来自省内各地的 15 支代表队参赛。市抗菌药物应用监测质控中心举办"山东省合理用药研讨会",来自省内各医院的分管院长、医务科主任、药学部主任、临床药师等 131 人参加会议。举办山东省第五次临床个体化用药研究进展研讨会,来自省内各医院的药学部主任、临床药师等 100 余人参加会议。

科技教育与交流合作

学科建设

2016 年青岛市医疗卫生学科建设累计投入财政经费 1935 万元,初步形成公共卫生和临床医疗学科分层次、分阶段发展的立体布局。全市有 6 个 A 类重点学科、60 个 B 类重点学科、20 个 C 类重点学科,完成第一轮学科建设周期和届终评估。根据《2015 年中国医院科技影响力评价报告》,青岛市有 39 个学科位列全国百强序列。

人才培养

2016 年评审通过学科带头人 21 名、优秀青年医学专家 31 名,财政投入培养经费 326 万元。截至 10 月 31 日,青岛市卫生计生委组派 23 个重点学科的骨干人才赴国(境)外进修,累计 56 人次。

科研课题申报

评审推荐 2016 年度山东省医药卫生科技发展计划项目 93 项,下达立项 41 项;申报山东科学技术奖 7 项。申报市科技局成果转化计划科技惠民专项 161 项、自主创新计划青年专项 33 项、市科学技术奖 55 项;申报第三批创业创新领军人才 5 人,拟入选 3 人;申报市科技局重点实验室 2 个。

实验室培训工作

开展实验室从业人员全员培训,约 1500 名实验室从业人员参加,2016 年 6 月 29 日对 510 名未参训人员进行补训,提高实验室工作人员和管理人员的生物安全意识、安全操作技能,规范病原微生物实验室管理。

新技术准入指导工作

加强对新技术准入及适宜卫生技术工作的指导。开展 2016 年青岛市干细胞临床研究与应用专项整治,检查医疗机构 130 余家,未发现青岛市医疗机构存在干细胞临床研究及应用的违法行为。组织开展山东省适宜卫生推广项目培训班 8 期,组织申报山东省卫生计生委第八批适宜卫生技术推广项目。

住院医师规范化培训

住院医师规范化培训深入推进。2016 年青岛市住培政策体系基本形成,管理体系基本建立,培训和质控体系逐步完善,保障体系基本形成。出台《青岛市住院医师规范化培训协同管理办法》,修订《住院医师规范化培训实施方案》等配套文件,并建立专门账户,保证住培经费实行专款专用。

全科医师培训工作

完成 2015～2016 年度全科医师转岗培训 117 人。开展全科医师能力提升培训班 26 期,培训人数 3000 余人。加强全科带教师资以及人才梯队的建设,先后派出 2 批优秀骨干师资和全科管理相关人员

10 余人赴上海、宁波、杭州学习先进的全科医学建设经验。举办住院（全科）医师规范化培训高峰论坛，邀请国内知名专家学者进行学术交流和经验推广。

继续教育工作

全面启动继教信息管理平台，初步实现学分的电子化管理。完成 2017 年国家、省继教项目申报，申报国家级项目 38 项、省级项目 83 项。完成 2016 年度市级继教项目的网上申报、评审、公布及备案，备案 436 项，截至 10 月 31 日完成国家级项目 3 项、省级项目 9 项，市级项目 221 项。发布 2017 年度市级项目申报通知并完成网上评审。

学会管理

制定学（协）会管理指导意见。在前期征求市民管局、市科协的意见的基础上，按照中办、国办《关于改革社会组织管理制度 促进社会组织健康有序发展的意见》，制定《青岛市卫生计生委关于加强卫生计生行业学（协）会管理的指导意见》，重点从人员管理、专科分会或专业委员会管理、成立换届和年检管理等 9

方面，加强和改善卫生计生行业学（协）会管理。开展自查自纠和抽查工作。对主管的 9 个学（协）会开展卫生计生行业学（协）会举办经济实体及收费培训情况自查工作，并随机抽查了 5 个学（协）会。撤销、注销有关学（协）会。对于长期不换届、不开展活动的学（协）会，建议民政部门和相关学（协）会予以撤销或注销，目前已撤销学（协）会 1 个，申请注销 2 个，正在办理社会团体清算手续。指导学（协）会完成换届工作。完成青岛市医学会等 3 个学会及专委会等 30 个专科分会的换届工作。

国际技术交流与合作

完成出访计划。截至 2016 年 11 月，青岛市卫生计生系统组派因公出国（镜）团组 52 个、137 人次。其中，管理类团组 18 个，专业技术类团组 34 个；派出赴台团组 5 个 51 人次。

深入开展国（境）内外交流合作工作。全年组织接待来访团组 10 余次，参与外事活动 5 项。与韩国延世医疗院、南澳洲健康部、澳大利亚 Ramsay 医疗健康集团、北京航空航天大学、复旦大学等中外优质医疗机构和学府开展医疗合作。

中医药工作

中医药事业发展规划

2016 年 12 月 27 日，青岛市人民政府办公厅印发包含中医药事业发展规划的《青岛市"十三五"卫生计生事业发展规划》。

健全覆盖城乡的中医药服务体系。整合中医药资源，推进中医特色医联体建设。加强中西医临床协作，优势互补，提高重大疑难病、急危重症临床疗效。建立中医综合诊疗中心、煎药服务中心和中药制剂加工中心。实施基层中医药服务能力提升工程，新建胶州市中医医院，建成 4 所三级中医医院，县级中医医院全部达到二级甲等以上标准。加强基层医疗卫生机构国医馆（中医药综合诊疗区）建设，发展中医特色健康管理，拓展中医药公共卫生项目。到 2020 年，建设 150 个国医馆和 100 个中医专病（专技）特色门诊，

为不能提供中医药服务的基层医疗机构至少培训 1 名掌握中医药适宜技术的卫生技术人员，全市 100％的社区卫生服务中心、镇（街道）卫生院、社区卫生服务站和村卫生室具备与其功能相适应的中医药服务能力，居民对中医药知识知晓率提升 10％以上，达到"区（市）有中医院、镇（街道）有国医馆、村（居）有中医人"，实现中医药服务全覆盖，推动全市中医药发展达到国内领先水平。

加强中医药传承与创新。推进国家中医药综合改革试验区建设，加快中医药科技创新体系建设和传承研究，实施"名科"发展战略，建立重点中医学科（专科、专病、专技）、重点中医研究室、中医药继续教育基地、中医住院医师规范化培训基地、中西医结合临床研究基地、中医药国际交流合作基地，逐步形成一批专业分布较全、中医特色突出、技术优势明显、规模效益显著的中医重点学科（中医综合诊疗中心）和特色

专科群。加强中西医结合,促进中医药原创思维和现代快速发展的新技术、新方法有机结合,寻找防治疾病的创新路径和手段,促进中西医药协调发展。创新中医医院服务模式,开展"送汤药上门""中医上门"等服务。加强中医药国际交流与合作,推动中医药走向世界。

推动中医药健康服务业发展。实施养生保健"五进"工程(进农村、进社区、进家庭、进机关、进学校),开展65岁以上老人中医体质辨识调养指导和0~3岁儿童中医调养指导等服务,推广中医养生保健技术与方法。推进中医药文化传承与发展,打造10个中医药文化宣传教育基地,举办中医药文化节,弘扬中医药文化精髓。促进中医养生保健机构规范发展,鼓励医疗机构开设提供非医疗性质的养生保健服务,开发养生产品,建成由中医养生保健基地("治未病"中心)、养生保健指导门诊("治未病"科)、社会性养生保健机构组成的养生保健服务体系。加强中医养生保健内涵建设,建立"治未病(养生保健)"博物馆,培育一批技术成熟、信誉良好的知名养生保健服务机构。

中医药传承与创新人才工程。实施"中医药人才攀登计划",引进10名省级以上学科带头人(其中至少有1名为国内同行公认的中医药学术领军人物),培养10名省内同行公认的中医药学科带头人、30名优秀中医药人才、40名中药技术骨干、100名中医护理技术骨干,规范化培训400名中医住院医师,"西医学习中医"培训400名西医临床技术骨干,柔性引进20名省级以上中医药学科带头人,培养10名优秀的中医药管理型和复合型人才。加强基层中医药人才建设,培养培训各类基层中医药人才1100名。

中医机构建设及中医药内涵建设

全市有中医(中西医结合)医院29家,其中三级甲等中医医院3家、二级甲等中医医院5家。

开展大型中医医院巡查工作,受巡医院的服务质量、中医特色、管理水平和患者满意度"四个明显提升"。创新中医药服务模式,改善群众就医感受,试点开展"送汤药上门"服务,累计送汤药上门2万余单。加强中医医疗质量管理,开展全市中医医院医疗质量检查并进行通报,完善市中医医疗质量监测考评控制中心建设,建立医疗、护理院感、治未病和药学4个质控分中心。实施中医药预防保健及康复服务能力建设项目,完善海慈医疗集团、中西医结合医院"治未病"中心服务内涵。在李沧区等5个区(市)推进"治

未病"服务体系建设。

继续实施基层中医药服务能力提升工程和综合(专科)医院、妇幼保健机构中医药工作专项推进行动。引进中医药高端智力和战略资源,与山东中医药大学开展战略合作,成立山东中医药大学中医特色诊疗中心并顺利开诊。崂山区入选全国基层中医药工作先进单位,青岛经济技术开发区第一人民医院入选全国综合医院中医药工作示范单位。锤炼中医治疗优势病种,全市建成100个中医专病(专技)特色门诊。在社区卫生服务中心、镇卫生院和部分医院建成80个国医馆。开展以乡村医生为重点的基层中医药适宜技术年度培训推广工作,新增108名掌握中医药适宜技术的基层卫生技术人员和101家能够提供中医药服务的基层医疗机构。目前,青岛拥有的全国基层中医药工作先进单位达4家,全国综合医院中医药工作示范单位达3家。全市100%的社区卫生服务中心和镇卫生院、85.2%的社区卫生服务站、70.2%的村卫生室能够提供中医药服务,实现了中医药服务"广覆盖"。

中医药科研工作

12个专科入选第四批省中医药重点专科,14个专科入选"十三五"省中医药重点专科建设项目,成立"五运六气龙砂医学流派青岛工作室"。开展2014和2015年度中医重点学科和优秀人才培养项目的期末验收评估,1个A类、7个B类中医药类重点学科和6名中医学科带头人、33名优秀青年人才顺利通过验收。开展新一轮中医重点学科、优秀人才评审选拔工作,遴选5个C类中医药类重点学科和2名中医学科带头人、7名优秀青年人才。

中医药人才培养

实施"三经"(经典、经验、经方)传承战略,举办"四大经典"技能大赛,挖掘民间中医药特色技术。加强传承型中医药人才培养,完成各层级的中医药专家师承工作任务,启动第四批五级中医药师承教育项目。开展全国名老中医药专家传承工作室建设项目(姚开炳)评审验收工作。完成中医药继续教育项目、"西医学习中医"普及班网络教学、中医住院医师规范化培训、中医类别全科医师的规范化培训工作。加强中医护理专业国家中医药优势特色教育培训基地建设,与湖南中医药大学联合举办31名学员参加的中

医护理专业研究生班,开展全国中医护理骨干人才培训项目。开展第十期养生保健指导医师培训,培训人员累计达 859 人。举办"名师论坛"系列活动 11 期。

中医药文化建设

开展首届"三伏养生节"暨 2016 年"健康中国行"主题宣传活动,服务群众 20 余万人次。开展第四届"青岛市养生膏方节"活动,提供膏方服务 4682 人次,制备膏方 4066 料,免费送膏方上门 750 人次,举办养生知识科普宣传活动 275 场,发放养生宣传材料 79416 份,受到群众广泛欢迎。建立 7 个中医药文化宣传教育基地,开展面向社会大众和在校学生的开放式宣教活动。遴选 10 项家庭中医药适宜技术并向社会进行公告,组织制定并向社会发布《青岛市居民春季养生保健指南》,遴选 200 场中医科普"养生大讲堂"活动,全市养生保健"五进"(进乡村、进社区、进家庭、进机关、进学校)活动丰富多彩。

计划生育基础管理与服务

"全面两孩"政策

2016 年,"全面两孩"政策稳妥实施,政策调整过渡平稳有序,全市计划生育基础管理与服务改革积极推进,计划生育基层基础工作更加规范,群众满意度不断提高,计划生育基层基础工作持续稳定健康发展。

扎实稳妥有序实施"全面两孩"政策。拟定《青岛市委 市政府落实全面两孩政策改革 完善计划生育服务管理的实施意见》、《青岛市委办公厅 市政府办公厅关于坚持完善计划生育目标管理责任制的实施意见》,就实施"全面两孩"政策、抓好计划生育目标责任考核作出新的部署。指导全市贯彻落实中央《决定》和全国计划生育电视电话会议精神,扎实落实"全面两孩"政策。全市人口出生平稳,2016 年出生 11.84万人,同比增长 88.24%,合法生育率 99.19%,出生率 15.03‰,出生人数符合年初预期 12 万左右,实现"全面两孩"政策的稳妥扎实有序落实。

宣传引导和出生监测预警落实到位。"全面两孩"政策实施后,开展中央《决定》、新修订的《人口与计划生育法》、《山东省人口与计划生育条例》和人口基本国情国策的系列宣传活动。在《青岛日报》、《青岛早报》、《半岛都市报》、大众网、青岛市广播电视台等十几家媒体开辟专栏,普及优生优育知识、引导社会舆论。应市政府办公厅约稿撰写的青岛市"全面两孩"政策落实文章被省府办报、国办刊物采用。建立出生情况通报制度,牵头完成新闻发布会相关信息发布工作。定期在市级主流媒体上刊发"全面两孩"政策落实情况。参与"行风在线"、"民生在线"、网络在线问政等节目,线上线下解答群众"单独两孩"等计生政策 300 多人次。指导全市区(市)、镇街建立出生人口监测和预警机制,抓好落实 10 个省级人口出生动态监测点监测任务。

基层服务管理

进一步完善基层基础服务管理。在全省率先制定《农村村(居)计划生育工作规范》、《农村镇(街)计划生育工作规范》,对基层工作职责、工作制度、网络队伍、宣传教育、信息管理、事务办理、技术服务、利益导向、流动人口、档案管理、阵地建设和基层自治等进行创新改革。进一步简化生育登记和审批流程,落实个人承诺、AB 角工作、首接责任和一次性告知制度。大力推广网上办理、一站式服务和村(社区)代办服务,确保生育登记一次性办结,《生育证》10 天内办理完成。在黄岛区开展微信生育服务登记寄送试点,提高办事效率和群众满意度。2016 年,全市办理生育登记 163408例,生育登记覆盖率达到 95.5%;再生育审批 2118 例,审批正确率、及时率均高于 99%。开展计划生育基层基础工作示范点创建活动,对区(市)打造的 26 个示范点进行调研评估,推选 10 个作为市级示范点。

计划生育目标管理

坚持和完善计划生育目标管理责任制。与 10 个区(市)、19 个职能部门签订《2016 年度人口和计划生育目标管理责任书》,将计划生育工作列入科学发展综合考核评估体系。精简考核内容,简化考核程序,坚持平时调查、专项考核、日常监控和集中调查相结合,引入第三方评价机制,确保目标责任考核客观公正。2016年,先后组织对全市10区(市)进行半年和全年计划生育目标责任考核调查。调查60个镇(街道)、80个村居、40家医院,走访调查育龄妇女520人,流动人口176人,违法生育家庭户68个,调查出生漏报线索13例,过录医院接生等信息200条。严格落实计划生育责任追究、离职审计、追踪奖惩和"一票否决"制度。对2114个单位和个人在综合先进评选和资格认定进行资格审核,对39个单位和个人建议取消综合性先进和相关资格,其中个人25个、单位14个,国家级综合先进1个,省级综合先进17个。对全市25名区(市)、镇(街道)党政主要领导实施离任交接计划生育清查。

基层计生机构建设

巩固基层计划生育机构网络。扎实推进卫生计生机构和综合监督体制改革。市卫生计生委、市编委办印发《青岛市优化整合卫生计生综合监督执法资源的指导意见》。在市级合并成立卫生计生综合监督执法局的基础上,10个区(市)组建卫生计生综合监督执法局。多数镇(街道)计划生育办公室更名为公共卫生与计划生育办公室,明确镇政府(街道办事处)计生工作的职责职能。镇街卫生院(社区卫生服务中心)等卫生和计生服务机构承担起辖区内卫生和计划生育技术服务职责。积极推动村(居)计生专干兼任村(社区)卫生计生监督信息员,做好计划生育的服务管理、信息收集和报告工作。

稳定和加强基层计划生育队伍。城市社区严格按照规定配备计生主任、1~2名计生专干,按照常住人口户数500:1的比例配齐计生协管员。积极探索解决农村计生主任退职养老保障难题。胶州市为所有村(社区)现任计生主任购买综合保险,即墨市探索在提高现任村(社区)计生主任待遇的基础上,建立村(社区)计生主任退职待遇落实机制。加大对村(社区)计生工作人员的业务培训,2016年全市基层计生工作人员实现普遍轮训。

计划生育家庭发展

医养结合工作

医养结合工作实现新突破,探索构建医养融合服务体系。作为医养结合工作牵头部门,与民政局、人社局等部门密切合作,通过医疗机构和养老机构的多方式有效结合,探索建立"医中有养、养中有医、医联结合、养医签约、两院一体、居家巡诊"六种医养结合服务类型。2015年12月4日,全国医养结合工作会议在青岛市召开,推广青岛市经验做法。2016年6月青岛市被国家确定为第一批国家级医养结合试点单位。中央电视台《新闻联播》、《人民网》等相关媒体进行相关报道。先后三次在国家卫计委、联合国人口基金会、世界卫生组织等相关部门联合举办的国际研讨会上代表中国作主旨发言。

出台文件为医养结合工作提供政策保障。青岛市政府认真贯彻落实国务院办公厅转发的国家卫生计生委等9部门《关于推进医疗卫生与养老服务相结合的指导意见》,2016年4月,出台《青岛市关于促进医养结合服务发展的若干政策》,主要在医养结合机构的功能用途、促进医疗卫生和养老资源融合、规划土地、税费和价格、投融资和人才等六个方面进行政策规定。明确医养结合机构的功能用途、医疗卫生和养老资源融合三项政策,规划布局、供地、地价、鼓励将存量房屋转为医养结合用途等土地政策、以及税费和价格优惠政策、多种渠道的投融资和人才队伍政策等。2016年8月,青岛市卫计委会同市民政局共同出台《关于做好医养结合服务机构许可工作的通知》,明确办理医疗机构或养老机构的要求,明确规定建立首接责任制度。对卫生计生或民政部门违反相关规定,任意提高许可标准、人为设置准入条件、互相推诿扯皮或不作为的,按照有关规定予以问责。建立联席会议制度。市、区(市)卫生计生、民政部门建立联席会议制度,每半年召开一次联席会议,研究解决医养结合工作中存在的困难和问题,提出下一步工作措施,打造"无障碍"审批环境。遇到特殊问题随时召开会议,确保医养结合工作顺利开展。

建立医养结合工作模式的六种类型。主要通过三种途径提供六种医养结合类型,推进医养结合工作向纵深发展,进一步扩大受益人群,初步实现医、养、康、护一条龙服务。

第一种途径是利用自身的医疗资源提供服务,包括两种类型:一是医中有养。鼓励二、三级公立医院转型为老年医院、护理院或开设老年专护病房,提供医养结合型医护服务,18家医院实现转型发展。二是医联结合。大型公立医院与社会办医养结合型医疗机构建立医联体。医院将优质医疗资源下沉至医养结合机构,提高医疗资源的整体效率,为医养结合机构提供优质、连续、方便、有效的医疗服务。

第二种途径是与养老机构联合提供医疗服务。包括两种类型:一是养中有医。在养老机构中建医疗机构,两个机构共同开展医养结合服务。按照"非禁即入"的原则,积极鼓励社会资本兴办各类医疗机构。2016年全市具有医疗资质的养老机构有71家,其中,具有一定规模的养老机构(共计养老床位6229张),在市卫生计生委设置的医疗机构14家,设置医疗床位858张。二是养医签约。对于没有条件办医疗机构的养老机构,通过与附近医院签约的形式,由医院承担养老机构的医疗服务。养老机构与医疗机构签约62家。

第三种途径是通过基层卫生服务机构开展养老服务。一是两院一体。在农村以胶州市里岔镇为代表的新建卫生院的同时建立敬老院,统筹规划、统一建设,实行"两院一长",即卫生院院长兼敬老院院长,敬老院由卫生院托管。二是居家巡诊。在城市以社区卫生服务中心为主为周边居家养老的老年人提供医疗健康服务。承担起居家老人的巡诊业务,每年组织65岁以上的老年人查体一次,建立健康档案,并根据查体结果,开展有针对性服务。开展家庭出诊、全科呼叫、家庭护理、家庭病床等延伸性医疗服务。全市65家社区卫生服务中心和102家镇街卫生院组建全科医生服务团队,4000多个村居卫生室可以开展居家巡诊。

推进农村医养结合试点工作。选取平度市作为农村医养结合试点地区,在其镇街卫生院同时申办养老机构,与民政、人社协调给予资金、政策支持,为解决农村失能、半失能老人"医养两难"问题作出有益探索。

出生人口性别比综合治理

出生人口性别比综合治理工作实现新突破,在全国率先出台综合治理出生人口性别比工作规范,出台《青岛市出生人口性别比工作规定(试行)》。该规定进一步完善综合治理出生人口性别比工作机制,对全面落实孕情和出生性别公示、B超使用管理、终止妊娠药物销售和使用管理、终止妊娠手术审批和证明查验、住院分娩实名登记和直报、部门信息共享、行业机构许可准入、人员资质认定等制度进行规范,并有效加强对各级各类医疗保健机构、终止妊娠药品销售使用单位的监管。

多措并举,加大出生人口性别比综合治理宣传培训。举办2期全市出生人口性别比综合治理培训班,指导全市卫生计生系统和医疗机构规范开展工作。组织1次全市出生人口性别比综合治理"两非"案例点评会,研究解决重点难点问题。编印出生人口性别比宣传品、制作广告牌,大力做好出生人口性别比宣传工作,指导基层完成出生人口性别比综合治理宣传品的免费发放工作,为全市出生人口性别比工作的推进和完成省下达的目标任务打下良好基础。

加强督查,指导区(市)做好出生人口性别比综合治理工作。2016年先后3次对部分区(市)进行调研督导和专项巡查。印发出生人口性别比综合治理工作进展情况通报,推进工作开展。

计划生育利益导向工作

计划生育利益导向工作实现新突破,进一步完善特殊家庭保障政策。扎实落实人口法和省《条例》政策,先后2次向山东省卫生计生委提出关于修订省《条例》完善计划生育利益导向政策的书面建议,并在全省利益导向工作会议上发言,提出的关于城镇失业无业人员参照计划生育奖励扶助由财政兑现年老奖励的建议被新《条例》采纳。加强对新政策的研究培训,编辑汇总山东省条例利益导向政策调整部分讲义,对全市工作人员进行两批次培训,培训人员300余人次,并进行1次利益导向政策委内培训。指导区(市)实现新旧政策平稳对接。先后召开市人社局、市财政局等部门参加的利益导向政策调整协调会,专题研究省《条例》修改后相关政策调整衔接问题和区(市)卫计局分管领导、业务科长座谈会,对全市落实省《条例》利益导向政策工作进行部署。重点指导各区(市)做好省《条例》规定"城镇其他人员参照农村部分计划生育家庭奖励扶助政策给予奖励"政策与区(市)原自行出台失业无业人员年老奖励政策的衔接工作,确立依法落实、维护权益、防范风险、平衡过渡的基本原则,要求基层在科学论证的基础上尽快出台具体政策、抓好政策落地。

突出抓好计划生育特殊家庭扶助工作。开展全市计划生育特殊家庭调研。2016年1~3月,部署全市开展计划生育特殊家庭基本情况调研,要求各区(市)结合春节走访慰问,对计划生育特殊家庭基本情况、存在困难和基本诉求进行再摸底。各区(市)汇总上报独生子女死亡家庭3759户、独生子女伤残家庭3300户,为进一步完善计划生育特殊家庭保障体系打牢基础。督促计划生育特殊家庭保障政策落实。指导督促区(市)开展年度审核和系统录入工作,上报2016年计划生育奖励扶助、特别扶助目标人群测算表。配合信访部门及时处置失独人员集体进京上访1起、入省上访2起,对因基层政策不落实造成群众上访的坚决予以纠正。与市财政局、市人社局等5部门召开协调会,起草对市政府的报告,妥善解决钢丝绳厂和琴和实业公司退休独生子女父母一次性养老补助补差问题,1251名退休独生子女父母将得到补助金591.464万元。完善计划生育特殊家庭保障政策,起草《关于建立和完善计划生育特殊家庭扶助保障体系的意见(讨论稿)》和《关于计划生育特殊家庭扶助保障体系相关政策的说明(讨论稿)》,提出经济救助、再生育和收养服务、医疗绿色服务通道、养老、住房、创业就业、社会关爱、专项基金等8个方面的保障政策,为计划生育特殊家庭帮扶政策的全面落实提

供制度保障。

便民惠民服务有新进展。制发《青岛市卫生和计划生育委员会关于计生惠民服务实行首接负责内部流转制度的通知》,对群众咨询、办理、举报、求决、投诉、信访等工作实行首接负责内部流转制度,各区(市)落实情况纳入全市计划生育目标责任考核,保证群众诉求及解决问题更便捷、畅通。做好"三民活动"和群众咨询解答。完成各类市长信箱、政务服务热线、12356热线等群众咨询、反映问题200余件,答复行风在线、民生在线有关计划生育利益导向政策问题78个,群众满意率达95%以上。

"新家庭计划"项目试点工作

"新家庭计划"项目试点工作有新突破。根据国家卫生计生委《关于首批全国创建幸福家庭活动示范市的公示》等通知精神,结合青岛市实际,制发《市卫生和计划生育委员会关于提升家庭发展能力深入开展"新家庭计划"活动的意见》,对青岛市开展"新家庭计划"项目的总体目标、基本原则及主要任务进行部署,为该项目的顺利开展奠定基础。

指导国家级"新家庭计划"项目试点市南区金门路街道仙游路社区围绕家庭文化、家庭保健、科学育儿和养老照护四个方面,开展了医疗专家送健康进社区、健康服务大集进社区等宣传服务活动。

组织召开全市新家庭计划工作座谈会,调度各区(市)新家庭计划工作,并部署下一步全市新家庭计划重点工作任务;编印发放7000余册新家庭计划手册到各区(市),指导基层开展新家庭计划活动。

流动人口计划生育服务管理

流动人口基本公共服务

积极推进流动人口卫生和计划生育基本公共服务均等化试点工作。协调市人社局、公安局、教育局、民政局、建委、国土资源与房管局、住房公积金管理中心等8个部门,进一步完善充实《青岛市流动人口基

本公共服务指南》相关内容,特别是增加生育服务登记、居住登记、无偿献血、购房落户、积分落户、异地申请换领、补领身份证、困难居民医疗救助等新政策内容,统一印制313600册免费向流动人口发放。

建立均等化工作双月情况通报和工作交流制度,创办《流动人口卫生计生均等化和社会融合专刊》,逢双月25日编发,向全市推广各区(市)均等化服务和

社会融合试点经验与典型案例,推广经验做法和典型案例 21 例,同时向国家推荐宣传稿件 20 余篇,被《中国人口报》和《中国家庭生活报》刊发 10 篇。

扎实推进流动人口健康促进工作。制发《青岛市流动人口健康促进实施方案》,明确青岛市未来五年流动人口健康促进得主要目标任务和具体工作措施。与市疾控中心共同策划举办以"关注新市民健康,消除结合病危害"为主题的第 21 个世界防治结核病日宣传活动。进一步完善《新市民文明礼仪与健康知识手册》,增加文明礼仪、预防接种、合理用药知识、一氧化碳中毒的预防与救治等知识,统一印制 313600 册免费向流动人口发放,青岛市流动人口健康促进工作的做法被国家评选为优秀典型案例。

2016 年 1~10 月,全市为 69719 名流入人员建立健康档案,为 30469 名流入适龄儿童提供免费接种疫苗服务,提供儿童保健服务 22040 人次,为 9800 名流入孕产妇提供孕产期保健服务,为 1333 名流入孕产妇免费提供产前筛查,为 1033 名流入新生儿免费提供新生儿疾病筛查和听力筛查。为流动人口免费提供计划生育技术服务 150187 人次,免费提供孕前优生健康检查、孕前及孕早期增补叶酸 1159 人,为 858 名流入育龄群众发放住院分娩补助和长效避孕措施奖励,为 381 名流入育龄群众提供了困难救助和便民维权服务。

流动人口社会融合工作

积极推进流动人口社会融合试点。进一步完善青岛市《流动人口社会融合示范试点工作督导评估方案》,在全市开展流动人口社会融合示范品牌和示范社区(单位)创建活动,截止到 2016 年 8 月底全市培植社会融合示范社区和单位 36 个、示范品牌 19 个。在全市开展流动人口社会融合优秀案例征集活动,征集优秀案例 21 个,向国家推荐上报 8 个。

流动人口调查

圆满完成国家 2016 年流动人口动态监测调查和健康素养专项调查。组织实施 2016 年全国流动人口卫生和计划生育动态监测与健康素养专项调查,指导各区(市)完成三个阶段样本框的编制、2000 名流动人口个人及家庭现场问卷调查、问卷录入和审核工作,对各区(市)、镇街、村居 277 名调查员、调查指导员进行培训,完成对 2000 份问卷的信息质量审核。

完成 2015 年全市流动人口动态监测相关数据的汇总分析,起草《2015 年青岛市流动人口动态监测分析报告》。

流动人口积分落户工作

积极配合相关部门做好积分落户工作。制发《关于做好流动人口积分落户有关工作的通知》,明确积分落户中计划生育审核的内容、流程、计分标准等,并对各区(市)流管科长和具体审核人员进行培训;指导协调六区(市)中心血站和四〇一医院血站对全市 1673 名积分落户申请人员的计划生育情况和 317 名无偿献血进行审核,发现有违法生育和违法生育未处理的人员 42 例,均按规定标准进行扣分,并与本人进行沟通,为 255 名在青岛市无偿献血人员给予加分。积分落户推进过程中未出现任何群众投诉或争议的案件。

流动人口基层基础工作

强化流动人口和城市计划生育基层基础工作。落实流动人口在现居住地生育服务登记制度。制发《关于做好流动人口生育登记服务工作的通知》,统一规范登记表格和登记流程,积极推进网上信息查询、信息核实和个人承诺制度,缩短审核时间,简化工作流程。结合学习贯彻中央《决定》和省《条例》培训及流管科长工作例会等,对各区(市)流管科长和相关人员进行培训,1~10 月全市为流入育龄夫妻办理生育登记服务 2504 人,其中一孩生育登记 1653 人,二孩生育登记 851 人,为省内流入育龄夫妻办理生育登记 1864 人,为省外流入育龄夫妻办理生育登记 640 人。

制发《市直部门履行计划生育职责考核方案》和《市直部门履行计划生育职责责任书》,与市委组织部、市委宣传部、市人力资源与社会保障局、市财政局、市公安局、市城乡建委、市发改委、市法制办、市民政局、市工商局、市国土资源与房管局、市农委、市食品药品监督局、市中级人民法院、市文广新局、市广播电视台、市报业集团等 17 个部门签订统筹解决人口问题责任书。

筹备并举办中央、省驻青企业、高校和市直企业学习贯彻落实中央《决定》全面实施二孩政策培训班,参加培训人员达 140 余人。

配合山东省卫生计生委举行"2016 年全省流动

人口关怀关爱活动"启动仪式,市人社局、市教育局、市妇联、市计生协会、市疾控中心、市药管站、市妇儿医院和市中心血站等部门和单位参与启动仪式,并在活动现场开展政策咨询、义诊等服务活动。

健康教育与宣传

宣传教育工作

正面宣传鲜明有力。2016 年,全市卫生计生系统发表新闻稿件 26142 篇,其中,国家级媒体 1205 篇,省级媒体 4256 篇,市级媒体 20681 篇,无论是稿件数量还是质量均创历年之最。

青岛市卫生计生委两次承办市政府外宣办举行的关于医改、中医药发展的新闻发布会。在全市卫生计生系统内开展"局长、院长访谈""5·12 护士节""5·29 计生协会活动日""7·11 世界人口日""三伏养生节"等相关主题宣传。

全市积极开展正能量宣传,引发全国关注。发生在妇儿医院的"催泪红包"事件,全国各类媒体大量转载、报道。《光明日报》头版头条对此事进行大篇幅报道,网络媒体转载 2000 多万次,报纸、电视、电台等媒体也刊发近 1000 篇报道。2016 年 2 月"熊猫血少年"事件出现后,积极组织媒体对岛城医院、血站、积极献血的"熊猫侠"群体等救助"熊猫血少年"的感人事迹进行连续报道,报纸、电视、电台、网络等媒体发表近百篇报道,中央电视台《新闻联播》也对该事件进行专题报道,取得良好社会效果。3 月、9 月先后两次联合市委宣传部组织青岛十几家媒体开展青岛市援坦医疗队"爱洒非洲"先进事迹的集中宣传报道,中央电视台 CCTV-4 频道也播出青岛市援坦医疗队员的感人事迹。

社会宣传效果突出。2016 年,市卫生计生委在全市卫生计生系统内先后组织"'天使风采'微视频大赛"、"2016 卫生计生十大新闻人物(团队)评选"、"2016 年度和谐医患十大感人事迹评选"等活动,集中展示全市卫生计生工作成就和先进典型风采。先后推出"催泪红包"、"喂奶护士"、"打杜冷丁继续手术的医生"和"热血红嫂"等典型。

充分利用电视、广播、报纸、期刊、网络及手机短信等多种渠道,根据重要卫生日、季节和防控重点,通过专题节目、集中采访、在线访谈、专家讲座、印制发放宣传材料等多种形式,开展健康教育传播活动,宣传普及疾病防控知识,倡导健康生活方式。全年发放健康教育宣传品 80 余万份,组织专家讲座 500 余场次,报刊专栏 300 余期,《致全市居民的一封信》300 万份、"全面二孩"宣传画 60 万张,通过全市卫生计生系统工作人员,进村入户向群众发放,把卫生计生改革发展成效和各项便民利民措施及时告知百姓,营造良好的社会氛围,有效提高社会公共卫生防病能力。

与媒体战略合作不断深入。青岛市卫生计生委与《青岛日报》、青岛电视台、青岛人民广播电台等 10 余家新闻媒体建立战略合作关系,在上述媒体开办卫生计生健康教育专栏,定期宣传青岛市卫生计生行业创新、改革和服务成果,及时发布疾病防治等健康教育信息,全年报道播发 300 多期。各区(市)及委属各单位,驻青医疗机构,结合本地实际,积极与有关媒体合作,李沧区、崂山区、黄岛区、胶州市、城阳区等区(市)都与当地电视台、报纸、网络等媒体合作开办健康教育栏目,受到当地群众的欢迎。市中心医院与《青岛早报》合作开办的"金牌医生"、与《青岛晚报》合作开办的"聚焦健康热点,揭秘肿瘤治疗"均受到广大市民的关注和好评。青岛市市立医院、青岛市海慈医疗集团、青岛市妇女儿童医院、青岛市第八人民医院、青岛市中心血站、青岛市精神卫生中心、青岛市口腔医院等都积极开展纸媒、广播、电视、网络等宣传,树立医疗卫生行业良好的社会形象。

健康教育与健康促进

健康促进和健康教育工作进一步加强。组织召开"青岛市健康教育工作推进会"和举办"全市健康教育专业技术培训班"。派员参加中国健康教育大会、亚太地区控烟大会及省卫计委举办的 2016 年全省健康促进领导力培训班等多个培训班,提高青岛市健康教育业务能力。

健康促进示范区（市）创建有序进行。全市开展第二批健康促进示范区（市）创建活动，崂山区通过省级健康促进示范县（市、区）验收，并申报为国家级健康促进示范县，李沧区、胶州市通过市级健康促进示范区（市）验收。市北区、城阳区和胶州市申报为省级健康促进示范县（市、区）。青岛市健康促进示范区（市）创建现场推进会在崂山召开，为全市全面推进该项工作发挥示范引领作用。

打造健康教育与健康促进工作新模式。参照国家和省有关健康教育基地建设工作方案，制发《青岛市市民健康教育基地建设方案》，2016 年有 8 家单位提出创建市级健康教育基地申请，并组织专家对达到申报条件的单位进行验收评估工作，有 6 家单位达到健康教育基地评估标准。青岛市口腔健康教育基地的特色工作，在全球健康促进大会和全国健康教育大会上作为典型交流。

控烟工作稳步推进。组织全市开展"送烟＝送危害"宣传活动，普及烟草危害知识。积极参与国家吸烟危害案例征集活动，青岛市中心血站等 4 家单位报送的案例被国家卫计委征集为公益广告。开展第 28 个"世界无烟日"主题宣传活动，并利用展板在市级机关进行为期一周的展示宣传。活动期间发放控烟宣传材料 2 万余份，10 余家媒体对此进行宣传报道。

舆情监测和处置

加强舆情监测和处置。2016 年，山东省先后出现"济南非法经营疫苗系列案件""潍坊纱布门事件"等重大舆情，青岛市卫生计生系统加强与各部门、新闻媒体及商业网站的沟通合作，努力提升舆情监测、研判和预警能力，及时做好负面舆情调控和舆论引导工作，做到早发现、早干预、早消除。全年监测卫生计生舆情 120 余条，全部得到及时有效处理，没有出现重大舆情，确保城市公立医院改革、"全面两孩"政策实施等重点工作顺利推进。

发展规划建设

重大卫生项目建设

重大卫生项目建设驶入"快车道"。2016 年全市卫生项目建设加速推进，医疗卫生服务体系不断完善，群众就医条件逐步改善。

在建项目建设进度加快。青岛市市民健康中心和青岛眼科医院新院区建设工程基坑及支护工程基本完成，青岛市市立医院东院二期和青大附院东院区综合病房楼项目主体封顶，青岛市市立医院和青岛市海慈医院全科医生培训基地竣工并交付使用。

新开工项目有突破性进展。青岛市公共卫生中心建设工程年初立项，总体规划方案经市城规委研究确定，临时门诊建设基本完成，启动项目主体工程基础施工。位于平度的北部医疗中心建设项目完成项目土地预审、规划选址等手续，PPP 及可行性研究报告获批复，完成场地围挡和整理以及临时道路修建等工作并开工建设。

积极推进前期项目。青岛市第八人民医院东院区工程年初立项，规划方案、PPP 方案、可行性研究报告不断深化，建设用地拆迁工作基本完成，具备开工建设条件。积极开展"十三五"期间卫生重点项目论证工作，启动青岛市第五人民医院扩建、青岛市妇女儿童医院危重症救治中心、青岛市中心医院肿瘤中心等建设项目前期工作，纳入全市重点项目储备。

人口健康信息化建设

人口健康信息化建设取得显著成果。加强顶层设计，创新编制"互联网＋医疗健康"行动计划。2016 年，编制并经市政府印发《青岛市"互联网＋医疗健康"行动计划（2016—2020 年）》。该行动计划围绕"惠民、便医、助政、兴业"总体思路，制定"十三五"期间信息惠民工程、发展智慧医疗、推进智慧公共卫生建设、健全行业监管体系、拓展医疗健康发展空间、完善基础支撑体系等六大任务，确定青岛市人口健康云平台、青岛市居民健康信息服务系统、数字化医院建设等 8 个重点建设项目。建立人口全覆盖、生命全周期、工作全流程的医疗健康信息化工作机制,完善人口健康信息服务体系,实现居民健康信息和公共卫生、医疗服务、医疗保障、药品管理、综合管理等应用系统互联互通和业务协同。

实施信息惠民工程,加快建设居民健康信息服务平台。围绕破解群众就医"三长一短"问题、改善群众就医感受,在全市推广建设以居民电子健康档案为核心、覆盖全市居民的青岛市居民健康信息服务平台。平台有14所医院联网运行,居民电子健康档案"一号通"累计注册用户数突破200万,计划全市各大医院全部联网运行。通过该平台,居民持区域诊疗卡(健康卡)或社会保障卡,可在全市范围内所有接入健康信息服务平台的医疗机构进行实名在线分时段预约挂号、多途径诊间交费、检查检验结果实时查询,居民区域诊疗"一号通行、资源共享",实现电子健康档案和电子病历跨院连续记录和动态管理。

发展互联网医疗,大力推进数字化医院建设。推进以电子病历为核心的医院集成平台建设,指导全市二级以上医院依托"人口健康云"实施统一的医院信息化改造工程,完善临床信息系统,推进移动医疗。实现各临床应用系统、移动医疗系统、运营管理系统和电子病历系统的互联互通与共享调阅。推动二级以上医院电子病历体系达到国家四级及以上标准。

加强安全防护,不断完善网络与信息安全体系。印发《青岛市人口健康网络与信息安全检查工作实施方案》,组织全市二级以上卫生计生单位开展基础设施、重点信息系统和重点网站网络安全自查工作,认真梳理医疗健康各领域和关键环节的网络与信息安全,防患于未然。按照"谁主管、谁负责,谁运营、谁负责"的原则,进一步健全风险防控机制,明确人口健康网络与信息安全主体责任,加快健全数据安全管理责任制度。制定全市卫生计生系统信息安全行业标准,为卫生计生行业信息安全建设工作提供技术支持。

发展规划工作

发展规划工作统筹推进。规划编制工作取得初步成果。完成卫生计生事业发展"十二五"规划终期评估工作。完成《青岛市"十三五"卫生计生事业发展规划》和《青岛市区域卫生规划(2016—2020年)》编制工作,报市政府常务会议研究。

优质医疗机构引进取得重要进展。青岛市卫生计生委与四川大学华西医院签订《青岛市卫生和计划生育委员会—四川大学华西医院合作协议》,四川大学华西医院与青岛市将在重点专科建设、人才培养、技术创新与转化医学、医院综合管理和远程在线医疗等方面开展全面深度合作。积极引进协和医院优质资源,通过与协和医院加强沟通,双方就合作建设协和医院青岛国际医疗中心事宜初步达成一致意向。

组织人事管理

党建工作

组织开展"双学一做"教育,深入抓好党建工作。组织召开全委"两学一做"学习教育动员部署会,制发"两学一做"学习教育实施方案。成立领导小组及督导组,开展"亮出党员身份 争做岗位先锋"活动。对基层党组织按期换届情况进行专项检查,2016年8月,有165个基层党组织进行换届改选,配备党组织书记165名。严格组织生活会制度。3次组织委"两学一做"学习教育督导组对委属各单位党组织生活制度情况进行督导检查和现场观摩。督促指导各基层党支部建立"三册一簿"。畅通党员"出口",严肃处置不合格党员,经过党组织关系排查,查找失联党员243名,对11名违法违纪或不履行党员义务的党员给予党纪政纪处分。组织举办全委党组织书记研讨班,大众网等多家媒体进行宣传报道。举办市卫生计生委2016入党积极分子培训班。组织召开全委党群工作会议,制发《市卫生计生委2016年党建工作要点》、《市卫生计生委党委关于全面从严治党的实施意见》。建立领导班子成员党建联系点制度,落实领导班子成员党建工作"一岗双责"职责,加强对全委党建工作的组织领导;建立全委党组织书记抓党建责任清单,对全委党建工作实施清单管理。

人事制度改革

完成进一步深化医药卫生体制改革相关工作。继续做好公立医院法人治理结构试点工作。召开一届三次理事长办公会、出台《关于推进青岛市公立医院法人治理结构改革试点的指导意见》。完成市政府办公厅约稿,将青岛市中心医院法人治理结构经验做法总结上报。完成委属公立医院人员控制总量备案工作。核定委属 15 家公立医院的人员控制总量共计22051 名,并协调市编委办进行备案。协调成立市公立医院管理委员会。起草青岛市公立医院管理委员会的组建意见,提交市政府第 115 次常务会议通过,并提请市政府办公厅予以印发。推行事业单位职员制改革试点。经党委会研究同意在青岛市市立医院开展与行政级别脱钩、与卫生计生事业发展所要求的专业能力和水平相适应的职员管理制度试点工作。

干部队伍建设

加强委属单位领导班子和干部队伍建设。对委机关和委属单位 27 名干部进行调整备案;3 名事业单位副处级领导干部被提拔到正处级领导岗位。对2015 年新提拔的 3 名正处级领导干部、6 名副处级领导干部和 1 名委派制财务科副科长进行试用期满民主评议、组织考察。加强委机关干部队伍建设。1 名干部晋升到主任科员职位、2 名干部晋升到副主任科员职位。完成对 2015 年新提拔的 5 名正处级领导干部、2 名从基层调任机关的副处级领导干部进行试用期满民主评议和组织考察。做好领导干部个人有关事项报告工作。组织完成 2015 年处级领导干部个人有关事项报告工作,将 243 名处级干部的信息录入数据库并上报市委组织部。经过比对,有 6 名干部实际填报与查询反馈结果有一定差距,按照要求陪同委领导进行一对一谈话,予以批评教育或诫勉谈话。加强干部监督和管理。审核委属 6 个事业单位中层干部竞聘方案。严格因私出国(境)审查程序,印发《关于进一步加强县(处)级以上领导干部因私出国(境)管理审批及证照收缴工作的通知》,实行证照专人负责制和证照使用登记保管制度,与市公安局出入境管理部门建立联系制度,对退休、提拔等 42 人进行重新备案。自 2016 年 4 月起,未再办理在职处级以上领导干部因私出国(境)旅游手续。办理因公出国(境)备案 61 批次 164 人次。教育培训工作。举办第四、五期领导干部综合能力与素质提升研修班 110 人;组织举办第十三期全市卫生计生管理领导培训班 250 人;组织举办 6 期"卫生计生大讲堂"专题讲座,1200 余人参加。组织完成 2016 年度市委党校春秋季培训班、领导干部学法考法在线考试组织工作和青岛干部网络学院线下学习。完成首届 20 名青岛优秀青年医学专家第二批赴台培训工作,分两批组织 40 名青岛优秀青年医学专家赴北京、上海进修学习。完成卫生计生系统组织人事干部培训。

机构编制工作

协调推动市级卫生计生综合监督执法机构整合工作。设立青岛市卫生计生综合监督执法局涉及的相关人员划转、领导班子调整已经完成,省公务员局批复同意进行参照公务员过渡。协调完成部分单位机构编制调整。协调市编委办完成青岛第二卫生学校内设机构调整、市妇女儿童医院加挂牌子、市公民义务献血办公室更名等工作。

人事管理工作

加强机关干部队伍建设。制发处及处以下工作人员年度考核文件,细化考核指标,完善内部管理制度,明确了平时考核周期,每月对出勤情况进行汇总,前三季度平时测评 318 人次。完成网络机关公务员诚信填报 114 人。加强干部档案管理。在市委组织部干部人事档案专项审核中共审计档案 279 本,对"三龄二历一身份"进行重点审核。收集年度考核表、工资晋档表及各种入档材料 1000 多份。新接收委管干部档案 17 本,外地落实干部档案材料 1 人。举办干部档案培训班 1 期,培训人员约 80 人。做好军转干部安置。接收安置军转干部 4 名、士官 3 名、定向安置随军家属 2 名;办理机关及事业单位人员调配 10名、辞聘 53 名、工伤审批 32 名,完成原计生调查队 9人事业单位人员身份转入综合监督执法局公务员身份。完成委属单位工资总额审批。完成机关干部工资晋级、晋档,局直 15884 人次的工资年终及日常调整,委属单位 298 名新进职工的转正定级工作。完成社会保险基数申报及发工资及补扣社会保险工作和委属事业单位工资总额执行情况核查工作。办理2014 年 10 月后退休人员一次性退休待遇审核工作。

审批委属单位人员退休 149 人。解决多年以来困扰市计划生育药具站、原市计划生育科研所两家单位的工资统发问题，两家单位全部离退休及在职工作人员全部纳入财政工资统发。职称考试、评审及聘任工作。圆满完成 2015 年度卫生系列副高级专业技术职称评审工作，有 472 人获得副高级专业技术职务资格。完成委属单位专业技术职务评审专家库审核，共审核 703 人信息。完成对委属 25 个单位 2736 名工作人员的专业技术职称竞聘审核工作，对符合条件的办理聘任并兑现工资待遇。指导委属单位参加人事管理示范点创建。青岛市卫生计生委申报的 23 个单位进入评估阶段。在争做人民满意的公务员示范单位活动中，推荐 1 个直属单位评选。

人才引进工作

高层次人才工作稳步推进。协助引进紧缺急需高层次人才 22 名；推荐报送 2016 年享受国务院颁发政府特殊津贴人员 8 人，通过 2 人。推荐申报泰山学者青年专家 23 人，入围 3 人。推荐报送 2 人入选山东省高端人才智库。完成青岛拔尖人才（卫生组）初评工作。114 名优秀卫生高端人才（其中驻青 42 名、市属 72 名）参加青岛拔尖人才（卫生组）评审，圆满完成了初评工作。顺利实施各级各类招聘考试工作。校园招聘录取博士 18 名、紧缺急需硕士 54 名、带薪培训硕士 81 名、本科毕业生 7 名；公开招聘录取 12 名副高职称人才、30 名博士、185 名硕士、527 名本科及以下学历工作人员；完成 2016 年全国卫生专业初、

中级考试现场资格审核和全国护士执业资格审核与考务工作。2017 年校园招聘 10 月份正式启动，共计签约 22 名博士，166 名紧缺急需专业硕士和 4 名本科学历人才。组织开展 2016 年下半年公开招聘报名，参加笔试 1947 人。

科学发展综合考核工作

组织协调做好迎接 2015 年度市科学发展综合考核工作，完成的《关于 2015 年度省考核指标完成情况总结报告》和《关于 2015 年度市科学发展综合考核责任指标完成情况分析报告》等上报市考核办，青岛市卫生计生委荣获 2015 年度全市科学发展综合考核优秀等次。制定《关于落实 2016 年度省市科学发展综合考核责任分工的通知》、《2016 年度市直单位业务职能目标申报表》、《2016 年度公共卫生服务改善率考核办法》和《关于提高医疗卫生服务群众满意度整改方案》、《提高医疗卫生服务群众满意度整改落实台账》上报市考核办。

对外支援合作工作

2016 年分 3 批选派 13 名专业技术骨干进藏赴日喀则市开展评审、援助、调查工作。开展对贵州省安顺市的支援帮扶合作工作。接收安顺市的卫生专业技术人员 29 人来青实地考察、交流培训，支出培养及援助经费 31 万元，赠送 1 台三星 UGEO60 彩超机。

财 务 管 理

医疗服务价格管理

会同市物价局研究制订全市医疗服务价格调整方案。2016 年上半年，组织病理、口腔、泌尿等 19 个学科临床专家多次进行项目价格审核，会同市物价局、市人社局研究制订全市医疗服务价格调整方案。7 月，全市 32 家城市公立医院全部取消药品加成，实

施零差率销售，同步调整 6423 项医疗服务价格，其中实行市场调节价格 218 项。扩大知名专家实施范围，全市 19 家医院 555 名知名专家办理备案手续。经过 2015 年、2016 年两次大规模医疗服务价格项目规范和调整，青岛市推出新版医疗服务价格项目 7207 项，约占 2012 版项目总数的 80%，价格规范调整达到预期目标。青岛市医疗服务价格改革工作走在全国前列，受到国家卫生计生委、国家发改委等部委领导的

充分肯定。

跟踪督导，实时监控医改效果。通过业务培训、专家咨询、专题会议、实地督导、现场调研等综合措施，确保全市新版医疗服务价格的平稳实施。动态监控医院价格改革实施效果，针对发现的问题及时会同市物价等部门出台修订意见。医改监测数据显示，全市医疗服务价格补偿取消药品加成所减少收入的比例达80％以上，价格改革在规范医院医疗行为、优化医院收入结构、减轻群众就医负担、调动医务人员积极性方面发挥积极的促进作用，有力地支撑青岛市公立医院综合改革。

医药费用控制

多措并举，精准控费，病人医药费用负担明显减轻。为严控医药费用不合理增长，制定《2016—2017年全市公立医院医疗费用控制与考核办法》，增加控费指标，强化结果运用，多方联动控费。2016年，在控制医疗总费用、药占比、耗材占比的基础上，增加门诊住院均次费用、检查检验占比控制，细化控费指标，并将控费结果与医院等级评审、财政补助、医保支付挂钩，强化结果运用。统计数据显示，青岛市公立医院医疗总费用增长态势趋缓，病人整体就医负担有所降低。

严格执行医药费用定期通报制度。每季度汇总分析全市医药费用情况并通过市卫生计生委门户网站和金宏网在全市范围内通报公立医院门诊病人均次费用、出院病人均次费用、平均住院日、药品比重等情况，主动接受社会监督，提高医疗收费透明度，加大社会对医疗机构医疗收费行为的监督力度，强化医疗机构费用控制的意识。积极开展医疗收费巡查，认真落实价格公开与查询措施，及时查处群众反映的各种收费问题，妥善处理因收费引发的纠纷问题。

2016年，全市二级及以上医院医药总费用209.5亿元，比2015年同期增长14.91％，增幅增长2.39个百分点。医药总费用中药品费用81.34亿元，比2015年同期增长0.93％，增幅降低7.71个百分点；药品费用占医药总费用的38.82％，比2015年同期降低5.38个百分点。次均门诊费用289.39元，比2015年同期增长3.01％，增幅增长1.97个百分点；次均住院费用12192元，比2015年同期增长1.4％，增幅减少8.56个百分点。

医院经济运行情况

资产负债情况：全市公立医院、基层医疗机构的资产、负债、净资产继续呈现增长趋势。2016年，公立医院资产总额123.44亿元，负债总额74.20亿元，资产负债率60.11％；基层医疗机构资产总额20.16亿元，负债总额6.54亿元，资产负债率32.44％。

公立医院收支情况：全市公立医院总收入161.09亿元，同比增加27.05亿元，增长20.18％，其中，财政补助收入16.06亿元，同比增加7.83亿元，增长95.14％。总支出159.72亿元，同比增加24.63亿元，增长18.23％，增长较为迅速。收支结余0.64亿元，同比有所增加。

基层医疗机构收支情况：全市基层医疗机构总收入25.78亿元，同比增加4亿元，增长18.37％，其中，财政补助收入14.48亿元，同比增加2.79亿元，增长23.87％。总支出25.75亿元，同比增加4.18亿元，增长19.38％。收支结余－168万元，同比有所减少。

卫生计生资金管理

提高卫生计生资金管理的规范化水平。做好卫生系统银行结算资金的核算与监管，配合居民健康平台建设，新增对"一号通"平台的预交金进行核查、监督的职能。面对旧职能，集中力量全面、彻底地清理家底，将20年来借贷款等业务及历史资料逐一进行搜集、统计与整理，健全翔实、完整的历史档案；面对新职能、新业务，探索建立新型的资金运转及监管模式，抓牢流程管控，设置银行、医院、平台三方的资金流转、核查、对账流程与规则，追溯完成"一号通"平台资金的对账工作，确保平台资金的准确安全，以及新生业务的规范化运作。

建立常态化的分析报告制度。建立卫生计生资金定期分析制度，每季度统计、分析银行结算业务的收益情况，"一号通"平台入网情况、终端设备配置情况、开卡用户数量、资金流转情况、收益情况等数据信息，并形成书面报告，及时、全面地提供卫生计生资金管理数据信息。

出台管理制度，规范资金使用。制定《青岛市公立医院经济管理中心资金管理制度》，首次以制度的方式明确资金的使用范围与审批流程。

机关党委工作

学习型机关建设

全面推进学习型机关建设。年初制发《2016年市卫生计生委党委中心组和党员干部理论学习安排意见》和《2016年机关建设工作要点》，委机关党委每月下发月份理论和业务学习通知，对委机关理论和业务学习内容、形式作出具体部署安排，提出明确要求。委机关各处室（支部）坚持每月至少组织一次集中学习研讨，委机关"每月一讲"理论与业务学习和每季度一次专题报告会已形成制度，为创建学习型机关搭建平台。机关党委认真做好学习的组织协调，及时发放学习材料，统一配发学习笔记本和支部记录本，并通过不定期抽查学习笔记等形式检查督促学习落实，党员干部个人撰写读书笔记不少于1万字，形成浓厚的学习氛围。

"两学一做"教育活动

扎实开展"两学一做"学习教育。根据委党委的部署，制发《关于在委机关全体党员中开展"学党章党规、学系列讲话，做合格党员"学习教育的实施方案》，启动机关"两学一做"学习教育，扎实抓好各阶段学习教育，重点抓好党建工作责任制、"三会一课"、民主评议党员、党员党性定期分析、党员领导干部参加双重组织生活等制度的完善和落实。对委机关部分支部进行调整和充实，对委机关全体党员的组织关系及党费收缴情况进行集中理顺和规范，严格按照新规定及时足额收缴并补缴党费。筹备组织召开市卫生计生委机关党建工作述职会，并对机关党建工作进行测评。

党建工作

积极推进党建工作创先创优。深入开展"服务品牌"、"人民群众走进机关"、"优秀工作成果"、"优质服务最佳实事"等创先争优活动。市卫生计生委提报的"改进机关作风、服务人民群众"党建工作案例，作为优秀案例参加在市直机关会议中心举办的庆祝中国共产党成立95周年宣传图片展示，受到好评和表彰。推荐上报委2015～2016年优秀工作成果和创新成果。向市职工思想政治工作研究会推选党建工作研究优秀成果。

精神文明创建

深化精神文明系列创建活动。制发《青岛市卫生计生委2016年精神文明建设工作要点》和《关于开展"守护健康"服务品牌创建活动的实施方案》，拓展深化青岛市卫生计生系统文明单位、创城和军民共建等多项群众性精神文明创建活动，完成市卫生计生委承担的创建全国文明城市和双拥模范城等多项任务，市卫生计生委在市文明办组织的全市服务性行业座谈会上作经验介绍。评选命名卫生计生系统首届"双十佳"（10名文明服务明星、10名德艺双馨医务工作者）和16个文明服务示范窗口。推荐"催泪红包"爱心集体——市妇儿医院急诊室10名护士为青岛文明市民（唯一集体）、急诊室为市文明服务示范窗口候选单位。青岛市卫生计生委连年保持省文明单位称号。

积极为干部职工办实事。充分发挥机关工青妇群体组织的作用，为干部职工办好事、献爱心和排忧解难，对住院、亲属病故、生活困难的干部职工及时慰问，并给予适当救助。组织机关干部定期进行健康查体。完成机关干部配售住房等工作。机关工会先后组织机关干部参加市直机关第26届运动会，系统乒乓球、羽毛球、排球等比赛，并取得较好成绩，组织干部职工开展登山健身等健康有益的文体活动。机关妇委会组织机关女干部开展庆"三八"妇女节系列活动，并安排专科查体。机关党委与团委联合组建"市卫生计生委机关党员志愿服务大队"，组织党员志愿者到委属医院服务窗口开展志愿服务。开展"慈善一日捐"活动，发动机关党员干部踊跃捐款41200元。7月1日组织委机关党员干部开展无偿献血活动。

工会、妇委会工作

组织建设

制发工作要点，对全年工作进行部署；指导 9 家任期届满基层工会圆满完成换届工作任务。

"乡村医生建家"活动再收硕果。继黄岛区卫生计生局之后，2016 年 10 月，平度市卫生计生局组织 29 家卫生院成立乡村医生工会联合会，将 1200 余名乡村医疗从业者纳入基层工会组织，实现乡医入会全覆盖，中国工会网、中国科教文卫工会网给予报道。

加大工会干部培训力度。2016 年 1 月 21 日，举办青岛市卫生计生系统工会财务培训班，市卫生计生委直属单位、各区（市）卫生计生局、驻青医疗机构的 26 家基层工会 100 余人参加培训。

开展工会调研活动。积极组织基层工会广泛开展调研活动，收到调研报告 20 篇，经过专家评审，分别评出特等奖和一、二、三等奖。承办省医务工会"山东省卫生计生系统持续推进职工技术创新竞赛提质增效"调研课题，获全省工会优秀调研成果一等奖。撰写的《青岛市卫生计生系统持续推进职工技术创新竞赛提质增效工作调研报告》获市总工会 2016 年度全市优秀工运理论研究文章一等奖。

院务公开 民主管理

继续推进以职代会为基本形式的职工民主管理制度。全年指导 19 个基层单位召开职代会，审议通过议题 65 个，其中协调人事处、科交处、医政医管处等有关处室审议议题 15 个。

规范完善职工代表比例，在 2016 年职代会换届的单位中，严格审核换届方案，确保职工比例符合要求，确保职工的合法权益落到实处，此项工作列入 2016 年卫生计生委科学发展观考核。

送温暖活动

开展 2016 年元旦春节期间送温暖活动、"迎'五一'国际劳动节救助患大病困难职工"家庭活动。全委投入 17.8 万元救助 29 名患病致困职工互助保障会员、61 名患大病、低保及低保边缘家庭困难职工。

开展"慈善一日捐"活动。委机关和直属 27 个单位捐款 95.0286 万元，其中，为"慈善一日捐"捐款 91.2626 万元，为残疾人捐款 0.5 万元，为贫困儿童捐款 3.266 万元。

开展救助困难女职工活动。在 2016 年 3 月 7 日举办的"魅力天使 成就梦想"青岛市卫生计生系统庆"三八"系列活动暨职工文化艺术节启动仪式上，开展为系统困难女职工捐助活动，筹集善款 16240 元，全部用于救助系统内 14 名患大病特殊困难女职工。

开展慈善救助困难职工活动。经向市慈善总会申请，成立青岛市卫生和计划生育委员会慈善工作站，制发《青岛市卫生计生委困难职工慈善救助管理办法》，2016 年救助 45 名因患大病导致生活困难的职工共计 25.38 万元。

关心关爱女职工。在青岛市精神卫生中心、青岛市妇儿医院、青岛市口腔医院、青岛市市立医院共建立了 5 个"爱心妈妈小屋"，并于 2016 年 11 月 15 日顺利通过市总工会的验收，正式投入使用。

组织 94 名一线医务人员分两批到湛山疗养院进行为期一周的疗休养。开展"夏送清凉"活动。全委筹集款物 212 万余元，用于慰问一线职工。

建功立业活动

举办青岛市第三届"健康杯"技能竞赛颁奖典礼。2016 年 1 月 18 日，在青岛电视台 800 平方米演播大厅举办"一切为了人民的健康——青岛市第三届'健康杯'技能竞赛颁奖典礼"。市总工会主席于睿，市卫生计生委党委书记、主任杨锡祥，市卫生计生委党委副书记孙敬友，团市委副书记张丹丹，市妇联副主席王莉参加颁奖典礼并为获奖选手颁奖，市卫生计生系统各参赛单位分管领导、工会主席及获奖人员近 300 人参加颁奖典礼。

成功举办青岛市第四届"健康杯"技能竞赛。继续协调市人社局、市总工会、团市委、市妇联，开展青岛市第四届"健康杯"技能竞赛活动，先后举办优质护理服务、病理、非公医疗机构、中医"四大经典"等四项技能大赛,有554名职工在层层选拔的基础上参加比赛。其中,病理技能大赛,比赛内容、规模、参赛人数在全国名列前茅,受到多名国家级病理专家好评;非公立医疗机构急救技能大赛,引起社会广泛反响,中国工会网、中国教科文卫网、省卫生厅网站、大众网、青岛新闻等多家媒体给予报道。

与市总工会、市妇联联合开展"寻找传统医学达人"活动。收到来自乡医、民营及公立医疗单位的申报项目56项,经专家初审,有33人纳入范围。组建由22名专家组成的随访团对纳入范围的"传统医学达人"申报者进行跟踪评估。经过专家最终评审,有16名申报者入选青岛市"传统医学达人"。该项工作获青岛市总工会创新奖。

开展青岛市卫生计生系统"劳模、领军人才创新工作室"创建工作。与组织人事处联合制发《青岛市卫生计生委关于开展第二届劳动模范、领军人才创新工作室创建工作的通知》,有10个创新工作室纳入委劳模、领军人才工作室创建范围。

医务职工科技创新再添新成果。有3人被评为市职工技术创新带头人。有3个创新项目被确定为2016年山东省医务职工科技创新计划项目,每项获得5000元资助。

开展"安康杯"竞赛活动,有来自委属单位、各区(市)卫生计生局、驻青医疗机构及社会办医疗机构37家单位的1222个班组、32455名职工报名参加竞赛活动。积极组织职工参加全国职工安全卫生消防应急知识普及竞赛活动,有10970名职工参加全国职工安全卫生消防应急知识答题活动。

职工文体活动

举办首届职工文化艺术节。2016年3月7日,启动全市卫生计生系统职工文化艺术节,整个艺术节贯穿2016年全年,先后举办朗诵、演讲、摄影、情景剧、乒乓球、羽毛球、排球等一系列职工喜闻乐见的文体活动。6月25～26日,市卫生计生委首次选拔24名运动员组队参加在济南举行的全省卫生计生系统第一届职工运动会,并在48支代表队中脱颖而出,获得团体总分第二名、道德风尚奖、最佳组织奖的好成绩。

女职工工作

始终坚持女工组织与工会组织同时筹备、同时选举、同时报批"三同时"原则,加强基层女工组织建设。2016年,委属5家单位工会任期届满,女职工委员会与工会委员会按照要求同时进行换届。

切实做好服务女职工和女职工权益维护工作。全面推行女职工特殊权益保护集体合同,2016年,委属单位全部签订集体合同。关心女职工身心健康,委属单位建立22个心理咨询室,开展职工"心理关怀"167场次,为1939名女职工开展心理服务,为12187名女职工进行妇科乳腺病健康查体。

在"三八"妇女节前夕举办"天使手工创意DIY作品大赛"。全委各级单位积极组织广大女职工精心制作,有283件作品参赛,其中手工制作119件,书法17幅、绘画17幅、剪纸10幅、十字绣20幅。部分优秀手工作品在庆"三八"活动仪式上现场义卖。在女职工中开展"书香三八"读书征文活动,征集45篇,择优上报34篇,其中5篇获得省医务工会"书香三八"征文二等奖,8篇获省医务工会"书香三八"征文三等奖,1篇获"书香三八"读书活动优秀奖。青岛市卫生计生委获优秀组织奖。开展"写家书·传亲情"活动,征集上报21篇优秀家书,其中有9篇获得省医务工会优秀奖。

荣誉称号

2016年,全委有105个集体和个人获得市级以上工会工作和女职工工作表彰。其中,1个单位被评为"山东省模范职工之家",1个岗位被授予"山东省工人先锋号"称号,1个岗位被评为"省三八红旗集体",3个岗位被评为"省级巾帼文明岗",1个岗位被授予"青岛市工人先锋号",1个岗位被评为"青岛市三八红旗集体",1个单位被评为"青岛市职工职业道德建设十佳单位",1个劳模创新工作室被评为第四批青岛市劳模(先进)创新工作室,1个劳模创新工作室被评为山东省卫生计生系统"创新工作室",1名职工获"全国五一劳动奖章",2名职工获省"富民兴鲁劳动奖章",1名职工被评为"山东省三八红旗手",1名职工被评为山东省卫生计生系统医德标兵,1名职工被评为山东省卫生计生系统医德先进个人,1名女职工被评为"山东省文明和谐职工家庭",1名职工被评为青岛市"三八红旗手标兵",5名女职工被评为"青岛市三八红旗手",4名职工被授予"青岛市工人先锋"称号,1名职工被评为"青岛市职工职业道德建设先进个人"。

团 委 工 作

青年思想引领工作

重心下移开展青年思想引领工作。认真落实群团改革相关意见,开展"走转改"大宣传大调研活动,到委属、驻青、区(市)26家单位开展调研活动,着力去除"四个化",增强"三性";开展直接联系青年工作,直接联系青年180余名;结合"走转改"调研活动积极了解青年职工现实困难,对团员青年关心关注的薪酬、职称、进修学习、规培等问题进行详尽了解和分析,为下一步做好服务青年工作打下基础;在学雷锋日、清明节、"五四"青年节、长征胜利80周年等节点,开展线上线下的宣传引导和爱国主义教育活动;继续开展"我的中国梦——奋斗的青春最美丽"、"青年STEP"等活动。

"青春建功"活动

以创新为导向开展青春建功活动。完成2014～2015年度市级青年文明号、全市卫生计生系统青年岗位能手评选命名工作,命名市级青年文明号72个,青年岗位能手45名;与团市委共同开展全市青年文明号无偿献血公益活动,全市各级青年文明号集体600余人参加献血活动,献血22万毫升,开辟无偿献血新的工作领域;开展"最美青年"评选和宣讲活动,青岛市市立医院关纯参与全市"五四"分享活动,崂山区孔存广获团省委山东省"最美青年"提名奖。推进"三创"行动融入卫生计生改革发展,与团市委共同开展青年"创客"讲座交流活动,引导广大青年立足岗位创新发展。

青年战线工作

全面推进青年战线工作。深入发掘、发现有凝聚力的青年社团,主动团结、靠前服务,将青年社团作为共青团工作的有益补充,纳入青年工作大框架,以青年社团的管理和引导为抓手,让共青团的工作手臂延伸,最大限度地联系服务青年;做好市青联医药卫生界别委员联系和服务工作,主动为委员们赠阅团报团刊,汇报交流青年工作,与团市委共同开展青联委员走基层活动。组织参加省青医协会员代表大会,市中心血站逄淑涛站长当选省青医协副会长,2人当选常务理事。

志愿服务工作

建章立制、有序推进志愿服务各项工作开展。2015年12月2日,正式成立青岛市卫生计生系统志愿服务总队,志愿服务工作持续推进,各级志愿服务组织日趋完善,多项工作制度得到落地和创新,志愿服务新项目层出不穷,全行业的志愿服务工作进入新的发展阶段。制定出台《青岛市卫生计生系统志愿服务工作管理办法》,印发2016年度志愿服务工作要点,全年开展志愿服务集中活动5次,举办2期志愿服务工作培训班;指导各区(市)和各单位开展志愿服务组织建设,中心医院志愿服务工作保障和激励措施取得突破性进展;开展社工＋志工工作模式调研,召开医务社工座谈会,妇儿医院成立社会公益部,试点成立大学生社工工作站,推进医务社工工作进入医疗单位。

基层团组织建设

深入推进基层团组织建设。继续推动团组织按期换届、团干部超龄转岗工作,指导市六医等5个基层团组织完成换届,青岛市口腔医院成立团总支并召开团员大会换届,选派两个卫校的团委书记参加全国中职院校团委书记培训班。

创新服务模式,建立网络化青年工作机制。充分发掘微博、微信等自媒体在团务管理方面的功能,积极推动开发志愿服务和团务工作手机APP平台,鼓励各级团组织以网络化思维和信息化手段开展工作,在团务管理、内外宣传、志愿服务等工作中实现及时沟通、随时响应,推动实现"青年在哪里,服务就跟到哪里"和"以适合青年人的作息时间开展工作"。

干部保健工作

组织机构建设

2016 年,按照全市干部保健工作安排,重点在"强基础、抓创新、出亮点、补短板"上下功夫,全力提升预防保健工作水平和医疗保健服务能力,推动全市干部保健工作持续健康发展。贯彻落实青岛市保健委员会第十五次全体成员会议精神,出台《关于提高部分离休干部住院床位补贴标准的通知》,自 2016 年 1 月 1 日执行。按照市委组织部、市人社局、市财政局、市卫生计生委《关于印发〈驻青中国科学院院士、中国工程院院士医疗保健工作暂行办法〉的通知》,确定青岛大学附属医院为保健定点医院、山东大学齐鲁医院(青岛)加挂"驻青院士医疗保健定点医院"并进行揭牌仪式。2016 年 5 月 31 日,山东省中医药大学青岛中医特色门诊暨青岛市市立医院东院干部保健中医门诊正式开业。组织相关保健基地医护人员进行业务学习,选送 31 名医护人员分别参加国家卫生计生委保健局、省保健局组织的保健业务培训,申报山东省保健科研课题 15 项。完善青岛市医学会保健学分会工作程序,依托学会加强以老年医学为特色的保健科研、培训和交流。推进在市第九人民医院建设老干部医养康护病房。按照"分级管理、分类指导"的工作要求,完善保健工作科学发展综合目标管理制度,开展对 10 区(市)干部保健工作调研活动及帮扶工作,拟出台"青岛市卫生和计划生育委员会关于进一步支持平度医疗卫生综合改革创新突破发展的实施意见",抽调 1 名工作人员赴平度挂职锻炼,协调推进平度国家中小城市综合改革试点工作;组织专家对青岛大学附属医院、青岛市海慈医疗集团、青岛市中心医院、青岛市第五人民医院等保健定点医院开展干部保健工作调研。

干部预防保健工作

健康查体工作稳步实施。启动重点保健对象个性化查体方案,在保证基本查体项目的基础上,优化 10 个备选查体包,由查体医院与保健对象沟通选择确定个性化查体项目。2016 年 3 月 11 日,印发《关于做好 2016 年度干部健康体检工作的通知》,在 40 岁以上的机关公务员中全面开展低剂量肺 CT 检查,查体时间从 4 月 11 日开始,10 月 28 日结束。3 月 18 日,在青岛市海慈医疗集团召开全市健康体检工作现场会。全年完成保健对象及一、二类医疗照顾对象 6365 人次,市直机关公务员 20115 人次,在职在编工勤人员 920 人次的查体。查体结果疾病顺位为脂肪肝、高血压病、高脂血症、甲状腺结节、慢性胃炎、高尿酸血症,筛检出疑似肿瘤病患 195 例,确诊 24 例;其中,通过肺部低剂量 CT 扫描发现疑似肺部肿瘤患者 93 例,确诊 18 例。针对查体发现的各种疾病患者,均给予及时处置和治疗。

健康教育与健康促进有声有色。2016 年在干部保健系统开展保健文化宣传活动,编制健康知识日日读本,向机关公务员发放 1 万余本。会同市直机关工会工委,继续在市直部门和单位举办健康知识讲座活动 31 场,受益机关干部职工达 5000 余人次。2016 年 4 月 15 日,市保健委员会办公室、市医学会保健学专科分会在八大关宾馆小礼堂举行全市保健工作人员"八段锦"培训班。7 月 21 日,邀请全国保健知名专家武留信举办"开展零级预防,主动管理健康"健康知识讲座,市直机关 500 余名公务员聆听了讲座。上报市领导和市保健委员会全体成员《青岛市干部保健信息》4 期;为重点保健对象等发放《新保健》等保健宣传册 1000 余份;上报国家卫生计生委保健局、山东省保健局、青岛市卫生计生委等保健信息 49 件次,被采用 3 篇。

健康疗养工作圆满完成。2016 年实施疗、养并举,拓展"疗"的工作内涵,7 月 5 日~9 月 2 日有 81 位副市级以上离退休老领导分四批参加疗养。市保健委领导边祥慧、副市长栾新等看望疗养老领导。在市卫生计生委、市保健委员会办公室协调支持下,青岛市市立医院对市北九水疗养院实施改造修缮工程,并于疗养季开始前顺利完工,加装餐厅电梯,全面整修疗养综合楼,各项疗养设施得到进一步完善,2016 年度疗养工作得到市领导的充分肯定,老领导的满意度达到 100%。

干部医疗保健工作

重点保健对象医疗保健服务进一步规范。由保健医疗团队和保健医生组成的保健联系医生制度进一步完善，保健医生参与重点保健对象的重大抢救治疗及会诊，有效保证重点保健对象健康管理无缝隙。组织市级会诊 61 人次，协调安排保健对象外出就诊 52 人次，组织协调重大医疗抢救 23 人次，上报重点保健对象病情报告 255 人次。在市保健办组织的重点保健对象医疗救治手术中，3 例早期肺癌及胃癌病人经过微创介入手术治疗效果明显。严格经费预算管理和使用制度，加强督导检查，确保干部医疗保健经费使用管理规范合理高效。为 604 人审核办理保健医疗证，其中优诊 5 人、副市级保健待遇 9 人、副司局级医疗待遇 1 人、一类医疗照顾待遇 235 人、二类医疗照顾待遇 255 人，按照上级要求，为 99 位离休干部审核办理副省（部）长级医疗待遇。

履职尽责，重大活动、重要会议医疗保健保障得到落实。按照"精心组织、周密安排、确保万无一失"的要求，上报全省保健机构工作信息统计及 2016 年执行保健任务人员政审工作情况；圆满完成市人大十五届五次会议、市政协十二届五次会议的医疗保障工作和重大接待医疗保健任务 61 批次。圆满完成省级老领导来青疗养期间医疗保健和应急保障工作。

积极协调推进保健基地硬件建设。在市财政局、市发改委等部门的大力协助支持下，保健医疗经费、查体和保健门诊运行经费等及时到位，确保保健基地建设和医疗保健服务的顺利进行。2016 年 12 月 23 日，市委副书记杨军带队赴青岛市市立医院东院、青岛大学附属医院崂山院区调研医疗保健工作，听取相关医院保健工作开展情况及存在问题汇报；实地考察两个综合楼建设情况。市委副秘书长陈月敏，市卫生计生委主任杨锡祥，副主任、青岛市市立医院院长宣世英，市财政局副局长陈伟，市城乡建设委副主任、市建管局局长杨湧，市社会保险事业局局长刘卫国，市保健办公室主任师晶洁，青岛大学附属医院院长王新生参加调研。青大附院崂山院区二期工程已于 2016 年 8 月封顶，计划 2018 年投入使用；青岛市市立医院东院二期于 2016 年 12 月封顶，计划 2018 年投入使用。两所医院综合楼建设如期竣工启用后，随着优质医疗保健资源的扩充配置，医疗条件及环境将得到根本改善。

推进医养结合病房建设。市保健委员会办公室会同市委老干部局多次调研论证，经市保健委员会第 15 次全体成员会议研究同意，在市第九人民医院开展老干部医养康护病房建设工程，协调市财政投入 100 万元对病房综合楼一期 36 张床位实施改造，具备入住条件。2016 年 12 月 14 日，市委组织部副部长、老干部局局长姜渤，市卫生计生委主任杨锡祥带队调研青岛市第九人民医院医养结合病房建设，查看九医离休干部医养结合病房建设，听取医院有关情况的汇报，并就离休干部医养结合病房建设及下步病房运行、离休干部医疗保健保障和服务提出要求，市委老干部局副局长张明、市保健办公室主任师晶洁参加调研。

保健信息化管理平台项目（一期）试运行正常。借鉴外地保健信息化的先进经验，结合青岛市实际，干部保健基本信息、医疗信息、查体资料及医疗费用一体化管理平台（一期）开发完成，2016 年 5 月 20 日通过安全风险评估和软件评测。自 2016 年 7 月起在青岛市市立医院开展保健信息化管理平台（一期）试运行工作，数据库完善并运行正常。

离退休干部工作

老干部服务管理工作

开展"春节送温暖"、"中秋敬老"老干部走访慰问工作；组织完成一、二类保健干部及普通干部健康体检及部分老干部随后的复查及住院安置工作；组织机关老干部参观黄岛中德生态园了解生态园建设及发展情况；提升机关处、科级退休干部管理服务水平，成立"卫计老友会"，实施自愿参加、自我约束、自我娱乐的会员制管理，在委机关与老干部之间，充分发挥桥梁和纽带作用；为老干部订阅报刊；为委机关 80 岁离退休干部订购生日蛋糕；为尹玉滋、李建栋等高龄老干部提供一对一上门医疗服务;协助机关党委为部分退休干部办理党组织关系转移手续。

召开全委老干部工作情况通报会,向老干部们通报全委 2015 年度重点工作完成情况及老干部工作情况;印发 2016 年度老干部工作要点;举办全委老干部网上党建平台应用知识及网络操作培训班;部署完成 2016 年度敬老文明号申报及复审工作,并积极协调争取市老龄委给予支持,确保 5 个申报单位均获得市级敬老文明号;由市卫生计生委推荐的市海慈医疗集团离休干部党支部荣获山东省离退休干部"优秀活动日"党组织。

关心下一代工作

召开委关工委第二次全体会议,总结 2015 年工作;印发年度全委关心下一代重点工作安排;邀请青大附院专家在全委青年医务人员中举办"医疗风险警示录"专题讲座。邀请市精神卫生中心专家为全委青年医护人员举办"保持健康心理,把握幸福人生"专题讲座。

老干部文化建设工作

成立全委离退休干部"杏林书画院"并举办离退休干部纪念中国共产党成立 95 周年暨红军长征胜利 80 周年书画摄影展,制作"杏林集萃"书画册。书画展被市委老干部局授予"全市离退休干部十佳特色活动";开展"军民庆'八一'书画笔会"和"敬老在圣德"书画笔会;组织参加市委老干部局离退休干部纪念中国共产党成立 95 周年暨红军长征胜利 80 周年书画摄影展,刘景曾等三位作者荣获一等奖,占一等奖项的 30%;圆满完成由市卫生计生委和市委老干部局联合推荐的"我身边的好党员"李桂美事迹演讲任务,在全市演讲比赛中入围受市委组织部表彰的前 100 名优秀党员,是市卫生计生委唯一的入围选手;组织参加市委老干部局举办的第六届老干部文化展演活动,荣获团体三等奖和优秀组织奖;成立"卫计影友大课堂"沙龙组织,为老干部提高摄影技艺提供交流学习平台;在老干部局《老干部之友》杂志上,开辟《祝您健康》栏目,由市海慈医疗集团魏陵博博士定期撰写、发布适合老干部养生保健的相关知识,受到好评。

老干部志愿者服务工作

市卫生计生委"健康盾牌"老干部志愿服务队被市委老干部局推荐评选"山东省老干部最佳志愿服务项目",组织全委老干部、老干部工作者及社会各方力量,全力进行网上评选,获得圆满成功;在全市老干部志愿者服务经验交流现场会上,作为市直部门唯一代表作典型发言;组织老干部志愿者赴新泰康老年公寓等开展义诊活动。为表彰、激励志愿者的奉献精神筹备奖励事宜。

信访安监工作

信访工作

信访工作求破题新,基础工作扎实有效,各项重点工作任务圆满完成,实现信访总量全面下降。2016 年,认真落实国家、省、市关于信访工作的决策部署,以深入推进信访工作制度改革和《山东省信访条例》贯彻实施为主线,努力推动"事要解决",各项工作取得新进展、新突破,保持全市卫生计生系统信访形势的持续平稳和三级"两会"、C20 会议、G20 峰会及党的十八届六中全会等重点时期的信访安全。市卫生计生委信访工作在 2016 年全国卫生计生信访工作会议上作交流发言。

抓难点重点,努力推动疑难信访问题解决。领导接访包案推动重点信访问题化解。制发三级领导大接访活动方案,确定包案案件和时间安排。委主要领导率先垂范,其他委领导按照工作分工,包案研究化解积案,推动所包案件化解到位。2016 年 10 月底,委领导包案 13 件,成功化解 7 件,信访三级终结 3 件,导入法定途径 3 件。区(市)卫计局、委属单位领导干部接访群众 187 人次,全部在基层得到办结,并化解 156 件,化解率 91%。特别是在办理中央巡视组交办的 2 件积案过程中，委领导亲自包案协调处理，并积极与上级沟通汇报，取得财政支持，用最多的诚心、艰苦的努力、化最少的钱，结服积案，赢得群众的满意。

信访积案攻坚化解活动取得明显成效。开展信访积案攻坚化解年活动，排查交办信访积案 11 起，按照"三到位一处理"和"息诉罢访一批、三级终结一批、导入法定途径一批"的总要求，因案施策、分类攻坚、个案突破，推动"钉子案""骨头案"有效化解。2016 年，市信访局交办 9 起信访积案成功化解 7 起，最大限度做到"清仓见底"。

卫生计生群体访得到有效遏制。针对群众关切度高、影响全市社会稳定的突出问题，成立处理失独家庭、苯丙酮尿症、脑瘫患儿和企业医务人员等突出问题处理工作小组，分管领导亲自带领工作组深入责任单位调研督导，统筹解决突出问题，相关业务处室多次集体约见群体信访代表，耐心解释政策，积极沟通联系，遏制越级群体访工作都取得阶段性成效，在 2016 年重要会议时期，没有受军队退休等群体访影响，未发生一起进京群体访。

抓基础建设，提升基层化解信访问题能力水平。信访基层基础规范化建设进一步加强。制定《关于进一步加强信访基础业务规范化建设的通知》，明确并落实登记、告知、转送、交办、督办、答复等各环节刚性要求和规定动作，对青岛市卫生计生系统畅通信访渠道、规范基础业务、加强基层队伍建设、落实基层责任等提出有操作性、针对性要求，以程序规范促进业务工作有效开展。

信访事项办理质量和效率明显提高。坚持问题导向与目标导向相结合，结合"两学一做"专题教育活动，积极开展多部门联合接访，方便群众及时就地提出信访事项。2016 年 1～11 月，委办理群众来信 105 件，接待来访群众 402 人次，与 2015 年相比，分别同比下降 30％和 31％；进京到省非访继续保持 0 人次。基层群众信访事项及时受理率、按期办理率普遍超过 95％，群众满意率均在 85％以上，委属 26 个单位中，有 19 个单位达到信访"三无"标准，群众对卫生计生信访工作满意率大幅提升。

信访工作队伍素质能力全面提升。将信访业务培训与信访值班相结合，制定值班培训计划，采取以工带训方式，开展分期分批分层次来委值班培训。2016 年，开展 7 轮值班培训，累计培训基层信访干部 14 人次。组织全市卫生计生系统 200 余名专兼职信访干部参加《山东省信访条例》知识测试，开拓信访干部视野，提升信访理论和业务水平。

抓重点时期，圆满完成既定工作目标任务。圆满完成中央巡视组转交信访事项办理任务。中央巡视组入驻山东省巡视期间，交办市卫生计生委 27 件信访案件，按期办结率、按期反馈率达到 100％，到期结服率达 100％，实现既定目标任务，办理效率和办理质量位于全市前列。实现重大活动期间"五个不发生"工作目标。围绕三级"两会"、C20 会议、G20 会议和党的十八届六中全会等重大活动期间信访稳定工作，提前制订预案，明确工作要求，落实包案领导，建立联动机制，组建值班队伍，及时妥善处置劝返 9 起进京信访老户，圆满完成信访维稳任务，为维护首都稳定和全省全市的社会稳定作出积极贡献。越级进京上访得到初步遏制。认真落实市信访局相关工作会议精神，强化对进京访的领导包案责任制，对 5 名越级进京上访量较大区（市）卫计局和委属单位进行督办，明确工作要求。建立完善越级进访台账，将 2016 年发生的进京到省走访案件全部向责任单位交办，并对进京到省走访情况实行一周一调度，一月一通报，争取短期内扭转我委越级访局面。

抓工作突破，群众满意度评价达到 100％。全年列入国家和省满意度评价件 11 项，为确保达到满意率为 100％，采取邀请信访人座谈听取建议、现场察看共商解决办法、前往住地征求意见等形式，认真办理每项投诉，经过努力，满意率全部达到 100％。

安全生产工作

安全生产工作稳中求新、认真履行监管责任，扎实开展安全隐患排查治理工作，实现"零事故"安全目标。2016 年，结合卫生计生实际工作情况，按照创标准、抓试点、树典型等要求，积极采取有效措施，夯实基层基础，细化安全责任，强化监督监管，真正做到"严找问题、细查漏洞、常补短板"。在安全教育培训、安全管理体系建设、日常安全生产监督管理等方面不断实现提升，实现"零事故"的安全目标。青岛市卫生计生委安全生产工作在 2016 年全省安全生产工作会议上作交流发言。

抓制度落实，安全生产责任进一步压实。召开安全生产工作会议。全年委领导召开委属单位安全生产工作会议 8 次，部署季度安全工作任务，提出具体要求。签订安全生产目标管理责任书。年初，市卫生计生委与区（市）卫计局、委属各单位及驻青医疗机构 43 个单位签订"年度安全生产目标管理责任书"，落实安全生产责任制。制定消防安全年度监督检查工作计划、建立各类会议、安全生产检查记录及隐患排查等工作信息台账。

抓工作创新，部分工作走在全市前列。在市直部门率先开展安全生产标准化创建活动。从2016年开始，利用三年的时间，在全市卫生计生系统分批开展安全生产标准化创建活动。率先在13个委属医疗机构开展创建活动，2017～2018年逐步在区（市）卫计局和民营医院等单位全面展开创建活动，并力争三年内全部达标，这项工作得到副市长黄龙华的表扬和市安委会领导的认可。与市安监局、公安局和质检局联合制发《青岛市医疗卫生机构安全生产标准化评定标准》，使基层在创建过程中，能更好地领会贯通，有标可依、有章可循，同时制发《青岛市医疗卫生机构安全生产标准化建设实施方案》，为扎实稳步地开展安全生产标准化创建工作，明确指导思想、任务目标和工作步骤。组织开展单位购买第三方安全服务活动。活动中制发《关于推行依靠专家查隐患促整改，提升安全工作上水平的指导意见》，在区（市）卫计局和委属单位全面推行单位购买第三方服务工作模式，有36个委属单位与第三方服务机构签订协议，2016年上半年第三方专家对委属医院全部进行检查，查出问题590个。培养典型，树立样板。按照"试点先行、示范带动、循序渐进、逐步推进"的思路，在深入调查、认真研究的基础上，筛选市中心医院进行试点。经过2个多月的试点创建，于2016年9月2日在市中心医院成功召开安全生产标准化现场观摩会。邀请专家指导点评，解答疑难问题。观摩会上展示医院引进的"智慧消防安全服务云平台"先进管理技术，有效解决日常防火巡查、用电安全、岗位责任制落实和对检查内容不知晓导致不愿查从而引起的失控、漏管等问题。通过观摩学习，进一步增强卫生医疗机构对标准化建设的直观认识，带动其他医疗机构开展创建工作，全面推进工作开展。

抓安全检查，问题隐患得到有效整治。继续聘请安全技术专业机构专家参与日常监管工作。2016年各区（市）卫计局专门聘请安全技术专业机构的专家对所辖的医疗机构进行安全生产检查，委属单位除聘请技术专家参与安全生产管理工作外，还定期主动邀请所在地的消防专家进行安全指导和检查，很多问题隐患在初期得到发现。开展5次安全生产大检查活动。根据不同时期和工作要求，分别组织委领导带队对委属等42个单位进行春节前后安全生产大检查活动，查出安全隐患37个；组织安全生产分片互查小组对委属、驻青和社会办医疗机构46个单位进行检查，查出安全隐患33个；联合消防局对委属26个单位进行消防安全专项检查，查出问题44个；组织专家和分片互查小组对公立和民营42家医院进行汛期安全和用电等情况进行检查，查出问题151个。紧盯问题不放，定期下基层落实整改情况。每次安全检查，坚持将发现的问题隐患进行统计，建立问题销号台账，使隐患整改情况一目了然。经统计5次安全生产检查查出问题590个，90％的问题隐患均整改完毕。

抓业务培训，基层安全管理水平得到提高。加强业务培训。4月举办全市卫生计生系统安全生产培训班，有70多个单位260余人参加。为有针对性地搞好培训，采取分级培训、专家授课、警示教育、参观学习、模拟演练等形式，进一步提高认识、明确责任、夯实基础、掌握方法，取得良好的培训效果。组织观摩消防演练。为扎实有效地开展消防演练，11月组织系统分管领导和工作人员现场观摩医疗机构消防演练，并专门邀请消防支队专家现场进行指导和讲解要领，与会人员对演练情况逐一进行评议，通过实地开展消防演练，提高工作人员的安全思想意识和应对突发事件事故的能力。

纪委监察工作

执纪审查工作

聚焦监督执纪问责，收到各类举报69起，分析排查出问题线索53例，发出函询5起，约谈2人。2016年，根据管理权限实施诫勉谈话13人次，其中，单位、处室主要负责人3人次；取消聘任资格1人；责令整改3例，根据管理权限提醒谈话5人次。

对市巡查组移交的 21 条问题线索,成立 4 个调查组,逐一进行初核。所有问题线索已全部完成初核,提出处理意见建议并与市纪委相关部门及巡查组进行对接。对查实的违纪问题,严格按有关规定立案执纪问责,对履职不到位的纪检监察工作人员实施问责。

强化执纪审查制度化、规范化、标准化建设,制发《关于进一步加强纪律审查工作的通知》、纪检监察谈话实施细则、函询实施细则,规范纪律审查工作程序,建立问题线索月报制度。指导委属单位作出党纪政纪处分 10 起,为市纪委执行"两规"和谈话任务提供医疗保障 12 次。

组织开展执纪工作"回头看",对 2015 年以来作出的党纪政纪处分,要求各委属单位召开专题会议,深挖根源,剖析原因,提出完善工作堵塞漏洞的具体措施,形成专门剖析整改材料,立即进行整改。同时开展专题警示教育,用身边的人身边的事教育警示干部职工。

巡查联络工作

组织迎接市巡查组对市卫生计生委的巡查和对妇儿医院的专项巡查,筹备召开巡查动员会、巡查汇报会、专项巡查动员、延伸巡查动员会、专项巡查反馈会等 7 次,组织提供材料 200 余份,联系联络谈话人 200 余人次,专题座谈会 4 次。

制发未巡先改工作方案,组织召开不同层面专题工作会 6 次,部署、调度未巡先改、边巡边改。委机关自查出各类问题 22 个,委属单位查找出各类问题 324 个,全部建立整改台账、明确整改时限,责任落实到人,按规定进行整改。组织违规收受"回扣"专项治理、制度廉洁性评估等两项活动。

党风廉政建设

推动建立责任清单,细化"两个责任"。代委党委草拟《关于落实党风廉政建设主体责任纪委监督责任推进全面从严治党的实施意见》,制定委监督责任清单,推动各级责任主体结合卫生计生工作实际制定"主体责任"清单,组织 1 次专题培训,指导委属单位制定"两个责任"清单,理清"两个责任"的边界,明确落实"两个责任"的具体内容,解决"两个责任"虚化泛化的问题。建立监督责任落实情况季度调度制度,召开 4 次委属单位纪委书记或监察科长会议,强化工作督导。

以学习贯彻准则和条例为重点,抓好党纪教育。为提升党员干部知敬畏、明底线、守规矩的意识,推动形成学纪、明纪、守纪的浓厚氛围,采取闭卷线上机答题的形式,分 6 批次,组织纪检监察干部、副处级以上党员领导干部、委属单部分重点岗位工作人员 376 人参加准则和条例考试,合格率达 94.1%。组织 1 次委属单位领导班子成员参加的"两个责任"专题讲座、1 次委属单位党委书记与纪检监察干部参加的准则、条例专题讲座。印发通知,组织委机关与委属单位副处以上干部参加全省统一组织的德廉考试。

"行风在线"工作

认真解决热线反映问题,提升群众满意度。2016 年上半年,热线办共受理转办市民反映问题 9665 件,其中,接听受理"12356"电话反映问题 6385 件,接收办理人民网市长留言板转办件 3 件,人民网市委书记留言板转办件 1 件,市政务服务热线转办件 2727 件,信箱转办件 461 件,政务短信转办件 88 件,以上各类来电来件全部按规定办结。每月写出分析报告,供领导参阅。

审 计 工 作

重点项目审计

将中央八项规定作为审计关注重点,进一步强化委属单位内审效能的发挥。密切关注当前审计监督重点,充分发挥基层内部审计的监督效能,以常态化的财务收支审计为基础,同时结合工作热点难点,在委属单位集中开展财务收支、"三公"经费和试剂耗材重点审计项目,使审计监督与当前热点、单位风险控制紧密契合。

2016年委属单位开展审计项目76项,审计总金额141.94亿元,提出审计意见被采纳1161条;新建内审制度10项,审核经济合同1826份,提出建议806条;审结工程276项,审减经费671.38万元,审减率11.65%,节约建设资金。

经济责任审计

以领导干部任期履责、守纪为重点,以单位经济活动的真实性、合法性为基础,组织实施领导干部经济责任审计。按照年度计划和离任审计委托,年度内开展领导干部任期和离任经济责任审计6项,平均审计任职年限6.7年,逐步消化往年积存的经责审计任务余量,初步完成领导干部任期5年轮审一遍的目标。审计资金总额21.5亿元,发现不规范问题涉及金额5.88亿元,审计期间纠正问题13项,涉及金额186万元,提出审计建议20条,规范被审计单位的经济管理。

审计培训

以人员个体能力提升为核心,开展多样化的业务培训和交流,提高审计队伍履职能力。举办“内审特色讲堂”系列活动。以年度内审重点工作为核心,以凸显优质内审项目、优秀内审人才的带动引领作用为特色,结合工作中遇到的实际问题,以计算机审计、车辆管理审计、审计文本和操作规范化为培训主题,举办“内审特色讲堂”系列培训,提高内审人员应用审计软件的能力,进一步规范审计文书和项目流程,推进内审质量管理,增强单位间的业务交流。

精选优质外部培训资源,提高审计培训效果和质量。统筹考虑,精心选择并组织参加适合卫生内审实际的外部培训,由国内知名医院内审专家对医院资产管理、审计外包、招标采购、内部控制等内容进行培训,培训面广,学习内容与实际工作紧密结合,提升审计人员的业务技能。

以培养锻炼审计新兵和年轻业务骨干为目标,全面提升内审队伍的整体素质。2016年度从基层单位抽调20人次参加委集中审计。每个审计小组,都从工作经验、业务能力、知识层次和单位性质等方面精心进行调配,新老结合,以老带新。

审计成果利用

采取多种方式,精心打磨审计项目质量,提升审计成果的利用效果。开展优秀内审范例观摩。从全委筛选7个优秀审计范例进行展示、观摩和学习,充分发挥模范带动作用,相互取长补短,提高审计工作质量。

积极打造审计精品项目。按照审计工作要点和文书规范性要求,对2016年度委属重点审计项目逐一进行考核验收,对审计项目逐一打磨,对各单位在项目开展和文书规范方面存在的问题予以提出并进行反馈,共同提升内审项目质量。

提升审计成果的利用效果。对集中开展的“三公”经费专项审计,审计处认真分析各单位内审部门发现的问题,从中梳理出各单位普遍存在的5个方面的问题,从普遍性角度出发,提出审计建议3条,通报至各单位,督促整改落实,提升审计成果的整体利用效果。

学术团体活动

青岛市计划生育协会

概况

1985年,青岛市计划生育协会成立,设立计划生育协会办公室。2008年12月,市委办公厅、市政府办公厅、市编委分别下文,撤销计划生育协会办公室,设立计划生育协会机关,列入群众团体序列,机关工作人员参照公务员法管理。市计划生育协会由市政府领导联系,业务上接受市人口与计划生育委员会的指导,会长由市政府分管领导兼任,配常务副会长1

名(正局级),专职副会长兼秘书长 1 名(副局级)。市计划生育协会机关使用事业编制 12 名(其中工勤人员编制 2 名),内设两个职能部:综合部和业务部。

2016 年,市计生协会机关在职常务副会长 1 人、专职副会长 1 人。在职工作人员 10 人。

主要职责

机关主要职责:宣传贯彻国家、省有关人口和计划生育法律、法规与政策,发挥基层协会组织网络优势和会员示范带头作用,动员、组织群众自觉实行计划生育。参与开展全市人口和计划生育重大问题的政策与动态研究,为市委、市政府提供相关决策意见和建议。协助政府相关部门,向广大群众普及计划生育、生殖健康和避孕节育等科普知识。协调社会力量,开展关怀困难计划生育家庭、关怀独生子女及其家庭、关怀女孩健康成长、关怀基层计划生育工作者等社会服务活动,对困难计划生育家庭实施帮扶救助行动。参与计划生育群众自治,反映群众在计划生育、生殖健康等方面的诉求,依法维护群众在计划生育、生殖健康等方面的合法权益。开展与国外及港澳台地区的交流与合作,发展同有关组织的民间交往与联系。

综合部主要职责:负责文秘、档案、人事、劳资、党务、财务、信息化建设、综合统计报表和行政、后勤管理工作;负责拟定全市计划生育协会工作发展规划和年度计划,负责起草印发综合材料和文件;负责组织、协调重大活动、重要会议和来信来访,处理机关日常工作,督办重要事项;负责计划生育协会组织建设、专职队伍培训和志愿者队伍建设;负责表彰奖励基层先进单位和先进个人的组织工作;负责离退休人员服务,完成领导交办的其他事务。

业务部主要职责:指导基层宣传贯彻国家、省有关人口和计划生育法律、法规和政策,发挥基层协会组织网络优势和会员示范带头作用,动员、组织群众自觉实行计划生育;参与开展人口和计划生育重点问题政策与活动研究,为市委、市政府提供相关决策意见和建议;指导基层协会参与计划生育群众自治工作,反映群众在计划生育、生殖健康方面的诉求,依法维护群众在计划生育、生殖健康等方面的合法权益;组织开展人口、计划生育、生殖健康和家庭保健的服务工作,组织开展"生育关怀行动"等各种形式的社会服务活动,协调社会力量,对困难计划生育家庭实施帮扶救助;指导基层开展群众性的宣传教育活动,向广大群众普及计划生育、生殖健康和避孕节育等科普知识;负责国际、国内项目的承接、实施和管理,开展国际、国内交流与合作。

组织建设情况

近年来,市计生协会根据中国计生协、省计生协有关规定和要求,以提升"三个服务"能力为目标,不断加强计生协会组织建设,完善组织网络,努力实现计生协会工作全覆盖。健全组织网络。2016 年,各区(市)基本建立起比较精干的计生协会领导班子,在卫生计生机构改革中保持机构、队伍的稳定,镇(街道)配备兼职秘书长,通过按时换届、组织整顿、评估认定等措施,不断加强和改进村(居)计生协会建设,形成"纵到底"、"横到边"的组织网络。各级认真落实《青岛市村(居)计划生育协会工作规范》,不断完善会议、计划总结、宣传服务、统计报表、档案管理等制度,实现计生协会工作的制度化、规范化运行。创新计生协会组建模式。各区(市)按照"规范、民主、实用、便于组织、便于活动"的要求,依托特色街区、商会和企业等,组建不同形式、不同类型的计生协会组织。2016 年,全市各级计生协会组织健全,村(居)计生协会建会率达到 100%,企业和流动人口聚集地计生协会组建率达 90% 以上,基本形成覆盖广泛、机构健全、队伍优化、功能增强、活动规范的计生协会组织格局。提升协会干部队伍素质。深入贯彻落实中央党的群团工作会议精神,深入开展调查研究,积极查摆整改薄弱环节,定期举办专题培训提升干部能力,不断保持和增强自身政治性、先进性和群众性,着力推动计生协会的创新发展。

主要工作情况

2016 年,市计生协会深入贯彻落实党的十八届六中全会和中央、省委、市委群团工作会议精神,围绕习近平总书记、李克强总理重要指示批示和中国计生协"八代会"精神,按照"一个中心三个坚持一个提升"工作思路,不断加强计生多元共治体系建设,在落实"全面两孩"政策中充分发挥生力军作用。

积极学习贯彻习近平总书记、李克强总理重要指示批示和中国计生协"八代会"精神。将学习贯彻中央首长重要指示批示和会议精神,作为当前和今后一个时期重要政治任务进行部署。召开全市计生协会工作会议,对贯彻落实会议精神及下步工作提出明确要求。充分利用媒体、网络、报纸等,将总书记、总理的重要指示批示和"八代会"精神宣传到每个协会组织、会员、志愿者和工作者。转发中国计生协学习贯彻"八代会"精神的意见,迅速掀起学习宣传热潮,推动会议精神落实。广大基层干部深受鼓舞,纷纷表示以更加饱满的热情、昂扬的状态和奋发有为的干劲,把思想和行动统一到中央的决策部署上来,推动会议精神的落实。

胜利召开六届二次理事会。4月1日,召开市计生协会六届二次理事会,审议通过六届二次理事会工作报告,调整理事、常务理事和副会长,副市长、市计生协会会长栾新出席会议并讲话。栾新充分肯定 2015 年以来计生协会的工作,并就新形势下如何因地制宜、因人而异开展工作落实"全面两孩"

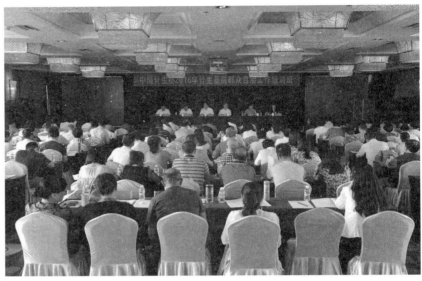

2016 年 9 月 12～13 日,中国计生协在青岛市举办计生基层群众自治工作培训班。

政策,如何有效承担更多社会服务职能提出要求。六届二次理事会的召开,为计生协会进一步围绕中心开展工作指明方向,为全面完成年度工作任务奠定基础。

组织开展"学雷锋、讲新政、献爱心"宣传服务活动。为深入宣传"全面两孩"政策,深化"生育关怀·计生助福"行动,组织开展以"学雷锋、讲新政、献爱心"为核心的宣传服务活动。5 月 27 日,在胶州市胶东街道举办全市计生协会"会员活动日"集中宣传服务活动暨福生食品"新市民青春健康俱乐部"启动仪式,各区(市)也纷纷在重要节点举办各类宣传服务活动。全年全市募集人口关爱基金 797.9 万余元。其中,黄岛区和即墨、胶州市募集资金超过 100 万元。实施计生特殊家庭帮扶项目,全市帮扶救助 600 户计生特殊家庭,举办心理辅导讲座师资培训,为更多计生特殊家庭提供心理帮助。按照要求开展省级以上青春健康示范点创建,5 家青春健康俱乐部被省计生协授予"山东省计划生育协会青春健康教育示范基地"。城阳、即墨等 6 个区(市)实施计生家庭保险项目,为广大计生家庭提供风险保障,全市投保总额达 625 万元,总体赔付率为 49.86%,城阳区实施的计生特殊家庭保险项目在 10 月 18 日中央 4 套《中国新闻》节目中播出。各类宣传服务活动的开展,有效推进群众性计划生育的宣传,推动"全面两孩"政策的落实,为计生困难家庭解决实际困难,也以实际行动践行雷锋精神和"奉献、友爱、互助、进步"的志愿服务精神,提升工作的规范化、社会化、科学化水平。

成功举办中国计生协计生基层群众自治工作培训班。9 月 12～13 日,中国计生协在青岛市举办计生基层群众自治工作培训班,培训班对创建第三批示范县项目点进行业务培训,对第一批创建示范县评估工作进行部署,并参观胶州市示范点创建现场。青岛市在基层计生民主管理、计生困难家庭帮扶、企业流动人口协会发展等方面的成功经验和示范点的创建,得到中国计生协高度评价和全国各省(区、市)的一致好评,在全国发挥示范引领作用,为计生基层群众自治工作进一步发展提供样板。

队伍建设得到加强。借中国计生协在我市举办计生群众自治培训班的有利时机,举办市计生协会基层工作人员暨计生特殊家庭帮扶项目培训班,邀请中国计生协、省计生协相关领导授课,对当前形势任务有更加清晰的认识。定期深入基层开展调研和走访慰问,了解基层实情,推动项目下移和工作有针对性地开展。按照省组织建设座谈会和委主任办公会要求,扎实推动以区(市)计生协会"入序、三定"为核心的基层组织建设。

青岛市医学会

2016 年,青岛市医学会进一步明确办会宗旨及业务范围,严格规范内部管理,不断强化内涵建设,积极创新工作方式,努力创建人民满意的公立医疗卫生服务机构,稳步有序完成全年的各项目标任务。2016 年,青岛市医学会被市科协评为青岛市科技社团一等奖。

学会组织建设

2016 年 2 月 23 日,召开 2015 年度学会工作会

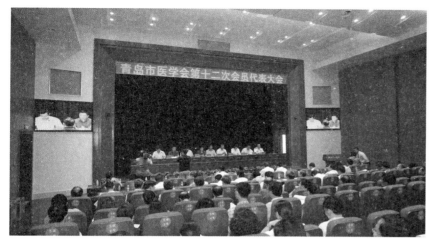

2016 年 7 月 12 日,青岛市医学会召开第十二次会员代表大会。

议。青岛市卫生计生委副主任张华、科教合作处处长李兵等领导出席会议。全市 62 名专科分会主任委员参加会议。会议听取 2015 年学会工作报告。青岛市卫生计生委领导作重要讲话。

2016 年 7 月 12 日,青岛市医学会召开第十二次会员代表大会。青岛市卫生计生委副主任张华主持会议,132 名学会会员代表出席大会。青岛市科协副主席刘刚,学会部部长苏文民到会祝贺并致辞。此次会员代表大会审议通过《第十一届理事会工作报告》、《第十一届理事会财务工作报告》、《青岛市医学会章程》修订说明、《青岛市医学会专科分会管理办法》修订说明以及换届选举办法。以无记名投票方式选举产生会长、副会长、秘书长。

组织完成病理学分会等 28 个专科分会换届改选工作;组织成立介入诊疗等 10 个青年委员会、烟草病等 9 个学组。

2016 年 3 月 9 日,组织召开麻醉学分会主任委员竞聘大会,6 月 17 日召开麻醉学分会换届会。

向科协学会部申报 2 个学术年会分会场,2 个重点学术活动;向科协国际部申报 3 个国际学术会议,均获得科协经费支持。

完成山东省医学会 100 余名委员,30 名青年委员推荐工作。推荐青岛大学附属医院赵桂秋申报中华医学科技奖。组织完成青岛市市立医院谭兰第十届中国医师奖推荐申报工作。

医学鉴定工作

截至 2016 年 11 月底,受理医疗事故技术鉴定 51 例,完成鉴定 28 例。16 例鉴定为事故,其中一级医疗事故 3 例,二级医疗事故 1 例,三级医疗事故 2 例,四级医疗事故 10 例。有 3 例程序正在进行中,20 例因种种原因中(终)止。2016 年 11 月 25 日,组织第四届青岛市医学会医疗事故技术鉴定专家库培训会,300 余名专家参加。

截至 2016 年 11 月底,为 90 名通过初审病残儿鉴定组织 98 人次市级鉴定,有 7 例需补充材料后再组织鉴定。2016 年 11 月 23 日,召开青岛市病残儿医学鉴定培训会,全市病残儿医学鉴定专家、基层工作人员 200 余人参加。

2016 年,受理计划生育手术并发症鉴定 2 例,完成 1 例,终止 1 例。

科技成果评价

做好全市卫生系统科技成果评价工作。2016 年 2 月,通过金宏网下发 2016 年度科研成果评价通知。2016 年受理评价项目 60 余项。

医师资格考试考核

顺利完成国家医师资格考试的考务工作。青岛考点 2016 年通过报名审核的考生为 4834 人,其中 3926 名考生在青岛考点各基地参加考试,其余 908 名口腔类别考生在济南参加考试。技能考试后,全市有 3345 名考生通过实践技能考试参加综合笔试。经过多方的努力,青岛考点的考务工作受到国家、省巡考员的一致好评。

医师定期考核工作稳步推进。根据省定期考核工作的统一安排,青岛地区于 2016 年 10 月 14～15 日对考试成绩不合格的人员以及漏考人员进行集中补考,有约 100 人参加。补考结束后,由省定期考核办公室统一发放合格标贴,2013～2014 年度医师定期考核正式结束。

继续医学教育

继续医学教育工作取得新进展。完成 2017 年 38 项国家级继续医学教育项目、83 项省级继续医学教育项目的申报工作。完成 2016 年度市级 436 项继续医学教育项目的网上申报、评审、公布、备案工作。2016 年验会 41 项,提出警告项目 1 项,取消其 2017 年度申报资格。

2016 年 2 月 18 日召开全市卫生系统继续教育工作会议,市卫生计生委副主任张华、人社局专技处处长李桂民出席会议,并在会议上讲话,对 2016 年的继教工作做出新的部署。2 月 27～28 日,召开卫生系统绩效管理专题培训,有 420 余名来自各级医疗机构的院长及相关科室负责人参加培训。3 月,委直单位全面启动继教信息管理平台,初步实现全市继续医学教育学分的电子化管理。组织 3 名妇产科专家,参加山东省人社厅举办的妇科内镜技术新进展暨手术演示高级研修班。6 月 24～25 日举办第三期青年临床科主任岗位胜任能力专题培训,有 50 名青年临床科主任参加培训。9 月 8～9 日举办第二期基层医疗机构管理能力提升培训班,40 名基层医疗机构的管理人员参加培训。11 月,通过金宏网发布 2017 年度市级继续医学教育项目申报通知,预计 12 月下旬完成网上评审。

其他工作

不断提高《青岛卫生计生年鉴》、《青岛卫生史志》、《青岛医药卫生杂志》的编辑、出版质量。完成第 1～6 期《青岛医药卫生》的编辑、出版和发行工作。完成 2016 版年鉴的编辑出版任务,完成 2015 版、2016 版年鉴发行及征订工作。史志编写工作有条不紊地进行。继续做好社会办学。全年开办中医针灸推拿班两期,招生 80 余人。

青岛市预防医学会

2016 年,组织开展学术活动、继续医学教育、科普宣传等工作,为青岛市公众健康作出贡献。

学会管理

严格按照学会管理办法,积极做好学会日常工作。2016 年 3 月,市民政局、市科协对学会法律法规及有关政策的执行情况、活动的开展情况、财务管理和经费收支及民间组织专用收据的使用情况等进行年审。经审核,学会在法律法规及有关政策的执行上、在财务管理和经费收支及民间组织专用收据的使用上均符合有关规定的要求,顺利通过民政局、科协年审工作。

申报工作

积极申报 2016 年度青岛市科协学术项目。2016 年 3 月,积极组织申报 2016 年度青岛市科协学术项目,最终

“全市医院感染控制新标准研讨会”入选 2016 年度青岛市科协学会能力提升项目——学术年会分会场项目,获得 1 万元资助。

学术活动

积极开展学术交流活动。2016 年 7 月 20 日,邀请广州市疾控中心党委书记王鸣来青举办专题讲座,全市疾控系统的中层干部代表以及现场流行病学业务骨干 100 余名会员参加讲座。王鸣书记就如何当好中层干部、如何培养现场流行病学调查中的科研意识两个方面进行讲解,取得很好的效果。

承办山东省流行病学年会。2016 年 11 月,学会承办山东预防医学会流行病学分会五届五次学术会议。来自山东预防医学会、山东大学及其他高校、各地市预防医学会等部门的 160 余名代表参加会议。会上山东大学专家进行专题讲座,进行优秀论文评选,并举行 PulseNet China 青岛市网络实验室正式签约、授牌仪式。

科研与继续医学教育

学会取得科研成果。2016 年挂靠单位承担完成的《城市室内灰尘中半挥发性有机化合物分布及其对儿童神经发育影响》获得青岛市科技进步奖二等奖。

组织申报继续医学教育,按时完成继续医学教育培训项目。2016 年,在挂靠单位的支持配合下,组织申报市级继续医学教育培训班 14 个,均按照计划顺利完成,培训各级会员 2600 余人次。

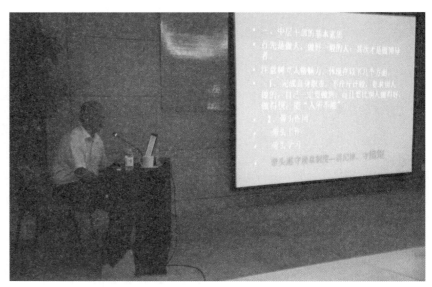

2016 年 7 月 20 日,青岛市预防医学会邀请广州市疾控中心党委书记王鸣来青举办专题讲座。

科普宣传

继续加强科普宣传工作。2016年，学会不断加强与新闻媒体的合作，围绕结核病防治日、计划免疫日、世界无烟日等重要卫生日开展播放电视公益片、数字电视健康专栏、公交移动媒体健康警示、广播电台专家讲座、报刊健康专栏等多种系列活动。3月24日是第21个"世界防治结核病日"，学会组织开展了以贯彻《结核病防治条例》为主题的结核病防治宣传活动，发放问卷80份、宣传资料300份，活动还吸引百度贴吧中的肺吧、肺结核吧的吧主们来到现场。4月26日，学会赴海尔集团（开发区工业园）开展《职业病防治法》宣传周活动，与职业卫生管理人员及职工代表进行座谈，了解企业职业病防治及职业病危害情况，就职工反映的职业病防治有关问题进行交流与问题解答，现场发放职业卫生宣传材料300余份。为更好宣传《青岛市控制吸烟条例》，自5月31日起，在全市范围内开展以"无烟生活，健康人生"为主题的2016年青岛市戒烟大赛，提高了群众对烟草危害的认识。为更好宣传《中华人民共和国食品安全法》，保障公众身体健康和生命安全，6月23日，学会依托市疾控中心举办食品安全风险监测实验室开放日活动，使师生、职工、群众代表进一步了解食品安全风险监测的相关法律法规、基本程序和检验检测要求，增强对食品安全检验检测能力的信心，提高了食品安全意识。

青岛市中医药学会

学会组织建设

完成社会团体年检工作，顺利通过市科协科技社团复审，被评为青岛市优秀科技社团一等奖。积极承担2016年青岛市第十届学术年会分会场、承办重点学术活动和重点科普活动等任务，被青岛市民政局授予"青岛市3A级社会组织"。向中华中医药学会和省级学会推荐专业委员136人，向市科协推荐青岛市科技创新智库专家11名，申报中华中医药学会科技奖2项、山东中医药科技奖21项（有8项获三等奖）。

学术交流与继续教育

组织举办各类学术活动40次，其中国家级中医药继续教育项目10项，省级中医药继续教育项目13项，市级学术会议17次，包括天津中医学院第一附属医院名誉院长、工程院院士、国医大师石学敏教授，天津中医药大学第一附属医院杨兆钢教授，上海中医药大学附属曙光医院肾病科何立群教授，北京大学第一医院肾内科程叙扬教授，南方医科大学病理学系耿舰教授，北京中日友好医院冯世纶教授，中华中医药学会肺系病分会主任委员张洪春教授，中国人民解放军总医院第一附属医院高飞教授等国内著名专家来青参加学术交流或专题讲座。举办11期"名师论坛"学术活动，邀请省内外知名中医药专家担纲主讲，学会会员参会1020人次。

中医药科普宣传

学会发挥专家和团体会员的专业优势，充分利用各种媒介，通过义诊咨询、社区宣教、发放宣传材料、制作网络课件等形式积极开展科普宣教工作，建立7个中医药文化宣传教育基地，举办200场中医药科普大讲堂活动。继续做好学会网站中医科普及政策法规知识栏目和青岛电视台"滋养有道·健康密码"养生专栏，做好《青岛日报》的中医专访，向广大群众宣传普及中医药知识。

7～8月，参与承办青岛市首届"三伏养生节"暨2016年"健康中国行"主题宣传活动，组织会员单位和有关专家开展义诊和科普宣传，对市民的健康问题进行指导和咨询。12月份，开展了第五届"青岛市养生膏方节"活动，活动内容涵盖膏方义诊周、膏方传统工艺制作展示、膏方论坛、"免费送膏方上门"服务，中

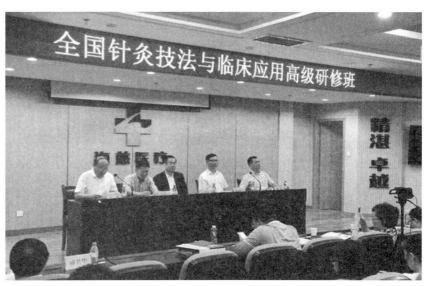

2016年9月10日，"全国针灸技法与临床应用高级研修班"在青岛市海慈医疗集团学术厅举办。中国工程院院士、国医大师石学敏院士（右三），市中医药管理局专职副局长赵国磊（右二）出席开幕式。

医膏方知识巡讲活动。

承担政府转移职能

为提高全市中医、中西医结合医疗机构中药药事管理水平,促进中药合理应用,学会成立青岛市中医(中西医结合)医疗质量监测考评控制中心药学分中心,其组成人员主要系青岛市中医药学会中药专业的专家、青岛市各级各类医疗机构中药药剂管理负责同志。开展 2016 年度全市中医(中西医结合)医院医疗质量考评工作,同时对有关中医(中西医结合)医院持续改进活动进行检查评估。开展 2016 年全市卫生系统优秀中医药学术论文、中医病历和中医护理文书评选活动,10 月 23 日,学会召开全市第五届中西医结合(中医药)学术交流大会,该会议是青岛市第十届学术年会的分会场,会上对 2016 年度青岛市优秀中医药学术论文、中医病历和中医护理文书获奖者进行表彰奖励,并进行优秀论文现场交流。

举办第十期全市养生保健指导医师培训班暨第二期社会性中医养生保健服务机构从业人员理论培训班。经考核,44 名医师及 1 名社会性中医养生保健服务机构从业人员成绩合格。

重要学术交流活动

2016 年 9 月 10 日举办"全国针灸技法与临床应用高级研修班",中国工程院院士、国医大师石学敏教授作《"通关利窍"针刺法治疗脑干梗死吞咽障碍的临床研究》专题报告,并现场演示"通关利窍"针刺法;天津中医药大学第一附属医院的芒针专家杨兆钢教授作《芒针的继承发展与临床应用》学术报告,并现场演示芒针针法。学会各团体会员单位针灸科、推拿科主任和个人会员中的临床业务技术骨干、省五级师承教育项目学术继承人、省级高层次优秀中医临床研修人才培养对象等 130 人参加学习。

2016 年 9 月 23～24 日举办"慢性肾脏病中西医结合诊疗新进展学习班",邀请上海中医药大学附属曙光医院肾病科何立群教授、北京大学第一医院肾内科程叙扬教授、南方医科大学病理学系耿舰教授等国内著名专家授课,来自全国各地 100 余名肾脏病专业技术人员参加培训。授课专家把肾脏病领域的新理论、新技术、新方法、新信息和亟待解决的问题毫无保留地传授给学员,活跃青岛市中医药学术氛围,提高全市肾脏病诊疗水平。

2016 年 9 月 24 日,举办国家级中医药继续教育项目"呼吸系统疾病中医经方论治高级研修班",邀请北京中日友好医院冯世纶教授、中华中医药学会肺系病分会主任委员张洪春教授、中国人民解放军总医院第一附属医院高飞教授、青岛市海慈医疗集团周兆山教授等国内著名中医药专家针对经方在临床中应用心得、研究进展等内容进行大会报告,旨在弘扬中医经方魅力、推广经方在临床治疗中的应用经验,促进经方更好的发展,来自全国各地的 220 名学员参加培训。

2016 年 11 月 24 日,市中医药学会会同市中西医结合学会、市针灸学会、市药膳研究会联合召开全市第九届中医药(中西医结合)学术交流大会,同时作为青岛市第十四届学术年会分会场。2016 年度青岛市优秀中医药学术论文、中医病历和中医护理文书获奖者代表以及学会理事、重点学科学术带头人、科室负责人、业务骨干等 150 人参加会议。大会进行优秀论文现场交流,同时向与会者发放 2016 年论文集《青岛中医药》一册。

青岛市护理学会

学术活动

举办 2016 年青岛市护理学会学术年会暨人文护理主题论坛。2016 年 6 月 18～19 日,市护理学会在济南军区第一疗养院八一礼堂举办"青岛市护理学会学术年会暨人文护理主题论坛"学术会议。会议邀请武汉协和医院护理部主管护理人文关怀工作的胡德英副主任和二位病房护士长、济南市中心医院肖凌凤副院长、上海中医药大学附属曙光医院护理部张雅丽主任分别进行《武汉协和医院开展护理人文关怀经验分享》《护理人文关怀模式病房的创建与成效》《运用知信行模式践行护理人文关怀》《赢在沟通》《护士长管理新思路》的学术讲座。来自全市 62 家医院的 390 余名护理管理者、临床护理骨干参加此次论坛。

举办"2016 年青岛市海峡两岸护患安全管理高峰论坛"。2016 年 10 月 15 日,青岛市护理学会在青岛即墨中信证券培训中心举办"青岛市护理学会年会暨海峡两岸护患安全管理高峰论坛"学术会议。首届"海峡两岸护患安全高峰论坛"邀请台湾实证护理学会理事长、台北荣民总医院护理部副主任周幸生和上海中医药大学附属曙光医院护理部主任张雅丽分别进行"护理信息系统与病人安全"、"患者安全与学科建设"的学术讲座。来自全市 32 家医院的 300 余名护理管理者、临床护理骨干参加此次论坛。此次论坛

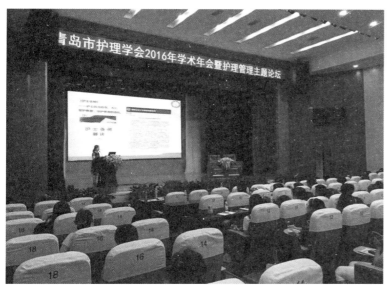

2016年6月18～19日，青岛市护理学会在济南军区第一疗养院八一礼堂举办"青岛市护理学会学术年会暨护理管理主题论坛"学术会议。

开启海峡两岸相互学习、共同交流的大门，大家在深刻领悟两岸护理专家专业素养的同时，对如何进一步保障患者安全及护理人员职业安全充满信心，纷纷表示将运用先进的理念及信息化切实为患者提供高品质护理服务。

成功举办2016年全市护理部主任能力提升培训班。2016年3月12日在青岛市市立医院学术报告厅举行2016年全市护理部主任能力提升培训班的开班仪式。会议由市护理学会理事长王玉玲主持，青岛市卫生计生委医政处处长吕富杰、副处长李维维出席开幕式，全市120余名护理部主任参加并接受培训。本期护理部主任系列培训安排5次讲课，邀请来自台湾以及省内外著名专家授课，特邀台湾护理学会陈玉芝老师讲授《团队资源管理，是一种新的品管及病安工具》；山东省立医院护理部主任、省质控中心主任李振香作《STAR行动 医院安全文化项目构建与实施》专题授课，就省立医院如何以安全文化为抓手，系统规范开展临床护理管理持续改进的实践做法为大家进行了讲解；原市立医疗集团李杨院长，从院长角度谈护理管理等。通过对全市护理部主任能力提升的系统性培训，以全面促进管理能力的提高和护理学科的发展。

成功举办循证护理理论与实践能力提升培训班。2016年10月13～16日，青岛市护理学会在即墨中信证券培训中心举办"循证护理理论与实践能力提升培训班"。会议邀请台湾实证护理学会理事长、台北荣民总医院护理部副主任周幸生博士，台湾阳明大学教授、临床护理研究所所长穆佩芬教授，复旦大学JBI循证护理合作中心主任、复旦大学护理学院院长胡雁，山东大学齐鲁医院（青岛）护理部主任、青岛市循证护理专业委员会主任委员刘晔，青岛市市立医院护理部副主任、山东省护理学会循证护理专业副主委于雁，青岛大学护理学院副教授、青岛市循证护理专委会副主任委员朱秀丽六位实证护理专家，担任授课师资。来自全省各地的15所医院的22名护理管理者、临床护理骨干参加此次培训。

各专委会分别举办学术讲座。全市48个专业分会，各自按计划开展了至少1次的学术交流、专业讲座等活动，丰富专业内涵，扩大临床专业护理技术人员的视野，密切医护之间的交流与合作，为推动护理队伍的建设和护理学科的发展起到积极的推进作用。

专科护士的培训

第三批"青岛市护理骨干高级师资培训"。为贯彻国家卫生计生委、中华护理学会关于加强临床护理师资培训的工作要求，为促进全市基本护理技术操作的规范化建设，培养一批业务精湛护理技术操作培训师资力量，以点带面，全面促进护理技术水平提升，并配合第四届全市青年护士技能大赛的举办，青岛市护理学会在职教育与培训专业委员会于2016年11月5日举办"青岛市第三批护理技术操作骨干师资培训班"，此次培训邀请各专业委员会专家进行操作标准解读、分组专项操作指导与考核。

第五期"雏鹰"青年护士长培训。为加强护士长队伍建设，促进医院规范化管理，根据全市护士长分层培训工作计划要求，青岛市护理学会在职教育与培训专业委员会于7月22日～10月9日举办为期两个月的第五届"雏鹰"项目培训，此次培训课程从专业岗位需求、自身业务能力提高、管理素质培养等多个层面对学员进行全方位培养和锻炼。10月上旬，66位学员进行"管理个案"汇报，由护理学会各位副理事长亲自担任评委，其中63位学员一批次通过，获得结业证书。

第三批青岛市PICC专项技术培训。为促进青岛市护理专科队伍建设，提升护理专业技能的规范性，根据市护理学会专科培训计划要求，第三批青岛市PICC专项技术培训班于2016年8月11日，在青岛市立医院东院区礼堂正式开班。此次培训班借鉴中华护理学会PICC专科护士的培训模式,结合青岛市临床护理工作需求的特点,进行严谨的课程设计,包括静脉通路:解剖、影像及实践,患者血管通路的评估与工具的选择,PICC置管与维护常见并发症的预防及处理,PICC药物治疗方案的评估,导管相关性血栓的护理进展。邀请了部分省内医疗、护理相关专家现场授课。此次专业培训,对我市PICC的规范化、专业化、标准化起到积极的推动作用。

第二届"血液净化专科护士培训"。为促进血液净化专业的发展,培养具有血液净化专业岗位胜任能力的专科护士,强化对血液净化基础理论、专业最新发展动态、建立专科安全操作模式等方面进行系统培训,与青岛市血液净化质控中心及青岛市护理学会共同合作,于2016年10月20日举办第二届"血液净化专科护士培训班",有21家医院的37名血透护士参加此次培训。会议特别邀请青岛市护理学会的王玉玲理事长,青岛市质控中心的邹作君主任,青岛市血液净化专业委员会的陈建民主委及各大医院血液透析中心主任、护士长进行授课。此次培训得到各级医院血液净化护理人员的积极响应,通过培训规范血液净化护理的规程和流程,提高各级医院血透室护理人员的专业水平,促进血液净化专业的发展。

第三届"助产专科护士培训"和首届"产科专科护士培训"。随着二孩政策的放开,2016年青岛市妇产科的工作量直线上升,为满足临床需要培养具有助产专业岗位胜任能力的产科护士,妇产专业委员会积极响应青岛市护理学会的号召,聘请知名专家举办临床实践高级研讨会、助产及产科专科护士培训班等,受到产妇、助产同行及医生的欢迎。青岛市护理学会妇产专业委员会于2016年8月13日举办"青岛市首届产科专科护士培训班"和"青岛市第三届助产专科护士培训班",邀请青岛市护理管理及妇产方面的专家为学员授课,深受广大学员的欢迎。分别培训产科专科护士和助产专科护士各20人,为各接产医院及时培训了业务骨干。此次培训为更好发挥专科护士的作用,共同提高助产专业护理水平,同时也为各医院培养优秀的助产专科护士,起到了积极的作用。

第二届重症护理专科护士培训。由青岛市护理学会重症护理专业委员会主办的"2016年重症医学年会暨第二期重症护理专科护士培训"启动会于2016年6月17~18日在青岛市湛山花园酒店成功举行。有37名专科护士和200名学员参会。会议特邀请中华护理学会副秘书长、重症专业委员会主任委员、中国医学科学院阜外医院副院长李庆印教授,山

东省护理学会副理事长、山东省质控中心主任、省立医院护理部主任李振香教授,青岛市护理学会理事长王玉玲教授,山东省医学会重症医学分会副主任委员、重症医学中心主任孙运波教授,青岛大学医疗集团院长助理高玉芳教授,青岛市市立医院重症医学科主任曲彦教授,青岛大学附属医院护理部主任魏丽丽教授授课。专家们的授课拓宽学员的视野,对推进护理人才队伍建设起到积极作用。

护理技能大赛

社区护士急救技能大赛。2016年8月17日,青岛市护理学会社区护理专委会承办了全市社区护士急救技能大赛。各社区、卫生院积极响应、踊跃报名,参加人数之多、报名范围之广、影响面之大尚属首次,共有127名选手报名参赛,参赛选手分别来自市南、市北、崂山、李沧、黄岛、莱西、平度、城阳、即墨、胶州的基层单位,达到了青岛市的全覆盖。此次社区护士急救大赛为促进青岛市社区护理专业的发展,进一步规范社区护理管理,加强社区护士的专业技术训练和能力素质建设,提高社区护理人员的专业技术水平起到了积极的推动作用。

2016年度学会继续举办第四届青年护士技能大赛、伤口护理个案比赛、"循道杯"循最美血管通道评选大赛、"临床护理动、静脉采血SOP项目"比赛等,极大地提高了护理人员的业务能力。

组织建设

2016年,为促进护理专业朝着更加精细化和专业化的方向发展,增设健康管理、外科快速康复、静脉血栓栓塞症护理、营养支持、护患安全管理等8个专业委员会。各专业委员会的成立,顺应临床科室精细化的发展趋势。

特色活动

庆祝"5·12"国际护士节评优活动。2016年5月10日,青岛市护理学会协助市卫生计生委医政处,在济南军区第一疗养院八一礼堂隆重召开"5·12国际护士节庆祝暨优秀护士表彰大会",对"青岛市十大杰出青年好护士"和39名"杰出青年好护士"、510名"坚守临床一线三十年好护士"进行表彰。市科协主席胡辛、市卫生计生委副主任周长政、市卫生计生委医政医管处处长吕富杰、市卫生计生委医政医管处副处长李维维、市医务工会主席邢迎春、市护理学会理事长王玉玲等领导出席会议。来自全市各区(市)卫

计局医政科长及护理专干、各级医疗机构分管护理院长、护理部主任、护理学会理事、优秀护士代表300余人参加大会。

为纪念"5·5"国际助产士日25周年,学会在全市卫生系统进行"十大金牌助产士、坚守助产二十年好护士"的评选活动。对评选出的"青岛市十大金牌助产士"及87名"坚守助产二十年好护士"进行表彰。

开展"健康中国、科普助力"活动。在公共场所健康义诊活动。在全市14处广场统一启动健康服务活动,148家医疗机构(三级医疗机构17家、二级22家、一级109家)、6家民营专科医院积极参与此次活动。1400余名医护人员为全市2.5万余名居民提供多途径、多形式的义诊和专业护理咨询,累计发放宣传材料4万多份,同时还开展免费测血糖、测血压、测体重、压耳穴等免费服务,传授健康保健操、急救自救知识和居家慢性病护理常识,受到社会好评。

为推动全市产科护理服务工作的可持续发展,满足孕产妇对专业保健知识的需求,促进优质护理服务工作持续开展,青岛市护理学会妇产专业委员会协同糖尿病专业委员会在全市各接产医院以"关爱孕妈妈,燕帽在行动"为主题,组织医院或社区开展义诊、咨询活动,发放各种宣传材料,大力宣传母乳喂养好处,借助教具,形象直观的介绍产科分娩相关知识,包括孕期保健、产前先兆、产程进展、快乐分娩、如何降低分娩疼痛,助产师及孕妈妈的配合、乳腺保健等知识,促进全社会的母乳喂养意识及爱婴医院的规范管理,提高妇产人员的服务意识与管理水平。

护理专家进基层活动。结合青岛市医联体建设和分级诊疗试点工作,39家二级以上医疗机构组织117名护理专家到所辐射的区医院、乡镇卫生院、社区卫生服务中心、医养结合老人护理院等机构,开展"传、帮、带"工作;并将此项工作常态化。他们定期组织护理专家到帮扶的基层医疗机构,根据当地群众的需求,指导护理工作,进行护理质量检查,帮助查找护理工作问题,消除护理工作隐患,传授护理工作经验,受到基层护理同仁的欢迎和好评,有助于进一步提升基层医疗机构的护理服务水平。

举办护理大讲堂活动。根据群众需求,34家二级以上医疗机构,组织82名护理专家走进学校、铁路、工厂、社区等单位,讲授日常突发疾病自我救护、绿色中医养生保健、糖尿病居家护理、卧床老年患者家庭指导等健康护理知识84次,1万余名群众和护理人员参加,取得良好社会效果。

青岛市卫生计生机构
工作概况

综 合 医 院

青岛市市立医院（集团）

概况　青岛市市立医院（集团）始建于1916年，由市立医院本部、市立医院东院、市皮肤病防治院、市北九水疗养院、徐州路院区、崂山麦岛社区卫生服务中心、东海路门诊、珠海路门诊、燕岛门诊、市级机关门诊、市级机关西部门诊组成，集医疗、教学、科研、保健疗养、公共卫生于一体，是青岛市市属规模最大的综合型公立三级甲等医院。医院先后获全国卫生系统先进集体、全国文明单位、全国创建文明行业工作先进单位、全国百佳医院、全国企业文化建设先进单位、全国医院文化先进集体、全国企业文化实践创新奖、山东省文明单位、山东省卫生系统廉洁行医树新风先进单位、山东省惠民医疗先进单位等荣誉称号。"生命绿洲"服务品牌被评为山东省服务名牌、青岛市十大品牌文化。

2016年，医院占地面积14.6万平方米，建筑面积20.5万平方米，编制床位2200张。年内职工3876人，其中，卫生技术人员3421人，占职工总数的88.27%；行政工勤人员455人，占职工总数的11.73%。卫生技术人员中，高级职称562人，占卫生技术人员的16.43%；中级职称1274人，占卫生技术人员的37.24%；初级及以下职称1585人，占卫生技术人员的46.33%，医生与护士之比1∶1.6。设有职能科室49个，临床科室84个和医技科室21个。

业务工作　2016年，医院年门诊量214.1万人次，比2015年同期增长8.8%，其中急诊21.5万人次，同比增长20.4%。住院病人10.4万人次，同比增长17.6%。出院病人10.3万人次，同比增长17.4%。实际占用床日为938856，同比增长10.7%。病床周转次数40.9次，同比下降1.5%。完成手术39515例，同比增长24.0%。平均住院日8.8天，同比降低6.4%。

业务收入　2016年，医院完成总收入26.07亿元，比2015年同期增长16.72%，其中，业务收入23.5亿元，比2015年同期增长11.04%。

固定资产　2016年全年固定资产总值12.15亿元，增加固定资产1.14亿元，同比增长9.38%。

医疗设备更新　医院新购万元以上设备252台件，其中百万元以上设备17台件，主要包括射频肿瘤热疗机、3.0T磁共振成像系统、1.5T磁共振成像系统、电子胃肠镜系统、超高清胸腔镜系统、超高清电子腹腔镜系统、彩色多普勒超声诊断仪、双板数字化X线机等。

基础建设　医院东院区门诊住院楼二期工程主体顺利封顶，全科医生临床培养基地竣工并投入使用。本部院区完成核磁共振新建机房项目，本部麻醉手术室B段于10月改造完成并交付使用，同期A段开始改造。北九水疗养院完成院内综合楼、餐饮楼、办公楼、宿舍区、监控室、办公网络的基建改造工作，完工项目建筑面积共计13515平方米。

卫生改革　推进城市公立医院改革,成立改革领导小组,先后召开城市公立医院改革动员会、集团首次全体医师大会、城市公立医院改革部署会。2016年7月1日起根据青岛市城市公立医院改革统一部署,全面取消药品加成,同时调整医疗服务价格,配套实行过渡期绩效改革,明确改革目标,聚焦结构调整,深化临床路径内涵管理,实行临床药物三线管理,临床药师参与合理用药指导,控制医用耗材源头,在全行业树立典范。

人才引进与培养实现重大突破。2016年,新特聘国际知名专家36人,正式获批山东省院士工作站,柔性引进科技部领军人才1人,任中华医学会专科分会副主任委员以上人才5人,实质引进学科带头人6人,形成国内外高端人才聚集的局面。培养泰山学者专家团队3人、省部级突出贡献专家3人,实现集团高端人才培养新的突破;定向培养的一批年轻新秀,经过国外顶级医院的执业培训,迅速成长为学科带头人和临床亚专业发展的标杆;青岛创业创新领军人才2人、市级优秀专家116人,各学科人才框架基本形成。

扎实推进规范化制度体系建设,完善多学科联合诊疗的专病治疗模式,形成以临床路径为标准的诊疗流程,医护协同配合,医疗质量持续改进,有效保障医疗质量和患者安全;实施专科化护理,细化护理专科发展方向,深化护理内涵,推行人文护理、感动式服务等举措,借助科学管理工具,创新优质护理服务特色。

坚持医、教、研并进发展,形成具有竞争力的微创技术群、专病诊疗群、优势亚专业群,搭建全学科参与的临床研究新平台,成立临床研究中心,建立专业科研团队,建立全方位的科研保障体系,形成科学研究体系的新常态,推进青岛大学第三临床医院规范建设,创新住院医师规范化培训的管理机制,启用多功能临床技能模拟训练中心,综合实力和学科影响力明显增强。

加强信息化建设,移动医疗全面应用于临床,为适应“互联网＋”医疗要求,2016年开启智慧医院建设,智能医疗建设先行试点,在国内率先开启智能云医院建设。结构化电子病历、医卡通全面上线,移动医疗、移动护理投入运行,智能医生工作站应用于临床,成为“中国医师协会智能医生工程示范基地”,智能医疗走在全国行业的前列。

百年院庆　2016年,医院迎来百年华诞,为此医院邀请加拿大渥太华大学心脏病院、美国德州医学中心休斯敦卫理公会医院、纽约大学RUSK康复医学研究院、哈佛大学医学院、新加坡中央医院、韩国延世大学医疗院Severance医院等14所国际顶尖医疗机构的50余位专家学者来院参加义诊和学术活动。举办27场以学术为特色的国际论坛,体现“百年市立”的治学传统,在促进与国际领先医学交流的同时,极大提升医院在国内外的知名度和影响力。

举办“百年市立”纪念活动,30场公益惠民行动、16场职工文体活动,300篇宣传报道,展现“百年市立”的文化底蕴和公益形象。百年院志和生命绿洲纪念文集的编辑出版,再现“百年市立”深厚的文化积淀。完成医院百年院庆专题片、形象片、公益片的编创和摄制工作,完成王训颍院长雕像、施诊所碑记的安放,医院历史文化墙和医院历史文化展厅的设计制作。围绕新版医院文化标识系统,更新门诊病房标识系统,初步建立统一规范的医院文化标识设计。对各院区环境、导引标示等进行美化亮化,新增和完善标识标牌、展示专栏1万余块。

医联体建设　深入落实国家分级诊疗政策,医院医联体工作不断扩大和深化。2016年9月1日青岛市市立医院(集团)揭牌成立。2016年,集团拥有38家理事单位,形成覆盖岛城8个区(市)、25个基层社区和乡镇的分级诊疗区域网。

医院以管理、技术、人才、信息为切入点,携手各医联体单位,充分发挥各自优势,取长补短,取得阶段性成效。

医联体内部分工协作机制初步建立,医院接收各医联体单位上转疑难危重转诊病人643人,向各成员单位下转慢性病和手术恢复期病人622人次,内部层级优化、急慢分治、上下联动的分级诊疗模式初步形成。

医联体单位人员双向交流更加紧密,建立派驻专家专项工作机制,高级专家常驻成员单位,通过定期坐诊、参与学科管理、病例讨论、业务培训、手术示教、远程指导等形式推动技术下沉,学科协作互助的长效机制逐渐形成,2016年全年派驻专家171人,累计接诊达13000余人次,开展手术348台次,疑难会诊126次,组织业务讲座362次。

医联体单位互联互通逐步深入,区域医疗云平台已现雏形,依托医院的智能医疗建设,与部门医联体单位率先实现远程心电网络、PACS系统互联互通,远程会诊系统也在逐步覆盖,为各成员单位疑难病例诊断提供技术支持,与包括市南区、崂山区、莱西市的12家医疗机构和社区卫生服务中心及下属的卫生站及卫生室的37家单位实现心电网络互联,与崂山区4

家卫生院接通PACS诊断系统,与青岛市第九人民医院、黄岛区人民医院、莱西市市立医院等开通远程会诊系统,为云医院建设提供有力支撑。

医疗特色　2016年,医院18个学科进入全国科技影响力百强榜,入选数量全省第四,稳居全省地市级医院首位。拥有山东省医药卫生重点学科7个,省临床重点专科18个,省临床重点专科建设单位1个,青岛市医疗卫生A类重点学科3个、B类重点学科21个。青岛市重点实验室4个。青岛市专科质量控制中心13个。

2016年,开展"零射线"射频消融术、DAA微创入路行人工全髋关节置换术、复发性直肠癌根治性切除手术、膝关节单髁置换术,均达到国内领先水平。完成髋关节镜下取出游离骨块,并成功进行髋关节盂唇缝合及髋关节成形术,是山东省公开报道的首例独立完成的髋关节镜复杂手术。完成省内首例放射性肠炎病变肠段切除术,完成颈段气管肿瘤气管切除＋胸段气管与喉吻合术,达到省内领先水平。成功开展后盆脏器切除术,全麻腹腔镜下低位直肠癌保肛类NOTES(经自然腔道)手术、气管超声引导下经支气管壁纵隔淋巴结针吸活检术(EBUS-TBNA)、内镜下黏膜剥离术(ESD)及内镜下肿瘤挖除术(ESE)、无痛气管镜下介入手术、巨大卵巢囊肿摘除术、结肠次全切除术、右腮腺肿瘤切除术＋肌皮瓣转移修复术、肿瘤深部热疗和全身热疗技术、放射性粒子植入治疗技术、肾透析的动静脉造瘘术等新技术、新项目。

科研工作　2016年,医院获各级各类科研项目立项53个,发表SCI论文92篇,其中影响因子5以上27篇,中文论文451篇,出版专著12部,获专利194项、国家自然科学基金课题5项、青岛市科技进步奖10项。

继续教育　医院是国家人力资源与社会保障部批准的博士后科研工作站、人民卫生出版社首家国内医学图书翻译中心、卫生部临床药师培训基地、国家科技部临床药物研究GCP平台、国家级住院医师规范化培训基地、国家级泌尿外科腔镜技能培训中心,成为医学人才的国家级培训基地。

2016年,医院外派国内大型综合性医院进修80余人次,参加国内外学术会议交流300余人次,接收外来进修人员109人。住院医师规范化培训基地结业考通过123人,通过率80.4%;新招收住院医师规范化培训学员430人。

医院拥有青岛大学医学院、南京医科大学博士后指导教师13人,在站博士后15人,拥有山东大学医学院、青岛大学医学院、南京医科大学等院校研究生导师391人。在岗统招研究生63人,毕业68人,接收本专科实习生912人。获得各级各类继续教育项目75项。

国际交流　2016年推进国际区域医学中心建设,积极打造高端人才团队。坚持"人才引领战略",持续开展重点学科、学科骨干人才专项培训和医院管理与医疗服务团队培训项目。接待美国、加拿大、韩国、德国、澳大利亚等25批次118名专家来院培训讲座、参观及合作洽谈;3人赴加拿大渥太华大学心脏病院进行专项培训,9人赴美国德克萨斯医学中心进行专业技术交流和培训;6批次30人赴韩国延世大学附属Severance医院进行相关教育培训和带教培训;完成19个学科45人次的国(境)外培训工作。2016年全年累计派出82人次赴国外医疗机构进行专业技术培训和交流。与加拿大渥太华大学心脏病院举办远程会诊5次,讨论疑难病例20余例。

精神文明建设　2016年,医院发展党员31人,全年收缴党费288.27万元,组织捐款13.83万元。加强社会主义核心价值观典型人物、典型事迹的宣传和培育,获得青岛市"最美医生、最美护士",市、局级服务示范窗口等美誉。加强正面宣传,全年刊发新闻稿件3485篇,官方微信、微博推送信息1300余条。医患和谐典型事例"青岛大度哥"事件被央视多家媒体追踪报道。

始终将党风廉政建设摆在最突出的位置,把纪律放在首位,建机制、立规矩、重教育、常督查,做好"两个责任"落实,多途径开展廉政教育和警示教育,新增权力运行和权力制约监督机制、党风廉政建设和反腐败工作责任落实机制等制度49项,修订差旅费管理办法、公务接待管理办法、公车管理办法等制度70项,形成党风廉政建设的长效机制,营造风清气正的政治环境。

组织召开第八届职工代表大会第七次、八次会议及第十一届第四次工会会员代表大会。组织院内外1062名志愿者参与志愿者服务2850人次,累计服务17472小时。组织志愿者下乡进社区义诊服务等公益活动16次。组织无偿献血304人次。

承担2016世界互联网工业大会、2016第三届全球知识经济大会、2016年二十国集团民间社会会议、2016年南澳洲访青、2016年国际教育信息化大会、第三届青岛国际技术转移大会暨2016美国创新企业技术洽谈会、第十一届中国—欧盟投资贸易科技合作洽谈会等重大会议和赛事医疗保障任务。对口支援区

(市)二级医院及社区卫生服务中心16家,定期召开对口支援联席会,促进对口支援工作的开展。

大事记

1月4日,医院召开第八届第七次职工代表大会暨第十一届第四次工会会员代表大会。

1月4日,医院举办2016年医学人文教育培训。

1月18日,医院举行2015年党建工作经验交流及2016年创新工作研讨会。

1月18日,医院召开2016年医疗工作会暨服务提升工作会。

1月,医院成立青岛市心脑血管疾病急救治疗中心。

1月,《中国医疗机构科技文献统计报告(2015版)》对外发布,医院近十年科技文献统计综合排名全省第五。

2月3~4日,市卫生计生委副主任周长政、薄涛分别带队来到院东、西两个院区,进行春节前安全生产督导检查。

2月6日,青岛市委副书记王伟在市卫生计生委主任杨锡祥、副主任张华的陪同下到医院走访慰问一线医护人员。

2月14日,覆盖全院护理服务区的98个"红衣咨询岗"正式运行。

3月1日,医院学术交流会议体系正式施行。

3月1日,医院本部急诊心内科病区启动运行,病区位于门诊楼负一楼,设床位28张。

3月20日,中华医学会心血管病分会"精准心血管病学"学组全国第一家合作示范基地正式成立并挂牌该院。

4月12日,中央电视台第四频道报道医院援坦医生孙龙的事迹。

4月15日,医院正式启动医卡通自助服务系统。

4月15日,医院本部急诊神经内科病区启动运行,病区位于门诊楼负二楼,设床位28张。

4月24日,"山东省医药卫生临床麻醉重点实验室"落户医院。

4月25日,医院举行"美国医院管理高级研讨会——梅奥医院管理最佳实践"。

5月16日,医院启动优质服务再造工程。

5月24日,医院举办青岛市卫生系统医疗风险防范及处理策略培训会。

5月28日,医院由原青岛大学医学院附属青岛市立医院更名为青岛大学附属青岛市市立医院。按照省教育厅附属医院批准时间为序,医院成为青岛大

学第三临床医院,宣世英任院长,谭兰、管军、池一凡任副院长。

6月3日,医院举办2016青岛药师论坛。

6月16日,医院启动全国首个区域智慧医疗云平台。

6月20日,山东省卫生计生委督导组来院督导住院医师规范化培训工作。

6月23日,山东半岛地区"肩痛学校"在医院揭牌成立。

6月24日,青岛市"企业家健康门诊"在医院揭牌成立。

6月26日,副总院长谭兰获得第十届"中国医师奖"。

6月,医院召开城市公立医院改革启动动员会,召开首届医师大会,部署医改工作。

7月1日,医院在全市率先成立视觉训练室。

7月1日,青岛市副市长栾新带队来医院视察公立医院综合改革运行情况。

7月1日,医院志愿服务大队成立。

7月1日,即日起医院落实公立医院综合改革要求,取消药品加成,同步调整医疗服务价格。

7月7日,医院"百年市立—大爱岛城"大型公益健康行活动首站启动。

7月11日,医院感染性疾病科启动运行,病区位于本部住院A楼一楼东段,设床位14张。

7月16日,中国医师协会妇产科分会"手拉手内镜·阴式手术培训班(华东区青岛站)"在医院挂牌成立。

7月16日,医院举办首届青岛市冠心病及心律失常论坛。

7月25日,医院成为国家神经系统疾病临床医学研究网络成员单位。

7月,在"护联网杯"全国护考挑战大赛中,医院初级护师队、主管护师队分别获得全国一等奖和二等奖。

8月9日,国内首家3D打印眼科应用研发中心落户医院。

8月10日,医院本部成立临床肿瘤会诊中心。

8月17日,医院杨芳、王莉莉、谭雪莹、朱宗平、郭庆圆获国家自然科学基金资助,资助总经费97万元。

8月17日,青岛市副市长牛俊宪带队来医院调研停车难问题。

8月25日,医院在科教大楼前举行王训颖院长

雕像落成仪式。

9月1日，医院科教大楼正式启用。

9月1日，以青岛市市立医院为主体，由青岛8个区(市)的35家二级以上医疗机构和基层医疗卫生机构共同组建的青岛市市立医院(集团)正式成立。

9月1日，青岛市市立医院(集团)举行"中国医师协会智能医生工程示范基地"、"青岛市市立医院住院医师规范化培训临床技能模拟训练中心"揭牌仪式，中国医师协会会长张雁灵、省卫生计生委科教合作处调研员王志峰等领导共同揭牌。

9月1日，医院在科教大楼学术报告厅举办"住院医师规范化培训"国际论坛。

9月2日，作为建院100周年的惠民活动，集团各院区8:00～17:00为病人免除挂号费，提供义诊服务。

9月2日，医院在青岛大学体育馆举行庆祝建院100周年职工文艺晚会。

9月3日，医院举办2016青岛现代医院改革和管理国际高峰论坛。山东省卫生计生委主任、党组书记袭燕，青岛市副市长栾新分别致辞。

9月4日，医院130名专家到10个区(市)的广场、社区进行义诊。

9月12日，山东省科学技术协会同意设立青岛市市立医院山东省院士专家工作站。

9月13日，国家发改委副主任胡祖才一行，在山东省副省长王随莲、青岛市副市长栾新等领导的陪同下到医院东院区调研。

9月17日，医院举办青岛市第一届肺癌高峰论坛。

9月21日，国家人社部信息中心党委书记翟燕立一行来医院东院区调研二代社保卡在门诊医卡通系统中的使用情况。

9月24～25日，医院主办2016青岛市市立医院眼科新进展国际论坛。

9月30日，医院调整安全生产委员会成员，安全生产实行总院长和党委书记共同负责制，两院区分设安全生产办公室。

10月10日，青岛市红十字会和中韩医疗团联合举办"青岛红十字中韩医疗团圆满完成第90次下乡义诊纪念活动"。

10月13日，医院东院区消毒供应中心刘启华护士长创新发明的"吸引头清洗架"获得"第一届中华护理学会创新发明奖"二等奖(一等奖空缺)。

10月18日，青岛市副市长栾新带队检查医院本部安全生产工作。

10月24日，医院召开2015～2016年科教工作总结暨人才与学科工作会。

10月24日，医院郁金泰、谭梦珊入选泰山学者青年专家。

11月9日，市卫生计生委同意医院将东海路门诊、珠海路门诊、燕岛门诊、市级机关门诊、市级机关西部门诊5处执业点作为医院的延伸点，纳入医院的统一管理。

11月10日，医院东院区成立疑难疾病会诊中心。

11月30日，医院全面开展安全生产标准化工作。

12月3日，医院举办"全国肺功能临床应用及规范化培训"。

12月12日，医院推进事业单位管理岗位职员制改革，对121名首次选择职员对应等级的人员名单进行公示。

12月14日，青岛市卫生计生委杨锡祥主任一行到医院东院区视察消防安全工作。

12月16日，医院东院区二期工程门诊住院楼主体顺利封顶。

12月20日，医院18个学科荣登2016年中国医院科技影响力全国百强榜。

荣誉称号 2016年，医院继续保持"全国文明单位"、"省级文明单位"荣誉称号，荣获2015～2016年度山东省数字化医院先进集体、青岛市2016年度事业单位人事管理示范点、青岛市优秀院士专家工作站等市级以上荣誉。

总 院 长：宣世英

党委书记：丁华民

副总院长兼东部医院院长：管 军

副总院长：池一凡、谭 兰

副 院 长：王冠军、刘双梅、李永春、闫泰山、温成泉、韩同钦

纪委书记：吴振军

工会主席：丁海燕

院办电话：82789017 85937700

传真号码：82836421 85968434

地 址：

本部：青岛市胶州路1号

东院：青岛市东海中路5号

皮肤病防治院：青岛市安徽路21号

北九水疗养院：青岛市崂山北宅北九水

网 址：www.qdslyy.cn

青岛市海慈医疗集团

概况 青岛市海慈医疗集团成立于 1999 年 12 月,是由原青岛市第二人民医院、市中医医院、市黄海疗养院组建的综合性医疗集团,现下辖青岛市海慈医院、青岛市中医医院、青岛市黄海医院,是全国文明单位、国家医师资格考试基地、国家中医药管理局国际合作基地、山东中医药大学和青岛大学医学院的附属医院,是 4 所医科大学研究生培养基地。中华中医药学会血栓病分会、市中西医结合学会、市针灸学会、全国针灸临床研究中心青岛分中心、市药膳研究会等机构挂靠在集团。2016 年,集团建筑面积 10.4 万平方米,开放病床 1551 张。实有职工 2049 人,其中,卫生技术人员 1838 人,占职工总数的 90%;行政工勤人员 211 人,占职工总数的 10%。卫生技术人员中高级职称 258 人,占卫生技术人员的 14%;中级职称 539 人,占 29%;初级职称 1041 人,占 57%。规范科室体系,设置职能科室 34 个,临床科室 41 个,医技科室 7 个。

业务工作 2016 年完成门诊量 103.91 万人次,同比降低 3.82%,其中急诊量 96496 人次,同比下降 2.8%;入院人数 40510 人,同比增长 7.2%,出院人数 40491 人,同比增长 7.5%,床位使用率 95.4%,同比增长 0.6%,床位周转次数 28 次,同比增长 7.7%,出院与入院诊断符合率 100%,同比持平,手术前后诊断符合率 100%,同比持平,好转率 84.5%,同比增长 1.8%,病死率 2.2%,同比下降 4.3%。

业务收入 2016 年实现总收入 100774.42 万元,同比增长 12.51%,其中,医疗收入 90492.65 万元,同比增长 7.27%。

固定资产 固定资产总值 75369.17 万元,同比增长 2.17%。

医疗设备更新 年内增添 16 排 CT、电子胃肠镜、全高新数字化关节镜、人工肝支持系统等 20 余台套大型医疗设备,总价值 1189 万元。

基础建设 完成全科医生临床培训基地建设项目,占地面积 1250 平方米,建筑面积 4488.64 平方米,楼体共四层,除主体建筑外,还配套建设给排水、电力、场地硬化、绿化等室外工程。该项目主要用于全科医生培训工作,可同时满足 100 名全科医生的培训教学要求。

完成 B 楼二层产科和中医妇科门诊搬迁改造;完成 B 楼五层中医儿科门诊搬迁改造;完成 B 楼一层大厅和查体中心区域改造装修;完成 D 楼自来水管网系统更新改造。

卫生改革 在信息化支持下自主开发综合绩效目标考核体系,将整个医疗服务过程打造成一个闭环系统。围绕着医院的战略目标,借用平衡计分法,形成 4 个总目标、23 个分目标和 4600 条子目标构成的三级连续闭环回路。每一个闭环中,依据 PDCA 的思路,设定流程。实现标准统一、地点明确、时间具体、内容翔实的可追溯管理。

开展集团"管理与服务举措创新活动"。上报举措 196 条,科室参与率 100%,评选一、二、三等奖总计 14 项。其中,精准绩效考核平台在海慈医院管理中的应用项目在中国医院院长年会上作主题交流。

积极应对医改取消药品加成要求,通过建立专项周通报、月谈话、季诫勉考核制度、优化收入结构等方法,多措并举控制药占比;积极开展"癌痛规范化治疗示范病房"创建活动;严格医用耗材控制管理,对 14 类低值耗材进行招标,印制低值耗材物资字典,实行集团办公用品、医用耗材零库存管理;实施大型医疗设备单机使用及效益全成本跟踪,进一步提高设备使用率。

医疗特色 开展新技术、新项目 51 项。其中,斑块旋切术治疗糖尿病足及下肢动脉硬化闭塞症,填补省内空白;呼吸腔镜下氩气刀、冷冻治疗技术,达到青岛市领先水平。开展微移植治疗恶性血液病、在急性中毒性疾病中应用杂合式血液净化治疗技术、完成磷酸钙骨水泥结合锁定钢板治疗骨质疏松性肱骨近端骨折、经皮椎间孔镜 Thessys 技术治疗腰椎间盘突出症、雷火灸治疗偏瘫手功能障碍等新技术、新项目。

重视突出中医药特色。组织全部中医执业医师开展非药物疗法培训和考核,中医非药物疗法参与率同比增长 100%;进一步规范中医师在西医科室查房制度,中西医多学科会诊中心会诊量同比增长 125%;顺利承办青岛市卫生计生系统医师岗位技能大赛;组织开展集团内四大经典竞赛活动;开展"一科一特色"护理服务活动,推出 49 个特色项目,围绕专科护理,提升病人就医感受。

牵头组建青岛市中医药发展集团。作为理事长单位和全市 37 家不同类别医疗机构组建联合体。在中医特色医联体、规范行业服务标准、学术交流、共同研发中医药制剂等方面引领理事单位,整合资源,共同发力。

科研工作 科研立项 22 项,其中国家级 1 项,省、市级 21 项,共获得科研经费 85 万元;完成课题评价 21 项;获奖 8 项;其中省中医药科技奖三等奖 5

项,市科技进步三等奖3项;设立集团护理专项课题,立项8项;8位中医药专家被评选为山东省中医药文化科普巡讲专家。新增肝病科、骨伤科、儿科3个山东省中医药重点专科;新增肿瘤科、肛肠科、皮肤科、血管外科4个山东省"十三五"中医药重点专科建设项目;药剂科获批山东省中药炮制技术传承基地;通过青岛市A、B类重点学科届终验收评估;发表SCI论文12篇,国家级论文135篇,出版著作21部,获得授权发明专利10项。

有2名学科带头人及5名优青入选青岛市带头人及优青计划;拥有国家级名中医工作室1个,省、市级8个;拥有山东省第三批高层次优秀中医临床人才2人,市优秀青年医学专家3人;山东省五级中医药师承教育项目指导教师13名,继承人25名。

拥有硕、博士研究生导师61名,培养研究生88名,毕业研究生37名,接收实习生260余名、外来进修人员42名,培训乡镇和社区医师38人次,4名医师获临床医学博士学位。

继续教育　承办国家级、省级、市级继续教育项目分别为5项、7项、8项;参加国内外学术交流300余人次。

国际交流　骨科中心与新加坡中央医院,完成学术交流6次,来访专家13人次,手术演示51台;关节外科与德国杜塞尔多夫大学附属约翰娜医院合作成立"中德(青岛)关节与运动医学诊疗中心",聘请Jerosch教授为客座教授来访2次,完成高难度手术17例;血管外科先后邀请德国斯万教授来访,指导实施4例斑块旋切加药物涂层球囊扩张术;意大利Ospedale San Donato血管外科介入中心里斯托教授来访,举办山东省下肢动脉腔内治疗新技术学习班,并为5名患者实施手术。

精神文明建设　全面启动"三严三实"、"两学一做"学习教育活动,完成各党支部换届选举工作;重视市纪委延伸巡查整改工作,坚持边整改边完善,切实解决廉洁从政、权力运行监督等各方面存在的问题;深化党风廉政建设,清单制落实主体责任和监督责任,层层签订党风廉政建设责任书,建立横向到边、纵向到底的责任制网络。通过编写"每月一案"案例、参观警示教育基地等形式,加强对干部职工党风廉政建设教育。

建成"青岛市中医药文化健康教育基地",开展健康讲堂80次;门诊服务中心获市"文明服务窗口"称号;积极开展媒体看医院、市民体验日、医患同乐会等活动;开展医院品牌文化、道德讲堂、人文医学教育、

新闻通讯员等培训。

组织召开集团二届十二次职代会;5名职工被授予青岛市卫生计生系统"传统医学达人"称号;确定于俊生创新工作室和刘立安创新工作室为市卫生计生委领军人物创新工作室;志愿服务大队常态化开展志愿服务,1520人次上岗12000余小时,服务8万余人次;组队参加市卫生计生委职工羽毛球比赛,分获男子团体和女子团体两个桂冠;获市卫生计生委"爱心久远杯"职工摄影大赛一等奖;捐资助学36000元,结对103个春蕾女童。组织职工"慈善一日捐"爱心捐款共计80462元;与街道办事处签订《2016计划生育目标责任书》。

大事记

1月25日,青岛市中医(中西医结合)医疗质量监测考评控制中心"治未病"分中心落户集团。

1月25日,集团全面停用旧版HIS系统,升级门诊和住院两个医生工作站。

3月18日,集团泌尿外科与北京大学第三医院泌尿外科签署战略合作协议并举行"北京大学青岛泌尿外科微创治疗基地"挂牌仪式。

3月22日,集团经报请市卫生计生委批复同意公开招投标确定与中国银行签约开展"银医卡"建设项目,项目投资3005万元。

3月26日,集团成立"龙砂医学特色门诊",国家中管局龙砂医学流派传承工作室青岛市海慈医疗集团工作站举行授牌仪式。

4月15日,根据青岛大学医学教育的规范和发展需要,青岛大学医学院附属青岛海慈医院更名为青岛大学附属青岛海慈医院,并依托青岛大学附属海慈医院成立青岛大学第五临床医院。

6月13～16日,顺利通过2015～2017年度山东省大型中医医院巡查工作。

7月1日,配合青岛市公立医院改革取消药品加成(不含中药饮片),实行药品零差率销售。正式启用"一号通"区域诊疗卡。

7月6日,经青岛市卫生计生委党委任命,赵军绩担任中共青岛市海慈医疗集团委员会书记职务(正处级),主持集团党委工作。赵清泉不再担任党委副书记(正处级)、党委委员职务。

8月24日,接待四川雅安市副市长徐旭一行15人参观考察。

9月13日,接待国家中医药管理局科技司曹洪欣司长一行4人调研。

9月26日,接待国家中管局政策法规与监督司

副司长麻颖、国家中管局机关党委副巡视员陈梦生等一行 4 人视察医院。

9 月 26 日,成立骨伤诊疗中心,由脊柱外科、关节外科、创伤骨科三个科室组成,陈德喜任诊疗中心主任。中心有床位 150 张,医护人员 80 余人。

10 月 8 日,深化奖励性绩效分配制度改革,出台奖励性绩效系数、门诊诊察工作量奖励性绩效调整方案和中医护理技术奖励性绩效方案,进一步调动工作人员积极性。

10 月 11 日,青岛市中医(中西医结合)医疗质量监测考评控制中心药学分中心落户海慈医疗集团。

10 月 29 日,集团承办山东青岛全国中医药膏方与临床应用培训班。

11 月 9 日,集团杜云红、刘冰两人获评国家中医药管理局全国中医护理骨干人才殊荣。

11 月 18 日,集团开展安全生产标准化建设,成立安全生产管理办公室。

12 月 5 日,集团与社会合作开设"方便药房",经营范围为非医保全自费药品,持医师处方取药。

12 月 19 日,集团成立基层服务管理科,为门诊部二级科室。

荣誉称号　继续保持"全国文明单位"和"山东省文明单位"称号;获得"全省消毒与感染控制工作先进集体"、"全省病毒性传染病防治工作先进集体"、"全省离退休干部党组织优秀活动组织奖"、"青岛市推行民主协商 强化社会责任先进单位"、"青岛市职工互助保障工作先进单位"、"青岛市卫生计生系统 2014~2015 年度市级青年文明号"、"青岛市卫计委巾帼文明岗"、"2016 年度市级人事管理示范点"等荣誉称号;市卫生计生系统 2016 年科学发展综合目标考核优秀等次。

总 院 长:刘　宏

党委书记:赵军绩

党委副书记(正处级):赵清泉(任职至 2016 年 5 月 12 日)

执行总院长:孙顺昌

海慈医院副院长:唐　明

纪委书记:张启顺

中医医院副院长:张文理

黄海医院副院长:刘庆涛、阎晓然

海慈医院党总支书记、市卫生和计划生育委员会团委副书记(挂职):周　晓

办公室电话:83777009

传　真:83777888

网　址:www.qdhaici.cn

电子邮箱:hcbgs@126.com

邮　编:266033

地　址:青岛市市北区人民路 4 号

青岛市中心医疗集团

概况　青岛市中心医疗集团由青岛市中心医院、青岛市肿瘤医院、青岛市职业病防治院共同组建而成。青岛市中心医院(原青岛纺织医院)始建于 1953 年,1983 年并称青岛医学院第二附属医院,1993 年首批晋升为三级甲等综合医院,2003 年经山东省卫生厅和青岛市卫生局批准更名为青岛市中心医院,并承担青岛市职业病防治任务,2013 年通过山东省卫生厅三级甲等综合医院复审。青岛市肿瘤医院始建于 1972 年,是集肿瘤预防、诊断、治疗、科研、康复于一体的肿瘤防治三级专科医院,是"青岛市肿瘤防治健康教育基地"。

2016 年职工总数 2101 人,其中,卫生技术人员 1876 人,占职工总数的 89.3%;行政工勤人员 225 人,占职工总数 10.7%。卫生技术人员中,高级职称 325 人,中级职称 750 人,初级职称 801 人。开放床位数 1600 张,设置职能科室 24 个、临床科室 46 个,医技科室 20 个。

业务工作　医院各项经济指标良好,2016 年门诊量 78.7 万人次,同比增长 7.72%;出院 5.03 万人,同比增长 6.69%;手术 1.73 万人次,同比增长 29.64%;实现总收入 10.99 亿元,同比增长 11.11%,其中医疗收入 9.99 亿元,增长 4.88%,总支出 10.71 亿元,增长 8.92%,收支比 1:0.97,实现了"十三五"精彩开局。

固定资产　2016 年,固定资产总值 84797 万元。

医疗设备更新　2016 年,新购万元以上设备 88 台件,其中百万元以上设备 5 台件:彩超系统 2 台、移动 DR1 台,医用血管照影 X 光机 1 台,超声内镜 1 台。

基础建设　2016 年,医院占地面积 6.2 万平方米,总建筑面积 11.6 万平方米,总停车位 624 个(地上停车位 220 个,地下停车位 180 个,立体停车位 224 个)。其中 2009 年 2 月开工建设,2011 年 5 月竣工的新建综合大楼,总建筑面积 67566 平方米,总投资 4.36 亿元。2013 年 10 月开工建设,占地 2400 平方米的临床技能培训中心启用,为院内外培训医护人员 5100 余人次,并承担市卫计委第三届创伤急救技能

大赛。

卫生改革　全面提高医护管理,确保患者就医安全。从影响医疗质量关键节点入手,做到"精、准、细、严",医疗质量稳步提升,抢救成功率同比提高0.3%,非计划再次手术下降0.1%。重视危急值管理,使及时处理危急值成为医务人员的习惯,保障患者安全。全院不良事件由质控部统一归口管理,2016年解决系统性问题或优化流程8项,下发警示通知4次。突出技术引领方向,2016年开展新技术、新项目168项,提升医疗服务质量。成立静脉配制中心,实现精准用药,保障医疗质量和用药安全。

完善急诊绿色通道,加强多学科协作,建立胸痛中心,开设日间病房,日间手术,加快病床周转,进一步缩短平均住院日。完成门诊服务中心一体化,提供"一站式"服务。2016年免费提供轮椅17103人次,推送急危重症病人3021人次,为患者免费寄存物品5494人次,现场解决问题78例,好人好事41件。落实预约患者优先就诊。2016年分时段预约就诊22.39万人次,占预约就诊患者的46%。在13个科室开展住院床位预约工作,2016年完成预约入院1.15万例。结合集团"服务创造价值"活动,开展门诊—病房直通车服务,为患者提供便捷的入院服务;梳理服务流程,缩短病人取药等候时间,有效提高病人满意度。

推进城市癌症早诊早治项目工作,为社区近4310人进行癌症早诊早治筛查。开展社区卫生服务。社区义诊1200人次,开展健康讲座20次、服务居民3万余人次,发放健康教育处方3万余份。为崂山区中韩、沙子口街道妇女"两癌"普查6000人次。与市北区20余家社区医院签约医疗联合体,开通2家社区心电网络远程诊断会诊工作,通过派驻专家团队等措施,实现共赢。开展"心灵使者""医路同行"等志愿服务,全年服务患者2万余人次。

全面实现目标责任管理,医院与职能部门、业务科室、党支部签订目标责任书。加快推进信息化医院建设。与青岛科技大学建立的信息化研究中心,逐步解决临床反馈各类问题,优化流程,静配系统、心电系统、资产管理、核医学影像报告管理、PET-CT影像报告管理等系统已经在全院推开。

深化人事制度改革,开展法人治理结构试点工作。全市公立医院法人治理改革试点在集团启动,召开一届一次、二次理事会会议,研究医院改革、发展中的问题、难题,并在全省事业单位法人治理结构建设试点工作座谈会上介绍经验做法。

医疗特色　作为全市唯一一家肿瘤日间诊疗试点单位,建立了青岛市特殊用药注射中心,推出了药品全程冷链管理举措,进一步保障了肿瘤患者的用药安全。2016年收治患者5000余人次,平均住院天数为4.3天,次均费用为普通住院费用的50%,从而加快病房周转,提高医疗资源使用效率,减轻了患者负担。

科研工作　2016年,获批国家自然基金面上项目等各类科研项目30余项;获得青岛市科技进步奖1项。发表论文130篇,其中SCI收录论文17篇。2016年医院投入781.91万元用于教学科研,较2015年同比增加79.3万元,增长20.61%。

继续教育　住院医师规培工作取得新突破,新增内科、外科、康复专业、急诊专业、放射肿瘤等专业。

国际交流　以国际门诊为依托,开设多项特色诊疗项目,提供多样化高端医疗服务,与8家国际保险公司签署报销协议,受到国内外患者赞誉。

大事记

1月5日,青岛市卫生计生委副主任魏仁敏到集团参加民主生活会。

1月13日,青岛市抗癌协会理事长扩大会议在集团召开。

1月14日,美国康奈尔大学医学院到集团参观。

1月15~16日,乳腺新进展国际高端论坛暨乳腺癌专业委员会第十一届学术研讨会在集团召开。

2月26日,集团召开2016年区域医疗联合体座谈会。

3月3日,青岛市首个名家专病工作室——前列腺名家专病工作室正式在集团揭牌成立。

3月4日,德国国家癌症中心和华大基因专家一行5人来院参观访问交流。

3月11日,集团召开三届二次职工代表大会。

3月11日,胃肠外科名家专病工作室成立,聘请季加孚为专业首席专家。

3月18日,青岛市卫生计生委主任杨锡祥、纪委书记李晓芳到集团进行大型医院巡查反馈。

3月25日,集团召开2016年安委会会议。

3月25日,血液病质控中心揭牌,血液病名家专病工作室成立。

3月,集团获得"三八"红旗集体称号。张春玲获得"三八红旗手"称号。

4月17日,癌痛规范化治疗工作经验介绍及现场观摩会在集团举行。

4月17日,集团日间诊疗中心和国际胃肠疾病诊疗中心揭牌,市卫生计生委主任杨锡祥、市社保局局长耿成亮出席。

5月14日,胶东半岛公立医院改革与发展论坛在鲁商凯悦举行。市卫生计生委副主任魏仁敏出席会议,江苏省人民医院王虹院长和江苏省第二人民医院孙礼侠院长受邀授课。兰克涛院长主持会议,全市17家公立医院院长参会,魏仁敏作重要讲话。

5月17～18日,德国雷根斯堡市代表团一行来院参观,并举行学术报告会。兰克涛院长接待,相关人员陪同。双方就科研、临床医疗、远程会诊等方面深入探讨并达成广泛共识,将在多个领域开展合作。德方医学代表观摩医院2例手术。

5月19日,2016年青岛市"十大抗癌明星"颁奖典礼在集团举行,市红十字会副会长丁钢、市卫生计生委宣传处处长田宇、集团院长兰克涛、党委书记宋岩出席典礼。由市抗癌协会、市癌症康复协会和市中心医疗集团联合启动省内首部抗癌微电影《爱——在你身边》正式开机。

6月18日,集团作为全市第一家与中韩博爱医疗集团联合义诊的医疗机构,有集团志愿服务大队大队长兰克涛带队,赴即墨市移风店镇韩家庄村开展义诊活动。

6月19日,集团外科一支部10余名党员利用周末时间到潍坊市诸城慈海医院开展义诊。

6月28日,集团召开医改动员部署暨医改政策分析大会。

7月5日,集团重症医学名家专病工作室揭牌成立,院长兰克涛为北京协和医院刘大为教授颁发聘书。

7月6日,集团顺利完成委属8家单位100名员工的体检工作。

7月8日,集团召开全院冷链管理启动会,开启冷链药品冷链配送。

7月15日,集团中心医院结合老年肿瘤名家专病工作室揭牌成立,聘请北京大学肿瘤医院中西医结合科主任李萍萍教授为医院中西医结合老年肿瘤首席专家。

7月28日,"就诊一号通"系统正式上线运行,集团志愿者上岗为患者服务。

7月28日,青岛市卫生计生委"两学一做"督导组现场会在医院召开,相关单位分管领导和工作人员21人参会。

8月11日,集团对口帮扶医院——安顺市贵航三〇二医院院长龙拥军一行来院参观考察,有关领导

接待并座谈,随后共同参观PET中心、放疗中心、日间诊疗中心等特色科室。

8月18日,集团医联体签约仪式暨医联体第一届理事会成立大会召开,市中心医疗集团医联体理事会是青岛市成立的首家医联体理事会。

8月24～26日,"青岛大学第二临床医院首届教师教学查房大赛"圆满举行,全院8个教研室13名临床教师、10名护理带教老师参赛。

8月30日,青岛市护理学会放疗护理专业委员会成立大会暨放疗专科护理进展研讨班在集团召开,院长兰克涛代表市抗癌协会致辞,纪雪梅当选主任委员。

9月2日,青岛市卫生计生委安全生产标准化创建工作部署及现场观摩会在集团召开。市卫生计生委主任杨锡祥出席,各区(市)卫计局、委直属单位、省驻青、厂企各医疗机构党政主要负责人、分管领导、安全生产工作具体负责人150余人参加会议。

9月3日,"胶州湾肺癌精准与微创治疗论坛"在集团学术报告厅举行。广州医学院附属医院张相良主任参会,胶州湾地区各医疗机构胸外科医师参加。

9月14日,集团组织心内科、康复科、中医科、内分泌科等专业赴青岛新泰康中医医院开展义诊咨询活动。

9月18日,"九一八事变"纪念日当日,集团党委组织各党支部党员代表、新入党党员及部分团员,走进独六团开展"两学一做"进军营主题活动。

9月28日,青岛市卫生计生委"两学一做"第一督导组来院开展"两学一做"现场督导和交流座谈会。

9月,集团"张春玲呼吸与危重症创新工作室"荣获"青岛市劳模(先进)创新工作室"称号,此为集团首批获此荣誉称号,也是本次30个工作室唯一医疗单位。

10月12日,青岛红十字中韩医疗团团长李永南、副团长高永德一行6人来院进行友好访问,双方签订友好合作意向书,并对下一步更深层次合作进行探讨。

10月14日,为进一步做好今年全国文明城市创建工作,集团召开全国文明城市创建推进会,专题部署迎接中央、省、市文明委督导检查工作,集团领导和各职能科室负责人参会。

10月27日,集团举行多学科、多部门参加的大型群体应急医疗救治实战演练,共16个科室、近80名医护人员、19名志愿者、30余名后勤安保人员参加

演练。

11月3日,集团生物样本库建成后存放首例生物样本,标志集团临床生物样本库正式启用,成为青岛地区第二家成功运行的院级生物样本库。

11月9日,复旦大学附属中山医院医协体服务中心启用仪式在集团多学科会诊中心举行。集团正式加入复旦大学附属中山医院医协体。

11月10日,江苏省各级医院代表一行28人,来集团参观学习癌痛规范化治疗工作,集团领导和相关科室陪同参观并座谈。

11月12日,2016年青岛市医学会肿瘤学分会年会暨第二届胶东地区肿瘤学术会议暨国家继续教育项目"肿瘤靶向治疗与精准放疗新进展"在府新大厦举办。天津市肿瘤医院院长王平、青岛市医学会秘书长王者令、青岛市抗癌协会专家指导委员陈维刚、集团院长兰克涛出席会议。

12月9~11日,集团与北京医学会放射肿瘤学分会及青岛市医学会肿瘤学分会共同举办"2016年全国放射之劳技术进展与靶区够花学习班"。

12月12日,集团睡眠障碍门诊正式开诊,成为全市综合医院首家睡眠门诊。

12月15~16日,"青岛市急救中心院前急救培训班"在集团学术报告厅举行,盛学岐、宗瑞杰、王秀玲参加此次培训。

党委书记:宋　岩
院　　长:兰克涛
纪委书记:曲松本
工会主席:张泮民
副 院 长:郭　建
副 院 长:马学真
副 院 长:于　华
副 院 长:张春玲
副 院 长:邹　晓
副 院 长:陈崇涛
院办电话:84961778
总机电话:84961699
传真号码:84863506
电子信箱:qdszxyy@163.com
邮政编码:266021
地　　址:山东省青岛市市北区四流南路127号

青岛市第三人民医院

概况　2016年,青岛市第三人民医院总占地面积59189.1平方米,其中,业务用房面积约62143平方米。年内职工总数936人,其中,卫生技术人员824人,占职工总数的88.03%;行政工勤人员112人,占职工总数的11.97%。卫生技术人员中,高级职称91人,中级职称188人,初级职称545人,分别占卫生技术人员的11.04%、22.82%和66.14%,医生与护士之比为1:1.35。开放病床597张,设职能科室32个,临床科室23个,医技及其他科室8个。

业务工作　2016年,医院门诊量40.35万人次,同比增长16.2%。其中急诊病人6.29万人次,同比增长16.33%;出院人数2.0万人次,同比增长26.5%;病床使用率85.3%,同比下降1.3%;住院手术5475人次,同比增长41.10%;手术前后诊断符合率为99.5%;抢救危重病人2264人次,抢救成功率96.02%;出院病人治愈率为28.3%,好转率为69.4%,病死率为1.8%;院内感染率为0.73%;甲级病案率为97%。

业务收入　总收入3.55亿元,其中业务收入3.09亿元,同比业务收入增长25.46%。

固定资产　全年固定资产总值12255.38万元,同比增长8.93%。

医疗设备更新　购置流式细胞仪、C形臂、光学相干断层扫描仪等50万元以上医疗设备3台,数码眼底照相机、眼科手术显微镜等10万元以上设备15台。

卫生改革　以千佛山医院的绩效核算管理软件为依托,打破原有的收支结余核算奖金的模式,建立以工作量核算为基础的绩效核算体系,新的绩效工资分配方案于3月正式实施。以金算盘的预算软件为支撑,构建医院全面预算管理体系,是青岛市卫生计生委第一家全面预算管理试点单位。

医疗特色　开展新技术、新项目51项。消化科作为B类重点学科,进一步发展消化内镜和介入联合治疗技术,与天津南开医院签订合作协议,内镜下黏膜切除术、内镜下黏膜剥离术等治疗技术处于青岛市领先水平。耳鼻喉科进行各种睡眠疾病及耳源性眩晕疾病的诊断和治疗,开展等离子微创成人及小儿鼾症手术等新技术项目。心内科作为青岛市精准心血管疾病诊疗中心分中心,与北京阜外医院合作开展单基因心血管病、单基因高血压病及药物组学的基因筛查等新技术新项目,完成3个肥厚型心肌病家系的基因筛查工作,并成功进行遗传阻断。妇产科作为青岛市特色专科、全国妇产科内分泌专业培训基地,实现妇科手术广泛腔镜化、微创化,其中腹腔镜下子宫颈癌根治术和腹腔镜下子宫内膜癌根治术等,手术成功率居全市前列。骨外科积极发展关节疾病治疗技术,其椎间孔镜技术、脊柱退行性疾病微创诊疗技术、关节置换术及运动医学相关的关节镜微创手术日益成熟。

科研工作 获得青岛市卫生科研项目 2 项,发表论文 70 篇(第一作者),其中 SCI 论文 5 篇,参编论著 63 部(副主编以上),获得发明专利 7 项,实用新型专利 53 项,申请科技成果鉴定 1 项。

继续教育 选送业务骨干 150 余人,赴新加坡、台湾、北京等地进修学习和短期培训,坚持每周定期进行业务学习并进行相关考核。外派规范化培训 90 人,邀请专家来院进行科室培训 50 余次,开展科室内学习讲课 300 余次,完成 14 次市级继续医学教育项目培训工作和 140 余名实习生临床实习任务。

精神文明建设 多方位加强医院工作宣传,强化信息的时效性、导向性作用,对外发表信息累计 724 篇,同比增长 128%;综合信息上报 120 篇,同比增长 3.45%;开展青年志愿服务等公益活动,全年志愿者上岗 156 人,984 人次,服务时长 3568 小时,服务对象约 4 万人;组织各科专家开展各类义诊、讲座 200 余次,"慈善一日捐"4.31 万余元,组织职工 151 人无偿献血 41300 毫升。

积极开展劳动竞赛和技术创新,组织 2016 年度"安康杯"竞赛活动、优质护理服务技能大赛、"文明优质服务大提升"临床专业推介演讲比赛、"护理病历汇报及标准化沟通模式(SBAR)情景模拟"比赛,青年医师岗位技能大赛等。

组织开展丰富多彩的文体活动,先后开展迎新春系列活动、"喜迎元宵节灯谜竞猜"活动、庆祝"三八"妇女节系列活动、"5·12"护士节活动、登山活动等,圆满承办"三医杯"第三届卫生计生系统职工羽毛球比赛,积极参加市卫生计生委组织的多项竞赛、文体活动。

其他工作 成功主办 2016 消化疾病及消化内镜疑难病例论坛、承办全国妇科内分泌疾病诊疗策略研讨会青岛基地第五届妇科内分泌学习班,举办青岛市医学会耳鼻咽喉科专业委员会年会。增设脊柱外科、肝胆外科门诊,开设知名专家门诊。

大事记

1 月 1 日,医院执行三级综合医院收费标准。

6 月 11 日,医院成功主办"2016 消化疾病及消化内镜疑难病例学术论坛"。

7 月 16～17 日,成功承办全国妇科内分泌培训工程全国行(2016)暨青岛基地第五届妇科内分泌学习班。

8 月 20 日,获授"青岛市精准心血管疾病诊疗中心青岛市第三人民医院分中心"称号,成为全国精准心血管疾病诊疗中心的机构。由北京阜外心血管病医院牵头,青岛市市立医院、青岛市第三人民医院和崂山区社区卫生服务中心联合成立的青岛市精准心血管疾病诊疗中心,在崂山区成功召开青岛市医学会心血管病专科精准心血管病学组首次学术会议。

12 月 2 日,市政协副主席李众民带领政协委员一行 14 人到医院考察调研医院迁建后发展情况,市卫生计生委副主任周长政陪同参加调研活动。

荣誉称号 荣获全省卫生计生系统工会工作先进集体、青岛市文明单位标兵、青岛市卫生计生系统文明单位标兵、青岛市军民共建先进集体等称号。

院　　　长:邢晓博
党委书记:牛锡智
业务副院长:马振亮
后勤副院长:刘桂馨
纪委书记:华裕忠
工会主席:孙彩茹
院长助理:徐晟伟、刘　英
院办电话:89076678
总机电话:89076600　89076626
传真号码:89076611
电子信箱:sybgs2011@126.com
邮政编码:266041
地　　　址:青岛市李沧区永平路 29 号

山东青岛中西医结合医院（青岛市第五人民医院）

概况 山东青岛中西医结合医院暨青岛市第五人民医院是山东省首家中西医结合医院,亦是市属综合性医疗机构。医院 1995 年被确定为三级甲等中西医结合医院,并于 2012 年通过复评。医院占地面积 2.2 万平方米,业务用房面积 1.7 万平方米。2016 年职工总数 548 人,其中,卫生技术人员 455 人,占职工总数的 83%;行政工勤人员 93 人,占职工总数的 17%。卫生技术人员中,高级职称 52 人,占卫生技术人员 11%;中级职称 120 人,占卫生技术人员 26%;初级职称 281 人,占卫生技术人员 62%。医院现有编制床位 420 张,职能科室 22 个,临床科室 22 个,医技科室 10 个。

业务工作　2016 年诊疗 185661 人次,同比增长 6.11%。收治住院病人 6421 人次,同比增长 2.96%。病床周转次数 19.03 次,同比增长 18.05%,平均住院天数 14.9 天,同比下降 9.37%。

业务收入　2016 年医院业务收入 13406.78 万元,同比增长 6.14%。

固定资产　2016 年医院固定资产总值 5611 万元,比 2015 年增长 20.82%。

基础建设　该院改扩建项目经市发改委正式批复立项;完成病房装修工程,改善住院条件;实施云南路街道嘉祥路社区卫生服务中心装修改造工程。

卫生改革　按照市里统一部署,推进城市公立医院改革;继续实行全面预算管理,进一步实现线上控制;根据医院人才引进方案,招聘事业单位总量控制人员 15 人,其中硕士 4 人,本科毕业生 5 人,专科毕业生 4 人,中专毕业生 2 人,招聘带薪培训人员 3 人,其中硕士 2 人,本科毕业生 1 人。

医疗特色　新开展起搏器植入术、穴位贴敷辨证治疗哮喘病、腹膜透析、古法艾灸配合按导术治疗寒湿凝滞型痛经的临床观察、口腔正畸、降脂减肥贴治疗单纯性肥胖、新砭石疗法、内镜下消化道支架植入术、腹腔镜胆囊切除术、经颅多普勒超声(TCD)结合中医辨证施治在眩晕病诊断与治疗中的应用、腹腔镜外科手术、龙虎交战针法治疗膝部类风湿关节炎的临床观察等 12 个新技术新项目。

科研工作　获市科学技术三等奖 1 项,省医学科技项目立项 1 项;获市优秀中医药学术论文三等奖 3 篇,鼓励奖 2 篇;获发明专利 4 项。

完成青岛市卫生计生委对中医重点专科(风湿科、神经内科)的届终评估;风湿科顺利通过山东省中医药管理局组织的省"十二五"重点专科建设项目的验收,被评为省中医重点专科;肺病科被遴选为山东省中医药管理局"十三五"中医重点专科建设项目;国家名老中医工作室(姚开炳工作室)顺利通过国家中管局验收。

医院 1 名主任医师和 2 名主治医师分别被遴选为山东省第四批五级师承指导教师和学术继承人;1 名医师被遴选为青岛市 2016 年度中医青年优秀人才;4 名医师成为青岛市第九批养生保健指导医师。

继续教育　完成山东中医药大学等实习生带教工作和中医住院医师规培工作;加入省继续医学教育管理平台(西医项目),完成省、市级继续教育项目 15 项。

大事记

1 月 9～10 日,医院召开六届七次职工代表大会暨工会会员大会。

2 月 1 日,医院成立病人服务中心,为病人提供住院病案资料复印、电话回访、健康咨询和后续治疗指导、满意度调查等工作。

2 月 15 日,医院肛肠外科正式开诊,临床专业学科进一步完善。

3 月 10 日,医院组织妇科、治未病科、皮肤科、外二科等专家开展义诊和健康咨询活动,开设"妈妈课堂",开展小儿推拿和宝妈课堂体验日活动。

3 月 17 日,青岛市卫生计生委副主任薄涛与华录集团董经理一行 10 人到医院对改扩建项目进行 PPP 模式调研。

4 月 19 日,青岛市政府副秘书长李海涛、青岛市卫生计生委医政医管处处长吕富杰到院进行医养结合项目建设实地调研。

4～7 月,医院举办"传承中医国粹 促进健康服务"为主题的第三届中医药文化节,内容包括"中医四大经典"知识竞赛、开展推进中药制剂临床应用与研究、开设中医药文化大讲堂、中医药文化进社区、中医药服务大家谈、中医药微摄影等活动。

5 月 12 日,医院举办庆祝"5·12 国际护士节"活动。

6 月 12 日,全国名老中医药专家学术思想传承工作室姚开炳工作室顺利通过山东省中医药管理局专家组的评审验收。

6 月 14～16 日,山东省卫生计生委组织省内专家对该院进行大型医院巡查工作。

7 月 6 日,辛善栋任中共青岛市第五人民医院委员会书记,不再担任中共青岛市第五人民医院委员会副书记(主持党委工作)职务。

7 月 28 日,一位产妇在私家车内临产一名婴儿,医院启动院前应急处理预案,为产妇开通绿色通道,顺利实施对产妇和新生儿的分组抢救。

8 月 26 日,青岛市人民政府副市长栾新带领市卫生计生委,市民政局,市体育局,市安监局,市公安消防局以及市南、市北区政府分管安全的领导到医院督导检查安全生产工作。

9 月 29 日,中国人口福利基金会携手山东青岛中西医结合医院联合举办"黄手环"公益活动,开展阿尔茨海默病义诊,并免费发放黄手环和健康药盒。

10 月 26 日,医院组织召开工会第十一次会员代表大会,青岛市医务工会主席邢迎春出席会议。会议选举产生新一届工会委员会和女职工委员会、经费审查委员会和工会主席。

12月13日,中国—世卫组织2016~2017双年度项目"中国医养结合现状及推进策略研究"课题调研组到医院香港中路社区卫生服务中心实地考察医养结合工作。

12月16日,医院召开共青团青岛市第五人民医院第六次代表大会,选举产生共青团青岛市第五人民医院第六届委员会。会后召开共青团青岛市第五人民医院第六届委员会第一次全体会议,选举产生新一任团委书记。

院　　　长:丁文龙
党委书记:辛善栋(2016年7月6日任命)
副 院 长:孙金芳
副 院 长:延壮波
纪委书记:张忠国
工会主席:周　健
办公室电话:82612230
传真号码:82612230
电子邮箱:qdwybgs@126.com
邮政编码:266002
地　　　址:青岛市市南区嘉祥路3号

青岛市第八人民医院

概况　青岛市第八人民医院始建于1951年,是一所集医疗、科研、教学、预防、保健、康复和急救于一体的大型综合三级医院,是全国"模范爱婴医院"、全国首批"湿疹皮炎研究基地"、"中国心血管疾病合理用药项目培训基地"、国家级"关爱女性健康"优质服务医院,中国医院协会慢阻肺与哮喘规范化管理示范单位、市涉外定点医院、青岛市白内障诊疗中心、青岛市糖尿病眼病诊疗中心、潍坊医学院附属青岛医院、济宁医学院教学医院。医院先后获得全国文化建设先进单位、山东省百佳医院等荣誉称号。

医院占地面积4.4万平方米,建筑面积6.9万平方米,开放床位936张,手术11749例;药占比41.6%。现有职工1414人,其中,高级职称198人。

业务工作　2016年医院完成门、急诊量59.27万人次,比2015年增加4.1%;出院病人31154人次,比2015年增加22.9%;床位使用率92.1%,比2015年增加4.5%;床位周转次数33.3次,比2015年增长11%;平均住院日9.6天,比2015年降低1.1天;入出院诊断符合率100%,与2015年持平;手术前后诊断符合率100%,与2015年持平;住院抢救危重病人157人次,比2015年增加29.8%;抢救成功率82.2%,比2015年下降4.6个百分点;治愈率88.1%,比2015年下降0.2个百分点;好转率10.8%,比2015年增加0.5个百分点;病死率0.6%,比2015年减少0.1个百分点。院内感染率1.7%,比2015年下降0.4个百分点;甲级病案率99.96%。

业务收入　2016年实现总收入55967.39万元(不含东院区财政拨款98.66万元),比2015年的45793.3万元,同比增长22.2%,收支比为1:0.99。

固定资产　2016年固定资产原值29646.5万元,比2015年的28467.2万元增加1179.3万元,增长4.1%。

医疗设备更新　2016年通过市卫生计生委公开招标,手术室更新了高清腹腔镜,型号为卡尔史托斯的SPIECE TC300,价值115万元。为青岛市B级重点学科购置最高端四维心脏彩超飞利浦EPIC7C,价值229万元。为内镜中心购置高清电子胃肠镜富士EPX4450HD,价值149.7万元。

基础建设　青岛市第八人民医院东院区建设工程批复立项。2015年11月,青岛市政府第90次常务会议原则通过市八医东院区建设方案,该项目列入2016年市级重点工程。2016年3月11日青岛市发改委正式批复青岛市第八人民医院东院区建设项目立项,项目占地面积约6.7万平方米,总建筑面积9.2万平方米,项目估算总投资8.53亿元。

卫生改革　自2016年7月1日起正式启动城市公立医院改革,实施药品零差价,同时分三批调整医疗服务项目价格,共计10986项。医院成立医疗费用控制领导小组,加强控费管理。取得良好效果,控费考评为合格。

信息建设　2016年7月全面启动信息化升级建设,启用门诊自助缴费系统,9月正式启用青岛市"一号通",12月门急诊电子病历正式上线运行。预约挂号服务升级,实现门诊预约挂号有网上/微信预约、自助机预约(现场预约)、APP预约。提供自助服务,实现社保卡自助挂号、预约、缴费、查询等功能,实现诊间结算。

医疗特色　医院心内科是青岛市重点学科,着重开展介入心脏病学新技术,完成了多例复杂、高难度的冠脉介入治疗。冠心病介入治疗700余人次,无论是救治数量、救治时间,还是成功率都走在青岛市前列。产科是青岛市重点学科,年内开放床位90张,年接生量达5100余人次,居全市各市级医院前列。产科诊疗中心重视技术创新,取得良好的社会效益。儿科是山东省医疗质量示范科室,门诊量、工作量位居全市综合性医院前列。新生儿监护室对新生儿常见病及疑难疾病的治疗均保持市内领先水平。眼科是青岛市白内障医疗中心、青岛市糖尿病眼病诊疗中心、青岛市慈善总会复明定点医院。拥有国际先进的医疗设备,拥有省内知名专家,积极开展各种眼科疾病的手术,达到全国先进水平。青岛市心胸外科研究所暨心胸外科,与首都医科大学肺癌诊疗中心建立协作关系,成立首都医科大学肺癌诊疗中心青岛分中心,主要开展胸外科专业各种胸部疾病的诊断与治疗。妇科年诊疗 6 万余人次,依托中国妇女发展基金会建立"关爱女性健康"项目,提供标准化的医疗服务模式。设盆底康复中心,面向广大妇女进行无创盆底康复。皮肤科作为全国首批湿疹皮炎研究基地之一,对过敏性疾病的诊治走在全市前列。医院在救治蛇咬伤和一氧化碳中毒方面独具特色。

2016 年医院完成新技术新项目 20 项,部分技术达到市级先进水平,为患者带来福音。

科研工作　年内医院获批市卫生计生委课题立项 6 项,完成课题评价 7 项。中医科获批市卫计委 5 个市级中医专技专病门诊之一。全院共发表学术论文 115 篇。

继续教育　全年成功申办并完成 5 项省级继续教育项目、23 项市级继续教育项目。

对外交流合作　年内有 1 人参加第 24 批援坦桑尼亚医疗队。与台湾敏盛医院、台湾双合医院建立战略合作关系。与山东省千佛山医院建立全面合作关系。首都医科大学肺癌诊疗中心青岛分中心开展多学科联合门诊、疑难危重病人查房、会诊、手术等工作。

学科建设　年内康复科 1 人获批青岛市优秀青年中医人才。心内科、产科中心通过青岛市医疗卫生西医临床 B 类重点学科届终验收,1 人通过青岛市医疗卫生优秀学科带头人届终验收,2 人通过青岛市医疗卫生优秀青年人才届终验收。

精神文明建设　以全国文明城市和省级文明单位创建活动为载体,利用微信、微博、网站、院报、电子屏、宣传栏等多个平台深入开展健康教育和社会主义核心价值教育;提高窗口人员服务水平,改善服务设施和环境,提高患者就医感受和满意度。

围绕医院专家、援非援藏人物、道德模范人物等开展了先进典型系列宣传活动。深入开展"改善医疗服务"、"两学一做"等活动。

大事记

1 月 14 日,医院成立疼痛科。

1 月 26 日,医院被市卫生计生委评为科学发展综合考核优秀单位。

3 月 11 日,青岛市发展和改革委员会发文正式批复同意青岛市第八人民医院东院区建设项目。

4 月 13 日,医院成立老年医学科病房。

6 月 24 日,医院兰立强作为青岛市第八批援藏干部赴西藏进行为期一年半的支援工作。

7 月,医院全面启动信息化升级建设,启用门诊自助交费系统。

7 月 22 日,国家食品安全风险评估中心对医院食源性疾病监测工作进行调研。

8 月 8 日,医院与山东省千佛山医院合作签约举行揭牌仪式。

9 月,医院正式启用青岛市"一号通"。

11 月 8 日,医院造血干细胞捐献者郑加庆受邀参加由山东省红十字会联合省委宣传部等部门开展的宣传活动,并接受表彰。

11 月 24 日,市卫生计生委党委副书记孙敬友、组织人事处副处长侯德志对医院 2016 年公开招聘工作人员面试情况进行督导检查。

11 月 30 日,医院共青团第七次代表大会在外科住院部 12 楼学术厅举行,市卫生计生委团委书记周晓出席。

12 月 8 日,市卫生计生委副主任薄涛对医院 2016 年党风廉政建设主体责任及安全生产落实情况进行督导检查。

12 月 12 日,医院参加市卫生计生委组织的赴黔医疗卫生对口帮扶全覆盖启动会。

12 月,医院门急诊电子病历正式上线运行。

荣誉称号　年内医院荣获 2015 年度省级文明单位、青岛市卫计委 2015 年度科学发展综合考核"优秀单位"、2015 年度山东省 AAA 级定点医疗机构资格;医保管理办公室被评为全省定点医疗机构先进科室;医院儿科被授予"省级巾帼文明岗"称号;眼科中心被市卫计委命名青岛市卫生和计划生育委员会"巾帼文明岗";疾病预防控制科被评为全省食品安全风险监测工作先进集体。

张红梅被青岛市妇女联合会授予"青岛市三八红旗手"称号。吴静被授予"山东省优秀共青团干部"称号。

院　　长:郭　冰

党委书记:张红梅

纪委书记:江崇祥

副 院 长:马立学

副 院 长:曹明建

工会主席：王伟力
总会计师：鲁　菁
院办电话：87895264
传真号码：87896535
电子信箱：qdbyyb@126.com
邮政编码：266100
地　　址：青岛市李沧区峰山路84号

青岛市第九人民医院

概况　青岛市第九人民医院为青岛市卫生和计划生育委员会直管单位，位于青岛市市南区朝城路2号甲，是一所二级甲等综合性医院。年内单位占地面积为11846.70平方米，其中，业务用房面积10983平方米。2016年内职工总数401人，其中，卫生技术人员341人，占职工总数的85.04%；行政工勤人员60人，占职工总数的14.96%。卫生技术人员中，高级职称52人、中级职称106人、初级职称183人，占比分别为15.25%、31.09%、53.67%，医生与护士之比1：1.56。医院编制床位305张，开放床位288张。职能科室17个、临床科室25个、医技科室4个。

业务工作　2016年完成门诊量112705人次，其中，急诊人数12519人次，门诊量比2015年下降1.68%。收住院病人6423人次，同比增长0.86%，病床使用率69.67%，同比增长0.47个百分点，病床周转次数22.30次，出院6423人次，同比增长2.95%。入院与出院诊断符合率100%。门诊抢救成功率96.7%，住院抢救成功率100%，治愈率24.33%，好转率73%，病死率1.42%，院内感染率1.9%。

业务收入　2016年总收入为11185.44万元，同比增长20.12%。其中，业务收入7664.3万元，同比下降1.517%。

固定资产　固定资产总值6304.22万元，同比增长5.54%。

医疗设备更新　2016年医院通过院内采购招标6次，购置万元以上医疗设备6件共计25.9万元；通过代理机构（青岛信易和招标有限公司）招标采购设备1次9件共计34.7万元；由财政拨款招标采购设备2件，分别为双板悬吊式DR 177万元，C形臂X线透视机116万元。

基础建设　2016年4月，综合楼5楼改造项目通过公开招标，招标额为31.54万元。综合楼5楼面积439平方米，设置9间病房，17张床位，每个房间配备了电视、空调、热水器等设施，为老干部提供医疗、康复等服务。2016年6月，花园连廊改造项目，招标额3.1万元。

卫生改革　2016年3月，医院五届一次职代会审议通过《青岛市第九人民医院收入分配制度改革方案（试行）》，该方案让医院在医改新形势下，既保证职工档案工资的发放，又实现科室多劳多得、优质优奖、奖勤罚懒的绩效分配方式，充分调动职工工作积极性，促进医院不断向前快速发展。

医疗特色　医院认真开展"进一步改善医疗服务行动"、规范医疗服务专项活动、医院及周边环境综合整治工作系列活动，规范医疗诊疗行为，提高医疗服务与质量。选派医护人员下社区、进学校等开展义诊，举办爱牙日、爱眼日、大型义诊周惠民活动。

2016年4月1日，医院新开设的普外科门诊（即创面修复门诊）正式开诊，作为青岛市卫生系统市直直属单位唯一的一家创面修复门诊，为需要创面修复的患者提供专项医疗服务。7月1日，医院新开设的咳嗽、哮喘门诊正式开诊，明确咳嗽、哮喘患者的发病原因，提高诊疗水平，使更多的患者得到规范及时的诊治。12月5日，医院消化内镜诊疗技术（三级，胃镜）、妇科内镜诊疗技术（三级）等第二类医疗技术，经青岛市卫计委核准，获得批准并予以登记、备案。

科研工作　医院妇产科科研立项课题"盆底表面肌电及生物反馈训练对围绝经期女性盆底功能障碍的分析及治疗"在临床研究中，2016年全年各专业人员共发表学术论文47篇，其中国家级8篇，省级39篇。

继续教育　2016年全院各级各专业人员参加学历教育，1人取得硕士学位，11人取得业余本科学历。医疗、护理派出4人次到上级医院进修学习，承担市级继续医学教育学术讲座8项。

精神文明建设　开展文明示范窗口、文明服务明星、优质服务品牌创建活动，岗位练兵活动及各类技术比武、业务知识抢答赛；推进医院文化建设，科室品牌率达到100%；举办第二届职工文化艺术节，通过丰富多彩的文娱活动，展示干部职工良好的精神风貌。2016年医院"慈善一日捐"357名职工参与捐款12831元；深入广场、社区、学校开展健康讲座、义诊咨询20余次，受益群众达到5000余人。全年组织无偿献血活动2次，共68人献血20400毫升。2016年共收到感谢信、锦旗47封面，患者总满意度为99.88%，比2015年同期提升0.13个百分点。

党组织建设　根据市卫生计生委"两学一做"学习教育要求，在全体党员中深入开展"学党章党规、学系列讲话,做合格党员"学习教育,院党委高度重视、精心组织、扎实推进,全体党员认真撰写读书笔记,院属各支部把开展"两学一做"学习教育与医院中心业务工作深度融合、共同发展。医院在圆满完成规定动作的同时,积极创新自选动作,实现活动的预期目标。

院党委根据《中国共产党章程》和《中国共产党基层组织选举工作暂行条例》有关精神,研究制订医院《基层党支部换届选举工作实施方案》,圆满完成了党支部换届工作,党支部班子整体素质进一步增强。

大事记

1月20日,医院团委组织志愿者登上青岛客运段开往北京的G184次动车,为列车乘务人员开展急救培训。

2月26日,医院举行"职工DIY手工创意作品展",拉开医院第二届职工文化艺术节的序幕。

3月30日,医院召开工会第三次会员代表大会、五届一次职代会。

4月25日～5月13日,医院顺利完成6个党支部换届选举工作。

4月,医院荣获2015年度"市南区消防工作先进单位"称号。

5月10日,医院召开"两学一做"学习教育动员部署会,全面落实学习教育各项任务。

5月12日,为纪念"5·12"国际护士节,进一步弘扬南丁格尔无私奉献精神,护理部举办"5·12护士节优质护理技能大赛"。

6月23日、29日,医院先后举办全院青年医师岗位技能比赛的理论和技能竞赛,提升年轻医师理论与技能水平。

8月11日,医院邀请市卫生计生委纪委副书记兼监察室主任于学江为全院党员及中层干部讲《党风廉政建设的形势与任务》"两学一做"专题党课。

8月29日,袁国宏挂职任青岛市卫生和计划生育委员会卫生应急办公室副主任。

11月4日,医院举办第二届职工文化艺术节暨"两学一做"学习教育成果展示颁奖典礼文艺会演。青岛市卫生计生委党委书记孙敬友、92882部队副政委郝毅峰、市医务工会主席邢迎春、宣传处处长田宇及92882部队25分队教导员苏争波、官兵代表和全院200余名职工观看演出。

12月13日,医院举行第二次团员大会,进行团委换届改选工作,市卫生计生委团委书记周晓出席会议。

12月14日,市委组织部副部长姜渤,市卫生计生委党委书记、主任杨锡祥,市老干部局副局长张明,市卫生计生委保健办主任师晶洁,市老干部局生活待遇处处长胡广森,市卫生计生委保健办副主任耿毅敏等领导到医院考察指导老干部医养康护病房建设情况,并在医养康护病房的远程会诊室里召开现场会议。

荣誉称号 2016年度青岛市文明单位,2016年度青岛市事业单位人事管理示范点。

院　　长:潘　琪
党委书记兼纪委书记:江建军
副 院 长:官明德
副 院 长:袁国宏
工会主席:郭继梅
院办电话:82105701
总机电话:82684736
传真号码:82105701
电子信箱:qdsdjrmyy@126.com
邮政编码:266002
地　　址:青岛市市南区朝城路2号甲

青岛市胶州中心医院

概况 青岛市胶州中心医院始建于1943年,前身为八路军滨北干部休养所,有70多年历史,是一所集医疗、预防、教学、科研、康复、社区服务于一体的三级综合性医院,是潍坊医学院附属医院、青岛大学医学院教学医院、潍坊医学院研究生教育基地。青岛市腔镜外科中心、青岛市抗癌协会大肠肿瘤专业委员会、胶州市抗癌协会及司法鉴定所等科研学术团体均设在医院。

医院占地面积4.5万平方米,建筑总面积4.39万平方米,其中,业务用房面积3.12万平方米。2016年,有职工1338人,其中,卫生技术人员1189人,占职工总数的88.86%;行政工勤人员149人,占职工总数的11.14%。卫生技术人员中,高级职称152人,占卫生技术人员的12.78%;中级职称404人,占卫生技术人员33.98%;初级职称633人,占卫生技术人员53.24%,医生与护士之比为1:1.7。医院开放床位962张,设69个科室,其中职能科室21个、临床科室33个、医技科室15个。

业务工作 全年医院年门诊人次638445人,同比增长3.5%,其中,急诊人次87620人,同比增长23%。住院人数33413人,同比增长12.06%。床位使用率90.6%,床位周转38.8次,入院与出院诊断符合率 100%，手术前后诊断符合率 100%，抢救危重病人 3319 人次，抢救成功率 89.9%，治愈率 30.34%，好转率 66.25%，病死率 0.53%，院内感染率 1.50%，甲级病案符合率 99.38%。

业务收入 全年业务收入 5.30 亿元，同比增长 12.29%。

固定资产 全年固定资产总值 2.45 亿元，同比增长 16.27%。

医疗设备更新 年内新进飞利浦 64 排 128 层螺旋 CT、飞利浦 1.5T 磁共振成像系统、彩色超声诊断系统、数字放射系统、进口眼科光学相干断层扫描仪、电子支气管镜系统、电子结肠镜、电子输尿管软镜系统、移动平板探测器、移动式 C 形臂 X 光机、椎间孔镜手术系统、神经诱发电位、生物刺激反馈仪等高端大型设备。

基础建设 经报请青岛市卫生计生委同意，医院对门诊西楼进行改造装修。此项目经公开招标，由青岛营海建设（集团）有限公司以 116.8532 万元中标。门诊西楼改造装修项目于 2016 年 10 月验收合格并交付使用。血液透析室搬迁至门诊西楼，设置床位 40 张。新成立的肾病风湿免疫科和中医高压氧病区均设置在门诊西楼。

卫生改革 年内医院参加青岛市公立医院综合改革，自 2016 年 7 月 1 日零时起，取消药品加成，实行药品销售零差率并进行医疗收费价格调整。进行公车改革，清退 5 辆租赁车辆，取消领导用车。

根据《青岛市机关事业单位工作人员养老保险制度改革实施办法》，医院重新核定保险缴费基数，基本养老保险缴费由单位和个人共同负担。单位缴纳基本养老保险费的比例为本单位缴费基数的 20%；个人缴纳基本养老保险费的比例为本人缴费基数的 8%，由单位代扣代缴。

医院在参加基本养老保险的基础上，为在编职工建立职业年金，职业年金缴费由单位和个人共同负担。单位缴费比例为 8%；个人缴费比例为 4%，由单位代扣代缴。缴费基数与基本养老保险缴费基数一致。

根据上级相关文件精神，医院对在编在岗职工工资结构进行再次优化。此次调整将部分绩效工资纳入基本工资，即降低基础性绩效，提高岗位工资和薪级工资，根据每人的薪级级别不同增资额不同，2016 年 12 月执行新的工资标准。

医疗特色 年内医院顺利开展新技术项目 12 项，包括薄层液基涂片技术（TCT）、呼吸内镜诊疗技术、髋关节镜技术、穿支皮瓣修复手部皮肤缺损、降钙素原测定、中药化腐治疗糖尿病足、维 A 酸联合亚砷酸治疗急性早幼粒细胞白血病、CT 下经皮肺穿刺活检、肺部疾病的胸腔镜手术治疗、盆底功能康复、乳腺摄影及影像诊断、风湿 4 项定量检测等。医院根据相关诊疗规范对新技术新项目的实施进行追踪管理，开展的新技术项目均符合适应证，无不良反应、并发症的发生。

科研工作 烧伤科主持完成的"应用自制改良封闭负压装置患者的临床护理观察"、内分泌血液内科主持完成的"胰岛素泵对初发 T2DM 并酮症患者早相胰岛素分泌及 chemerin 的影响"、泌尿外科主持完成的"治疗精索静脉曲张不同手术方式选择的研究"、儿科科主持完成的"支原体感染（MP）与在儿童支气管哮喘关系研究"4 项课题通过鉴定，达国内先进水平；放射科主持完成的"肝动脉化疗无水乙醇栓塞联合无水乙醇化学消融治疗大肝癌临床研究"、产科主持完成的"乙肝免疫球蛋白宫内阻断 HBV 与母乳中 HBVDNA 含量对传播影响的相关研究"、儿科主持完成的"足月新生儿高未结合胆红素血症与血清肝功能、心功能、神经功能指标的相关性分析"3 项课题通过鉴定，达国内领先水平。

青岛市卫生计生委立项课题 6 项。取得专利 48 项，其中，发明专利 13 项，实用新型专利 35 项。全院职工在各级各类刊物发表论文 280 余篇，其中，中华级论文 3 篇，核心期刊论文 68 篇。出版 9 部第一主编专著。

继续教育 年内承担省级继续教育项目 8 项，市级继续教育项目 22 项。选派胃肠外科王守光医师赴奥地利进修。选派技术骨干 23 人分别到中山大学第一附属医院、上海交通大学第六医院等医院进修。219 人外出参加各级学术会议。

精神文明建设 通过创建文明城市、卫生城市，加强医院管理，强化内涵建设，倡导人文关怀理念，提高员工精神素质；开展医疗、护理等服务培训，提高医护人员服务意识、服务理念和服务水平；年内顺利通过省文明单位复评。

加强道德建设，积极开展社会主义核心价值观宣传教育活动，设计制作道德宣传栏，通过医院自媒体平台大力宣扬社会主义核心价值观；进学校、进社区、进卫生院、进村开展 12 期健康教育大讲堂活动；热心社会公益，全年组织职工捐款 19.44 万元；组织医院重点部门科室负责人参观青岛党史教育基地及黄岛区廉政教育基地；积极开展网络文明传播活动，采用多种措施增加官方微信关注度。利用爱牙日、爱眼日、艾滋病日、慢性病宣传日等特殊日子,开展相关主题宣传,发布健康教育知识,承担宣教责任。

大事记

1月12日,医院召开六届十次职工代表大会暨2016年医院工作会议。会上,与会代表认真听取、审议通过《院长工作报告》《财务工作报告》《审计工作报告》及《青岛市胶州中心医院非在编职工薪酬调整方案》《关于职称晋升量化赋分表和聘期内考核制度修改说明》,并对2015年在医院各项工作中取得优异成绩的团体和个人进行表彰。

2月5日,医院烧伤外科王静、麻醉科王庆亮被评为2014~2015年度"青岛市卫生计生系统青年岗位能手"。

3月2日,医院胸外科首次实施全胸腔镜下手术。

3月8日,医院工会继续组织开展"春蕾计划",925名职工献出爱心,筹得善款23820元。

3月25日,医院呼吸内科开展经支气管针吸活检术。

3月31日,潍坊医学院副院长葛国文带队,陈峰、高鹏、戴志刚、刘晓霞、张旭艳、王永芹等组成专家组,对医院进行2015~2016学年临床教学调研评估。

3月31日,《关于2016年青岛市医疗卫生优秀人才评审入围名单公示》中,医院放疗科李波医师入围优秀青年医学人才。

4月11日,医院举办"医院开放日""市民体验日"活动。

4月14日,医院医疗机构执业许可证增加医疗美容科目(美容外科、美容皮肤科)。

4月18日,医院HIS系统升级切换,由4.0版本升级至4.5版本。

4月18~23日,医院选派副院长邢立泉、工会主席宫荣泉参加第四期全市卫生计生系统领导干部综合能力与素质提升研修班。

4月27日,医院公车改革,清退5辆租赁车辆。

4月28日,医院党委会研究决定成立招标办公室,魏秀娥兼任招标采购办公室主任。

5月7日,医院团委组织青年医疗志愿者7人参加共青团青岛市委主办、共青团胶州市委联合协办大型《公益2016》暨"青春益起来"周末青年公益行动。

5月10日,医院党委召开"两学一做"学习教育动员大会。

5月12日,根据市卫生计生委《关于王者令等同志任免职务的通知》,高向阳挂职任中共青岛市胶州中心医院委员会委员、副书记。

5月12~31日,医院CT室赵伟国代表青岛市卫生计生委赴西藏日喀则市桑孜珠区人民医院进行为期20天的CT带教工作。

5月19日,手足外科正式开诊,门诊设在急诊外科门诊,病房设在门诊东楼3楼。

5月31日,完成2016年度非在编职工聘任工作,总计为96名非在编职工聘任初级职称。

5月,医院党委对部分党支部进行换届,外科、内科各设立两个党支部。

6月3日,召开党委会,通过新修订的《党委会议事规则》;同意执行《职工午餐补贴及运行管理落实方案》;传达市卫计委关于落实党风廉政建设两个责任落实的会议精神;通过《医院"十三五"规划》;通过《健康管理中心的条款再次议定》。

6月22日,医院派出呼吸内科医师李奎英赴贵州省镇宁布依族苗族自治县进行为期三个月的卫生支援交流工作。10月,镇宁布依族苗族自治县卫生计生局印发通报,对李奎英予以表彰,并授予镇宁布依族苗族自治县对口支援优秀医生称号。

6月23日,医院召开公立医院改革协调会议,布置7月1日实行医疗机构取消药品加成和调整医疗收费价格的公立医院综合改革事宜。

7月1日,医院参加青岛市公立医院综合改革,取消药品加成,实行药品销售零差率并进行医疗收费价格调整。

7月5日~9月30日,医院选派胃肠外科王守光医师参加山东省组织的卫生专业技术人员赴奥地利(第七期)进修项目。

7月23日,医院居民健康服务平台(一卡通)正式启用。

8月2日,青岛市卫生计生委巡查组到医院进行为期半个月的大型公立医院巡查工作。

8月10日,开展警民共建活动,医院向胶州市公安局捐赠欧姆龙电子血压计2台。

8月18日,根据市卫生计生委《关于印发〈青岛市卫生和计划生育委员会直属单位党委(总支、支部)和行政领导人工作职责及议事规则(试行)〉的通知》文件精神,医院党委会讨论通过将院务会改为行政办公会。

10月17日,血液透析室迁至门诊西楼三楼原大礼堂位置,设置床位40张。

12月10日,医院肾病风湿免疫科和中医高压氧病区正式运行,原肾病消化内科分为肾病风湿免疫科和消化内科,肾病风湿免疫科位于门诊西楼三楼,消化内科位于内科楼六楼,中医高压氧病区位于门诊西楼二楼。

12月20日,医院六届十一次职代会在医院科技楼四楼隆重召开,青岛市卫生计生委副主任张华出席会议,大会由工会主席宫荣泉主持。

荣誉称号　医院荣获山东省文明单位、山东省卫生先进单位等称号。

院　　长:徐　建
党委书记:马桂莲
党委副书记:高向阳

副 院 长:邢春礼
副 院 长:邢立泉
纪委书记:尤明涛
总会计师:孟贤涛
工会主席:宫荣泉
院长助理:魏秀娥
院办电话:58775611
总机电话:87212301
传真号码:87208844
电子信箱:qdsjzzxyy@126.com
邮政编码:266300
地　　址:胶州市徐州路29号

专 科 医 院

青岛市妇女儿童医院

概况　青岛市妇女儿童医院占地6.7万平方米,业务用房8.4万平方米,编制床位1170张,实际开放986张。2016年职工总数1682人,其中,卫生技术人员1499人,占职工总数的89.12%;行政工勤人员183人,占职工总数的10.88%。卫生技术人员中,高、中、初级职称分别为122人、373人、1004人,占比分别是8.14%、24.88%、66.98%,医生526人,护士734人,医护比1:1.39。职能科室32个,临床科室38个,医技科室14个。

业务工作　2016年门诊量1681127人次,比2015年增长23.3%,其中,急诊253363人次。出院50299人次,比2015年增长71.1%,床位使用率105.2%,床位周转次数51.5次,入院与出院诊断符合率99.9%,手术前后诊断符合率100%,门诊抢救危重病638人次,抢救成功率100%,病房抢救危重病2003人次,抢救成功率99.1%,治愈率91.6%、好转率6.8%、病死率0.04%,院内感染率1.06%,甲级病案符合率99.9%。

业务收入　2016年全年业务收入96411.43万元,比2015年增长44.58%。

固定资产　2016年新增固定资产价值2868.99万元,固定资产总值为87281.30万元,比2015年增长3.40%。

医疗设备更新　2016年投资2524万元用于医疗设备更新。其中价值50万元以上医疗设备有彩色多普勒超声诊断仪、双波长血管治疗工作站、小儿电子支气管镜系统、高清腹腔镜、等离子宫腔电切镜、胚胎操作系统、高清腹腔镜、全高清小关节镜。

基础建设　2016年,医院完成国医堂改造工程、PCR实验室改造工程、急诊部改造工程、静配中心工程、产科VIP病房装修工程、口腔科及采血中心改造工程、景观湖美化工程、负一层库房改造工程、污水处理站脱臭工程。

卫生改革　多措并举,严控医疗费用不合理增长。2015年医院将药占比降至合理的水平,并在全市卫生系统首推检验科试剂耗材集中采购配送,试剂降幅高达35%以上。为落实城市公立医院综合改革中关于大力发展中医中药事业的要求,医院中药制剂中心于2016年试运行,重新生产肺炎四号、化炎合剂等药品,满足患者对中药制剂的需求。2016年7月,静脉用药调配中心正式运行,彻底解决大部分药剂对于儿童不能拆分而造成浪费的现象(即原来的节药现象),为临床提供安全、有效的静脉药物治疗服务。加强医院管理,进一步理顺管理体制。完善临床三级学科建制的架构,在行政后勤科室实行大部制管理。医院完成中层干部、护士长竞聘工作。完善绩效分配方案,深化人事薪酬制度改革。医院建立起以"工作量"

和"技术含量"为基础的新型分配制度,融入岗位系数、技术比例、风险比例等要素,依据"总量控制、结构调整、有升有降、公平合理"的原则,形成向临床一线、关键岗位、业务骨干和突出贡献人员倾斜,多劳多得、同工同酬、优绩优酬的收入分配体系,充分调动了医务人员的积极性。

医疗特色　医院成功实施省内首例Crouzon综合征手术、省内首例1期脑室穿刺置管引流术和二期Omaya囊植入术以及青岛市首例儿童寰枢椎畸形手术。医院2016年开展新技术、新业务11项,妇科开展子宫内膜消融术(诺舒阻抗控制子宫内膜切除术)、腹腔镜下阴道骶骨固定术、旋动式人工流产项目,产科开展胎儿胸腔羊膜腔引流术治疗胎儿严重胸腔积液,儿童麻醉科开展超声引导下小儿区域神经阻滞,神经外科开展颅内血肿清除术、脑室—腹腔分流术、侧脑室外引流术,小儿骨科开展关节镜下肱骨外髁骨折复位内固定手术、关节镜下跟腱延长手术,内分泌代谢科开展实时动态血糖监测胰岛素泵系统。

科研工作　2016年,医院组织申报省医药卫生科技发展计划项目17项,获批6项;组织申报科技惠民专项项目10项,获批重点项目2项,获得上级财政补助80万元;申报省科技进步奖2项;申报市科技进步奖3项,获得二等奖1项;申报科技成果评价8项,国际先进水平3项;发表论文112篇,其中,SCI论文14篇。发明专利21项;出版著作6部。

继续教育　2016年,医院举办继续医学教育项目31项,其中,国家级项目6项,省级项目9项,市级项目16项。通过举办继续医学教育项目,培训来自全国各地的学员近3500人。

国际交流　2016年1月,香港复康会国际和中国部康复技术主任魏国荣女士、澳大利亚墨尔本皇家儿童医院高级作业治疗师Susan Greaves博士、高级儿童物理治疗师Lucy E Lorefice博士来院指导工作,传授发育评估与康复管理新理念、新技术。5月11日,澳大利亚Ramsay圆美溪国际医疗集团总裁Chris Rex、副总裁Craig McNally、中国区执行主席拿督吕德胜先生等6名高管一行到医院参观访问。6月27日,澳大利亚"Joanna Briggs循证卫生保健中心(JBI)"证据应用部主任Alexa McArthur教授莅临妇儿医院参观指导。9月6～9日,医院心脏中心副主任医师武钦代表院长邢泉生教授参加在日本国群马县前桥市举办的第十届中日德国际心血管病高峰论坛并作关于"经胸微创室间隔缺损10年远期随访"的大会发言。9月10～12日,医院内科中心主任李堂

教授应邀参加在法国巴黎举办的第55届欧洲儿科内分泌年会,并以"抗CD20单克隆抗体与IL-10基因联合应用对发病早期NOD鼠胰岛β细胞保护作用"为题发言。10月18日,美国Illinois洲大学儿科学教授Alfred Roman HuYoung为全院职工作《儿童高级生命支持》的学术报告。

精神文明建设　加强对外宣传,提升医院公信度和知名度。在国家、省级、市级媒体报道2000余篇,尤其是除夕夜发生在急诊科的"催泪红包"暖心故事经《青岛早报》连续报道后,引起广泛社会关注,《光明日报》头版头条报道,国家卫计委官方微博转发报道。中央电视台第四频道报道援坦医疗队队员曲先锋挽救白血病女孩的故事。热心社会公益事业,积极开展多种形式的慈善行动。在原有心脏中心开展慈善救助基础上,依托青岛市残疾儿童医疗康复基金会平台,与华泰高尔夫俱乐部、青岛市红十字会微尘基金,通过微民爱心筹、合生元母婴救助基金联合救助22名困难家庭患儿,累计救助金额近33万元。开展形式多样的文化体育活动。建设爱心妈妈小屋2个,举办职工家属开放日、职工子女暑期特色体验营等活动,丰富职工业余生活。

大事记

2月7日,除夕夜急诊科一名患者送出10个"暖心红包",在社会上引起广泛关注。

2月,医院知名专家门诊正式开诊。

3月7日,市委副书记王伟到医院走访慰问,为工作在临床一线的女职工送去关怀和祝福,并代表市委、市政府向职工致以节日的问候。

3月10日,医院召开第一届职工代表大会第八次会议。

3月12日,贵州省安顺市副市长罗晓红一行6人莅临医院参观考察医卡通建设情况。

3月28日,医院获批成为首批国家基因检测技术应用示范中心承建单位及青岛市分子与基因诊断工程研究中心承建单位。

3月,医院国医堂正式启用。

4月14日,医院应邀参加2016年度复旦大学附属儿科医院全国协作医院工作交流会,院长邢泉生在交流会上作专题报告。

4月29日,医院急诊科被授予山东省工人先锋号,副院长单若冰和急诊科主任徐静分别被授予"全国五一劳动奖章"和"青岛市工人先锋"荣誉称号。

5月5日,医院与即墨市人民医院进行协作医院签约仪式。

5月12日,王琳任中共青岛市妇女儿童医院委员会副书记兼中共青岛市妇女儿童医院纪律检查委员会书记。张成任青岛市妇女儿童医院副院长,不再担任青岛市妇幼保健计划生育服务中心副主任职务;高向阳挂职任中共青岛市胶州中心医院委员会委员、副书记,不再担任中共青岛市妇女儿童医院委员会委员职务。张成挂职任青岛市卫生和计划生育委员会妇幼健康服务处副处长。

5月16日,医院召开"两学一做"学习教育活动暨对照市纪委专项巡查反馈问题整改落实工作部署大会。

5月28日,医院由原青岛大学医学院附属青岛妇女儿童医院正式更名为青岛大学附属青岛妇女儿童医院。

6月1日,医院召开"凝聚爱的力量"——青岛妇女儿童医院"健康彩虹 爱聚妇儿"志愿服务队成立暨社会公益项目发布会。

6月7日,医院院长邢泉生率领的心脏中心科研团队凭借成果《常见先心病微创治疗核心技术的建立与远期结果》荣获青岛市科技进步奖一等奖,青岛市市长张新起为邢泉生颁奖。

6月25日,医院与澳大利亚Ramsay国际医疗集团进行全面战略合作签约,将共同承担基础设施和设备成本、共享科研成果、共同开展人才交流培训、共同发展成长。

6月25日,医院与青岛科技大学签约共建医疗信息与大数据研究中心,将在医疗信息化、大数据分析与应用、关键技术攻关与人才培养方面深度合作。

6月25～26日,医院成功举办第二届半岛妇女儿童医学论坛,半岛地区全部12家三级甲等妇幼保健院和儿童医院院长,100余家妇幼保健机构负责人以及来自国内顶尖医疗机构著名专家学者出席会议,参会人员2000余人。论坛主题为"关注妇儿健康、共谋未来发展",设1个主论坛,13个分论坛。

7月1日,青岛市妇女儿童医院、市妇幼保健计划生育服务中心和市卫生计生宣教中心联合举办庆祝中国共产党成立95周年暨"两学一做"主题党日活动大会。

7月6日,邢泉生任青岛市妇女儿童医院院长兼青岛市妇幼保健计划生育服务中心主任。

7月8日,医院正式成为JBI(Joanna Briggs Institutions)全球80余个分中心和协作组中的一员,同时成为山东省首家JBI合作单位。

7月11日,医院静脉用药调配中心建成并开始运行。

7月21日,复旦大学副校长许征、张志勇率领代表团一行13人莅临医院调研指导工作。

8月18日,医院制剂室升级为制剂中心。

9月1日,医院召开中层干部聘任大会,对竞争上岗中选拔出的中层干部进行聘任,同时举行党风廉政建设主体责任书和履行岗位职责承诺书签约大会,以及中层干部任前集体廉政谈话。

10月18日,医院基因检测中心临床基因扩增检验实验室顺利通过国家和省临检中心技术审核,成为省内第二家以高通量基因测序项目通过审核的临床基因扩增实验室。

10月19日,"莱西—青岛妇女儿童医院温馨巴士"就医直通车正式开通。

10月31日,医院召开第一届职工代表大会第九次会议。

11月16日,青岛市妇女儿童医院与平度市第二人民医院、平度市万家镇医院签订精准扶贫对帮扶协议。

11月17日,医院与青岛仁爱学校"医教结合"合作签约仪式在青岛仁爱学校隆重举行。

11月26日,医院精准帮扶菏泽市各县(区妇幼保健院工作顺利启动。

12月1日,国家卫生计生委儿童卫生处处长曹彬、全国妇幼健康研究会副秘书长丁冰在市卫生计生委副主任周长政、妇幼处处长杨晶陪同下莅临医院参观指导。

12月2日,半岛妇儿联盟疑难病微信会诊平台开诊。

12月12日,医院申报建立的"青岛市出生缺陷综合防治重点实验室"正式获批,成为省内首个出生缺陷综合防治重点实验室。

12月14日,医院正式启动EMSS体系。

荣誉称号 医院获山东省文明单位、全省病毒性传染病防控工作先进集体、山东省城乡妇女岗位建功先进集体称号和山东省急危重症孕产妇救治技能竞赛决赛三等奖。

院　　长:邢泉生

党委书记:任明法

副 院 长:张战红、单若冰、盛　雷、张　成

党委副书记、纪委书记:王　琳

总会计师:潘　蕾

工会主席:高　岩

院办电话:68661157

总机电话:68661157
传真号码:68661111
电子信箱:bgs7555@126.com
邮政编码:266034
地　　址:青岛市市北区辽阳西路217号

青岛市胸科医院

概况　青岛市胸科医院占地面积2万平方米,建筑面积1.4万平方米,其中,业务用房面积0.9万平方米。2016年职工总数329人,其中,卫生技术人员263人,占职工总数的79.94%;行政工勤人员66人,占职工总数的20.06%。卫生技术人员中,高级职称34人,占12.93%;中级职称80人,占30.42%;初级职称149人,占56.65%。医护比为1:1.42。开放床位255张,设职能科室18个、临床科室11个、医技科室6个。

业务工作　2016年门诊41707人次,比2015年同期增长0.94%;其中,急诊2587人次。住院病人3041人次,比2015年同期增长23.52%;床位使用率同比减少1.33%。床位周转次数同比增加1.1次。

业务收入　2016全年业务收入7608.6万元,比2015年增长22%。

固定资产　全年固定资产总值5976.9万元,比2015年增长1%。

医疗设备更新　年内新购车载除颤监护仪、车载心电监护仪等设备。

卫生改革　2016年医院强化岗位练兵,围绕各项核心制度的学习、落实,加大"三基"培训,开展"岗位技能提升练兵月"活动,提升专业技术能力、自主探索能力、临床诊疗能力和应急处置能力。继续采取临床路径管理等措施,有效控制医疗费用,减轻患者经济负担,2016年进入临床路径管理患者978例,比2015年同期增长15.5%,占同期出院患者人数的34.8%。

继续发挥全市结核病诊疗的龙头作用,分别与莱西市梅花山卫生院、黄岛区结核病防治所签约共建医联体,并以医联体为载体,建立分级诊疗制度,进一步细化人才培养、业务指导、远程会诊、双向转诊、资源共享等合作内容,运用先进的管理理念和创新的医疗服务模式加强医联体的建设,让病人更加方便地就诊。

人才引进、招聘工作。建立备选人才库,加大急需高层次人才引进力度。积极参加国内知名院校毕业生供需双选会,积极招聘紧缺专业人员。

医疗特色　医院是青岛市结核病、耐多药结核病治疗归口定点单位,同时承担着全市呼吸系统传染病突发公共卫生事件定点收治任务。年内开展结核病微创治疗技术,成立胸腔镜治疗小组、肺部小结节诊疗小组、中医护理技术领导小组、中医药推广小组,开展中医药个性化治疗,中药穴位敷贴、中药外敷等中医适宜护理技术。通过多部门、多学科的协作,联合市妇儿医院为高龄重症结核病孕妇顺利生产,成为青岛首个患结核病的孕妇正常分娩的病例,提高青岛市对该类特殊结核病患者的救治水平。

科研工作　发挥市级医疗卫生重点学科——结核病科的示范带动作用,在结核病优秀人才的基础上进一步拓展范围,年内新立项青岛市卫生计生委优秀学科带头人骨科1人,优秀青年医学人才中医内科1人;在研课题12项。

继续教育　作为青岛市医学会结核病学会主任委员单位,医院承担省、市级继续教育项目10项,全年开展省级继续教育培训和学习班4次,市级继续教育项目6次。举办青岛市医学会结核病学分会年会,承办山东省医师协会结核病学分会年会。

精神文明建设　推进普法依法治理工作;加强"道德讲堂"、职工之家建设,开展"慈善一日捐"、无偿献血等活动,积极做好文明城市创建工作;开展医院开放日等主题宣传活动,加强同媒体的沟通。

大事记

1月13日,医院举行2015年度首届"肺腑之情杯"技能大赛表彰大会,市总工会姜锡川部长和市医务工会邢迎春主席出席表彰会,并为获奖选手和代表队颁奖。

2月2日,市卫生计生委副主任魏仁敏带领安全检查组到医院进行安全生产检查。

3月22日,医院职工赵明伟被中国疾病预防控制中心授予2015年度国家级"志愿宣传员",并作为山东省两名获此称号人员的代表到北京接受表彰。

3月24日,医院围绕第21个世界防治结核病日开展结核病防治义诊、公益讲座活动,并组织开展"医院开放日"活动,邀请多家媒体记者采访参观。

5月10日,医院召开"学党章党规、学系列讲话,做合格党员"学习教育启动大会,医院"两学一做"学习教育全面启动。

6月17日,医院与莱西市梅花山卫生院签约共建医联体。

6月17日,医院主办省级医学继续教育项目"结核性脑膜炎诊治进展"培训班。

7月8日,医院与黄岛区结核病防治所签约共建医联体。

7月9日,医院通过多部门、多学科的协作,联合市妇儿医院为高龄重症结核病孕妇顺利生产,成为青岛首个患结核病的孕妇正常分娩的病例,提高青岛市对该类特殊结核病患者的救治水平。

7月20日,医院与青岛银行签约"联姻",签订"一卡通"合作协议,标志着医院在原有 HIS、LIS、PACS、EMR 等四大信息系统平稳运行基础上,信息化建设迈出的新步伐。

8月17日,医院组织召开"走进青年、转变作风、改进工作"调研座谈会,市卫生计生委团委书记周晓出席并与青年代表进行座谈交流。

9月28日,医院主办省级继续医学教育项目"结核性胸膜炎规范化治疗"学习班,来自济南、潍坊、青岛等地市的百余名医务人员参加培训。

9月30日,医院正式加入青岛市区域诊疗"一号通"平台,是医院"互联网+健康医疗"项目发展的重要里程碑。

10月14日,医院组织中层干部、护士长、职工代表专题培训班,邀请中共青岛市委"两学一做"学习教育宣讲团成员、青岛市关心下一代工作委员会常委、五老宣讲团团长王继军教授进行专题授课。

12月3日,医院承办山东省医师协会结核病分会 2016 年年会。

12月9日,医院主办青岛市医学会结核病学专科分会 2016 年年会暨省中医继续医学教育项目"中西医结合治疗耐药结核病"培训班。

12月14日,市卫生计生委副主任魏仁敏带领督查组到医院进行党风廉政建设主体责任落实情况和安全生产大检查。

12月21日,市卫生计生委副主任杜维平带队来院进行 2016 年度科学发展综合考核。医院召开七届七次职代会对领导班子进行民主测评。

荣誉称号 2016 年医院获得青岛市文明单位标兵等荣誉称号。

院　　长:邓　凯
党委书记:王　军
副 院 长:赵延旭
副 院 长:李同霞
工会主席:王　森
纪委书记:刘学崐
院办电话:84826503　84816945

传真号码:84816945
电子信箱:qdsxkyy@163.com
邮政编码:266043
地　　址:青岛市重庆中路 896 号

青岛市第六人民医院

概况 青岛市第六人民医院(青岛市传染病医院)占地面积 2.83 万平方米,其中,业务用房面积1.9 万平方米。全院职工总数 492 人,其中,卫生技术人员 399 人,占职工总数的 81.1%;行政工勤人员 93 人,占职工总数的 18.9%。卫生技术人员中,高、中、初级职称分别是 66 人、130 人、203 人,占比分别为 16.5%、32.6%、50.9%。医生 125 人,护士 218 人,医护比为 1∶1.8。医院编制床位 400 张,实际开放床位 550 张,设职能科室 26 个、临床科室 16 个、医技科室 6 个。

业务工作 全年门诊量 113113 人次,与 2015 年同期比增加 11576 人次,增长 11.4%;收住院病人 5751 人次,与 2015 年同期比增加 255 人次,增长 4.64%;出院病人 5725 人次,与 2015 年同期比增加 191 人次,增长 3.45%;病床使用率 92%,与 2015 年同期比提高 0.44%;平均住院天数 32.1 天,与 2015 年同期比减少 1.5 天,下降 4.46%;病床周转次数 10.4 次,与 2015 年比提高 2.97%;入院、出院诊断符合率 100%;抢救危重病人 298 人次,抢救成功率 88.6%;治愈好转率 93.8%;死亡病人 87 例,病死率为 1.5%;院内感染率 1.55%,甲级病案符合率 100%。

业务收入 全年业务收入 22557.74 万元,比 2015 年增加 2872.47 万元,增长 14.59%。

固定资产 全年固定资产总值 6138 万元,比 2015 年的 5683 万元增加 455 万元,同比增长 8%。

医疗设备更新 购置 4 台红外肝病治疗仪,价值 47.44 万元;购置 1 台结肠治疗机,价值 16.6 万元;购置 1 台中药熏蒸治疗机,价值 3.66 万元;购置 2 台毫米波治疗仪,价值 162 万元;购置 1 台体腔热灌注,价值 53 万元;购置 1 台 16 排 CT,价值 347 万元。

基础建设 2016 年 3 月 20 日,占地面积 35862 平方米、总投资约 8.5 亿元的市公共卫生中心正式开工建设,其中,公共卫生临建门诊工程 4 月 30 日启动,历时 6 个月完成了施工图范围内工程建设、放射科放射防护土建工程和上下水、强弱电管道施工等室外工程,临建门诊工程综合验收及审计工作同步完成。6月29日,市政府副秘书长王哲和市卫生计生委主任杨锡祥对项目进行现场督办。

卫生改革 2016年7月1日,全面启动公立医院综合改革,取消药品加成、实行零差率销售、调整医疗服务价格、对接医保系统,严格落实规章制度,加强监督检查,医改工作顺利实施。

加强医院规范化管理,以大型医院巡查和市巡查组巡查整改为契机,对医院反腐倡廉建设、医院管理、经济管理等方面内容进行全面自查整改,进一步建立和完善各项管理规章制度,强化执行力建设,在制定规章制度的同时完善考评体系,加大对落实各项规章制度的考核力度,优化激励机制,严格落实主体责任和监督责任考核制度,强化监督制约,规范权力运行,针对"权、钱、人、项目"等重点环节加强制度建设、加强对关键岗位特别是主要负责人的制度监督,形成了较为完备的制度体系。

不断推进信息化建设,依托信息技术推进智慧医疗,启动"健康云助手医患微诊室"服务平台、居民健康信息服务平台等移动就医服务平台,让患者享受互联网时代便捷的贴身医疗服务,提升患者就医体验。

医疗特色 加快新技术新项目的运用,开展超声引导下肝组织穿刺活检、肝癌射频消融治疗(超声和CT引导下射频消融治疗、超声引导下微波消融治疗)、毫米波治疗仪、结肠水疗等技术,满足患者疾病诊治的需要;与北京大学肿瘤医院陈敏华团队建立技术合作关系,成立医院肝癌早诊微创医疗中心,致力于肝癌治疗的健康管理、早期筛查诊断、精准微创治疗和中医防癌抗癌工作;入选全国30家乙肝母婴零传播工程项目医院,开展面向全市产科主任的妊娠期肝病治疗相关培训,以减少青岛市乙肝病毒母婴垂直传播;成立青岛市肝病会诊中心,加入北京亚太肝诊疗技术联盟,成为全国肝胆病防治技术示范基地,打造肝病诊疗特色。

科研工作 获得山东省中医管理局立项课题4项,获得青岛市卫生计生委立项课题9项;全院职工发表论文100余篇,其中SCI论文3篇,出版著作2部。取得国家发明专利2项,实用新型专利28项。

继续教育 举办市级继续医学教育项目4项,受教育人数达400余人次,外派到北京佑安医院、解放军302医院、青大附院进修学习19人次,选派参加国内学术交流培训100余人次。3月主办山东省中西医结合学会传染病专业委员会第六次学术会议,6月承办第七届全国中西医结合传染病学术会议,7月协办中华医学会第十四次感染病年会,11月主办青岛市医学会感染病学分会第八届年会,参会人数达2000余人。

国际交流 深化合作交流,医院与老挝国家友谊医院合作建立的丙肝远程询诊平台正式启用,成为国内首家可协助丙肝患者接受老挝专家远程会诊的医院。

精神文明建设 坚持以群众需求为出发点,通过开展"服务百姓健康行动"、送医下乡、对口帮扶、健康教育进社区、企业、学校、"爱心陪伴空巢老人"、"阳光助残"等公益性活动,传递爱心,传播正能量。深化志愿服务,配合全国文明城市、国家卫生城市创建和全市重大活动,积极开展登山护绿、"净化沙滩"、文明宣传等志愿服务活动,履行社会责任,塑造医院良好社会形象。

大事记

2月5日,市卫生计生委党委副书记孙敬友、市医务工会主席邢迎春一行,亲切看望慰问山东省首位、青岛市唯一的南丁格尔奖章获得者李桂美护士长。

3月23日,医院举办市民开放日活动,向各界代表介绍医院在提高医疗技术水平、提升医疗服务质量、加强医患沟通等方面取得的进展和亮点工作。

4月1日,青岛市感染性疾病质量控制中心在市第六人民医院正式成立,受市卫生计生委委托,中心承担全市基层感染性疾病诊疗技能培训项目。

4月29日,青岛市庆祝"五一"国际劳动节暨富民兴鲁劳动奖章获得者表彰大会在市级机关会议中心召开,院党委书记、院长王明民荣获"山东省富民兴鲁劳动奖章"称号。

5月12日,国家卫生计生委组织召开全国护理工作座谈会,医院李桂美护士长作为全省卫生系统唯一代表赴京参加全国护理工作座谈会,并受到国务院副总理刘延东的亲切接见。

6月29日,青岛市政府副秘书长王哲一行到市第六人民医院和市疾控中心现场督查2016年市政府市办实事和市级重点建设工程——青岛市公共卫生中心建设情况,并召开工作座谈会,市卫生计生委主任杨锡祥、副主任薄涛等陪同。

7月1日,医院参与公立医院综合改革,取消药品加成。

8月5日,市第六人民医院接受市卫生计生委大型医院巡查,医院对近3年主要工作进行全面细致梳理,从落实党风廉政建设情况、贯彻落实"九不准"情况、医院管理、经济管理等方面开展自查整改。

8月18日,市卫生计生委团委副书记周晓到市第六人民医院开展"走进青年、转变作风、改进工作"宣传活动,就群团改革进行实地调研。

10月11日,杨诚任青岛市第六人民医院业务副院长。

11月5日,医院与北京大学肿瘤医院陈敏华肝癌早诊微创治疗金牌团队建立技术合作关系,成立"青岛市第六人民医院特尊肝癌早诊微创医疗中心",双方将在肝癌早诊、肝癌微创诊疗、学术交流等领域开展工作。

荣誉称号 医院被评为"山东省文明单位",传染门诊获得"省级巾帼文明岗"荣誉称号,皮肤科被评为"青岛市文明服务示范窗口"。在青岛市2016年度优秀中医药学术论文、中医病历和中医护理文书评选活动中,获得优秀中医药学术论文二等奖1项,优秀中医病历一等奖、三等奖各1项,优秀中医护理文书二等奖1项。在青岛市第四届"健康杯"优质护理技能大赛中,医院荣获大赛团体一等奖。在市北区首届健康杯"疟疾防治"技能竞赛中获得一等奖。

党委书记、院长:王明民
副 院 长:朱维平
副 院 长:李顺平
副 院 长:杨 诚
工会主席:孙 伟
院办电话:81636699
传真号码:81636688
电子信箱:qdchrbyy@163.com
邮政编码:266033
地 址:青岛市抚顺路9号

青岛市精神卫生中心

概况 青岛市精神卫生中心(青岛市第七人民医院、青岛市心理咨询中心)始建于1958年11月,位于市北区南京路299号,是一所技术力量雄厚、设备先进、具有现代化科学管理体系的三级甲等专科医院,占地26.92亩,建筑面积17473.71平方米,其中,业务用房面积15171.89平方米;现有职工456人,其中,卫生技术人员385人,占84.43%,行政工勤人员71人,占15.57%。卫生技术人员中,高级职称42人,中级职称149人,初级职称194人,分别占卫生技术人员的10.91%、38.70%、50.39%。医生与护士之比为1:2.31,编制床位700张,设置职能科室15个,临床科室13个,医技科室3个。

业务工作 2016年门诊量为153195人次,比2015年增长6.4%;年内住院病人4483人次,比2015年增长12.6%;床位使用率150.4%,比2015年增长16.8%;床位周转次数为6.3次,比2015年增长21.2%;出院与入院诊断符合率为100%;抢救危重病人33人次;抢救成功率为81.8%,比2015年下降4.3个百分点;治愈率为32.1%,比2015年下降6.4个百分点;好转率为65.5%,比2015年增长3个百分点;病死率为0.2%;院内感染率为1.34%;甲级病案符合率为100%。

业务收入 2016年全年业务总收入为16362.64万元,比2015年增长19.53%。

固定资产 2016年全年固定资产总值3863.37万元,与2015年持平。

卫生改革 2016年,市精神卫生中心与市财政局、市物价局、市医改办、市医保办及市卫生计生委相关处室加强沟通协调,先后召开3次现场会议,顺利完成物价调整及医保政策的跟进,保证公立医院改革顺利推进;同时多项举措适应医改,加强改革政策宣传和引导,率先启动医改部署会,成立医改宣传党团志愿者服务队,利用医院微信、微博、网站、OA办公系统等平台对医改政策进行宣传;各项控费指标均达到市卫计委要求。

医疗特色 2016年,完成市卫生计生委组织的专家组对中心2014～2015年的老年精神病科、临床心理科市级重点学科、两名优秀学科带头人项目终期现场评估检查;以省、市级重点学科为学科发展平台,同时以儿童青少年心理卫生、物质滥用、睡眠障碍3个学科为优先发展学科,形成专业技术专科优势,打造专业技术服务品牌,以此不断提升医疗技术水平和医疗服务水平。

科研工作 2016年,获立项省级课题1项,获立项局级课题6项;组织7项课题进行科技成果评价(课题鉴定);发表SCI论文3篇,发表统计源核心期刊论文38篇;举办2016年科教表彰大会。

继续教育 2016年,举办国家级继续教育项目2项,省级继续教育项目7项,市级继续教育项目5项;邀请国内著名专家王华丽教授、司天梅教授、徐莉萍教授、陆铮教授、马小红教授作专题学术讲座,制定外请专家授课管理制度,严格考勤、考试和评课等环节;成功举办第二期"萨提亚模式家庭治疗培训班"和第二期"创伤心理治疗培训班"暨"灾难心理危机干预专家培训班",完成萨提亚模式家庭治疗互助学习小组学员招募及第一次小组学习;安排50余人次参加市内学术培训,安排近 20 人次参加全国精神科学术年会和全省精神科学术年会,各有 1 人次作大会发言,协办山东省 2016 年精神康复管理高级论坛暨第三届物理与心理治疗高级研讨班,完成青岛市医学会第二届行为医学专科分会、第八届精神病学专科分会的换届工作;选派宋欣欣医师赴泰国研修学习。

精神文明建设 开展精神文明建设,宣传先进典型,加强医院文化建设,顺利通过省级文明单位复审和创城评审工作;组织开展"十大新闻人物"和"十大和谐医患"评选活动,经过推介评选,高安民医生荣获得"十大新闻人物"称号;组织开展"和谐医患、我做贡献"的讨论活动,与《青岛早报》联合开展文明优质服务大提升活动、名医风采栏目,对品牌专家、医务人员事迹进行宣传;加强军民共建工作,慰问共建单位红岛航空测控站官兵,送去心理健康书籍和夏季解暑等慰问品;热心公益事业,共开展健康教育讲座 146 次,世界精神卫生日等大型心理咨询 4 次,向市民发放心理健康宣传材料和健康处方 6 万余份,组织全体职工参加"慈善一日捐"活动捐款 34180 元,组织无偿献血 2 次,共计 95 人次,献血 3.8 万毫升。

大事记

1 月 29 日,医院召开 2015 年度表彰大会。表彰 2015 年工作中涌现出的先进集体和先进个人,以及 2014～2015 年度教科研先进个人。

2 月 3 日,青岛市副市长栾新对市精神卫生中心的安全生产工作进行督导检查,市政府副秘书长李海涛,市卫生计生委主任杨锡祥等陪同检查。

2 月 26 日,医院举行特聘专家签约仪式,聘任国内知名老年精神科专家、北京大学第六医院王华丽教授为我中心特聘专家,助推老年精神科学科建设。

3 月 18～21 日,开展世界睡眠日医院开放日暨"岛城媒体看医院"和"市民体验日"活动,邀请青岛市 16 家主流媒体记者到医院进行参观交流,邀请市民进医院免费进行睡眠、焦虑抑郁等心理精神方面的咨询。

4 月 18 日,医院开启"空中课堂"医疗培训新模式,打破传统的授课模式和空间限制,充分运用网络平台,与国内知名专家进行面对面交流,及时获取最新医疗理念、科学的诊疗方法及丰富的专业知识。

5 月 10 日,医院召开"两学一做"学习教育动员部署会,党委主要负责同志、各党支部书记以及全体党员 100 余人参加会议,青岛市精神卫生中心"两学一做"学习教育正式启动。

6 月 20 日,医院举行城市公立医院综合改革启动部署大会,对公立医院综合改革重点工作进行部署。

6 月 29 日,医院以"融通式"门诊电子病历为基础的"一号通"成功上线,实现网上预约、微信预约、自助设备预约挂号,优化门诊就诊流程,有效减少患者候诊时间,方便患者就医。

7 月 6 日,医院开启"空中课堂"医疗培训新模式。充分发挥高层次人才资源和学习平台,中心成立"博士工作室"。

8 月 2 日,医院召开青岛市精神卫生中心大型医院巡查动员大会,以此为契机,加强医院质量和安全管理,提升医院核心竞争力。

9 月 12 日,医院第八次工会会员代表大会胜利召开,会议选举产生了第八届工会委员会、经费审查委员会及女职工委员会。

9 月 13 日,医院中英(青岛)社区失智者照护体系建设试点项目正式启动,青岛市精神卫生中心作为精神卫生专科医疗机构,将在整个项目实施过程中全程提供技术支持与指导。

9 月 20 日,医院成功举办青岛市首届精神卫生工作岗位技能竞赛,此次比赛由市卫生计生委、市总工会联合主办,来自 9 个区(市)的 31 名从事基层精防工作的医务人员参加比赛。

9 月 24～25 日,由山东省精神卫生中心主办、青岛市精神卫生中心协办的"山东省 2016 年精神康复管理高级论坛暨第三届物理与心理治疗高级研讨班"在青成功举办。

10 月 9 日,医院召开青岛市第四次精神障碍流行病学调查结果新闻通报会,通报青岛市第四次精神障碍流行病学调查结果,对政府制定相关政策、调整精神卫生规划具有重要意义。

10 月 20 日,青岛市精神卫生区域性医联体成立。以市精神卫生中心为核心,辐射黄岛区、胶州市、莱西市、平度市、即墨市、城阳区等 6 家精神卫生机构。

10 月 20 日,医院成立岛城首家心理健康查体中心。填补青岛卫生系统健康体检行业"心理体检"的空白,标志着全面健康体检新局面的开启。

12 月 20 日,医院举办第八届职工代表大会职工代表培训班,90 余人参加培训,明确职工代表的职责和义务,切实提升职工代表素质和参与管理的能力,提升职工代表综合素质。

荣誉称号 2016 年,连续第 9 年荣获山东省省级文明单位称号,先后荣获山东省模范职工之家、

2016 年度全市卫生系统科学发展综合考核先进单位、2016 年度事业单位人事管理示范点、青岛市职工职业道德建设十佳单位等称号。

党委书记、院长：王春霞
副　院　长：孙中国
副　院　长：刘春旺
工会主席：周　晶
总会计师：管　勇
院办电话：86669088
总机电话：85621584
传真号码：85621584
电子信箱：qddqyy@public. qd. sd. cn
邮政编码：266034
地　　　址：青岛市南京路 299 号

青岛市口腔医院

概况　青岛市口腔医院位于青岛市德县路 17 号，是青岛市卫生与计划生育委员会直属的三级甲等口腔专科医院，潍坊医学院非隶属附属医院，承担多所院校的本科和研究生教学工作。年内单位占地面积 14667 平方米，其中，业务用房面积 16000 平方米。年内职工总数 244 人，其中，卫生技术人员 201 人，占职工总数的 82.4%；辅助系列技术人员 13 人，占职工总数的 5.3%；行政工勤人员 30 人，占职工总数的 12.3%。卫生技术人员中，高级职称 21 人，占卫生技术人员的 10.4%；中级职称 46 人，占卫生技术人员的 22.9%；初级职称人数为 134 人，占卫生技术人员的 66.7%。医生与护士之比为 1.48∶1。硕士、博士 83 名，硕士生导师 9 名，高级职称技术人员 21 名，国家级专委会常委和委员 13 名。编制床位总数 50 张，综合治疗椅 130 台、拥有瓷睿刻全瓷修复系统、水激光口腔综合治疗仪、口腔锥形束 CT 和数字化全景 X 光机等先进的医用口腔类设备。设职能科室 15 个，临床科室 10 个，医技科室 4 个，门诊部 2 个。

业务工作　2016 年，门诊量 202814 人次，同比增加 4782 人次，增长 2.41%。

业务收入　2016 年，医院医疗收入 6620.23 万元，同比增加 674.7 万元，增长 11.35%。医疗业务成本 5995.73 万元，同比增加 1221.37 万元，增长 25.58%；管理费用 1279.78 万元，同比增加 412.2 万元，增长 47.51%。

固定资产　固定资产原值 9426.63 万元，同比增加 1115.75 万元，增长 13.43%。

基础建设　2016 年完成医院二期综合楼修缮项目。借助新项目的建设，医院自筹资金 300 万元建立 30 台规模仿头模数字化教室 1 间和数字化教室 2 间，数字化教学评估系统 1 套，提高教学条件。建立中心实验室，规划建立研究所和国内外文献检索平台，为提高教学科研水平提供硬件保证，促进医、教、研全面发展。

医疗特色　医院本着大专科、小综合的思路，加快口腔诊疗技术同国际接轨的步伐，新引进开展水激光治疗技术，广泛应用错颌畸形的隐形矫治，根管显微镜、CAD/CAM 的运用技术日臻完善。医院在种植牙即刻种植修复、心电监护微创拔牙、CAD/CAM 技术、无痛舒适治疗、牙髓尖周病治疗、牙颌畸形矫治、特色中西医结合治疗牙周、黏膜病，儿童牙外伤治疗及全麻下治疗、牙齿敏感专科门诊等方面形成特色和优势。

科研工作　医院高度重视学科建设，先后被评为山东省级重点专科；青岛市医疗卫生 B 类重点专科；儿童口腔科为青岛市卫生行业重点学科，口腔种植科为青岛市卫生行业特色专科，综合口腔科是专为老年人设置的科室，牙周黏膜科是青岛市最早成立的牙周黏膜专业科室。中西医结合口腔黏膜病门诊被选为中医专病特色门诊建设项目。2016 年获市卫生局科研指导项目立项 4 项，市南区科技局科研立项 2 项。发表 SCI 论文 1 篇，出版专著 1 部，其他各类核心期刊上发表论文 31 篇，获实用新型专利 5 项。

教学工作　接收潍坊医学院、滨州医学院、青岛大学医学院本科实习生，大连医科大学、安徽医科大学、青岛市卫校、黑龙江高等护理专科学校口腔护理专业实习生等总计 8 所学校、90 名实习生。培养外院来医院进修人员 19 人。培养硕士研究生 17 人。与北京大学口腔医院联合培养硕士研究生 1 名。2016 年医院有潍坊医学院、青岛大学医学院硕士研究生导师 9 人。

继续教育　2016 年举办市级继续教育项目 9 项，协助市口腔医学会举办国家级继续教育项目 3 项。举办各口腔专业讲座 12 余次。组织 8 人进行住院医师规范化培训考试，全部通过。新增加医院口腔内科培训人员 4 人。

国际交流　加强国际交流，与美国弗吉尼亚州联邦大学牙科学院的合作持续进行，2016 年 12 月 1 名弗吉尼亚州联邦大学牙科学院大四学生来医院见习 1 个月。与北卡罗来纳州大学牙科学院的合作持续进行，2016 年 7 月 4 名北卡罗来纳州大学牙科学院学生来医院学习2周。

大事记

1月13日,由省卫生计生委医政处带队,省立医院杜贾军主任、常艳群主任,齐鲁医院栾晓荣主任对医院标准化建设工作进行检查指导。

2月2日,北京大学口腔医学院原院长助理、卫生部标准委员会医疗服务专委会委员、中国医师协会口腔医师分会副总干事及维权委员、中华口腔医学会医院管理专委会委员兼医疗管理学组组长沈曙铭教授应邀来医院指导医院标准化建设工作。

3月12日,医院邀请北京大学人民医院原副院长、中国医院协会副秘书长兼评价部主任、国家卫生计生委医院管理研究所咨询中心副主任王吉善进行管理知识教育及质量管理工具使用培训。

5月11日,医院召开"两学一做"学习教育动员大会。

5月12日,医院区域诊疗"一号通"项目暨青岛市居民健康信息服务平台项目上线试运行。

5月27~28日,医院举办青岛市为60周岁以上低保无牙颌患者免费安装义齿项目启动仪式暨医疗技术培训班。

6月17日,医院通过三级甲等医院现场评审。

6月28日,医院邀请美国宾夕法尼亚大学牙科学院施松涛教授来院进行友好访问和学术交流。

6月30日,医院党总支荣获"山东省先进基层党组织"称号。

7月17~20日,美国Nebraska大学医学中心学术协理副校长、研究生院副院长郑加麟教授和牙科学院口腔卫生专业主任Gwen Linda Hlava教授应邀来医院进行学术交流。

8月11~12日,由山东省口腔医学会口腔颌面放射分会主办,青岛市口腔医学会和青岛市口腔医院承办,青岛海名会展有限公司协办的"山东省口腔医学会口腔颌面放射分会第二次学术年会暨口腔医学影像新进展学习班"在青岛兴安大酒店举行。同期还成功召开山东省口腔医学会口腔颌面放射分会委员会及常委会会议。

8月24日,山东省卫生计生委正式发文批准青岛市口腔医院为"三级甲等口腔专科医院"。

9月20日,市口腔医院举办2016年爱牙日系列主题活动。

9月20~22日,由中国健康教育中心主办的第九届中国健康教育与健康促进大会在北京召开,青岛市口腔健康教育基地被列入全国健康促进优秀案例,

医院预防科主任吕健代表医院介绍青岛市口腔健康教育基地的建设和运行经验。

10月20日,医院与即墨市第三人民医院医联体技术协作揭牌仪式在即墨市第三人民医院举行。

10月30日,美国国家医学院院士、中国工程院外籍院士、加州大学洛杉矶分校(UCLA)口腔医学院副院长王存玉教授应邀来医院进行访问交流。

11月21~24日,第九届全球健康促进大会在中国上海举办,青岛市口腔健康教育基地被评选为优秀案例在本次大会上做展板展出。

12月,医院院长王万春获得全国实施妇女儿童发展纲要先进个人。

精神文明建设 2016年是医院创三甲医院工作的关键时期,在院党总支的正确领导下,医院全体职工齐心协力,在工作上积极主动,不断解放思想,更新观念,凭着"质量第一、服务第一"的服务理念,结合"两学一做"活动内容,按照三甲评审标准狠抓医疗服务,采取切实可行措施,加大服务质量管理的力度,注重人员的素质培养和法律法规教育,为医院的发展做出积极的努力。医院以"两学一做"和"双提升"活动为契机,扎实开展服务百姓健康行动。医院推出十大门诊服务举措和八项服务细节,从细节入手改进服务,切实改善就医感受,提升患者满意度。开展七种预约诊疗方式,预约比例达到57%。院内各处放置多部就诊一键通专线电话,一拨就通,随时为患者提供服务。各专业医务人员精心设计医患沟通册,图文并茂,治疗方案、疗程、费用一目了然,加强医患沟通。2016年医院荣获国家国家卫生计生委"改善服务创新医院"奖,并作为代表在大会上发言。

荣誉称号 医院获省级文明单位、市卫生计生委科学发展观综合考核优秀单位、山东省先进基层党组织称号;荣获全国"改善服务创新医院"奖项。青岛市口腔健康教育基地被国家卫生计生委评选为第九届全球健康促进大会优秀案例。人事科获2016年度事业单位人事管理示范点称号;院感科获山东省消毒与感染控制工作先进集体称号;宣传科获2016年度山东省卫生和计划生育新闻宣传二等奖;门诊部获得2016年度青岛市卫生计生"文明服务示范窗口"称号。

院　　长:王万春

党总支书记:王爱莹

副　院　长:于艳玲

副院长兼工会主席:王　峰

院办电话:82792425

传真号码:82796465
电子信箱:qdskqyy@qingdao.gov.cn
邮政编码:266001
地　　址:青岛市德县路17号

青岛阜外心血管病医院

概况　青岛阜外心血管病医院,由青岛港(集团)有限公司与中国医科院阜外医院合作组建而成,是一家集医疗、科研、教学、保健、预防、康复功能于一体的心血管病特色三级医院。医院位于青岛市南京路201号,占地面积29871.6平方米,建筑面积98400.65平方米。

2016年,职工总数684人,其中,卫生技术人员540人(包括医师184人,护士263人,其他专业人员93人);行政后勤人员133人。全院卫生技术人员中,高、中、初级职称分别为45人、164人和302人,医生与护士之比为1:1.5。

业务工作　2016年,全年完成门诊量328576人次,同比减少49583人次,同比下降13.11%。收住院病人13515人次,比2015年增长12.77%。床位使用率92%,病床周转次数29次,入院与出院诊断符合率100%,手术前后诊断符合率97%,抢救危重病人182人次,抢救成功率92%,治愈率33.2%,好转率61.8%,病死率0.95%,甲级病案符合率100%。

业务收入　2016年全院业务总收入3.57亿元,比2015年增长17%。

固定资产　2016年,拥有固定资产原值7.6亿元。

基础建设　2016年,阜外医院改扩建工程主体完工,精装修及室外工程全部完成。

卫生改革　医院作为卫生部全国临床路径试点医院,坚持"大专科、小综合"的发展战略和"专、好、高、精"的发展定位,加快转型升级、创新发展,着力打造山东省一流的心血管医院。坚持以质量为核心,开展业务改革,心外科和心内科病房独立管理,心内、心外监护室成为独立的业务单元;优化急性心肌梗死救治流程,提高急诊PCI救治效率,大大增加急诊PCI救治人次;心脏中心、内科、神经内科、急诊科通力协作,组建并开放10病区。强化管理,顺应改革,完成医院二级综合升三级专科的等级晋升工作,理顺相应收费标准;完成青岛市医改物价理顺工作,分三批调整物价项目6000余条,全面接轨医改要求;加强药占比、材料占比等关键指标的考核,建立药品、耗材奖惩管理制度,节支降耗;"银医通"自助服务设备投入使用,进一步简化就诊流程。

医疗特色　开业11年以来,中国医学科学院阜外医院分批派出了心外、心内、麻醉、体外循环、超声、放射、介入治疗、护理等领域的专家200人次常驻青岛开展工作。

2016年,医院立足"大专科、小综合"和"专、好、高、精"的发展定位,积极应对公立医院综合改革,努力打造行业一流、专科突出的心血管特色诊疗机构。心脏中心发挥领头羊作用,团队攻坚克难、精益求精,先后历时7小时为复杂主动脉瘤患者行"Bentall(生物瓣膜)+升主动脉置换+主动脉弓置换+支架象鼻植入手术",及时挽救病情凶险患者生命;成功为二次急性心肌梗死的75岁老人实施急诊PCI手术;创出单周44例心脏手术新纪录。

在心脏专科特色带动下,各科室不断优化业务流程,提升救治水平和诊疗服务。其中康复中心建立骨伤康复和骨病康复专业组;查体中心不断优化查体流程,针对查体客户和不同人群的工作性质和身心状况定制"1+X"个性化查体套餐,健康查体更有针对性;门诊部加强中医特色医疗服务,针灸、拔罐、推拿等业务开展得有声有色。

科研工作　青岛市医学重点学科心内科顺利通过青岛市卫生计生委的终期评估。加强科研管理,全院不同专业人才共发表论文32篇,组织外出参加学术活动34人次,到国内知名医院进修学习9人次。成功举办中国青岛第十一届心血管病论坛。

继续教育　开展卫生专业技术人员安全大培训和考试,开展技术比武,组织全院业务讲座30场次;完成国家级、省级、市级继续医学教育项目共13项。做好住院医师规范化培训管理工作。抓好参加全国执业医师资格考试人员的培训工作。接收来自青岛大学医学部、滨州医学院等院校实习学生80名。

国际交流　2016年3月22日,医院成功举办高规格、高水平的微创胸腔镜二尖瓣手术观摩会议,来自马来西亚国家心脏中心心外科Dr. Jeswant和超声科Dr. Suhaini以及体外循环、护理等学科专家与医院医护人员同台进行微创胸腔镜二尖瓣手术演示,并学习分享"精要与实用技术"、"心动超声在心脏瓣膜手术中的应用"讲座。会议主席、中国医学科学院阜外医院心外科主任医师王欣作手术演示病例背景介绍、"胸腔镜下的二尖瓣成形"讲座和会议总结。7月7日,德国客人考察医院工伤康复中心建设发展情况。8月25日,韩国延世大学团队参观考察医院,青岛市卫生和计划生育委员会副主任周长政参加会见。

精神文明建设 以培育和弘扬社会主义核心价值观为统领,扎实开展技能竞赛活动和"安康杯"竞赛,围绕医疗业务,组织开展技术大比武、教学查房比赛等,充分发挥业务骨干的示范引领和带头作用,形成比学赶超、苦干实练的浓厚氛围;建立"三亮三比三评三创"制度,即亮标准、亮身份、亮承诺;比技能、比作风、比业绩;客户(病人)评议、同事互评、领导点评;创客户(病人)满意窗口、创优秀服务品牌、创优秀服务标兵,全面提升医院服务质量和水平。开展"两学一做"专题教育,加强党风廉政建设和医德医风管理,夯实党员基层组织基础、创新机制、提升能力、激发活力。开展护士节、医师节评比表彰,激励医护人员爱岗敬业、树好医德。坚持节日走访,关心病困职工,全年走访慰问先模、病困职工及家属、退休退养职工160余人次。承办"阜外杯"青岛市卫生计生系统情景剧比赛,展现青岛市广大医务工作者大医精诚、无私奉献的良好风貌。

大事记

1月27日,医院老港区门诊部按计划顺利完成搬迁任务,迁至港通路2号,正常营业。

1月,医院顺利通过职业健康监护资质续展资格审查。山东省卫生计生委组织省、市一级卫生监督所以及职业病防治院专家一行到医院检查复审,并给予高度评价。

3月15日,青岛阜外医院同即墨市长直卫生院远程会诊医联体合作协议签字仪式在即墨举行,双方医院负责人现场签字,即墨市卫生计生局副局长姜杰出席签字仪式。双方以"医联体"形式进一步推进优质医疗资源和品牌服务于基层医疗和百姓健康。

5月1日,医院心脏中心大楼具备使用条件,青岛港(集团)有限公司董事长、党委书记郑明辉率集团党政领导在阜外医院心脏中心大楼现场办公。

5月9日,刘献成任青岛阜外心血管病医院院长。

6月2日,青岛市卫生和计划生育委员会主任、党委书记杨锡祥到医院调研。

6月26日,医院启动搬迁工作。

8月5日,路长鸿、刘晓君任青岛阜外心血管病医院院长助理、党委委员。

9月,医院完成迁入心脏中心大楼工作。

12月27日,青岛市市北区辽源路街道第一选区市北区第二届人民代表大会代表选举在医院举行,医院院长、党委书记刘献成光荣当选青岛市市北区人大

代表。

荣誉称号 医院被评为青岛市消防安全"责任落实年"活动先进单位、2016年度青岛市院前急救工作先进集体,荣立2015年度青岛市维稳安保工作集体三等功;青岛阜外医院护理组在青岛市第三届"健康杯"技能竞赛荣获优质护理服务技能大赛(团体)二等奖;护士苑蓉荣获优质护理服务技能大赛(个人)优秀奖。心脏中心主任姜先雁荣获山东省富民兴鲁劳动奖章、青岛市工人先锋称号。

党委书记、院长:刘献成
副 院 长:李炯佾
党委副书记、纪委书记、工会主席:韩 蕾
院长助理:路长鸿
院长助理:刘晓君
院办电话:82989899
传 真:85722867
电子信箱:bgs.yy@qdport.com
邮政编码:266034
地 址:青岛市市北区南京路201号

青岛眼科医院

概况 青岛眼科医院(山东省眼科研究所)是经山东省卫生计生委批准成立的集医疗、科研、教学和防盲于一体的三级甲等医院,隶属于省医学科学院。院长由目前国内两院唯一的眼科学院士、中央保健会诊专家谢立信教授担任。现建筑面积1.9万平方米,开放床位200余张。年内职工总数295名,其中,卫生技术人员259名,占职工总数的87.8%;行政工勤人员36名,占职工总数的12.2%。设有角膜病科、白内障科、眼底病外科、眼底病内科、斜视与小儿眼科、青光眼科、角膜屈光科、眼眶病与眼整形科、眼视光学和角膜接触镜等9个亚专科,其中5个亚专科学科带头人为中华医学会眼科学分会学组委员,临床诊疗能力和学术水平处于全国领先水平。医院2016年在《中国医院科技影响力排行榜》排名眼科第五位,位列《中国医院最佳专科声誉排行榜》眼科十强。

业务工作 2016年,青岛眼科医院以"医疗质量"、"新院区建设"为重点,全年实现门诊量21.56万人次,同比增长13.05%;住院1.28万人次,同比增长20.93%;手术1.93万例,同比增长20.8%。被评为首批6家省级重点专病专科医院之一,完成医师规范化培训协同基地的申报工作。在医疗质量与安全、医疗服务、公共医疗服务体系和科室建设方面取得明显

成效。

基础建设　2016年3月和10月,市北门诊部、北部院区顺利筹建完成并开诊营业,与验配中心共同形成"一分院一门诊五视光"的布局。一期建筑面积4.96万平方米、设计床位300张的青岛眼科医院红岛院区破土动工,计划于2018年交付使用。

卫生改革　自2016年7月1日起,医院全面取消药品加成,落实医疗服务项目价格调整等医改政策;强化精细化管理,形成自主控费机制,通过加强对耗品、药品使用管理、控制人力成本,实现次均门诊费用、次均住院费用的下降。

医疗特色　通过实现分时段预约、门诊提前挂号、护理提前开诊、增设挂号服务窗口及导诊等服务,医院不断优化服务流程,减少患者就诊等待时间,提升患者就诊体验。医院推动质控工作常态化,每月组织医疗质量考核并纳入绩效分配,建立每月医疗质量通信、每月医疗质量点评会等机制。2016年度青岛市眼科质控中心成功挂靠青岛眼科医院,按照医院牵头制定的《青岛市眼科质量控制标准(2016)》成功组织2次检查3次培训。

科研工作　2016年,获得各类科研项目15项,其中,医科院医药卫生科技创新工程1项,泰山青年学者计划项目1项,国家重点研发计划项目1项,国家自然科学基金项目4项、山东省自然科学基金培养基金项目1项,省攻关项目2项以及横向课题全层生物工程角膜委托开发项目。全年发表学术论文42篇,其中SCI收录28篇,影响因子合计77.45。

教育工作　2016年顺利完成11名硕士研究生、5名博士研究生的面试复试及导师分配,完成15名博、硕士研究生毕业答辩;新申请济南大学硕导3人,申请潍坊医学院硕导8人。

国际交流　2016年2月,史伟云教授受邀参加第40届日本角膜学会暨第32届日本角膜移植学会并作大会学术报告;10月,史伟云教授于哈佛大学医学院麻省总院就全球首个生物工程角膜的研制作专题报告;12月,谢立信、史伟云教授等10位专家学者在韩国首尔参加亚洲角膜病学术会议,与来自美国、欧洲、澳大利亚及全亚洲超过1000名角膜病专家分享最新的科研成果;2016年第六届亚洲角膜病学术会议将在青岛举行,青岛眼科医院(山东省眼科研究所)将主办该会议。

大事记

1月8日,2015年度国家科学技术奖励大会在京召开,党和国家领导人习近平、李克强、刘云山、张高丽出席大会,山东省眼科研究所史伟云教授、谢立信院士团队申报的"角膜病诊治的关键技术及临床应用"荣获国家科技进步二等奖,这是时隔四年后山东省眼科研究所再获国家奖。

3月23日,亚洲角膜学会2018年第六届亚洲角膜病年会承办单位评审会议在中国台北市举行,中国最终获得承办权。2018年第六届亚洲角膜病年会将在中国青岛召开,中华医学会眼科学分会角膜病学组组长单位山东省眼科研究所将承办此次盛会。

3月26日,青岛眼科医院市北门诊部正式启用,当天"眼健康光明基金"同步启动,医院依托该基金每年投入超过100万元,为老年人白内障患者免费实施复明手术。

5月30日,谢立信院士赴北京参加全国科技创新大会、两院院士大会、中国科协第九次全国代表大会。

5月31日,设立于青岛眼科医院市北门诊部的市北区红十字会"博爱驿站"正式启动。"博爱驿站"将在半年内陆续为市北区19个街道、130个社区、近万名群众提供眼健康知识讲座和眼部查体等眼科专业服务。

9月8日,全球华人眼科颁奖盛典在苏州举行,山东省眼科研究所谢立信院士荣获代表中华眼科学会最高荣誉的"中华眼科终身成就奖",史伟云教授荣获"中华眼科杰出成就奖"。

10月27日,青岛眼科医院北部院区正式启用,当天青岛市慈善总会"夕阳红光明基金"同步启动,设立300万元慈善基金,扩大青岛市公益白内障手术的帮扶范围。新院区启用后,还将建成首个乌镇互联网医院眼科会诊中心,为患者提供不出门就能享名医会诊的服务。

12月15日,中国医药卫生领域最具权威性的非政府奖项——"吴阶平-保罗·杨森医学药学奖"在京举行第十七届颁奖仪式,史伟云教授由于在角膜病诊疗领域坚持不懈的创新精神以及杰出贡献而荣获该奖项。

荣誉称号　中华眼科终身成就奖:谢立信;中华眼科杰出成就奖:史伟云;第十七届"吴阶平—保罗·杨森医学药学奖":史伟云;青岛市拔尖人才:史伟云;"泰山学者青年专家"称号:周庆军。

党委书记:史伟云
院　　　长:谢立信
党委副书记、副院长:乔镇涛
副　院　长:孙　伟
院办电话:85876483

总机电话：85876380
传真号码：85891110
电子信箱：sdeyeioffice@126.com
邮政编码：266071
地　　址：青岛市市南区燕儿岛路 5 号

青岛大学附属心血管病医院

概况　青岛大学附属心血管病医院（青岛大学心血管病研究所）是经省编委、省教委批准成立的公益性事业单位，系山东省卫生和计划生育委员会直属医疗机构，是全省唯一一所省属心血管病专科医院。医院位于青岛市市南区芝泉路 5 号，占地面积 6952.6 平方米。

2016 年，职工总数 220 人，其中，卫生技术人员 154 人，占职工总数的 70%。卫生技术人员中，高、中、初级职称分别是 13 人、32 人、101 人，占比分别为 8.4%、20.8%、65.6%；医生 39 人，护士 71 人，医护比为 1∶1.82。医院编制床位 144 张，实际开放床位 166 张。

业务工作　2016 年，医院门诊量 25112 人次，收治住院病人 5479 人次，床位使用率 81%，床位周转次数 44.5 次。

业务收入　2016 年全年业务收入 6045 万元。

固定资产　2016 年全年固定资产原值 3398.99 万元。

卫生改革　全面深入开展有关病案质量、三级医师查房、疑难及死亡病例讨论等核心医疗制度的贯彻和落实，取得良好效果。积极推行主诊医师负责制。院内设置 4 个诊疗中心、8 个病区，与绩效相结合，不断完善监管医疗质量与安全。建立医疗质量检查专家组每月对病案质量等重点内容进行常规检查，纳入绩效考核，确保持续改进。

2016 年医院完成对中层管理人员的充实调整工作，并对调整后的中层管理人员进行职业道德、业务学习、绩效管理、人事管理、廉洁自律等方面的培训，确保医院中层管理人员懂业务、讲原则、有担当。

医院根据当前事业的规模、所承担的功能与任务，在充分考虑医院现阶段人员的整体素质与能力、医院管理水平及服务流程等综合因素的情况下，对医疗、护理、医技、药剂、管理及后勤等各类人员进行定岗、定编、定员、定工作标准、定工作目标等方面的初步探索，有力地提高医院的工作效率与效益。

医疗特色　医院远程会诊中心覆盖崂山区 106 个社区，动态心电图覆盖青岛市区、开发区、即墨市、胶州市 51 家社区医院。2016 年完成县级医院基层心电培训 21 次，参加培训人员达 350 余人次。

2016 年 2 月，医院体外反搏中心顺利通过中国生物医学工程学会体外反搏分会审查，成为全国体外反搏培训基地。医院体外反搏中心是卫生部辅助循环重点实验室体外反搏临床研究（青岛）基地，开展体外反搏工作 30 多年，治疗病例 10 万多人次。

科研工作　2016 年"中国冠状动脉粥样硬化患者血脂基线流行病学 ESBLAD"科研总结会在医院召开，医院因成绩突出被项目组授予荣誉奖杯和荣誉证书。"LDLHDL 比值联合血清视黄醇结合蛋白 4 预测冠脉血运重建后再狭窄的研究"科研课题通过青岛市科技惠民专项医疗卫生立项。医院就葛均波院士的"注射用丹参多酚酸盐对急性 ST 段抬高型心肌梗死患者直接 PCI 术后心肌微循环灌注影响的研究（SISTEMI）"科研项目，与复旦大学附属中山医院签署横向科研合作协议，并举行科研启动会。

继续教育　申请立项青岛市科技局课题 1 项；发表 SCI 论文 1 篇，核心期刊论文 1 篇；外出进修 1 人，规培 4 人；接收外来进修人员 4 人；组织院内业务学习 11 场，其中，聘请外院专家 3 场；完成 15 位专业技术人员任期考核的学分审核；完成全院 76 人的山东省继续医学教育学分年度审核工作；组织全院 162 名卫生技术专业人员完成 2016 年度山东省继续医学教育公共课程的考试工作；组织全院 82 人完成青岛市继续医学教育学分的学习、考试和学分审验。

精神文明建设　为庆祝中国共产党成立 95 周年，医院参加由青岛大学组织开展的"颂歌献给党"党员大合唱活动，荣获一等奖；积极参加由青岛市广播电视台与青岛市卫计委联合主办，青岛新闻生活广播承办的"医路同行，伴我健康"全城义诊活动；为更好地服务离退休职工，践行"两学一做"学习教育活动，医院联合青岛大学离退休工作处主办了主题为"情系夕阳红 奉献在行动"公益义诊活动；九九重阳老人节，携手湛山社区服务中心开展"'两学一做'走社区，立足岗位做贡献"义诊活动。

大事记

2 月，医院体外反搏中心顺利通过审查，成为全国体外反搏基地。

4 月 7 日，第 18 届中国南方国际心血管病学术会议在广州召开，医院被确定为中国体外反搏技术临床应用培训基地。

4 月 12 日，医院中层到上海交大医院职能实战管理精英研修班进修。

4月15日,韩世教任青岛大学附属心血管病医院副院长。

5月14日,医院全程参与丰硕堂医药·青岛广播电视台"医路同行,伴我健康"全城义诊活动。

5月25日,医院开展"'两学一做'走基层——青岛大学附属心血管病医院推进分级诊疗制度走进泊里"大型义诊活动。

5月27日,医院党委联合青岛大学离退处再次吹响"两学一做"学习教育活动的"集结号",开展为青岛大学退休老职工义诊活动。

5月30日,医院成立党委,祁勇任青岛大学附属心血管病医院党委书记。

6月30日,医院荣获"'颂歌献给党'青岛大学庆祝建党95周年党员大合唱"一等奖。

8月31日,由上海市高血压研究所主办,医院承办的"慢病防治健康行——清晨血压日"活动在医院举行。

11月17日,青岛市人大常委会副主任张锡君一行莅临医院湛山院区视察指导工作。

11月22日,医院邀请青大附院心内科主任蔡尚郎教授到医院帮扶指导介入手术开展工作。

荣誉称号 青岛大学医疗集团医院信息化建设奖;"颂歌献给党"青岛大学庆祝中国共产党成立95周年党员大合唱一等奖。

党委书记:祁 勇
副 院 长:韩世教
院办电话:68628703
传真号码:68628703
电子信箱:qdxxgdzb@126.com
邮政编码:266071
地 址:青岛市市南区芝泉路5号

高等医学院校附院

青岛大学附属医院

概况 青岛大学附属医院始建于1898年,是山东省东部地区唯一的一所省属综合性教学医院,是科室齐全、设备先进、技术雄厚、环境优雅、建筑布局合理,集医疗、教学、科研、预防保健和康复于一体的区域龙头医院,是山东省东部地区医疗、教学、科研和人才培训中心。

2016年,医院本部占地6万平方米,东区占地7万平方米,黄岛分院占地14万平方米,总建筑面积44万平方米,资产总额达36.91亿元。职工总数5952人,其中,卫生技术人员4906人,占职工总数的82.42%;其他专业技术人员220人,占职工总数的3.7%;行政工勤人员826人,占职工总数的13.88%。专业技术人员中,高级专业技术人员823人,占专业技术人员总数的16.06%;中级职称2027人,占专业技术人员总数39.54%;初级职称2276人,占专业技术人员总数的44.4%。博士604人,硕士1369人,留学归国人员百余名,全院现有11名专家享受国务院政府特殊津贴,卫生部、山东省有突出贡献中青年专家6人,"泰山学者"岗位特聘专家4人,"泰山学者海外特聘专家"3人,省级以上专业委员会主委、副主委142人,为医院发展提供有力的人才保障。医院总床位3737张,设有职能部门(科室)36个,临床业务科室73个,研究室(所)29个,为临床医学、护理学一级学科科学学位博士点及博士后科研流动站,临床医学一级学科专业学位博士点。拥有国家级临床重点学科(专科)2个,省级临床重点专科31个。

业务工作 2016年,医院门、急诊量470万人次,比2015年同比增长9.3%。年出院17万人次,比2015年同比增长13%。完成手术8.4万例,比2015年同比增长17%。出院者平均住院日降至8.3天。

业务收入 医院全年总收入达54.75亿元,比2015年同比增长20.67%。

基础建设 医院进一步加大硬件建设的步伐,引进总价值2.6亿元的医疗硬件并装备到临床一线,万元以上设备达7000余台件。医院完成大型医用设备效益分析工作,建立医学设备和卫生材料管理信息平台,通过国家卫生计生委医院信息互联互通标准化成熟度四甲评审,进一步优化医疗布局和服务流程。

卫生改革 2016年,医院继续积极调整学科布局,整合学科资源,加强专科、亚专科建设。全面启动、推进医保、控费、服务价格调整、药品、耗材管理等各项改革工作,完成"取消药品加成、理顺医疗服务项目"政策衔接;圆满完成新一届职能部门、业务科室、研究室所班子换届工作,核心人才管理启动实施;建立涵盖项目申报、项目评审、组织采购、资质审核、合同签订、项目监管、绩效评估、资金支付等环节的预算资金使用规范化流程,预算管理、经济管理进一步规范加强;实行门诊电子病历、无纸化病历及全院合理用药信息化管控系统、医学影像三维后处理系统、医疗决策分析系统,实施品管圈同质化管理,医疗行为进一步规范。

大力开展后勤节能降耗工作,推进实施后勤服务企业化管理,后勤管理改革迈出坚实一步。完成全院固定资产清查工作,开展医院经济活动专项审计,实施重点基本建设项目跟踪审计,完成155个建设项目的审计工作,医院经济实现良性运转。

医疗特色 2015年医院开展新技术、新项目61项。2016年,医院充分发挥国内一流器官移植中心引领作用,成功实施世界首例体外循环心脏直视下取栓联合原位肝移植手术,完成高水平心脏移植6例、肝移植91例、肾移植156例;已实施达芬奇机器人手术千余例,2016年心外科机器人手术数量居全国第1位,达到国内先进水平;数字医学技术应用临床,3D打印技术日臻成熟。深入开展"医院感染防控月"活动,实现支气管镜集中洗消,实施特殊级抗菌药物应用信息化管控;不断加强不良事件科学化管理,积极顺应取消药品加成医改政策,引进合理用药信息化系统,实施各临床科室病例月点评,实施合理用药管控9项制度,药占比降至35%;通过准入控制、品种管理、采购价格管理等手段,加大卫生耗材管理力度,耗占比降至20.42%。

科研工作 2016年,医院进一步推进科研体制改革,加快科研创新步伐,成立青岛大学移植医学研究所、数字医学与计算机辅助手术研究院、代谢性疾病与痛风研究院,获批青岛市肿瘤精准医学中心;成立陈孝平院士工作站、詹启敏院士工作站;医院积极完善创新激励机制,成功举办第十三届科教大会、国自然基金课题奖励大会,重奖国家自然基金等高层次科研成果;2016年,全院发表论文1000余篇,其中SCI论文207篇;首次获批国家重点研发计划,新立项课题215项,其中,国家自然基金课题38项;建设3D打印实验室,计算机辅助手术系统参展"国家'十二五'科技创新成就展",中央电视台予以专题报道;

医院荣登中国医院科技影响力排行榜第77位。

继续教育 2016年,医院承担国家级、省级继教项目166项。高质量完成本科、研究生教育教学工作,不断完善在职研究生培养方案,开展首届研究生临床技能大赛,成功举办肯尼亚慢性病治疗培训班、中欧医院管理大讲堂等培训项目;启用青大附院教育培训自主学习信息化平台,获批中国ERCP技术标准化人才培养项目培训基地,科研教学工作迈上新台阶。

国际交流 2016年,医院成功举办第二届青岛国际医学高峰论坛,与南澳大利亚健康与医疗研究所、美国乔治城大学医学中心等顶尖医疗机构签订多项合作协议,与韩国延世大学Severance医院缔结姊妹医院,为推进学科国际化搭建平台。

精神文明建设 2016年,医院深入开展"两学一做"学习教育,专门成立工作领导小组,制订学习教育工作方案,开展"两学一做"先进事迹报告会等形式多样的载体活动,落实学习教育工作任务,党员的先进性和党组织的政治核心作用进一步强化。全面落实党风廉政及行风建设工作责任制,健全党风廉政和反腐纠风长效机制,对重点部门、环节、岗位和人员予以重点监督,进一步加强廉洁行医教育,树立良好医德医风。同时,社会治安综合治理、宣传、工会、团委、计生、妇委会、离退休等各项工作稳步推进,为医院发展营造了良好的环境和秩序氛围。

大事记

1月6日,医院眼科成功完成山东省内首例、全国第2例三焦点人工晶体植入治疗白内障及老花眼手术。

1月8日,医院在青岛大学体育馆举行"十二五"工作总结大会,全面回顾总结"十二五"期间医院事业发展取得的成绩与经验,表彰各领域涌现出来的先进集体和先进个人,分析当前的形势、面临的问题及挑战,部署"十三五"期间医院的发展战略和目标任务。

1月13日,院团委举行小儿内科全国青年文明号授牌仪式。医院小儿内科经省、国家两个层面的严格评审,被授予"全国青年文明号"荣誉称号,医院国家级、省级、市级青年文明号集体达11个。

1月23日,医院器官移植中心组织有关科室举办2016年青大附院器官移植相关多学科学术交流会。

2月26日,医院心外科成功为一男性患者实施全国第二例达芬奇机器人系统辅助下滑线连续缝合不停跳心脏搭桥手术。

2月26～28日，山东省消化心身健康专家联盟暨第四届青岛西海岸消化论坛成功举办。

3月1日，青大医疗集团成员单位联合选派第六批医疗专家队赴瑞丽市人民医院，开展技术援助等帮扶工作。

3月3日，内镜培训中心与英国 ICENI Centre 合作交流会顺利举办。副院长董蒨、院长助理孙黎惠与英国 ICENI Centre 负责人 Roger W. Motson 教授就内镜培训相关问题进行详细交流，双方还参加"微创外科腔镜技术培训中心"揭牌仪式。

3月4日，青岛市妇女联合会举行"与春天同行"纪念"三八"国际劳动妇女节106周年巾帼先模颁奖典礼，表彰全市2015年度"三八红旗手"和集体。医院妇科主任崔竹梅获青岛市"三八红旗手标兵"荣誉称号。崂山院区重症医学科荣获"三八红旗集体"荣誉称号。

3月16日，青岛大学医疗集团2016年第一次部门工作会议召开，会议就集团机构设置及工作职责调整、集团职能部门负责人调整、集团领导分工调整及集团2016年工作要点责任分解等分别予以宣布和通报。

3月16日，由山东省医学会等主办的"第35届医院管理国际系列论坛"在济南举行。院长王新生主持医院专场讲座。

3月22日，全国政协委员、山东省政协副主席、致公党山东省委主委赵家军率驻鲁全国政协委员深化医药卫生体制改革专题调研组一行15人，来到医院黄岛院区进行专题调研。

3月22日，胸外科矫文捷团队成功完成一例高难度的达芬奇机器人双袖式肺癌根治术。这是继上海市胸科医院之后的全国/世界第二例机器人双袖式肺癌根治术。

3月26日，由香港艾力彼医院管理研究中心与中国社会科学院社科文献出版社共同举办的《医院蓝皮书》中国医院竞争力（2016）发布会在广州举行。香港艾力彼隆重发布"2015中国医院竞争力·顶级医院100强"排行榜。医院继2014年荣登全国顶级医院排行榜第71位后，再度荣登顶级医院百强榜，位列第66位。

3月31日，医院召开新一届职能部门管理干部培训工作会议。职能部门正、副职100余人参加会议。会议由医院办公室主任张斌主持，党委书记程国明作重要讲话。此次培训会议的召开标志着作为党委工作重点任务的管理干部培训工作拉开序幕。

4月8日，由医院与中国科学院院士、华中科技大学同济医学院附属同济医院陈孝平教授合作共建的"陈孝平院士专家工作站"签约及揭牌仪式隆重举行。这标志着医院首个院士工作站正式成立，医院高端人才版图再度升级。

4月12日，2016年青大附院第十一届科技节暨内科住院医师病例报告会在医院市南院区学术报告厅举办。

4月14日，由青大附院院长助理、青大医疗集团人力资源与培训部主任孙黎惠带队，集团业务部主任张欣，集团事业发展部主任李良，青大附院妇科教授、终身医学专家戴淑真，耳鼻咽喉科名誉主任李娜组成巡讲团，前往集团岚山医院，拉开集团内知名专家巡讲的序幕。

4月14日，医院研究室所目标责任书签约仪式暨科研发展规划会议在市南院区会议室举行。

5月3日，由吴力群院长助理带队，医院第7批支援新疆生产建设兵团第四师医院（兵团四师医院）专家团远赴新疆，开展医疗对口支援工作。

5月5～8日，"2016年中国脑卒中大会暨第六届全国心脑血管病论坛"在北京隆重召开。院长王新生当选"国家卫计委脑卒中防治工程模范院长"。

5月12日，医院隆重举行2016年庆祝"5·12"国际护士节暨表彰大会。

5月13～15日，中国卫生思想政治工作促进会省级医院分会、医院报刊专业委员会会长扩大会议在青岛召开。会议由中国卫生思想政治工作促进会主办，青岛大学附属医院承办。

5月20日，医院黄岛院区业务部组织来院进修的贵州省安顺市平坝区人民医院、四川雅安名山区人民医院、日喀则地区等20余名学员举行座谈会。

5月25日，为落实习近平主席关于"加强中非合作——改善非洲国家医疗卫生现状"的指示精神，由商务部主办、山东外贸职业学院及医院承办的"肯尼亚慢性疾病治疗"培训班举行开班仪式。

5月，院长王新生荣获2015年度山东省"富民兴鲁劳动奖章"称号，器官移植中心荣获2015年度山东省"工人先锋号"称号，臧运金、赵桂秋荣获2015年度青岛市"工人先锋"称号。

6月1日，由科技部、发展改革委、财政部、军委装备发展部等4部门联合主办，主旨为"创新驱动发展，科技引领未来"的"国家'十二五'科技创新成就展"在北京举行。由医院和海信集团联合研发的"海信计算机辅助手术系统（海信CAS）"与"海信外科智能显示系统(海信 SID)"正式亮相展会。

6月2日,医院成功开展世界首例 3D 打印髋关节精准制备模板辅助人工全髋关节置换术。

6月14日,医院与国家卫生计生委人才交流服务中心"中国护理管理人才培养项目"签约启动仪式在市南院区学术报告厅隆重举行。

7月1日,医院肿瘤化疗科崂山病区 VIP 病房改装后正式投入使用。

7月6日,"中国最美女医师"张默道教授先进事迹报告会首场在市南院区开讲,三院区同步视频。报告会现场座无虚席,观众反响强烈。

7月19日,医院被授予驻青院士医疗保健定点医院。

7月22日,崂山院区急诊内科牵头组织的肺部感染多学科诊疗协作组(MDT)第二届会议举行。

7月25日,医院举行达芬奇机器人使用创新成果新闻发布会。

7月29日,第二届放射性粒子治疗颅内恶性肿瘤高峰论坛在介入医学中心(黄岛院区)成功召开。

7月29日,由山东省医院协会主办,医院承办的山东省三级综合医院院长沙龙(第一期)在黄海饭店举行。

7月,2016 年二十国集团民间社会会议在青岛召开。医院圆满完成与会全国人大、国务院、全国政协等多位副国级以上领导的重大医疗保障任务,得到上级领导的一致肯定和高度赞扬。

7月,脊柱外科崂山病区西永明团队成功为 1 例极重度胸背后凸畸形侏儒症患者实施手术治疗,患者康复出院。

7月,关节外科崂山病区成功运用 3D 打印技术,完成髋关节置换术后假体周围严重骨缺损翻修术 1例,为医院首例将 3D 打印技术应用于髋关节翻修术手术,患者术后恢复良好。

8月1日,受病理科及泌尿外科的邀请,美国杜克大学病理系主任黄教悌教授访问医院,院长王新生会见黄教悌教授。

8月3日,医院召开"磁性护理·爱心服务"动员大会暨 2016 年上半年护理教学经验交流会,三院区同步视频。总护士长、各护理单元护士长、总带教老师以及护理骨干等近千人参加大会。

8月5日,医院在学术报告厅隆重举行詹启敏院士工作站揭牌仪式。

8月5日,第二期急危重症院内专科护士培训班开课。

8月18日,国家卫生计生委下发文件,医院通过"四甲"医院的评审。

8月30日,医院志愿服务项目荣获第二届山东省青年志愿服务项目大赛银奖。

9月3日,医院器官移植中心顺利召开"新征程新起点——首届青岛器官移植高峰论坛",是国内器官移植界顶级的学术交流会议。

9月7日,在学术报告厅举行 2011～2013 年期间来院工作的全日制博士研究生工作业绩汇报会。

9月10日,医院成功承办第三届青岛国际乳腺疾病高峰论坛。

9月20日,医院在全省改善医疗服务暨医师岗位技能大赛中获奖。

9月20日,医院召开"两学一做"学习教育工作推进会。

9月23～25 日,2016 年中国老年健康论坛在泰安顺利召开。在同时召开的山东省老年学学会(健康教育)保健康复分会换届大会暨保健康复先进个人(单位)表彰大会中,医院再次荣获 2016 年度"山东省老年保健康复工作先进单位"称号。

9月28日,教育培训部会同院工会、医政部和护理部及院区业务部等相关部门,成功举办第九届医护人员技能大赛。

10月7～14 日,2016 年医院知名专家巡讲团赴云南,先后到瑞丽市人民医院、芒市人民医院、玉溪市人民医院巡讲。

10月13日,医院市北院区与市北区四方街道社区卫生服务中心举行慢病双向转诊签约仪式,这也是市北院区首次与社区卫生服务中心开展双向转诊合作。

10月21日,由山东半岛、辽东半岛两地所属的青岛大学附属医院、大连医科大学附属第二医院、滨州医学院附属医院、烟台市毓璜顶医院、潍坊市人民医院、威海市立医院、青岛市市立医院 7 家医疗机构共同发起的"半岛医院联盟"在青岛正式成立。

10月22日,由医院主办的第二届青岛国际医学高峰论坛医院管理分论坛在青岛金沙滩召开。

10月22～23 日,由医院主办的第二届青岛国际医学高峰论坛隆重召开。来自中国、美国、日本、韩国等国内外 500 余名顶尖专家,120 多位国内医院院长及医学院校、医疗机构的专家、学者 1600 多人齐聚青岛,共享此次激荡思想、启迪创新的学术盛会。

10月24日,驻青院士医疗保健定点医院授牌仪式在医院学术报告厅隆重举行。

10 月 25 日,院团委举办青年创新大赛,10 个项目斩获奖项,并现场接受院领导授奖。

10 月 28 日,青岛市卫生计生委领导、青岛市中心医院专家到医院进行年度应急工作考核评估。

11 月 5 日,由医院和青岛市生理科学学会临床研究与评价专业委员会联合举办的"2016 年青岛市药物临床试验管理规范(GCP)理论与实践培训班"在学术报告厅举行。

11 月 6 日,由医院神经内科(黄岛病区)主办的第六届山东省帕金森病半岛论坛暨"帕金森病及运动障碍疾病研究进展"学习班顺利召开。

11 月 9～10 日,医院黄岛院区分两批组织召开医师大会。

11 月 13 日,由复旦大学医院管理研究所推出的复旦版《2015 年度最佳医院排行榜(综合)》、《2015 年度医院最佳专科声誉排行榜》及七大区专科声誉排行榜正式发布。经专家组层层遴选,100 家医院从全国现有医院中脱颖而出,荣登 2015 年度最佳医院排行榜。

11 月 14 日,青岛大学附属医院内部相关物资及检验、病理等标本配送项目由善达物流公司启动,开始试运行,这标志着集团产业合作进入实质运行阶段。

11 月 15 日,内分泌与代谢性疾病科与介入医学科通力合作,成功完成医院首例岩下窦静脉插管取血测定 ACTH(BIPSS)。

11 月 16 日,青岛大学附属医院院长王新生一行应邀前往韩国延世大学医科大学附属 Severance 医院进行友好访问,并与 Severance 医院签署缔结姊妹医院的协议。

11 月 21 日,青岛大学附属医院院长王新生一行应邀前往南澳大利亚健康与医疗研究所(SAHMRI)进行友好访问,双方拟在以往良好合作基础上深化交流和合作,进一步促进医院国际化建设,加强学科之间交流。

12 月 5 日,青岛市南区人民法院驻医院的"医疗纠纷法官工作室"正式揭牌成立,这是全市首个驻大型医院法官工作室。

12 月 9 日,2016 度青岛市科学技术奖建议授奖人选公示,医院荣获包括 3 项一等奖在内的 16 个奖项,是医院首次多项目同时斩获市自然科学一等奖,质量与数量均创新高。

12 月 15 日,肝胆胰外科黄岛病区主任曹景玉主任医师为一胰腺炎导致腹膜后脓肿的患者,成功开展医院首例经皮肾镜腹膜后脓肿清创术。

12 月 20 日,由中国医学科学院主办,中国医学科学院医学信息研究所承办的"2016 年度中国医院科技影响力排行榜发布仪式暨第四届中国医学科学发展论坛"在中国医学科学院礼堂举行,揭晓 2016 最具科技影响力的 100 家医院榜单。继 2015 年之后,医院再度荣登榜单,排在第 77 位,比 2015 年上升 9 位。

12 月,医院获批山东省文明单位,实现医院精神文明建设的历史性突破。

荣誉称号 医院荣膺"山东省文明单位"、"山东省保健工作先进集体"。

院　　长:王新生

党委书记:程国明

院办电话:82911877

传真号码:82911999

邮政编码:266003

地　　址:市南院区,青岛市市南区江苏路 16 号;崂山院区,青岛市崂山区海尔路 59 号;黄岛院区,青岛市开发区五台山路 1677 号;市北院区,青岛市市北区嘉兴路 7 号

山东大学齐鲁医院(青岛)

概况 2016 年,医院有职工 1801 名,其中,卫生技术人员 1539 名,占职工总数的 85.5％;行政工勤人员 262 名,占职工总数的 14.5％。卫生技术人员中,高、中、初级职称分别为 195 名、335 名和 1009 名,分别占卫生技术人员总数的 12.7％、21.8％和 65.5％,医生与护士之比为 0.99∶1。医院平均开放床位 1068 张,开放业务科室 36 个。

业务工作 医院全年接待门急诊病人 80 万人次,比 2015 年增长 14.0％;住院病人 3.6 万人次,比 2015 年增长 12.5％;完成手术 1.6 万台,比 2015 年增长 2.5％;床位周转 34.1 次,比 2015 年增长 11.2％。

业务收入 全年总收入 9.33 亿元,比 2015 年增长 13.3％。

固定资产 2016 年末固定资产净值 1.43 亿元,原值 2.29 亿元;2015 年末净值 1.45 亿元,原值 1.94 亿元。

卫生改革 加强医院精细化管理,逐步完善绩效分配方案。2016 年 5 月推行绩效方案的改革,在原有效益绩效及工作量绩效的基础上,考量医务人员的

技术难度、工作强度和风险程度,增加单项绩效、年终绩效和目标绩效等,充分体现医务人员的劳动价值。完善二次分配制度,体现公平公正的分配原则,充分调动职工的工作积极性。

加强质量安全管理。医院成立全面质量管理领导委员会,下设质量控制与绩效考核办公室,设立 10 个质量控制考核实施小组,自 10 月 1 日开始实施全面质量管理,强化质量控制,提高医疗安全水平;自 11 月 15 日开始实行医疗、护理夜查房制度和行政早交班制度,降低医疗、护理安全隐患和提高行政工作效率。

响应公立医院改革。医院财务部按照青岛市卫计委、物价局的要求,年初开始根据 2014 年和 2015 年各项数据对取消药品加成后收入补偿情况进行测算,按照青岛市财政局的要求,对大型设备的补偿进行了测算、申报;7 月 1 日开始取消药品加成,分别于 7 月 1 日、7 月 20 日和 8 月 20 日进行三次医疗收费价格的调整,并按要求做好知名专家申报备案。

医疗特色 基于"学科综合、突出特色、统分结合、一体发展"的定位,医院不断加强重点学科、特色学科的建设,其中心血管病中心、耳鼻咽喉头颈外科中心、脑科中心、骨科中心、医学影像中心等重点学科不断发展,如耳鼻咽喉头颈外科的"光纤激光喉外科治疗"、脑科中心的"多模态导航下介入栓塞与手术切除联合根治复杂脑动静脉畸形"和"多模态导航联合电生理监测切除功能区恶性脑肿瘤"等技术均达到国内领先水平,骨科的"跖骨基底改良 V 型截骨治疗拇外翻技术"和"3D 打印技术在骨肿瘤手术中的应用"等达到省内领先水平。与此同时,妇产科、重症医学科、消化内科、血液病科、呼吸内科、内分泌科、心胸外科、急诊科等其他学科自身建设不断加强,学科影响力不断增强,如血液科的"以残留病监测为导向的血液肿瘤治疗"达省内领先水平。医院学科影响力的提升,吸引众多外埠患者前来就医,耳鼻咽喉头颈外科、神经内科、神经外科、妇产科、血液病科等专业外埠住院病人占比超过 40%。

人才建设 招聘山大编制专业技术人员 8 人、青岛事业编制专业技术人员 33 人,引进高级职称专业技术骨干 11 人,进一步充实医院的人才队伍。积极组织山东大学硕士研究生导师资格申请,14 名专家通过遴选。启动英才培育计划,选拔 24 名优秀的专业技术类青年人才重点培育,将派遣到国内外本专业排名前列的医疗机构进行为期半年至一年的研修和学习,其中国内 20 名、国外 4 名,加快新技术开展,支持医疗技术创新,为学科发展蓄积动力。启动管理人员能力提升计划,选拔 5 名优秀青年管理人员进行综合培养,促进优秀青年管理人员提升管理水平和业务能力。

科研工作 医院承担国家、省、市科研项目 21 项,科研经费达 496 万元。其中,国家自然科学基金项目 6 项,省自然科学基金 2 项,省重点研发计划项目 8 项。有 26 项课题获得院内科研基金资助,金额达 106 万元。医院发表科研论文 127 篇,其中,SCI 论文 52 篇;获得山东省科技进步二等奖 1 项,青岛市科技进步奖二等奖和三等奖各 1 项,国家发明专利 3 项。

教学工作 医院有 255 人纳入住院医师规范化培训,其中普通专科培训 190 人、亚专科培训 65 人。在住院医师规范化培训方面,推出了早课、讲座、病例讨论、工作坊等多种授课方式,并增加院级教学活动频次;与台湾高雄长庚医院签订住院师资培训和学术交流合作协议书,双方互派人员进行医师培训经验交流;选派 4 名带教老师前往济南中心院区培训并取得基础生命支持(BLS)导师资格,医院可独立完成 BLS 培训。

医院举办国家级继续医学教育项目 8 项,省级继续医学教育项目 21 项,市级继续医学教育项目 26 项,累计参会 6500 余人次。组织申报 2017 年国家级、省级继续医学教育项目 16 项,市级项目 35 项,国家级、省级备案项目 23 项。组织医疗人员外出进修学习 22 批次 33 人,其中安排到济南中心院区进修 19 人,到北京、上海等地医院进修 14 人;选派护士长赴邵逸夫医院进修学习 16 人;接收外来进修人员 16 人,10 月应青岛市市北区卫计局的要求,免费接收由青岛市市北区对口帮扶的贵州省安顺市西秀区 6 名区属医疗机构专业技术人员来院短期进修学习。

国际交流 2016 年 9 月 22 日,耶鲁大学孟令忠教授来院进行学术交流。11 月 21 日,美国康涅狄格州立大学附属哈特福德医院 Peter U. F. Shen 教授来院进行学术交流。

大事记

1 月 21 日,召开医院 2015 年度总结大会暨首届职代会(工代会)第三次会议。

3 月 2 日,医院到崂山区开展"关爱老人、奉献爱心、走进敬老院慰问及温暖心灵"学雷锋义诊活动。

3 月 25 日,医院神经外科主任王志刚教授顺利取得独立开展 Pipeline 治疗颅内动脉瘤资质,成为省内取得该资质的两位专家之一。

3月29日,医院心内科成功开展绿色电生理手术:零射线治疗心律失常。

4月6日,医院成功举办"医院开放日"、"市民体验日"活动。

4月11日,医院召开首届职工代表大会第四次会议。

5月10日,医院召开"5·12"国际护士节暨"齐鲁梦·我的梦"演讲比赛表彰大会。

5月17日,医院官方微信微信公众平台正式上线。

8月15日,医院儿外科成功开展省内首例腹腔镜下脾部分切除术。

10月21日,医院脑科中心主办青岛市帕金森病特材救助项目启动仪式暨神经调控论坛,举行"青岛市帕金森病特材救治项目定点医院"及医院"帕金森病诊疗中心"揭牌仪式。

11月22日,"青岛市医用耗材质控中心"正式在医院挂牌成立,是山东省乃至全国第一个医用耗材质控方面的专业组织。

11月25日,台湾高雄长庚纪念医院林孟志院长一行6人到医院访问,并签署合作协议。

12月12日,医院成功获批建设"青岛市线粒体医学重点实验室"。

12月25日,庆祝医院开诊三周年,举办"博爱齐鲁 温暖岛城"大型义诊活动。

精神文明建设　举办读书征文活动。以"庆'三八'"为契机,举办"读好书快乐工作,学知识健康生活"职工读书、赠书、购书活动。举办"齐鲁梦·我的梦"演讲比赛,践行医院核心价值观。开展亲子教育讲座。聘请美国卡内基训练大陆区教学主任、亲子教育专家白卉讲师为大家分享"给孩子一生幸福的关键能力"讲座,帮助父母培养孩子建立自信,学会和家长、老师做有效沟通,并学会正向积极处理压力,变"被动学习"为"主动学习",在学习和生活中做好自我管理。

举办纪念红军长征胜利80周年文艺演出。2016年10月,由青岛市总工会主办,医院工会和工人文化宫承办"纪念红军长征胜利80周年文艺演出",缅怀革命先辈的丰功伟绩,讴歌荡气回肠的长征精神,突出宣传中华民族伟大复兴的中国梦和社会主义核心价值体系建设。组织参加情景剧比赛。11月以"同心共筑,健康中国"为主题,急诊科护士们自编、自导、自演情景剧《"绿"动的心》,用艺术的手段生动展示齐鲁天使以患者为中心、无私奉献、时刻与生命同行,展现急诊科平时工作的真实场景,用爱心共筑青岛的"健康梦"。

荣誉称号　潘新良教授荣获中华医学科技三等奖。医院荣获青岛市"两学一做"竞赛二等奖。麻醉科荣菲荣获全国"才俊计划—围术期管理麻醉病例大赛"一等奖,麻醉科主任李建军荣获优秀导师奖。心胸泌尿外科品管圈项目"丫丫圈"荣获全国第四届医院品管圈大赛三级综合医院护理组三等奖。急诊科"分秒圈"、骨脊柱小儿"生命支柱圈"荣获由青岛市总工会、团市委、质协联合授予的"青岛市优秀质量小组"称号。在青岛市卫计委第四届"健康杯"护理技能大赛中,"优质护理技能大赛"一队获团体二等奖,二队获团体三等奖,高彩、于青霞获个人三等奖,张兴娟、李锋获个人优秀奖。在青岛市护理学会第四届"威高杯"青年护士护理技能大赛中,医院代表队荣获团体三等奖,王在青、陈晓琳分获个人项目二等奖、三等奖。健康管理中心高莉的《一封家书》在山东省卫生计生系统"写家书·传亲情"好家书评选中获优秀奖。青岛市卫生计生系统手工创意作品比赛中,宋涛的《魅力女人》获低碳环保类一等奖,徐振荣的《小天鹅》获兴趣爱好类三等奖。王谷子的《齐鲁梦 我的梦》获"热血真情"杯青岛市卫生计生系统朗诵演讲比赛一等奖。在"爱心久远杯"青岛市卫生计生系统职工摄影比赛中,手术室王迎通《大爱"无言"》获得医疗场景组一等奖,关节骨肿瘤外科何婷《像妈妈一样的臂弯》获得医疗场景组三等奖,信息中心赵磊《彩霞满天》获得风景组优秀奖。急诊科、ICU、心胸泌尿外科病房等科室获青岛新闻网网络评选"2016年度最美护士团队"。

院　　　长:刘玉欣
党委书记:马祥兴
副 院 长:潘新良、焉传祝、张　彤
党委副书记:张增方
院办电话:66850001
传真号码:66850532
电子信箱:qiluyiyuanqingdao@163.com
邮政编码:266035
地　　　址:市北区合肥路758号

军队医院

中国人民解放军第四〇一医院

概况　中国人民解放军第四〇一医院是一所具有光荣的优良传统,集医疗、教学、科研、保健、预防、康复于一体的综合性三级甲等医院。近年来,医院高举中国特色社会主义伟大旗帜,坚持以邓小平理论和"三个代表"重要思想为指导,深入贯彻落实科学发展观,坚持解放思想、开拓创新、凝聚力量、攻坚克难,医院全面建设取得新的成绩和进步。医院现有院区二处,一是南院区,位于青岛市市南区;二是崂山分院,位于青岛市崂山区。医院现有工作人员 2000 余人,其中,卫生技术人员占工作人员总数的近 90%。医院现设床位 1700 余张、科室 79 个。

业务工作　2016 年,医院年门诊 614120 人次,其中急诊 75376 人次,收住院病人 43963 人,床位使用率 94.40%,床位周转次数 29.86 次,入院与出院诊断符合率 99.73%,手术前后诊断符合率 99.73%。

业务收入　医院 2016 年全年业务收入比 2015 增长 12.5%。

医疗设备更新　医院现有医疗设备总值近 4 亿元,拥有 PET-CT、320 排 640 层高端 CT、3.0T 磁共振、DSA、准分子激光机、直线加速器、伽马刀等国内或世界领先水平的高、精、尖设备 20 余台。

基础建设　2016 年 8 月,医院投入 500 余万元改造门诊楼,成立为军服务办公室,走访驻青岛部队、干休所等体系单位,召开医疗体系会和老干部保健工作会,吸纳意见建议,完善保障机制,受到驻青部队一致好评。

卫生改革　2016 年,医院党委突出抓作风正风气、抓班子带队伍、抓重点带全局、抓基层打基础,医院建设呈现出协调发展、整体提高的良好局面。认真学习贯彻全军政工会和党的十八届五中全会会议精神,紧密结合医院行业系统实际,持续抓好各项医疗工作。扎实开展"质量安全月"活动,制定手术管理、药品耗材、医保违规等处罚措施,把不良行医行为与党纪政纪经济处罚挂钩,加强医护人员道德规范,强化依法行医、规范行医的法规意识;圆满完成亚丁湾护航、舰艇援潜救生演习、南苏丹维和、北海方向海上卫勤演练等重大卫勤保障任务;围绕"四个为中心"狠抓内涵质量建设,坚持质量、服务、创新、宣传、风气、安全齐抓并举,组织医疗、管理、法律、安全等知识讲座 40 余次,外请 12 名专家辅导授课,组织 120 余人次到军地科研院所参观学习,培育创新思维,增强依法行医和安全防护意识;组织 200 余人次对 15 个高危患者病例和纠纷案例分析研讨,对手术患者围手术期处置等问题进行规范,提高医疗质量,减少医疗事故和医患纠纷,比 2015 年下降 26%;开展"优质护理示范工程"活动,倡导"人本位标准化"服务,全员开展"基础生命支持"练兵比武和系列专科规范化培训;规范导医服务,建立 106 个"诚信咨询岗",使患者就医更加便捷、高效、温馨。

医疗特色　2016 年,医院拥有 2 个"全军中心"(全军手外科专科中心、全军航海病医学专科中心)、1 个国家临床药物试验机构、1 个全军临床药理基地、9 个"军区中心"(脊柱外科专科中心、海上医疗救护中心、临床药学中心、医学检验中心、肝移植中心、消化内科中心、麻醉医学中心、核医学防护中心和计划生育优生优育技术服务中心)和 7 个青岛市重点特色学科。医院是国家首批器官移植准入医院,也是本地区唯一一所同时具备肝、肾移植的准入医院。在心脑血管介入治疗、心脏冠脉搭桥、腔镜技术、血液干细胞移植等多学科、多专业、多领域的特色医疗技术始终保持良好强劲发展势头。

科研工作　2016 年,医院获全军医学科技青年培育计划 2 项;中国博士后科学基金面上项目 1 项;山东省卫计委课题 11 项;吴阶平医学基金课题 1 项;青岛市博士后人员应用研究项目 1 项;青岛市课题 10 项;军队科技进步二等奖 1 项;军队科技进步三等奖 11 项;山东省自然学术创新奖 2 项;青岛市科技进步三等奖 1 项。

精神文明建设　2016 年,医院大力宣传普及院歌、院赋、院训,加大医院执行多样化任务、重大医疗活动、新业务新技术的宣传力度。加强文体设施建设,不断丰富官兵业余文化生活。扎实开展四〇一医院"好声音",凝聚了以院为家、爱家建家的正能量。

不断倡导仁医仁心仁术，切实让爱充满每个病房、温暖每个病人；逐步完善医德医风行为规范和奖惩措施，加大行业不正之风纠治力度。一年来医院共收到锦旗 152 面、感谢信 296 封，病人整体满意率始终保持在 98％以上。

其他 医院副政委兼分院政委甄冬冬同志被军区政治部表彰为优秀"四会"政治教员，政治处主任甄玉改同志被军区表彰为"优秀政治处主任"，医院的先进典型连续四年被分部表彰为"身边的感动·十佳人物"。

院　　　长：赵建华

政治委员：孙　伟

院办电话：51870008

总机电话：51870114

传真号码：51870015

邮政编码：266000

地　　　址：山东省青岛市闽江路 22 号

疗 养 院

青岛湛山疗养院

概况 青岛湛山疗养院始建于 1950 年，是新中国成立后设立最早的工会疗休养院之一。建院初期为"中华全国总工会青岛疗养院"，1972 年更名为"青岛湛山疗养院"，隶属于青岛市总工会。主要开展劳模和一线职工疗休养、健康体检、医疗康复等业务。建院 67 年来累计接待全国各地劳模、一线职工 30 余万人次，受到社会各界人士一致好评。年内在岗职工 91 人，其中，专业技术人员 66 人，占职工总数的 72％；其他专业技术人员 7 人，占职工总数的 8％；行政工勤人员 18 人，占职工总数的 20％。

业务工作 开放床位 400 张，年内累计接待劳模及职工疗休养 4460 人次，比 2015 年增长 77％，其中市总一线职工疗休养 1873 人次，省市劳模疗休养 336 人次，外地劳模及其他职工疗休养 2251 人次。完成健康体检 25000 人次，比 2015 年增长 64％，其中，为市总一线职工健康体检 19109 人次（含疗休养体检），其他体检 5891 人次。

医疗设备更新 新增日本欧姆龙动脉硬化检测仪、电脑中频治疗仪、C13 呼气检测仪、数字化 X 线摄影系统、示教器材等检查设备，年内对 DR 系统进行了防护工程施工。

基础建设 完成劳模疗休养基地自助餐厅和客房的装修改造，更新劳模疗休养基地影音设备和观影座椅，为基地自助餐厅购置部分厨房设备。

医疗特色 发挥疗养院理疗保健的传统优势，广泛开展针刺、灸法、推拿、足疗、拔罐、刮痧、药物贴敷"冬病夏治"等特色医疗项目，教授太极拳、八段锦、瑜伽等导引养生功法。康复病房以"青岛市医保定点单位"为依托，拓展以神经康复、骨科康复、医疗专护为特色的病房业务。开展以功能训练等为主要手段，配合针灸推拿、中药理疗，同时加以药物治疗控制危险因素，形成完整的神经科医疗康复体系；在原有骨科康复方法的基础上，引进 S-E-T 悬吊系统、干扰电治疗仪等国际领先的康复理疗设备以及相关康复技术，康复疗效明显提高；面向失能老人开展医疗专护，缓解家庭和社会的养老压力。以健康管理为核心，构建完善的集健康检测、健康风险评估和健康干预于一体的现代疗养体系。

科研工作 体检中心建立青岛市职工健康管理大数据，加强慢性病干预及健康行为指导，提高职工健康水平。年内申报"青岛市职工健康状况调查分析"研究课题。

制度建设 按照市总《绩效考核目标责任书》和《湛疗 2016 年工作打算》，完善科学的目标管理考核体系。严格执行年度资金支出预算和"三重一大"有关规定，完善财务管理制度和集中采购程序。健全固定资产监管机制，完成固定资产清查盘点。启用 OA 办公系统，提高工作效率。结合疗养院机构设置，修订完善各科室、部门工作制度和岗位职责。制定疗休养工作各项规章制度及岗位职责，规范了接待方案制订、费用结算和市场开发等工作。

品牌建设 以"关爱健康 崇尚劳动"为工会公益服务品牌，创新宣传载体，加大品牌策划和推广力度。精心设计印刷劳模基地宣传册、口袋书；分阶段跟拍疗休养活动视频 30 余场次，剪辑制作完成《为了劳动者健康》宣传片，此宣传片一经推出，引起各界人士积极关注与好评。完成疗养院网站改版升级工作,设立疗休养专栏,及时上传更新疗休养活动图文资料,生动呈现疗休养活动的丰富多彩、各级劳模及一线职工的欢乐时光,起到积极的宣传作用。"关爱健康 崇尚劳动"一线职工疗休养及健康体检活动得到社会各界的高度关注,广播、电视、报纸、网络等多家媒体积极跟踪活动开展情况并作系列报道,彰显"关爱健康 崇尚劳动"工会公益服务品牌的社会影响力和品牌效应。

精神文明建设 加强班子建设和党员队伍建设,努力建设一支政治坚定、作风优良和业务精湛的党员干部队伍。教育职工带着感情为劳模和一线职工服务,真正做到"以劳模精神服务劳模"。为学习劳模精神,在全国劳动模范王炳交所在单位——青岛航标处团岛灯塔设立"湛山疗养院党员活动基地"。定期组织专业技能培训、礼仪培训、护理技能比赛、推拿技能比赛、医疗保险知识考试等活动,全方位提高医务人员的服务理念和专业技能水平,打造一支"医德高尚,技术精湛"的专业技术队伍。举办书画摄影比赛、沙滩运动会、棋牌大赛和迎新春联欢会等活动,提升团队协作能力,丰富业余文化生活。定期举办养生保健公益讲座,送健康进社区义诊。开展学雷锋义诊、义务植树、助学捐款、"慈善一日捐",以及义务献血、党团员义务劳动等公益活动,展示职工积极向上的精神风貌,传递正能量。

大事记

1月18日,开展"千名一线职工疗休养、万名一线职工健康体检"活动荣获山东省工会工作创新奖。

3月7日,启动"关爱健康 崇尚劳动"一线职工疗休养及健康体检公益活动。

4月22日,被山东省食品安全委员会评为"食安山东"餐饮示范单位。

4月26日,医疗康复中心被市总命名为"工人先锋号",霍广治同志被命名为"工人先锋"。

9月7日,召开第六次党员大会,选举产生新一届中共青岛湛山疗养院委员会,毛勇任党委书记,高梅青、陈健、李林海、韩婷任党委委员。

11月24日,中国职工疗养协会第六次全国会员代表大会在湛疗召开。毛勇被大会选举为中国职工疗养协会常务理事、健康专业委员会主任委员。

12月6日,毛勇当选为市南区第十八届人大代表。

12月30日,荣获"青岛市文明单位标兵"称号。

荣誉称号 被全总、省总、市总命名为"劳动模范疗休养基地"、"青岛市总工会职工体检中心";多次被全总授予"全国先进疗休养员之家"、"全国模范疗休养员之家"、"全国先进工人疗休养院";荣获山东省"食品安全先进单位"、青岛市"消防安全先进单位"、"青年文明号"称号;"关爱健康 崇尚劳动"千名一线职工疗休养、万名一线职工健康体检活动项目荣获山东省"工会工作创新奖";年内被中共青岛市委、青岛市人民政府命名为"文明单位标兵"、医疗康复中心被市总命名为"工人先锋号"。

党委书记、院长:毛　勇
副　院　长:高梅青、陈　健、李林海、韩　婷
院办电话:81701808
传真号码:81701800
电子信箱:zslyy25@126.com
邮政编码:266071
地　　址:青岛市东海一路25号

职 工 医 院

青岛市商业职工医院

概况 青岛市商业职工医院,始建于1952年,是青岛市二级医院。医院建筑面积7500平方米,2016年,有在职职工183人(包括合同制人员),其中,卫生技术人员144人,行政工勤人员25人。卫生技术人员中,高级专业技术人员17人,中级专业技术人员50人,初级专业技术人员63人,医护之比为1:1.03。院设5个职能科室,13个临床科室和专科,并设有即墨路街道济宁路社区卫生服务站。

业务工作 2016年,门诊量3.9万人次,比2015年的3.8万人次,增加0.1万人次,增幅2.6%;出院者平均住院10.48天,比2015年减少1.32天;完成手术160例,比2015年减少49例,降幅23.44%;出院2826人次,比2015年增加90人次,增幅3.29%;

病床周转率 26.9 次,比 2015 年的 26.3 次增加 0.6 次;病床使用率 77.1%,比 2015 年的 86.4%,减少 9.3 个百分点。

每一出院者费用 13628 元(4222/3098)比,2015 年的 16452 元减少 2824 元,降幅 17.17%。

业务收入　医院总收入 5892 万元,比 2015 年的 6709 万元减少 817 万元,降幅 12.18%。2016 年收支比为 1:1.08。

固定资产　固定资产总值 3297 万元,较上年增长 8.26%。

医疗设备　飞利浦双螺旋 CT、C 形臂介入 X 线机、导管床、大型数字遥控 X 光诊断机、彩色 B 超诊断仪、黑白 B 超诊断仪、远红外乳腺诊断仪、全自动生化分析仪、奥林巴斯显微镜、酶标仪、五分类血液分析仪、尿液分析仪、高频电刀、全自动麻醉机、胃镜、心电监护仪、呼吸机等。

基础建设　医院不断向现代化医院建设迈进,引进先进仪器设备应用于临床,在应用 HIS 系统的基础上,引进 PACS 系统(医疗影像信息系统),医院信息化建设工程有条不紊地进行着。

医疗特色　医院不断拓展学科建设与发展的空间,加强与青大附院的合作交流,继续突出医院化疗、放疗、粒子植入、中医中药、基因治疗、手术治疗等为特点的肿瘤治疗综合专科特色,同时积极开展新技术应用。

2016 年,内科继续发挥"省级无痛示范病房"的特色,根据病人构成特点,在原来工作基础上,进一步坚持加强癌痛全程规范化治疗模式的理论学习,进一步完善治疗流程和服务流程,提升癌痛规范化治疗水平。使医院的肿瘤姑息治疗水平跨入岛城先进行列,进一步提升医院在肿瘤综合治疗方面的整体水平。

血液科继续开展外周血干细胞单采、白细胞、血小板单采,外周血、脑脊液细胞形态学检测项目;外科开展甲状腺手术治疗,为打造良好的就诊及手术条件,在经费紧张情况下,努力自筹资金,改善外科病房环境,更新部分手术室设备。甲状腺专科运行良好,自 2016 年 7 月下旬开始,月均手术量达到 20 台左右,逐步形成外科的新特色。

根据国家相关鼓励政策,积极发展中医药业务,2016 年在病房开展中医药服务,为方便病人,安排专人为病人送达煎制好的中药,中医药服务量明显增加。中药销售额为 217467.61 元,比 2015 年增加 10.79%。中医科开展清铃揿针治疗疾病的业务,使复杂的针灸技术变得简单易行。

护理工作　PICC 专项护理进一步优化,延伸技术深度,全年 PICC 置管 96 例,B 超引导下置管 93 例,置管成功率 100%,PICC 换药 3586 例,完成造瘘口护理 20 余例,层流床维护 150 人次。

社区卫生服务　2016 年社区门诊积极开展慢性病防治工作,建立居民健康档案 12600 余人。其中,高血压患者 519 人、糖尿病患者 269 人,冠心病患者 260 人,脑卒中患者 62 人;为社区居民提供门诊服务约 36000 人次,健康查体 1200 余人次。免费为 65 岁以上老人健康查体 720 余人次,签约门诊统筹 5000 人;开展社区门诊大病、家庭病床服务工作,运转社区门诊大病约 900 份,家庭病床 22 份。

继续教育　落实各级医护人员业务培训和"三基"考核计划,完成全院医师考核工作,考核合格率达 98% 以上;根据岗位分级继续实施护理人员分层次培训及考核,对全院 N0、N1、N2、N3 级护理人员开展分层业务培训 12 次,操作培训 8 次,理论考试 6 次,操作考试 6 次,参考人员 190 次,培训率达 95%,考核合格率 100%;以竞赛的形式促进护理人员业务学习,加强年轻护士岗位练兵,组织 3 名护理人员参加了青岛市"健康杯"护理技能大赛及第四届"威高杯"全市青年护士护理技能大赛,提高年轻护士专业理论和技术操作水平;加强临床护理带教工作并做好临床实习带教管理;全年共接收实习生 7 名;组织青年医师参加第二届中国药物性肝损伤知识竞赛,获山东省赛区二等奖。

全年组织护理业务查房及病例讨论 8 次;成立医院护理学术组织,细化专科小组,分别成立静脉治疗组、伤口造口组、护理教学组,充分发挥专科护士的作用。

2016 年,参加学术会议 40 余人次,发表医疗论文 10 余篇、护理论文 3 篇、管理类论文 4 篇;医师外出进修 7 人,选派护士长及优秀护理骨干参加护理管理培训及业务培训 63 人次,其中 21 人成为护理学会各专业委员会委员,护理管理及业务水平逐步提高。新增山东省血液学会委员 1 名,青岛市抗癌学会淋巴瘤委员会副主任委员 1 名、委员 3 名,中华医学会微创专业委员会粒子组委员 1 名,多人担任肝癌、胃肠肿瘤、介入治疗、靶向治疗、肿瘤康复与姑息治疗、淋巴瘤治疗等省、市肿瘤相关专业委员会委员。

荣誉称号　2016 年青岛市文明单位、2016 年青岛市事业单位人事管理示范点、青岛市先进职工之家。

院　　长:韩春山

党委书记、工会主席:陈　军

副 院 长:杜利力

院办电话：82848458
传真电话：82848458
电子信箱：qd_syzgyy@163.com
邮政编码：266011
地　　址：青岛市市北区海泊路六号

青岛盐业职工医院

概况　2016 年，青岛盐业职工医院占地面积 16944 平方米，建筑面积 11274 平方米，其中业务用房面积 11138 平方米。年内在岗职工 233 人，其中，卫生专业技术人员 198 人，占职工总数的 85%；行政工勤人员 35 人，占职工总数的 15%。卫生专业技术人员中，高级职称 9 人、中级职称 60 人、初级职称 129 人，分别占 4.5%、30.3%、65.2%，医生与护士之比为 1:1.68。编制床位 102 张，开放床位 250 张。设有职能科室 7 个、临床科室 11 个、医技科室 5 个。

业务工作　2016 年，完成门诊 72572 人次，比 2015 年增长 17.9%，其中急诊 7980 人次；收治住院病人 6323 人次，比 2015 年增长 7.8%；床位使用率 66.1%，床位周转次数 31.1 次，入院与出院诊断符合率 97.8%，住院手术前后诊断符合率 100%，抢救危重病人 65 人次，抢救成功率 58.5%，治愈率 15.5%，好转率 82.9%，病死率 0.2%，院内感染率 0.27%，甲级病案符合率 96.9%。

业务收入　全年业务收入比 2015 年增长 14.2%。

固定资产　全年固定资产总值 2255 万元，比 2015 年增长 4.6%。

医疗设备更新　年内购置彩色超声诊断系统、电子阴道镜工作站、便携式彩超、生物安全柜、全自动血液细胞分析仪、多参数监护仪等，升级柯尼卡数字 X 射线系统。

卫生改革　加强科室目标管理和工作质量考核，持续改进医疗质量与安全，提高医疗服务质量。加强绩效考核分配管理，全面提高工作效能，修订《医院绩效考核分配方案》，建立以行政绩效、业务绩效为主要内容的综合目标考核体系，实行院、科两级考核，二次分配，较好地调动广大职工的工作积极性。继续推进市级肿瘤专科医联体建设，青岛市中心医院定期派肿瘤科、乳腺外科、心内科、神经内科专家到该院坐诊、查房，患者在家门口就能得到三甲医院专家服务，受到群众欢迎。积极参与全市公立医院改革，自 7 月 1 日起取消药品加成，实行药品零差率销售，同时按规定调整了部分医疗服务价格。

医疗特色　擅长心脑血管、消化、呼吸内科疾病、急性农药中毒的诊治及食管、肺、乳腺、直肠、膀胱等多种癌症手术及各种创伤骨科、骨病、颅脑外科和妇科手术。开设肿瘤病房，开展常见肿瘤的规范化治疗。

继续教育　邀请青大附院、青岛市中心医院专家到院授课 10 余次，选派青年骨干医师到市级三甲医院进行短期进修学习，选派护理骨干参加护士长管理岗位培训和产科专科培训，参加各专业护理培训 83 人次。院内举办业务讲座 20 期，专业技术人员参训率 100%。

精神文明建设　深入开展医德医风、承诺服务和诚信服务教育，引导教育广大干部职工强化责任意识，转变服务理念，提高优质服务水平，组织开展"善待你所在的单位"读后感征集活动和"医院为我搭平台 我为医院添光彩"主题演讲比赛活动。组织干部职工无偿献血 12000 毫升、举办第 29 届职工运动会、庆祝"三八"妇女节趣味运动会等活动。开展"健康知识进社区"公益宣教活动，不定期组织医务人员深入社区、集市、企业、学校为群众提供健康讲座、免费义诊活动，受到群众欢迎。

荣誉称号　荣获青岛市文明单位、青岛市住院定点医疗机构诚信 A 级单位、青岛市盐业系统先进单位、城阳区消防安全"责任强化年"活动先进单位称号。

党总支书记、院长：韩德福
副　院　长：纪村传
工会主席：孙芳珍
院办电话：87811082
传真电话：87811082
电子信箱：87811082@163.com
邮政编码：266112
地　　址：城阳区上马街道驻地

青岛市交通医院

概况　青岛市交通医院属二级综合性医院，隶属交运集团，是青岛市基本医疗保险首批定点医疗机构和医保特殊人员定点医疗机构。医院地处青岛市中心的交运广场，建筑面积 7000 平方米，床位 200 张，设有内科、外科、中医科、妇科、口腔科、整形美容科等 20 余个临床、医技科室。

业务工作　全年门诊量为 51674 人次，门诊收入 1387.65 万元，比 2015 年增长 3.2%；出院病人 834 人次，住院收入 814.57 万元，比 2015 年增长 8.79%。

业务收入　完成总收入约 2203 万元，比 2015 年同期增长 5.2%。

医疗设备 三星麦迪逊 SONOACE X8 彩色多普勒超声诊断仪、美国邦盛 X 光机和柯达 CR 放射成像系统、双人高压氧舱等大型设备,以及动态血糖监测系统、动态血压监测仪、动态心电图、全自动血液生化仪、化学发光分析仪等多种先进的医疗设备。

卫生改革 自 2016 年 7 月 1 日起,全市 57 家公立医院全部取消药品加成,同时调整医疗服务价格。医院高度重视,组织工作人员成立相关工作领导小组,按照《青岛市取消药品加成 理顺部分医疗服务项目价格》和《医疗服务项目价格新旧版对照表》具体要求,组织协调本单位财务、收费、信息、医保、宣传等部门及临床科室和医务人员,做好相关调整和准备工作。

医院管理 实行常态化创新管理模式,在全院进行责任制经营试点和推广;创新医疗专护病房与交运温馨护理院运营模式和管理方法。在四方长途车站与江苏路各增设一处医疗延伸点,在大港一路开设阳光温馨诊所,为附近居民提供诊断、治疗、医疗保健等基本医疗服务。

以"三好一满意"为标准,着手从核心制度落实、医疗质量管理与科室自身建设三个方面实现医疗服务综合水平不断提升;在内科心血管组尝试推行"CICARE"服务理念,改善医患关系,预防医患纠纷。加强医生对病历书写制度、三级查房制度、会诊制度的学习,提高病历质量,减少医患纠纷。全年零投诉。医院领导积极联系三级医院著名专家为临床一线医生授课,提高医护人员的医学知识,增加医学深度,为医院进一步交流、学习和发展打下了良好基础。医院为加强病案管理工作,配备专职病案管理人员,并聘请青岛市知名医学专家定期对医院病案质量进行抽查、点评。督促各科病案质量管理小组严把质量关,由科主任、护士长直接负责出院病案的科级质量评分工作。

医疗特色 2016 年 8 月 1 日,内科成立中医理疗病房,采用中西医结合的方式,根据患者病情配合艾灸、耳穴疗法等手段,在心脑血管疾病、消化系统疾病、风湿骨病、皮肤病等临床应用中得到了广大患者的好评。坚持"小专科、大综合"的发展路线,倾力打造糖尿病足治疗特色品牌,是医院确立的品牌发展战略,全年接诊病人 5000 多人次。

精神文明建设 做好"两学一做"学习教育工作,采取专题党课学习与党员自学相结合的形式,深入开展学习党规党章工作;积极开展志愿服务活动,在"学雷锋日""妇女节""五四青年节"等相关节日开展志愿服务活动,首次开展免费测血糖服务,测量血糖 30 余人,形成常态化驻站服务,在汽车总站长期进行医疗服务,为集团足球赛、集散中心学生活动做好医疗保障;开展文化娱乐活动,"妇女节趣味运动会"、"护士节文艺会演"、参观道路交通博物馆、"沙滩亲子运动会"等,为丰富职工的业余生活服务。青岛市总工会女工部部长丁薇薇和处长范尔力莅临医院,检查指导医院"爱心妈妈小屋"的开展情况。

荣誉称号 医院先后获"青岛市医疗保险 A 级诚信医院"、"青岛市职工诚信示范单位"、"山东省交通运输系统巾帼文明岗"、"青岛市敬老文明号"、"青岛市巾帼文明岗"、"共青团青岛市五四红旗团支部"、"青岛市守法诚信示范用人单位"、"青岛市文明单位"、"三星级养老机构"等荣誉称号。

院　　长:李 燃
党总支书记:张秋生
副 院 长:李勇智、王丽娟
院办电话:82758100
传　　真:82713495
电子信箱:qdjtyy@163.com
邮政编码:266012
地　　址:青岛市市北区无棣路四号

委属事业单位

青岛市卫生和计划生育委员会
综合监督执法局

概况 2016 年,青岛市卫生和计划生育委员会综合监督执法局占地面积 3985.3 平方米,业务用房面积 3250 平方米,辅助用房 420 平方米。全局编制人数 88 人,实有在职职工 86 人,其中,取得行政执法证的人员 83 人,占职工总数的 96.51%。内设 13 个科室,包括 5 个行政职能科室和 8 个业务职能科室。

财政拨款 2016年度财政拨款为2470.30万元,比2015年增加883.53万元。其中专项经费为155.2万元,比2015年增加18.36万元。

固定资产 全年固定资产总值为1407.46万元,比2015年增加22.93万元。

业务工作 年内全市有医疗机构、经营性公共场所、生活饮用水、放射卫生、学校卫生等有效被监督单位23943家,结合卫生计生综合监督提升年活动开展打击非法行医专项行动、住宿消费市场专项整治等7项卫生计生监督专项整治活动,和第二类疫苗预防接种工作监督检查、医疗废物处置工作专项检查等12项监督执法工作,全市完成经常性卫生监督34710家次,总体监督覆盖率94.46%;监督抽检1314家次、6275件次,现场快检155件次;报告查处无证行医案件171件,同比增加19.58%;实施行政处罚1248起,同比增加44.8%;罚款297.35万元,同比增加39.5%。其中,立案实施行政处罚189起,处罚金额39.85万元;受理并查处投诉举报265起,查实63起,拟立案56起,回复满意率为98.9%。开展《职业病防治法》等法律法规落实工作,对全市6家职业健康检查机构、20家放射诊疗机构、6家放射卫生技术服务机构进行监督检查,立案2起。按照"三年覆盖"计划,结合全省乡镇卫生院依法执业规范工程,持续开展乡镇卫生院、社区卫生服务中心检查,检查乡镇卫生院19家,社区卫生服务中心22家,3年累计检查单位123家,对全市社区卫生服务中心和乡镇卫生院的监督检查覆盖率已达到73.2%。组织开展全市疾病预防控制系统第二轮专项执法检查,对各区(市)检查发现的问题通报市疾病预防控制中心。督导各区(市)迅速组织开展第二类疫苗使用管理专项监督检查工作,利用清明节假期期间组织对胶州市、黄岛区、城阳区、即墨市、崂山区卫生计生部门二类疫苗监督执法工作进行督查,提出具体整改意见并跟踪督促整改落实。印发《全市学校直饮水专项监督检查工作方案》,完成对8区(市)78所学校直饮水的抽检工作,对托幼机构开展卫生状况和消毒质量抽检工作。保障市政府C20会议、第26届青岛国际啤酒节等重大活动和重要会议10次,高、中考前夕组织对全市11个考区、30个高考考点和101个中考考点学校开展以传染病防控和生活饮用水卫生为重点的监督检查,并对考点学校周边500米以内住宿场所进行隐患排查。通过新闻媒体、网站等发布健康消费预警14期,新闻供稿60篇,对外宣传报道272篇次,发布微博419篇、微信349篇,在市卫生计生委以上刊发信息423篇次。

卫生行政许可 继续清理行政审批事项,推行行政审批标准化,积极推进网上审批服务,加快建立卫生计生"互联网+行政审批"政务服务新模式,配合完成全省政务服务平台互联互通和全市网上审批平台统一建设工作。推行证照快递送达业务+政务服务"回访"工作方式,加快推进审批证照统一制发工作,优化审批、制作流程,完善大厅审批证照信息数据共享库,所有审批证照、批文全部进入大厅统一制发证工作流程。年内办理行政许可536件,其中,医疗机构设置及执业许可270件,医疗广告审查证明核发108件,涉及饮用水卫生安全的产品卫生许可60件,外籍医师在华短期执业许可49件,消毒产品生产企业卫生许可28件,医疗保障机构从事母婴保健技术服务许可7件,放射诊疗许可5件,供水单位卫生许可4件,职业健康检查机构资质初审5件。

预防性卫生监督 完成规划选址联审12项,设置卫生审查62项,工程验收59项,深入现场270次,区(市)联动20次,实现零投诉,服务满意率达100%。畅通绿色通道,对重点建设项目实施"容缺受理、容缺审查、急事急办、特事特办",先后对乾豪国际广场、凯德MALL·新都心、工人疗养院综合楼等10余个项目实施绿色通道审查,促进建设项目审批提速。创新服务模式,加大对重点民生工程的监督服务,有效实施提前介入、服务前移,完成青岛国际啤酒城改造、青岛工人疗养院综合楼等项目竣工验收。主动跟进,推进青岛轨道交通工程建设,组织召开项目约谈会,主动与蓝色硅谷城际轨道交通工程建设单位对接,完成对青岛地铁M3号线南段的竣前施工监督。建立区(市)联动常态化服务机制,带动全市建设项目卫生审查工作有序开展。

规范化执法 严格落实行政处罚办案程序,全面实行行政处罚网上透明运行和监督员持证上岗、行政处罚公示、重大案件审查制度,组织对各区(市)重点执法任务、卫生计生监督信息报告和案源流失等5项专项稽查。先后组织开展4次案例评选和评查活动。结合承担国家卫生计生委卫生计生行政执法规范化试点任务,进一步促进监督执法规范化建设,执法和普法责任制落实到位。完成《青岛市生活饮用水卫生监督管理办法》地方立法任务,开展全市性新法宣传贯彻咨询和培训活动。制定行政审批事项批后监督管理办法,按要求公开执法依据、裁量基准、执法程序、执法结果等58项。

执法督查与稽查 6月下旬组织对各区(市)卫

生计生监督执法机构开展专项稽查,重点对行政处罚案源流失、年度重点执法任务开展、卫生计生监督信息报告、卫生监督协管工作等情况展开实地稽查。10月下旬组织对黄岛、即墨、胶州、平度等地饮用水卫生监管工作进行督导检查,采取现场交流和实地检查结合的方式,实地检查农村水厂6家,并对出厂水同步进行采样监测。

试点工作 有序推进卫生计生执法全过程记录国家级试点项目。成为国家卫生计生委确定的首批卫生计生执法全过程记录试点单位,成功举办"执法全过程记录制度研讨会",规范设置调查询问室,印发全过程记录制度、调查询问室使用管理规定等制度规范,配备执法记录仪、蓝牙打印机、移动执法终端等设备,组织开展执法全过程记录试点工作中期评估,并完成试点项目结题报告。工作成果得到国家卫生计生委监督局、监督中心及省卫生计生委有关领导的高度评价。

全面启动医疗机构传染病防治分类监督综合评价省级试点。组织召开专家咨询座谈会、全市试点工作培训班、医疗机构传染病防治分类评价试点工作座谈会、评价试点工作培训班、检查标准培训会,统筹推进市、区两级、公立、民营两类医疗机构试点工作,于8~10月开展自查和综合评价,全面完成试点工作任务。

扎实开展卫生计生监督双随机抽查试点。建立《被检单位名录库》和《执法检查人员名录库》("两库"),确定随机抽查事项清单("一单"),确立了对抽查发现的违法违规行为要依法依规加大惩处力度("一加大")的工作原则,率先在口腔诊疗机构和游泳场所中启动双随机抽查机制。对全市101家游泳场所采样检测185份,水质合格率为89.2%;对67家口腔诊疗机构抽检牙科手机、车针样品121份,对检测不合格的6家单位进行复检。年内还对全市26家公共场所抽检119份样品开展采样检测,其中,美术馆、博物馆、美容场所为合格率100%,美发场所合格率为93.3%,沐浴场所合格率为86.1%;组织开展全市现制现供饮用水监督抽检工作,对14家经营业户的60台自动售水机监督抽检水样60份,合格率为88%;对20家二次供水单位采样抽检水质20份,合格率为85%。

备案工作 做好基层医疗机构病原微生物实验室及实验活动备案管理,明确各区(市)卫生计生监督机构与临床检验质量控制分中心的职责,制定实验室备案相关流程及备案指南,及时协调对医疗机构人员实施培训,9月完成对10个区(市)病原微生物实验室备案材料的复审备案工作。做好食品企业标准备案工作,修改优化食品标准备案工作流程,办结标准备案1275件,其中,新办备案和修订案805件,变更备案372件,延续备案98件。在全市范围内公开征集34名候选人扩充青岛市食品安全企业标准备案审查专家库。开展消毒产品卫生安全评价报告备案工作,印发《青岛市消毒产品卫生安全评价报告备案程序》,统一标准,规范各区(市)备案工作,对17个消毒产品进行卫生安全评价备案。

培训工作 贯彻落实《卫生计生监督队伍培训规划(2016—2020)》,调整充实培训工作领导小组,印发《2016年度青岛市卫生计生监督培训工作纲要》,健全执法人员培训体系。结合卫生计生监督执法资源整合和实际工作需要,组织对全市特别是基层执法人员分层次开展成立一周年系列综合能力提升活动、基础能力等素质能力提升培训班12次,培训2200余人次,并融合网络学习、教育培训、拓展训练、实践锻炼、青年干部下基层活动等多种形式促进执法人员素质提升。继续加大普法教育和卫生计生相关法律法规培训力度,组织开展各类管理相对人培训班15次,培训2610余人次。

体系建设 继续推进综合监督体制改革,5月市级卫生与计生综合监督队伍整合到位,10月所辖10个区(市)均通过编办印发"三定"方案,逐步完成资源整合和机构组建工作。较整合前,有8个机构共增加编制61个,有4个机构增加科室5个,另有3个机构各增加领导职数1个。"三级四层"的卫生计生综合监督执法体系日趋完善。

科研与调研工作 贯彻落实《青岛市财政局关于市直行政事业单位不再报销在职人员学历学位教育费用的通知》精神,结合当前实际,经过第一届职工大会第二次会议废止2012年印发的《科技及继续教育管理规定》。在"2016年北京大学公卫学院教学科研基地总结交流会"作总结汇报,邵先宁、刁绍华获得"北大公卫学院优秀带教教师"称号。继续开展卫生监督优秀工作成果和调研项目申报评选活动,对12项工作成果和18篇调研报告进行现场答辩与专家评审,确定最终的获奖等次。

人事工作 为1名去世退休干部做好抚恤金申请和部分丧葬费报销工作。为1名退休人员办理退休费申请及补发工作。加强干部"学分制"管理,将干部政治理论、业务素质提升教育,融入干部网络学习、教育培训、拓展训练、实践锻炼中。

精神文明建设 完成2016年"省级文明单位"复审迎检工作。持续深入开展社会主义核心价值观和"中国梦"宣传教育,组织干部职工观看先进典型、先进人物教育片。继续争创人民满意公务员示范单位建设,组织开展争创人民满意公务员,争创文明示范窗口,开展文明便民服务,组织青年干部下基层等工作。开展"我们的节日"系列活动。认真开展军警民共建,结合"八一"建军节和国防教育、"两学一做"学习教育等主题开展走访慰问和座谈。建立完善局、科两级安全管理体系,推行"一岗双责"安全生产责任制,扎实做好安全月、每月安全督查和节假日前安全检查督导工作。

党建工作 全面落实基层党组织建设任务。印发《基层党支部工作指南》;组织召开党员大会,完成党总支组建系列工作;开展党员组织关系排查工作,完成职能调整后原计生调查队所属人员党组织关系转移;制定党委中心组理论学习计划和党员学习教育计划,督导落实党总支、支部"三会一课"要求;开展入党积极分子培训培养和预备党员发展工作,发展预备党员2名、转正2名,开展支部党建工作督查2次;按照上级部署,逐人进行党费核缴工作。深入推进"两学一做"学习教育,建立《党员组织关系清单》《"两学一做"学习教育工作清单》,编制《党支部党建规范化管理清单》等,落实党员领导干部讲党课制度,举办党务工作培训,在局官方网站、微信、微博、《青岛卫生计生监督信息》等信息平台开辟"两学一做"学习教育专栏,组织开展"亮出党员身份 争当岗位先锋"、个人学习笔记、中国共产党成立95周年"不忘初心"等系列主题活动;成立党员志愿服务队,走进社区开展普法活动以及党员志愿献血和青年干部下基层实践等活动;组织代表队参加督导组"两学一做"知识竞赛活动并取得第一名。

对口援建和交流 深化拓展与贵州省安顺市"一对一"帮扶工作。6月接待安顺市卫生监督所一行3人到李沧区考察交流卫生计生协管和基层医疗机构监管工作,协调各区(市)卫生计生监督机构继续与安顺市各区(市、县)卫生监督机构实施"互认互助"协议,11月份崂山区卫生计生监督执法局赴安顺市平坝县,根据"一对一"帮扶协议进行实地交流帮扶。6月3日~7月2日,安顺市两名卫生监督员来青进修学习一个月,期间支出经费1.26万余元用以保障学习进修任务的顺利完成。

大事记

1月4日,青岛市事业单位登记管理局为市卫生计生委综合监督执法局颁发新版事业单位法人证书,这是山东省颁出的第一张"多证合一、一证一码"事业单位法人证书。

1月7~8日,山东省卫生计生服务监督年检查考核组一行5人在省卫生监督所副所长齐力汇的带领下,对青岛市卫生计生服务监督年活动开展情况进行考核督查。

1月15日,召开2015年度口腔诊疗器械检测结果通报会,对采样检测不合格的23家单位进行集体约谈。

1月15日,开展以打击非法使用注射用透明质酸钠和生活美容场所非法医疗美容行为为重点的专项整治活动,检查20家医疗美容机构和9家生活美容机构。

2月2日,市卫生计生委副主任魏仁敏带队到综合监督执法局进行安全检查。

3月9日,市卫生计生委综合监督执法局与市教育局联合举办全市学校卫生监督管理工作培训班,教育行政部门、卫生计生监督机构以及市属33所学校卫生工作人员80余人参训。

3月17~19日,举办全市卫生计生监督基础培训班,全市210余名卫生计生监督执法人员参训,包括部分基层(乡镇、街道)工作机构人员。

3月21日,印发《青岛市卫生和计划生育委员会海水淡化生活饮用水集中式供水单位卫生规范(试行)》。

4月5日,国家卫生计生委监督局下发《关于确定卫生计生监督执法全过程记录首批试点单位的函》(国卫监督稽便函〔2016〕21号),确定青岛市卫生计生监督执法局为首批卫生计生监督执法全过程记录4个试点单位之一。

4月26日,按要求完成青岛市公务用车制度改革工作,经核准保留一线执法执勤用车3部、机要通信及应急车辆1部、老干部用车1部。

4月28日,调整部分内设科室设置、工作职责和人员岗位,撤销公共场所与放射卫生监督科,新设立放射与职业卫生监督科(加挂社会办医疗机构监督科牌子)、公共场所卫生监督科,将医疗卫生监督二科承担的市级发放《医疗机构执业许可证》的社会办医疗机构监督管理工作职责划入放射与职业卫生监督科(社会办医疗机构监督科)。

5月6日,举行市级"青年文明号"授牌仪式,法制稽查科被团市委授予市级"青年文明号"荣誉称号。共青团青岛市委青工部部长贾稼霖、市卫生计生委团委书记周晓出席。

5月9~15日，市、区两级卫生监督机构对全市11个春季高考考点学校及其周边500米范围内的住宿场所开展专项执法检查。

5月10日，举行双随机抽查方案随机抽取仪式，局长孟宪州、分管纪检工作的副局长温继英、现场快检工作领导小组、各区（市）卫生计生监督机构代表参加仪式，对随机抽取过程全程监督、全程录像。

5月27日，青岛市卫生计生监督系统首届职工体育竞赛活动在青岛市全民健身中心成功举行，来自全市卫生计生监督机构11支代表队的117名运动员，参加4个项目的比赛。

5月30日，青岛市代表山东省迎接国家卫生计生委综合监督局组织的计划生育行政执法督查，督查组组长、国家卫生计生委综合监督局副局长鹿文媛等领导给予高度评价。

6月7~8日，举办"建立卫生计生监督执法全过程记录制度研讨会"，国家及省、市上级主管部门和兄弟机构、青岛市及所辖6个区（市）监督机构50余名领导、专家参加。

6月13日，省卫生计生委食品处副处长刘乃兵、省卫生监督所副所长齐力汇一行4人来青调研食品安全企业标准备案、学校卫生监督执法工作。

6月13~14日，山东省卫生监督所副调研员袁青春一行4人对青岛市消毒产品生产、经营单位及使用单位进行监督检查。

6月14日，调整部分内设科室设置、工作职责和人员岗位，撤销医疗卫生监督一科、医疗卫生监督二科，新设立计划生育与基层医疗机构监督科、公立医疗机构监督科，成立社会办医疗机构监督科，将原放射与职业卫生监督科所承担的市级发放《医疗机构执业许可证》的社会办医疗机构监督管理工作职责划入社会办医疗机构监督科，放射与职业卫生监督科不再加挂社会办医疗机构监督管理科牌子。

6月14~15日，国家卫生计生委卫生和计划生育监督中心、省卫生监督所督查组一行7人来青，对涉水产品生产企业和进口涉水产品在华责任单位进行督查和指导工作，先后对城阳区、崂山区、即墨市单位进行实地督查。

6月29~30日，省卫生计生委综合监督处副调研员刘国营带领省督导组一行5人，对青岛市《职业病防治法》《放射性同位素与射线装置安全和防护条例》等法律法规贯彻落实情况进行督导，市卫生计生委副主任魏仁敏陪同。

7月19日，青岛市人民政府印发第246号令《青岛市生活饮用水卫生监督管理办法》，于2016年9月1日起施行。

7月29日，市卫生计生委印发《青岛市卫生和计划生育委员会卫生计生行政执法全过程记录制度（试行）》。

8月5日，市监督执法局召开2016年青年干部下基层实训工作动员部署会，28名青年干部分两批到市南区、李沧区、崂山区、即墨市卫生计生监督机构等实训基地参加实训。

8月24~25日，国家卫生计生委监督局副局长段冬梅，国家卫生计生委监督中心主任陈锐、副主任高小蔷等一行5人对青岛市卫生计生监督执法体系建设和履行综合监督执法职责情况进行调研，山东省卫生计生委副主任仇冰玉、综合监督处处长宗玲，山东省卫生计生监督所所长高峰、办公室主任龚元东，青岛市卫生计生委副主任魏仁敏等参加座谈会。

8月30日，济南市法制办、卫生计生委一行6人来青考察学习现制现供水立法和执法工作，市卫生计生委副主任魏仁敏、法规处处长李传荣、市卫生计生监督执法局局长孟宪州、市法制办法规二处处长蔡余等陪同。

8月31日，省卫生计生监督所副调研员袁青春一行4人对青岛市卫生计生监督执法工作进行专项稽查。

8月31日，市普法办、市卫生计生委、市城市管理局、市水利局、市水务集团等5部门在李沧区万达广场联合举办《青岛市生活饮用水卫生监督管理办法》新闻宣传及现场咨询会。

9月2日，国家卫生计生委卫生和计划生育监督中心主任陈锐与青岛市卫生和计划生育委员会综合监督执法局局长孟宪州签订卫生监督实践基地建设合作协议，合作期限为五年。

9月19日，召开中共青岛市卫生和计划生育委员会综合监督执法局总支委员会第一次全体党员大会，选举第一届党总支委员、总支书记，孟宪州当选为局党总支书记，温继英、梁学汇当选为局党总支委员。

9月26日，市卫生计生委副主任薄涛、综合监督处处长于飞、综合监督执法局局长孟宪州等一行5人，对平度市卫生计生局及其所属综合监督执法机构的主要负责人进行约谈。

10月10~22日，受国家卫生计生委卫生和计划生育监督中心委托，承办西藏自治区卫生计生监督骨干培训班，来自西藏自治区卫生监督局和西藏自治区日喀则市卫生监督所的 5 名骨干人员参加。

10 月 27 日,国家卫生计生委综合监督局卫生计生监察专员刘登峰对青岛市卫生计生监督执法体系建设和履行综合监督执法职责等情况进行调研,国家卫生计生委综合监督局综合处主任科员李红军、山东省卫生计生委综合监督处处长宗玲、市卫生计生委副主任薄涛和综合监督食安处处长于飞、市卫生计生监督执法局长孟宪州、各区(市)卫生计生监督机构负责人等参加座谈。

10 月 31 日,市卫生计生委、市教育局组成评审团,分四组对申报"健康校园"的 80 所学校开展验收评审。

11 月 1 日,组织召开局第一届第二次职工大会暨工会会员大会。

11 月 3～4 日,结合庆祝挂牌成立一周年,组织举办"卫生计生监督执法工作论坛"、2016 年卫生计生监督执法典型案例研讨会、2016 年卫生计生监督执法综合能力提升培训班。

11 月 14～25 日,受国家卫生计生委卫生和计划生育监督中心委托,承办吕梁卫生计生监督骨干培训班,来自吕梁市及所辖区(市)卫生计生监督机构的 25 名骨干参加。

12 月 6 日,召开 2016 年市发证社会办医疗机构依法执业工作专项监督检查工作中期推进会暨传染病防治分类监督综合评价工作总结通报会。

12 月 21 日,举办"2016 年度全市优秀成果和调研报告评审会",组织专家集中对全市卫生计生综合监督执法机构选送的 18 份调研报告和 12 个优秀成果进行交流评审。

12 月 29 日,召开青岛市卫生和计划生育委员会综合监督执法局第一届第三次职工大会。

荣誉称号　继续保持省级文明单位称号。3 个行政处罚案卷获评全国优秀典型案例,2 个行政处罚案卷在全省优秀案例评选中分别获得一等奖和二等奖。法制稽查科被团市委授予市级"青年文明号"荣誉称号。

局　　　长:孟宪州
调 研 员:程显凯
副 局 长:温继英、刘景杰、亓　蓉、梁学汇
办公室电话:85788600
传真号码:85788611
电子信箱:qdwsjds@163.com
邮政编码:266034
地　　　址:青岛市市北区敦化路 377 号

青岛市疾病预防控制中心

概况　青岛市疾病预防控制中心位于市北区山东路 175 号,占地面积 6600 平方米,工作用房建筑面积 17800 平方米,其中实验室用房 7800 平方米;机构编制 185 人,隶属于青岛市卫生和计划生育委员会。2016 年,在职人员 179 人,其中,专业技术人员 163 人,行政工勤人员 16 人。专业技术人员中,高级职称 38 人,中级职称 78 人,初级职称 47 人,分别占专业技术人员总数的 23％、48％、29％。中心共设科室 22 个。

中心承担疾病预防与控制、检验检测与评价、健康教育与促进、应用研究与指导、对外交流与合作等职能,拥有慢性非传染性疾病防治、卫生检验 2 个山东省医药卫生重点学科,拥有传染病防治与公共卫生应急、慢病防治与健康教育、食品卫生与营养(食品安全风险监测与评估)、艾滋病防治 4 个青岛市医疗卫生 B 类重点学科和 1 个青岛市呼吸道与肠道病毒防控重点实验室,是北京大学、山东大学、青岛大学等 6 所高校的预防医学教研实习基地,是东部沿海地区唯一的国家食品安全风险评估中心海洋食品技术合作中心,先后与美国南加州大学、克莱蒙特大学、德雷克塞尔大学、芬兰赫尔辛基大学、南丹麦大学、美国欧道明大学等多所国际知名高校建立科研合作关系,有力促进全市疾病预防控制和预防医学研究工作的深入发展。

重点工作　2016 年,中心承办并圆满完成市公共卫生中心建设及适龄儿童免费增加疫苗种类和剂次 2 件市办实事;艾滋病社会组织管理、慢性病防控等 10 余项工作在全国、省级工作会议上作大会交流;荣获"全国'十二五'地方病防治先进集体"称号,并保持市级文明单位标兵称号;全市疾控系统人员编制、实验室装备取得重大突破,疾病防控能力与社会形象实现新提升。

应急处置　编制发布《2015 年青岛市疾病预防控制状况》白皮书,编制《青岛市区(市)疾病预防控制业务工作考核标准(2016 版)》;组织开展青岛市霍乱疫情处置桌面推演、中东呼吸综合征防治卫生应急演练、核与辐射事故卫生应急演练;在全国"两会"、中小学生艺术节、C20 等重大活动期间,制订应急工作方案,成立应急处置队伍,确保各项活动顺利举办。

传染病防控　全市通过国家传染病疫情网络直报系统,统计报告法定传染病 28 种 24136 例,比 2015

年下降 2.17％；报告审核传染病类突发公共卫生事件相关信息 16 起，报告审核及时率保持在 95％以上。

2016 年，全市报告手足口病 11022 例，其中，重症病例 6 例，腹泻病门诊就诊病人检索 13987 例，重点人群检索 3849 例，监测报告流行性出血热 89 例、布病 139 例、狂犬病 2 例。全市 18 家流感监测哨点医院共监测门（急）诊病例 163.40 万例，其中流感样病例 11.47 万例。探索性建立市北区"手足口病防控示范基地"、黄岛区"肾综合征出血热防控示范基地"和城阳区"输入性传染病防控示范基地"，狠抓寨卡病毒等输入性传染病防控，全市未发生输入性病例，也无重大传染病暴发流行。

重点传染病防控　深入推进第三轮全国艾滋病综合防治示范区创建，创新性开展吸食新型毒品人员健康教育干预，初步探索出警示性教育与知情交友相结合的干预模式。大力培育艾滋病防控社会组织，22 家社会组织争取到国家专项基金，共获得资助 280 万元。2016 年，全市发现并报告艾滋病病毒感染者及艾滋病病人 414 例，与 2015 年同期相比增加 11.59％；报告肺结核 2338 例，其中涂（＋）1070 例，菌（－）1206 例，未痰检 57 例，仅培阳 5 例。

免疫规划　2016 年全市免疫规划共接种一类疫苗 2462383 剂次，二类疫苗 437176 剂次，12 种疫苗报告接种率均在 95％以上，乙肝疫苗首针及时接种率为 97.62％。全市报告麻疹病例 152 例，比 2015 年同期下降 76.21％。回收脊灰减毒活疫苗 95031 粒，对封存的 tOPV 进行集中销毁。全市适龄儿童累计免费接种脊髓灰质炎灭活疫苗 104861 剂次，水痘疫苗 116596 剂次。及时应对"问题疫苗"事件，做好自查自纠、规范管理、舆论引导等工作，全市接种门诊未发现"问题疫苗"，未造成负面社会影响。

健康教育　全面启动健康促进示范区（市）创建活动，崂山区被推荐为国家健康促进示范县（区、市）试点。加大防病知识宣传力度，在健康报、凤凰网、《青岛日报》等主流媒介发表健康宣传新闻稿件 700 余篇。集中开展控烟宣传，参加中国烟草控制大众传播优秀媒体和健康科普大赛，4 个作品分获二、三等奖，中心获得省疾控优秀组织奖和省卫生计生委新闻宣传中心先进集体奖。

慢地病防治　完成 2015 年度慢病死亡、伤害、肿瘤、心脑血管等监测数据审核工作，初步建立全市慢性病监测信息管理平台。2016 年，全市报告死亡 58978 例，伤害 83506 例，恶性肿瘤 23646 例，心脑血管发病 28571 例，血检"三热"（疟疾、疑似疟疾、不明

原因发热）病人 11867 例。加强碘盐检测，完成 3000 份碘盐和尿碘的检测工作，并对 4 个区（市）的 800 名 8～10 岁儿童进行甲状腺 B 超检查。组织实施"城市癌症早诊早治"、"脑卒中高危人群筛查与干预"和"心血管病高危人群早期筛查与综合干预"三个重大公共卫生项目，完成 37957 人次的高危人群筛查及随访。

公共卫生检测　2016 年新增食源性疾病监测哨点医院 29 家，全市哨点医院增加到 40 家，监测上报食源性疾病病例信息 3483 例，平均每家哨点医院上报 87.08 例，有效处置食源性疾病暴发事件 109 起。针对江苏食用海虹中毒事件，采集新鲜贝类 26 份进行应急监测，获得有效数据 468 个。开展放射防护监测，对 182 家单位 3082 名放射工作人员进行了个人剂量监测，对 10 家用人单位超标的 16 人进行了综合调查。职业病危害因素监测共检测工业企业 61 家，枯水期监测水样 190 份，完成建设项目卫生学评价报告 5 个。国家致病菌网络识别实验室（PulseNet China）正式签约、授牌。

社区公共卫生服务　举办基本公共卫生服务项目培训班，培训基层社区技术骨干 250 人次。开展基本公共卫生服务项目技术指导，对 10 个区（市）28 家社区卫生服务中心和乡镇卫生院项目进行现场技术指导，对 8 个改厕项目区 130 多个改厕项目村庄的无害化改厕项目进行现场指导和培训。

消毒与院感控制　举办"全市病媒生物监测工作会议暨病媒生物防制效果评估技术培训班"，圆满完成"全市医院感染控制新标准研讨会"的各项工作。开展消毒院感省级监测点的消毒效果监测工作，对 3 家医院进行综合性调查检验。中心被省疾控中心表彰为 2015 年度消毒与病媒生物监测工作先进集体。

人才培养　柔性引进高层次人才 3 名，引进博士 2 名，新增市级医疗卫生优秀学科带头人 1 人，市级优秀青年医学人才 2 人，中心拥有优秀学科带头人 6 名，优秀青年医学人才 11 名。

科研工作　2016 年组织申报各级科研项目 33 项，第一作者发表论文 55 篇，其中 SCI 论文 9 篇、国家级 46 篇，出版著作 2 部，获得青岛市科技进步奖二等奖 1 项。与中国医学科学院合作的中英慢病前瞻性研究项目获批国家"十三五"重大科技专项，与美国欧道明大学合作的吸食新型毒品与健康效应关系研究正式启动，与山东大学微生物技术国家重点实验室合作的儿童感染性疾病病毒分子学研究取得初步成效。

公共卫生建设　青岛市公共卫生中心建设项目

列入2016年市政府市办实事和市级重点工程项目,计划投资8.5亿元,建设面积10.5万平方米,主要包括市民健康体验中心、市公共卫生检验检测中心、市公共卫生临床中心,于2016年3月正式开工建设。

精神文明建设　2016年,中心全面深化改革,积极完善全市疾控系统建设,深入开展"两学一做"学习教育,持续推进以"创建人民满意卫生防病机构"为主题的精神文明创建活动,成绩突出,成果丰硕,被评为"青岛市文明单位标兵单位",中心管理更加优化、环境更加优美、服务更加优质。

大事记

1月5日,中心被表彰为2014～2015年度山东省癌症早诊早治项目先进集体。

1月18日,中心组织召开海洋食品技术合作中心理事座谈会。

2月2日,市卫生计生委组织专家组对中心2014、2015年评审通过的青岛市医疗卫生B类重点学科及优秀人才建设和培养项目进行现场评估。

2月25日,唐山市卫生计生委副主任陈秉云一行来中心观摩交流世园会应急保障及疾控业务工作。

3月4日,青岛市科协八届五次全委会召开,中心孙健平作为青岛市青年科技奖获奖者受到表彰。

3月31日,全国人大常委会委员、教科文卫委员会主任委员柳斌杰现场考察中心食品安全相关工作。

4月21日,北京大学公共卫生学院教学科研基地总结交流会召开,中心主任高汝钦获聘北京大学公共卫生学院MPH导师,宋红梅和姜珍霞获得2015年度优秀带教教师称号。

4月27日,中心选送的科普作品在全国结核病防治优秀科普作品评选中荣获8项大奖。

5月12日,"高危人群艾滋病干预技能培训班"在青岛举办,中国疾控中心性艾中心干预室副主任徐杰,山东省疾控中心副主任康殿民等出席培训。

5月26日,省疾控中心副主任徐爱强率专家组来中心进行"十三五"发展规划调研。

6月18日,"营养与疾病预防"全国医生营养知识系列培训班在青岛举办,中国疾控中心党委副书记王健、中国疾控中心营养与健康所党委书记刘开泰等出席开幕式。

6月29日,市政府副秘书长王哲等一行对青岛市公共卫生中心建设项目进行现场督查和观摩。

7月21日,国家食品安全风险评估中心副主任张旭东等一行对海洋食品技术合作中心运行状况进行调研。

7月27日,国家卫计委疾控局副局长孙新华等一行对艾滋病综合防治示范区创新模式探讨工作进行调研。

8月11日,中心编写的《青岛市2015年度疾病预防控制状况》白皮书顺利定稿并发布。

9月6日,民政部、国家卫生计生委及社会组织参与艾滋病防治基金管理委员会办公室对本市社会组织参与艾滋病防治基金项目工作进行督导调研。

9月22日,中心援藏人员圆满完成包虫病流行病调查任务并顺利返回。

9月28日,"2016年核与辐射事故卫生应急演练"及"呼吸道传染病(中东呼吸综合征)防治卫生应急演练"在中心举办。

10月15日,中国合格评定国家认可委员会(CNAS)和山东省质量技术审查评价中心的评审组对中心进行国家实验室认可和省资质认定复评审＋扩项评审。

10月26日,中心性病艾滋病防治科姜珍霞家庭被山东省总工会评为"山东省文明和谐职工家庭"。

10月27日,第五期"市卫生计生大讲堂"在中心举办,特邀北京大学公共卫生学院李立明教授进行现场授课。

11月1日,第31届全国副省级城市疾病预防控制中心协作组会议暨副省级疾控机构"十三五"规划研讨会召开,中心主任高汝钦以"科学谋划 精准发力 全方位推进'十三五'青岛疾控工作提速发展"为主题作交流发言。

11月16日,国家致病菌网络识别实验室(PulseNet China)正式签约、授牌。

12月1日,省医务工会工作委员会副主任刘用立、山东中医药大学第二附属医院工会副主席蒲欣等莅临中心,对"于维森创新工作室"创建情况进行实地考察。

12月12日,"援黔医疗卫生对口帮扶全覆盖启动大会"在贵州省贵阳市召开,中心与安顺市疾控中心签约并进行交流。

12月23日,中心被中国疾病控制中心地方病控制中心授予"全国'十二五'地方病防治工作先进集体"称号。

荣誉称号　全国"十二五"地方病防治工作先进集体;中国医学科学院2015年度慢性病前瞻性研究项目先进集体;青岛市2015年迎接国家卫生城市复审工作先进单位;2016年度青岛市文明单位"标兵单位";山东省消毒与感染控制工作先进集体;山东省放

射卫生工作先进集体;山东省病媒生物防制工作先进集体;山东省结核病防治工作先进单位;青岛市2016年度科学发展综合考核优秀单位。

主　　任:高汝钦
党委书记:殷兴国
副 主 任:李善鹏
副 主 任:张华强
副 主 任:于维森
工会主席:蓝峻峰
中心办公室电话:85623909
咨询电话:85652500
传真号码:85646110
电子邮箱:qdcdc@126.com
邮政编码:266033
地　　　址:青岛市市北区山东路175号

青岛市急救中心

概况　青岛市急救中心占地面积1.1万平方米,其中,业务用房4000平方米。年内职工128人,其中,卫生专业技术人员67人(医生26人,护士39人,药剂1人,医技1人),占职工总数的52.34%。其他专业技术人员10人,占职工总数的7.81%。行政工勤人员51人(驾驶员29人,担架员13人,其他9人),占职工总数的39.84%。卫生专业技术人员中,高级职称12人,中级职称30人,初级职称25人,分别占卫生专业技术人员总数的17.91%、44.78%、37.31%。内设职能科室6个,急救站3个。

业务工作　2016年,受理电话178314次、派车78744辆次、救治转运74806人次,应对各类应急突发事件87次、派车124辆次、抢救急危重病人263人次;与"110"、122联动出诊2370辆次。圆满完成克利伯环球帆船赛、第八届青岛国际帆船周·青岛国际海洋节、C20等50余项政府活动、赛事、会议保障任务。参加山东省应急办举办的"山东省2016年度地震灾害紧急医学救援现场处置演练"。

业务收入　2016年全年业务收入239.57万元,比2015年增长17.8%。

固定资产　2016年全年固定资产总值6470.66万元,比2015年增长2.3%。

应急体系　强化院前应急体系建设,修订《青岛市急救中心应急预案手册》等预案和规章制度20余个。与国家海洋局第一海洋研究所签订长期战略合作协议。根据大量调研,结合急救中心《关于加强院前应急救援体系建设》的意见,市政府办公厅印发《关于加强院前应急救援体系建设,提升城市应急保障能力的调研报告》政务专报,栾新副市长作了批示。改装应急物资装备车,配置创伤肢具器材等多项应急物资器材和装备,应急应战救援和保障能力得到全面提升。

法制建设　加强院前急救制度化法制化建设,《青岛市社会急救医疗管理规定》于2016年12月30日市十五届人民政府第128次常务会议研究通过,并正式发布。

质控管理　修订院前急救质控标准、流程,制订院前急救质控中心网络单位管理合同,组织实施年度全市院前急救考核和日常质控督导检查20余次。加强MPDS质控管理,严格执行医疗优先分级调派系统(MPDS)预案和操作规程,建立健全调度规章制度和工作预案8个,实施日常质控工作整改与反馈,召开DSC、DRC会议12次,开展调度员继续调度教育和人文医学教育。

急救培训　坚持以提升院前急救队伍培训能力为切入点,全面提升社会化急救培训能力,开展院前急救队伍培训8期、培训专业技术人员500余人并均取得院前急救上岗证;以国际创伤中心、香港圣约翰培训基地、12355青少年自护教育基地等为平台,组织全市大、中、小学生急救知识与技能培训20余期、培训师生6000余人,开展急救知识进机关、企业事业单位、社区等专题培训活动60余期、培训市民1.3万余人,全民会急救、能急救工作机制逐步推进。

安全生产　严格贯彻执行党政同责、一岗双责、失职追责安全生产主体责任制,完善"安全生产第三方监管",逐级全员签订安全生产目标责任书,全面落实"安全月"、"安全周"专题安全教育活动,深入分析安全生产形势,发现问题限时整改,做到整改措施、责任、资金、时限和预案"五到位",年度开展安全生产检查近20余次,组织消防安全培训2次、交通法规学习2次,有效提高广大干部职工安全生产意识和防范意识。

医疗特色　积极推进青岛市院前院内心脑卒中联合救治绿色通道建设,全面实施MEDEX心电采集传输,市区完成27辆救护车配置MEDEX系统、10个综合医院设置医生工作站,市区83%救护车实现心电图即时传输和全部三甲医院与救护车互联互通,2016年院前院内ECG定向传输1000余次、约占救护车转送AMI病人50%,医生工作站反馈指导500余次、病例D2N时间平均缩短约20分钟。其中有8

位 STEMI 病人猝死后经院前复苏抢救成功。

科研工作　加强院前急救重点学科建设,顺利通过市卫生计生委院前急救重点学科终期评审。发表国家级论文 4 篇;专业技术管理人员 15 名被评选为青岛市医学会等各医学专业委员。

继续教育　加强院前急救队伍建设,建立常态化急救队伍能力培训机制,强化国内外院前急救行业培训学习、学术交流,派员 73 人次参加台湾中兴航空医疗航救援中心、香港圣约翰救伤队国际化培训学习和"2016 第五届中国航空医疗救援国际会议"、第三届全国调度大会等国内学术会议、培训班,院前急救行业学术氛围进一步浓厚。

国际交流　2016 年 11 月 18~22 日,中心主任盛学岐率队一行 6 人赴香港圣约翰救伤队考察学习院前急救工作。

精神文明　坚持精神文明建设与中心年度重点工作同规划、同部署、同督导,开展省级文明单位复查、文明服务明星评选、优质服务车组和优质服务标兵评选等活动,弘扬正气,传递正能量;开展健步行、摄影展、"六一"儿童书画展、卡拉 OK、羽毛球比赛等丰富多彩文体活动,以及走访慰问中心离退休老干部和困难职工,全体职工主人翁意识有明显提高。

大事记

1 月 28 日,青岛市急救中心与青岛公交集团联合开展"舒心春运 平安公交"安全应急演练。

3 月 5~19 日,青岛市急救中心荣获浮山街道最美志愿服务评选活动团体二等奖。

3 月 8 日,山东省发改委经动办处长张忠杰及湖南省发改委、青岛市发改委等领导视察中心应急应战工作。

3 月 22~29 日,青岛市急救中心举办全市美国心脏协会(AHA)初高级生命支持培训班,香港主任导师江国仪教授授课。

3 月 25 日,青岛市急救中心召开媒体开放日暨中心体验日活动。

3 月 30 日,青岛市急救中心召开中心七届七次职工代表大会。

4 月 8 日,青岛市急救中心承办《青岛市全国第五届中小学生艺术展演活动踩踏事故医学救援应急保障》桌面推演。

4 月 11 日,青岛市急救中心开展《2016 年全国第五届中小学生艺术展演》医疗保障工作。

4 月 14~21 日,青岛市急救中心美国心脏协会心血管急救培训中心组织开展委中心血站 BLS 培训班。

4 月 15 日,苏州急救中心副主任周振祥等一行 6 人抵中心对标交流院前急救工作。

4 月 21 日,济宁卫生急救中心主任常振华一行 7 人莅临中心考察学习院前急救工作。

4 月 24 日,青岛市急救中心参加共青团青岛市委"为了明天——青少年维权专项行动"集中服务活动。

5 月 3 日,安顺市紧急救援中心技术骨干到中心培训交流。

5 月 4 日,厦门市政协副主席黄学惠一行 6 人,在青岛市科教文卫副主任刘光晖、副处长孙欣和市卫生计生委副主任张华、副处长张充力陪同下,调研青岛市院前急救工作。

5 月 11 日,青岛市急救中心召开"两学一做"教育部署会。

5 月 18 日,青岛市急救中心开展"防灾减灾日"灾害事故紧急医学救援实战演练。

5 月 21~22 日,青岛市急救中心开展"2016 青岛·崂山 100 公里国际山地越野挑战赛"医疗保障工作。

5 月 23 日,青岛市急救中心主任盛学岐参加"2016 第五届中国航空医疗救援国际会议"。

5 月 30 日,青岛市急救中心在淄博参加"山东省 2016 年度地震灾害紧急医学救援现场处置演练"。

6 月 1 日,青岛市急救中心主任盛学岐在市广播电视大学开展全市校园安全干部专题培训。

6 月 3 日,日照市指挥调度中心主任汉京华一行 5 人交流学习院前急救工作。

6 月 16 日,海军总医院田丽丽主任一行 3 人抵中心调研海上医学救援工作。

6 月 30 日,青岛市急救中心在胶州市召开"2016 年青岛市院前急救质控工作会议"、"胶州市急救中心经验交流会暨院前急救工作管理培训会"。

7 月 12 日,青岛市急救中心开设"老年人日常急救课堂",走进 22 个社区,为 2000 余名市民送爱心、送温暖。

7 月 21 日,青岛市急救中心党支部组织党员、入党积极分子、共青团员参观中共青岛党史纪念馆。

7 月 22~24 日,青岛市急救中心书记董夏率队一行 6 人赴安顺紧急救援中心开展对标交流、对口帮扶工作。

7 月 29 日,市政府法制办处长蔡余、副处长于明霞、黄龙飞和市卫生计生委处长李传荣等一行 6 人在市急救中心召开青岛市院前急救管理办法立法调研座谈会。

8月3日,广州市急救医疗指挥中心副主任张勇率队一行10人抵中心对标交流院前急救信息化建设。

8月24日,市政府秘书长卞建平率队调研青岛市院前急救体系建设工作。

8月25日,青岛市急救中心与国家海洋局第一海洋研究所签署科考船医疗保障战略合作协议。

8月25~26日,青岛市急救中心在北京参加全国急救导师授课技能大赛,荣获团体二等奖、个人一等奖和三等奖。

8月30日,贵阳市卫计委机关党委副书记吴远忠一行12人抵中心考察学习青岛市卫生应急管理及院前急救体系建设工作。

9月19日,青岛市急救中心组织专家参加市科技局"创新放飞梦想,科技引领未来"全国科普日暨青岛市优秀科普成果展。

9月28~30日,中心主任盛学岐率队抵安顺市紧急救援中心对标交流对口帮扶工作。

10月14~15日,青岛市急救中心主办、黄岛区急救中心协办"创伤急救新理论新技术培训班"。香港圣约翰导师全程培训授课。

10月20~21日,青岛市急救中心承办青岛市第四届"健康杯"非公立医疗机构急救技能大赛。市卫生计生委党委副书记孙敬友,市医务工会主席邢迎春指导工作。

11月11日,青岛市急救中心与市妇女儿童医院联合成立青岛市高危和危重孕产妇保健工作领导小组,共同开展高危孕、产妇及新生儿区域救治转运工作。

11月18~22日,中心主任盛学岐率队一行6人赴香港圣约翰救伤队考察学习院前急救工作。

11月22日,银川市卫生计生委主任常洪斌和紧急救援中心主任田纪安率队一行8人抵达中心考察学习青岛市院前基本项目建设工作。

12月15~16日,中心主任盛学岐一行抵达北京参加中国医院协会急救中心(站)管理分会三届十二次常委会议。

12月23日,青岛市急救中心召开2016年青岛市院前急救质控工作总结表彰会。市卫生计生委副主任周长政出席会议。

荣誉称号 2016年度省级文明单位;青岛市海上搜救工作先进集体;青岛市巾帼文明岗;市卫生计生委巾帼文明岗;全国公众普及急救导师授课大赛团体二等奖等。

主　　任:盛学岐
党支部书记:董　夏
副　主　任:宗瑞杰、宋云鹏
电　　话:88759321
总机电话:88759084
传　　真:88759321
电子信箱:qdemss@163.com
邮政编码:266035
地　　址:青岛市市北区劲松三路120号

青岛市中心血站

概况　青岛市中心血站(青岛市公民无偿献血办公室 青岛市输血医学研究所)占地面积6667平方米,其中,业务用房面积12777平方米。年内职工总数232人,其中,在编职工210人,劳务派遣人员22人。卫生技术人员156人,占在编职工总数的74.28%;其他专业技术人员27人,占在编职工总数的12.86%;行政工勤人员数27人,占在编职工总数的12.86%。卫生技术人员中,高级职称25人,占卫技人员16.03%;中级职称58人,占卫技人员37.18%;初级职称73人,占卫技人员46.79%。内设职能科室7个,业务科室7个,献血服务部6个。

业务工作　2015年12月26日~2016年12月25日,全血采集99303人次、采血量176949.98 U,同比增长6.89%。其中,400毫升比例为73.38%,街头献血比例达到75.31%,固定献血者比例35.4%。采集单采血小板10955人次,16155.6治疗量,同比增长8.76%。

全市供临床红细胞类172477.5 U,同比增加7.36%;特殊血液制品总量为104341 U,其中,冷沉淀用量26269袋,同比增长7.83%;血小板用量16090.5治疗量,同比增长8.74%;辐照类4223袋,同比增长50.4%。

业务收入　实现总收入10882.28万元,同比增加1160.11万元,增长11.93%。总支出是10882.61万元,同比增加1167.35万元,增长12.02%。完成2016年血费收费8331.56万元,同比增加332.96万元,增长4.16%。

固定资产　固定资产总值1.94亿元,同比增长4%。

医疗设备更新　医疗设备新增万元以上资产45

台,总价值 442.49 万元。

卫生改革　启用无偿献血 96606 客服平台成功献血 1105 人,履约率 26.1%;预约献血团体 20 个,成功献血 272 人。

建立以 BMIS(血液管理系统)、TMIS(输血管理系统)、移动采血实时核查系统、冰箱温度监控系统、物料管理系统、成分制备信息化系统、自助填表叫号系统为基础的原始数据采集,以采供血业务数据挖掘系统为高级应用,以车载 GPS 定位系统、手机 APP 应用、内网管理系统、协同办公系统、档案数字化管理系统为血站内部交互,以数据容灾中心为数据异地备份的青岛市血液综合信息管理智能化平台。

与全市 76 家临床用血医疗机构实现信息联网,将无偿献血者、市中心血站与各区(市)采血点、临床用血信息纳入统一的血液信息管理系统,形成了全市统一的血液信息管理系统,实现了血液质量的全程监控、数据的统计分析、血液管理过程的追溯和信息资源的共享,达到了从"血管到血管"(献血者血管到用血者血管)的全程血液信息跟踪和质量监控。

启动临床用血直报系统,方便无偿献血者及亲属医疗用血费用报销。投入使用献血者自助填表系统,减少献血者的等待时间,得到广大献血者的认可。启用血站管理者 APP,实时掌握采供血动态,在手机端实时查询当日采血、供血情况,以及实时库存状态,便于血站管理者及时动态掌握当日采供血业务状态。

医疗特色　开展 Rh 阴性献血者及孕产妇 D 基因检测,建立 RHD 基因编码区全长序列的检测方法,对 220 余名表观 RHD 阴性及变异型样本进行测序,发现一例国际上首次报道的 Rh 血型系统的弱 D 型新等位基因,正等待国际血型抗原基因突变数据库正式对其命名。

科研工作　获山东省医药卫生科技发展计划立项 1 项,获青岛市市南区立项 1 项,局级立项 3 项;青岛市科技进步三等奖 1 项。1 人获青岛市卫生优秀学科带头人,1 人获青岛市卫生优秀青年医学人才称号,获专项资金 10.4 万元。取得 70 项专利(其中 1 项发明专利、69 项实用新型专利)。发表论文 79 篇,其中核心期刊 26 篇、SCI 期刊 6 篇。参编、主编著作 20 部。

继续教育　完成国家级继教项目 3 项,省级继教项目 2 项,市级继教项目 4 项。选派业务骨干外出进修学习 2 人次。

国际交流　2016 年 9 月,1 人参加第 34 届 ISBT 国际输血协会大会;2016 年 11 月,台湾基金会及高雄捐血中心 3 人来血站参观交流,并与市中心血站结为友好合作单位。

精神文明建设　组织开展"培育和践行社会主义核心价值观"、"诚信建设制度化"、"文明旅游"、"志愿服务制度化"、"文明交通"、"提升职工文明素质系列主题活动"等多项活动,提高文明单位创建工作水平,圆满完成省市级精神文明单位和全国卫生先进城市复审工作。

加强基层党组织考核和干部队伍建设,2016 年发展党员 2 人。完善惩防体系建设,组织全体党员进行《准则》《条例》集中学习和测试,对易发廉政风险的关键领域制度规定进行全面梳理,完善修订、新建管理性制度 19 项。

开展创建"工人先锋号"、"巾帼文明岗"活动,成分科被评为省级巾帼文明岗。组织召开第九届职工代表大会,完善职工代表大会制度,规范职代会联席会制度,切实保障职工的知情权、参与权、表达权和监督权。维护职工的合法权益。开展丰富多彩的文体活动,提高职工身体素质和文化素养,增强职工凝聚力。被评为青岛市"模范职工之家"。

开展青年文明号(手)争创活动,"阳光青年"外采组争创全国青年文明号,两个集体被评为 2014～2015 年度青岛市青年文明号,1 人被评为青岛市卫生计生系统青年岗位能手。

大事记

1 月 7 日,《中国国际金街无偿献血招募策略探讨》《血液传播性病毒与血液安全》《患者血液管理(PBM)》3 项国家级继续医学教育项目获得批准。

1 月 14 日,副站长焦淑贤当选山东省血液质量工作委员会副主任委员。

1 月 27 日,举行青岛市无偿献血 96606 客服平台启用仪式。

1 月,举办首届职工技术创新大赛。

1 月,由青岛市输血协会暨青岛市中心血站主办的《青岛临床输血通讯》创刊。

3 月 8 日,荣获 2015 年度中国献血网无偿献血宣传稿件发布十佳单位。

3 月 11 日,在交运集团莱西发展事业部总部举行山东省首条无偿献血宣传公交专线启动仪式。

3 月 31 日,血站召开九届一次职工代表大会。

4 月 1 日,血站执行新的《机采献血者交通费报销规定》。

4 月 6 日,承办全国血站管理工作委员会及山东省第五届血站管理和献血促进工作委员会会议。

4月19日,胶州新源爱心献血屋启用。

4月22日,热血真情呵护母婴暨平安宝宝爱心卡投放启动仪式在青岛市妇女儿童医院举行。

4月23日,崂山丽达爱心献血车正式启用。

4月26日,计划单列市采供血机构协作组工作总结会在血站召开。

4月27日,血站承办血液传播病毒检测和血液安全研讨会。

5月12日,中共青岛市卫生和计划生育委员会委员会印发《关于王者令等同志任免职务的通知》,林青兼任中共青岛市中心血站纪律检查委员会书记,刘茜不再挂职青岛市中心血站副站长职务。

5月27日,山东省卫生计生委宣传处副处长朱红讯、山东疾病预防控制中心健康教育所所长孙桐一行到血站无偿献血健康科普基地调研指导工作。

6月8日,由市文明办、市卫生计生委、市红十字会、市广播电视台、市无偿献血者协会、市中心血站联合举办的"血液连接你我——青岛市庆祝世界献血者日暨无偿献血先进人物颁奖典礼"在青岛电视台举行。

6月14日,"血液连接你我"主题宣传片首映式在青岛海昌极地海洋世界举行。

6月27日,血站承办"热血真情杯"青岛市卫生计生系统朗诵演讲比赛,张进荣获演讲比赛第一名。

6月28日~7月1日,血站举办输血新技术与安全输血管理培训班。

7月1日,血站与中国医学科学院输血研究所签订友好合作意向书。

7月6日,中共青岛市卫生和计划生育委员会委员会印发《关于管军等同志正式任职的通知》,闫家安正式任中共青岛市中心血站委员会书记,刘丽群正式任青岛市中心血站财务科副科长(主持工作),实行聘任制,聘期至2019年6月。

7月,血站发起"无偿献血海洋吉祥物,请您做主"活动,青岛海昌极地海洋公园白鲸雪贝贝被选为岛城首个无偿献血海洋吉祥物。

8月3日,临床用血直报系统在青岛大学附属医院正式启用。

8月18日,青岛市无偿献血健康科普基地首批志愿讲解员亮相。

8月19日,血站在青岛大学师范学院举行第十三届职工运动会。

8月30日~9月2日,青岛市输血协会、青岛市医学会输血学专科分会、青岛市输血质量控制中心及青岛市中心血站共同主办血液成分制备及安全输血新进展研讨会。

9月6日,山东省环保厅,青岛市环保局和市南区环保分局专家组对血站进行省市区三级年度辐射安全检查。

9月12日,全市采供血岗位技能知识竞答赛在血站举行。

9月19日,血站应邀参与青岛2016年全国科普日暨青岛优秀科普成果展并举办"热血凝爱 科普融情"无偿献血健康科普活动。

9月22日,血站荣获全省采供血岗位技能竞赛团体三等奖。

9月28日,血站举办输血新技术与安全输血管理培训班。

9月,血站顺利通过临床基因扩增实验室技术复审验收。

10月11日,中共青岛市卫生和计划生育委员会委员会印发《关于张充力等同志正式任职的通知》,孙森正式任青岛市中心血站副站长。

10月14日,血站成为首批巾帼文明岗公益志愿服务基地之一。

10月17日,血站成为山东省第一家、全国第三家通过ISO15189现场评审并取得医学实验室(ISO15189)认可证书的采供血机构。

11月9日,原站长、党委书记赵林荣获"2016年度中国输血协会质量管理奖"。

11月14日,与台湾血液基金会高雄捐血中心建立友好合作关系,签订合作协议。

11月15~18日,青岛市输血协会、青岛中心血站共同主办新时代无偿献血宣传招募研讨会。

11月17日,山东省血液安全检查组一行5人在山东省血液中心朱永宝副主任带领下对血站进行血液安全检查。

11月18日,举办青岛市无偿献血事业发展"十三五"规划研讨会,上海市血液中心书记朱永明、上海市血液中心钱开诚教授、江苏省血液中心主任孙俊、山东省血液中心主任秦敬民、青岛市卫生计生委医政医管处处长吕富杰应邀出席会议。

11月20日,慈润无偿献血应急总队成立。

12月1日,血站举行"热血红嫂 城市大爱"——"热血红嫂"志愿者团队授旗仪式暨沂蒙精神报告会。

12月3日,交运集团联合血站举行"助力热血红嫂 传递城市大爱"——交运集团大型爱心献血专场。

12月19日,举办青岛市临床输血管理论坛暨

2016年输血学专科分会年会。

12月21日,澳大利亚悉尼血液中心成分科专家应邀来血站交流访问。

12月30日,举行青大附院爱心献血屋启用仪式。

荣誉称号 2016年,继续保持"省级文明单位"荣誉称号,获2016年度市级科普教育基地、社会公益组织面向青少年开展科普活动二等奖。

党委书记:闫家安

站　　长:逄淑涛

副 站 长:谭帮财、焦淑贤、孙　森

工会主席兼纪委书记:林　青

站办电话:85712758

传真号码:85721647

电子信箱:qdxzbgs@163.com

邮政编码:266071

地　　址:青岛市市南区隆德路9号

山东省青岛卫生学校

概况 山东省青岛卫生学校占地面积4.8万平方米。教学及辅助用房建筑面积2.65万平方米,行政办公用房建筑面积0.1万平方米,生活用房1万平方米,教工住宅0.76万平方米。

学校设有办公室、人事科、教务科、学生科、团委、招生就业办公室、成教科、高职办、财务科、审计科、老干部科、总务科、信息技术科、仪器设备管理科、安全保卫科、工会共16个职能科室;设有公共基础课教研室(一)、公共基础课教研室(二),专业基础教研室,基础护理教研室,临床护理教研室,药学专业教研室,口腔专业教研室共7个教研室。

2016年,学校教职工165人,其中,专任教师132人,占教职工总数的80%;行政人员27人,占教职工总数的16.36%;工勤人员6人,占教职工总数的3.63%。专任教师中,副高级职称46人,占专任教师的34.84%;中级职称65人,占专任教师的49.24%。有83名教师具有硕士以上学位,达到专任教师总数的62.88%。

业务工作 2016年学校优化各专业招生人数,在开展日常招考咨询的基础上利用微信、微博等新媒体开展招生宣传,并首次推出校园开放日活动,让家长和考生零距离了解学校。在"三二连读"和普通中专的录取中,一次性满额录取,其中,"三二连读"药学专业的录取线为527分,位居青岛市26所职业学校榜首,助产专业录取线位居第二,分数均超过高等师范专科学校和普职融通班最低录取分数线。中专护理专业录取最低线也达到417分,实现了生源质量进一步优化和提升。

2016年在校学生3290人,其中"三二连读"学生2942人,占在校生总数的89.42%。2016年毕业生736人,其中"三二连读"毕业生631人,占毕业生总数的85.73%。

在2016年全国技能大赛中实现金牌卫冕,盖雪丽、史伟入同学参加全国职业院校护理技能大赛中职组比赛,获得一金一铜两枚奖牌。学校在历届全国技能大赛中取得3枚金牌。

2016年学校承办青岛市中药传统技能、药学技能大赛的学生组和教师组3个赛项。学校参赛的教师和学生取得一等奖6个,二等奖12个,三等奖9个的优异成绩。

2016年,学校571名护理专业应届毕业生考生,参加护士执业资格考试整体通过率达95.1%,其中"三二连读"学生通过率高达97.2%,考试平均通过率高于全国平均水平。

学校作为山东省全科医学培训青岛基地,对127名全科医生转岗培训学员进行理论培训、全省统考和实践技能考核。学校与山东大学联合办学规模扩大,2016年共有312人在学校函授站报考山东大学成人高等教育考试,成人教育本专科函授及网络教育在校生达629人。

在山东省规范化中等职业学校认定工作中,全省有40所中职学校进入全省网评初审,其中25所取得现场评估复审资格,青岛卫校是青岛市的5所学校之一,并最终以青岛市第一名的成绩通过评审。

为拓宽学生就业渠道,学校打造了专业的育婴师培训场所,面向2014级护理专业学生开办育婴师培训,首期477名学员参加青岛市人社局组织的育婴师资格考试,475名学员通过技能操作考核,通过率高达99.6%。

业务收入 根据市财政及上级主管部门的要求和规定,严格执行预算计划,认真贯彻落实收支两条线,学校较好地完成2016年度收支执行任务。专户收入预算791万元,实际完成810万元,超额完成预算2.4%。

固定资产 学校固定资产总值为7352.74万元,同比增长12.79%。2016年新增固定资产1024.06万元,审批报废固定资产190.04万元。

教学设备更新 学校投入150万元改造临床综合实训基地,根据教学需要建设紧贴临床一线的仿真内科、健康评估、外科、手术室、儿科、妇产科等实训室。针对英语教学需要,投入 36 万元完成语音室的升级换代。在教育局的支持下,学校重新铺设篮球场、乒乓球场地地面。

基础建设 为进一步加强学生安全管理,投入 30 余万元更新和新装 168 个监控探头,实现校园内监控全覆盖。为改善实验和住宿条件,完成实验楼一期和学生宿舍一号楼暖气改造工程。

投入 330 余万元完成校园路面硬化和校园绿化工程,对教学楼进行文化装饰,配合建校 60 周年庆祝活动在实验楼建造校史展厅、在校园中布建南丁格尔雕像和景观石,构造自然景观和人文景观交相呼应的美丽校园。

科研工作 学校专业建设实现新突破。学校承办的"全国职业院校作业治疗教育工作坊",对全国 40 余家中、高职卫生职业院校的 50 余名康复专业教师进行培训。刘海霞老师在会议上以"康复治疗技术专业教育现状与发展趋势"为题作专题报告。

学校注重信息化教学研究,开展教师信息化教学技能培训和比武,林爱群老师在全国信息化教学大赛中荣获三等奖,另有 10 名教师在省、市信息化教学大赛中获奖。

精神文明建设 2016 年学校党委深入开展"两学一做"学习教育,全面落实党风廉政建设党委主体责任,依据青岛市卫计委关于市纪委第三巡查组反馈意见和整改要求,对镜自照,梳理问题,制订整改工作方案,责任落实到人,实行销号式管理。

学校党委重新修订《学校发展党员工作实施细则》,严把党员队伍入口关,举办党课培训班 1 期,发展预备党员 12 人,预备党员转正 2 人。在全体党员中开展"亮出党员身份、争当岗位先锋、创建党员先锋岗"行动,党员中有 38 人次在各级各类比赛中获奖;新组建党员志愿服务大队,96 名党员参加志愿服务活动;开展"党员奉献日"活动,广大党员干部积极参与急难重工作任务。

学校以建校 60 周年为契机,全方位营建体现学校特色、彰显学校精神、弘扬传统文化、倡导职业精神的人文环境;以"文化传承卫校情"为主线,开展职业理想信念、职业道德培育和职业生涯发展规划的指导帮助;以"卫校·您好"为主题,举全校之力精心筹办一台大型主题文艺晚会,扎实推进校园精神文明及文化建设。

2016 年学校致力于构建网格化自媒宣传体系,实现官微、官博、官网全媒体覆盖,推送微信信息 215 条,关注人数达到 4500 人;更新学校网站信息 50 余条;发布官方微博 150 余篇、文明微博 110 余篇。

学校扎实做好尊老敬老宣传教育,保障优老各项待遇落实,全年为离退休老干部进行养老认证、健康查体、走访慰问等服务 400 余人次。

学校打造的"健康彩虹、微笑天使"志愿服务品牌,采取志愿服务同专业学习、专业教师同青年学生相结合的志愿服务模式,通过"社区义诊与健康宣教"、"无偿献血"、"应急救护与培训"、"心理咨询与辅导"等志愿服务,营造了师生"同参与、同奉献、同成长"的志愿服务氛围。全年累计志愿服务 1200 余人次,2.7 万余小时,参加无偿献血 123 人,献血 2.6 万余毫升。

学校热心社会公益,组织女职工为"春蕾女童"捐款,组织"微笑天使巾帼志愿服务队"走进社区,开展健康宣教、结对帮扶行动。深入开展"巾帼文明岗"创争活动,2016 年度德育教研组被评为委级巾帼文明岗。

荣誉称号 2016 年学校继续保持省级文明单位的荣誉称号,被山东教育厅认定为山东省规范化职业学校。

校　　长:李智成
党委书记:王秋环
副　校　长:刘忠立
纪委书记:王玉俊
副　校　长:袁新国
工会主席:刘宇峰
校办电话:85725075
传真号码:85972743
电子信箱:85725075@163.com
邮政编码:266071
地　　址:青岛市市南区福州路 66 号

山东省青岛第二卫生学校

概况 山东省青岛第二卫生学校占地面积 4.8 万平方米,总建筑面积 3.06 万平方米。2016 年,教职工总数 104 人,其中,专任教师 85 人,占教职工总数的 82%;行政工勤人员 19 人,占教职工总数的 18%。专任教师中高级职称 26 人,中级职称 41 人,初级职称 16 人,未评定职称 2 人,分别占专任教师总数的 31%、48%、19%、2%。全日制在校生总数为 2431 人。

学校内设机构有办公室、人事科、财务科、教务科、学生科、总务科、招生就业科、团委、安全保卫科、信息技术科、继续教育科;教务科下设教育研究室、文化教研室、基础教研室、护理教研室、临床教研室、媒体教研室。

业务工作　在青岛市"健康杯"技能竞赛中,苗雨老师获优质护理服务技能大赛优秀奖;在青岛市信息化教学比赛中,学校教师获得 2 个一等奖,3 个二等奖,4 个三等奖;在青岛市护理、临床技能及药学综合技能大赛中,获得 4 个一等奖,6 个二等奖,7 个三等奖。在山东省职业院校技能大赛中职教师组"护理技能"项目中,苗雨老师以全省第五名的成绩荣获二等奖。

在全国职业院校护理技能大赛中,闫熙恩和张杉两位同学荣获 1 金 1 铜 2 枚奖牌。其中,闫熙恩同学夺得金牌,成绩位列全国第五、山东省第一。郭云老师荣获"全国优秀指导老师"荣誉称号。

2016 年 11 月,学校成功创建山东省规范化中等职业学校,标志着学校在办学条件、管理水平、教育质量等方面提升到更高的层次,学校踏上更高的发展平台,步入全新的发展阶段。

2016 年学校招生 571 人,其中,"三二连读"大专生 170 人、普通中专生 401 人。当年毕业生 648 人,其中"三二连读"大专毕业生 419 人,中专毕业生 229 人,全部毕业生初次就业率为 97.26%,对口就业率为 96.36%。在职业技能鉴定考试中,中药调剂员鉴定合格率为 100%,医药商品购销员鉴定合格率为 97%,口腔修复工鉴定合格率为 100%。

教学设备更新　投资 134.6 万元为所有教室配备交互智能平板液晶一体机。教师可调用模拟操作和实验视频、病例图片等多媒体素材,增强课件的实用性和形象性,提升课堂的感染力、趣味性和互动性。

基础建设　投资 16 万元对公寓楼、教学楼所有洗手间进行全面改造;投资 17 万余元,重新铺设电缆 1100 余米;投资 14.98 万元建设校园直饮水项目,大大提升学生生活的品质。

教科研工作　有 5 名教师参加全国中等职业教育教材的编写,有《社区护理学习指导》、《医用化学基础》、《职业生涯规划》、《疾病学基础》、《儿童护理学习指导及护考训练》。其中主编 1 人,副主编 3 人,编者 1 人。编写校本教材《中医适宜技术》。

国际交流　2016 年 10 月 17 日,美国查尔斯德鲁医科大学副校长、全球高校发展委员会主席史蒂夫·迈克尔博士来校交流访问。迈克尔博士参观学校护理、医学形态、解剖塑化标本等实验实训室,并作专题

讲座。此次交流访问,对深化学校护理教育教学改革,加快护理教育教学现代化与国际化的步伐具有里程碑式的意义。

精神文明建设　积极开展文明单位的创建活动,坚持以人为本,以各项活动为载体,推进精神文明创建活动深入开展。扎实开展"两学一做"专题教育,校领导带头讲党课,支部书记按时上党课。组织开展党员"亮身份、亮职责、亮承诺"活动、"不忘初心、铭记历史、奋力前行"红色主题教育、党员志愿服务活动和"两学一做"知识竞赛、党员笔记展评等丰富多彩的活动,教育引导广大党员干部坚定理想信念,不断夯实党员干部廉洁从政、廉洁从教的思想基础。

在学生中积极开展"我把好习惯带回家"、"礼仪展示"、"护士节授帽仪式"、"最美教室评选"励志演讲、文体比赛等主题教育实践活动,积极培育和践行社会主义核心价值观。组织职工趣味运动会、庆"三八"妇女节系列活动、我们的节日——教师节等丰富多彩的文体活动,丰富广大干部职工的精神文化生活。

关心职工生活,组织走访慰问特殊职工家庭、离退休老干部。组织干部职工参加"慈善一日捐"活动,捐款 18137 元。为救助学校患白血病学生,倡议全校师生进行"汇聚真情 救助生命 爱心传递正能量"捐助活动,累计募款 8 万元。

学校志愿服务大队积极组织师生开展爱心义诊、精准帮扶老人、志愿服务在医院、无偿献血等志愿服务,累计参与志愿服务千余人次、万余小时。精神文明建设的深入开展,对学校各项工作起到积极推动作用,全校师生团结一致,奋发向上,形成了安定和谐的良好局面。

大事记

7 月 6 日,姜瑞涛任中共山东省青岛第二卫生学校委员会书记、山东省青岛第二卫生学校校长。

8 月 11 日,山东省教育厅职业教育处副处长孟令军一行 4 人来学校调研指导工作。

10 月 10～11 日,承办 2016 年青岛市中等职业学校技能大赛护理技能与临床技能两个比赛,来自全市三所学校相关专业的 30 位优秀学生选手和 23 位教师选手参加此次比赛。

11 月 29 日,胶州市副市长姜青华带领胶州市卫生和计划生育局局长周刚、胶州市教育体育局局长殷成伟,莅临学校指导工作。

荣誉称号　继续保持省级文明单位的荣誉称号,获评青岛市"安康杯"竞赛优胜单位,人事工作被青岛

市人力资源和社会保障局评为青岛市人事管理示范点,志愿服务大队获评青岛市青年志愿服务先进集体,团委被评为胶州市"五四"红旗团委标兵荣誉称号。

党委书记、校长:姜瑞涛
党委副书记:宋守正
纪委书记兼工会主席:姜进水
副　校　长:刘秀敏
副　校　长:张昔江
校办电话:82210332
传真号码:82221966
电子邮箱:qddewx@163.com
邮政编码:266308
地　　　址:胶州市北京东路5号

青岛市卫生计生科技教育中心

概况　青岛市卫生计生科技教育中心位于市南区龙山路1号甲,占地面积3095.82平方米,机构编制32人(属全额事业财政拨款单位),隶属于青岛市卫生和计划生育委员会。2016年,在编人员30人,专业技术人员30人。其中,高级专业技术人员12人、中级专业技术人员13人、初级专业技术人员5人;大学本科毕业生20人,硕士7人。下设医学鉴定办公室、继续医学教育办公室、执业医师考试考核办公室、年鉴史志办公室、杂志编辑部、学术会务部、综合办公室、财务科和总务科9个职能科室。

业务工作　做好全市三项医学鉴定工作。2016年,受理医疗事故技术鉴定51例,完成鉴定28例,16例鉴定为事故;20例因各种原因中(终)止;3例鉴定程序正在进行中。组织98人次的病残儿医学鉴定。受理计划生育手术并发症鉴定2例,完成1例,终止1例。

做好全市卫生系统科技成果评价工作。2016年受理评价项目60余项。

完成国家医师资格考试的考务工作。2016年青岛考点通过报名审核的考生为4834人,技能考试过后,全市有3345名考生参加综合笔试,最终有1835人取得执业医师资格证书。医师定期考核工作稳步推进,2013～2014年度医师定期考核正式结束。

继续医学教育工作取得新进展。完成2017年38项国家级继续医学教育项目、83项省级继续医学教育项目的申报工作。完成2016年度市级436项继续医学教育项目的网上申报、评审、公布、备案工作。全面启动继教信息管理平台,初步实现全市继续医学教育学分的电子化管理。举办卫生系统绩效管理专题培训班、第三期青年临床科主任岗位胜任能力专题培训班、第二期基层医疗机构管理能力提升培训班,全市约510名医疗卫生管理及专业技术人员参加培训。组织青岛市3名妇产科专家,参加省人社厅举办的妇科内镜技术新进展暨手术演示高级研修班。

不断提高《青岛卫生计生年鉴》、《青岛卫生志》、《青岛医药卫生》的编辑、出版质量。完成第1～6期《青岛医药卫生》的编辑、出版和发行工作。完成2016版年鉴的编辑出版任务,完成2015版、2016版年鉴发行及征订工作。史志编写工作有条不紊地进行。

强化学会组织建设,不断提高学术交流水平。组织召开第十二次会员代表大会,审议通过《第十一届理事会工作报告》、《第十一届理事会财务工作报告》、《青岛市医学会章程》修订说明、《青岛市医学会专科分会管理办法》修订说明以及换届选举办法。以无记名投票方式选举产生会长、副会长、秘书长。组织完成病理学分会等28个专科分会换届改选工作;组织成立介入诊疗等10个青年委员会;烟草病等9个学组。向科协学会部申报2个学术年会分会场,2个重点学术活动;向科协国际部申报3个国际学术会议,均获得科协经费支持。完成山东省医学会100余名委员,30名青年委员推荐工作。申报青岛大学附属医院赵桂秋1项中华医学科技奖推荐工作。组织完成市立医院谭兰第十届中国医师奖推荐申报工作。

继续做好社会办学,全年开办中医针灸推拿班两期,招生80余人。

党建工作　2016年,中心党支部紧紧围绕市卫生计生委的各项工作部署和本单位的中心工作,认真抓好党建日常工作,深入开展"两学一做"教育活动,成立"两学一做"学习教育活动领导小组,召开"两学一做"学习教育活动动员部署大会,制订具有单位工作特色的活动方案,认真制定"两学一做"学习讨论计划,党支部中心组深入学习党内重要法规制度,全体党员逐条逐句通读党章,深刻领会习近平总书记系列重要讲话的基本精神。召开一次全体党员会议,围绕一个专题组织学习交流讨论。通过开展"亮出党员身份 争当岗位先锋"行动,优秀党员、优秀党务工作者评选活动,充分发挥党员的先锋模范作用。通过梳理制定党支部主体责任清单、开展党组织按期换届情况排查工作等活动,全面落实从严治党要求。通过开展庆祝中国共产党成立95周年系列活动,如党章"微讲堂"、组织党员奉献日活动、组织参观"两学一做"专题教育展、开展"重温入党誓词"活动,深情回顾党的奋斗历史,继承和发扬党的光荣传统和优良作风,进一步增强党组织的凝聚力和战斗力。

精神文明建设　为配合中心创建市级文明单位标兵活动,组织职工进行丰富多样的文化活动。2016年中心先后组织观看电影《老炮儿》《秋之白华》,组织开展"庆'三八'"歌咏比赛、"绿色环保 文明出游"义务宣讲活动、两次职工趣味运动会、职工棋牌比赛等活动,为中心的精神文明建设添砖加瓦。此外,中心工会还为职工在年初发放生日蛋糕以及儿童节图书,建立职工微信群、中心微信公众号。

大事记

1月25日,组织召开第五届第二次全体职工大会。全体职工听取并审议通过《馆长工作报告》和《馆财务预决算报告》。

2月18日,青岛市卫生系统继续教育工作会议在中心学术报告厅圆满结束。青岛市卫生计生委副主任张华出席会议并听取2015年度青岛市卫生系统继续教育工作报告,对2016年继续医学教育工作中,尤其是对继续医学教育管理平台启动后的申报、评审过程中出现的问题进行汇总,并对问题的解决给出合理化的建议。

2月23日,青岛市医学会2016年度学会工作会议在中心学术厅召开。青岛市卫生计生委副主任张华等领导出席会议,全市62名专科分会主任委员参加会议。

4月22日,青岛市卫生科技宣传馆正式更名为青岛市卫生计生科技教育中心。

5月6日,根据市人社局、市卫生计生委有关岗位竞聘文件精神,结合中心岗位设置及专业技术岗位的聘任情况,中心办公会研究决定,完成专业技术人员续聘工作,聘期为2016年4月30日～2016年12月31日。

5月10日,市卫生计生委副主任张华,组织人事处处长李中帅到中心宣布青岛市卫生科技宣传馆正式更名为青岛市卫生计生科技教育中心,副主任张华传达干部调整的具体方案,并对单位以后的发展提出希望和要求。

5月12日,根据《中共青岛市卫生和计划生育委员会委员会关于王者令等同志任免职务的通知》(青卫任〔2016〕7号),王者令任中共青岛市卫生计生科技教育中心支部委员会委员、书记,青岛市卫生计生科技教育中心主任;王玉玲、江威任中共青岛市卫生计生科技教育中心支部委员会委员、青岛市卫生计生科技教育中心副主任;孙金阁不再担任中共青岛市卫生科技宣传馆支部委员会委员、青岛市卫生科技宣传馆馆长(正处级)职务,保留原职级待遇。

5月12日,青岛市卫生计生委工会下发《关于青岛市卫生科技宣传馆工会更名为青岛市卫生计生科技教育中心工会的批复》(青卫工字〔2016〕30号),同意青岛市卫生科技宣传馆工会更名为青岛市卫生计生科技教育中心工会。

5月24日,经青岛市文化广电新闻出版局批复,完成《青岛医药卫生》杂志法人和主编变更。

6月16日,完成青岛市卫生计生科技教育中心法定代表人更换程序,王者令变更为青岛市卫生计生科技教育中心法定代表人,事业单位法人证更换完毕。

6月29日,由青岛市卫生系统继续教育委员会主办的青年临床科主任岗位胜任能力提升培训班在青岛市卫生计生科技教育中心学术报告厅举行。

7月4日,完成青岛医学会法定代表人更换程序,王者令变更为青岛医学会法定代表人,社团法人证更换完毕。

8月15日,根据《党政领导干部选拔任用工作条例》的规定和中心《中层干部竞聘上岗实施方案》的要求,通过个人申报、资格审查、竞聘演讲、民主评议、组织考察等程序,经党支部研究决定,聘任郭尚林为继续医学教育办公室主任(试用期一年)。

8月22日,根据市人社局、市卫生计生委有关岗位竞聘文件精神,结合中心岗位设置及专业技术岗位的聘任情况,经中心办公会研究决定,继续聘任董霄、梁翠翠专业技术岗位十二级。聘期为2016年7月31日～2016年12月31日。

9月26日,根据市人社局、市卫生计生委有关岗位竞聘文件精神,结合中心岗位设置及专业技术岗位的聘任情况,经中心办公会研究决定,继续聘任任洁专业技术岗位十一级。聘期为2016年8月31日～2016年12月31日。

9月27日,由于退休原因,邹树煌、于青丽按照《青岛市机构编制实名制登记备案暂行办法》和相关规定,不再列入中心编制实名制管理范围,并完成青岛市编办实名制备案工作。

11月8日,根据市卫生计生委《关于做好补缴党费收取工作的通知》要求,完成党费补缴工作,补缴党费39270元,全部上缴委党费专用户。

11月23日,由青岛市卫生计生科技教育中心、青岛市医学会主办的青岛市病残儿医学鉴定培训会在邮电部疗养院召开。青岛市卫生计生委妇幼健康服务处副调研员于建政对青岛市病残儿医学鉴定工作作相关法规和政策普及解读，并对具体组织工作提出要求。

11月25日，青岛市卫生计生科技教育中心、青岛市医学会主办青岛市医疗事故鉴定培训会在邮电部疗养院召开。市卫生计生委医政医管处处长吕富杰出席开幕式并作重要讲话，会议邀请中华医学会医鉴办主任李国红进行授课。

12月8日，根据市人社局、市卫生计生委有关岗位竞聘文件精神，结合中心岗位设置及专业技术岗位的聘任情况，经个人申报、自我量化赋分、述职、民主测评等竞聘规定程序，经中心办公会研究决定，完成专业技术人员聘任工作，聘期三年（2016年11月～2019年11月）。

12月30日，接《中共青岛市委 青岛市人民政府关于命名确认2016年度市级文明单位 文明村镇和文明社区的通报》，中心被授予2016年度青岛市文明单位标兵称号。

荣誉称号　2016年中心被青岛市委、市政府授予"青岛市文明单位标兵"荣誉称号；青岛市医学会荣获市科协颁发的"青岛市科技社团一等奖"。

主任、党支部书记：王者令
副　主　任：王玉玲、江　威
办公电话：82798800
电子邮箱：qdwjkjzx@163.com
邮政编码：266003
地　　　址：青岛市市南区龙山路1号甲

青岛市卫生和计划生育人才综合服务中心

概况　青岛市卫生和计划生育人才综合服务中心（原名青岛市人才市场卫生人才分市场）于1999年12月正式挂牌，成为全国首家卫生人才市场。2000年11月，加挂卫生部人才交流服务中心青岛中心牌子。2014年7月25日根据《关于整合设立市卫生和计划生育人才综合服务中心的批复》整合设立。行政上直属市卫生和计划生育委员会领导，业务上受卫生部人才交流服务中心和青岛市人才交流服务中心指导，属独立核算、自收自支、自负盈亏的全民所有制事业单位。多年来，单位谨遵"人尽其才、才尽其用"的原则，通过政策导向、法律、法规指导下的市场运作方式，积极开展人才交流、卫生干部培训、干部人事档案

管理、人事代理和职称评审等方面的工作，为各级各类医疗卫生单位和广大医疗卫生人员提供全方位的服务，为卫生事业的发展作出积极的贡献。先后获得青岛市市级精神文明单位、连续四年获得委科学发展观综合考核先进单位等荣誉称号。

主要承担卫生和计划生育系统人才交流服务信息的搜集、整理和发布；市属卫生和计划生育系统人事档案管理、事业单位工作人员招聘、专业技术人员职称考试和评审、组织开展各类教育培训等相关工作。设综合办公室、人事代理科、人才培训科和人才考评科4个科室。有工作人员26名，其中，在编工作人员10人，自聘人员7名，帮助工作3人，返聘工作人员2名，保安3人。青岛市卫生和计划生育人才综合服务中心党支部书记、主任由青岛市卫生和计划生育委员会组织人事处副处长兼任。

档案管理　2016年根据中组部、市委组织部要求认真履行干部人事档案管理八项规定，规范人事干部档案管理各项工作流程，查阅利用档案职责分明，利用快捷，管理到位，得到市委组织部和卫计委直属单位一致好评。档案室占地面积300余平方米，拥有80余组密集架。截至2016年12月31日，保管人事干部档案26640余份，档案接收、利用、整理、转出等各项工作流程严谨规范。累计接收档案材料47000余份；转入、转出档案418份；整理干部档案968份；提供利用665份；暂借档案578份；开具档案证明36份；提档函860余份，未出现任何失泄密情况。

2016年，完成2015年委直属单位带薪招聘、在编招考、代理单位档案合计3168本人事档案录入上架工作；按照市委组织部要求，完成全委干部档案专项审核工作，累计审核干部档案8000余份；配合委直属单位完成党员信息采集工作，累计查阅利用党员档案4300余份；进一步对库房的干部档案进行优化排列。

2016年争取财政资金支持，推行干部人事档案信息化建设，出台档案室创新服务实施方案，学习青岛市档案局人事档案管理先进经验，升级档案室原有信息管理系统，实现干部人事档案电子化利用：档案信息化查询、档案电子化安全备份、档案目录生成电子化等功能，提高干部人事档案利用效率，提升档案服务工作水准。积极推进气体灭火工程，根据档案馆参观学习经验，结合单位人事干部档案库房实际情况，因地制宜，实现人事干部档案库房气体灭火，最大限度保证人事干部档案安全。

高层次人才引进　按照全市人才工作总体目标

要求,依据《青岛市引进高层次优秀人才来青创新创业发展的办法》和《青岛市卫生和计划生育委员会人才工作实施方案》的条件和要求,赴国内重点城市高层次人才招聘会进行现场宣传推介,从美国、北京、上海、杭州等地引进具有国家或省级专业水平的卫生专业高端人才、市级及局级高层次急需人才 22 名。

招聘工作　2016 年,协助委完成公立医院及部分事业单位工作人员公开招聘 2 次。上半年计划招聘 1404 人,其中高级岗位和博士岗位计划招聘 125 人,普通岗位计划招聘 1279 人。经笔试、面试、考察体检、诚信调查和公示等环节,录用 754 人。下半年计划招聘 299 人,其中高级岗位和博士岗位计划招聘 18 人,普通岗位计划招聘 281 人。经笔试、面试、考察体检、诚信调查和公示等环节,录用 212 人。

2016 年 10～12 月,组织委直属 13 家公立医院及区(市)卫生计生局属 10 家公立医院、有关驻青医疗卫生机构赴哈尔滨、沈阳、广州、南京、上海、济南、北京和武汉等 8 座城市举办 2017 年毕业生校园专场招聘会。经现场面试、来青集中考核、考察体检、诚信调查和公示等考务工作,共录用 18 名博士、203 名紧缺急需硕士和 2 名紧缺急需本科毕业生。并与哈尔滨医科大学、浙江大学、四川大学、北京大学医学部、首都医科大学、北京协和医学院、天津医科大学、中国医科大学和山东大学等国家重点院校建立良好的就业双选合作机制。

考试工作　顺利实施 2016 年全国护士执业资格考试网上报名、信息确认、材料审核和考场编排等工作,共 1683 名考生参加考试,1136 人合格,考试通过率为 67.5%。完成 2016 年初中级卫生专业技术资格考试报名工作,9430 名考生参加考试。组织全国职称计算机、执业药师、其他辅助系列职称考试报名工作共计 7 个批次。

职称评审　开展 2016 年卫生系列副高级评审材料的收取、审核和评审工作,有 460 人通过评审取得卫生副高级专业技术任职资格。完成 2016 年卫生系列正高评审材料共计 65 份的收取、审核和报送工作,有 63 人通过评审取得卫生正高级专业技术任职资格。

证书办理工作　办理 2016 年初中级卫生专业技术资格证书 1075 份,护士资格证书 567 份,发放 2016 年全国职称计算机考试合格证书 966 份,发放 2016 年职称外语成绩单 669 份。

干部培训工作　2016 年 1 月 26～28 日、6 月 28 日协助委科教合作处完成病原微生物实验室从业人员培训;4 月 21～22 日组织卫生计生系统组织人事干部培训班,共计培训 70 余名委直属单位组织人事干部;5 月 15～28 日圆满完成第二批 20 名青岛优秀青年医学专家为期 14 天的赴台湾进修培训工作;6 月 16～17 日协助委组织人事处顺利完成入党积极分子培训工作,培训 130 人;于 9 月 19～30 日、10 月 10～22 日组织青岛优秀青年医学专家赴北京、上海完成为期 12 天的进修学习任务,取得较好的进修效果;10 月 27～28 日协助委组织人事处完成直属(代管)单位党组织书记研讨班,27 家单位 31 名党委书记参会;9 月 19 日～11 月 30 日圆满完成 2016 年度职称晋升工作中继续教育学分审验工作,审核拟晋升高级职称专业技术人员学分材料 300 余份,拟晋升初中级专业技术人员学分材料 22300 余份,发放单科培训结业证书 30000 余份。

安全生产　着力推行第三方服务模式保证安全生产。为深入贯彻市卫生计生委《关于推行依靠专家查隐患促整改提升安全生产工作水平的指导意见》、关于印发《医疗机构消防安全管理九项规定》的通知精神,结合中心实际,积极推行依靠专家查隐患促整改安全生产管理模式,推进卫生计生人才中心、医用氧气厂安全生产主体责任的落实,2016 年元月下旬,与青岛新纪元安全文化中心签订《购买第三方服务合同》。由该安全文化中心组成检查组,分别对单位的安全生产制度建设、制度贯彻执行情况、一站式服务大厅、办公房间、档案库房等进行了全面安全检查。通过委托有国家认可资质的单位和专业人员,提供安全专业技术、评估认证、宣传培训、定期"会诊"检查等服务,着力从源头防范上下功夫,为单位安全管理工作提供强有力的技术支撑,解决单位安全技术薄弱的问题。

其他　根据市卫生计生委对青岛卫生事业咨询中心持有的青岛卫生医用氧厂国有产权转让的工作要求,进行相关具体工作的准备和实施。完成审计、评估和出具法律意见书等程序,经过转让审批、挂牌交易等一系列工作后最终成功转让,收入全部上缴国库。

精神文明建设　根据市精神文明办文件精神和单位重点工作目标,制订争创市级精神文明标兵单位实施方案和工作计划,并结合中心实际进行工作分工和细化,严格按照评审标准和要求开展工作和材料准备,在连续三年被评为精神文明单位的基础上,2016 年顺利通过市精神文明办的评审圆满完成单位重点工作目标。

中心工会顺利完成工会换届,选举新一届工会主席、工会委员会委员、经审委员会委员、女工委委员,落实工会法人制度。职工入会率100％。组织职工到团岛灯塔,开展向"全国劳动模范王炳交同志"学习的活动;走访职工6人次发放慰问金6000元;积极向社会奉献爱心为"春蕾女童"和"慈善一日捐"捐款3300元;开展"雷锋志愿服务"和以"真情流淌,血脉相通。"等为主题献血活动,8人献血2000毫升。

党支部书记、主任:侯德荣

综合办公室电话:82892011

电子邮箱:15615881177@126.com

邮政编码:266071

地　　　址:青岛市市南区栖霞路16号

青岛市计划生育药具管理站

概况　青岛市计划生育药具管理站成立于1985年,为市卫生计生委下属全额拨款事业单位,内设综合科、业务科,编制5人。主要承担全市计划生育药具管理和服务职能。

业务工作　衔接"全面两孩"政策实施和药具政府采购方式改革,落实"两措施",保障药具供应。"全面两孩"政策实施,使用药具人员和药具需求总量增加;实行药具政府采购方式改革,药具调拨发放滞后往年。青岛市采取两项措施,保障药具供应。在药具供给侧,发放调查问卷,开展使用药具育龄群众需求意愿调查,并对全市使用药具人数统计分析,预先测算使用药具人员和药具需求总量变动情况,向国家申请追加2000箱安全套,提前调拨至基层,确保药具库存周转。在药具需求端,摒弃定期定量发放药具的固化服务模式,针对育龄群众使用药具数量和发放时限不同需求,实行个性化分类管理,提供精准化药具发放服务,节省药具经费。全市调入药具价值490.77万元,调出药具价值493.2万元,服务育龄群众45.57万人。

开展"三化"建设,加强药具基层基础。根据省站开展县级药具管理示范站创建通知要求,结合青岛市实际,开展药具阵地建设标准化、药具业务管理规范化、药具调拨发放精准化"三化"建设,加强药具基层基础工作。2016年1月,省站下发通报,对全省29个第一批县级药具管理示范站给予表彰,青岛市4个参评区(市)全部达标,达标数量全省最多。根据委第7次主任办公会要求,通过市财政对第一批省药具管理示范站项目创建的区(市)下拨经费26.5万元,专款专用于基层药具办公、仓储设施设备更新。10月,青岛市3区(市)通过省站第二批县级药具管理示范站创建项目评估验收。

抓好"点、机"结合,提升药具发放到位率。在坚持"上门送、免费发、自助取"相结合的药具发放服务模式基础上,重新规范全市药具免费发放点1200余处,通过市政务网站向育龄群众公开药具发放点地址、服务内容、服务电话等信息,接受育龄群众监督。借助国家药具自助发放机试点项目,在市立、山大、齐鲁、海慈等医疗机构,以及青大、海大、科大等高校安装药具自助发放机78台。全市累计安装药具自助发放机300余台,拓展药具发放渠道,为4.15万流动人口提供药具发放兜底服务。

坚持"三面向",加强药具宣传培训。利用市委党校集中培训,面向基层药具分管领导,讲授避孕的古往今来、药具工作发展历程,宣传药具发展形势和重点工作任务。利用药具"三化"建设现场推进会,面向基层药管人员,交流药具管理和服务工作经验,推进药具"三化"建设。利用网络、微信等新兴媒体,面向育龄群众,开展药具免费发放政策、网点布局、获取途径、药具知识等宣传,提高育龄群众药具易得性和服务满意度。

配合国家和省完成药具质量监督抽样任务。根据国家年度药具质量监督抽样通知要求,先后6次对安全套生产企业开展药具质量监督抽样,累计抽取安全套51批次、4万余只。首次配合国家和省开展药具流通领域质量监督抽样,前往北京市完成安全套5批次0.4万余只质量监督抽样,确保育龄群众用药具安全。

精神文明建设　加强药具党风廉政建设。开展"两学一做"学习教育。把握基础动作,组织党员学党章党规、学系列讲话,参加并通过省纪委党员干部德廉和党风党纪知识学习测试;做好学做结合,召开专题组织生活会,开展批评与自我批评,查摆问题,建立问题清单和台账,确保问题整改到位;落实关键动作,坚持问题导向,重新核定并补缴党费,履行党员义务。落实党风廉政建设两个责任。配合市纪委第三巡查组顺利完成延伸巡查;贯彻民主集中制,对药具资金分配使用等"三重一大"事项,事先征求党员群众和基层建议,并向委主任办公会专题汇报听取意见,确保科学决策;根据国家通报要求,制订药具廉政风险防控实施方案,设定风险点和防控措施,组织全市对重点岗位和关键环节自查自纠,开展免费药具市场和网上销售监督检查,落实药具调拨发放实名登记制度,明确药具发放流向,有效防控药具廉政风险。

大事记

1月5日,山东省计生药管站站长吕治华一行来青,对青岛市创建县级计划生育药具管理示范站项目进行评估验收。

1月18日,参加2016年山东省流动人口关怀关爱活动启动仪式,现场向育龄群众宣传药具免费发放政策和避孕节育知识,发放药具600余盒。

1月22日,国家扩大药具自助服务发放机覆盖范围试点项目在青岛市正式实施,第一批20台国家药具自助服务发放机分别安装在青岛大学附属医院、青岛市市立医院、青岛市海慈医疗集团等医疗机构,方便育龄群众自助领取药具。

1月29日,山东省计生药管站下发《关于对第一批创建县(市、区)计划生育药具管理示范站项目验收情况的通报》,市南区、市北区、李沧区和城阳区荣获"山东省计划生育药具管理县级示范站"称号。

2月3日,国家卫生计生委药具管理中心召开全国药具工作会议,重点研讨国家药具政府招标采购方式改革事宜。市卫生计生委党委副书记孙敬友参加会议。

3月15日,转发国家卫生计生委药具管理中心《关于重庆市国家免费发放避孕套流入市场的通报》,组织各区(市)对药具重点岗位和关键环节进行自查自纠,开展免费药具流入市场专项检查。

4月15日,国家卫生计生委药具管理中心下发《关于做好2016年度计划生育避孕药具政府采购委托工作的通知》,国家实行药具政府招标采购方式改革,不再对药具实行全国统一招标。青岛市首次采取委托国家方式对2016年度药具进行招标采购,市卫生计生委主任杨锡祥代表青岛市签订《计划生育避孕药具政府采购委托协议书》。

5月12日,根据市卫生计生委"两学一做"学习教育通知要求,印发"两学一做"学习教育实施方案,扎实开展"两学一做"学习教育。

5月20日,根据委主任办公会决定,对荣获"山东省计划生育药具管理县级示范站"的4区(市)下拨药具专项经费26.5万元,专款专用于区(市)和镇(街道)药具办公、仓储设施设备更新。

6月16日,山东省计生药管站召开全省创建县级药具管理示范站项目调试培训会,城阳区代表青岛市作典型经验交流发言。

6月28日,在"两学一做"学习教育中,开展"亮出党员身份、争当岗位先锋"活动。党员在岗期间佩戴党徽,亮出党员身份,接受群众监督,争当岗位先锋。

7月5日,召开青岛市药具管理示范站项目现场推进会,组织各区(市)参观城阳区药具管理规范化和标准化建设,并对青岛市第二批药具管理示范站项目创建工作进行部署。

10月25日,受国家卫生计生委药具管理中心委托,市计生药管站先后6次前往青岛市药具生产企业开展药具质量监督抽样,累计抽取安全套51批次4万余只,完成国家下达的2016年药具质量监督抽样任务。

10月26日,山东省计生药管站副站长王安省一行来青,对黄岛区、胶州市、平度市计划生育药具管理示范站创建项目进行评估验收。

11月1日,国家卫生计生委药具管理中心举办全国药具管理干部综合培训班。市计生药管站结合当前药具服务管理改革与任务进行交流发言。

11月16日,国家卫生计生委药具管理中心下发公函,邀请参与"互联网+药具发放"服务平台模拟运行工作。市计生药管站作为3个被邀请单位之一参与国家"互联网+药具发放"服务平台调试工作。

11月23日,市计生药管站作为山东省药具质量监督抽样工作协作单位,赴北京市首次开展药具流通领域质量监督抽样。

荣誉称号 获青岛市精神文明建设委员会"文明单位"荣誉称号。

站　　长:崔云龙
副 站 长:王永成
综合科电话:80926571
传真号码:80926571
电子邮箱:khw1966@163.com
邮政编码:266071
地　　址:青岛市徐州路90号

青岛市卫生和计划生育宣传教育中心

概况 青岛市卫生和计划生育宣传教育中心为委属处级全额拨款事业单位,内设综合部、宣教部、创作部3个部门,现有人员编制16人,实有13人,其中,行政人员8人,占职工总数的61.5%;专业技术人员5人,占职工总数的38.5%。

青岛市卫生和计划生育宣传教育中心,原名称青岛市人口和计划生育宣传教育中心,成立于1995年。1995年10月18日,经青岛市机构编制委员会青编字〔1995〕130号文件批复,同意撤销青岛市计划生育宣传教育培训中心,成立"青岛市人口与计划生育宣传教育中心",隶属青岛市计划生育委员会,处级事业单位,核定编制15人,领导职位配主任1人、副主任1

人,所需经费由市财政全额拨款。2004 年,青岛市计划生育委员会更名为青岛市人口和计划生育委员会,青岛市人口与计划生育宣传教育中心同时更名为青岛市人口和计划生育宣传教育中心。2013 年 4 月,经青岛市编办批复,青岛市人口和计划生育宣传教育中心增加事业编制 1 人,编制达 16 人。2014 年,卫生、计生机构改革,组建青岛市卫生和计划生育委员会,2015 年 5 月,青岛市人口和计划生育宣传教育中心正式更名为青岛市卫生和计划生育宣传教育中心。

工作职能 在委宣传处的指导下开展业务工作。主要负责组织开展卫生和计划生育方针政策、法律法规,卫生和计划生育综合改革宣传;宣传普及健康教育和计划生育知识;负责宣传品设计、制作、媒体宣传栏目编辑制作等。

财政拨款 2016 年市财政拨款 434.47 万元,比2015 年增加 153.14 万元。

固定资产 2016 年单位全年固定资产总值为43.16 万元,比 2015 年减少 24.07 万元。

业务工作 深化医改和健康教育主题宣传。以保障"人民健康"为目标,以落实科学发展综合考核,提升提升群众满意度为引领,按照"健康中国"的主题宣传活动要求,全面宣传展示青岛市深化医改的成果和给人民群众带来得实惠。围绕城市公立医院改革、医疗精准扶贫、计生服务转型和公共卫生体系建设等内容,展示青岛市医改新貌,总结推广典型经验和典型做法。

宣传"全面两孩"政策,强化优生优育健康教育宣传。配合"全面两孩"政策落地,做好政策宣传和新修订《山东省人口和计划生育条例》解读宣传工作,合理引导群众生育行为,抓住中国计生协第八次全国代表大会召开的契机,引导群众进一步明确现阶段做好计划生育工作的重大意义。为促进人口长期均衡发展与家庭和谐幸福做好舆论引导。

全年中心新闻发稿 60 篇,为各专业报纸杂志网络提报论文 7 篇,为医改与二孩政策设计宣传品 8套,设计 10 期委宣传栏,为委拍摄各类会议、各种活动照片 3000 余幅,为打造全市宣传环境提供 10 余套模板。

人口文化与健康文化建设走在全国前列。在全国行业宣传最高奖项"中国人口文化奖"评选中,连年参评,连年获奖。继 2015 年获得人口文化全国最高奖——宣传品创作一等奖,2016 年中心又获得人口文化文学类创作优秀奖。这是卫生计生系统文学作品首次全国范围内获奖,成为同类城市中获奖佼佼者。中心 2016 年获得第三届全国卫生计生系统优秀影视作品征集广播专题优秀奖,首届山东卫生和计生行业风采摄影比赛银奖,青岛市文联乡村文化建设突出贡献奖。

营造优美的办公宣传环境,展示良好的行业形象。机关办公区域第 18~22 层楼道宣传环境由宣教中心设计、制作发布,为营造一个优良形象的窗口,中心上下文图统筹、群策群力,制作的宣传栏以其优美优良品质成为市直机关竞相学习的模板。在国家卫生计生委宣传司举办的环境宣传案例征集活动中,委机关楼道宣传栏入选优秀作品。

办好官方微博、微信,提高新媒体时代的新闻传播能力。2016 年,青岛卫生计生官方微信有 30000余人关注,平均每天信息的阅读量达 2000 多人次。2015 年以来《青岛财经日报》联合"新榜"发布 86 期"青岛微信影响力排行榜"中,青岛卫生计生官微均位列最有影响力政务微信榜单。微博日均发布信息 20余条,粉丝 5890 人,发布微博 7000 余条,与粉丝互动 200 多条。2016 年上半年《人民日报》与新浪网发布的政务微博影响力报告中"青岛卫生计生官微"均荣膺全国十大医疗卫生系统微博。

党建工作 2016 年中心全体党员干部认真学习贯彻落实十八届四中、五中、六中全会精神,认真学习习总书记关于思想政治工作系列讲话精神,对照各自工作找差距、促提高,同时严格落实"两学一做"工作要求,扎实推进党风廉政建设,通过开展读书学习、开会座谈交流、微信互动系列活动,着力提高党员干部政治素质、业务素质。

精神文明建设 加强思想作风与道德建设,树立单位集体良好形象。加强领导班子作风建设。践行社会主义核心价值观,严格落实文明单位建设的目标规划,确保各项工作有制度、有标准、有重点,结合宣传实际,深入开展争先创优活动,深化精神文明创建活动,为加快建设宜居幸福创新型国际城市提供强有力的精神动力和思想保证。

根据上级工作要求结合本单位实际,制定党建、精神文明、业务工作各项制度。包括支部政治理论学习制度、"三会一课"制度,完善新形势下精神文明建设的各项制度、各项工作纪律制度。业务工作按照合署办公新要求,制定工作职责与分工制度、工作例会制度、业务工作报告单制度等。

荣誉称号 获青岛市精神文明建设委员会"文明单位"称号。

主　　任:田　宇
副 主 任:官　晖、于立军
办公室电话:80926563
传真号码:80926561
邮政编码:266071
地　　址:徐州路 90 号

青岛市卫生计生发展研究中心

概况　青岛市卫生计生发展研究中心成立于 2016 年 5 月 25 日,是青岛市卫生和计划生育委员会直属的正处级财政全额拨款的事业单位,其前身是市卫生计生委的内设机构市卫生计生信息中心。中心内设综合办、信息部、政研部、基建办 4 个科室,编制 12 人,年末实有在岗职工 14 人。

市卫生计生发展研究中心以服务于全市卫生计生改革发展和人口健康政策开发为宗旨,以信息技术为支撑,主要开展卫生计生发展战略和公共卫生政策研究工作,为政府制定卫生计生政策提供决策建议;承担卫生计生服务调查和信息统计、应用工作,为医疗机构、专业公共卫生机构和计生服务机构提供信息技术服务。

财政收支　2016 年,市卫生计生发展研究中心完成总收入 91.5 万元,全部是财政补助收入。其中,人员经费 54.8 万元,占总收入的 59.9%;日常公用经费 36.7 万元,占总收入的 40.1%。

固定资产　2016 年,固定资产总值为 52740 元。

行政管理　2016 年,健全制度管理。制发《职工考勤管理制度》、《职工休假制度》等近 30 项管理规定。完善政策保障机制。经争取市人社局,按科研机构进行设岗,提高设岗比例;积极争取资金支持,并利用申请的开办费全面改善办公条件。强化内部监管。对全委前期信息化遗留问题和建设过程中形成的固定资产进行全面梳理与清查,实施专人管理。提升办事与管理效能。建立信息化办公系统,实现对中心职工考勤、公文流转等各类事项的实时、在线、移动办理与监管,提升工作效能。

业务工作　完善以效能管理为目的的制度与机制建设。成立青岛市卫生和计划生育委员会网络安全和信息化领导小组及推进办公室;定期召开信息化工作专题会议;拟定《青岛市卫生计生专网建设规划(征求意见稿)》、《青岛市卫生计生系统网络与信息安全管理指南(征求意见稿)》,制发《青岛市卫生计生发展研究中心信息化制度汇编》。

强化以应用为导向的基础性信息化建设工作。拟订《青岛市人口健康信息化建设专家委员会组建方案》;对全市信息化建设情况开展实地调研与全面摸底排查;启动市级人口健康数据中心的扩容工作和对全市基层机构基本公卫系统的升级改造;推进省、市、县三级人口健康信息平台健康档案、电子病历、综合管理数据,以及市级平台与委属单位的电子病历、综合管理数据的信息上传、互联互通等工作。2016 年,全市有 11 家医疗机构(其中 9 家市属医院、2 家区属医院)的电子病历、综合管理数据和 3200 多家基层机构的基本公卫数据实现通过市级平台上传至省级平台。

推进以信息便民服务为手段的智慧医疗发展。构建“互联网＋”医疗健康新模式,推进覆盖全市居民的健康信息服务平台建设。2016 年,市属 12 家医院和区属 2 家医院接入平台联网运行,实现居民在不同医院预约挂号、就诊交费等“一卡通用”,平台实名累计注册用户突破 300 万人,持续改善群众就医体验。

强化以网络信息安全为根本的信息安全与质量保障体系建设。联合市网警支队对部分区(市)和医疗卫生机构进行网络信息安全检查;每月定期进行日常设备和网站的巡检、维护与监测工作;完成年度等保认证工作;组织对全市各机构相关人员进行网络安全与信息质量专业培训。

加强与国家级卫生政策研究机构和信息化管理机构的纵向交流与合作,搭建人才培养的智力高地。与市卫生计生委政法处共同拟定《国家卫生计生委卫生发展研究中心青岛基地的组织框架》。

重视与本地高等院校、医疗机构等部门间的横向联系与合作,为促进研究成果及时有效转化为决策提供可推广模式。与海大、科大、市三医等机构联合申报“互联网＋创新能力建设”“互联网救治技术及应用国家重点实验室项目”,青岛市自主创新重大专项“基于大数据的‘互联网＋’医疗健康服务关键技术及应用研究”;与黄岛区卫计局、市第三人民医院等机构协助委政法处与英国 NICE 和国家卫生发展研究中心联合开展“加强循证医学 助力慢病管理”项目研究;

立足当前医改和自身发展实际,不断提升卫生改革发展重大政策研发和转化应用能力。制订中心《科研专家团队建设方案》,组建 7 人研究团队(其中在编职工 3 人、特聘外单位研究员 4 人);完成中国卫生经济学会委托招标课题“分级诊疗对公立医院经济运行的影响及对策研究”和省卫生计生委“城市公立医院综合改革补偿机制研究”等课题,不断提升政策研究能力。

党风廉政建设　强化组织领导、狠抓任务落实。向委党委提请成立中心党支部,健全与完善中心的党组织架构。强化目标分解,严格落实责任。对年度党风廉政建设和反腐败工作进行细化分解,落实到每一个党员领导干部身上。强化工作保障,中心领导与各科室签订《党风廉政建设和反腐败工作目标责任书》,将党风廉政建设和反腐败工作纳入党员干部的年终考核中。强化内部管理,自觉接受监督。建立"八小时外"管理制度。建立"节假日活动报告制度"、"外出活动报告制度"、"公务用车监督抽查工作机制"、"政务工作信息公开制度"等,定期公示招投标管理信息、人事管理信息等。

大事记

5月3日,青岛市卫生计生委组织人事处副处长李双成、发展规划处处长吕坤政陪同市卫生计生委副主任薄涛到青岛市卫生计生信息中心位于市南区徐州路90号的办公楼5楼视频会议室,宣布"青岛市卫生计生发展研究中心"成立。同时,根据市卫生计生委党委会研究决定,任命李志荣为青岛市卫生计生发展研究中心副主任(主持工作)。

5月12日,市卫生计生委印发《中共青岛市卫生和计划生育委员会委员会关于王者令等同志任免职务的通知》(青卫任〔2016〕7号),李志荣任青岛市卫生计生发展研究中心副主任(主持工作);薛刚挂职任青岛市卫生计生发展研究中心副主任,不再挂职青岛市卫生计生信息中心主任职务。

5月25日,市卫生计生发展研究中心完成事业单位法人注册登记,正式宣告成立,并于6月12日对外发布成立公告。

7月20日,市卫生计生发展研究中心会同市卫生计生委发展规划处共同完成全市委属医院信息化建设现场观摩会。市卫生计生委主任杨锡祥、副主任薄涛出席观摩会。

7月28日,市卫生计生委和市卫生计生发展研究中心共同承办首届"健康青岛"改革发展论坛,论坛的主题是"健康融入所有政策及循证决策"。

8月10日,青岛市人力资源和社会保障局下发《事业单位招聘人员通知书》(〔2016〕招聘字0684号),同意为市卫生计生发展研究中心新增公开招录工作人员4名。

8月23日,青岛市编委办下发《关于同意追加2016年度用编进人计划的通知》,同意为市卫生计生发展研究中心增加用编进人计划6名。

12月6~7日,由国家卫生计生委卫生发展研究中心牵头组建的"中国卫生政策与技术评估研究网络"启动会在北京召开,青岛市卫生计生发展研究中心成为首批网络成员单位之一。

12月8~9日,由国家卫生计生委统计信息中心牵头组建的"中国卫生信息学会健康医疗大数据政府决策支持与标准化专业委员会"在贵州省贵阳市正式成立,市卫生计生发展研究中心成为首批成员单位之一,中心副主任(主持工作)李志荣兼任中国卫生信息学会健康医疗大数据政府决策支持与标准化专业委员会委员。

12月27日,"青岛市卫生计生发展研究中心志愿服务大队"正式成立,青岛市卫生计生委团委书记周晓主持成立大会,市卫生计生委党委副书记孙敬友出席大会作动员讲话,并主持授旗仪式。

副　主　任:李志荣(主持工作)

副　主　任:薛　刚

综合办电话:80910398

传真号码:80926579

电子信箱:qddrc@jkqd.gov.cn

邮政编码:266072

地　　　址:青岛市市南区徐州路90号

社会办医疗机构

概　况

近年来,在省卫生计生委的正确指导下,在市委、市政府的坚强领导下,市卫生计生委根据上级的部署和要求,积极推动社会资本办医工作,不断满足群众多样化就医需求。截至2016年底,全市社会办医疗机构2983个,占医疗卫生机构总数的39.44%;医疗床位 9169 张,占医疗总床位数的 18.10%;从业人员 22182 人,占医务人员总数的 25.30%;提供门急诊服务 1423.04 万人次,占门急诊总服务人次的 6.20%;提供住院服务 15.98 万人,占出院总人数的 10.62%。2016 年全市新增社会办各级各类医疗机构 393 个,其中,市卫生计生委完成 17 家医疗机构的设置审批(含医养结合型机构 4 家),设置床位 3724 张(含牙椅 71 台),累计投资总额达 25.7 亿元,注册资金 2.5 亿元。

注重顶层设计。2016 年,青岛市政府出台《关于加快社会办医和促进健康服务业发展的若干意见》,从放宽准入条件、优化用人环境、加大资金支持、落实土地规划政策、落实税费优惠政策、完善发展健康保险、拓展投资融资渠道、推进医养结合服务、加快信息化建设等 9 个方面,提出 27 条具体指导意见,进一步优化社会办医鼓励政策,破除社会办医制约因素。注重统筹规划。"十三五"期间,青岛市按照每千常住人口不低于 1.5 张床位的标准,为社会力量举办医疗机构预留出足够的发展空间和服务领域。引导社会办医向高水平、规模化方向发展;个体诊所等其他基层医疗卫生机构的设置,实行市场调节,不受规划布局限制。注重提速增效。落实许可服务事项"一窗口受理、一站式服务",细化工作职责,优化工作流程,社会办医疗机构设置许可等服务事项缩短办理时限 35%。注重医养结合。引导社会办医疗机构提供"医养结合"服务,逐步建立起"政府主导、部门联动、融合发展、全面覆盖"的医养结合服务格局,形成"医中有养、医联结合、养中有医、养医签约、两院一体、居家巡诊"等 6 种医养结合服务模式,被国家确定为第一批国家级医养结合试点城市。注重创新机制。鼓励社会办医疗机构承担基本医疗、公共卫生、院前急救的同时,在学科建设、科研立项、执业资格认定、业务培训、技术准入、评先推优等方面,与公立医疗机构一视同仁;鼓励公立医疗机构通过医联体建设、集团化管理为社会办医疗机构提供在岗培训、技术指导、对口帮扶、远程会诊等全方位的支持与合作,积极吸纳社会办医疗机构加入各级医学会、医疗协会及学术团体和市级专家队伍;鼓励公立医疗机构与社会办医疗机构在医学影像、医学检验、消毒供应中心等方面结果互认、资源共享,带动和促进社会办医疗机构技术水平快速提升。在青岛市社会办医疗机构中,拥有国家级临床重点专科 2 个、省级临床重点专科 1 个、市级临床重点学科 1 个、市级专病专技特色门诊 4 个,拥有市级优秀学科带头人 1 名。注重强化监管。通过组织行政管理、监督执法、医疗质控力量开展联合检查、设立专用举报电话和热线、开展社会办医疗机构标准化建设与评价、发挥"青岛市非公立医疗机构协会"行业自律作用等方式,推动社会办医疗机构健康发展。

青岛龙田金秋妇产医院

概况 青岛龙田金秋妇产医院成立于 2003 年 8 月,位于市南区太湖路 21 号,是岛城知名妇产专科医院。应新形势发展要求,2016 年 5 月 8 日,龙田金秋妇女儿童医院正式开诊,位于李沧区金水路 731 号,两院均为二级专科医院及生育保险定点单位,同时亦是山东大学附属生殖医院技术协作单位。总建筑面积近 3 万平方米。

医院严格按照 JCI(国际医疗卫生机构认证联合委员会)标准建设,秉承"爱心、质量、诚信"的服务宗旨,着力打造"妇科、产科、儿科、不孕不育"等专业科室,为妇女儿童提供高质量的健康服务。

医院按照国际化、专业化、亲情化要求设置家庭 VIP 豪华间 22 间,豪华标准房间 105 间,按照妇女儿童的需求进行人性化室内配置。

"爱心、质量、诚信"的企业文化,体贴入微的人文关怀,使客户在青岛龙田金秋尽享人间关爱。

技术力量 "妇科、产科、儿科、不孕不育"四大专科及体检中心的专家团队,由在青岛市三甲医院工作多年享有盛誉的专家组成。2016 年,医院专业临床医生 75 人,其中高级专家(正、副教授)35 名,医技 78 人,护理 208 人。医院以技术实力和服务质量取信于民,最大限度保证患者享受高水平的诊疗服务。

业务工作 2016 年门诊量为 115042 人次,入院总人次 2812 人次,分娩量 2165 人次,顺产 1241 人次,剖宫产 924 人次,顺产率 57.32%,院内感染率为 0,未发生医疗事故,甲级病案合格率为 95% 以上。

基础建设 门诊及病房均按星级宾馆进行装修与配置,实现产妇一人一室,就医环境得到了大幅度优化,让病人真正享受到高水平的诊疗服务和就医体验。

医疗设备 医院本着"工欲善其事,必先利其器"的基本理念,斥巨资率先引进了两台最新型的三星麦迪逊彩色 B 超,美国 GE VOLUSON E8 四维彩超仪、GE VOLUSON S8 妇科彩超仪以及与三甲医院同步的进口的数字化妇科手术系统、宫腹腔镜、阴道镜、全自动生化仪、乳腺数字钨靶机、ULTIMAX-I 日本东芝数字化 X 射线透视摄影系统、胎儿监护仪等国际先进医疗设备,全自动进口高端产床等先进设备,为妇科、产科、儿科、不孕不育等疾病的检查和治疗提供了可靠的硬件保障。

特色服务 医院开展陪伴分娩、镇痛分娩、糖尿病门诊、助产士门诊,每周两次的孕妇课堂,由医院专家亲自授课,为孕产妇免费传授孕期及产后须掌握的基本保健知识,定期举办孕妇瑜伽、孕期手工课活动,为分娩奠定良好的基础。

医院合作 为提高医院的诊疗水平,满足广大患者的需求,特邀北京复兴医院宫腔镜专家定期到医院坐诊,为岛城女性治疗妇科疾病,治愈了众多不孕症的患者。医院于 2016 年 10 月 12 日正式与山东大学附属生殖医院达成合作意向,成为"山东大学附属生殖医院技术协作单位"。

发展战略 随着集团对高水平技术人才和先进医疗设备的引进,通过整合优质医疗资源,开创全新服务模式,龙田金秋成为集医疗、保健、康复、科研、教育于一体的高品质妇儿医院。龙田金秋妇产医院(市南院区)与龙田金秋妇女儿童医院(李沧院区)形成一南一北两院格局,充分发挥各自优势,为青岛市的妇儿健康事业作出贡献。

继续教育 2016 年医院先后安排 52 名优秀的医生、医技、助产士、护理人员到北京、上海等三甲医院进修学习;2016 年 10 月 20 日,医院派医护人员参加青岛市第四届"健康杯"非公立医疗机构急救技能大赛获得"二等奖"。及时把握前沿医疗动态,大大提高了医护人员的专业技术水平,造就了一支职业素养高、技术精湛的医疗骨干队伍。

大事记 3 月 18 日,肖霞正式担任龙田金秋妇产医院院长;5 月 8 日,龙田金秋妇女儿童医院(李沧院区)正式开诊;9 月 13 日,任杰正式担任龙田金秋妇产医院副院长。

精神文明建设 2016 年全年共获赠锦旗 10 余面;医院积极开展群众文体活动,倡导科学、健康、文明的生活方式,充分利用历史纪念日和民族传统节日、重大卫生活动日,积极开展丰富多彩和富有特色的文化体育娱乐宣传教育活动,丰富职工生活,培育健康向上、积极进取、协调融洽的团队精神,促进医院和谐发展;并在"三八"妇女节为女性职工准备了精美的礼物,举办了精彩的文艺演出,"5·12"护士节为医院优秀护士举行了表彰大会并颁奖。

公益活动 2016 年全年举办孕期保健、儿童喂养及李沧区义诊等院外公益活动 10 余场,为孕产妇的孕期保健和婴幼儿的生长发育、喂养指导提供了全方位的知识支持,得到了社会各界的广泛赞誉。

院　　　长:肖　霞
副 院 长:任　杰、孙　杰
院办电话:85789238(市南院区)　66088666(李沧院区)
总机电话:85789238(市南院区)　66088666(李沧院区)
传真电话:85789227(市南院区)　66088588(李沧院区)
邮　　　编:266000
地　　　址:市南区太湖路 21 号(市南院区)
　　　　　　李沧区金水路 731 号(李沧院区)
(撰稿人:孟凡路)

即墨同德医院

概况 即墨同德医院,2016 年内单位占地面积 6600 平方米,其中业务用房面积 5500 平方米。年内职工总数 85 人,其中,卫生技术人员 69 人,占职工总数 81.18%;行政工勤人员 16 人,占职工总数 18.82%。卫生技术人员中,高级职称人数 6 人,占比为 8.69%;中级职称人数 7 人,占比为 10.14%;初级职称人数 46 人,占比为 66.67%。医生与护士之比 1.2∶1。床位总数 131 张,职能科室数 6 个,临床科室 10 个,医技科室 7 个。

业务工作 2016 年,门诊 9.71 万人次,比 2015 年增加门诊 8232 人次,增长 9.26%。其中,急诊 155 人次,比 2015 年增加 18 人次,增长 13.13%。住院 6906 人次,比 2015 年增加 2720 人次,增长 64.98%。床位使用率 79.5%,比 2015 年提高 22.59%。床位周转 56.3 次,比 2015 年增加 24.35 次。出院与出院诊断符合率 98.99%;手术前后诊断符合率 98.91%;抢救危重病 17 人次,抢救成功率 100%;治愈率 98.77%;好转率 98.56%。

业务收入 2016 年业务收入 3290.4 万元,比 2015 年增长 14.85%。

固定资产 2016 年固定资产总值为 2309.81 万元,比 2015 年增长 9.86%。

医疗设备更新 2016 年新增加的大型医疗设备有:爱尔康玻切系统 1 台、DR 医用射线机 1 台、裂隙灯显微镜 3 台、电脑验光仪 1 台、眼科冷冻仪 1 台、血氧仪 1 台。

卫生改革 2016 年医院以"以人为本,做精品医院"为理念,加强医院管理,建立健全人事管理制度的积分制管理办法,按照精益管理的理念启动精益医疗管理,成立医院病人服务中心,提升医疗质量和服务水平。

医疗特色 该院是一所以眼科专业为特色的综合性医院。设立眼一科(含眼底病内科、眼底病外科)和眼二科,还设有内科、外科、妇科、儿科、耳鼻咽喉科、口腔科、中医科、检验科、影像科等科室。是即墨市社会医疗保险管理中心定点医疗机构、即墨市"光明行动"白内障治疗定点医院。2016 年新开展飞秒治疗白内障技术,青光眼阀植入治疗青光眼技术,蔡司三焦点人工晶体,玻璃体消融术,干眼眼表分析加雾化熏蒸治疗,视功能训练中心,弱视网络训练,蔡司个性化定制系统等。

科研工作 2016 年发表国内杂志论文 3 篇,另有多篇论文在国内学术会议上进行交流。

继续教育 2016 年 3 月 12 日,派口腔科医师姜伟伟到青岛市口腔医院进修口腔修复、口腔内科。2016 年 7 月 6 日派眼科医师黄华到北京大学第三人民医院进修眼底病诊治业务。派出 5 名医护人员到北京同仁医院、天津眼科医院、广州中山眼科中心等院校进修学习。

精神文明建设 2016 年即墨同德医院紧紧围绕"以病人为中心、提供优质服务"的工作重点,坚持以人为本,重视提高职工素质。10 月,"同德学苑"培训学校成立,进行"沟通与礼仪"、"医患沟通技巧"、"精益医疗管理"等方面的培训。开展"超级服务情景剧模拟"比赛,加强医务人员礼仪修养、规范服务行为,提高医护人员沟通能力。医院先后收到表扬信 12 封,锦旗 8 面等。群众对医院信任度和满意率大幅提升。

大事记

2 月 16 日,接收本科毕业生 6 名。

与即墨市慈善总会联合建立"即墨同德悬壶慈善基金",基金用于扶危济困,帮助困难群体。

与即墨市关心下一代工作委员会、即墨市慈善总会联合开展的"送光明行动",共对 79 名斜弱视青少年进行救治,救治款为 51013.80 元。

医院被确定为"青岛市儿童口腔龋齿预防项目定点医疗机构",共为 2326 名儿童做了 8901 颗牙的窝沟封闭治疗工作,获得青岛市卫计委的肯定。

荣誉称号 被即墨市民政局评为"优秀社会组织"。被青岛市人力和社会保障局评为"青岛市劳动保障守法诚信示范用人单位"。医院"点亮视界"红十字眼科义诊义治志愿服务队被评为"青岛市优秀红十字志愿服务团队"等。

党支部书记、院长:黄云贵
院办电话:88569508
总机电话:88565266
传真号码:88569508
电子信箱:tongdeyiyuan@163.com
邮政编码:266200
地　　　址:即墨市青石路 12 号

(撰稿人:邹群红)

青岛市区（市）卫生计生
工作概况

市　南　区

青岛市市南区卫生和计划生育局

2016年，市南区卫生和计划生育局严格按照"供给侧结构性改革"要求，学习贯彻全国卫生与健康大会精神，不断深化医药卫生体制改革，全面落实国家二孩政策，着力构建居民全生命周期健康服务体系，扎实推进"健康市南"建设。市南区被国家卫生计生委确定为"养老照护"项目、"新家庭计划·家庭发展能力建设"项目试点单位，被中国计生协与联合国教科文组织确定为青春健康"沟通之道"家长培训项目试点单位。通过山东省青春健康俱乐部的认证及山东省第一批创建县（市、区）计划生育药具管理示范站项目验收。

概况　全区有卫生机构424处，其中，医院29处（三级医院4处、二级医院2处、一级医院6处、专科医院17处）；疗养院17处；疾病预防控制中心1处；社区卫生管理中心1处；妇幼保健机构1处；卫生监督所1处；血站1处；门诊部35处；诊所及医务室289处（综合诊所84处，口腔诊所84处，中医诊所63处，美容诊所23处，卫生所、医务室和保健站35处）；社区卫生服务中心（站）47处；其他类别卫生机构2处。2016年末各类卫生技术人员10113人，其中，执业医师3881人，执业助理医师167人。全区拥有医疗床位6900张，其中医院床位5596张。

依法行政　严格规范行政行为，梳理审批清单11项、责任清单75项、权力清单299项，办理各类医疗机构校验175件次，辖区内执业医师（含助理职业医师）、护士注册变更547人次，查处违法生育举报4件。办理卫生许可证361个，培训公共场所单位421家从业人员3765人次。开展住宿消费市场专项整治、打击非法医疗美容等多项专项整治活动，处理医疗纠纷30余起，处理投诉举报94起。行政处罚48起罚款74000元。

医疗机构建设　启动公立医院改革，实行药品零差率，完成人员控制总量备案工作。推进医联体建设，努力探索适宜社区的分级诊疗模式，建立心电远程诊断系统，居民在社区所做心电图得到三甲医院的诊断，与青岛市市立医院远程心电会诊273例。副高级职称以上专家社区坐诊871次，诊疗3184人次。全科医生团队签约636户服务931人。

巩固基本药物制度成果，区属公立医院、政府办社区卫生服务机构配备使用基本药物并实行零差率销售，减少居民费用支出404.3万元。开展"健康促进示范区"创建活动，组织辖区医疗卫生专家40余人护士100余人，义诊1200余人次。为居民发放宣传材料17种40916份，开展公众咨询活动13场，专家讲座16场。

加强基层中医药能力建设，开展中医药适宜技术培训和养生保健指导医师培训，举办中医养生知识讲座37场，义诊咨询服务11场，主办山东省中医药继续教育项目中医外科省级学术会议1次，新申建国医馆 2 处。持续推进医养结合,不断完善医护、院护、家护、巡护四位一体医养融合发展体系,满足多样化养老服务需求。

妇幼保健工作 推进出生缺陷干预。开展免费婚(孕)检 4570 人次,发放免费叶酸制剂 11160 瓶。提供免费孕妇建册 7318 人,发放多元维生素 13665 瓶。完成妇女病普查 5246 人,免费产前筛查 4816 人。提供免费新生儿疾病筛查、保健服务 9397 人次,提供免费技术服务 9780 人次,免费"两癌"筛查 5869 人次。免费发放避孕药具 6 万余只,并做好随访和指导工作。开展新生儿疾病筛查 11920 人。强化妇幼管理,完成市南区 0～3 岁儿童管理 12710 人,入托儿童查体 7241 人,完成 75 所幼儿园 16645 名在园儿童年度免费健康查体及免费护齿工作,开展儿童听力筛查 11860 人。

卫生监督 补充完善被监督单位信息 1808 条,其中,公共场所 1405 条、生活饮用水 61 条、医疗机构 320 条。2016 年,录入日常监督 2688 家次,监督覆盖率 100%。向市、区两级报送信息 33 篇次。

开展住宿消费市场专项整治,出动执法人员 330 人次,监督车辆 110 车次,监督检查单位 510 家,下达意见书 230 份,行政处罚 6 家。开展打击非法医疗美容专项整治,对市南区的生活美容场所进行全面摸排,监督检查生活美容店 79 家,立案处罚 3 家。开展职业卫生技术服务机构专项整治,对市南区仅有的 1 家职业健康检查机构进行督导检查,该机构管理制度健全,严格按照批准的资质范围内开展工作,人员均具备有关的任职资格。开展涉水产品专项整治,调查经营水质处理器的商场 11 家,水质处理器产品 40 个涵盖 13 个品牌 22 种型号。召开市南区二次供水单位法律法规和卫生知识培训班,59 家二次供水经营单位的负责人和管理人员共 81 人参加培训,发放培训材料 81 份。开展疫苗使用管理专项检查,监督检查医疗机构单位 400 余家次,出动人员 136 人次,出动车辆 40 辆次,填报疫苗使用情况调查表 380 份。

开展重大节会活动的公共卫生保障工作,实行责任制和全方位监督管理,保障了区人大、政协,第五届全国中小学生艺术展演活动,高、中考,二十国集团民间社会(C20)会议等重大活动的公共卫生安全保障工作。

疾病控制工作 加大对传染病的控制力度,全面做好结核、艾滋病等传染病的防治宣传及管理工作,特别是在季节性传染病、手足口病等传染病高峰到来之前,做好相应的预警预测工作。

完成 2015 年度市南区居民死亡原因分析报告、2015 年度市南区居民伤害原因分析报告、2015 年度市南区居民肿瘤发病分析报告、2015 年市南区居民脑卒中和冠心病监测分析报告。2015 年市南区居民粗死亡率为 5.72‰(2015 年平均人口数为 543968),比上年(2014 年数字为 5.31‰)上升 0.41 个千分点,其中男性死亡率为 6.58‰(2013、2014 年数字分别为 6.37‰和 6.09‰),女性死亡率为 4.9‰(2013、2014 年数字分别为 4.8‰和 4.57‰)。依据监测数据计算,2015 年市南区期望寿命为 84.60 岁,男性为 82.04 岁,女性为 87.18 岁。死因顺位循环系统疾病、肿瘤和呼吸系统排在前三位。

2016 年一类疫苗常规免疫共接种 79236 剂次,二类疫苗免疫共接种 10423 剂次,累计为市南区 0～6 岁儿童建立预防接种证 4251 个。

以世界无烟日为宣传重点,采取集中宣传与日常督导相结合的方式,开展以烟草危害、控烟立法、争创无烟单位等为主要内容的控烟宣传活动,推动全区控烟工作的开展。配合市疾控中心积极宣传青岛市戒烟大赛,并于 5 月 31 日当天,走进香格里拉酒店与酒店各岗位代表共同讨论烟草危害和戒烟相关话题。

卫生应急 加强公共卫生应急体系建设,组织食源性疾病流行病学调查 98 起。落实传染病防控措施,对 8 所幼儿园 8 个班级停课。

完成手足口病患者个案流调 60 例,全部录入 epidata 数据库。2016 年度托幼机构发生手足口病疑似聚集疫情 14 起,调查处置 14 起,涉及病例 38 例,停班班级 14 个,撰写调查报告 14 起。2016 年度采集手足口病患儿咽拭子标本 30 份,送市疾控中心实验室检测,并结合实验室结果进行网络订正。

规范食物安全事故流行病学调查处理工作,按照《食品安全事故流行病学调查工作规范》,建立健全食品安全事故流调制度、流程、文书以及装备。2016 年接到食源性疾病暴发事件报告 98 起,其中肇事地为市南区的 65 起,肇事地为外区(市)的 33 起。

积极做好卫生应急物资采购计划,按照资金预算用途,逐步开展卫生应急物资采购工作,为局属单位配置价值 5 万元的应急物资。做好应急宣教工作,制定《2016 年 5·12 防灾减灾宣传计划》,在全区开展以"减少灾害风险,建设安全城市"为主题的防灾减灾宣传活动,发放《公众公共卫生安全教育读本》《灾害事故避险应急手册》和《防灾减灾,从我做起》共 2000 册。各社区卫生服务机构积极开展健康讲座和公众咨询活动,向辖区居民讲解家庭应急中应具备的常用应急器材,通过健康大礼包向居民发放《公众公共卫生安全教育读本》15000册。

基本公共卫生服务 全面落实国家基本公卫服务项目,累计管理65岁以上老年人51528人、管理高血压患者41720人、管理糖尿病患者20008人,累计检出重性精神性疾病病人1182人、在管人数685人。为辖区60～79周岁无体检单位老年人健康体检25170人,为辖区60周岁以上老年人实施免费白内障复明手术679人。

落实市办实事项目,累计为适龄儿童免费接种水痘疫苗、灭活脊灰疫苗8726针次;为60周岁以上低保无牙颌患者免费安装义齿32人,转诊2人,筛查近500人。扎实开展区办实事项目,建设云南路街道、八大关街道、湛山街道三处社区卫生服务中心的区办实事项目顺利开工。

开展"健康促进示范区"和"省级慢病示范区"创建活动,发放宣传材料17种32916份,开展公众咨询活动13场,举办专家讲座16场。

干部保健 积极做好年度干部保健工作任务,开展干部健康查体意见征求工作,进一步落实保健干部健康档案留存工作;确定的青大附院、市立医院东院、青岛疗养院、市南区人民医院及解放军第四〇一医院5家定点保健查体医院,在充分了解机关工作人员性别、年龄等实际情况基础之上,合理增设体检项目,有效扩大体检范围。组织科级以上领导干部查体1594人,一、二类保健干部查体32人;在机关工作人员中树立"崇尚健康,远离疾病"的健康理念,特邀请医院专家授课,开展普及健康知识等多种形式的健康教育宣传;提高机关人员健康素质,创立健康小屋,增设中医诊疗项目,为大家提供多样化服务。

行风建设 严格落实党风廉政开展纪检纠风工作,组织各种廉政教育8场次,并与局属单位层层签订廉政责任书,落实工作责任。开展解决群众身边"四风"和腐败问题督查工作,现场督导检查3次,处理信访件25件、办结中央巡视组转交信访事项2件,处理办结公开电话件976件。

扎实开展"两学一做"学习教育活动,坚持每周五下午集中学习制度,先后组织党员干部集体学习41次,党课专题研讨4次,撰写学习心得体会25篇。开展了党员组织关系集中排查工作,及时公开党费收缴情况。3名基层同志被评为区级劳动模范。

参加全市免疫预防工作岗位技能竞赛,获得团队现场竞赛第一、总排名第二的成绩,并组队代表全市参加省级比赛。在青岛市首届精神卫生工作岗位技能竞赛中获得团体总分第一名。在市级新生儿急救复苏技能大赛、市级危重孕产妇抢救技能大赛均取得优异成绩。

人口和计划生育工作 全面贯彻实施"全面两孩"政策,对全区200余名卫生计生工作人员进行业务培训。

落实计划生育利益导向工作,为2051名无业、失业和社会公益岗计划生育独生子女父母发放一次性养老补助金2818.33万元;为3587名育龄妇女发放住院分娩补助金179.35万元;为4418名独生子女父母发放独生子女费36.97万元;为463户失独和困难家庭发放公益金27.98万元;为85户未成年病残家庭发放补助6.95万元。发放计划生育特扶救助金1112人697.8万元。中秋节期间为计划生育特扶家庭发放公益金712户28.84万元。发放计划生育奖补特扶资金3796.22万元,惠及1.3万人。

做好计划生育特扶家庭"养老照护"项目工作,指导街道、社区落实一对一走访制度。深入推进"新家庭计划·家庭发展能力建设"项目,有序开展"中医养生宣传月"、"志愿服务美湛山"、"您需要我服务"等系列活动40余场,深受居民好评。

市南区被中国计生协与联合国教科文组织确定为青春健康"沟通之道"家长培训项目试点单位,通过山东省青春健康俱乐部的认证及山东省第一批创建县(市、区)计划生育药具管理示范站项目验收。

计生协会工作 积极开展人口关爱基金救助工作,募集资金12万元,救助困难家庭79户。深化"计生助福"行动。以"冬季送温暖,真情暖寒冬"为主题,广泛开展"真情送温暖"、"新春送福书法展"、"观灯猜谜闹元宵"等系列宣传服务活动,关爱独生子女困难家庭、流动人口和失独家庭。举办"相邻相亲.云霄吾林群英会活动",摆起百家宴,庆祝邻居节。结合"5·29"协会会员活动日,开展"卫生计生服务大集进社区"主题活动。邀请专家为辖区居民开展"慢病防治"、"母婴健康"等义诊咨询,免费发放"提高居民家庭发展能力一封信"500余份、健康教育宣传资料和宣传品300余份。联合区疾病预防控制中心开展"艾滋病防治宣传双进"活动。分别在10个街道为辖区居民和新市民举办"预防艾滋病知识讲座",在卫生学校、市试验小学开展"青春健康进校园、防艾天使有你我"等系列活动,主要讲解艾滋病的起源、传播途径、预防方法及如何正确对待艾滋病及艾滋病病人的分类讲述。

信息化建设 根据区政府投资智慧城区建设项

目要求,完成《市南区社区卫生服务机构信息化建设项目建议书》。对社区卫生服务机构远程心电系统的网络传输硬件进行升级维护。对区人民医院信息化一期工程进行维护、细化和巩固,自筹资金建设血库管理系统,更新部分监控摄像头;对信息化二期工程进行调研、参数准备、招标和实施,完善体检中心的硬件建设。

健康产业 按照国家、省、市发展健康服务文件精神,深入调研、认真组织《市南区健康产业发展规划》编制工作,不断完善《市南区健康产业发展实施意见》、《市南区健康产业发展政策细则》等配套政策并经区政府印发。加大健康产业薄弱环节、重点领域的扶持,不断满足人民群众多样化健康服务需求。创新开展健康产业统计指标体系研究,对健康产业发展目标和重点培育领域的推进情况进行合理评价,为领导决策提供依据。

党委书记、局长:朱俊萍

党委副书记、副局长:尹　君

党委委员、纪委书记:孙永明

副　局　长:李　静、王　勇(党委委员)、刘正峰(党委委员)、郑宝东(党委委员)

电　　话:88729761

邮政编码:266071

地　　址:青岛市市南区宁夏路286号

青岛市市南区人民医院

概况 青岛市市南区人民医院,2016年占地面积大约3000平方米,医院院部建筑面积14014平方米。年内职工总数484人,其中,卫生专业技术人员392人,占在职职工总数81%;行政工勤人员34人,占在职职工总数7%。卫生专业技术人员中,高级职称25人,中级职称107人,初级职称233人,分别占6%、27%、60%。医生150人,护士175人,医护之比为0.86:1。开放床位274张。医院设有职能、后勤科室18个,临床科室19个,医技科室5个,社区医疗门诊部6个。

医疗业务 2016年门诊量107025人次,比2015年增长7.2%。急诊3764人次,比2015年增长19.57%。收治住院病人3224人次,比2015年增长3.9%。床位使用率为69.3%,比2015年下降0.57%。床位周转次数11.8次,比2015年增长6.31%。入出院诊断符合率为100%,手术前后诊断符合率100%,抢救危重病人906人,比2015年增长

32.46%。抢救成功率85.6%,比2015年下降0.35%。治愈率为7.3%,比2015年增长58.7%。好转率为77.9%,比2015年下降5.35%。病死率为3.8%,比2015年下降2.56%。甲级病历符合率为99.9%,比2015年增长0.1%。

业务收入 2016年业务收入7891万元,比2015增长25%。

固定资产 2016年固定资产4868万元,比2015年增长74%。

医疗设备 2016年投入约2750万元,增加固定资产设备308台。

基础建设 CT室加固工程,康复科改造,部分公共卫生间防水改造。

医疗特色 增设血液透析科,开展新技术、新项目。医院组织开展各项义诊活动近30次,为2000多名市民进行义诊咨询。医院体检中心为辖区内60岁以上没有体检单位的老人进行免费查体,全年完成查体人数25166人次。承担白内障复明工程,完成白内障手术109例,手术成功率100%,复明率100%。

科研工作 2016年发表科研论文86篇。

继续医学教育 开展省级继续教育培训4项,市级继续教育培训14项,组织院级继续教育培训、讲座等50余次,对医院人才培养起到积极的促进作用。

大事记

1月25日,《青岛日报》第五版报道市南区人民医院义工团队"我帮老人买年货"主题陪伴活动。

3月18日,大众网报道《市南区人民医院:国医馆"保肢"行动 糖尿病患者的福音》。

3月22日,《青岛早报》第34版报道《市南区人民医院开放日活动启动》。

4月7~8日,由市南区人民医院主办的山东省继续医学教育"卒中后营养治疗及吞咽障碍康复治疗新进展"培训班,在济南军区青岛疗养院会议中心隆重召开。

4月16日,《青岛早报》第6版报道《老专家退而不休,留"老家"行医带徒》。

4月25日,大众网报道《市南区人民医院举办护士节演讲比赛弘扬南丁格尔精神》。

4月29日,在八楼会议室举办共青团员会议,为31名团员进行退团仪式。

5月12日,《青岛日报》第4版报道《爱心陪伴志愿者上门服务,千余家庭参加呼吸道健康讲座》。

5月13日,市南区人民医院举行"两学一做"活动启动仪式。

5月31日,贵州省安顺市平坝区区委常委、副区长杨明强一行10人,到市南区人民医院签订友好协作协议。

5月31日,湖北省政府参事室副巡视员彭社书一行9人,由山东省卫计局政策法规处副处长史书林带领,参观调研市南区人民医院医疗专护病房。

6月1日,市南区人民医院党委、团委组织"南医天使"志愿服务队走访脑瘫儿童。

6月16日,福建市政协委员、农工党福州市委委员唐伟波一行6人,参观调研市南区人民医院医疗专护病房。

6月24日,《青岛早报》第24版报道《市南区人民医院中医义诊下肢溃疡》。

7月11日,《青岛早报》第21版报道《名医志愿者与患者"医"路同行》。

8月9日,《半岛都市报》B30版报道《十大科室合组国医馆,就在咱身边》。

8月17日,国家卫生计生委家庭发展司司长王海东带队调研组一行50余人,来市南区人民医院开展医养结合调研。

8月19日,《青岛早报》第13版报道《顶级康复治疗家门口就能做》。

9月2~3日,由市南区人民医院主办的山东省中医药继续教育项目"中西医结合治疗周围血管疾病的优势"在青岛疗养院会议中心隆重召开。青岛市中医药管理局专职副局长赵国磊、市南区计生局副局长王勇等领导应邀出席开幕式。

9月19日,农工党江门市委主委、江门市卫计局副局长周津明一行11人,就"医养结合型养老护理机构建设"课题,参观调研市南区人民医院医疗专护病房。

10月25日,国家财政部社会保障局林桂凤一行4人,参观调研市南区人民医院医疗专护病房。

11月23日,大众网报道《环境优美,设施齐全——市南区人民医院血液透析室开诊啦》。

12月15日,《城市信报》A9版报道《十年磨一剑年轻中医专家"真功夫"》。

精神文明建设　做好文明单位复审及考核工作,广泛动员职工群众踊跃参与,积极营造良好氛围,确保文明创建工作的顺利开展。庆祝中国共产党成立95周年,组织开展"我身边的共产党员"主题征文活动,在全院范围内征集稿件,收到87篇稿件。组建成立市南区人民医院第二支志愿服务队伍——"义心医意"志愿服务队。志愿服务队在2016年开展义工活动17次,累计参加人员100余人次,累计工时500余小时。组织"两学一做"学习。班子成员集中学习、分支部学习、自学等形式相结合,并开展"党员手抄《党章》"硬笔书法比赛、《党章》知识测试等活动。组织开展"检察长送法进医院"党课警示教育活动,通过讲解大量案例,在职务腐败、非法集资、挪用公款、以权谋私等方面深入讲解,告诫基层党员要做一名合格的共产党员,将人民的利益放在第一位,用实际行动践行党章党规。

荣誉称号　荣获青岛市市级文明单位称号。

党委书记:王　勇
院　　长:宋培铎
党委副书记:尉　伟
副　院　长:仲崇毅、马国欣
院办电话:86671528
传真号码:68855886
电子邮箱:snqrmyy@126.com
邮政编码:266002
地　　址:青岛市市南区广州路29号

（撰稿人:刘　磊）

青岛市市南区卫生计生综合监督执法局

概况　市南区卫生计生综合监督执法局年内单位占地面积1375平方米。年内职工总数14人,其中,卫生技术人员8人,占职工总数的57.1%;工勤人员1人,占职工总数的7.1%。卫生技术人员中,高级职称3人,占职工总数的21.4%;中级职称5人,占职工总数的35.7%。

固定资产　全年固定资产总值202万元,比2015年略有增长。

队伍建设　按照2016年加快基层卫生计生监督执法资源整合的工作要求,将青岛市市南区卫生监督所更名为青岛市市南区卫生计生综合监督执法局,编制增至20名(增加6名),增配副局长1名,至此市南区卫生计生综合监督执法资源整合工作全面完成。重新调整执法科室职能及人员,制定完善绩效考核管理规定,与各科室签订《工作目标责任书》,队伍管理进一步规范。2016年参加市、区两级培训120余人次。

卫生监督执法情况　2016年3月底前补充完善被监督单位信息1808条,其中公共场所1405条、生活饮用水61条、医疗机构320条。2016年录入日常监督2688户次,监督覆盖率100%。办理卫生许可证

412 个,举办各类培训班 9 期,培训公共场所单位 421 家,培训从业人员 3765 人次,发放培训资料 400 本。向市、区两级报送信息 33 篇次。受理投诉举报 119 起,均在规定时间内及时落实,回复率 100%。行政处罚 49 起,罚款 76000 元。

专项整治工作 住宿消费市场专项整治采取实在调查的方式,对市南区各类住宿场所底数、经营状况、存在的问题等信息,建立工作台账。出动执法人员 330 人次,监督车辆 110 辆次,监督检查单位 510 家,下达意见书 230 份,行政处罚 6 家。

开展打击生活美容场所非法医疗美容行为专项整治活动,对市南区的生活美容场所进行全面摸排,此次专项整治活动共监督检查生活美容店 79 家,立案处罚 3 家。

开展职业卫生技术服务机构专项整治。2016 年 5 月 9 日,联合区疾病控制中心对市南区仅有的 1 家职业健康检查机构进行督导检查,该机构管理制度健全,严格按照批准的资质范围内开展工作,人员均具备有关的任职资格。

2016 年 5 月开展涉水产品、经营单位专项检查。全区经营水质处理器的商场有 11 家,检查水质处理器产品 40 个涵盖 13 个品牌 22 种型号。6 月举办市南区二次供水单位法律法规和卫生知识培训班,59 家二次供水经营单位的负责人和管理人员 81 人参加培训,发放培训材料 81 份。

统检工作 委托第三方检测公司对市南区 324 家被监管单位进行采样检测,涵盖公共场所、生活饮用水、医疗机构、学校、住宿场所、美容美发场所。针对存在问题的单位,召开医疗机构、公共场所两期通报约谈会,对检测结果不合格单位的主要负责人进行约谈。

医疗机构传染病防治分类工作 召开市南区基层医疗机构传染病防治及医院感染管理专项督导培训会,辖区 296 家医疗机构参会。开展医疗机构传染病防治工作专项检查,监督检查单位 280 家,出动监督执法人员 400 人次,车辆 140 辆次,立案处罚 1 家,责令整改 9 家。

疫苗使用管理专项检查工作 监督检查医疗机构单位 400 余家次,出动人员 136 人次,出动车辆 40 辆次,填报疫苗使用情况调查表 380 份。此次专项检查市南辖区内未发现所涉及的"问题疫苗"的购进或使用。

控烟执法工作 2016 年组织 3 次含有控烟内容的培训活动,230 名机构负责人与相关人员参加培训。此次活动共监督检查相关机构 118 家,出动执法人员 96 人次,行政处罚 2 起。

重大节会活动保障工作 开展重大节会活动的公共卫生保障工作,实行责任制和全方位监督管理,保障区人大、政协,第五届全国中小学生艺术展演活动,高、中考,二十国集团民间社会(C20)会议等重大活动的公共卫生安全保障工作。

大事记

3~10 月,市南区卫计局卫生监督所开展卫生计生服务监督年活动。

6 月 12 日,市南区编委下发《关于调整青岛市市南区卫生和计划生育局及所属卫生监督所机构编制的通知》(南编字〔2016〕19 号)文件,将监督所编制增至 20 名(增加 6 名),增配副所长 1 名。

11 月 28 日,市南区编委下发《关于优化整合青岛市市南区卫生计生综合监督执法资源的通知》(南编字〔2016〕37 号)文件,将区卫生和计划生育局卫生监督所更名为青岛市市南区卫生计生综合监督执法局,作为区卫生计生局集中行使公共卫生、医疗卫生、计划生育等综合监督执法职权的执行机构。

荣誉称号 2016 年度市级文明单位、2015 年度市南区"三八"红旗集体。

党支部书记、所长:贾 光
办公室电话:82886575
传真号码:82886575
电子信箱:snqwsjds@163.com
邮政编码:266071
地　　址:青岛市市南区徐州路 90 号

（撰稿人:秦　靖)

青岛市市南区疾病预防控制中心

概况 市南区疾病预防控制中心(市南区公共卫生突发事件应急处理中心)年内单位占地面积 2200 平方米,其中业务用房面积 2050 平方米。年内职工总数 21 人,其中,卫生技术人员 19 人,占职工总数的 90.5%;事业工勤人员 1 人,占职工总数的 4.8%。卫生技术人员中,高级职称 4 人,占职工总数的 19%;中级职称 7 人,占职工总数的 33.3%;初级职称 8 人,占职工总数的 38.1%;工人 1 人,占职工总数的 4.8%;九级科员 1 人,占职工总数的 4.8%。

业务收入 全年业务收入 531 万元,比 2015 年的 493 万元增加 7.7%。

固定资产 全年固定资产总值 82 万元,与 2015

年持平。

传染病、慢性病防治　加大对传染病的控制力度，全面做好结核、艾滋病等传染病的防治宣传及管理工作。特别是在季节性传染病、手足口病等传染病高峰到来之前，做好相应的预警预测工作，积极备战，充分准备，当好人民群众的健康卫士。根据疫情网报告，截至 2016 年 12 月 31 日，报告市南区手足口病患者 500 例，其中普通病例 500 例；患者中散居儿童 220 例，学生 59 例，托幼儿童 218 例，干部职员 2 例，教师 1 例。

完成手足口病患者个案流调 60 例，全部录入 epidata 数据库。2016 年度托幼机构发生手足口病疑似聚集疫情 14 起，调查处置 14 起，涉及病例 38 例，停班班级 14 个，撰写调查报告 14 起。2016 年度采集手足口病患儿咽拭子标本 30 份，送市疾控中心实验室检测，并结合实验室结果进行网络订正。

完成 2015 年度市南区死亡原因分析报告、2015 年度市南区伤害原因分析报告、2015 年度市南区肿瘤发病分析报告、2015 年脑卒中和冠心病监测分析报告。网络直报编码死亡卡片 3122 份；编码伤害卡片 6550 份，录入 4120 份；编码、录入完成肿瘤卡片肿瘤病例 2159 例，死亡补发病 128 例，随访死亡病例 169 例；肿瘤上报 3124 份，录入 658 份；编码脑卒中、冠心病 1082 例，录入 461 例。

参加慢病编码培训 3 次，市慢病干预与管理、社区基本公共卫生服务项目培训、全科疾控培训等专项工作会 2 次。组织辖区疫情及死亡、肿瘤、伤害、脑卒中和冠心病报卡直报责任单位负责人及主管人员工作培训及总结通报会 4 次，培训人员 200 余人。

先后 4 次对全区 45 家社区医疗服务机构进行技术督导考核。进一步提升市南区社区医疗服务机构慢病防治的工作能力。针对驻区 6 家二级以上医疗机构疾病预防控制工作进行督导考核数次，针对医疗机构慢病防治工作存在问题认真分析，及时汇总。

计划免疫　自 2016 年 3 月 18 日有关媒体报道济南公安局、食品药品监督管理局查处一起非法经营疫苗案件以来，市南区疾控中心按照省、市、区有关部门的工作部署，根据承担的职责任务，高度重视，严密自查，确保市南区免疫规划工作安全有序进行。

3 月 21 日，中心与市（区）食品药品监督管理局、市疾病预防控制中心、市卫生计生委卫生监督局等单位密切配合，对中心的疫苗管理工作进行了专项检查，从疫苗招标、采购、配送、储存以及经营企业资质等方面进行了逐项检查。

3 月 18 日，有关媒体报道后，市民反应强烈，部分市民通过电话或者亲自到市卫生计生委、市（区）疾控中心咨询。针对这一情况，组织区疾控中心专家对市民咨询的问题进行梳理，从专业角度对相关问题进行回复，消除恐慌情绪，并且对值班人员进行培训，确保市民 24 小时都可以在第一时间得到有效回复。3 月 19 日，市疾控中心通过预防接种微信公众号"琴岛微苗"对我市的疫苗管理工作进行专题宣传，从疫苗采购、配送、储存等环节进行了详细介绍，让老百姓放心，该宣传专题，通过微信得到广泛的传播。

2016 年 1～12 月一类疫苗常规免疫接种 79236 剂次。二类疫苗免疫接种 10423 剂次，累计为市南区 0～6 岁儿童建立预防接种证 4251 个。

健康教育　2016 年市南区健康教育工作以创建"健康促进示范区"和"省级慢病示范区"为抓手，结合国家基本公共卫生服务健康教育项目，减盐防控高血压项目和疾控中心工作任务，以提高市南区居民健康素养为目标，组织开展相关疾病的健康教育工作，普及健康知识，引导人们树立正确的健康观念，努力提高全区居民健康素养水平。

加强健康教育专业兼职人员能力建设。按照《国家基本公共卫生服务规范》和《青岛市基本公共卫生服务项目实施方案》，结合疾病控制工作要点的要求，进一步细化社区健康教育工作内容，组织辖区 45 家社区卫生服务机构、10 个街道办事处的健康教育专兼职人员参与培训，共 110 人次，培训率达 100％。

编发有针对性的宣传材料。2016 年制作或购买宣传材料 19 种 74380 份：宣传画 6 种 1200 张，宣传单 2 种 20000 张，宣传册 3 种 6000 册，宣传折页 2 种 8000 张，自行购买书籍和健康支持工具 6 种 39180 份。

截至 12 月 31 日，发放宣传折页 3 种 8000 张，宣传画 10 种 1400 张，宣传册 6 种 8180 册，宣传单 2 种 10000 张，其他健康支持工具 10 种 23000 份［提手器 1000 个，健康大礼包 15000 份，油（盐）勺 5000 个，结核和减盐无纺布袋 500 个等］。

围绕疾控中心工作任务，组织开展相关疾病健康教育工作。重点做好传染病、新发传染病、慢性非传染性疾病、重点领域如食品安全、口腔卫生、突发事件应对、烟草控制、职业卫生、科学就医等方面的健康教育工作，结合世界无烟日、健康教育宣传周、世界艾滋病日、高血压日、食品安全宣传周等卫生节点开展相关活动，举办 26 场讲座，受益人数 2070 人次。开展慢病宣传和减盐防控高血压活动。按照减盐防控高血压项目工作要点,参考"省级慢性非传染性疾病综合防控示范区考评标准",依托"4·7"世界卫生日、"9·1"全民健康生活方式日、"10·8"全国高血压日和"10·29"世界卒中日等相关宣传日开展减盐相关知识宣传。

应急健康教育。按照市卫生计生委《2016 年全市卫生应急工作要点》和《2016 年市南区卫生应急宣传计划》的有关要求,以使公众了解各种突发公共卫生事件的特点和危害,掌握必要的预防、识别、自救、互救等基本技能,消除对突发公共卫生事件的恐慌心理,维护正常的社会生产生活秩序为目标,积极做好非职业性一氧化碳中毒、雾霾和冬春季传染病防控知识宣传工作;发放《公众公共卫生安全教育读本》和《灾害事故避险应急手册》、《防灾减灾,从我做起》5000 册。

开展学校健康教育。以学生健康需求为出发点,重点开展结核病防治、学生营养、控烟、骨质疏松、艾滋病防治、青春期心理健康等内容的健康教育宣传;召开结核病和艾滋病防治学校座谈会。

推进控烟宣传工作。以世界无烟日为宣传重点,采取集中宣传与日常督导相结合的方式,开展以烟草危害、控烟立法、争创无烟单位等为主要内容的控烟宣传活动,推动全区控烟工作的开展。配合市疾控中心积极宣传青岛市戒烟大赛,并于 5 月 31 日走进香格里拉酒店与酒店各岗位代表共同讨论烟草危害和戒烟相关话题。

开展其他健康教育。结合市南区卫计局青岛广播电台每天 1 分钟广播,在 9 月 1~9 日和 11 月 7~11 日,发布相关健康警示 14 条。

卫生应急处理 做好卫生应急工作,做好突发公共卫生事件应急处理准备;积极做好 24 小时应急值班工作;制定中心卫生应急工作计划。2016 年 2 月 23 日,组织开展市南区寨卡病毒防控知识培训,参加人员包括局机关各科室负责人、局属各单位分管领导、区疾病预防控制中心全体传染病应急处置机动队队员、驻区二级以上医院疾病控制科负责人及应急机动队队长、驻区社区卫生服务机构业务负责人等 107 人。

规范食物安全事故流行病学调查处理工作。按照《食品安全事故流行病学调查工作规范》,建立健全中心食品安全事故流调制度、流程、文书以及装备。2016 年区疾病预防控制中心接到食源性疾病暴发事件报告 95 起,其中肇事地为市南区的 62 起,肇事地为外区(市)的 33 起。肇事地为市南区的 62 起食源

性疾病事件中,波及 817 人,发病 193 人,无人死亡。被确定为克仑特罗引起的食物中毒 2 起,副溶血弧菌引起的食物中毒 1 起,有 59 起为不明原因食源性疾病、肇事地点不明。

2016 年 5 月 19 日及 6 月 17 日,市南区疾病预防控制中心在徐州路二楼会议室分别举行食品安全事故应急处置桌面推演及防护服穿脱演练。

做好卫生应急物资采购计划,按照资金预算用途,逐步开展卫生应急物资采购工作,为局属单位配置价值 5 万元的应急物资。

做好应急宣教工作。为进一步营造社会和家庭防灾减灾的氛围,增强公众的防灾减灾意识,普及推广防灾减灾知识和避灾自救互助技能,市南区疾病预防控制中心制定《2016 年 5·12 防灾减灾宣传计划》,在全区开展以"减少灾害风险,建设安全城市"为主题的防灾减灾宣传活动。活动期间,向全区各社区卫生服务机构发放市南区疾控中心编印的《公众公共卫生安全教育读本》、市南区地震局编印的《灾害事故避险应急手册》和《防灾减灾,从我做起》2000 册;各社区卫生服务机构积极开展健康讲座和公众咨询活动,发放知识手册,向辖区居民讲解家庭应急中应具备的常用应急器材,并一一展示。2016 年的防灾减灾宣传,贯穿"预防为主,防抗救相结合"的方针,贴近实际,贴近生活。通过健康大礼包向居民发放《公众公共卫生安全教育读本》15000 册。

大事记

11 月 9 日,经市南区疾病预防控制中心党支部研究决定,推荐刘春雷、陈杰为市南区优秀人才。

11 月 21 日,经市南区疾病预防控制中心党支部党员大会推选、中心党支部研究决定,推荐陈杰、赵锦娜为市南区第十三次党代会代表候选人。

12 月 25 日,根据《关于调整青岛市市南区疾病预防控制中心(青岛市市南区公共卫生突发事件应急处理中心)机构编制的批复》(南编字〔2016〕41 号)文件精神,重新核定区疾病预防控制中心(区公共卫生突发事件应急处理中心)事业编制 72 名(增加 49 名),所需编制区内调剂解决。

党支部书记、主任:刘鹏志

办公室电话:82626459

传真号码:82626459

电子信箱:qdsncdc@126.com

邮政编码:266071

地   址:青岛市市南区徐州路 90 号

(撰稿人:陈 杰)

青岛市市南区妇幼保健
计划生育服务中心

概况　青岛市市南区妇幼保健计划生育服务中心位于市南区延安三路 105 号。业务用房面积 1400 平方米,内设职能科室 4 个。职工总数 23 人,其中,卫生技术人员 13 人,占职工总数的 57%;行政后勤人员 10 人,占职工总数的 43%。卫生技术人员中,高级职称 4 人(其中正高 1 名),中级职称 5 人,初级职称 4 人,分别占卫生技术人员总数的 31%、38%、31%。

业务工作　2016 年门诊诊疗 54174 人次。

妇女保健科建立孕妇围产保健手册 7318 人,免费产前筛查 4816 人,为 504 名新市民、无业孕妇免费建立生殖保健手册;妇女病查治(妇科 B 超、宫颈涂片、妇科检查),并建立生殖健康档案共 2751 人;开展免费婚(孕)检查 4570 人,免费发放叶酸制剂 11160 瓶,免费发放多维元素 13665 瓶;为驻区各接产医院乙肝病毒携带的产妇,免费发放乙肝免疫球蛋白 462 支。

儿童保健科为辖区内 0～3 岁儿童建立系统管理保健档案,门诊查体 12710 人次;入托儿童体检 7241 人,查体率达 100%;为全区托幼机构保教人员进行每年一次的健康查体共 1750 人,查体率 100%;为集体儿童免费查体、护齿 16645 人;办理新生儿《出生医学证明》10552 份。

固定资产　全年固定资产总值 998 万元,比 2015 年增长 30%。

医疗设备更新　年内新增添的大型医疗设备:全自动生化分析仪、高端彩色多普勒超声诊断仪。

医疗特色　推进国家免费孕前优生健康检查项目市南区居民全覆盖,继续实施增补叶酸预防神经管缺陷项目;为市南区户籍地孕妇和纳入市南区计划生育管理的新市民孕妇免费发放多维元素。

为进一步规范全区各级各类幼儿园儿童卫生保健工作,根据青岛市基本公共卫生服务项目要求,对驻区各级各类托幼园(所)入园儿童,进行免费年度健康查体护齿。

大事记

1 月 1 日,继续开展为市南区孕妇产前筛查、新生儿疾病筛查和听力筛查免费报销工作。

1 月 1 日,继续开展为市南区户籍地孕妇和纳入市南区计划生育管理的新市民孕妇免费发放多维元素。

荣誉称号　2016 年度市南区"三八"红旗集体。

党支部书记:杜　卫
副 主 任:杨　涛(主持工作)
电　　话:68896108
传　　真:68896107
邮政编码:266071
电子信箱:shinanfuyou@sina.com
地　　址:青岛市市南区延安三路 105 号
　　　　　　　　　　　(撰稿人:庞　璐)

青岛市市南区社区卫生服务管理中心

概况　青岛市市南区社区卫生服务管理中心位于徐州路 90 号,管理 15 个政府办社区卫生服务机构,包括 7 个社区卫生服务中心、8 个社区卫生服务站。分别为:八大峡街道观音峡路社区卫生服务中心,位于观音峡路 1 号;中山路街道河南路社区卫生服务中心,位于河南路 19 号;江苏路街道黄县路社区卫生服务中心,位于黄县路 37 号;香港中路街道闽江路社区卫生服务中心,位于闽江路 116 号甲-3;八大湖街道巢湖路社区卫生服务中心,位于巢湖路 2 号甲;金门路街道仙游路社区卫生服务中心,位于仙游路 7 号;珠海路街道海口路社区卫生服务中心,位于海口路 5 号东门;八大峡街道台西一路社区卫生服务站,位于台西一路 4 号乙;江苏路街道华山路社区卫生服务站,位于龙江路 37 号丁;八大湖街道镇江路社区卫生服务站,位于镇江路 58 号;八大湖街道吴兴路社区卫生服务站,位于吴兴路 6 号;八大湖街道天台路社区卫生服务站,位于新昌路 24 号甲;金门路街道福林小区社区卫生服务站,位于大尧二路 10 号;湛山街道新湛三路社区卫生服务站,位于新湛三路 2 号;湛山街道镇江南路社区卫生服务站,位于镇江南路 3 号甲。2016 年,在编职工总数 221 人,其中,卫生专业技术人员 185 人,占职工总数的 83.7%;行政工勤人员 36 人,占职工总数的 16.3%。卫生技术人员中,高级职称 9 人、中级职称 60 人、初级职称及以下 116 人,分别占卫生专业技术人员总数的 4.9%、32.4%、62.7%。

业务工作　2016 年规范管理健康档案 105326 份,健康管理 65 岁以上老年人 19325 人,查体 17427 人,高血压慢性病管理 12526 人,糖尿病慢性病管理 5713 人,重性精神病人管理 362 人。举办健康教育讲座 503 场次。

业务收入　2016 年业务收入为 2113.29 万元,比 2015 年增加 4.25 万元,增长 0.2%。

固定资产　2016 年固定资产总值为 1588.89 万元,比 2015 年增长 15.82%。

社区卫生服务　深化开展"名医进社区活动"及对口支援工作。扎实推进"名医进社区"活动。根据社区居民医疗需求,社管中心牵头各社区卫生服务中心与青岛市市立医院、青岛市精神卫生中心、青岛市第九人民医院签订《"名医进社区"定点帮扶协议书》,2016 年安排 21 位高级职称人员在社区坐诊,每隔周一在《青岛早报》将专家坐诊安排进行 1 次公示,涉及的专业有心血管、呼吸、神经内、内分泌、中医、骨关节、妇科、老年病、心理咨询等 10 余个专业。2016 年专家坐诊 930 次,诊疗量为 3325 人次。

做好基本医疗服务工作。社区卫生服务机构为辖区居民提供一般常见病、多发病诊疗、护理,诊断明确的慢性病诊疗服务,作为医保社区医疗定点机构开展门诊统筹签约、双向转诊、门诊大病等业务工作,2016 年门诊量为 159145 人次。

完善全科医生团队试点工作。根据市、区卫生行政部门关于全科医师执业方式和服务模式改革试点的部署和要求,在 2013 年先行试点的基础上,稳步推进全科医生团队服务工作。成立全科医生服务团队。团队主要由社区全科医生、社区护士、公共卫生医生等组成,免费为签约对象提供基本医疗、基本公共卫生服务。由市市立医院支援专家担任团队的名誉队长,参与社区门诊坐诊、社区居民健康管理,以及双向转诊等服务,并对基层医疗卫生机构的业务工作及人员培训等进行指导,负责为社区全科医生和医院专科医生间建立起远程会诊和双向转诊的服务通道。与居民建立契约式服务关系,提供服务。全科医师服务团队为签约家庭内成员(重点是 65 岁以上的老年人、高血压病、糖尿病、脑卒中等慢病患者及残疾人),提供包括基本医疗、基本公共卫生以及生活行为的干预指导、健康服务与路径的指引等相关服务,并根据成员各自不同的情况提供相应的服务,如老年人居住环境健康评估和协助有相关医疗需求的患者申请建立居家医疗护理。对急危重症的患者通过绿色通道转诊至上级医院治疗,待病情平稳进入恢复期后再转诊回基层医疗机构,为签约对象提供综合服务、主动服务、连续服务以及健康管理。重点针对慢性病患者,由全科医生团队制定慢性病自我管理方案并指导和开展多种形式的健康教育,满足重点人群医疗卫生需求,倡导健康康复,控制病变,做好居民健康的"守门人"。

2016 年,市南区政府办社区卫生服务中心全科医生团队共签约 636 户,签约人数 931 人,团队以辖区老年人和慢性非传染性疾病患者为重点人群,对有需求的居民开展居住环境健康评估。

国家基本药物工作　根据《关于进一步完善基层医疗卫生机构药品配备使用政策的通知》(鲁卫药政发〔2014〕5 号)要求,结合基本药物集中采购配送工作实际,积极和配送企业协调,尽量满足各社区机构的用药需求,圆满完成补充药品网上集中采购工作。落实基本药物的集中采购。社区基本药物全部通过省药品集中采购平台统一采购、统一配送,配备基本药物 324 个品种、477 个品规,2016 年 1～12 月采购基本药物 1962.20 万元,销售基本药物 1986.02 万元。做好对基本药物的监管。严格执行药品的验收、入库、养护工作;加强抗菌药物临床应用管理,明确抗菌药物临床应用管理责任制,全面开展抗菌药物临床应用基本情况调查。

基本公共卫生服务　根据青岛市卫计委和区卫生计生局对社区基本功卫生项目工作的有关要求,部署年度基本公共卫生项目工作,开展基本公共卫生项目工作的业务培训,配合区卫计局开展绩效考核,迎接市卫计委对社区卫生服务机构进行督导。2016 年有 14 所社区卫生服务机构管理合格的居民健康档案 105326 份;其中老年人健康档案 19325 份、高血压患者档案 12526 份、糖尿病患者档案 5713 份、精神病患者档案 362 份。老年人规范查体 17427 人;0～6 岁儿童保健管理 3645 人;辖区内孕 12 周之前建册健康管理 1928 人。社区举办健康教育讲座 503 场次。

完善医联体工作　市南区政府办的 7 家社区卫生服务中心与青岛市市立医院签订协议,组建成立区域医疗联合体,按照组织内实行业务协作、人才培养、资源共享、共同发展。进一步落实分级诊疗政策,开展分级诊疗、双向转诊,推动急慢分治,形成上下联动、分级诊疗、双向转诊医疗合作模式,充分利用三级医院优质资源,提高基层医疗机构检验结果的准确性及费效比,筹备开展检验外包;政府办社区卫生服务机构通过市卫计局信息专网与市立医院心电图室连接,实施远程心电诊断,及时传输诊断结果,提高基层医疗机构的服务水平。进一步加强和提高基层医疗机构的技术水平和业务能力,方便人民群众看病就医,引导患者社区首诊、分级诊疗和双向转诊。

人事管理　加大人才引进力度,推进社区卫生人才队伍建设水平。2016 年通过公开招聘引进 15 名专业技术人员,充实了社区卫生服务人才队伍,缓解各社区卫生服务机构人员紧缺情况。实施专业技术人员岗位竞聘。根据区卫生和计划生育局的统一部署,在单位自然减员、人员调动出现岗位空缺的情况下,于2016年6月和12月开展专业技术岗位竞聘工作,并根据竞聘结果,分别对50位专业技术人员进行了聘任。

大事记

1月5日,《青岛早报》第13版报道了国家基本公共卫生服务项目内容以及市南社区卫生"名医进社区"。

1月6日,市南区江苏路街道黄县路社区卫生服务中心迎接青岛市卫计委"为进一步改善医疗服务行动"的考核,市南区卫计局医政科万鹏主任陪同。

1月11日,《青岛早报》第10版报道了国家基本公共卫生服务项目内容以及市南社区卫生"名医进社区"。

1月20日,《青岛早报》T61版报道"市南区公共卫生服务人人有份"。

2月1日,《青岛早报》第9版报道0～6岁儿童免费健康管理以及"名医进社区"专家坐诊安排表。

2月23日,淄博市临淄区卫生局一行由临淄区人民医院工会主席周文亮带队,到市南区江苏路街道黄县路社区卫生服务中心参观考察。

2月29日,《青岛早报》第12版报道孕产妇健康管理以及"名医进社区"专家坐诊安排表。

3月21日,《青岛早报》第10版报道高血压患者健康管理以及"名医进社区"专家坐诊安排表。

3月28日,《青岛早报》第10版报道糖尿病患者健康管理服务以及"名医进社区"专家坐诊安排表。

5月11日,龙岗区卫计局党委书记王米娜带深圳市龙岗区卫计局考察团,到市南区江苏路街道黄县路社区卫生服务中心参观考察。

7月11日,《青岛早报》第6版报道名医志愿者与患者"医"路同行。

7月17日,《青岛早报》第5版报道市属医院专家进社区坐诊。

7月18日,《青岛早报》第9版报道市南社区卫生关注老年健康。

8月1日,《青岛早报》第12版报道市南社区卫生"名医进社区"专家坐诊安排表。

8月15日,《青岛早报》第8版报道市南社区卫生"名医进社区"专家坐诊安排表。

8月29日,《青岛早报》第11版报道0～6岁儿童健康管理和预防接种服务以及市南社区卫生"名医进社区"专家坐诊安排表。

9月8日,青岛广播电视报记者到社区卫生服务中心采访报道《新医改,老年人的健康红利》。

9月12日,《青岛早报》第11版报道市南社区卫生基本公共卫生服务项目之慢病患者健康管理服务。

9月13日,青岛广播电视报报道《新医改,老年人的健康红利》。

10月10日,《青岛早报》第11版报道市南社区卫生2016基本公共卫生服务项目之严重精神障碍患者健康管理。

10月28日,半岛网发表题为"市南14社区卫生机构连接市立医院心电远程诊断"的报道。

10月31日,《青岛早报》第11版报道市南区公共卫生服务人人有份。

11月2日,《半岛都市报》A13版报道"他都成我的家庭医生了"。

11月11日,《大众日报》8版刊登题为"社区里做检查 大医院出报告"的文章。

11月20日,青岛新闻综合频道播出题为"市南区:让优质医疗资源下沉 做居民健康守门人"的采访报道。进一步宣传"市南区通过建设医联体、签约'家庭医生'等方式,推动优质医疗资源下沉到社区,为居民就医提供便利,提高辖区群众健康水平"。

11月21日,《青岛早报》第10版报道市南社区卫生健康知识宣传。

12月5日,《青岛早报》第9版报道"市南区社区卫生健康知识宣传中医体质辨识你知道多少"。

12月7日,《半岛都市报》A14版报道"送诊上门关爱无声"。

荣誉称号　江苏路街道黄县路社区卫生服务中心被评为市南区"巾帼文明岗"、中山路街道河南路社区卫生服务中心被评为市南区"'三八'红旗集体"、市南区社区卫生服务管理中心获青岛市首届社区护理急救技能大赛优秀组织奖。

党支部书记:尹　君

社管中心负责人:尹　君

电　话:85824700

传真号码:85824700

邮政编码:266071

地　址:青岛市市南区徐州路90号

(撰稿人:滕　腾)

市 北 区

青岛市市北区卫生和计划生育局

概况 市北区卫生和计划生育局有局属单位22个:青岛市市北区妇幼保健计划生育服务中心、青岛市市北区人民医院、青岛市市北区计划生育协会办公室、青岛市市北区社区卫生服务管理办公室、青岛市市北区卫生和计划生育局综合监督执法局、青岛市市北区疾病预防控制中心、青岛市市北区干部保健工作办公室、青岛市市北区卫生计生信息中心、青岛市市北区延安路街道社区卫生服务中心、青岛市市北区镇江路街道社区卫生服务中心、青岛市市北区辽源路街道社区卫生服务中心、青岛市市北区敦化路街道社区卫生服务中心、青岛市市北区小港街道社区卫生服务中心、青岛市市北区同安路街道社区卫生服务中心、青岛市市北区合肥路街道社区卫生服务中心、青岛市市北区浮山新区街道富源二路社区卫生服务站、青岛市市北区延安路街道丹东路社区卫生服务站、青岛市市北区水清沟街道社区卫生服务中心、青岛市市北区四方街道开化路社区卫生服务站、青岛市市北区台东街道台东八路社区卫生服务站、青岛市市北区辽宁路街道乐陵路社区卫生服务站、青岛市市北区辽宁路街道无棣二路社区卫生服务站。市北区区域共有医疗卫生机构709家,其中三级医院7家,三级医院分院2家,二级医院26家,一级医院32家,护理院2家,急救中心1家,妇幼保健所2家,疾病预防控制中心2家,卫生监督机构2家,社区卫生服务中心19家,社区卫生服务站51家,门诊部79家,诊所432家,卫生所、医务室23家,中小学卫生保健所29家。全区卫生机构有床位11777张,卫生技术人员19761人。

医政管理 积极推进市办实事,牵头完成青岛市60周岁以上低保无牙颌患者免费安装义齿。制发《关于印发〈市北区为60周岁以上低保无牙颌患者免费安装义齿项目实施方案〉的通知》,组织召开由区民政局、财政局、各街道办事处分管领导、卫生计生办主任参加的动员及培训会,规范操作流程。先后召开定点医疗机构负责人、街道卫计办主任参加的调度会,部署筛查登记预约和镶牙工作,全年完成免费镶牙

43人。加强医联体建设,发挥驻区三级医院作用,辖区20家医疗机构分别与山东大学齐鲁医院(青岛)等6家驻区三级医院建立医疗联合体,落实双向转诊、专家坐诊、技术帮扶等制度,三级医院专家到基层坐诊625人次,双向转诊4992人;2家公立社区卫生服务中心与中心医院实行远程心电会诊,实施辖区医联体内和同级医疗机构检查、检验结果互相认可模式,逐步建成分级诊疗、全覆盖、片区化医疗服务格局。加大行业监管力度,严厉打击非法行医。先后组织医政、监督、疾控联合检查组,以医院感染管理、传染病防控、卫生学监测等五大类92项内容检查为重点,对全区医疗机构进行拉网式检查,整改131项,确保全区医药安全。中医工作稳步推进,先后开展"科普大讲堂"活动10次,357人次参加,组织参加《名医论坛》讲座508人次。组织全区各中医医疗机构开展2016年"健康中国行"主题宣传、首届"三伏养生节"及"第十二个养生保健宣传月"活动。规范行政审批,受理换发医疗机构执业许可证、注销医疗机构、科目等变更、医疗机构校验483件,办理医师首次(变更)注册、医师多点执业、护士首次注册(变更、延续)共计1645人次,办理医疗事故鉴定8起,老年乡村医生认定及生活补助办理发放87人625360元。建立医疗纠纷处理和统计信息通报机制,落实首问负责制,各类投诉信访投诉限时解决,处理、办结医患纠纷766件,其中现场调解35件。约谈医患纠纷较多的医疗机构6家。建立国家卫生计生统计信息网络通报机制,通报未按时上报医疗机构65所次。联合区总工会、区妇联成功举办市北区急危重症孕产妇救治技能竞赛初赛活动,有6家助产医院18名选手参赛,最终选拔推荐市妇儿中心代表队代表市北区参加全市竞赛活动,并取得优异成绩。

卫生监督 2016年是卫生监督提升年。先后开展辖区各小区现制现供饮用水的综合整治、学校直饮水专项监督检查、医疗机构依法执业专项监督检查、传染病防治分类监督综合评价、社会办医疗机构行医资质公示亮化、放射卫生监督专项检查等工作。对全区进行饮用水的摸底调查工作,二次供水监督监测13家,抽检合格10家;辖区19个街道共798台现制

现供饮用水设备，抽检 100 台，合格 99 台；辖区 89 所中小学 387 台直饮水机，抽检 38 所学校的 76 台，合格 52 台。对辖区内 2 家餐饮具集中消毒服务单位抽检 2 次，抽检餐具饮具产品 58 件，合格 56 件。完成辖区内所有学校卫生监督档案的建立及信息录入工作。

打击非法行医工作是贯穿全年的重点工作，2016 年度涉及非法行医行政处罚立案 3 起，其中重点大案要案 1 起，为查处非法医学美容案件，罚款 7 万元。依法建立医疗机构执业档案和监督管理档案工作，建立档案 634 家，建档率 100%。统一制作并发放社会办医疗机构行医资质公示亮化标牌，全年累计发放 389 家。对全区 50 家有《放射诊疗许可证》的单位进行监督检查，监督覆盖率 100%。对全区 600 余家医疗机构的医疗废物处置进行专项检查。全年接到投诉举报 225 起，回复率 100%，群众满意率 100%，对违法事实确凿的，依法予以行政处罚。全年实施行政处罚 40 起、罚款 104500 元。全年窗口办理卫生许可证复核 129 件，延续 121 件，变更 32 件，注销 19 件。

妇幼卫生　2016 年是国家全面放开二胎政策后的第一年，妇幼卫生各项工作量翻倍增长，全年完成婚前医学检查 2174 对，孕前医学检查 6412 人；全面构建"产前有检查、高危有监护"的孕期保健体系，开展孕产妇系统管理服务 27091 人次，对 8829 名孕产妇进行产前筛查，全区产前筛查率为 95.7%，对 1628 名高危孕妇实行随访、缩短产检周期和"双向转诊"的重点监护，高危孕产妇管理率 100%；全面开展 0～6 岁儿童系统保健管理、入托查体等保健服务 22917 人次；全年妇女病普查 5806 人，实现了疾病的早诊断、早治疗，有效提高妇科疾病的治愈率。结合生育新政策的实施，大力推进多项惠民工程，努力拓展服务项目，创新服务模式，提升妇幼服务能力，为辖区居民免费进行儿童先天性心脏病筛查、适龄妇女 HPV 筛查、孕妇补充多维元素、"三筛"免费报销，全年服务人群 35961 人次，共计减免费用 447.2 万元；拓展视力筛查、泳疗抚触、骨密度检测、母乳分析、中耳筛查、人体成分分析等新型综合服务 10087 人次；启动儿童早期发展中心，开展儿童早期发展训练课堂两期，针对不同年龄段儿童，通过言行、思维、情感交流和训练，使家长了解儿童身心发展规律，与孩子建立健康和谐的亲子关系；拓展药具发放新渠道，2016 年市北区首批计划生育药具自助发放机，在山东大学齐鲁医院（青岛院区）和海慈医疗集团安装并正式启用。加强辖区药具管理。积极开展健康教育宣传服务活动，利用微信平台、"四送七进"、妇幼健康公益大讲堂、公益广场宣传义诊、医院开放日、报纸有奖知识问答等方式针对不同人群开展形式多样的妇幼健康知识、计划生育免费政策、便民服务及惠民政策等宣教活动，提高全民防治意识，让群众既得知识又得实惠。

疾病控制　2016 年，区疾病预防控制中心扩充人员编制，编制由 60 名增至 90 名。科学发展观考核项目中，市北区免疫规划疫苗全程、及时接种率达到 91.58%，完成考核指标要求（≥90%）；中小学生视力不良率、肥胖率和龋齿率较 2015 年各项指标均下降 0.1 个百分点。市办实事"增加适龄儿童免费接种疫苗的种类和剂次"项目完成接种 2.2 万人次。区办实事"完善卫生应急服务体系"项目（除土建部分因办公场所变更暂停外）顺利完成。实验室软硬件设施得到进一步补充加强，具备 68 个项目 689 个参数检验能力。

开展中东呼吸综合征疫情、诺如病毒疫情等应急演练，6 支卫生应急处置队 24 小时值班待命，全年未发生突发公共卫生事件，规范处置疑似食源性疾病事件 46 起。法定传染病发病率（不含结核和艾滋病病例）比前五年平均发病率下降 3.39%，在全市建立首家手足口病防控示范基地。落实国家艾滋病"四免一关怀"政策，完成 22 个艾滋病监测点建设，报告病例 122 例，纳入管理 427 人。推行"三个二"学校结核病防控模式，学校疫情较上年降低 63.6%，"百千万志愿者结核病防治知识传播行动"成效显著。全面落实扩大国家免疫规划工作和信息化建设工作，积极应对"问题疫苗事件"，落实脊灰疫苗免疫调整策略，完成新生接种查验 2.8 万人次，补种 6482 人次，完成大中院校麻疹补充免疫 4285 人次。

完成国家、省、市级慢性病监测任务，稳步推进"骨质疏松健康促进行动"试点工作和省级慢病示范区创建工作。开展城市生活饮用水和中小学校直饮水卫生状况监测调查，完成托幼机构消毒质量监测和社区卫生服务机构院感抽查监测，圆满完成中国居民食物消费状况调查项目。完成成人慢性病及营养调查、减盐百日行动、省部联合减盐终期评估现场调查等 7 个项目，顺利通过省政府对青岛市 2011～2016 年减盐防控高血压工作终期考核。深入开展健康教育"五进"活动，完成"送烟＝送危害"公益宣传和认知情况调查，被省卫计委确定为"山东省健康促进试点区"。学校因病缺课症状监测系统覆盖学校达到 109 所，上报率保持全市第一，完成中小学查体工作。全年累计发放健康证 36931 人份。圆满完成辖区碘盐和居民碘营养调查工作，开展首届"健康杯"技能竞赛，编写完成《青岛市市北区消除疟疾工作历史资料汇编》，顺利通过市级消除疟疾考核评估，累计检测"三热"病人 1671 例。

履行区防控重大动物疫病指挥部办公室职责，明确部门职责分工，对 34 个成员单位分管领导和工作联络员进行调整，开展犬类免疫进社区便民活动。

社区卫生服务　全区有 76 家社区卫生服务机构，其中公立社区卫生服务机构 11 家，覆盖全区 19 个街道，形成"15 分钟服务圈"。严格按照《社区卫生服务质量评价指标体系》要求，深入开展标准化建设，建成机构设置合理、设施设备完善、服务功能健全、人员素质较高、运行机制科学、监督管理规范、补偿机制稳定、政策措施配套的新型城市社区卫生服务体系。

全区完成 56.1583 万人的健康档案更新完善，6.5722 万名 65 岁老年人的健康体检工作，46176 人高血压患者规范管理，19209 人糖尿病患者规范管理，1683 人重型精神障碍患者规范管理和 1873 人健康体检，40831 名 0～6 岁儿童健康管理和 11678 名儿童体质辨识及 35328 名儿童口腔含氟，2951 名孕产妇管理建册，3849 人产前管理，2181 人产后访视，4.2694 万名育龄妇女健康管理，2894 名残疾人健康管理，年内服务 71.1487 万人次，健康教育 912 场，发放健康教育宣传材料近百万份。

根据国家、省、市、区家庭医生签约服务工作部署，在公立社区卫生服务中心全面推行"部门协同、三级联动、团队合作、协议服务、分级诊疗、有序就医"的家庭医生签约服务工作模式，扩建以全科医生为主体的家庭医生服务团队，细化以居民需求为导向签订服务协议提供签约服务包，为群众提供全方位的健康服务。本年度，全科医师团队共签约 3507 户 8679 人，提供上门服务 1892 人次。

大力实施医疗联合体战略，以综合医院为龙头，以社区生服务机构为基层网点，稳步推进区域医联体建设。积极与山大齐鲁医院、青岛大学附属医院、青岛市海慈医疗集团、青岛市中心医疗集团 4 家综合医院开展医联体帮扶工作，社区卫生服务中心与中心医院接通网络服务端口，运行心电网络远程会诊新型医疗模式，开展专家定期坐诊，免费进修学习、业务知识讲座、推行适宜技术等。与青大附院签订远程会诊协议，打通基层网点与远程平台的就诊数据双向通信，在社区卫生服务中心就诊，可实现高效高清的远程诊断，提升沟通效率，缩减患者费用成本、时间成本，居民足不出户即可享受到大医院的综合医疗服务。

医疗卫生服务　2016 年，区人民医院坚持"以病人为中心，以质量为核心"的服务理念，改善服务态度、规范医疗行为，提高医疗质量、确保医疗安全，重点解决人民群众反映强烈的热点和难点问题，进一步改善医疗服务行动，医院连续多年获得青岛市文明单位等荣誉称号。

经市卫生计生委批准，区人民医院加挂"青岛市市北区老年病医院"，以现有业务和病房为基础，延伸医疗服务领域，加强老年慢病学科、康复医学科建设。以老年病为重点专科和主要的发展方向，带动全院其他学科发展，形成院内有专科、科内有特色的发展方向，并加大专业人才引进和专业设备的投入。全面提高人才质量，合理调整人才结构，在卫生、人事部门的支持下，2016 年医院新招聘 11 名专业技术人员，做好人才储备和人才梯队建设。

区人民医院加强与医学院校和上级医院的联系与技术协作，以及对医院优秀业务人员培训、进修。2016 年，全院参加学历教育 80 多人次，外出培训、学习、参加会议 130 多次，参加人员 150 多人次，年内选派优秀医务人员到山大齐鲁医院和青大附院进修心内科、神经内科、内分泌科、彩色 B 超、口腔种植 6 人次。并加强院内外学术交流，2016 年举办院内业务知识专题讲座 10 多次。

2016 年，区人民医院不断加大管理力度，抓实抓细，通过全院职工的共同努力，完成门诊量 266463 人次，比 2015 年同期增长 1.4％；收治住院病人 5664 人，比 2015 年同期增长 4.3％；出院病人 5646 人，比 2015 年同期增长 5.5％；入出院诊断符合率达到 100％，病床使用率达到 95.5％，甲级病历率达到 98％，法定传染病报告率达到 100％。

计划生育目标管理责任制落实　2016 年，区委、区政府与 19 个街道办事处签订《计划生育目标管理责任书》，与机关工委、企工委、财政局、教育局、人社局、城管局、法制办、发改局、文新局、民政局、人民法院、市场建设服务一中心、市场建设服务二中心、公安市北分局、食品药品监督管理局、市场监督管理局、卫生计生局 17 个单位（部门）签订《计划生育目标责任书》，与区纪委、区委办、组织部、宣传部、综治办、区委党校、政府办、经信局、科技局、司法局、开发建设局、商务局、服务业发展局、统计局、城管执法局、审计局、工会、团委、妇联、残联、红十字会、工商联、科协、房管一处、房管二处、特色街管委办、科技街管委办、中央商务区管委办 28 个单位（部门）签订《齐抓共管责任书》，建立实时监控、每月通报、季度调研、半年初评、年底考核制度，形成一级抓一级、层层抓落实的良好工作局面。强化责任追究，认真落实"一票否决"制度，对文明单位、文明社区、工人先锋号、优秀共产党员、党务工作者等728个单位、2213名个人的计划生育情况进行审核，否决先进集体34个、先进个人17名。

信息化建设 2016年全区投入300余万元优化社区服务中心网络构架，搭建市北区远程会诊、远程心电平台，建设以市三级甲等医院为核心的基层远程会诊系统，实现远程专科诊断、视频会议、远程数字资源共享等功能，促进医疗资源共享和医疗服务均等化，加强基层医疗机构的服务能力，缓解群众看病难的问题。

计划生育服务管理 2016年国家全面放开二孩政策，市北区认真做好政策衔接，大力实施强基提质工程，深入开展常态全程服务，全面落实奖励扶助政策，各项工作稳步提升。2016年，全区新出生9243人，办理生育服务登记10942人，生育服务登记率达85%，出生人口性别比为103。加快机构改革步伐，整合成立街道卫计办，增加公共卫生工作职能。全区专职计生工作人员的薪酬调整参照社区专职工作人员薪酬有关标准执行，保持计生队伍稳定。流动人口均等化服务不断深入。2016年1月18日，由山东省卫生计生委主办的"关爱新市民，健康伴你行"流动人口关怀关爱活动启动仪式在市北区海琴广场举行，国家卫生计生委流管司、山东省卫生计生委、青岛市卫生计生委有关领导出席参加启动仪式，现场帮扶慰问流动人口家庭。流动人口的社会融合成为国家关注的重点，鼓励基层创建流动人口社会融合、健康促进、均等化服务等示范点，以点带面提升基层服务水平。2016年，市北区打造的青岛港、南山商会流动人口社会融合示范点，代表青岛市被列入全国2015～2016年流动人口社会融合典型实践44个案例之一。

计划生育依法行政 2016年1月，《中华人民共和国人口与计划生育法》与《山东省人口与计划生育条例》按新生育政策进行了全面修改，提倡一对夫妻生育两个子女，二孩生育审批变更为二孩免费生育登记制度，对符合《山东省人口与计划生育条例》特殊情形可以生育第三个子女的进行审批。同时办证时限由30个工作日缩短为10个工作日，受理审批由女方户籍地变为男、女一方户籍地受理、信息管理地审批。4月份新版《生育证》印刷到位，全年审批三孩《生育证》107例，同时全部录入网上审批系统和生育登记服务及生育证办理系统，下达撤销决定1例、不予批

准决定书1例。在做好审批的同时，推进生育服务证制度改革，缩短办结时间、优化办理程序，确保再生育审批提质提速。对前期已经办结的再生育材料，及时进行案卷整理归类，基本实现月办月结月归档。在年底青岛市法制办组织开展的2016年度行政执法案卷评查工作中取得了优异成绩，参评的1例再生育许可案卷被评为"青岛市十佳行政许可案卷"。

2016年全面放开二孩政策后，当年违法生育现象明显减少，卫计局一方面对新发现的违法生育行为立案调查，按照法律程序下达征收社会抚养费决定，另一方面对2015年下达征收决定在规定时间内拒不缴纳社会抚养费的案件，继续申请人民法院强制执行。2016年处理违法生育20例，征收社会抚养费4698701.41元，移交人民法院102例，纳入征信系统107例。违法生育当事人提起行政诉讼9例，经审查，人民法院均维持区卫生计生局作出的征收决定。

计划生育宣传教育 2016年，宣教工作以深化医改为主题，重点围绕"医联体"分级诊疗、"远程心电会诊"、全科医生团队上门服务等内容，组织媒体进行报道；大力宣传"全面两孩"政策及计划生育服务管理改革、妇幼保健、幸福家庭建设和流动人口服务等工作，倡导科学、健康、依法、负责的婚育观念。截至目前在各类新闻媒体刊发稿件848篇，发布官方微信851条、政务微博332条。开展大众网"局长访谈"、"媒体走基层"、"五进五看"等活动宣传报道，及时展示区卫生计生为民服务的措施和医改成效，大大提高群众满意度。

计划生育技术服务 市北区出台《关于印发〈加强出生人口性别比综合治理落实包保责任制工作意见〉的通知》，逐级包保到人。区卫生计生局主动与齐鲁医院等7家辖区助产医院接洽，落实B超使用管理相关要求和引产验证制度。全年审批政策内大月份引产172例，政策外引产31例，与64家B超使用单位法定代表人签订了责任书，与119名B超从业人员都签订禁止"两非"承诺书，规范医务人员行为。全面实施国家免费孕前优生健康检查项目，为计划怀孕的夫妇提供健康教育、补服叶酸、优生检查、风险评估等免费服务，2016年为6100人提供免费孕前优生健康检查。

计划生育利益导向政策 做好独生子女父母奖励费发放工作。2016年1月22日，《山东省人口与计划生育条例》对独生子女父母奖励费进行调整，由原来的14周岁止调整到18周岁止。针对政策的调整，区卫计局及时组织培训街道工作人员，协调工程师对

软件进行修改,以确保独生子女父母奖励费顺利发放。2016 年为 12620 名符合条件人员发放奖励费 103 万余元。

关注计生特殊群体,做好未成年独生子女病残家庭救助和公益金救助工作。2016 年为符合未成年独生子女病残家庭救助 203 人发放金额 20.3 万元,为符合公益金救助人员 23 人发放金额 4.2 万元。

做好无业失业和社会公益性岗位人员的一次性养老补助发放工作。2016 年共为 5849 人落实发放独生子女父母退休一次性养老补助 7665 万余元。

为符合政策生育的家庭发放住院分娩补助 9659 人计 482.95 万元。为特扶家庭等 2774 人落实利导政策金额 1468.653 万元。投入 17.0856 万元,为 791 个特扶家庭赠阅 2017 年度《半岛都市报》。投入 48.63 万元,在春节、中秋期间走访慰问失独家庭。

计划生育协会 2016 年组织开展"计生助福——情暖计生困难家庭"帮扶救助、"学雷锋、讲新政、献爱心"宣传服务、协会"5·29"成立纪念日宣传服务活动,开展实施"全面两孩"政策宣传、计生志愿服务和人口关爱基金募捐救助等系列活动。审批救助计生困难家庭 150 户,发放救助金 18 万元;申请提报市级公益金救助 4 户,发放救助金 1.2 万元。认真做好人口关爱基金募捐工作,2016 年募集资金 17.7 万元,为计划生育困难家庭帮扶救助提供资金保障。

大事记

1 月 7 日,组织收看全国计划生育工作电视电话会议。区人口与计划生育工作领导小组副组长郑德雁、马继世、郝健凤、高波等同志出席会议。区人口与计划生育工作领导小组各成员单位、有关部门主要负责人及各街道办事处分管负责人、计生办主任参加会议。

1 月 7 日,山东省卫生计生服务监督年活动考核组一行 5 人,在省卫生监督所副所长齐力汇带领下,到区卫生计生局卫生监督所进行全省对青岛市卫生计生服务监督年活动开展情况的抽查考核。区卫生计生局副局长李建国会同青岛市卫生计生委综合监督处处长于飞和青岛市卫生计生监督执法局局长孟宪州进行陪同检查。

1 月 18 日,市人口与计划生育工作领导小组副组长、市政协副主席王修林带队对市北区 2015 年度《人口和计划生育目标管理责任书》执行情况进行反馈,区委书记刘建军、区委副书记马继世、区人大常委会副主任郝建凤、区政协副主席马丽娜参加会议。区卫生计生局、组织部、宣传部、法院、人力资源和社会保障局、财政局、公安局、民政局的主要负责同志参加会议。

1 月 18 日,由山东省卫生计生委主办的"关爱新市民,健康伴你行"流动人口关怀关爱活动启动仪式在青岛市市北区海琴广场举行。国家卫生计生委流管司副司长闫宏、山东省卫生计生委副巡视员邱枫林、市北区副区长高波等领导出席启动仪式,现场帮扶慰问流动人口家庭。

1 月 21 日,国家卫生计生委马晓伟副主任一行 10 余人,调研青岛福山康复医院医养结合工作。市政府副秘书长李海涛、市卫生计生委主任杨锡祥、区政府副区长高波等领导全程陪同调研。

1 月 27 日,区卫生和计划生育局组织开展《中国共产党廉洁自律准则》和《中国共产党纪律处分条例》知识竞赛。

2 月 26 日,2016 年全市卫生计生暨中医药工作会议在市政府会议中心一楼多功能厅召开。会议由市卫生计生委主任杨锡祥作工作报告,市政府副市长栾新作重要讲话。市北区副区长高波、市北区卫生和计划生育局局长万泽娟参加会议。

3 月 17 日,国家心血管病中心主任王增武、副主任张林峰等到市北区开展中国重要心血管病患病率调查及关键技术研究项目督导工作。督导组一行听取市北区卫计局工作开展情况介绍,随后对市北区敦化路街道社区卫生服务中心进行督导。

3 月 29 日,市北区卫生计生系统基层党建、党风廉政建设及安全生产工作会议在区卫生和计划生育局三楼会议室(抚顺路 25 号乙)召开,副区长高波出席会议。

4 月 5 日,召开由区卫生计生局承办的市办实事之适龄儿童免费接种疫苗的种类和剂次有关工作调度会。副区长高波出席会议,区卫生计生局的主要领导,区财政局、审计局、法制办的分管领导参加会议。

4 月 7 日,召开市北区防控重大动物疫病工作会议,36 个成员单位参会。区政府副区长、区指挥部总指挥高波,从动物疫病防控形势、防控工作体系和重点防控措施三个方面进行部署,并与区市场监管、食药监、城管执法和街道办事处等成员单位签订《责任状》。

5 月 9 日,市政府副市长栾新现场调度山东大学齐鲁医院(青岛)二期项目建设工作。市政府副秘书长李海涛,市北区委、区政府主要负责同志和分管负责同志,崂山区政府、城投集团分管负责同志,复星医药集团有关负责同志以及项目所在地有关街道、社区负责同志参加现场会。

5月25日，区委副书记、区政府区长郑德雁，区政府副区长高波在市北区政府接待室会见星一进出口集团董事长、北京华兴控股集团执行董事汪宝竹一行，洽谈关于医疗合作意向。

6月27日，在区公共卫生综合三楼会议室，举办全区卫生计生系统"文化进机关、进基层"书画笔会活动，青岛市王奎鑫、徐孟海等10余名著名书画作家参加此项活动，所作的书画均提供给局属单位以便于营造系统文化氛围。

6月28日，根据区人大年度工作安排，水清沟街道人大工作委员会组织人大代表16人，对市北区发挥医疗资源丰富优势、打造"15分钟医疗卫生服务圈"工作情况进行视察，现场视察了市北安丰堂门诊部和市北区辽源路街道社区卫生服务中心，并听取了区卫生计生局《市北区全力打造15分钟医疗卫生服务圈 不断提高群众满意度》汇报，区卫生计生局副局长王顺增等陪同视察。

6月29日，市卫计委规划处杨九龙处长等一行4人，到区人民医院现场督查重点推行国家基本药物零差率工作情况，区卫生计生局党委委员、调研员王红春等陪同检查。

6月30日，在市北区公共卫生综合楼三楼会议室，组织召开市北区卫生计生系统庆祝中国共产党成立95周年文艺会演，局领导《团结就是力量》等23个节目参加了会演，局属各单位党员等200余人参加了活动。

全市企业（中央、省驻青高校、企业和市直）计划生育工作培训班在市北区政府会议室召开，全市中央、省驻青高校、企业和市直企业共130余家单位计生负责人员参加培训，会上解读了"全面实施两孩政策"等政策，市卫计委副主任杜维平，政法处、家庭发展处和流管处等领导参加。

7月1日，区人民医院和区妇幼保健计划生育服务中心药品（中药饮片除外）实行药品零差率销售，取消药品加成。

7月7日，在区公共卫生综合楼三楼会议室，由区卫计局、区总工会、区妇联联合举办市北区急危重症孕产妇救治技能竞赛，辖区6家助产医院18名选手参赛。

7月14日，在区政府1608会议室，召开全区干部保健委员会工作会议，会议由区委办主任杨旭东主持，区卫生计生局专题汇报2016年干部健康体检工作方案，会议原则同意体检方案，区委组织部等14个成员单位负责人参加会议。

7月18日，在区政府一楼第一会议室，组织参加全省计划生育工作电视会议，会议主要内容为深入贯彻党的十八届五中全会和中央领导同志关于计划生育工作的重要指示精神，全区计划生育工作领导小组成员单位主要负责人60余人参加会议，副组长高波、董锡全、郝建凤参加会议。

7月19日，区委副书记、区长郑德雁一行5人，赴现场调研百洋健康科技园家庭医生工作，区政府办、卫计局、民政局、园区办、水清沟街道主要负责同志参加调研，并指示成立家庭医生工作领导小组，推进试点等各项工作。

7月22日，组织局领导、机关各科室及局属各单位负责人40余人赴现场调研百洋健康科技园家庭医生，观看了药品流通等现场，并听取了百洋关于家庭医生科研等相关情况汇报。

7月26日，区人大常委会韩在亮副主任、预算工作室张建明主任等一行4人，到区卫计局听取了2016年预算执行情况汇报，党委书记、局长程方厚，党委委员、调研员徐渭坤等参加汇报。

8月1日，召开全区卫计系统行政工作例会和局党委会议，部署和研究关于廉政建设、家庭医生、互联网医院建设等16项议题和工作，局领导、局属各单位领导及局机关各科室责任人23人参加会议。

根据市、区委组织部安排，青岛思达心脏医院副院长马骏到区卫计局挂职副局长。

8月3日，组织召开系统1～7月预算执行会议，听取各单位汇报预算执行情况，局主要领导及相关单位主要负责人参加。

8月4日，在山东路107号五楼会议室，召开全区卫生防病暨防治艾滋病工作会议，签订《责任状》，并总结部署全区卫生防病暨防治艾滋病工作，市北区卫生防病暨防治艾滋病工作委员会主任、区政府副区长高波及各成员部门负责人30余人参加了会议。

8月5日，根据区编委会《关于区卫生和计划生育局设立行政审批科的批复》（青北编发〔2016〕6号）文件精神，设立行政审批科，撤销执法宣教科。

8月10日，组织全区卫生计生系统工作人员献血60人。

8月15日，召开全区卫生计生系统行政工作例会暨中共青岛市市北区卫计局党委扩大会，部署和研究关于网格化管理、医疗服务规划、创城工作、廉政建设等14项议题和工作，局领导、局属各单位领导及局机关各科室责任人22人参加会议。

8月24日，组织召开启动建设市北区卫生计生综合服务大楼建设第一次协调会，局主要领导、分管领导及各有关单位负责人10人参加了会议。

8月25日，市人口与计划生育工作领导小组办公室对市北区开展计划生育目标管理责任制半年工作情况进行现场考核，市卫计委副主任杜维平带队一行6人，现场检查了兴隆路街道平安路社区、敦化路街道山东路社区。

9月1日，在市北区人民医院三楼会议室，党委书记、局长程方厚讲"两学一做"学习教育专题党课，全区卫计系统160余名党员参加了听课。

9月3~4日，开展了服务百姓健康义诊行动，选择台东步行街、海云庵广场、儿童公园、海琴广场，组织市立医院等14家医疗机构52名专家，为群众义诊服务2100余人，发放体温计、宣传手提袋等小物品1100余份，印制发放宣传资料5200余份。

9月5日，民盟中央"天行健公益行"走进青岛社区捐赠仪式在市北区延安路街道松江路社区举行，北京天行健医疗科技公司向市北区延安路街道社区卫生服务中心捐赠了便携式彩超和脑卒中三维治疗仪，价值78万元，青岛市委统战部副部长贺天润、市北区政府副区长童煜等参加捐赠仪式。

9月6日，开展提升卫生计生群众满意度"五进五看"活动（走进社区、看基层卫生"守门人"的崭新服务，走进医院、看医药卫生体制改革进展，走进卫生专业机构、看服务群众的底蕴内涵，走进养老院、看医养结合工作，走进广场、看综合宣传义诊服务活动）。

9月8日，辖区19个街道办事处开展走访慰问活动，为失独家庭791户发放生活用品23.7万余元，19个流动人口困难家庭救助2.8万元。

9月20日，开展全区基层卫生岗位练兵和技能竞赛，分全科医疗组、护理两组，组织进行了笔试和技能操作大赛，社区卫生服务机构医生、护士54人参加了比赛。

9月21日，召开全区卫生计生系统廉政建设集体约谈会，会议内容为关于进一步加强廉政建设和作风纪律建设，局属各单位、局机关各科室负责人参加。

10月10日，世界精神卫生日当天，市北区疾病预防控制中心和部分社区卫生服务机构以"心理健康、社会和谐"为主题，在悦荟商厦广场，组织开展大型主题宣传活动，现场发放宣传资料5000本，发放生活小用品2000余份，义诊500余人。

10月12日，区政府《市北政务》（专报 2016-025）刊用了区卫计局《我区全科医生服务团队切实提升基层医疗服务水平》。

10月19日，根据市卫计委《关于青岛市北区人民医院加挂"青岛市市北区老年病医院"牌子的批复》（青卫医政函字〔2016〕120号）文件精神，市北区人民医院加挂"青岛市市北区老年病医院"牌子。

10月27日，在市北区公共卫生综合楼三楼会议室，召开了全区卫计系统工作务虚会，局领导、局机关各科室负责人及局属单位负责人30余人参加了会议，区政府副区长高波参加了会议，局机关组、局属各单位组9位代表进行了重点发言，程方厚局长从坚持和完善计划生育管理目标责任制等6个方面提出了具体要求，区政府副区长高波围绕全区群众"大健康"对卫生计生工作提出了具体指示。

邀请山大齐鲁医院副主任医师李娟娟，在区人民医院会议室为全区卫计系统健康教育授课，并对年度体检等内容进行了现场咨询服务，系统60余人参加听课。

11月2日，组织到即墨市卫计局和青岛福山康复医院调研，分别重点调研卫生信息化建设、医养结合工作，现场调研了即墨市人民医院、大信镇大金江村中心卫生室、福山康复医院有关科室等工作运行情况，局主要领导、局相关科室和局属相关单位负责人11人参加调研。

11月8日，敦化街道社区卫生服务中心的情景剧《心病》，参加全市医务工会组织"阜外杯"青岛市卫生计生系统情景剧比赛，荣获优秀奖。

11月9日，区卫计局报送《市北区反映推进全科医生服务工作存在瓶颈》被市政府办公厅《专题调查》（16030）刊用。

11月10日，在山东省慢性非传染性疾病监测工作总结会上，市北区疾控预防防控心被评为2014~2015年"山东省慢性非传染性疾病预防控制工作先进集体"。

11月15日，区卫计局报送《我区构筑"3＋9"卫生计生服务新格局提高群众满意度》被区政府《市北政务》（专报 2016-029）刊用。

11月17日，省疾病预防控制中心主任毕振强带队一行4人到市北区对青岛市减盐防控高血压工作进行终期考核评估，在市北区公共卫生服务综合楼三楼会议室，听取了市北区减盐防控高血压工作情况汇报，分三组现场检查了北山二路小学、中心医院、麦德龙超市等减盐项目开展情况，市卫计委张华副主任、区政府高波副区长、区卫计局主要领导等陪同检查。

11月18日，市卫计委疾病预防控制处副处长吕素玲带队一行 3 人对市北区的重型精神病患者管理情况进行了专项督导。

11 月 21 日,市卫计委农社处张万波处长带队一行 12 人对市北区基本公共卫生服务项目开展情况进行专项督导,现场检查了台东街道社区卫生服务中心。

11 月 30 日,市卫计委基层指导处副处长纪红红一行 6 人对市北区 2016 年度计划生育目标管理责任完成情况进行年终考核,抽取检查了合肥路街道桦川路社区和镇江路街道东仲社区基层基础工作档案和计生服务到位等情况。

12 月 6 日,区委督查组组长、区信访局副局长王海青带队一行 4 人,到区卫计局对信访积案化解"双月攻坚"行动进行专项督查,重点了解 4 项重点信访事项进展情况。

12 月 13 日,市卫计委组织省级专家张永红主任为组长的一行 16 人,来市北区开展青岛市第三方基本公共卫生服务项目绩效考核,现场抽考敦化路社区卫生服务中心等 4 个社区卫生服务机构。

12 月 20 日,"两节"前,局党委组织以局机关科室全体人员、局属单位领导成员分组,组织集体廉政谈话。

12 月 26 日,国家卫计委青岛食物消费量调查督导组一行 11 人,由黑龙江省卫生计生委食品处处长张久明为组长带队到市北区调查食物消费量工作,在区疾病预防控制中心听取了汇报,查看了相关资料,并到哨点医院市立医院(西部院区)实地查看食源性疾病监测情况,市卫计委副主任魏仁敏等陪同检查。

12 月 28 日,局党委组织 2016 年度党组织书记抓基层党建述职评议会,局属 5 个单位党组织书记进行述职,述职后进行了点评和评议。

党委书记、局长:程方厚

党委委员、调研员:徐渭坤、王红春

党委委员、副局长:王顺增、周 虹、陆 磊、赵 艳

党委委员、第五纪检组副组长:谭海鹏

副 局 长:李建国、马 骏(挂职)

副调研员:刘华胜

电 话:83745776

传 真:83718602

电子邮箱:qdsbqwjj@163.com

地 址:青岛市市北区抚顺路 25 号乙

青岛市市北区人民医院

概况 青岛市市北区人民医院是一所集医疗、教学、科研、康复、社区卫生服务于一体的综合性二级甲等医院、国家级爱婴医院、城镇职工医疗保险及生育保险定点医院、全国百姓放心医院。医院位于市北区抚顺路 25 号,占地面积 1.561 万平方米,建筑面积 1.602 万平方米,现有职工 243 人,其中,卫生技术人员 202 人,占职工总数的 83%;行政后勤人员 20 人,占职工总数的 8%。卫生技术人员中,高级职称 19 人,中级职称 75 人,初级职称 149 人,分别占卫生专业技术人员的 8%、31%、61%。医院编制床位 240 张,实际开放床位 300 张,设职能科室 13 个,临床科室 15 个,医技科室 7 个,医院下设门诊部 3 个。

业务工作 2016 年门诊量 266463 人次,比 2015 年同期增长 1.4%;收治住院病人 5664 人,比 2015 年同期增长 4.3%;入出院诊断符合率达到 100%,病床使用率达到 95.5%,甲级病历率达到 98%,无菌手术切口感染率为 0,法定传染病报告率达到 100%。

业务收入 业务收入 8447 万元,比 2015 年同期增长 1.2%。

固定资产 固定资产价值 3570.91 万元,同比增长 4.6%。

医疗设备更新 年内新增韩国怡友数字化 X 光口腔全景机、奥地利 WH 种植机等先进仪器设备。

医疗特色 口腔科在全市同级医院中率先开展口腔种植技术,施行 40 多例种植手术,均取得良好效果。

科研工作 在国内杂志发表论文 30 多篇。

继续教育 医院加强与医学院校和上级医院的联系与技术协作,以及对医院优秀业务人员培训、进修。医院参加学历教育 80 人次,外出培训、学习、参加会议 130 多次,参加人员 150 多人次,举办院内业务知识专题讲座 10 多次,外派 6 人到济南齐鲁医院和青大附院进修学习心内科、神经内科、内分泌科、彩色 B 超、口腔种植等专业。

精神文明建设 医院始终围绕以病人为中心和以质量为核心这条主线,坚持救死扶伤服务理念,改善服务态度,规范医疗行为,提高医疗质量,确保医疗安全。以打造科室服务品牌为契机,重点以"规范检查、规范治疗、规范用药、规范收费、群众满意"为主要内容,组织开展"进一步改善医疗服务行动"等活动,建立廉政宣传教育、医德档案、监督举报等制度,健全医护人员医德医风电子档案,定期进行考评,促进卫生行风建设。对来医院就诊的患者,采取现场问卷调查、医院开放日、电话回访等方式,征求意见和建议,门诊、住院病人满意度均达 99.2%,电话回访率

100％,收到良好的效果。2016 年度医院收到感谢表扬信 37 封、锦旗 17 面,拾金不昧 10 多人次,拒收红包、礼品和拒吃请蔚然成风。

大事记

10 月 19 日,被市卫生计生委批准加挂"青岛市市北区老年病医院"牌子。

荣誉称号　青岛市文明单位。

党总支书记、院长:于　波

党总支副书记:吴海涛、赵　红

副院长:赵　红、宋　洁

电　　话:83720868

传　　真:83720868

网　　址:www. sfhospital. com

邮政编码:266033

地　　址:青岛市市北区抚顺路 25 号

（撰稿人:王　蕊）

青岛市市北区卫生和计划生育局综合监督执法局

概况　市北区卫生和计划生育局综合监督执法局为全额拨款的事业单位,单位占地面积 2285 平方米,其中,业务用房面积 1585 平方米。单位核定编制 33 人,领导职数一正职三副职。内设综合科、法规稽查科、监督一科、监督二科、监督三科。现有在编人员 30 人。

业务工作　2016 年是卫生监督提升年。市北区卫生计生局综合监督执法局先后开展辖区各小区现制现供饮用水的综合整治,辖区各医疗机构、社区诊所"非法疫苗"排查,餐饮具集中消毒服务单位专项整治,医疗机构依法执业专项监督检查,传染病防治分类监督综合评价,社会办医疗机构行医资质公示亮化,放射卫生监督专项检查,宣传《青岛市生活饮用水卫生监督管理办法》以及《青岛市控制吸烟条例》等工作。

对全区进行饮用水的摸底调查工作,二次供水监督监测 13 家,抽检合格 10 家,合格率 76.92％;辖区 19 个街道 798 台现制现供饮用水设备,抽检 100 台,合格 99 台,合格率 99％;辖区 89 所中小学 387 台直饮水机,抽检 38 所学校的 76 台,合格 52 台,合格率 68.42％。联合多部门对餐饮具集中消毒服务单位进行抽检,对辖区内 2 家餐具、饮具集中消毒服务单位抽检 2 次,抽检餐具饮具产品 58 件,合格 56 件,合格率 96.55％。完成辖区内所有学校卫生监督档案的

建立及信息录入工作,填补全区学校卫生监督及信息录入的空白。与市监督局专家一起深入工地对市、区两级重点项目"大商集团麦凯乐新都心店"、"凯德广场新都心店"两大商业综合体先期介入和现场指导,为"麦凯乐"及入驻业户发放"卫生许可证"。窗口办理卫生许可证:"新发"104 件,"复核"129 件,"延续"121 件,"变更"32 件,"注销"19 件。各种卫生行政许可证件底数清楚,发放严格,审批规范,管理有序。

打击非法行医工作是贯穿全年的重点工作,对涉嫌非法行医行为的查处始终保持高压态势。2016 年涉及非法行医行政处罚立案 3 起,其中重点大案要案 1 起,查处非法医学美容案件,罚款 7 万元。制订《市北区医疗机构依法执业专项监督检查工作方案》,对医疗机构负责人进行培训并考核,医疗机构建立依法执业档案和监督管理档案工作,建立档案 634 家,建档率 100％。开展社会办医疗机构行医资质公示亮化活动,统一制作并发放公示亮化标牌。截至 2016 年年底公示亮化标牌发放 389 家,基本发放完毕。对全区 50 家有《放射诊疗许可证》的单位进行监督检查,下达卫生监督意见书 9 份,收回整改报告 9 份,监督覆盖率 100％。针对医疗机构医疗废物专项整治,出动卫生执法人员 370 余人次,执法车辆 140 辆次,检查医疗机构 600 余家,下达监督意见书 120 余份。

2016 年,接到投诉举报 225 起,回复率 100％,群众满意率 100％,对违法事实确凿的,依法予以行政处罚。2016 年共实施行政处罚 51 起、罚款 104500 元。

业务收入　全年财政补助收入 1067.53 万元,比 2015 年增长 6.35％。

固定资产　全年固定资产总值 205.7 万元,比 2015 年增加 22.5 万元。

科研工作　针对开展的饮用水卫生监管工作,完成《市北区现制现售直饮水情况调查分析》调研报告一篇,并参加全市卫生计生综合监督执法机构优秀成果和调研报告的评选,最终获得优秀调研报告三等奖的荣誉。

继续教育　2016 年 3～4 月,单位中层以上领导干部分两批到吉林大学继续教育学院进行"全市卫生计生监督干部业务能力提升培训班"的培训。

大事记

1 月 7 日,山东省卫生计生服务监督年活动考核组到市北区进行全市卫生计生服务监督年活动开展情况的抽查考核。

4 月 29 日,经区编办批准,单位名称由"市北区

卫生和计划生育局卫生监督所"变更为"市北区卫生和计划生育局综合监督执法局",人员编制增加到33人。

7月,区卫生计生局综合监督执法局开始使用执法记录仪全过程记录。

8月15日,通过全市事业单位统一招考招录4名工作人员,研究生和本科学历者各2人,为执法队伍注入新力量。

8月26日,单位进行科室职能体制改革,科室由原来的7个相应整合为5个,并通过竞选演讲和民主评议选出科室负责人。

荣誉称号　获得"2015年度青岛市市级文明单位"荣誉称号。获得"市北区法制办案卷评查优秀案卷"荣誉称号。

所　　　长:李建国

党支部书记、副所长:张克胜

副 所 长:胡　凯

副 所 长:桂文盛

值班电话:83763319

举报电话:83779885

电子信箱:sbwsjds@163.com

邮政编码:266033

地　　　址:市北区抚顺路25号乙

青岛市市北区疾病预防控制中心

概况　市北区疾病预防控制中心位于德平路3号丁,建筑面积为4000平方米,内设综合办公室、质量管理办公室、传染病防制科、免疫规划科、慢病防制科、卫生监测科、检验科等科室,主要承担全区疾病预防与控制、突发公共卫生事件应急处置、疫情报告及健康相关因素信息管理、健康教育与健康促进等七大类公共卫生职能,同时还承担全区卫生应急和动物疫病防控工作职能。年内职工总数49人,其中,卫生专业技术人员45人,行政工勤人员4人。卫生专业技术人员中,副高级职称6人、中级职称17人、初级职称22人,分别占卫生专业技术人员的13%、38%和49%。

固定资产　2016年全年固定资产1093.1万元,比2015年增加286.2万元。

卫生应急　巩固和夯实省级卫生应急示范区创建成果,结合区办实事项目,完善卫生应急组织领导、物资储备、应急预案和演练培训四大体系,6支卫生应急处置队,全年24小时值班待命,全年没有发生突发公共卫生事件,规范处置疑似食源性疾病事件46

起。区办实事"完善卫生应急服务体系"项目(除土建部分因办公场所变更暂停)顺利完成。学习借鉴先进地区工作经验和理念,规划设计区卫生应急信息化决策辅助系统,向街道社区、学校托幼和企事业单位发放《卫生应急一册通》10万册,招标采购软硬件设备和实验室仪器设备,卫生应急信息化决策系统进入试运行。

传染病防治　法定传染病发病率(不含结核和艾滋病病例)比前5年平均发病率下降3.39%,率先建立首家手足口病防控示范基地,全年出具预测预警分析报告62期,处置各类聚集性发病疫情170起,流调处置各类传染病1858例,圆满完成各类传染病监测采样任务。

艾滋病防控　严格落实国家艾滋病"四免一关怀"政策,完成自愿咨询检测760人次,新发现122人,纳入管理427人,监管人员血样检测927份,累计筛查19万余人次,开展娱乐场所调查干预842人,艾滋病防治宣传活动形式更加丰富。

结核病防治　"三个二"学校结核病防控模式不断完善,学校疫情较上年降低63.6%,未发生聚集性疫情,"百千万志愿者结核病防治知识传播行动"结出累累硕果,迎接山东省卫生计生委和省结防中心专项督查,对市北区"一个体系,两个重点,三个层面"的结核病防控工作给予充分肯定。

卫生监测　开展城市生活饮用水和中小学校直饮水卫生状况监测调查,完成托幼机构消毒质量监测和社区卫生服务机构院感抽查监测,审核食源性疾病病例信息860例,食品安全风险监测工作走在全市前列,圆满完成中国居民食物消费状况调查项目。

免疫规划　市办实事"增加适龄儿童免费接种疫苗的种类和剂次"项目涉及辖区适龄儿童1.8万名,完成经费申请、疫苗采购、宣传发动及组织实施,完成接种2.2万人次。免疫规划疫苗全程、及时接种率达到91.58%,完成科学发展考核指标要求。全面落实扩大国家免疫规划工作和信息化建设工作,积极应对"问题疫苗事件",落实脊灰疫苗免疫调整策略,顺利通过省科学发展观考核,调查处置疫苗针对性传染病629例,完成新生接种查验2.8万人次,补种6482人次,完成大中院校麻疹补充免疫4285人次,有效提高群众对接种服务满意度。

慢病监测　通过加大督导考核力度,不断提升慢病监测工作水平,圆满完成国家、省、市级监测任务,审核录入各类监测卡2.5万余张,完成2015年死因监测和产品伤害漏报调查工作,稳步推进"骨质疏松健康促进行动"试点工作和省级慢病示范区创建工作。

公共卫生服务项目指导　通过集中培训与现场督导相结合方式,不断提高基本公共卫生服务指导水平,完成成人慢性病及营养调查、减盐百日行动、省部联合减盐终期评估现场调查等项目 7 个,顺利通过省政府对青岛市 2011～2016 年减盐防控高血压工作终期考核。

地方病防制　圆满完成辖区碘盐和居民碘营养调查工作,编写完成《青岛市市北区消除疟疾工作历史资料汇编》,顺利通过市级消除疟疾考核评估,累计检测"三热"病人 1671 例,开展疟疾病例主动筛查工作,疟疾病例流调率、实验室确诊率、疫点处置率均为 100％。

健康教育　深入开展健康教育"五进"活动,完成"送烟＝送危害"公益宣传和认知情况调查,控烟宣传进车厢、进校园等活动,取得较好的宣传效果。组织开展"悦健康"健步行活动,被省卫生计生委确定为"山东省健康促进试点区",辖区居民健康知识知晓率不断提高。

学校卫生　学校因病缺课症状监测系统覆盖学校达到 109 所,上报率始终保持全市第一,全年处置红色预警 1142 起,撰写监测周报 36 期,抓好卫生教师业务培训,圆满完成中小学查体工作,全年累计发放健康证 36931 人份。达到"覆盖率为 100％"和"投诉率为零"的学生健康查体工作目标,实现 2016 年度中小学生视力不良率、肥胖率和龋齿率较 2015 年各项指标均下降 0.1 个百分点的科学发展考核要求。

质量管理和检验　率先完成管理体系改版工作,做好艾滋病检测点、疟疾镜检和食源性疾病采样技术培训,实验室软硬件设施得到进一步补充加强,具备 68 个项目 689 个参数检验能力,完成各类检验样品 3297 份,出具检测报告 302 份,彰显实验室"一锤定音"能力。

动物疫病防控　认真履行区防控重大动物疫病指挥部办公室职责,组织召开了全区动物疫病工作会议,与成员单位签订责任状,组织开展犬类免疫进社区便民活动,配合编制了《市北区农贸市场建设与管理规范》。

科研工作　发表国家级论文 4 篇。

精神文明　围绕"科学防病,保障健康"服务品牌,扎实开展"两学一做"学习教育活动,工青妇发挥积极作用,大力开展单位文化建设,树立"大疾控"理念,形成广大职工认同的核心价值观,增强职工社会责任、工作责任和家庭责任。

荣誉称号　单位先后获得"山东省免疫规划业务工作先进集体"、"山东省寄生虫病防治工作先进集体"、"山东省食品安全风险监测工作先进集体"和"山东省慢性非传染性疾病防制工作先进集体"等荣誉称号。

党支部书记:薛守勇
主　　任:惠建文
副 主 任:辛乐忠、杨　敏、邹建红
联系电话:82812990
传真号码:82812985
邮政编码:266012
地　　址:青岛市市北区疾病预防控制中心
（撰稿人:王春辉）

青岛市市北区妇幼保健计划生育服务中心

概况　2016 年市北区妇幼保健计划生育服务中心编制数 68 人,在职职工 60 人,其中,卫生专业技术人员 43 人,占职工总数 72％。卫生专业技术人员中高级职称 9 人,中级职称 18 人,初级职称 16 人,分别占卫生专业技术人员的 21％、42％和 37％。

业务工作　中心推出婚前—孕前—孕期—产后咨询指导、健康教育、生殖遗传、优生监护、免费发放叶酸等便民服务项目,全年完成婚前医学检查 2174 对,孕前医学检查 5764 人次,婚检率达 72％,孕检率达 96％。全面构建"产前有检查、高危有监护"的孕期保健体系,开展孕产妇系统管理、产前筛查、高危监测等服务 24091 人次,对 6945 名孕产妇进行产前筛查,全区产前筛查率为 95.7％,对 1628 名高危孕妇实行随访、缩短产检周期和"双向转诊"的重点监护,高危孕产妇管理率 100％。在进一步规范儿童保健服务的基础上,不断创新服务项目,为保健对象提供规范、系统、全面的高水平保健服务。全面开展 0～6 岁儿童系统保健管理、入托查体等保健服务 20406 人次,拓展儿童早期发展、母乳分析、中耳筛查、人体成分分析等新型综合服务 5457 人次。加强辖区托幼机构管理,加大监督培训力度,严格证照审批,落实环境、卫生、膳食等达标准入制度,设立托幼机构卫生保健示范基地,成立业务专家小组,充分利用业务能力强的专业人才,带动全区保健人员共同进步。建立妇女病普查普治网络服务,组建业务能力强、技术过硬的普查普治医疗队伍,为育龄妇女建立健康档案,提供个性化、系统化的全面服务。积极开展乳腺钼靶、乳腺红外理疗、臭氧治疗、HPV 筛查、液基细胞学检测等特色诊治服务,全年妇女病普查5806人,实现疾病的早诊断、早治疗,有效提高妇科疾病的治愈率。随着国家全面放开二胎政策,中心各门诊工作量翻倍剧增,1～10月签发《出生医学证明》17298份,居全市之首。加强妇幼信息上报管理工作,采取日常质控和年终质控相结合,例会培训和督导检查相结合,定期召开辖区接产医院信息人员工作例会培训指导,提高辖区信息上报水平,保障了信息的准确、完整和各种数据的真实性,孕产妇死亡率和婴儿死亡率等指标均控制在省级指标范围内。

开展创新性惠民服务项目,为市北区居民免费进行儿童先天性心脏病筛查、适龄妇女HPV筛查、补充多维元素和孕妇产前筛查、新生儿疾病筛查和听力筛查免费报销等工作,全年服务人群34594人,减免费用近350万元,同时及时将惠民政策在区卫生计生局微信平台、省市级报纸、网站等媒体宣传报道20余次,有力地促进实事工作的开展,使老百姓真正从政府的"惠民政策"中得到实惠。同时积极响应深化医药改革要求,自7月1日起,全面取消药品加成,实行药品零差率销售,预计每年可为保健对象直接减免药费近16万元。

加强妇幼健康教育宣传工作,利用微信平台每天刊发群众喜闻乐见的保健知识、便民服务及惠民政策,共计600余条,微信关注人群达4487人,阅读人群累计20余万人次;利用"四送七进"、妇幼健康公益大讲堂、公益广场宣传义诊、医院开放日、报纸有奖知识问答等方式,针对不同人群开展形式多样的妇幼健康知识、计划生育免费政策等宣教活动,2016年共举办各种培训讲座82期,广场义诊咨询14次,《青岛日报》《青岛晚报》等市级媒体宣传报道27次,大众网等省级媒体宣传报道86次,发放宣传资料2.5万余份,受益人群2万余人,社会效益显著。

业务收入　2016年业务收入1264万元,比2015年增长30.3%。

固定资产　固定资产总值2116万元,比2015年增长36.2%。

医疗设备更新　2016年投资27.9万元购置分泌物分析工作站,用于妇女病普查普治的妇科检测;投资34万元购置人体成分分析仪,用于儿童发育营养监测;投资196.8万元购置彩色多普勒超声诊断仪,用于孕期超声检查;投资26.5万元购置视力筛查仪、黄疸检测仪等设备,用于儿童保健服务;投资89.8万元购置中医设备,用于儿童、孕产妇中医理疗保健。

继续教育　2016年紧紧围绕"两学一做"这个主题,严格执行"三会一课"制度,积极组织党员学习,使每个党员在实际工作中起到先锋模范作用。组织职工消防安全知识培训,学习使用消防器械使用,并进行消防应急疏散演练,提高职工的安全意识。组织学习妊娠期甲状腺疾病识别及诊断治疗、中医保健、母婴保健专项技术、预防艾滋病梅毒母婴传播等,全面提高职工的专业技能和服务水平。

大事记　2016年8月12日,通过青岛市事业单位公开招聘,录用费雪梅、李媛、廖密、林曼霞四名同志为正式职工。

荣誉称号　2016年荣获山东省计划生育药具管理县级示范站称号。

中心主任:王秀香

中心副主任:元　红、孙道媛、周浙青、张春光、丁艳、衣军光

中心电话:83631507

传真号码:83656372

电子邮箱:qdsbfy@163.com

邮政编码:266021

地　　址:青岛市市北区台东五路85号、抚顺路25号乙、乐环路18号、北仲路47号

(撰稿人:谷丽丽)

李 沧 区

青岛市李沧区卫生和计划生育局

概况　2016年,青岛市李沧区卫生和计划生育局坚持以科学发展观为指导,深入贯彻落实党的十八大和十八届三中、四中、五中、六中全会精神,以"提高人民健康水平和人口素质"为目标,积极适应新常态,抓创新,强基层,创特色,出亮点,精心打造"15分钟

健康服务圈",人民群众健康水平明显提高,全区平均期望寿命值达 83.13 岁,有力保障和促进全区经济社会的和谐发展。

2016 年 6 月,经李沧区编制办研究同意,李沧区卫生局卫生监督所更名为李沧区卫生计生综合监督执法局,作为区卫生和计划生育局集中行使公共卫生、医疗卫生和计划生育等综合监督执法职权的执行机构,规格为全额拨款正科级事业单位。

截至 2016 年 12 月 31 日,青岛市李沧区卫生和计划生育局及局属单位有职工 466 人。其中,卫生技术人员 360 人,高、中、初级分别为 34 人、130 人、196 人,分别占 9.4%、36.1%、54.5%。下设事业单位 14 家,其中:全额拨款 6 家,分别是李沧区疾病预防控制中心、李沧区卫生计生综合监督执法局、李沧区妇幼保健计划生育服务中心、李沧区社区卫生服务工作办公室、李沧区计划生育协会办公室、李沧区畜牧兽医站;差额拨款 6 家,分别是李沧区中心医院(二级甲等医院)、李沧区永清路社区卫生服务中心、李沧区李村街道社区卫生服务中心、李沧区九水街道社区卫生服务中心、李沧区湘潭路街道社区卫生服务中心、李沧区沧口街道社区卫生服务中心;自收自支 2 家,分别是李沧区卫生人才服务站、李沧区区卫生事业服务中心。

政府实事办理 承担的市、区政府实事进展顺利。市办实事:增加适龄儿童免费接种疫苗的种类和剂次,提升儿童健康保障水平。2016 年为适龄儿童免费接种水痘疫苗 10996 针次,灭活脊灰疫苗 10326 针次。为 60 周岁以上低保无牙颌患者免费安装义齿。2016 年筛查符合低保 60 周岁以上无牙颌人员 20 余人,为 2 人免费安装义齿。区办实事:2016 年区卫生计生局承担的政府实事为"继续实施关爱工程,提高公共卫生服务水平",2016 年为 2.2 万名 60 岁以上老年人免费接种 23 价肺炎疫苗和 4.3 万名老年人健康体检;为 1.5 万名困难群体育龄妇女提供生殖健康查体服务。

重点基础建设 2016 年,青岛市第八人民医院新院区建设列入市、区两级重点项目,李沧区负责搬迁工作,2016 年 9 月底完成项目范围内拆迁业主签约工作及大部分的地上附着物的拆除工作,进展顺利。李沧区中西医结合医院及世园街道社区卫生服务中心项目被列为区级重点项目,其中世园街道社区卫生服务中心 2016 年完成项目选址及建设用地规划许可证、建筑方案设计审批工作。李沧区特色专科医院(原李沧区中西医结合医院)完成初步建设方案,各

项工作正在有序推进。

医改、医疗卫生规划建设 三级医疗服务网络进一步优化。在全市率先编制医疗卫生设施专项规划,全面落实公立医院综合改革,进一步完善三级医疗服务网络。总投资约 15 亿元,总规划床位数 1200 张的市八医东院区建设项目正式启动;建筑面积 1 万平方米,集妇幼、疾控、社区卫生、卫生监督于一体的区公共卫生管理中心全面启用,开展一站式办公。6 家区属医疗机构开通了互联网问诊平台,开展家庭医生、分级诊疗,双向转诊、远程会诊等服务,患者在家门口就可享受到北京、上海等地大医院的优质服务。三级医疗服务网络进一步优化,医疗服务多层次、多元化、近距离、全方位,《光明日报》对李沧区社区卫生服务工作予以报道,刘延东副总理、李斌主任予以肯定性批示。

基本药物制度实现全覆盖。2016 年以来销售基本药物 2670 万元,门诊量同期增长 25%,药品价格同比下降 35%,让利群众 935 万元。在 5 家公立社区卫生服务中心试点"便民药箱",零差率销售 30 种以内常用药品,进一步满足群众的用药需求。依托市三医、市八医成立"临床药学"和"抗菌药物应用监测"双中心,提高合理用药水平。1 月,国家基本药物专家调研组到李沧区调研,对李沧区的做法予以高度肯定。

基层医疗卫生服务体系更完善。李沧区建成覆盖 11 个街道的 61 家社区卫生服务机构,"15 分钟健康服务圈"的服务功能得到进一步完善,规范建立居民健康档案 31 万份。重点推进 60 岁以上老年人健康管理,建立社区卫生服务机构与老年人"一对一"医疗服务关系,免费为 4.3 万名老年人进行健康查体,免费为 2.2 万名老年人接种 23 价肺炎疫苗,免费为 2.6 万余名老年人开展中医体质辨识及"冬病夏治""三伏贴"服务,提高老年人的保健水平。

公共卫生服务体系建设 疾病防控更有力。充分发挥 52 个疫情监测点的作用,对传染病实行 24 小时监控,加大重点传染病的防控力度,有效保障全区居民的身体健康。建成满足 5.9 万名儿童需求的 15 处数字化预防接种门诊,开通儿童预防接种短信预约平台,并发送短信 32 万余条。积极开展健康教育"五进"等活动,举办重大卫生日宣传活动 8 次,举办健康教育大讲堂 80 余场,发放宣传材料 22 万余份。开展国际、国内合作,积极争取癌症早诊早治、脑卒中免费筛查等项目,为 2 万名 40～69 岁的居民开展癌症的免费筛查,受到了群众好评。

卫生监督安全保障更有效。成立区卫生计生综合监督执法局，深入开展行政审批改革，提高政务服务水平和行政审批效率。对学校、托幼机构的饮用水卫生、消毒产品进行专项监督检查，保证师生喝到安全放心的饮用水。对全区近千家公共场所进行专项卫生执法检查。对全区400余家医疗机构开展全覆盖、无缝隙的监督检查，对非法行医等违法行为，始终保持高压态势，实行严厉打击，有效促进了医疗服务行业规范化管理，确保了群众就医安全。8月，李沧区在全国卫生计生综合监督调研会上进行经验交流。

妇幼保健工作更到位。多举措加强母婴安全管理。积极应对生育政策调整新形势，在辖区6处助产机构设立产科安全管理办公室，在市八医成立辖区孕产妇和新生儿危重症救治中心，组织辖区助产机构开展产儿科急危重症抢救技能竞赛，不断提高危急重症救治水平。在区妇幼和综合医院设立再生育门诊，落实大龄、高危孕产妇专案管理，完善高危转诊体系，进一步畅通急救绿色通道。规范开展全区母婴保健技术服务培训，全年组织专业技术培训考核10期，参训人员291人次；组织开展集中督导检查和爱婴医院质量评估各2次、产科质量及妇幼卫生信息管理会议4次、孕产妇和围产儿新生儿死亡评审2次，组织贝贝仁和妇产医院顺利通过"爱婴医院"评审，李沧区获评机构增至4处。

高标准落实妇幼健康惠民政策。通过实施"六免一补"惠民政策，积极完善妇幼健康服务体系。通过实施"六免一补"惠民政策，积极完善妇幼健康服务体系，2016年累计减免费用700余万元，惠及妇儿9万余人次。免费为1.9万名儿童进行口腔涂氟护齿，儿童龋齿发生率降低10个百分点。在全省率先为9600名学龄前儿童开展免费运动体质监测服务和自闭症筛查，有效促进儿童的优势生长。在市内三区率先免费为1.5万名困难育龄妇女开展"两癌"筛查，有效保护女性健康、促进家庭幸福。开展免费孕前优生检查，孕妇及新生儿疾病筛查，"母婴三病"筛查、先天性心脏病筛查，目标人群覆盖率达95%以上，降低出生缺陷，提升母婴健康水平。落实助产技术分级管理，加强危重症转诊与救治，户籍孕产妇死亡率连续14年保持为零。3月，山东省副省长季缃绮、青岛市副市长栾新对李沧区妇女儿童"十二五"规划纲要终期检测评估工作予以充分肯定。

社区卫生服务工作　对辖区社区卫生服务机构覆盖人口及覆盖范围进行调整。充分发挥计生卫生融合优势，将全区社区卫生服务机构服务范围与社区居委会分布相统一，建立工作联动机制，促进社区卫生服务工作的开展。

试点实施社区卫生服务中心、站一体化管理。制发《李沧区社区卫生服务中心（站）一体化管理工作方案》，建立以中心为枢纽、站为网底的社区卫生服务网络，由5家政府办社区卫生服务中心对全区48家站的业务指导、绩效考核等方面予以规范管理，积极推进全区社区卫生服务项目的规范化开展。

开展规范居民健康档案核查工作。自2016年5月，组织人员通过系统抽档、电话回访等方式，对辖区内61家机构的慢病及老年人管理档案进行不间断核实督查，并针对核查情况下发通报，切实提高居民健康档案真实率与规范率。加强对新家机构的指导力度，由主要领导亲自带队，对新成立的10家社区卫生服务机构从项目管理、电子信息录入及项目运行等方面进行现场培训指导，每家机构确定专人负责业务指导，切实促进新建机构的顺利发展。

圆满完成山东省2015年基本公共卫生服务项目绩效考核迎检。2016年，代表青岛市与其他三个区（市）接受山东省基本公卫考核，取得全省第二名的好成绩。

对严重精神障碍患者情况进行摸底排查。协助区综治办对全区肇事肇祸等严重精神障碍患者进行排查摸底，对有肇事肇祸行为及危险性评估在3级以上的患者进行审核认定。

组织开展基层岗位练兵和技能竞赛活动。为进一步让基层卫生专业技术人员熟练掌握护理和防治的基本理论、基本知识和基本技能，提高基本医疗和基本公共卫生服务管理水平，组织开展2016年基层卫生岗位练兵和技能竞赛。通过本次活动，切实提高基层卫生人员理论水平和操作技能。

开展全区居民项目知晓率及满意度调查。设计调查问卷，对全区61家社区卫生服务机构所覆盖116个社区的居民，通过社区拦截等方式开展问卷调查，切实了解社区居民对全区医疗卫生工作服务知晓率。对调查过程发现的问题，通报相关机构，要求限期整改。

稳步推进基本公共卫生项目开展。按照《青岛市基本公共卫生资金管理办法》，结合机构2015年基本公共卫生服务项目年终绩效考核情况，3月完成2015年项目资金清算拨付和2016年预拨付；组织区项目考核小组，对全区社区卫生服务中心进行公卫项目上半年绩效考核，并从实施一体化管理的社区卫生服务中心中按比例随机抽取社区卫生服务站一同考核。

建立健康教育讲座月报告制度;组织相关人员对各机构健康教育工作开展情况进行督导检查;牵头设计印刷各类健康教育宣传特色材料,由社区卫生服务机构向居民广泛发放。

开展"向社区居民述职"活动。组织全区61家社区卫生服务机构,采取现场述职、集中评议的方式,向居民代表公开述职,全面征求社区居民意见。

精神文明建设 开展"两学一做"学习教育,以服务百姓为最终落脚点,带头促服务,持续抓好"志愿者服务",推进"服务百姓健康行动",成立志愿者服务团队15个,12支爱心小分队,深入社区、居民家庭开展巡回义诊2000余次;抓学习营造风清气正工作环境,在全系统开展"守纪律、讲规矩,营造风清气正工作环境"大讨论,全体党员在认真学习、思考、讨论的基础上撰写读书笔记、心得体会并在全系统进行展览,200余名党员参加展评交流学习心得。组织参观反腐倡廉基地、英灵山瞻仰烈士英灵、党史纪念馆,定时进行学习交流,组织参加区"两学一做"学习教育竞赛荣获第二名,大合唱比赛第一名。建立学习教育栏、"党性教育微课堂"专栏,宣传党章党规、先进党员事迹、先进经验,2016年卫计微信平台刊登100余期,局属各单位刊登300余期,推进互通、交流,营造浓厚氛围。选树4名优秀党员、3名优秀党务工作者、1个先进基层党组织、2名区级劳模、1个市级"三八红旗集体"、青岛市"十佳"好军嫂,推荐身边好人好事30余条、月评文明市民3人。建立一家非公医疗机构党支部,32家非公组织建立行业联合工会。开展办医行医中不正之风专项整治活动,关键岗位医疗卫生人员作出了廉政从业承诺。建立了明察暗访通报制度,开通10部投诉举报电话,畅通"两线一网"举报制度,接到投诉举报电话86条,回复满意率达到100%。

计划生育基层基础 稳妥实施"全面两孩"政策。突出便民利民全面实行免费生育登记服务。全区11个街道实现计生"一门式"服务全覆盖,统一工作流程,公开办理程度,采取一次性告知等便民措施,为群众提供便捷高效的便民服务,免费登记生育服务手册6715个(其中户籍6016个,流动人口699个),审批生育证67个,规范率和及时率均达100%;加大宣传培训力度应对生育政策调整。编制印刷"全面两孩"生育政策宣传折页5万余份向群众发放;举办基层业务培训班2期参训人员360人,重点解读生育新政实施后的生育证审批、政策衔接等问题,有效提高了基层工作人员工作能力。2016年全区出生人口6215人,合法生育率达99.7%,出生性别比控制在107以内,人口安全形势持续稳定。

流动人口服务管理 全力做好国家流动人口动态监测调查工作。2016年李沧区有6个街道、16个社区320名调查对象,参与调查的调查员14名。由于准备工作充分,调动各方的力量共同参与,使这次流动人口动态监测调查工作涉及的320份的问卷均及时、准确、高质量地完成。做好流动人口积分落户工作,审计落户人员483名。做好山东省卫生计生委流动人口知晓率和满意率调查问卷工作,合计调查2个街道30份调查问卷。

认真落实流动人口11项基本公共卫生计生均等化服务项目。为流入育龄妇女免费计生服务7848人次,为流动人口建立健康档案1705份,建立0~6岁流入儿童预防接种档案1069份,接种各类疫苗、建立保健手册、享受婴幼儿保健等服务4294多人次,为流入孕产妇建立孕期保健手册1285份。流动人口"母婴三病"免费筛查率先覆盖全区,2016年,353位流入孕产妇接受免费产前筛查,353名新生儿免费进行疾病筛查,为123名流入育龄妇女发放住院分娩补助61500元。

规范网上信息交流工作,加强流动人口两地间的信息交流。认真加强现居住地和户籍地相互协作和联系,落实"两地"信息通报制度。通过省流动人口信息联系平台,将流动人口婚、孕、育发生变化和新流入人员情况以及管理与服务情况以通报单的方式发给户籍地;及时到各级社区计生服务点收集流动人口孕环情检测情况并通过省平台交流给户籍地。

计划生育目标责任制 区委、区政府将计生工作纳入综合考核内容,与街道办事处及部门签订计划生育职责和履行统筹解决人口问题职责《责任书》,落实区、街两级党政主要领导离任交接。区委将生育新政等工作纳入重点工作督导内容,区政府常务会专题研究城镇其他居民计生奖励扶助政策。在卫生计生机构整合中设置2个计生科室,区妇幼计生服务中心增设生殖健康科和药具科。严格落实目标管理责任制和"一票否决"制度。审核审查各类拟表彰的先进单位120个,先进个人1325人,做到落实计划生育"一票否决"制度常态化。科学设立计生目标责任制考核指标,采取平时抽查、每季巡检、定期通报相结合方式。

持续加大计划生育事业投入。区财政投入计生经费6237万元,同比增长39.8%。综合施策形成计生工作合力。计生领导小组成员单位履职履责,区民政局年内为8户低保计生特困家庭提高救助标准,为

34 户计生特困家庭落实入住养老机构、居家养老和家政服务相关政策。区人社局连续累计为 1.1 万名无业失业退休人员进行身份认证，使计生奖励优惠政策得到精准落实。

计生惠民政策 面向特殊困难群体实施真情救助关怀。面向无业失业独生子女父母发放计生退休一次性养老补助，为 1716 名城镇无业失业独生子女父母退休人员发放一次性养老补助 2274 万余元；面向计生特殊困难（失独或伤残）家庭发放特别扶助金，为 782 人发放计生特扶金 426 万元，并为全区 217 户计生特殊家庭送去 21.7 万元春节慰问金；做实计划生育特殊家庭联系人和信息档案制度，494 户计划生育特殊家庭均设立固定联系人。

计生优质服务 持续做好计生技术服务和药具工作。在区中心医院和社区服务中心建立计生服务点 10 个，形成计生技术药具"15 分钟"免费服务圈。投入 20 万余元，免费为 9000 余人次提供免费服务，实施各项计生手术 648 例，无 1 例差错事故发生。设立"免费计划生育药具发放服务点"153 个，在医院、商场等流动人口聚集区域配置避孕药具免费发放自取机 38 台。

计生依法行政 强化综合治理出生人口性别比。明确职责，强化责任。对综合治理人口出生性别比工作进行责任分解，制订实施方案，不定期对责任部门落实情况进行调度，纳入履行职责责任制目标考核。着力落实孕情消失倒查制和孕情跟踪管理三级包保责任制。社区对当年准备怀孕和已怀孕人员及时掌握登记，签订《生育服务对象禁止"两非"行为合同书》。落实督导责任，定期抽检抽查。严控性别比考核指标，对医疗机构、街道、社区进行业务指导和培训，区、街道责任督导员每月进行抽查调度，区级每季度巡检考核，发现问题及时反馈整改。

加大对违法生育处理力度。积极做好宣传教育工作，对拒不缴纳社会抚养费的违法生育人员在《青岛晚报》《财经日报》《人民法院报》和社区公示栏进行持续的公开曝光，在新闻媒体曝光 13 批次、56 人次。对拒不缴纳社会抚养费的当事人，严格按照法律规定申请人民法院强制执行。2016 年，向区人民法院申请立案 96 件，执行到位金额 206 万余元。依法依规处理违法生育案件，征收社会抚养费 38 万元；办理独生子女证 1048 个，办理及时率和规范率均达 100%。

宣传教育 计生协会联手区疾病预防控制中心联合承办的"行动起来，向零艾滋迈进"——李沧区纪念"5·29"暨预防艾滋病知识宣传主题拍摄活动。来自青岛酒店管理学院、青岛恒星科技学院、山东外贸学院的 300 余名大学生参加此次活动。推进计生协会组织建设，在青岛恒星科技学院成立全市首个高校计生协会。湘潭路街道大枣园社区被评为山东省计划生育协会青春健康教育示范基地。

持续推进家庭发展能力建设。全区在试点先行的基础上，5 月 27 日在沧口公园举办"新家庭计划"医疗救助现场集中服务活动，区级医疗机构以及部分街道、社区计生工作人员为群众提供急救知识、义诊、咨询等服务。全区 11 个街道办事处指导试点社区开展各具特色贴近群众需求的健康家庭教育活动逾百场，并被《齐鲁晚报》等报刊报道。

"暖民行动"惠及百姓。以卫计系统专家志愿者为服务群体，以群众需求为主要目标，由区妇幼计生中心等 11 个医疗机构的 40 余个专家为全区广大居民群众送去生殖健康、疾病预防、老年保健、青春健康、艾滋病防治、大龄孕妇如何优生优育及现场查体答疑等健康养生进座 120 场，有 5000 余名群众参与其中得到受益。

大事记

1 月 7 日，李沧区分会场召开全国计划生育工作电视电话会议，区人大常委会副主任戴玉环、副区长赵燕参加会议。

1 月 10 日，山东省计划生育药具管理站站长吕治华一行 6 人，对李沧区创建省级药具示范站工作进行评估验收，李沧区妇幼保健计生中心成为全省第一批 29 个县级示范站之一。

1 月 18 日，投资 2000 多万元、建筑面积达 3500 平方米的李沧区妇幼保健计划生育服务中心正式启用，为市区最大的一级妇幼保健机构。

1 月 20 日，国家卫生计生委体改司朱永峰处长一行在市卫生计生委副主任魏仁敏、李沧区副区长赵燕等的陪同下，到李沧区调研民营社区开展基本医疗服务工作。国务院副总理刘延东、国家卫生计生委主任李斌予以肯定性批示。现场参观李沧区虎山路街道社区卫生服务中心、文昌路社区卫生服务中心和沧口街道社区卫生服务中心。

1 月 27 日，市卫生计生委到李沧区对接青岛市第八人民医院东院区建设工作，市卫生计生委副主任薄涛、副区长赵燕亲临对接工作现场。

3 月 9 日，在李沧区新闻发布厅举办《李沧 2016—2030 年医疗卫生设施专项规划》新闻发布会。区卫生计生局副局长黄磊主持发布会，10 余家省、市主流媒体参加。

3月15日，区办实事为困难育龄妇女免费"两癌"筛查启动及媒体通报会在李沧区市民公共服务中心召开，区卫生计生局局长李蕾主持，15家省、市主流媒体参加。李沧区在市内三区率先免费为1.5万名困难群体育龄妇女提供高标准的以"两癌"筛查为主要内容生殖健康查体服务。

3月17日，区人大常委会副主任王波带队对李沧区社区卫生服务工作情况进行调研，区领导许振华、戴玉环、盛祥柏、江志平、赵燕陪同调研。

3月24日，由山东省副省长季缃绮带队，省"十二五"两纲终期监测评估组一行9人到李沧区妇幼保健计划生育服务中心调研指导，青岛市副市长栾新、李沧区区长王希静、区卫生计生局局长李蕾等领导陪同。

3月30日，副区长赵燕在区机关1号楼第八会议室召开会议，专题调度市八医东院区、李沧区世园街道社区卫生服务中心、李沧区九水街道医养结合项目等三个重点项目推进情况。区发改局、区财政局、区建管局、区卫计局、李沧国土分局、区生态商住办、规划李沧分局、九水街道办事处、世园街道办事处、市八医负责同志出席会议。明确各有关街道及责任部门职责分工。

4月6日，召开区办实事为60周岁以上户籍老年人免费查体启动及媒体通报会。区卫生计生局副局长黄磊主持通报会，15家省、市主流媒体参加。2016年，李沧区将65岁以上老年人免费体检范围扩大到60周岁以上户籍老年人，服务人群达5万余人。

4月14日，在沧口街道社区卫生服务中心召开岛城癌症早诊早治惠民服务医疗项目启动及媒体通报会。区卫生计生局副局长黄磊主持通报会。2016年，李沧区继续为2万名40~69岁的居民开展肺癌、乳腺癌、大肠癌、上消化道癌、肝癌等筛查。

6月3日，经区编委会研究同意，区卫生局卫生监督所更名为李沧区卫生计生综合监督执法局，作为区卫生和计划生育局集中行使公共卫生、医疗卫生和计划生育等综合监督执法职权的执行机构（李沧编〔2016〕9号）。

6月14日，区办实事——为全区60岁以上李沧户籍老年人免费接种23价肺炎疫苗正式启动。在全区14家社区卫生服务中心设立肺炎疫苗接种门诊，接种2.2万人。

6月20日，国家卫生计生委基层卫生司副司长高光明一行在省卫生计生委基层卫生处处长白同禹，市卫生计生委副主任魏仁敏，李沧区副区长赵燕、区卫生计生局局长李蕾陪同下，对李沧区社区"医养结合"工作开展情况进行考察、调研，并现场参观沧口街道社区卫生服务中心和圣德护理院。

6月29日，市政府副秘书长王哲带队有关部门和单位负责人，对全市卫生重点项目市第八人民医院新院区项目进展情况进行督查，并召开会议研究解决相关问题。市政府督查室主任周少芒，市卫生计生委主任杨锡祥、副主任薄涛，李沧区政府区长李兴伟、副区长赵燕，城投集团以及各医疗机构相关负责人参加会议。

7月4日，李沧区湘潭路街道、振华路街道社区卫生服务中心国医馆正式启用。

7月11日，在李沧区中心医院举办首届医师技能大赛。大赛由区总工会和区卫生计生局联合举办，全区20家医疗机构的29名医师报名参赛。

8月17~18日，国家卫生计生委监督局副局长段冬梅、监督中心主任陈锐到青岛调研，听取李沧区卫生计生综合监督执法局卫生监督体制建设工作汇报。

9月21日，区卫生计生局、区财政局、区教育局、区编委、区妇联等部门及相关医疗机构领导30余人参加山东省妇幼健康优质服务示范工程创建工作会议，全面启动该项工作，会议由区卫计局局长李蕾主持。

9月25日，李沧区成功承办"中国预防出生缺陷百城优生科普公益大讲堂"，李沧区妇幼保健计生服务中心现场被授予"中国优生科学协会（网络）学院科普教育示范点"荣誉称号。

9月26日，组织举办2016年基层卫生岗位练兵和技能竞赛，来自社区卫生服务机构的40余名基层医护人员参加此次竞赛活动。

9月30日，李沧区完成市八医东院区项目用地的整体搬迁工作。

10月20日，济南市市中区卫生计生局副调研员贺国梁带队的考察组一行11人，到李沧区参观学习社区卫生服务机构先进工作经验。

10~11月，区卫生计生局组织对60余家社区卫生服务机构居民满意度及知晓率电话调查。

11月7~18日，组织全区61家社区卫生服务机构，逐一开展"向社区居民述职"活动。

12月12日，李沧区6家区属医疗机构与微医集团乌镇互联网医院合作，开通互联网问诊平台，开展远程诊疗等服务。

党委书记:韩传密
党委副书记、局长:李 蕾
党委委员、纪委书记:刘路明
党委委员、副局长:黄 磊、宫 伟、张红燕、赵秀莹
电话/传真:87627622
电子邮箱:qdlcwsj@sina.com
邮政编码:266100
地　　址:李沧区黑龙江中路615号

青岛市李沧区疾病预防控制中心

概况 李沧区疾病预防控制中心有在职职工36人,其中,卫生技术人员28人,占职工总数的77.8%;其他专业技术人员5人,占职工总数的13.9%;中级以上职称16人,占职工总数的44.5%;内设行政职能科室和业务科室12个。

业务收入 2016年全年业务收入740万元。

业务工作 扎实推进政府实事。2016年青岛市将水痘疫苗第二剂次、灭活脊灰疫苗第一剂次免费接种列入市办实事,区疾控积极做好辖区适龄儿童免费疫苗接种工作,接种免费注射脊灰疫苗6808人次,水痘疫苗7030针次。

稳步推进2016年度李沧区政府实事。成立李沧区60岁以上户籍老年人接种23价肺炎球菌多糖疫苗领导小组,制发《李沧区60岁以上户籍老年人接种23价肺炎球菌多糖疫苗实施方案》,邀请省、市相关专家举行项目论证会,对免费用23价肺炎疫苗实施政府招标采购。多次召开肺炎疫苗接种前培训会议,落实部门责任。在全区14家社区卫生服务中心设立肺炎疫苗接种门诊,并于6月13日正式启动接种工作,接种22000人次,无异常接种反应发生。

传染病防控 全年李沧区报告法定传染病20种2304例,总发病率为439.51/10万。进一步规范疫情的常规报告和监测工作,突出抓好手足口病等重点传染病的防控工作。对60家社区卫生服务机构、驻区及区属医院的传染病疫情报告、管理、突发公共卫生事件报告和处理进行培训、督导;对辖区中小学、托幼机构的传染病防控、接种证查验及学校卫生工作进行培训督导和检查;认真做好腹泻门诊及专桌开诊工作,落实《中国消除疟疾行动计划(2010—2020年)》和《山东省消除疟疾工作方案》文件精神,确保实现全区不发生重大传染病暴发流行。

继续加大艾滋病和结核病防治工作力度。认真落实国家"四免一关怀"政策,为符合要求的188例属地化管理HIV感染者和病人提供免费抗病毒治疗;在市内三区率先实现艾滋病、梅毒和乙肝"母婴三病"免费筛查区域全覆盖。圆满完成"行动起来,向零艾滋迈进"的李沧区预防艾滋病知识宣传主题拍摄和访谈活动,与戒毒所在李沧区文化广场联合开展题为"珍惜美好青春,远离合成毒品"的"国际戒毒日"大型宣传活动。全区结核病人的追踪转诊总体到位率、结核病发现率、系统管理率和治愈率等均达到或超过项目要求标准。

免疫规划 为0～6岁儿童建证、建卡1万余人,建证建卡及时率达100%;Ⅰ类疫苗接种14.1万余人次,Ⅱ类疫苗接种3.4万余人次。每月开展2岁以下、每季度开展6岁以下儿童查漏补种工作,查漏补种4500人次。召开全区免疫规划工作例会12次,推出青岛市唯一一名"最美接种人"王云青。先后成立大枣园卫生服务中心温馨数字预防接种门诊、龙田金秋妇儿医院产科接种室和永定路社区卫生服务中心接种门诊,撤销青岛市第八人民医院和青岛市第三人民医院预防接种门诊资质,完成辖区内儿童预防接种的重新划分。

接受市、区两级食药局和卫生综合监督执法局对辖区所有预防接种单位开展多轮次疫苗使用、管理专项督导检查,配合市疾控中心督导组对中心及辖区预防接种门诊进行预防接种规范管理专项督导检查。为6所驻区大中专院校新生免费接种麻疹疫苗13218剂次,顺利完成脊灰疫苗免疫策略转换工作,继续做好中央补助地方乙型肝炎监测工作,圆满完成235例乙肝肝硬化和乙肝病毒相关原发性肝癌病例回顾性调查。

健康教育及慢病防控 制定2016年健康教育工作计划,积极开展"健康教育进社区"活动,坚持每周一次及重大卫生节日的社区健康教育讲座。先后制作反映社区疾病预防控制的展牌,社区设立合理膳食、慢病综合防控知识宣传栏,深入开展健康教育进社区工作。

完成并发布2015年李沧区死亡、恶性肿瘤发病、心脑血管发病和伤害报告分析,认真开展2015年度碘盐监测和骨质疏松项目工作,圆满完成中国慢病前瞻性研究项目的监测社区复查、营养调查工作,完成城市癌症早诊早治筛查项目工作,继续做好城市脑卒中筛查项目。圆满完成"青岛市健康促进示范区"创建工作。

继续做好辖区中小学校和驻区高校因病缺课症状监测网络直报工作。对全区5个街道的所辖学校

学生、家庭妇女等重点人群进行碘盐使用情况的监测、尿碘监测和碘缺乏病的健康教育宣传,提高社区居民的健康知识知晓率和健康行为形成率。

建立健全公共卫生体系建设　进一步健全食品安全风险监测、食源性疾病监测和食品安全事件调查处置工作体系。做好实验室文件体系、质量手册的整理编写,自 8 月开始实验室新购 600 余万元的仪器设备全部到位,完成所有的安装、调试和培训。引进 6 名专业人员,其中实验室专业人员 3 名。加大培训力度,采取"走出去、请进来"策略不断加强人才队伍建设,进一步健全食品安全风险监测、食源性疾病监测和食品安全事件调查处置工作。

突发公共卫生事件处置　调整三支食物中毒流行病学调查小分队,坚持 24 小时应急职守。制订中东呼吸综合征应急处置预案,编制李沧区传染病疫情处置应急预案,圆满完成李沧区霍乱防治暨突发公共卫生应急事件演练和全区专项应急预案综合桌面演练,规范处置突发公共卫生事件信息 65 起、食源性疾病暴发事件 23 起。积极配合李沧区公安局破获一起恶性投毒事件,提升应急能力和水平。继续深入开展病媒生物监测和预防性健康体检工作,对 31000 余人次进行预防性体检。

继续教育　全所形成浓厚的学习氛围,有 6 人本科在读,年内选派实验室工作人员到市疾控中心进修学习,选送 60 余人次参加各类业务培训和讲座,为提高业务素质和工作水平奠定了良好基础。

科研工作　年内全所在省及以上刊物上发表论文 3 篇。

精神文明建设　成立"两学一做"学习教育活动领导小组,召开动员大会,制订《李沧区疾病预防控制中心关于在党员中开展"学党章党规、学系列讲话,做合格党员"学习教育实施方案》和《关于印发党支部书记抓"两学一做"学习教育责任清单的通知》,明确"两学一做"学习教育的目的意义、目标任务、责任措施和工作要求等。定期组织党员学习《党章》和总书记的系列讲话,学习十八届六中全会报告,学习《条例》《准则》等,坚持每位党员撰写读书笔记,充实"五簿一册"内容,以用习近平总书记系列重要讲话精神武装全党为根本任务,促使党员和党员领导干部进一步坚定理想信念,提高党性觉悟,在生产、工作、学习和社会生活中起先锋模范作用,为党在思想上政治上行动上的团结统一夯实基础,加快建设活力宜居幸福的现代化新李沧提供坚强组织保障。

荣誉称号　年内,荣膺全省免疫规划业务工作先进集体、全省艾滋病防治工作先进集体、全省结核病防治工作先进集体等称号。

主任、党支部书记:吕思禄
副　主　任:王军政
办公室电话:87896401
传真号码:87896401
电子信箱:qdlcjk@sina.com
邮政编码:266100
地　　　址:青岛市李沧区永年路 20 号
（撰稿人:王军政）

青岛市李沧区卫生计生综合监督执法局

概况　2016 年,青岛市李沧区卫生局卫生监督所更名青岛市李沧区卫生计生综合监督执法局。办公场所总面积 1087 平方米,办公面积 618.27 平方米。编制 13 人,职工总数 13 人,其中,卫生技术人员 9 人,占职工总数的 69.2%;行政工勤人员 4 人,占职工总数的 30.8%。在职卫生技术人员中,高级 1 人,中级 5 人,初级 3 人,分别占卫生技术人员总数的 11.1%、55.6%、33.3%。内设科室 5 个。

固定资产　2016 年 3 月 1 日,新进现场检测仪器 25 种 33 件,价值 58.7 万元。2016 年 11 月,报废办公家具、通用设备及现场检测仪器设备 22 种 47 件,价值 13.88 万元。调拨给区中心医院 2 种 21 件,价值 30989.69 元。

2016 年,固定资产总值 16.19 万元。专项经费总额 12.92 万元。

业务工作　2016 年,受理公共场所卫生许可 125 家;供水单位卫生许可 7 家;医疗机构设置 83 家;母婴保健技术服务执业许可 2 家;放射诊疗许可 7 家;医师执业注册、变更 1283 个;护士延续变更注册 663 个;母婴保健技术考核合格证书 166 个。受理群众投诉举报 102 起。开展行政处罚 58 起,拟罚没款 39.3 万元,收缴罚没款 314196.7 元,全部实现行政处罚网上透明运行。组织卫生执法稽查 6 次。开展经常性监督公共场所 1022 家次,医疗机构 380 家次,监督覆盖率为 100%,做好国家卫生监督信息录入和执法案卷管理。

2016 年,参加卫生集中宣传咨询活动 4 次;组织大型卫生监督工作会议 6 次;上报政务信息 62 篇;在市级以上新闻媒体刊发稿件 40 篇。发布政务微信 60 余篇,政务微博 20 余篇。

卫生监督执法检查　继续推进公共场所量化分

级管理及各项检测工作:开展量化分级 427 家。住宿、游泳、学校等场所抽检 160 余批次。开展"现制现供"水专项检查,对辖区 45 台饮水机水质采样检测,检测率达 100%。对全区 12 家涉水产品生产企业、108 个涉水产品经营单位开展专项检查工作。

组织学校、托幼机构春季公共卫生专项检查:3~5 月对辖区 44 家中、小学开展传染病防控、生活饮用水专项执法检查。其中,小学 33 家,中学 11 家。聘请第三方检测机构对全部中小学教学环境进行检测,结合检测结果和卫生管理制度、措施落实情况对学校进行学校卫生综合评价打分。

开展住宿消费市场秩序专项整治:出动监督执法人员 448 人次,检查住宿单位 413 家次,下发监督意见书 200 余份。开展"小旅馆专题整治月"专项整治和"中秋节期间住宿消费市场专项整治"等专项执法检查。对发现的违法行为立案处罚 10 起,罚款 19500元。

开展"双随机"专项检查:通过随机抽取的方式对辖区 4 家游泳场所、8 家口腔诊所进行检查。并对游泳池水、浸脚池水和口腔诊疗器械进行现场采样抽检。

开展基层医疗机构专项督查:共出动车辆 430 余辆次,卫生执法人员 1200 余人次,检查 400 余家医疗机构。根据检查情况现场进行"依法执业,诚信服务"等级评分并公示,通过前期检查和后期复查,"A"级医疗机构达到 71 家,"B"级医疗机构达到 271 家,"C"级医疗机构 9 家。共对 36 家医疗机构和无证行医个人进行立案处罚,吊销《医疗机构执业许可证》1 家,暂停执业 1 人。

第二类疫苗接种情况专项整治:检查各类疫苗预防接种医疗机构 18 家,未发现无资质医疗机构擅自开展疫苗接种活动。

继续开展打击非法行医专项整治:根据群众投诉举报线索,查处取缔无证行医 8 起,罚款 158000 元,没收医疗器械 6 宗,没收违法所得 68671.70 元。对李村大集开展非法"游医"专项监督查处行动,当场取缔非法行医"摊点"3 处,在醒目位置张贴取缔公告。

公共卫生监督协管工作 开展全区卫生监督协管工作考核 2 次。加强卫生监督协管工作指导,组织卫生监督协管员参加市、区执法培训 2 次。开展社区计生专干及卫生协管人员业务培训班 8 期,共 142 人参训。对辖区内 36 家医疗机构的 53 名放射工作人员开展放射防护卫生知识培训。

节会保障和突发卫生事件应急 对李沧区承接全国第五届中小学生艺术展演酒店进行公共卫生保障。开展辖区中、高考考点学校及周边公共场所卫生保障。4 月 15 日,参加区卫生局霍乱卫生应急演练,8 月 29 日,参加全市突发公共卫生事件应急处置桌面推演。不断提高突发事件应急处置能力。

科研工作 2016 年,调研课题"李沧区生活美容机构开展医疗美容情况调查与监管对策"成果被评为青岛市卫生监督优秀调研报告三等奖。

精神文明建设 组织开展培训交流活动。2016年,组织执法骨干分批参加省、市卫生计生综合监督执法局和区卫计局组织的业务能力提升培训班。全年组织"两学一做"集中学习 12 次。参加其他业务培训学习 20 余班次,共 60 余人次参训。接待全国、省、市 9 家卫生监督机构同仁来局交流学习,选派执法人员赴省内先进地市学习卫生监督工作经验。

热心社会公益事业。6 月 25 日,开展"慈善一日捐",全局职工捐款 1680 元。组织职工义务献血 1800毫升。

大事记

6 月 3 日,经区编委会研究同意,区卫生局卫生监督所更名为李沧区卫生计生综合监督执法局,作为区卫生和计划生育局集中行使公共卫生、医疗卫生和计划生育等综合监督执法职权的执行机构(李沧编〔2016〕9 号)。

8 月 17~18 日,国家卫生计生委监督局副局长段冬梅、监督中心主任陈锐在青调研,听取李沧区卫生计生综合监督执法局卫生监督体制建设工作汇报。

荣誉称号 2016 年,李沧区卫生计生综合监督执法局获得市级以上的荣誉包括:报送的 1 例行政处罚案卷被评为全国卫生行政执法优秀典型案例;获 2016 年度行政服务大厅示范窗口、青岛市卫生计生服务监督年活动先进集体称号。

局　　　长:王本峰
联系电话:87061437
传真号码:87061437
地　　　址:李沧区永年路 20 号
邮政编码:266041
电子信箱:qdlc006888@sina.com

(撰稿人:王　娟)

青岛市李沧区妇幼保健计划生育服务中心

概况 2016 年 1 月,整体搬迁至李沧区永年路

20 号市民公共服务中心,业务用房面积 3450 平方米,为全市面积最大、设置最全、功能最完善的一级妇幼保健机构。现有在职职工 46 人,其中,卫生技术人员 36 人,占职工总数的 78.3%;中级以上职称 17 人,占 37%;内设行政职能科室和业务科室 8 个。

业务工作 高质量落实区办实事。2016 年,争取政府投入近 400 万元,在市区率先实施为无业、失业、流入等困难育龄妇女免费"两癌"筛查服务,筛查 1.5 万人,检出高风险近 900 例,确诊癌及癌前病变 50 余例,均及时得到诊疗,有效促进女性健康。

多举措加强母婴安全管理。在市八医建立区级孕产妇和新生儿危重症救治中心,在 6 处助产机构设立产科安全管理办公室,开展产儿科急危重症抢救技能竞赛。在区妇幼和综合医院设立再生育门诊,落实大龄、高危孕产妇专案管理,完善高危转诊体系。开展母婴保健技术培训考核 10 期,参训人员 291 人次;组织开展产科质量检查、孕产妇和围产儿新生儿死亡评审、爱婴医院创建等,全区爱婴医院增至 4 处。实现户籍孕产妇死亡率连续 14 年为 0。

高标准落实妇幼健康惠民政策。通过实施"六免一补"惠民政策,积极完善妇幼健康服务体系。每年 2 次为全区 1.9 万余名儿童进行免费口腔涂氟护齿,在全省率先开展学龄前儿童免费运动体质监测服务和建立自闭症早期筛查服务体系,受益儿童达 1.5 万余人,开展先天性心脏病筛查 2.4 万余人次。免费开展孕前优生检查 3100 余人,继续稳步推进孕妇产前及新生儿疾病免费筛查、"母婴三病"筛查工作,为 2.7 万人提供服务。加强管理,计生药具免费发放点增至 153 个,网络药具免费发放自取机 38 台,有效提高群众对国家免费避孕药具的易得性。拓展健康教育思路,通过购买服务,与专业机构合作每月开展科学孕育公益讲座、继济南后第二个成功承办"中国预防出生缺陷百城优生科普大讲堂"、在全市率先开设"健康厨房",并积极开展"暖民行动",全年累计健康教育受众 6000 余人次。

业务收入 2016 年业务总收入为 235 万元。

固定资产 2016 年固定资产总值为 925 万元。

医疗特色 2016 年,在市区率先实施为困难育龄妇女免费"两癌"筛查服务,认真组织,全面落实,突出覆盖面广、检查方法优、技术力量雄厚三大特点。

精神文明建设 精细化夯实基层党建工作。召开全体党员大会,选举产生了中心第一届支部委员会。严格落实局党委"两学一做"安排部署,深入开展相关工作,召开专题会议 10 余次,组织知识测试 2 次,开展大讨论 3 次,召开民主生活会 1 次,邀请局领导和支部书记上党课共 3 次,每人撰写心得体会 3 篇,全体党员参加了德廉和党风党纪知识测试,代表区卫计局党委在全区"两学一做"知识竞赛中荣获第二名的好成绩,学习教育取得阶段性成效。

加强群团组织工作和安全生产工作。深入开展文明行业创建,积极发挥党建带群团组织建设作用,组织开展文艺会演、包粽子比赛、扑克比赛、"慈善一日捐"等丰富多彩的活动,凝聚力显著增强,群众满意度稳步提升。关心退休干部职工,坚持传统节日走访慰问,帮助解决实际困难。坚持党政同责、一岗双责,健全安全生产责任体系,及时排查安全隐患,确保安全生产零事故。

大事记

1 月 10 日,山东省计划生育药具管理站吕治华站长一行 6 人,对李沧区创建省级药具示范站工作进行评估验收,中心成为全省第一批 29 个县级示范站之一。

1 月 18 日,整体搬迁至永年路 20 号李沧区市民公共服务中心 A 楼(南楼)三楼、四楼,并正式开诊。

3 月 14 日,区政府纠风办对 2015 年度李沧区政风行风社会评议情况进行反馈,中心在 93 个基层单位中排名第一。

3 月 15 日,区办实事为困难育龄妇女免费"两癌"筛查启动及媒体通报会在李沧区市民公共服务中心二楼会议室召开,区卫生计生局局长李蕾主持,15 家省、市主流媒体参加。

3 月 24 日,由山东省副省长季缃绮带队的省"十二五"两纲终期监测评估组一行 9 人到中心调研指导,青岛市副市长栾新、李沧区区长王希静、区卫生计生局局长李蕾等领导陪同。

9 月 21 日,区卫计局、区财政局、区教育局、区编委、区妇联等部门及相关医疗机构领导 30 余人参加"省妇幼健康优质服务示范工程创建工作会议",全面启动该项工作,会议由区卫计局局长李蕾主持。

9 月 25 日,成功承办"中国预防出生缺陷百城优生科普公益大讲堂",并现场被授予"中国优生科学协会(网络)学院科普教育示范点"荣誉称号。

荣誉称号 中国优生科学协会(网络)学院科普教育示范点、山东省巾帼文明岗、山东省计划生育药具管理示范站。

中心主任兼党支部书记:刘 梅
中心副主任:邵 静、袁春华、杨晓燕、刘 冬
办公室电话:66766602

电子邮箱:qdlcfybgs@126.com
邮政编码:266041
地　　址:李沧区永年路 20 号

(撰稿人:毛文芳)

青岛市李沧区中心医院

概况 青岛市李沧区中心医院 1953 年建院,建筑面积 10456 平方米,是一所非营利性二级甲等综合医院,青岛市医保诚信 A 级单位,医院坚持"诚信、优质、低费、高效"办院方针,全院干部职工以饱满的工作热情,积极进取,开拓创新,保障和促进全区医疗卫生的和谐发展。主要医疗设备有多排螺旋 CT 诊断机、数字 X 线摄影(DR)、三维立体超声诊断仪、五分类全自动血球分析仪等大型医疗设备近 40 台(件)。特色专业科室有心内科、神经内科、骨科、外科、妇科、中医科、糖尿病专业等。

2016 年医院开放床位 150 张,在编职工总数是 146 人,其中,卫生技术人员 127 人,占职工总数的 87%;其他专业技术人员 9 人,占职工总数的 7%。副高职称 17 人,占职工总数的 12%;中级职称 56 人,占职工总数的 39%。内设行政职能科室和业务科室 36 个。

业务工作 2016 年度完成门诊 118240 人次,出院 1600 人次,医疗总收入 2253 万元,其中,药品 1247 万元,基药销售 470 万元。完成查体 19496 人次,育龄妇女"两癌"筛查 2700 余人次,育龄妇女"四术"免费服务 800 余人次,幼儿园免费查体 1300 人,完成了高考、公务员等查体 20000 余人次,协助社区机构完成 60 岁以上老人超声检查 2000 余人。持续开展"暖民行动进社区活动"及大型广场义诊活动,受益群众 900 余人,完成免费老年人 23 价肺炎球菌多糖疫苗接种 4700 余人,率先超额完成政府实事任务。

重点开展定点在医院的门诊大病和门诊统筹人员优惠查体等一系列惠民利民医疗政策,为 1500 余位门诊统筹人员进行优惠查体活动,为群众节省近 19 万元。印制《李沧区中心医院医保政策知识解答》宣传材料 3 万份免费发放给就诊人员和广大社区居民。

加强医联体建设,与青岛市市立医院、青岛市第八人民医院、青岛市第三人民医院签订协议,特聘请青大附院等专家教授定期在院坐诊。成立医院综合改革领导小组,协调物价、药品、医保、宣传等专题工作组。召开迎接国家卫生城市复审工作会议,多次召开创卫工作推进会和专题会,医院领导班子成员随时巡查院内创卫工作情况,督促工作落实,并率先垂范,营造了整洁、温馨、安全的就诊环境。

基础建设 李沧区政府财政拨款 350 万元,用于医院门诊楼、病房楼、医院大门改造及装修,医院病房楼三、四、五、六楼每层楼东、西两侧房间设置为干部保健病房,房间重新装修,地面铺设塑胶地面,房间内设有沙发、茶几、电视、空调,放置两张病床,卫生间墙面、地面及天花板重新装修,安置热水器、马桶及洗手盆等生活必需用品,以满足干部住院保健需求。

宣传工作 在《健康报》、《大众日报》、青岛电视台、《齐鲁晚报》等多家新闻媒体发表文章 30 余次,其中在市级以上新闻媒体发表 20 余次。医院官方微信发布以来,发布 270 余条,被区卫计局采用近 60 条。

精神文明建设 全力开展"两学一做"教育活动。医院在深入开展"两学一做"学习教育活动中,推进各项工作发展。各科室通过微信群、晨会交接班时间灵活学习"两学一做"相关知识,全体党员参加区党员干部德廉和党风党纪知识测试。为 52 名党员制作特殊工作牌。全体党员撰写学习《党章》、《习近平总书记系列重要讲话读本》等文章、笔记,并开展了评比展览。积极参加"铭记革命历史,弘扬爱国情怀"为主题的英灵山烈士陵园参观学习教育活动。

关心退休干部职工,坚持传统节日走访慰问,帮助解决实际困难。坚持党政同责、一岗双责,健全安全生产责任体系,及时排查安全隐患,确保安全生产零事故。2016 年有 50 余位职工参加 2 次无偿献血活动,积极响应区委、区政府每年的"慈善一日捐"活动,捐款 31480 元。

荣誉称号 医院荣获"山东省卫生先进单位"称号;荣获李沧区卫生系统医师技能大赛优秀组织单位称号。共产党员王云青被授予"山东省最美接种医生"荣誉称号;张砚华获李沧区劳动模范荣誉称号;感动李沧十佳人物许朝霞被青岛党建频道等媒体多次报道。

党总支书记、院长:脱　皎
党总支副书记、副院长:冯　强
副 院 长:栾世波
副 院 长:贾秋香
副 院 长:王敬东
院办电话:66085588
传真号码:66085588
电子信箱:lczxyy@sina.com
邮政编码:266041

地　　址:青岛市李沧区兴城路 49 号

(撰稿人:姜　莉)

青岛市李沧区李村街道
社区卫生服务中心

概况　李沧区李村街道社区卫生服务中心占地面积 4000 余平方米,其中业务用房面积 2800 平方米。现有在职职工 53 人,其中,专业技术人员 44 人,占职工总数的 83%;行政工勤人员数 4 人,占职工总数的 8%。专业技术人员中,高级职称 2 人、中级职称 18 人、初级职称 31 人。

业务工作　全面开展社区基本公共卫生服务项目工作,开展中医体质辨识和中医药特色服务,圆满完成各项工作任务。2016 年门诊量 117032 人次,门诊大病患者 1548 人次,门诊统筹协议签订 9390 人次。

业务收入　全年业务收入 1120 万元,其中,药品收入 986 万元,治疗收入 55 万元,诊疗收入 23 万元。

固定资产　全年固定资产总值 466 万元,比 2015 年增长 9.6%。

设备更新　年内新添置了超声骨密度检测仪 1 台、中医体质辨识机 1 台、脉象仪 1 台。

基础建设　为优化就医环境,满足社区居民的诊疗需求,经上级领导部门审批,完成口腔种植手术室的装修改造。

医疗特色　李村街道社区卫生服务中心特色科室为国医馆和口腔科。国医馆面积 900 平方米,面向社区居民开展中医药养生保健和中医适宜技术各项医疗服务。发挥中医药特色优势,为社区居民提供优质中医药服务和健康指导。

国医馆内设有小儿推拿、中医按摩、中医治未病、中医理疗、针灸门诊、中医膏方、食疗药膳等多个科室,运用中医辨证论治处理社区的常见病、多发病、慢性病,开展中药、针灸、推拿、火罐等多种中医药服务。

国医馆作为李沧区中医适宜技术培训中心及中医全科医生培训基地,通过培训不断提升社区卫生服务机构年轻中医师的临床技术水平,满足社区百姓对中医药的需求。

为加强辖区居民的中医养生保健意识,提高生活质量,抽调医护人员专职从事体质辨识及免费查体,2016 年,完成中医体质辨识及各类免费常规查体 12900 余人次,稳步推进中医调养进社区工作的开展。

口腔科具有 50 多年的历史,诊治技术和现代化先进设备位于李沧区前列。设有口腔内科、口腔修复、正畸、牙科美容和种植牙等专业,主治各种牙体牙髓疾病、牙周病、畸形矫正、创伤等,医疗器械一人一钻一用一消毒,候诊室有口腔治疗和保健的科普知识材料。实行医前咨询预约、医后随访服务,为每一位患者建立口腔基本档案。深化创建“对口服务,让您的微笑更灿烂”服务品牌,针对中小学生推出假日正畸门诊,针对老年人推出“只镶适合的牙,不镶最贵的牙”服务承诺,深受社区居民欢迎。

继续教育　加大职工的业务学习力度,全员参加单位组织的专业技术学习和知识培训。参加自学和专业培训 16 人。参加省、市、区专业技术培训班 19 期 30 人次;参加区卫计局组织的业务考试 4 次,成绩理想。选派到上级医院进修 3 人次。

精神文明建设　积极开展“两学一做”学习教育活动,贯彻落实党的十八届六中全会精神,组织全体党员参加义务献血活动。圆满完成区卫生计生局党委组织的捐款、捐物活动,捐款 12000 余元。在年度目标考核工作中,全面地完成各项任务,达到考核要求。所有中层以上领导干部均签订廉洁自律承诺书,廉洁行医和廉洁行政工作有序进行,全年没有发生违反财经纪律、违法行政和违反医德医风的事件。

院委会,工、青、妇组织健全,积极开展有意义的活动。2016 年组织全体职工向红十字会捐款、“慈善一日捐”等活动。中国共产党成立 95 周年,党支部领导带领全体党员干部、入党积极分子深入社区为老党员、贫困家庭免费健康体检 500 余人次。

大事记

6 月,李沧区首家互联网问诊中心——李村街道社区卫生服务中心互联网医院问诊中心成立,利用“互联网＋医疗”,不断提高资源利用,实现医疗信息互通与资源共享,方便老百姓就医。

荣誉称号　2015 年度李沧区卫计系统先进党支部;2015 年度李沧区卫计系统社区卫生服务工作先进单位;2015 年度李沧区卫计系统宣传工作先进单位;2016 年李沧区护理比武团体优秀组织奖;2016 年度青岛市“三八红旗先进集体”。

党支部书记、中心主任:刘兴同

联系电话:87668895

电子信箱:qdlc005888@sina.com

邮政编码:266100

地　　址:李沧区东山四路 51 号

(撰稿人:宋丽娜)

青岛市李沧区永清路社区卫生服务中心

概况　李沧区永清路社区卫生服务中心占地面积6456.8平方米,其中业务用房面积5259.36平方米。现有职工32人,其中,卫生技术人员25人,占职工总数78%;其他专业技术人员7人,占职工总数22%。中级以上职称14人,占职工总数的44%。内设行政职能科室和业务科室共11个。

业务工作　2016年,新建立居民健康档案808人,管理人数达到15836人。设置健康教育宣传栏3个,更新11次;利用各种世界健康主题日或节假日组织专题宣传活动9次。完成健康教育讲座24场次,参与居民800余人次。健康教育讲座涵盖慢病防治、妇幼保健、中医养生保健、传染病防治等内容。加强接种疫苗使用管理工作,接种一类疫苗11291针次,建证、建卡361人次;二类疫苗接种973针次。为辖区内0~6岁婴幼儿健康查体3410人次,入户面对面开展新生儿访视、指导母乳喂养和健康教育264人。托幼机构查体2364人,开展2次氟化泡沫护齿。孕产妇保健早孕建册387人,完成孕产妇产前、产后管理1520人次。承担辖区育龄妇女健康查体工作,320人得到免费生殖健康检查和免费的B超检查。2016年完成辖区内65岁以上老年人口新建档59人,总建档数1784人。对65岁及以上老年人进行健康查体1422人。完成高血压患者新建档54人,总建档数1662人,随访4816人次。完成糖尿病患者新建档28人,总建档数660人,随访1744人次。完成冠心病患者新建档11人,总建档数685人,随访1794人次。完成脑卒中患者新建档4人,总建档数53人,随访131人次。辖区内重性精神疾病管理121人,完成重症精神病随访353人次。

卫生监督与协管、卫生应急　完成辖区单位巡查120次;参与卫生应急保障15次。

惠民实事　积极开展2016年区政府实事,为1227名60岁以上户籍老年人免费接种肺炎球菌多糖疫苗,为60~64岁老年人健康查体834人。中心与青岛市市立医院、青岛市阜外医院、青岛市第三人民医院、青岛市第八人民医院等签订医联体协议,邀请上级医院专家到社区中心坐诊,为基层卫生服务机构培养带动一批能诊治常见病、多发病和诊断明确慢性病的医护人员,不断提升基层卫生服务机构技术水平。2016年开展医联体大型义诊2次,惠及居民1000多人次。

业务收入　全年收入总计648万元,比2015年比下降1%。

固定资产　全年固定资产总值1018万元,比2015年增长2.6%。

卫生改革　本单位采取的重大卫生改革措施,包括人事、管理、分配、后勤等制度改革。

医疗特色　打造卫生服务亮点,开展特色服务。开展"暖民行动"进社区活动,全面开展"送健康、送关爱"暖心活动,针对提升家庭能力、进社区服务7次,惠及居民500多人次。设立"便民药箱",确定了30多种需求较大的基本药物之外的常用药品,纳入医保报销,并实行"零差率"销售满足患者购药需求。开展"中医养生节"活动,联合4家医联体协作单位为社区居民举办2期大型健康义诊活动,700余人不出社区就享受大医院的优质专家医疗资源。为辖区60岁以上老年人开展"冬病夏治"的"三伏贴"治疗1100多人次。为增强老年人体质,预防疾病,中心免费为65岁以上辖区居民发放膏方200人次。为60岁以上中医体质辨识700人次,有效做到"未病先防,即病防辨"的防治措施,降低发病率。免费为患者代煎中药,极大地方便了患者服用。

"互联网＋"　开通微信公众平台提供在线预约、健康教育指导、儿童及孕产妇的保健、预防接种、政策咨询等公共卫生服务项目。进行在线互动和在线指导,患者无论何时何地,只要用手机打开微信就可以免费享受到专业人员解答、建议及卫生指导。接入互联网医院,通过"微医"平台患者可以选择与全国各知名医院进行面对面会诊。在家门口就能享受到较好的医疗服务。

继续教育　加强医务人员业务培训、政治思想教育与继续教育工作,制定培训计划,院内定期邀请医联网合作单位各科室专家举办业务讲座,每季度对医务人员进行业务考试。

精神文明建设　全面启动"两学一做"学习教育工作。全体党员开展集中学习,组织全体党员进行"两学一做"相关知识考试。围绕"学习党章、践行党章"和"用心服务,做合格党员"开展专题讨论活动。深化优质服务品牌,全面推进创先争优活动。广泛开展"讲文明、树新风"活动,组织党员下社区义诊活动,"三八"妇女节免费体检活动。组织党员干部参观青岛市党史纪念馆,定期开展医德医风教育、医护技能比武活动。在李沧区基层卫生岗位练兵和技能竞赛中荣获团体二等奖。关心职工生活,为全体职工参保"医疗互助保障计划"。组织全体职工开展跳绳、踢健、够级等娱乐活动,丰富职工业余生活。

大事记

2月26日,开展心肺复苏以及过敏反应处理流程的专题培训。

3月3日,李沧区卫计局、区计生协会领导带领各街道计生办主任来永清路社区卫生服务中心现场观摩。

4月7日,联合医联体协作单位青岛市市立医院、青岛市阜外医院、青岛市第三人民医院、青岛市第八人民医院举办服务百姓健康直通车大型义诊活动。

6月6日,区卫计局书记韩传密、副局长黄磊陪同山东省东平县卫计局一行20余人到李沧区永清路社区卫生服务中心参观学习。

6月8日,李沧区永清路社区卫生服务中心开展"暖民行动进社区"系列活动。

6月27日,李沧区永清路社区卫生服务中心"慈善一日捐"捐款总额10430元。

7月1日,组织广大党员干部和群众集中收看中共中央在北京举行的庆祝中国共产党成立95周年大会,并学习习近平总书记重要讲话。

8月26日,区卫计局局长黄磊为全体共产党员讲主题为"学习党章,增强党性"党课。

12月6日,青岛市卫计局公共卫生考核小组对2016年社区卫生工作进行绩效考核,对国家11项基本公共卫生项目、省级地方开展项目、项目管理、标准化建设和新增项目等内容进行考核。

12月12日,李沧区永清路社区卫生服务中心通过微医平台线上、线下进行互联网问诊。

党委书记、主任:韩先勇

副主任:李 娜

院办电话:84662702

电子信箱:qdlc002888@163.com

邮政编码:266041

地　　址:青岛市李沧区振华路15号

(撰稿人:李顺锋)

青岛市李沧区九水街道社区卫生服务中心

概况　李沧区九水街道社区卫生服务中心于2011年10月正式建成启用,业务用房面积1500平方米。在职职工22人,其中,卫生技术人员19人,占职工总数的86%;其他专业技术人员3人,占职工总数的14%。高级职称1人、中级职称3人,占职工总数

的18%。

业务工作　2016年门诊量为5.7万人次,医疗收入为212万元。配备国家基本药物592种,基本药物销售额为103.35万元。中草药354种,开展代煎药服务,中医服务约2万人次。门诊量、医疗及基药收入比2015年分别增长26%、7%、13%。

年内建立居民健康档案18692份;65岁及以上老年人免费查体及中医体质辨识服务756人,慢病管理1042人,办理门诊大病221人,门诊统筹2241人。

2016年初,与青岛市第三人民医院签订《青岛市社区卫生医疗机构医联体协议书》。自2016年1月起,眼科、骨外科、呼吸内科专家每周五上午到中心坐诊,接诊246人次,开展健康教育讲座及培训8场次。中心派出业务骨干到市三医跟班学习,通过帮扶、带教,有效地促进整体工作能力。

依托现有的"红马甲医疗志愿者团队",结合患者意愿,中心免费提供"送汤药上门"服务,派出"红马甲"医疗团队的工作人员到区社会福利院为老人进行"三伏贴"贴敷,受到院方及住院老人的热烈欢迎与肯定,并进一步落实便民服务措施。

精神文明建设　持续开展医德医风、廉洁勤政教育,组织党员参观青岛市党史纪念馆及廉政教育基地。组织中心职工无偿献血、"慈善一日捐"等活动。

荣誉称号　中心先后被评为李沧区"巾帼文明岗"、李沧区"青年文明号"及李沧区卫生系统"先进单位"、"李沧区文明单位"、"山东省星级社区卫生服务机构"、"山东省中医药特色社区卫生服务中心"。

中心主任:胡蕾蕾

副主任:管 坤

联系电话:68076605

电子信箱:jssqwszx@163.com

地　　址:青岛市李沧区宜川路37-1

(撰稿人:管 坤)

青岛市李沧区湘潭路街道社区卫生服务中心

概况　李沧区湘潭路街道社区卫生服务中心是政府在湘潭路街道设立的一所公立社区卫生服务机构。该中心位于湘潭路38号(青岛湘潭路小学南侧),建筑面积1400平方米,设计服务人口2万人。中心现有各级各类专业技术人员30余人,设有预防保健(预防接种、儿童保健、妇女保健)、全科医

疗、中医、康复医学、医学检验、医学影像、口腔科等科室。

中心以湘潭路街道、楼山街道辖区为重点,主要包括湾头社区、统建社区、东南渠社区、坊子街社区、楼山路社区、楼山后社区、徐家社区、青钢家委会、西南渠、印象湾、帝都嘉园(重庆中路967号)等社区常住居民为服务对象,提供医疗、预防、保健、康复、健康教育和计划生育服务指导"六位一体"的基础医疗卫生服务。

业务收入　全年医疗收入235.5万元,比2015年增长11.4%。

固定资产　全年固定资产总值比2015年增长4.57%。

业务工作　有效推进基本医疗和基本公共卫生服务。2016年服务量7万余人次。中心配备国家基本药物530余种,全部药品零差率使用、销售。重点开展以国家基本药物制度为依托的基本医疗和国家基本公共卫生服务项目为主要内容的公共卫生服务。具备社保医疗范围的定点门诊签约医疗、大病定点医疗、居家医护等服务的相关职能,群众满意度逐年提高。

有序完成国家及省重点项目工作。中心被山东省卫生计生委、青岛市卫生计生委指定为"脑卒中高危人群筛查与干预项目"筛查点,连年来顺利完成该重点项目工作并按要求完成随访。完成社区目标筛查人群6000余人的初筛,复筛1000余人,并对目标人群进行健康教育和健康干预指导。

区办政府事实惠及社区居民。2016年为1403名李沧区60岁及以上户籍老年人完成接种23价肺炎疫苗工作,为344名60岁及以上李沧区户籍老年人建立健康档案并进行免费查体。

着力打造国医馆建设,完善中医药诊疗服务。2016年7月中心国医馆建成,配备中草药246种,康复理疗、治未病等设备设施8种、16余件,拓展了中医服务手段和范围,并顺利通过市卫生计生委中医处的考评验收。通过国医馆建设,聘请专家坐诊,充分发挥中医药"简、便、验、廉"的特色服务优势,受到群众的普遍欢迎。

卫生改革　中心本着"便民、利民、惠民"的原则,落实国家的惠民医疗政策。通过推行"3+X"服务团队、医联体协作、聘请专家坐诊、延时服务、节假日无休服务及新推开的"微医"互联网医院远程会诊服务等措施提供超常态优质化服务,居民主动保健、注重预防、理性就医的意识正在形成。

医疗特色　中心突出社区卫生服务特点以全科医疗服务为基础,努力完善社区常见病多发病的预防、医疗和保健服务,发挥B超检查优质技术特长,注重信息化建设和医联体服务建设,不断满足社区居民的就医服务需求。

精神文明建设　中心不断加强职工的"四德"教育,落实"三好一满意"服务和国家卫生计生委"九不准"要求,全面推行规范化服务并被评为"李沧区卫生和计划生育局精神文明建设先进集体"。

荣誉称号　中心先后获得"李沧区卫生和计划生育局先进单位"、"李沧区卫生和计划生育局社区卫生服务工作先进单位"、"李沧区2016年护理技能竞赛活动优秀组织奖"等荣誉。

党支部书记、中心主任:王建业
中心副主任:王　琳
中心副主任:李　伟
中心办公室电话:87669120
传真号码:87669120
电子信箱:13863925987@163.com
邮政编码:266043
地　　址:李沧区湘潭路38号

(撰稿人:王　琳)

青岛市李沧区沧口街道社区卫生服务中心

概况　李沧区沧口街道社区卫生服务中心,建筑面积2500平方米。2016年在职职工53人,其中,卫生技术人员44人,占职工总数的83.01%;其他专业技术人员5人,占职工总数的9.43%;行政工勤人员4人,占职工总数的7.55%,副高职称2人,占3.7%,中级职称21人,占39.62%;初级职称18人,占33.96%。内设行政职能科室和业务科室共12个。

业务工作　2016年沧口街道社区卫生服务中心坚持科学管理、精细化管理,严格按流程规范服务,认真贯彻执行上级部门的方针政策,不断加强机构管理、创新服务模式、提升服务质量,认真做好基本医疗、公共卫生服务、政府实事等各项工作,工作取得明显成效和进展。

业务收入　2016年全年业务收入554万元,比2015年增长了319%。

医疗特色　2015年,沧口社区卫生服务中心国医馆成立"蜂毒治疗门诊",也是青岛市首家开展中医蜂毒疗法的定点医疗机构,接受蜂毒疗法的患者近

300人次。通过临床观察,蜂疗针对风湿、类风湿性疾病,总有效率达90%以上,针对腰痛、肩周炎等骨关节疾病有效率达95%,针对一些肿瘤、免疫性疾病也有非常好的疗效。"蜂疗门诊"2015年被评为"青岛市中医特色门诊",并被青岛市中医药管理局列为重点建设单位,2016年被评为全市首家"蜂毒疗法专家工作站"。

2016年,新开展"中医埋线"技术,该项技术在全市仅有几家三级医院在开展,临床效果和患者反响非常好,沧口中心国医馆工作人员在上级医院中医主任医师的带领下,进行临床培训和进修,同时聘请上级中医主任医师定期在中心坐诊,全力推广"中医埋线"技术。

为提高诊疗特色、完善中医治疗体系、更好地为患者服务,新增设又一特色诊疗,主要以葫芦灸、悬灸、温针、脐疗、督灸为主,治疗范围广泛,涵盖颈肩腰腿痛、脾胃系统、妇科、肝胆系统、泌尿系统等各科疾病,特别是迁延日久的慢性病,效果较为明显。

基本医疗和公卫项目 2016全年门诊量约5.05万人次,2015年同期为3.2万人次,同比增长58%;基本药物销售210万元,2015年同期为72万元,同比增长191%;中草药销售18万元,2015年同期为11万元,同比增长63%;门诊统筹签约5000人,办理门诊大病300人,新增居家护理3人;建立居民健康档案突破1万份,65岁以上老年人健康管理档案623份,各类慢病建档1502份;计划免疫接种9000人次,新生儿建证建卡率100%、八苗接种率95%以上,新建卡20人;早孕建册410人、随访率100%;儿童建档2560份;完成幼儿园查体约1000人次,为3~6岁儿童氟化泡沫护齿1800人次,开展中医体质量化辨识指导910人次,中小学生查体6900人次,各项业务工作均走在全区前列。

政府实事项目 2016年,中心承担的李沧区政府实事为免费为60岁以上李沧户籍居民接种肺炎疫苗和免费为60~64岁老年人查体。中心抽调业务骨干专门负责政府实事推进工作,采取多种形式加大宣传,联合社区计生专干,组织辖区内60岁老年人进行宣讲教育30次;进社区楼道张贴宣传单1000余份;借助预防接种门诊微信平台发送短信5700余条。完成疫苗接种2036人,60~64岁老年人查体525人,均超额完成。

医联体建设 邀请市级知名专家到中心坐诊带教,社区居民足不出户就可以享受到三级医院优质的医疗服务资源,惠及居民8000余人次。安排业务骨干到上级医院进修学习,不断提升专业技术水平和服务能力。顺畅实现"双向转诊",形成"病有良医"的新局面。积极响应国家"互联网+"健康医疗号召,并于11月8日正式开通互联网医院远程会诊平台,实现跨区域在线会诊交流,让百姓在家门口就可以问诊全国知名专家。

国医馆建设 举办"三伏养生节"大型义诊宣传活动,现场免费开展"蜂疗"、穴位埋线等中医特色服务项目体验活动,免费为辖区居民贴敷"三伏贴"、耳穴压豆、拔罐、针灸等服务,受益群众达1.2万人次。"蜂毒治疗门诊"2016年9月申报市级专家工作站,争取得到市级专项资金支持。创新发展中医技术,从上级医院引进独家支持的"穴位埋线"技术。

预防接种 打造胶东半岛首家趣味化、数字化、温馨化预防接种门诊。充分利用数字化预防接种信息系统,实现排队取号、登记、体检、收费、接种和留观等环节自动排队功能,使整个接种流程变得更有序、更有效。开辟百余平方米的儿童活动区,同时精心设计哺乳区。

便民服务 紧贴居民需求,积极开展基本医疗延时服务。中心全年无休,按照"上午早一点、中午连一连、晚上延一延"的服务标准,窗口科室提前10分钟到岗,患者未诊治结束不下班,全力满足居民就医需求,得到社区居民的一致称赞。落实"便民药箱",向居民"零差价"销售非基本药物,进一步降低居民买药与用药负担。

继续教育 全所形成浓厚的学习氛围,有1人研究生在读、2人本科在读,年内中心全体医务人员均参加继续教育达60学时,选送40余人次参加各类业务培训和讲座,为提高业务素质和服务水平奠定良好基础。

精神文明建设 弘扬志愿服务精神,积极开展志愿服务活动,推进学雷锋志愿服务活动常态化、正规化、科学化,2016年组织志愿服务活动20余次。积极践行社会主义核心价值观,营造良好的氛围。建立"善行义举四德榜",弘扬真善美,传达正能量,激发了医务人员践行社会公德、家庭美德、职业道德、个人品德的积极性。积极开展"慈善一日捐"活动,募集善款8950元。

荣誉称号 2016年,荣获青岛市文明服务示范窗口等称号,被评为全市首家"蜂毒疗法专家工作站"。

中心主任兼党支部书记:胡　丹
副　主　任:王心国

青岛市卫生计生行业

风采

青岛市市立医院（集团）

　　青岛市市立医院（集团）始建于1916年，由市立医院本部、市立医院东院、市皮肤病防治院、市北九水疗养院、徐州路院区、崂山麦岛社区卫生服务中心、东海路门诊、珠海路门诊、燕岛门诊、市级机关门诊、市级机关西部门诊组成，集医疗、教学、科研、保健疗养、公共卫生于一体，是青岛市市属规模最大的综合型公立三级甲等医院，是北京2008年奥运会、残奥会的医疗保障定点医院，2015年成立青岛市国际医学合作中心，是青岛市危急重症救治中心、高危孕产妇救治中心。自成立以来，青岛市市立医院（集团）始终秉承"服务百姓、奉献社会"的理念，贯彻"改革、创新、发展、共享"的工作思路，努力建设具有国际诊疗规范与服务水平的、病人信赖的国家级区域医学中心和国际医学中心，为岛城市民提供更加便捷、优质、舒心的诊疗服务。

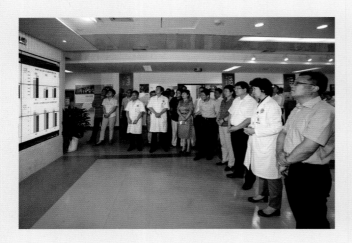

　　2016年9月13日，国家发改委副主任胡祖才（前排右3）一行，在山东省副省长王随莲（前排右4）、青岛市副市长栾新（前排左3）等领导的陪同下到青岛市市立医院东院调研。

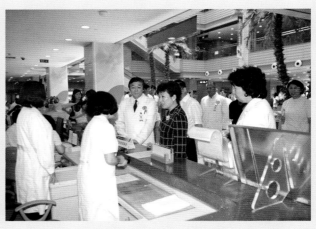

　　2016年7月1日，青岛市副市长栾新（前排右2）带队到青岛市市立医院（集团）视察公立医院综合改革运行情况。

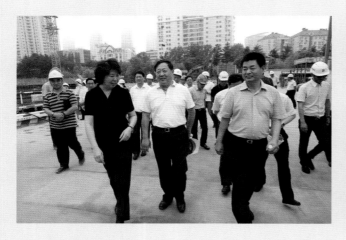

　　2016年6月29日，青岛市政府副秘书长王哲（前排中）带领督查组现场查看青岛市市立医院东院二期工程项目、全科医师临床培养基地项目的建设情况。

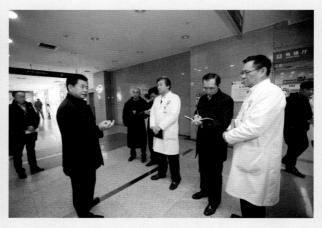

　　2016年12月14日，青岛市卫生计生委主任杨锡祥（前排左1）一行到青岛市市立医院（集团）检查消防安全工作。

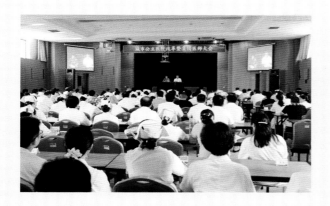

2016年6月20日，青岛市市立医院（集团）召开城市公立医院改革暨集团医师大会，部署医改工作。

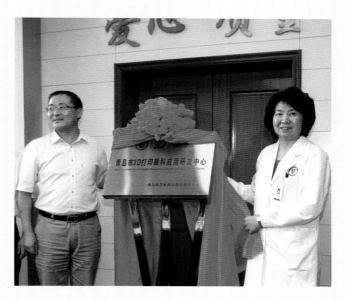

2016年8月9日，国内首家3D打印眼科应用研发中心落户青岛市市立医院（集团）。

2016年9月1日，青岛市市立医院（集团）举行"中国医师协会智能医生工程示范基地"、"青岛市市立医院集团"、"青岛市市立医院住院医师规范化培训临床技能模拟训练中心"揭牌仪式，中国医师协会会长张雁灵、省卫生计生委科教合作处调研员王志峰等领导共同揭牌。

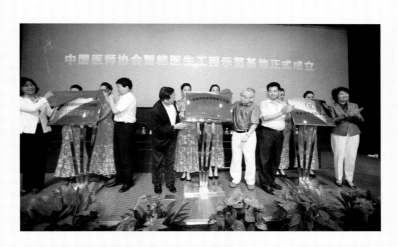

2016年10月24日，青岛市市立医院（集团）召开2015-2016年科教工作总结暨人才与学科建设工作会。

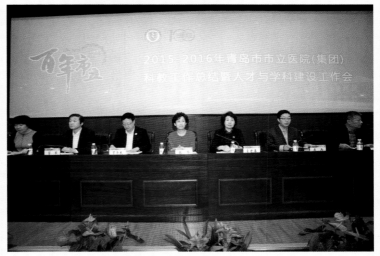

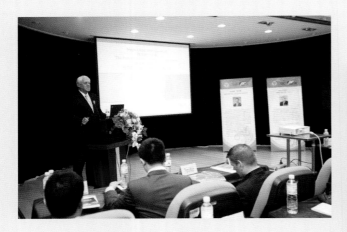

2016年4月25日，青岛市市立医院（集团）举办"美国医院管理高级研讨会——梅奥医院管理最佳实践"。

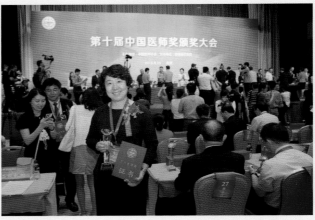

2016年6月26日，青岛市市立医院（集团）副总院长谭兰获得第十届"中国医师奖"。

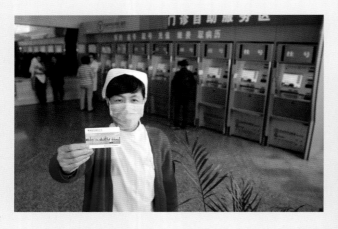

2016年4月15日，青岛市市立医院（集团）成为青岛市首家启用青岛市区域诊疗卡的三级甲等医院。

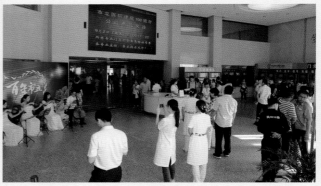

2016年9月2日，为庆祝建院100年，青岛市市立医院（集团）全天免诊查费，200多位专家轮流参加义诊。

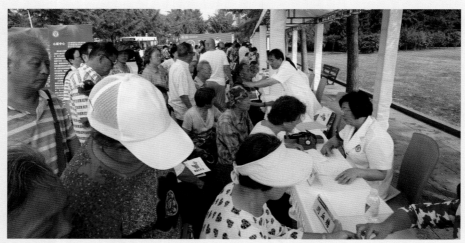

2016年9月4日，青岛市市立医院（集团）130名专家到各区（市）的广场、社区进行义诊。

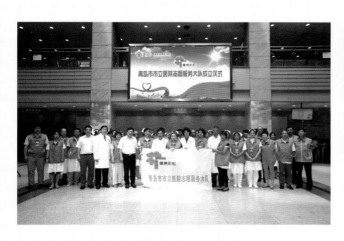

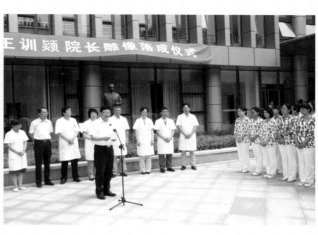

2016年7月1日，青岛市市立医院志愿服务大队成立。

2016年8月25日，青岛市市立医院（集团）在科教大楼前举行王训颍院长雕像落成仪式。

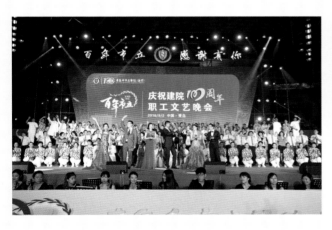

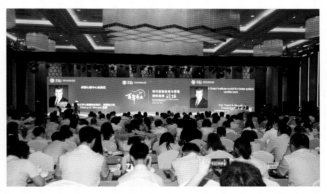

2016年9月2日，青岛市市立医院（集团）举行庆祝建院100周年职工文艺晚会。

2016年9月3日，青岛市市立医院（集团）举办现代医院改革与管理国际高峰论坛。山东省卫生计生委主任、党组书记袭燕，青岛市副市长栾新分别致辞。

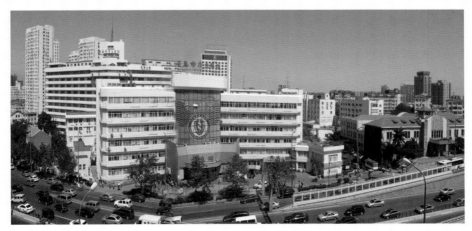

为迎接百年华诞，青岛市市立医院（集团）本部院区完成病房设施更新及系列改造，院区环境焕然一新。

青岛市海慈医疗集团

　　青岛市海慈医疗集团是山东省首家集医疗、预防、科研、教学以及保健、康复于一体的公立大型综合医院集团。由青岛市海慈医院、青岛市中医医院、青岛市黄海医院合并组成。拥有国家级、省市级重点学科25个。集团始终坚持中、西医发展并重的办院理念，中医资深专家门诊、膏方门诊、冬病夏治、引进类中医专家门诊等中医特色诊疗深受患者欢迎，开展中医非药物治疗60余项，开展"一科一特色"护理服务，提升病人就医感受，是青岛市第一批"养生保健基地"建设单位。可以开展脑、心胸、腹部、脊柱等多种复杂大型手术，开展造血干细胞移植、多学科联合急危重症救治，微创技术在多个领域得到应用。2016年，集团牵头组建青岛市中医药发展集团，作为理事长单位和全市37家医疗机构组成医联体。集团还重视国际交流合作，与以色列、荷兰、德国、韩国、新加坡等10余个国家和地区建立长期协作和业务往来关系。

　　集团秉承"人文医疗，温馨海慈"的服务理念，积极倡导全程、全员、全方位温馨服务，注重学习、总结、提炼和推广先进医院文化，"人文医疗，温馨海慈"品牌荣获山东省、青岛市优秀服务品牌。集团先后获全国文明单位、全国五一劳动奖状等几十项荣誉。

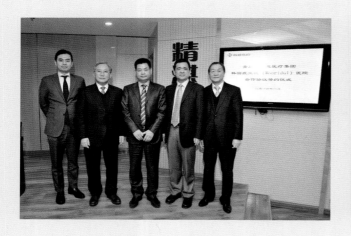

2016年1月25日，青岛市海慈医疗集团与韩国我立德医院签订战略合作框架协议。双方将在脊柱专科医疗服务与附属业务的学术交流，人才培养及研究等方面建立合作关系。

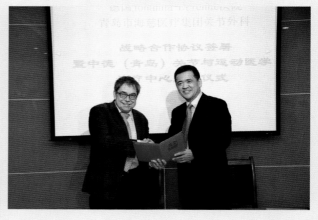

2016年3月18日，青岛市海慈医疗集团与德国杜塞尔多夫大学附属约翰娜医院签署战略合作协议并成立中德（青岛）关节与运动医学诊疗中心。

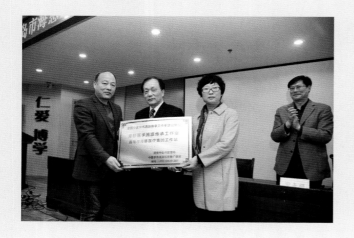

2016年3月26日，国家中医药管理局龙砂医学流派传承工作室青岛市海慈医疗集团工作站举行授牌仪式，成立"龙砂医学特色门诊"。龙砂医学流派代表性传承人之一顾植山（左2）教授与唐明（左1）副院长为龙砂医学特色门诊负责人徐慧军（右2）授牌。

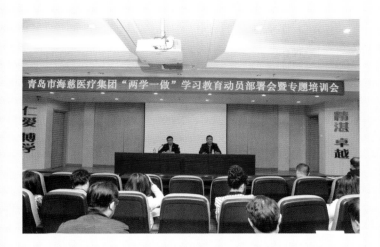

2016年3月29日，青岛市海慈医疗集团举行"两学一做"学习教育动员大会，全面开启学习教育活动。

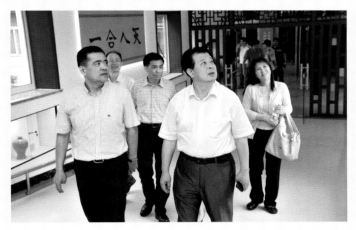

2016年6月14日，山东省卫生计生委副巡视员刘绍绪（前排右）在青岛市卫生计生委中医药处处长汪运富（二排左1），集团总院长刘宏（前排左）、党委书记赵军绩（二排左2）的陪同下调研集团工作。

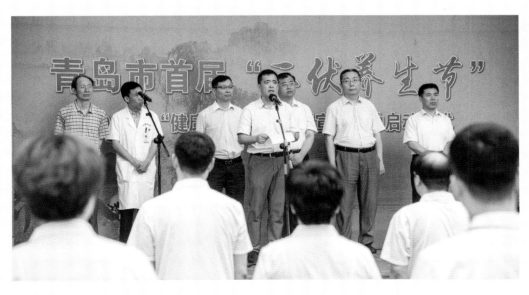

2016年7月15日，由青岛市海慈医疗集团承办的青岛市首届"三伏养生节"暨2016年"健康中国行"主题宣传活动启动。

2016年7月20日，青岛市海慈医疗集团承办市卫生计生委医疗机构信息化建设现场观摩会。市卫生计生委主任杨锡祥（前排右1）莅临现场指导。

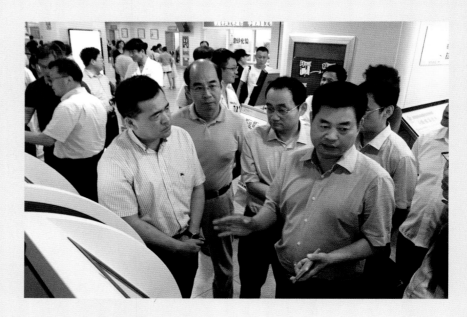

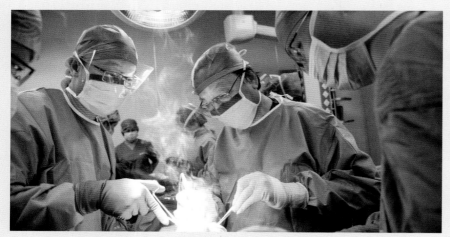

2016年9月12日~14日，新加坡保健集团专家团队到青岛市海慈医疗集团开展学术交流及手术示范，完成高难度脊柱及关节手术30台。

2016年9月13日，国家中医药管理局科技司司长曹洪欣（前排右）一行到青岛市海慈医疗集团调研青岛市中医药健康服务业开展情况。

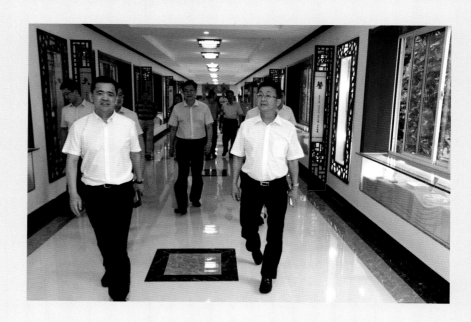

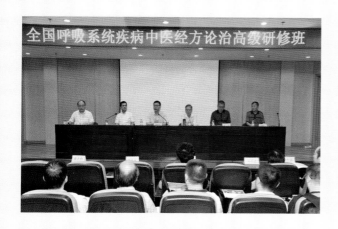

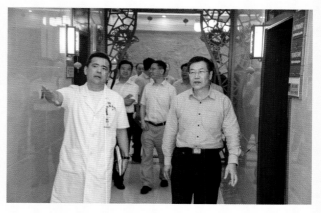

2016年9月24日，青岛市海慈医疗集团承办全国呼吸系统疾病中医经方论治高级研修班。

2016年9月26日，国家中医药管理局政策法规与监督司副司长麻颖（前排右）一行视察青岛市海慈医疗集团。

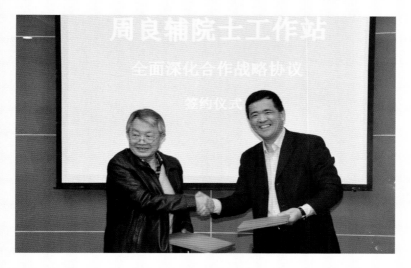

2016年11月11日，青岛市海慈医疗集团与周良辅院士工作站签署全面深化合作战略协议。

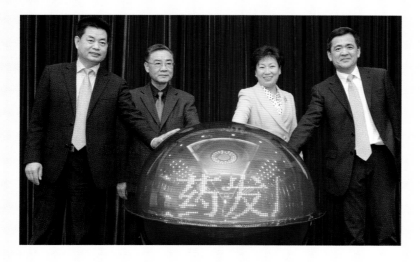

2016年12月15日，创建国家中医药综合改革试验区"十百千万"工程启动仪式暨青岛市中医药发展集团成立，青岛市海慈医疗集团和全市37家医疗机构组建医联体。

青岛市中心医疗集团

青岛市中心医疗集团由青岛市中心医院、青岛市肿瘤医院、青岛市职业病防治院共同组建而成。青岛市中心医院（原青岛纺织医院）始建于1953年，1983年并称青岛医学院第二附属医院，1993年首批晋升为三级甲等综合医院，2003年经山东省卫生厅和青岛市卫生局批准更名为青岛市中心医院，并承担青岛市职业病防治任务，2013年通过山东省卫生厅三级甲等综合医院复审。青岛市肿瘤医院始建于1972年，是集肿瘤预防、诊断、治疗、科研、康复于一体的肿瘤防治三级专科医院，是"青岛市肿瘤防治健康教育基地"。

2016年职工总数2101人，其中，卫生技术人员1876人，占职工总数的89.3%；行政工勤人员225人，占职工总数10.7%。卫生技术人员中，高级职称325人，中级职称750人，初级职称801人。开放床位1600张，设职能科室24个、临床科室46个、医技科室20个。

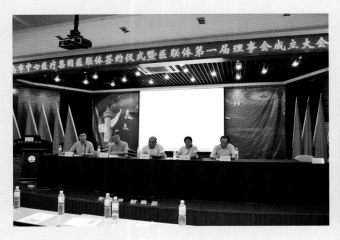

2016年8月18日，青岛市中心医疗集团医联体签约仪式暨医联体第一届理事会成立大会召开。

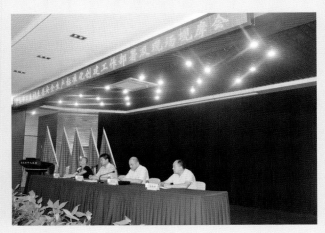

2016年9月2日，青岛市卫生计生委安全生产标准化创建工作部署及现场观摩会在青岛市中心医疗集团召开。

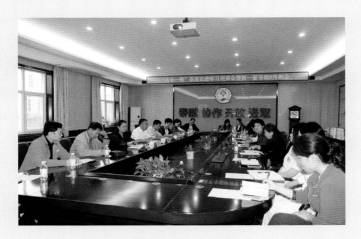

2016年9月28日，青岛市卫生计生委"两学一做"第一督导组到青岛市中心医疗集团进行"两学一做"现场督导和交流座谈。

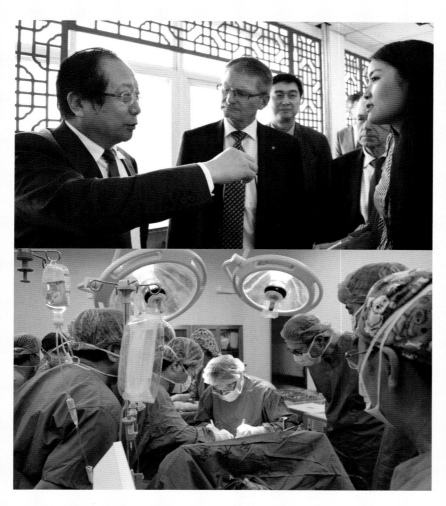

　　2016年5月17日～18日，德国雷根斯堡市代表团一行到青岛市中心医疗集团参观，并进行学术交流。

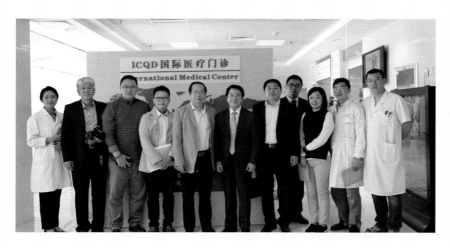

　　2016年10月12日，青岛红十字中韩医疗团一行6人到青岛市中心医疗集团进行友好访问，双方签订友好合作意向书，并对下一步更深层次合作进行探讨。

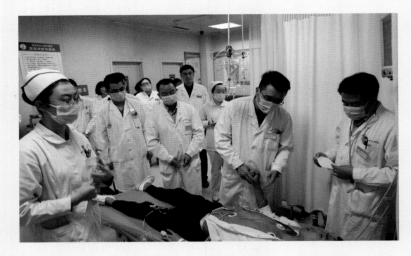

2016年10月27日，青岛市中心医疗集团举行多学科、多部门参加的大型群体应急医疗救治实战演练。

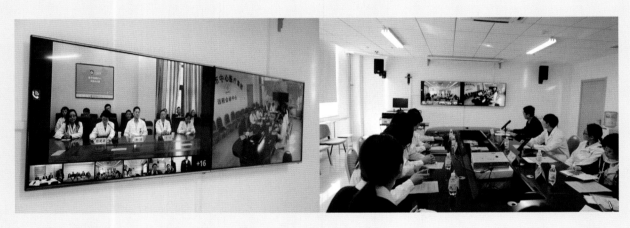

2016年11月9日，复旦大学附属中山医院医协体服务中心启用仪式在青岛市中心医疗集团多学科会诊中心举行，集团正式加入复旦大学附属中山医院医协体。

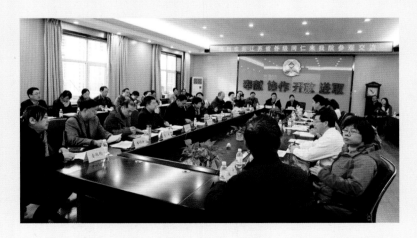

2016年11月10日，江苏省各级医院代表一行到青岛市中心医疗集团参观学习癌痛规范化治疗工作，集团领导和相关科室负责人陪同参观并座谈。

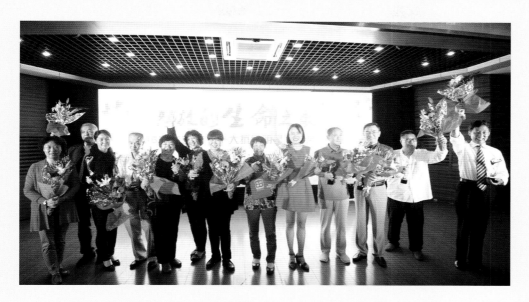

2016年5月19日，青岛市"十大抗癌明星"颁奖典礼在青岛市中心医疗集团举行。

2016年7月6日，青岛市中心医疗集团顺利完成青岛市卫生计生委属8家单位100名员工的体检工作。

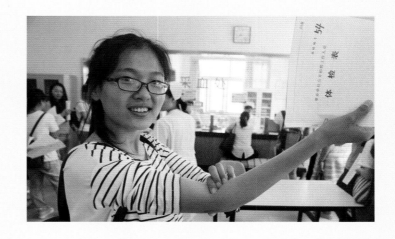

2016年9月18日，青岛市中心医疗集团党委组织各党支部党员代表、新入党党员及部分团员，走进独六团开展"两学一做"进军营主题活动。

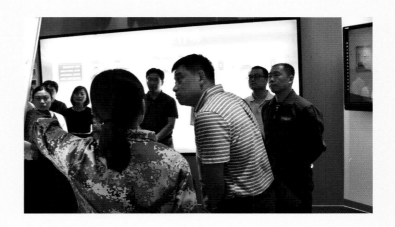

青岛市第三人民医院

　　青岛市第三人民医院始建于1931年，其前身是美国基督教创办的教会医院"信义会医院"，现为青岛市卫生计生委直属的三级综合性医院，医院占地5.9万平方米，一期建筑面积8.1万平方米，编制床位800张，设有30余个临床医技科室，是青岛市高血压防治临床基地、青岛市涉外定点医院、滨州医学院教学医院、青岛市精准心血管疾病诊疗中心分中心，是国家卫生计生委在青岛市唯一的全国病理切片远程会诊系统成员单位、岛城首家由中国医师协会挂牌的妇科内分泌培训基地。

　　医院消化科为青岛市重点学科，射频治疗子宫肌瘤、心脑血管疾病诊疗为青岛市特色专科。消化科不开刀治疗胆结石、心内科基因检测及介入治疗、骨科的关节置换和脊柱微创治疗、耳鼻咽喉头颈外科的睡眠监测和眩晕诊疗逐渐成为医院的特色专科。

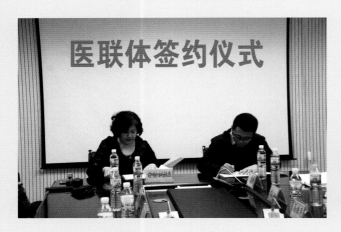

　　密切社区联系，延伸服务能力，青岛市第三人民医院与28家社区医疗卫生服务机构签署医联体协议，提供快捷技术服务，开通转诊绿色通道，促进资源纵向流动，不断提升基层服务能力。

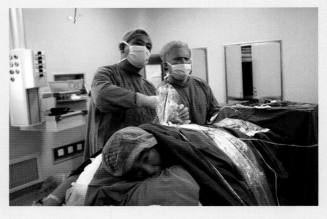

　　青岛市第三人民医院成功开展德国第二代椎间孔镜（Max More Spine）手术，标志着医院在脊柱退行性疾病的微创治疗方面又迈上一个新的台阶。

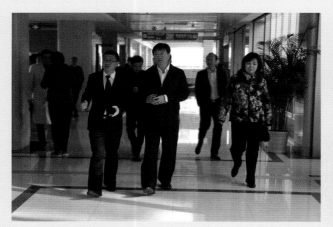

　　2016年12月2日，青岛市政协副主席李众民（前排中）带领政协委员一行到青岛市第三人民医院考察调研医院迁建后发展情况。

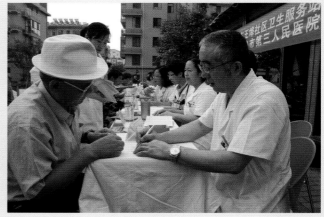

　　作为青岛北部尤其是沧口地区唯一的三级综合医院，青岛市第三人民医院充分发挥公立医院公益性，不断拓展社会责任形式，通过到周边社区进行专家义诊、讲座、志愿服务等，开展形式多样的公益活动。

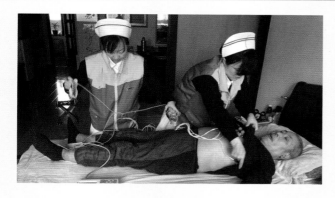

2016年3月7日，开展"关爱老人 送医进家"义诊活动，青岛市第五人民医院医护人员主动走进云南路、嘉祥路、邹县路社区独居、孤寡、病残老人家中提供医疗服务。

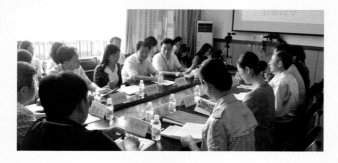

2016年6月14日，山东省卫生计生委组织省内专家进行为期三天的大型医院巡查工作。图为山东卫生计生委巡查组到青岛市第五人民医院讲解巡查工作要求。

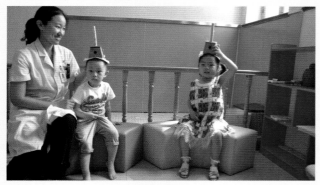

2016年7月17日，青岛市第五人民医院开展冬病夏治——儿童隔物灸。

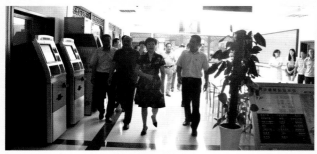

2016年8月26日，青岛市副市长栾新到青岛市第五人民医院检查安全生产工作。

青岛市第五人民医院

山东青岛中西医结合医院暨青岛市第五人民医院是山东省首家中西医结合医院，亦是市属综合性医疗机构。医院1995年被确立为三级甲等中西医结合医院，并于2012年通过复评。医院占地面积2.2万平方米，业务用房面积1.7万平方米。2016年职工总数548人，其中，卫生技术人员455人，占职工总数的83%；行政工勤人员93人，占职工总数的17%。卫生技术人员中，高级职称52人，占卫生技术人员11%；中级职称120人，占卫生技术人员26%；初级职称281人，占卫生技术人员62%。医院现有编制床位420张，职能科室22个，临床科室22个，医技科室10个。

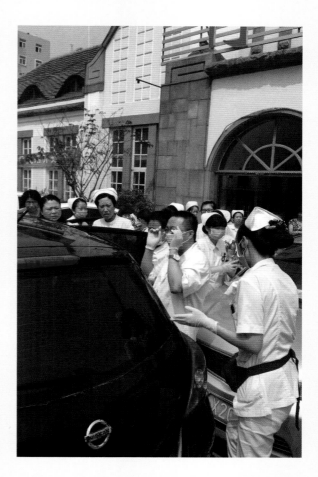

2016年7月29日，一位产妇在私家车内临产一名婴儿，青岛市第五人民医院启动院前应急处理预案，为产妇开通绿色通道，顺利实施对产妇和新生儿的分组抢救。

青岛市第八人民医院

　　青岛市第八人民医院始建于1951年，是一所集医疗、科研、教学、预防、保健、康复和急救于一体的大型综合三级医院，是全国"模范爱婴医院"、全国首批"湿疹皮炎研究基地"、"中国心血管疾病合理用药项目培训基地"、国家级"关爱女性健康"优质服务医院、中国医院协会慢阻肺与哮喘规范化管理示范单位、青岛市涉外定点医院、青岛市白内障诊疗中心、青岛市糖尿病眼病诊疗中心、潍坊医学院附属青岛医院、济宁医学院教学医院。医院先后获得全国文化建设先进单位、山东省百佳医院等荣誉称号。

　　医院占地面积4.4万平方米，建筑面积6.9万平方米，固定资产2.84亿元，开放床位936张，年门、急诊量61.3万人次，出院病人3.1万人次，手术11749例；药占比41.6%；平均住院日9.6天。现有职工1414人，其中，高级职称198人。

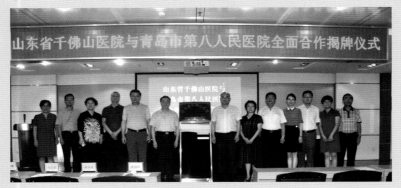

2016年8月8日，青岛市第八人民医院与山东省千佛山医院全面合作揭牌仪式举行。

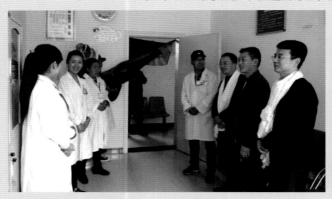

2016年6月24日，青岛市第八人民医院兰立强（右1）作为青岛市第八批援藏干部赴西藏进行为期一年半的支援工作。

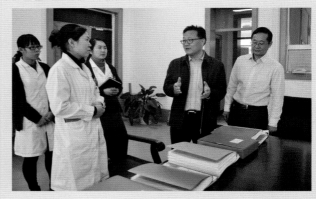

2016年12月8日，青岛市卫生计生委副主任薄涛（右2）一行对青岛市第八人民医院党风廉政建设主体责任及安全生产落实情况进行督导检查。

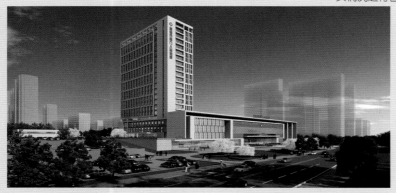

图为青岛市第八人民医院东院区建设项目规划效果图

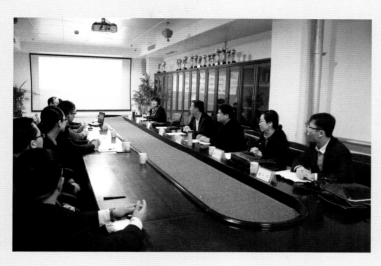

2016年3月31日，潍坊医学院专家莅临青岛市胶州中心医院检查教学工作并听取汇报。

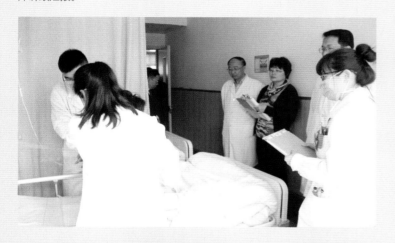

2016年3月31日，潍坊医学院专家莅临青岛市胶州中心医院检查教学工作。图为专家为学生现场操作进行评分。

青岛市胶州中心医院

青岛市胶州中心医院始建于1943年，前身为八路军滨北干部休养所，拥有70多年历史，是一所集医疗、预防、教学、科研、康复、社区服务于一体的三级综合性医院，是潍坊医学院附属医院、青岛大学医学院教学医院、潍坊医学院研究生教育基地。青岛市腔镜外科中心、青岛市抗癌协会大肠肿瘤专业委员会、胶州市抗癌协会及司法鉴定所等科研学术团体均设在医院。

医院占地面积4.5万平方米，建筑总面积4.39万平方米，其中，业务用房面积3.12万平方米。2016年，有职工1338人，其中，卫生技术人员1189人，占职工总数的88.86%；行政工勤人员149人，占职工总数的11.14%。卫生技术人员中，高级职称152人，占卫生技术人员的12.78%；中级职称404人，占卫生技术人员33.98%；初级职称633人，占卫生技术人员53.24%，医生与护士之比为1：1.7。医院开放床位962张，设69个科室，其中职能科室21个、临床科室33个、医技科室15个。

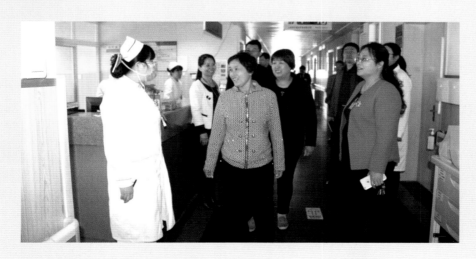

2016年4月11日，青岛市胶州中心医院举办"医院开放日""市民体验日"活动。

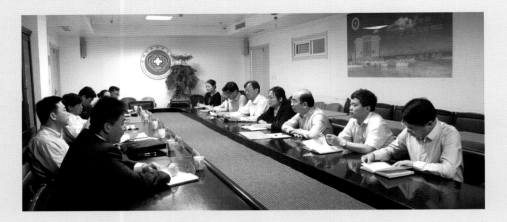

2016年5月24日，青岛市卫生计生委领导到青岛市胶州中心医院检查"两学一做"学习教育情况。

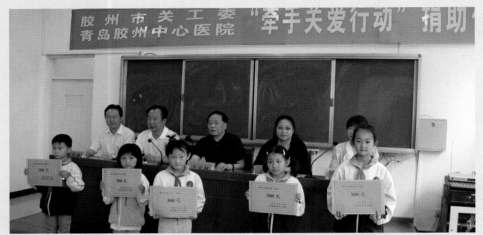

2016年5月27日，青岛市胶州中心医院联合胶州市"关工委"开展"牵手关爱行动"捐助活动。

2016年5月，青岛市胶州中心医院CT室医生赵伟国在西藏日喀则市桑孜珠区人民医院开展CT带教工作。

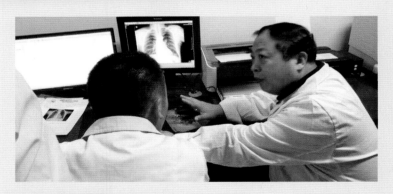

2016年6月~8月，青岛市胶州中心医院医生李奎英在贵州省镇宁布依族苗族自治县人民医院开展卫生对口支援工作。

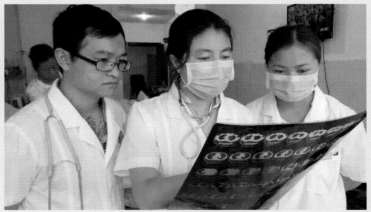

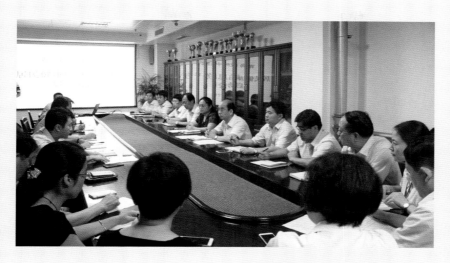

2016年7月21日，青岛市胶州中心医院召开居民健康信息服务平台启动会议。

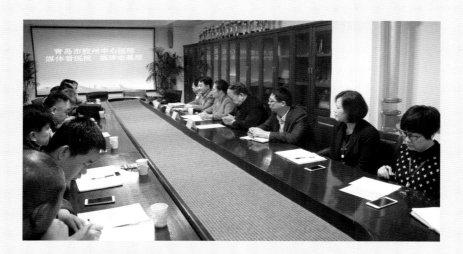

2016年10月25日，青岛市胶州中心医院开展"媒体看医院"活动。

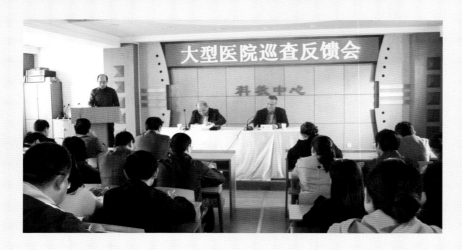

2016年10月25日，青岛市卫生计生委到青岛市胶州中心医院召开大型医院巡查反馈会。

青岛市妇女儿童医院

青岛市妇女儿童医院占地6.7万平方米，业务用房8.4万平方米，编制床位1170张，实际开放986张。2016年职工总数1682人，其中，卫生技术人员1499人，占职工总数的89.12%；行政工勤人员183人，占职工总数的10.88%。卫生技术人员中，高、中、初级职称分别是122人、373人、1004人，所占百分比分别是8.14%、24.88%、66.98%，医生526人，护士734人，医护比 1：1.39 。设职能科室32个、临床科室38个、医技科室14个。

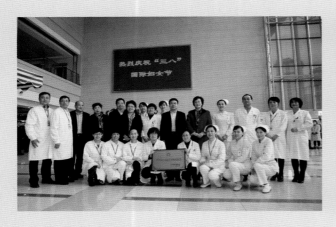

2016年3月7日，青岛市委副书记王伟走访慰问青岛市妇女儿童医院，为工作在临床一线的女职工送去关怀和祝福，并代表市委、市政府向大家致以节日的问候。

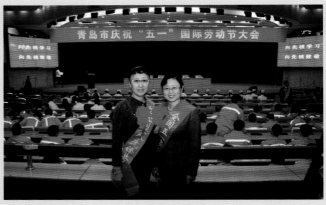

2016年4月29日，青岛市妇女儿童医院急诊科被授予"山东省工人先锋号"，副院长单若冰（右）和急诊科主任徐静（左）分别被授予"全国五一劳动奖章"和"青岛市工人先锋"荣誉称号。

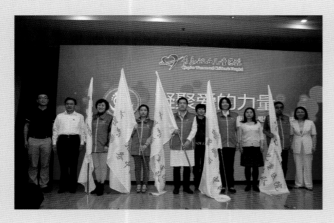

2016年6月1日，医院召开"凝聚爱的力量"—— 青岛市妇女儿童医院"健康彩虹 爱聚妇儿"志愿服务队成立暨社会公益项目发布会。

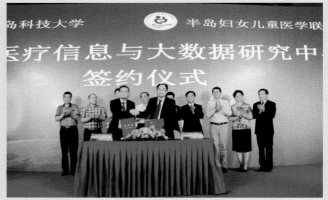

2016年6月25日，青岛市妇女儿童医院牵头与青岛科技大学签约共建"半岛妇儿"医疗信息与大数据研究中心。

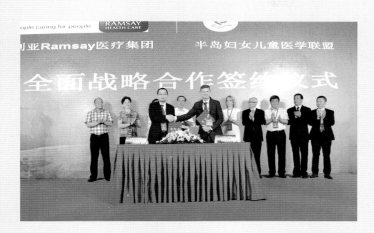

2016年6月25日，青岛市妇女儿童医院与澳大利亚Ramsay医疗集团进行全面战略合作签约。

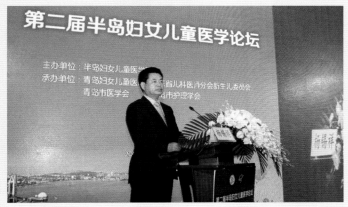

2016年6月25日~26日，医院承办主题为"关注妇儿健康、共谋未来发展"的第二届半岛妇女儿童医学论坛，半岛地区全部12家三级甲等妇幼保健院和儿童医院院长，100余家妇幼保健机构负责人以及来自国内顶尖医疗机构著名专家学者出席会议，参会人员2000余人。图为青岛市卫生计生委主任杨锡祥作重要讲话。

2016年7月1日，青岛市妇女儿童医院、妇幼保健计划生育服务中心和卫生计生宣教中心联合举办庆祝中国共产党成立95周年暨"两学一做"主题党日活动大会。

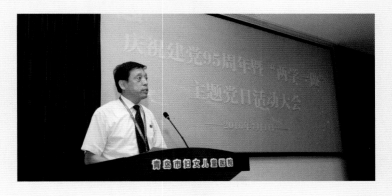

2016年9月1日，青岛市妇女儿童医院召开中层干部聘任大会。

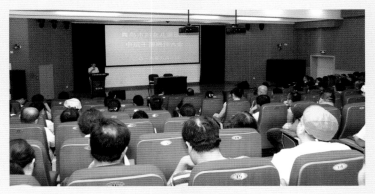

2016年2月7日，除夕夜急诊科一名患者送出10个"暖心红包"，医院长期构建的和谐医患关系在社会上引起广泛关注。青岛市卫生计生委下发通知，在全市卫生计生系统就"催泪红包"展开大讨论；国家卫生计生委官方微博转发报道，并称"尊重和肯定是最好的礼物"；《光明日报》以《最好的礼物——青岛市妇女儿童医院10个红包的故事》头版头条报道"催泪红包"。"催泪红包"护士团队荣获"感动青岛"十佳道德模范群体称号并被评为青岛市卫生计生委"2016年度和谐医患十大感人事迹"。

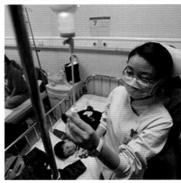
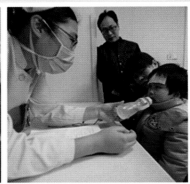
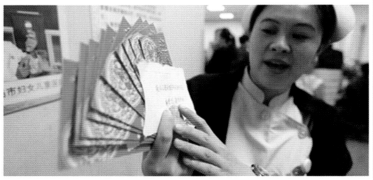

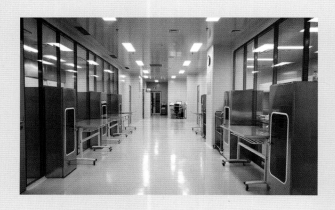

2016年7月，青岛市妇女儿童医院静脉用药调配中心开始运行。

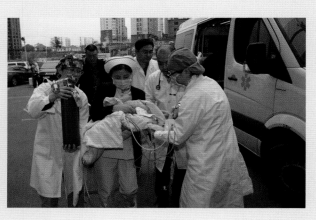

2016年12月14日，青岛市妇女儿童医院正式启动EMSS体系。

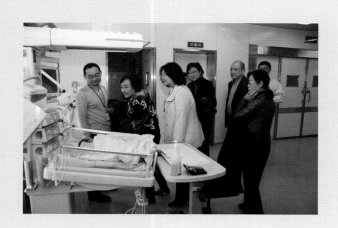

2016年12月1日，国家卫生计生委儿童卫生处处长曹彬（左2）、全国妇幼健康研究会副秘书长丁冰（左3）在青岛市卫生计生委副主任周长政（左5）、妇幼处处长杨晶（左4）陪同下莅临青岛市妇女儿童医院参观指导。

青岛市胸科医院

　　青岛市胸科医院是由青岛市第四人民医院与青岛市结核病防治院合并而成，隶属于青岛市卫生计生委，是青岛市结核病、耐多药结核病治疗归口定点单位，同时承担着青岛市突发公共卫生事件定点收治任务，在非典、高致病性禽流感、甲型H1N1流感、H7N9流感、埃博拉出血热以及中东呼吸综合征的收治和防范工作中，医院继承和发扬优良传统，积极行动，不辱使命，受到省、市、委领导的好评。医院先后被授予山东省卫生系统先进集体、青岛市文明单位标兵、青岛市先进基层党组织、青岛市卫生系统廉洁勤政先进集体等荣誉称号。

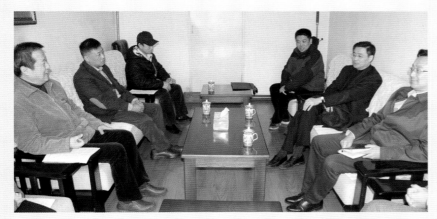

2016年12月14日，青岛市卫生计生委副主任魏仁敏（右2）带领督查组到青岛市胸科医院进行党风廉政建设主体责任落实情况和安全生产大检查。

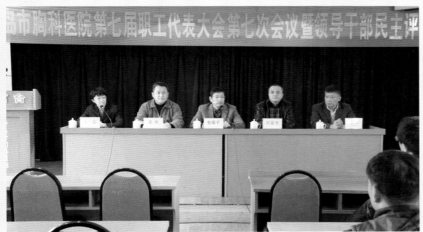

2016年12月21日，青岛市卫生计生委副主任杜维平带队到青岛市胸科医院进行2016年度科学发展综合考核。

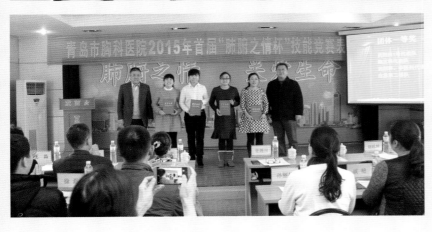

2016年1月13日，青岛市胸科医院举行2015年度首届"肺腑之情杯"技能大赛表彰大会，市总工会领导姜锡川（左1）出席表彰会，并为获奖选手和代表队颁奖。

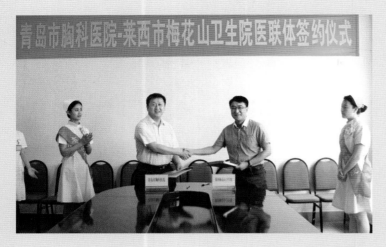

2016年6月17日，青岛市胸科医院与莱西市梅花山卫生院签约共建"医联体"。

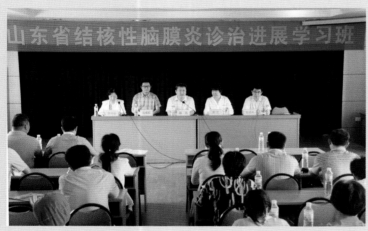

2016年9月28日，青岛市胸科医院主办省级继续医学教育项目"结核性胸膜炎诊治进展"学习班。

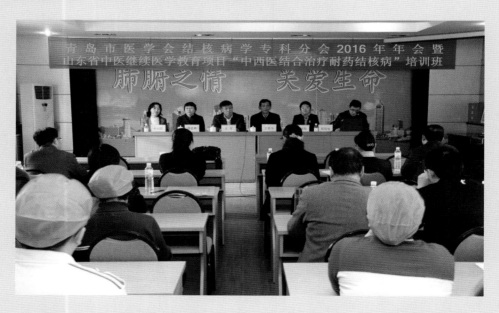

2016年12月9日，青岛市胸科医院主办青岛市医学会结核病学专科分会2016年年会暨省中医继续医学教育项目"中西医结合治疗耐药结核病"培训班。

青岛市第六人民医院

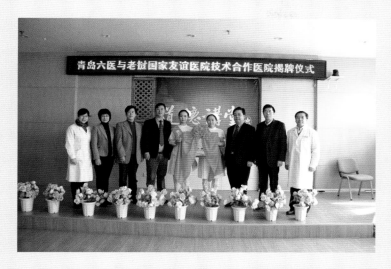

2016年3月1日，青岛市第六人民医院与老挝国家友谊医院合作建立的丙肝远程询诊平台正式启用，该平台成为国内首家可协助丙肝患者接受老挝专家远程会诊的医院。（摄影者：胡伟）

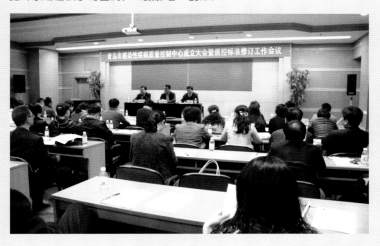

2016年4月1日，青岛市感染性疾病质量控制中心在市第六人民医院正式成立。（摄影者：胡伟）

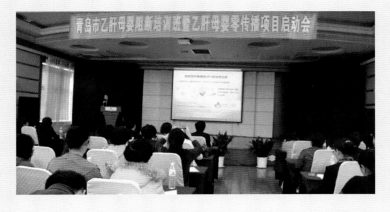

2016年4月14日，青岛市第六人民医院入选全国30家乙肝母婴零传播工程项目医院，开展面向全市医疗机构产科主任的妊娠期肝病治疗相关培训，以减少青岛市乙肝病毒母婴垂直传播。（摄影者：胡伟）

青岛市第六人民医院始建于1906年，是目前山东省规模最大、岛城一流的集临床、教学、科研、预防、保健于一体的三级专科医院，现开放床位550张，设有感染科、肝病科、介入科、中医科、中西医结合肝病科、血液净化中心、皮肤科以及医技职能部门等40多个科室。肝病科被国家中医药管理局确定为 "十二五"重点专科建设项目，医院中医门诊被确定为"国医示范门诊"和"大众绿色医疗定点机构"，感染性疾病科被确定为山东省第四批中医药重点专科，肝病中西医结合科被评为青岛市重点学科。山东中西医结合学会传染病专业委员会及青岛市医学会感染病学专业分会挂靠该院。在专科优势的基础上充分利用现有资源，成立青岛市第六人民医院综合门诊和非感染性肝病诊疗中心，集消化内科门诊、转氨酶诊断中心、查体中心于一体，逐步实现"大专科、小综合"发展新模式。是全国中医防治传染病临床基地、全国肝胆病防治技术示范基地、全国乙肝母婴零传播工程项目医院，青岛大学医学院教学医院和硕士研究生培养点、青岛市医疗保险和商业保险定点医院、青岛市肝病研究所、青岛市肝病会诊中心、首都医科大学附属北京佑安医院联盟医院、首都医科大学附属北京地坛医院技术合作医院、中国人民解放军三〇二医院技术协作医院、老挝国家友谊医院技术合作医院、青岛市感染性疾病质量控制中心、青岛市肝癌早诊微创医疗中心、青岛市唯一社保联网结算的肝病远程会诊中心。

医院荟萃一批肝病及传染病领域著名专家教授和一支以省内首位"南丁格尔"奖章获得者李桂美护士长为代表的精干护理队伍。始终坚持以"病人至上、诚信为本、技术精湛、专科一流"为办院宗旨，倾力打造 "真情在六医、关爱零距离" 服务品牌，努力营造温馨、舒适的就医环境和方便、快捷的诊疗流程，近年来先后获得"山东省文明单位""青岛市文明服务示范窗口"等多项荣誉称号。

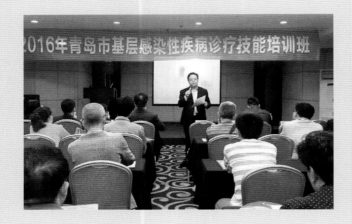

2016年4月20日，受青岛市卫生计生委农社处委托，青岛市第六人民医院承担全市基层感染性疾病诊疗技能培训项目，受训人数近700人。（摄影者：胡伟）

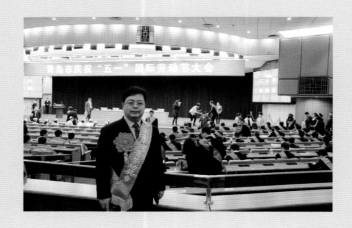

2016年4月29日，青岛市第六人民医院党委书记、院长王明民荣获"山东省富民兴鲁劳动奖章"。（摄影者：李苏）

2016年4月30日，青岛市第六人民医院肝病六科护士长蒋敏（左2）获得青岛市第四届"健康杯"技能大赛优质护理服务状元称号，市卫生计生委主任杨锡祥（中）与获奖者合影留念。（摄影者：孙伟）

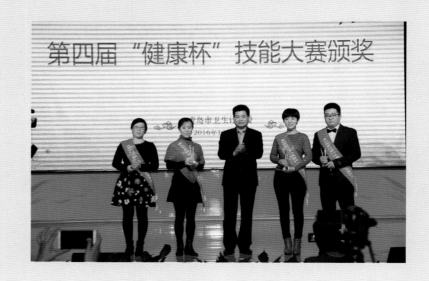

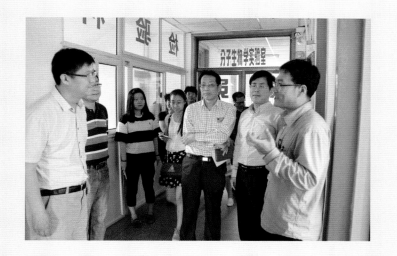

2016年6月1日，首都医科大学附属北京地坛医院副院长吴国安（左1）带领专家组一行10人到青岛市第六人民医院参观交流。
（摄影者：胡伟）

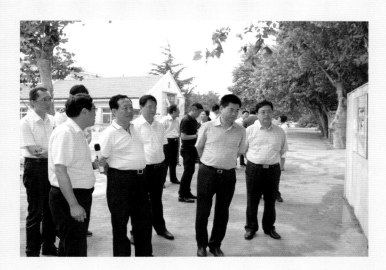

2016年6月29日，青岛市政府副秘书长王哲（前左2）一行到青岛市第六人民医院和青岛市疾病预防控制中心现场督查2016年市政府市办实事和市级重点建设工程—青岛市公共卫生中心建设情况，并召开工作座谈会，市卫生计生委主任杨锡祥（前右1）等陪同。
（摄影者：胡伟）

2016年11月5日，青岛市第六人民医院与北京大学肿瘤医院陈敏华（右3）肝癌早诊微创治疗金牌团队建立技术合作关系，成立"青岛市第六人民医院特尊肝癌早诊微创医疗中心"。
（摄影者：倪成功）

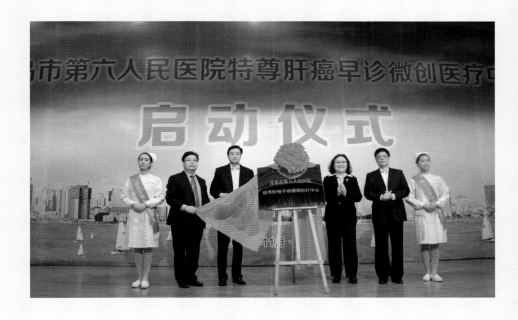

青岛市精神卫生中心

青岛市精神卫生中心始建于1958年，是青岛大学医学院、济宁医学院、山东中医药大学教学医院，苏州大学医学院硕士培养点，青岛市精神医学临床教学基地。中心设置老年、心理咨询、失眠等特色门诊，其中美沙酮维持治疗门诊是山东省首家社区药物维持治疗门诊，"精神科"是山东省临床重点专科；"精神卫生"专业是山东省医药卫生重点学科（公共卫生领域）；临床心理科和老年精神科是青岛市重点学科，重性精神病诊疗是青岛市特色专科。近60年的发展，医院积淀了宝贵的经验和丰富的文化底蕴，逐步实现了集医疗、康复、预防、教学和科研于一体三级甲等专科医院的发展目标，在保障公众心身健康，促进社会和谐稳定等方面发挥了重要作用。

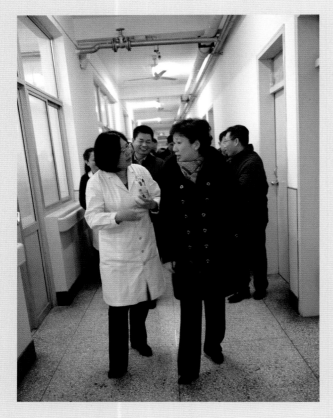

2016年2月3日，青岛市副市长栾新（前右）莅临青岛市精神卫生中心视察节前安全生产工作并慰问临床一线医护人员。
（摄影者：刘希明）

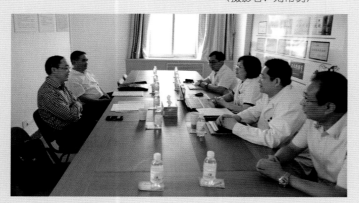

2016年6月1日，青岛市财政局社保处处长谢宜豪（左2）、市卫生计生委财务处处长杨九龙（左1）一行到青岛市精神卫生中心，围绕医改问题及中心承担的基本公共卫生服务进行现场调研。（摄影者：刘希明）

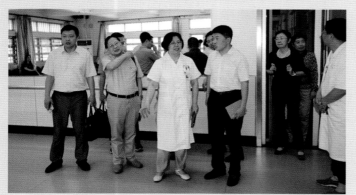

2016年6月29日，国家卫生计生委疾控局副处长张树彬（前排左4）带队，山东省残联副部长于晓梅（后排右2）陪同，一行9人莅临市精神卫生中心调研儿童孤独症防治工作。（摄影者：刘希明）

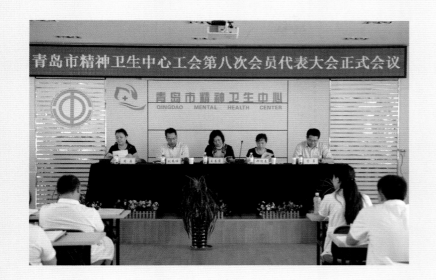

2016年9月12日，青岛市精神卫生中心第八次工会会员代表大会胜利召开，会议选举产生第八届工会委员会、经费审查委员会及女职工委员会。（摄影者：刘希明）

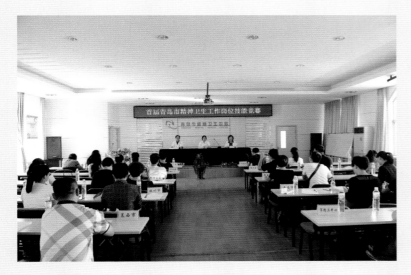

2016年9月20日，由青岛市卫生计生委、青岛市总工会联合主办的青岛市首届精神卫生工作岗位技能竞赛在青岛市精神卫生中心举办，来自9个区（市）的31名从事基层精防工作的医务人员参加比赛。图为开幕式现场。（摄影者：刘希明）

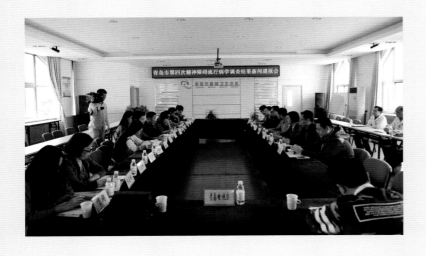

2016年10月9日，青岛市第四次精神障碍流行病学调查结果新闻通报会在青岛市精神卫生中心举行，有近20家主流媒体应邀出席会议。（摄影者：刘希明）

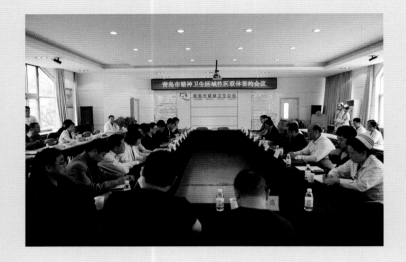

2016年10月20日，青岛市精神卫生区域性医联体在青岛市精神卫生中心成立。（摄影者：刘希明）

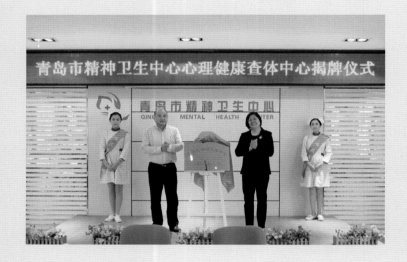

2016年10月20日，青岛市卫生计生委副主任周长政（左2）为青岛市精神卫生中心心理健康查体中心揭牌。（摄影者：刘希明）

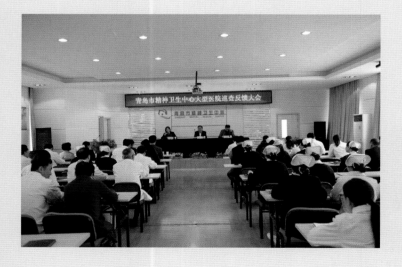

2016年10月31日，青岛市卫生计生委大型医院第一巡查组对青岛市精神卫生中心大型医院巡查工作进行现场反馈。中心领导班子全体成员、中层干部、护士长共70余人参加此次反馈会。（摄影者：刘希明）

青岛市口腔医院

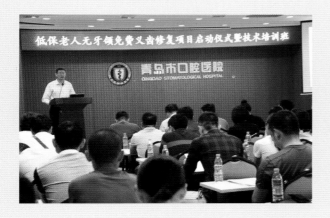

2016年5月27日,青岛市口腔医院举行低保老人无牙颌免费义齿修复项目启动仪式。

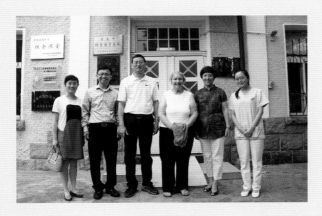

2016年7月17日~20日,美国Nebraska大学医学中心学术协理副校长、研究生院副院长郑加麟教授和牙科学院口腔卫生专业主任Gwen Linda Hlava教授应邀到青岛市口腔医院进行学术交流。

青岛市口腔医院位于青岛市德县路17号,是青岛市卫生和计划生育委员会直属的三级甲等口腔专科医院,潍坊医学院非隶属附属医院,承担多所院校的本科和研究生教学工作。年内单位占地面积14667平方米,其中,业务用房面积16000平方米。年内职工总数244人,其中,卫生技术人员201人,占职工总数的82.4%;辅助系列技术人员13人,占职工总数的5.3%;行政工勤人员30人,占职工总数的12.3%。卫生技术中,高级职称21人,占卫生技术人员的10.4%;中级职称46人,占卫生技术人员的22.9%;初级职称134人,占卫生技术人员的66.7%。医生与护士之比为1.48:1。硕士、博士83名,硕士生导师9名,高级职称技术人员21名,国家级专委会常委和委员13名。编制床位总数50张,综合治疗椅130台,拥有瓷睿刻全瓷修复系统、水激光口腔综合治疗仪、口腔锥形束CT和数字化全景X光机等先进的医用口腔类设备。设职能科室15个,临床科室10个,医技科室4个,门诊部2个。

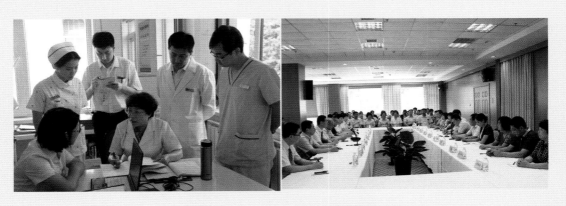

2016年6月17日,青岛市口腔医院接受三级甲等医院现场评审并作汇报。

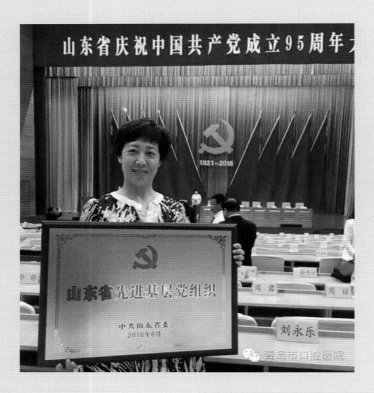

2016年6月30日，青岛市口腔医院党总支荣获"山东省先进基层党组织"称号。

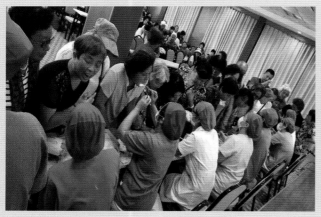

2016年9月20日，青岛市口腔医院举办2016年爱牙日系列主题活动。

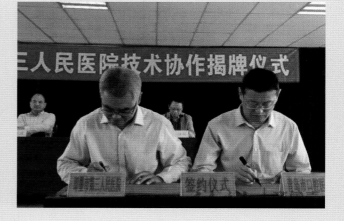

2016年10月20日，青岛市口腔医院与即墨市第三人民医院技术协作揭牌仪式在即墨市第三人民医院举行。

2016年10月30日，美国国家医学院院士、中国工程院外籍院士、加州大学洛杉矶分校（UCLA）口腔医学院副院长王存玉教授应邀到青岛市口腔医院进行访问交流。

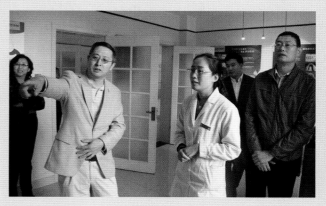

青岛阜外心血管病医院

青岛阜外心血管病医院坐落于美丽的黄海之滨魅力城市——青岛，2006年5月12日，在卫生部、中国医学科学院及省市领导的关心支持下，青岛港（集团）有限公司与中国医学科学院阜外医院合作成立，其前身是青岛港口医院。

医院位于青岛市中央商务区核心区，是一家集医疗、科研、教学、保健、查体、预防、康复功能于一体的大型专科特色医院。中国医学科学院阜外医院心脏内科、心脏外科、超声、放射介入、麻醉、体外循环、护理等学科专家近20人常驻青岛，救治各类心血管病患者2万余例。专科特色带动综合发展，康复中心被确定为青岛市工伤康复中心。泌尿外科、综合内科、神经科、急诊科、妇科、查体中心等科室均实现了特色发展。

医院是"山东省异地医保即时结算试点医院"、"门诊大病即时结算试点医院"，连续多年被评为省级"AAA"基本医疗保险定点医疗机构、青岛市诚信医保标兵。"生命之桥"荣膺山东省服务名牌，心血管内科被评为青岛市特色专科、青岛市医疗卫生重点学科。

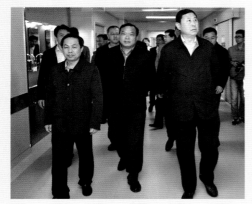

2016年5月1日，心脏中心大楼具备使用条件，青岛港（集团）有限公司董事长郑明辉(前右1)带领集团班子成员来医院察看心脏中心大楼。

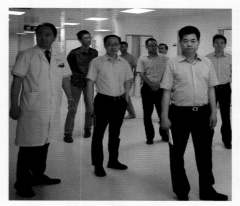

2016年6月2日，青岛市卫生和计划生育委员会主任杨锡祥（前右1）来医院调研并实地察看新建心脏中心大楼。

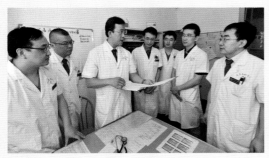

中国医学科学院阜外医院派出专家团队常驻青岛开展工作，心血管权威专家宋云虎、乔树宾等200多人先后在青岛工作。图为专家团队讨论病案。

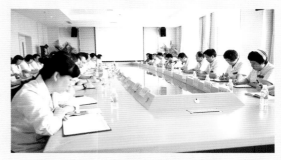

医院持续加强管理，定期召开专题会议，研究部署医疗卫生改革、老楼装修改造、合作发展等重点工作，实现医院长远可持续发展。

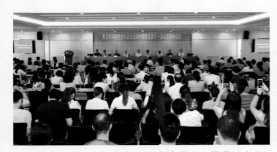

医院连续举办11届心血管病论坛，全国各地心血管病专家倾情参与，讲授心血管疾病的最新进展和疑难病历，有力促进半岛地区心血管病治疗水平的提升。

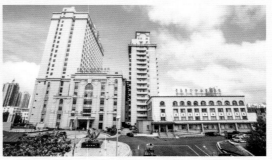

2016年5月，青岛阜外心血管病医院新建心脏中心大楼正式启用。

青岛眼科医院

青岛眼科医院(山东省眼科研究所)是经山东省卫生计生委批准成立的集医疗、科研、教学和防盲与一体的三级甲等医院,隶属于省医学科学院。院长由目前国内"两院"唯一的眼科学院士、中央保健会诊专家谢立信教授担任。医院现建筑面积1.9万平方米,开放床位200余张。年内职工总数295名,其中,卫生技术人员259名,占职工总数的87.8%;行政工勤人员36名,占职工总数的12.2%。设有角膜病科、白内障科、眼底病外科、眼底病内科、斜视与小儿眼科、青光眼科、角膜屈光科、眼眶病与眼整形科、眼视光学和角膜接触镜等9个亚专科,其中5个亚专科学科带头人为中华医学会眼科学分会学组委员,临床诊疗能力和学术水平处于全国领先水平。医院2016年在"中国医院科技影响力排行榜"排名眼科第五位,位列"中国医院最佳专科声誉排行榜"眼科十强。

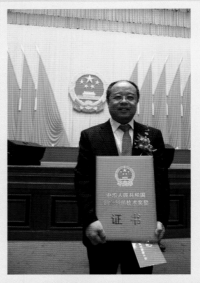

2016年1月8日,青岛眼科医院(山东眼科研究所)史伟云教授、谢立信院士团队申报的"角膜病诊治的关键技术及临床应用"荣获国家科技进步二等奖。

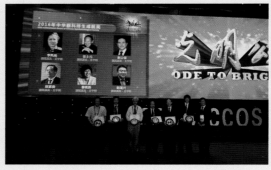

2016年9月8日,谢立信院士荣获代表中华眼科学会最高荣誉的"中华眼科终身成就奖"。

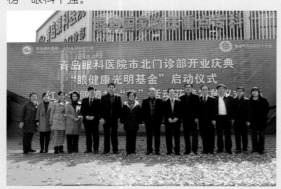

2016年3月26日,青岛眼科医院市北门诊部开业。

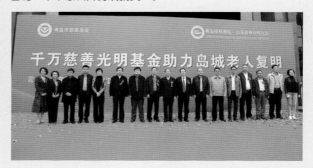

2016年10月27日,青岛眼科医院北部院区开业。

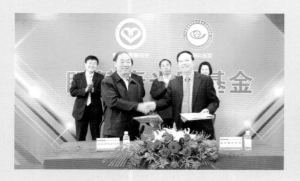

2016年5月17日,眼健康光明基金签约现场。

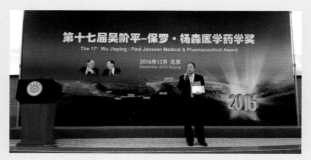

2016年12月13日,史伟云教授获得第十七届"吴杨奖"。图为史伟云教授发表获奖感言。

青岛大学附属心血管病医院

　　青岛大学附属心血管病医院(青岛大学心血管病研究所)是经省编委、省教委批准成立的公益性事业单位，系山东省卫生和计划生育委员会直属医疗机构，是全省唯一一所省属心血管病专科医院。医院位于青岛市市南区芝泉路5号，占地面积6952.6平方米。

　　2016年职工总数220人，其中，卫生技术人员154人，行政工勤人员30人。卫生技术人员中，高、中、初级职称分别是13人、32人、101人，所占百分比分别为8.4%、20.8%、65.6%，医生39人，护士71人，医护比为1：1.82。医院编制床位144张，实际开放床位166张。

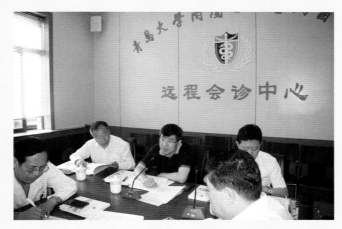

2016年3月24日，青岛大学附属心血管病医院党委成立。

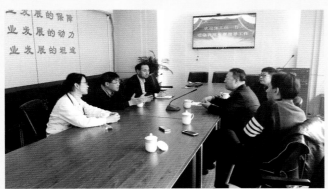

2016年11月17日，青岛市人大常委会副主任张锡军到青岛大学附属心血管病医院调研。

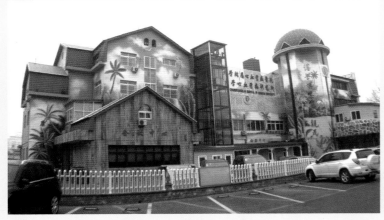

图为湛山院区新貌

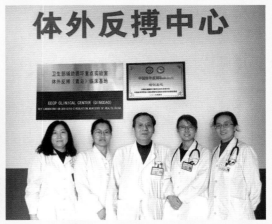

中国体外反搏技术临床应用培训基地落户医院

青岛市疾病预防控制中心

　　青岛市疾病预防控制中心位于市北区山东路175号，占地面积6600平方米，工作用房建筑面积17800平方米，其中实验室用房7800平方米，机构编制185人，隶属于青岛市卫生和计划生育委员会。2016年，在职人员179人，其中专业技术人员163人，行政工勤人员16人。专业技术人员中，高级职称38人，中级职称78人，初级职称47人，分别占专业技术人员的 23%、48%、29%。中心共设科室22个。

　　中心承担疾病预防与控制、检验检测与评价、健康教育与促进、应用研究与指导、对外交流与合作等职能，拥有慢性非传染性疾病防制、卫生检验2个山东省医药卫生重点学科，拥有传染病防治与公共卫生应急、慢病防治与健康教育、食品卫生与营养（食品安全风险监测与评估）、艾滋病防治4个青岛市医疗卫生B类重点学科和青岛市呼吸道与肠道病毒防控重点实验室，是北京大学、山东大学、青岛大学等6所高校的预防医学教研实习基地，拥有东部沿海地区唯一的国家食品安全风险评估中心——海洋食品技术合作中心，先后与美国南加州大学、克莱蒙特大学、德雷克塞尔大学、芬兰赫尔辛基大学、南丹麦大学、欧道明大学等多所国际知名高校建立科研合作关系，有力促进了全市疾病预防控制和预防医学研究工作的深入发展。

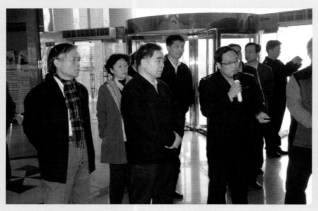

　　2016年3月31日，全国人大常委会委员、教科文卫委员会主任委员柳斌杰一行20余人，现场考察中心食品安全相关工作。图为中心主任高汝钦现场介绍中心工作情况。

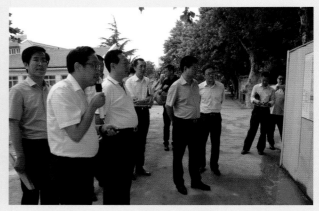

　　2016年6月29日，市政府副秘书长王哲（前排左2）、市卫生计生委主任杨锡祥（前排右1）对青岛市公共卫生中心建设项目进行现场督查和观摩。 图为中心主任高汝钦现场汇报项目进展情况。

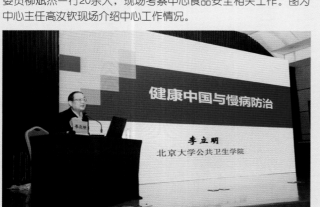

　　2016年10月27日，第五期"市卫生计生大讲堂"在中心举办，特邀北京大学公共卫生学院李立明教授授课。图为北京大学公共卫生学院李立明教授现场授课。

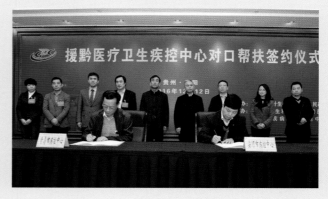

　　2016年12月12日，"援黔医疗卫生对口帮扶全覆盖启动大会"在贵州省贵阳市召开，会上青岛市疾控中心与安顺市疾控中心签约并进行交流。图为于维森副主任代表青岛市疾控中心与安顺市疾控中心签约。

青岛市急救中心

　　青岛市急救中心始建于1965年，是隶属青岛市卫生和计划生育委员会的全额拨款县处级事业单位，主要承担全市院前急救指挥和调度，急危重症患者院前救治、转运以及跨区域长途转运；突发事件紧急救援；政府指令性任务、大型群众集会急救保障；全市急救医务人员专业技术培训；市民急救知识普及宣传教育；国民经济动员医疗保障等职能。现从业人员126人，全额在编职工79人、合同制职工47人设置职能科室6个、直属急救站3个。

　　2016年，青岛市急救中心紧紧围绕委年度重点任务，以创新发展为目标，以强烈的政治意识、大局意识、核心意识、看齐意识，圆满完成了年度重点目标及克利伯环球帆船赛、第八届青岛国际帆船周　青岛国际海洋节、C20等近50余项政府活动、赛事、会议保障任务，全年受理"120"电话178314个，调派救护车78744车次，与"110"、"122"联动出诊3021车次。获省级文明单位、全国公众普及急救导师授课团体二等奖等荣誉。

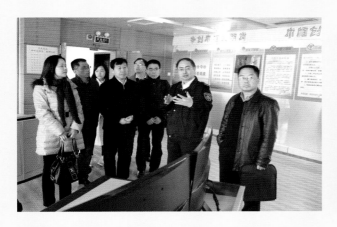

2016年3月8日，湖南省发改委经动办专职副主任陈滇民（前排左2）一行到青岛市急救中心调研应急应战体系建设工作。

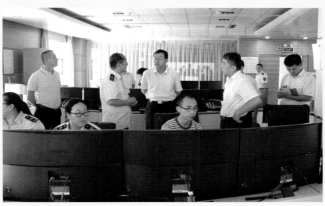

2016年8月24日，青岛市政府秘书长卞建平（后排左3）带领专家组到市急救中心调研院前急救工作。

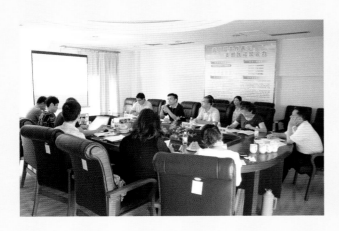

2016年7月29日，青岛市政府法制办处长蔡余等一行6人在青岛市急救中心召开"青岛市院前急救管理办法立法调研座谈会"。

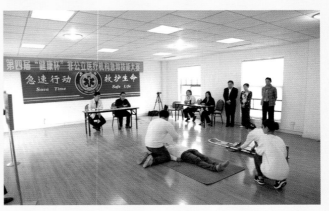

2016年10月21日，青岛市急救中心成功承办第四届健康杯非公立医疗机构急救技能大赛。

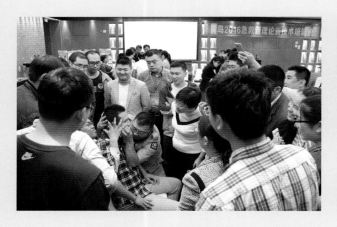

2016年10月14日，香港圣约翰急救导师在青岛2016急救新理论新技能培训班全程授课与指导。

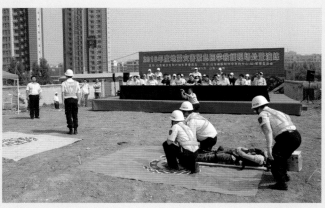

2016年5月30日，青岛市急救中心跨区域参加山东省地质灾害紧急医学救援现场处置演练。

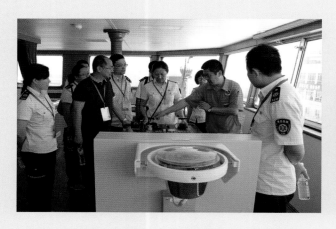

2016年8月18日，青岛市急救中心与国家海洋局第一海洋研究所"向阳红1"号科考船就海上医疗救援合作事宜进行交流。

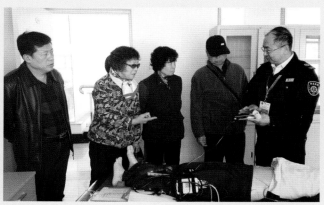

2016年3月25日，青岛市急救中心举办市民"体验日"活动，听取市民意见并组织市民体验中心创新发展新成果。

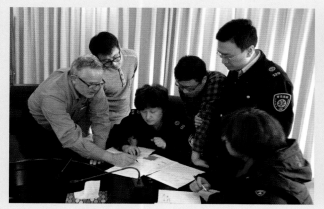

2016年11月21日，美国MPDS专家ROSE分析、指导绩优急救中心工作。

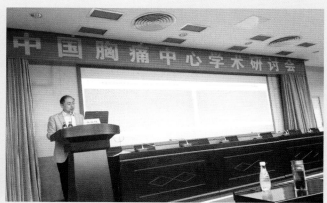

2016年4月13日，青岛市急救中心主任盛学岐参加中国胸痛中心学术研讨会并作主旨发言。

青岛市中心血站

青岛市中心血站成立于1993年8月（前身青岛市献血管理站1965年9月成立），是青岛市卫生和计划生育委员会直属的全额拨款事业单位。市中心血站负责青岛市无偿献血宣传和组织发动工作，为六区四市920万人口、94家医疗机构提供医疗用血。同时，承担指导临床科学合理用血、输血医学研究以及青岛市输血质量控制中心、中华造血干细胞捐献者资料库组织配型实验室等工作；作为大连医科大学教学基地，承担教学任务。市中心血站以"科教兴站"为战略，多项工作走在国内同行业前列。全市临床成分输血率达到国际先进水平，科研项目多次获得科技管理部门表彰。市中心血站先后被评为国家、省卫生系统先进集体，省无偿献血先进单位，省文明单位，省卫生系统为民服务创先争优"示范窗口单位"，获省"富民兴鲁劳动奖状"等荣誉称号。青岛市连续十次获"全国无偿献血先进城市"殊荣。

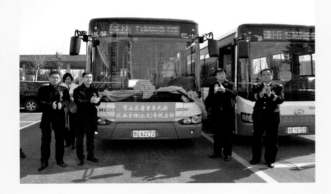

2016年1月27日，山东省首个无偿献血客服热线96606正式启用。

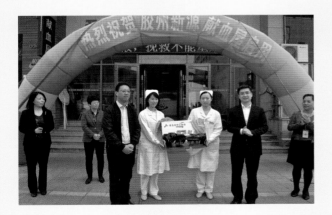

2016年3月11日，山东省内首条无偿献血公交宣传专线在莱西开通。

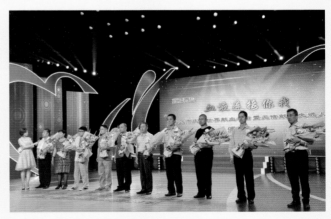

2016年4月19日，青岛市第10个献血屋——胶州新源献血屋正式启用。

2016年6月8日，由青岛市文明办、市卫生计生委、市红十字会、市广播电视台、市无偿献血者协会、市中心血站联合举办的"血液连接你我——青岛市庆祝世界献血者日暨无偿献血先进人物颁奖典礼"在青岛电视台举行。

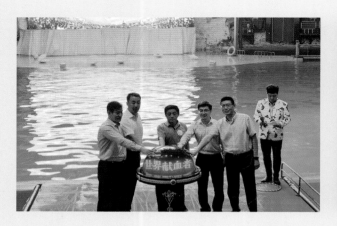

　　2016年6月14日是第十三个"世界献血者日"，血液连接你我宣传片首映式在青岛海昌极地海洋世界举行。

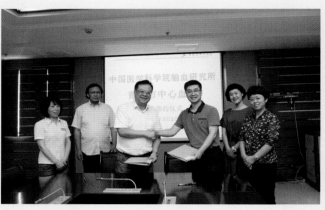

　　2016年7月1日，中国医学科学院输血研究所与青岛市中心血站建立友好合作单位关系，在输血医学研究等方面开展深入合作。

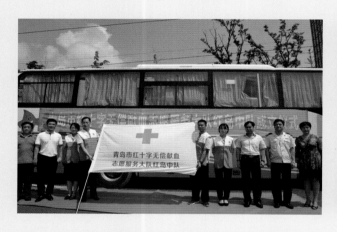

　　2016年8月3日，青岛市首支公务员无偿献血志愿者队伍——红岛中队成立。

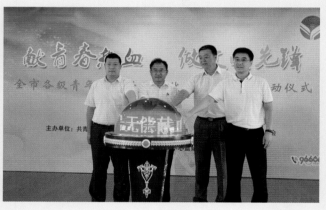

　　2016年8月30日，全市青年文明号无偿献血活动在青岛能源集团正式启动。全市13个青年文明号，546人献血。

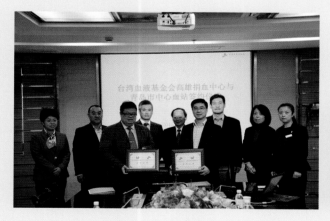

　　2016年11月14日，青岛市中心血站与台湾血液基金会高雄捐血中心签订友好合作协议。

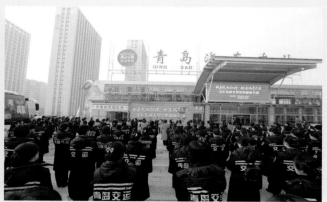

　　2016年12月3日，交运集团联合青岛市中心血站举办"助力热血红嫂传递城市大爱"交运集团大型爱心献血专场。当天1500余位交运集团女性志愿者参加活动，210人献血。

山东省青岛卫生学校

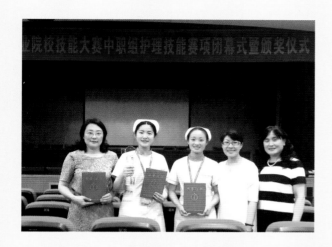

2016年全国技能大赛中山东省青岛卫生学校实现金牌卫冕，盖丽丽、史伟人同学参加全国职业院校护理技能大赛中职组比赛，获得一金一铜两枚奖牌。学校大专护理专业学生参加执业资格考试通过率连续3年保持在96%以上，远高于全国平均水平。

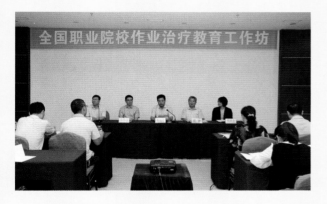

山东省青岛卫生学校承办"全国职业院校作业治疗教育工作坊"，对全国40余家中、高职卫生职业院校的50余名康复专业教师进行培训。

山东省青岛卫生学校占地面积4.8万平方米。教学及辅助用房建筑面积2.65万平方米，行政办公用房建筑面积0.1万平方米，生活用房1万平方米，教工住宅0.76万平方米。

学校设有办公室、人事科、教务科、学生科、团委、招生就业办公室、成教科、高职办、财务科、审计科、老干部科、总务科、信息技术科、仪器设备管理科、安全保卫科、工会等16个职能科室；设有公共基础课教研室一，公共基础课教研室二，专业基础教研室，基础护理教研室，临床护理教研室，药学专业教研室，口腔专业教研室等7个教研室。

2016年，学校教职工165人，其中，专任教师132人，占教职工总数的80%。专任教师中副高级职称46人，占专任教师的34.84%；中级职称65人，占专任教师的49.24%。行政人员27人，占教职工总数的16.36%；工勤人员6人，占教职工总数的3.64%。有83名教师具有硕士以上学位，占专任教师总数的62.88%。

山东省青岛卫生学校为拓宽学生就业渠道，将人才培养模式和社会的需求紧密结合起来，面向护理专业学生开展育婴师培训。

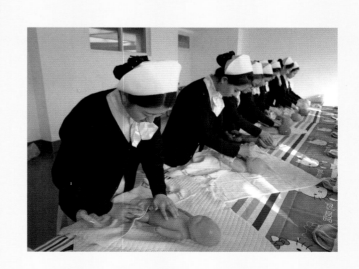

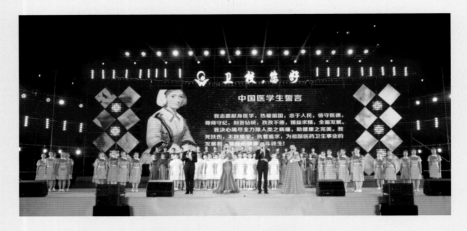

2016年正逢山东省青岛卫生学校建校60周年，学校师生以"卫校 您好"为主题自编、自导、自演了一场视听盛宴为校庆60周年献礼。

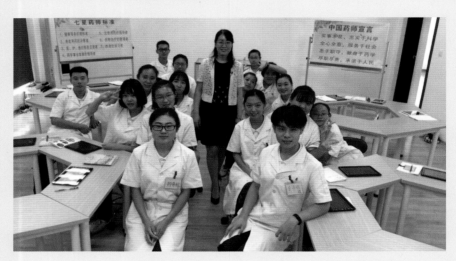

山东省青岛卫生学校教师林爱群在全国信息化教学大赛中荣获三等奖

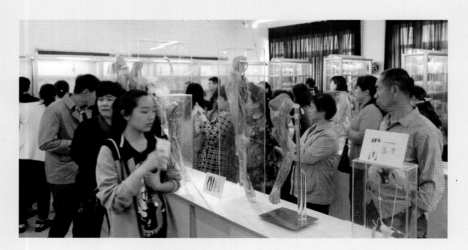

山东省青岛卫生学校首次推出校园"开放日"活动，让家长和考生零距离了解学校。2016年，学校在"三二连读"和普通中专的录取中，一次性满额录取，其中"三二连读"药学专业的录取线以527分，连续两年位居青岛市26所职业学校榜首，成为岛城中考生争相报考的热门职业学校。

山东省青岛第二卫生学校

　　山东省青岛第二卫生学校始建于1958年，总建筑面积3.06万平方米，是国家级重点中等职业学校、山东省规范化中等职业学校、山东省中等职业教育教学示范学校、山东省"三二连读高职"招生学校、山东省文明单位、青岛市职业教育先进集体、青岛市中小学文明校园、北京中医药大学远程教育学院青岛教学中心、青岛市乡村医生培训基地。

　　学校教学、实验实训设备先进，拥有一座集教学、培训、技能鉴定于一体的现代化实训中心，中职设有护理、助产、药剂、口腔工艺技术专业，高职设有护理、助产、药学专业。护理专业是青岛市中等职业教育骨干专业，对口就业率和优质就业率"双高"专业。全日制在校生近2500人。

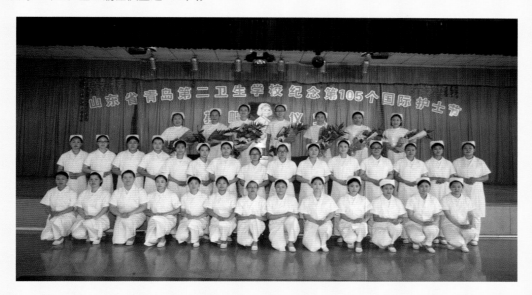

2016年5月10日，山东省青岛第二卫生学校在礼堂隆重举行护士节庆祝活动暨护士授帽仪式。

（摄影者：陈守辉）

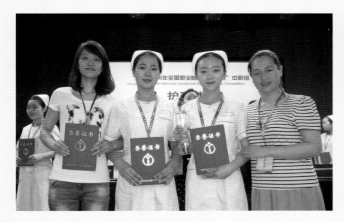

　　2016年6月2日，山东省青岛第二卫生学校闫熙恩（左3）、张杉（左2）同学在2016年全国职业院校技能大赛中职组护理技能赛项中分获一等奖和三等奖。（摄影者：李世杰）

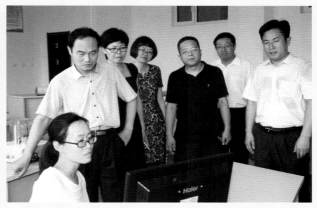

　　2016年7月26日，山东省教育厅专家组莅临学校，进行省规范化中等职业学校验收评估，给予学校"制度健全、管理规范、教学实施过程严谨、教学成果显著"的高度评价。

（摄影者：高波）

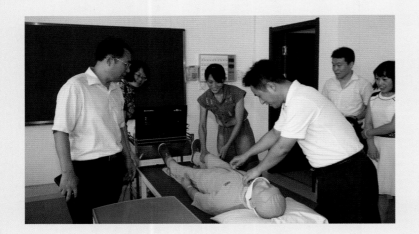

2016年8月11日，山东省教育厅职业教育处副处长孟令君（左1）一行到山东省青岛第二卫生学校调研指导工作。

（摄影者：高波）

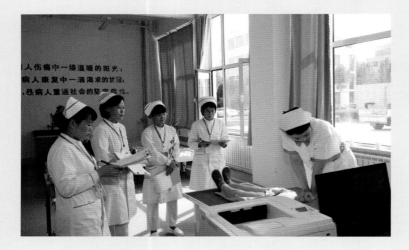

2016年10月10日~11日，山东省青岛第二卫生学校承办2016年青岛市中等职业学校技能大赛护理技能与临床技能比赛项目。

（摄影者：高波）

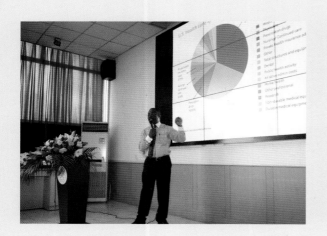

2016年10月17日，美国查尔斯德鲁医科大学副校长、全球高校发展委员会主席Steve O. Michael博士应邀到山东省青岛第二卫生学校交流访问，为学校师生作专题讲座。

（摄影者：高波）

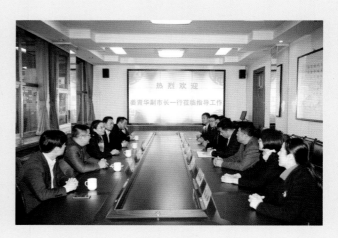

2016年11月29日，胶州市副市长姜青华（左3）一行莅临学校指导工作。（摄影者：高波）

青岛市卫生计生科技教育中心

青岛市卫生计生科技教育中心位于市南区龙山路1号甲，占地面积3095.82平方米，机构编制32人（属全额财政拨款事业单位），隶属于青岛市卫生和计划生育委员会。2016年，在编人员30人，专业技术人员30人。其中，高级专业技术人员12人、中级专业技术人员13人、初级专业技术人员5人；大学本科毕业生20人，硕士7人。下设医学鉴定办公室、继续医学教育办公室、执业医师考试考核办公室、年鉴史志办公室、杂志编辑部、学术会务部、综合办公室、财务科和总务科9个职能科室。

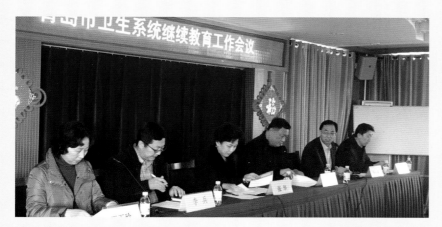

2016年2月18日，青岛市卫生计生科技教育中心在中心学术报告厅召开青岛市卫生系统继续教育工作会议。青岛市卫生计生委副主任张华出席会议并作重要讲话，各区（市）卫计局、驻青医疗机构继续教育工作代表70余人参加此次会议。

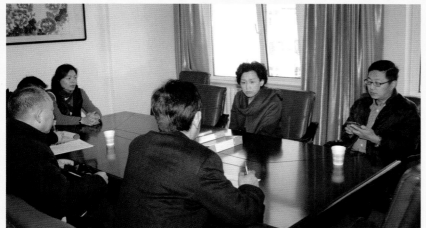

2016年12月16日，青岛市卫生计生委副主任张华（右2）带队检查科教中心主体责任和安全工作落实情况。

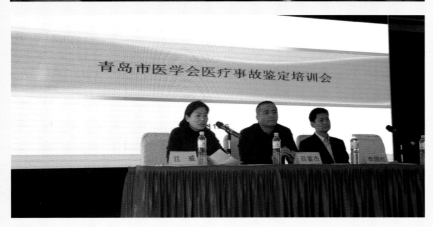

2016年11月25日，由青岛市卫生计生科技教育中心、青岛市医学会主办的青岛市医疗事故鉴定培训会在邮电部疗养院召开。

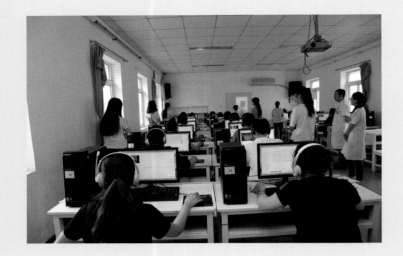

2016年7月1日~4日，由青岛市卫生计生科技教育中心组织承担的2016年全国医师资格考试青岛考点实践技能考试正式开考，全市有4878名考生参加考试。

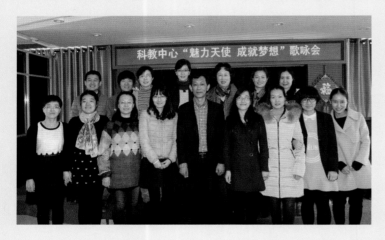

2016年3月8日，青岛市卫生计生科技教育中心举行"魅力天使 成就梦想"歌咏会。

2016年7月22日，青岛市卫生计生科技教育中心组织全体党员前往中共青岛党史纪念馆参观学习。

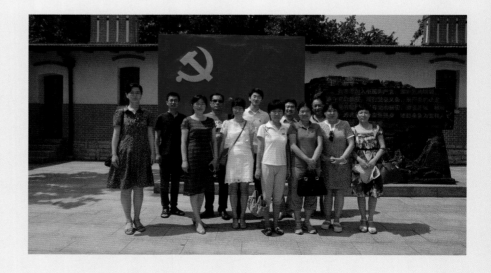

青岛市市北区卫生和计划生育局

青岛市市北区卫生和计划生育局有局属单位22个。市北区区域有医疗卫生机构709家，其中三级医院7家，三级医院分院2家，二级医院26家，一级医院32家，护理院2家，急救中心1家，妇幼保健所2家，疾病预防控制中心2家，卫生监督机构2家，社区卫生服务中心19家，社区卫生服务站51家，门诊部79家，诊所432家，卫生所、医务室23家，中小学卫生保健所29家。全区卫生机构有床位11777张，卫生技术人员19761人。

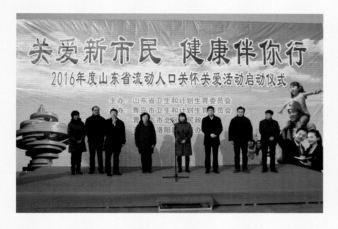

2016年1月18日，由山东省卫生计生委主办的"关爱新市民，健康伴你行"流动人口关怀关爱活动启动仪式在青岛市市北区海琴广场举行。

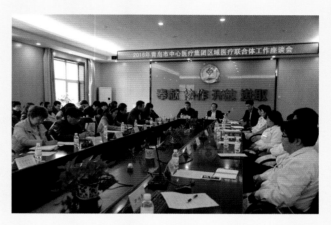

2016年2月26日，青岛市中心医疗集团、市北区卫生和计划生育局召开区域医联体工作座谈会，辖区有关医院、11所公立社区卫生服务机构负责人等40余人参会。

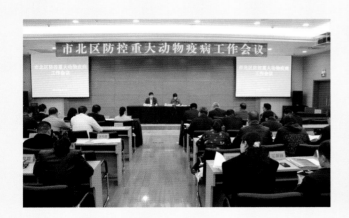

2016年4月7日，市北区防控重大动物疫病工作会议在市北区政府召开，32个成员单位参会，区指挥部总指挥高波作部署讲话。

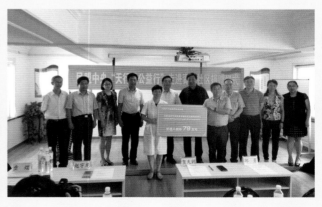

2016年8月5日，民盟中央"天行健公益行"走进市北区延安路街道社区卫生服务中心，举行捐赠脑卒中三维治疗仪、全时互联网便携超声（美国泰瑞声T3000）仪器仪式，市北区政府副区长童煜（左3）、民盟中央社会服务部部长郭勇（右5）、民盟市委驻会副主委江玉民（右4）、区卫计局局长程方厚（左2）等出席捐赠仪式。

青岛市李沧区卫生和计划生育局

2016年，青岛市李沧区卫生和计划生育局坚持以科学发展观为指导，深入贯彻落实党的十八大和十八届三中、四中、五中、六中全会精神，以"提高人民健康水平和人口素质"为目标，积极适应新常态，抓创新、强基层，创特色，出亮点，精心打造"15分钟健康服务圈"，人民群众健康水平明显提高，全区平均期望寿命值达83.13岁，有力保障和促进全区经济社会的和谐发展。

2016年6月，经李沧区编委会研究同意，李沧区卫生局卫生监督所更名为李沧区卫生计生综合监督执法局，作为区卫生和计划生育局集中行使公共卫生、医疗卫生和计划生育等综合监督执法职权的执行机构，规格为全额拨款正科级事业单位。截至2016年12月31日，青岛市李沧区卫生和计划生育局及局属单位有职工466人。其中，卫生技术人员360人，高、中、初级分别为34人、130人、196人，分别占9.4%、36.1%、54.5%。下设事业单位14家。

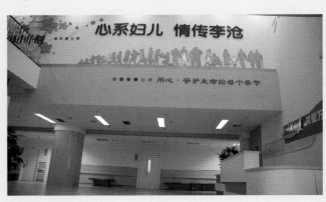

2016年1月18日，投资2000多万元、建筑面积达3500平方米的李沧区妇幼保健计划生育服务中心正式启用，为市区最大的一级妇幼保健机构。

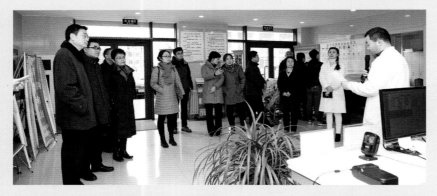

2016年1月20日，国家卫计委体改司处长朱永峰（左2）一行在市卫生计生委副主任魏仁敏（左1）、李沧区副区长赵燕等的陪同下，到李沧区调研民营社区卫生服务机构开展基本医疗服务工作情况。

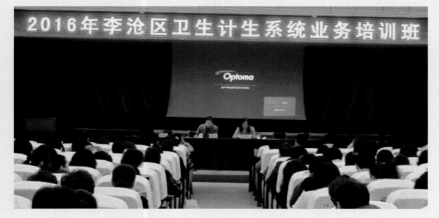

2016年2月18日，强化计生基层基础工作，举办全区卫生计生工作培训班。

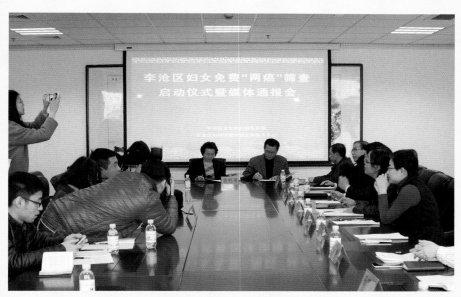

2016年3月15日，李沧区在市内三区率先免费为1.5万名困难群体育龄妇女提供高标准的以"两癌"筛查为主要内容的生殖健康查体服务。

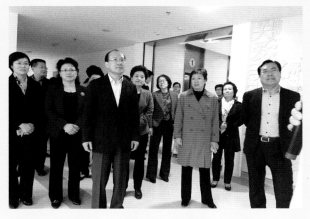

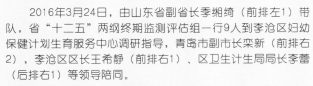

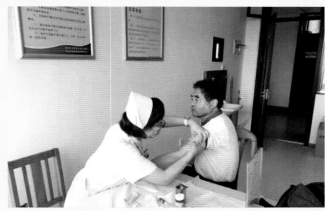

2016年3月24日，由山东省副省长季缃绮（前排左1）带队，省"十二五"两纲终期监测评估组一行9人到李沧区妇幼保健计划生育服务中心调研指导，青岛市副市长栾新（前排右2），李沧区区长王希静（前排右1）、区卫生计生局局长李蕾（后排右1）等领导陪同。

2016年6月14日，区办实事——为全区60岁以上李沧户籍老年人免费接种23价肺炎疫苗正式启动。在全区14家社区卫生服务中心设立肺炎疫苗接种门诊，2016年接种2.2万人。

2016年7月4日，李沧区湘潭路街道社区卫生服务中心国医馆正式启用。截至2016年年底，李沧区先后建成9家国医馆。

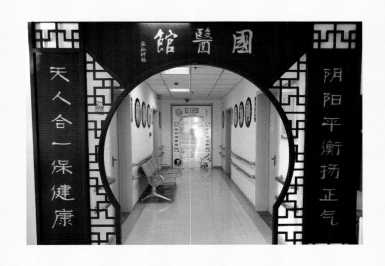

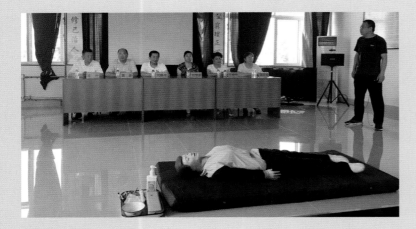

2016年7月11日，在李沧区中心医院举办首届医师技能大赛。大赛由区总工会和区卫生计生局联合举办，全区20家医疗机构的29名医师报名参赛。

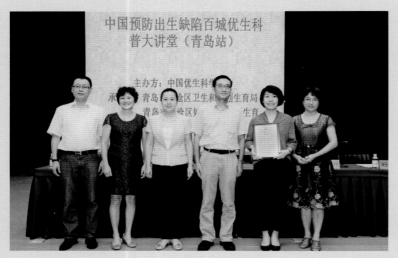

2016年9月25日，李沧区成功承办"中国预防出生缺陷百城优生科普大讲堂"，李沧区妇幼保健计生服务中心现场被授予"中国优生科学协会（网络）学院科普教育示范点"荣誉称号。

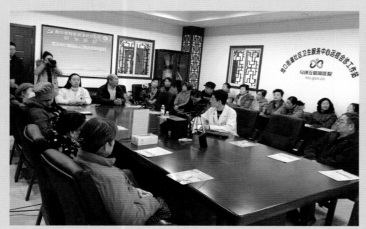

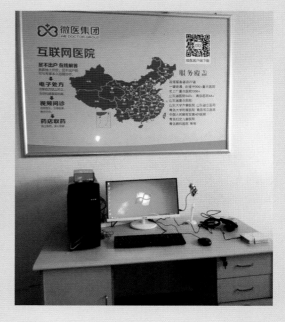

李沧区6家区属医疗机构设立互联网问诊平台，开展远程诊疗等服务。

青岛市崂山区卫生和计划生育局

　　崂山区有各级各类医疗（卫生）机构418家，其中二级以上综合医院2家，专科医院13家，卫生院（社区卫生服务中心）5家，社区卫生服务站27家，卫生室152家，其他医疗卫生机构219家。全区有床位2045张，执业（助理）医师1050人，执业护士980人，全区平均每千人拥有执业医师2.6人、执业护士2.7人，每千常住人口拥有床位4.87张。医疗卫生机构总诊疗量220万人次，其中社会力量办医占总诊疗量的36%。

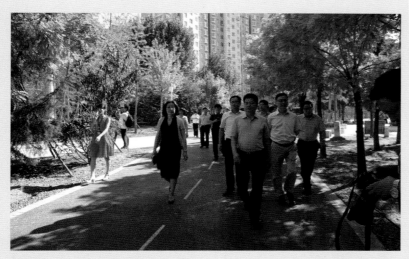

2016年9月20日，青岛市健康促进区创建工作现场观摩会在崂山区举行。图为青岛市卫生计生委主任杨锡祥（前排中）带领观摩组观摩健康主题公园。

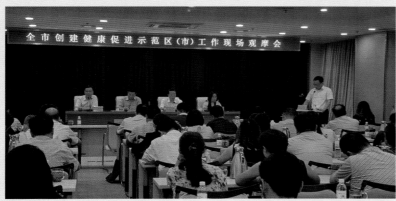

2016年9月20日，全市健康促进示范区（市）工作现场观摩会在崂山区召开。

2016年5月6日，举办崂山区全民健康教育大讲堂——亲子关系讲座。

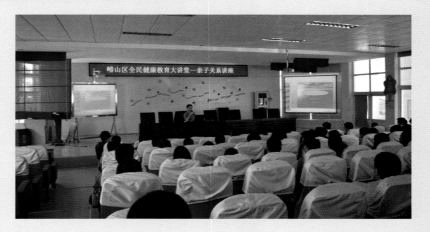

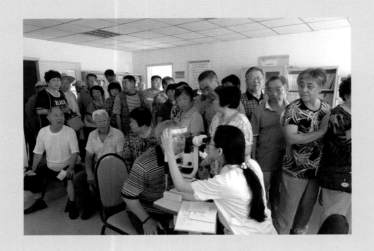

2016年崂山区政府将白内障患者复明工程列入改善人民生活方面重点办好的实事。图为各卫生院对社区居民进行白内障初筛。

崂山区北宅卫生院采用查体车进行老年体检

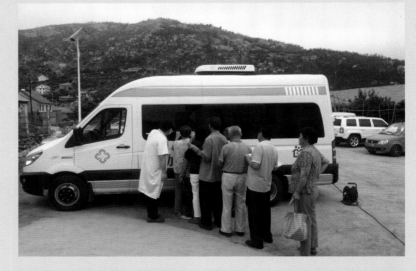

崂山区孕婴大讲堂正式开讲

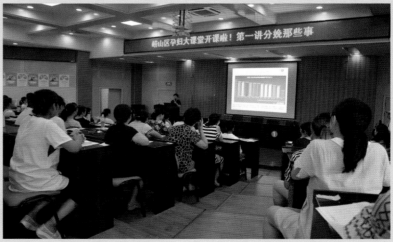

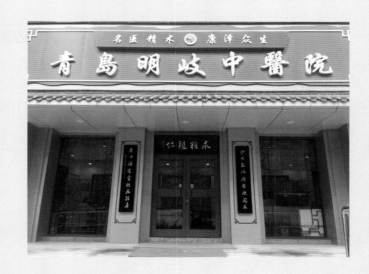

青岛崂山明岐中医医院成立于2016年,位于崂山区同兴路712号,设床位20张,引进山东省中医药大学乔明琦情志病专家团队及数十名省级、市级专家坐诊。

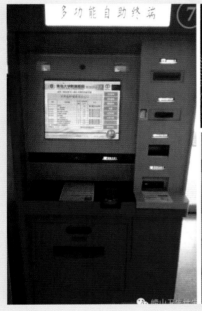

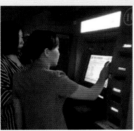

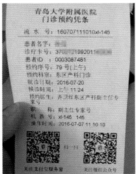

崂山区启用远程预约挂号系统,可在基层医疗机构实现青岛大学附属医院、青岛市市立医院等三级医院远程预约挂号。

崂山区实施智慧医疗。图为中小学生体检现场。

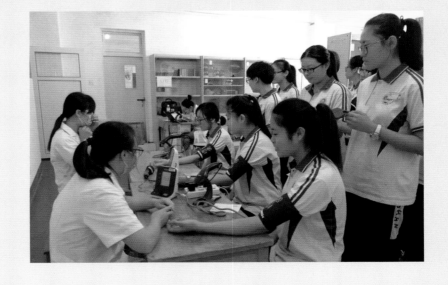

青岛市黄岛区第二人民医院

青岛市黄岛区第二人民医院是一所集医疗、教学、科研、预防、保健、康复、社区公共卫生服务于一体的二级甲等医院，是潍坊医学院教学医院，是青岛市眼部疾病治疗研究专家工作站、青岛市骨科专家工作站、青岛市介入超声专家工作站。按照"科教兴院"发展战略，医院确定骨科（脊柱关节、创伤）、眼科、神经外科、神经内科、心内科、肛肠外科、泌尿外科、妇产科、手外科、超声介入治疗、鼻窦镜诊治、内镜检查治疗等重点发展的特色科室或专业，鼻窦镜诊治是青岛市特色专科门诊。

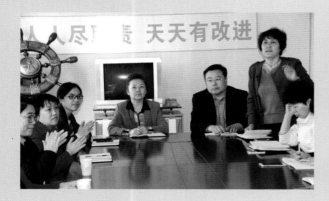

2016年3月29日，医院举办院长开放日活动，听取市民意见。

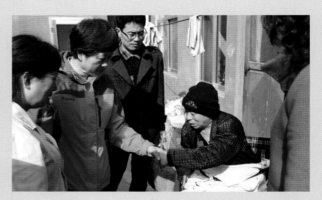

2016年3月30日，医院下沉医疗服务，开展情暖基层百姓、健康教育义诊活动。

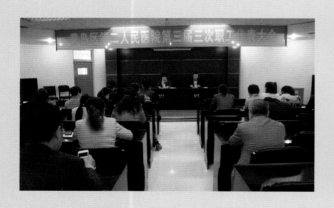

2016年4月20日，医院召开第三届、职工代表大会第三次会议。

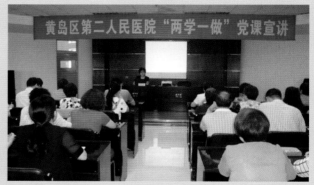

2016年6月21日，医院组织"两学一做"党课宣讲。

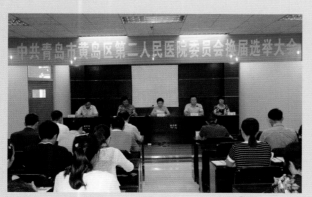

2016年8月30日，中共青岛市黄岛区第二人民医院委员会换届选举大会召开。

青岛市黄岛区黄岛街道社区卫生服务中心

　　黄岛街道社区卫生服务中心成立于2011年4月，是一所集预防、保健、康复、计划生育指导及基本医疗于一体，服务全面的综合性社区卫生服务机构，政府先后投入资金近2000万元进行了全面改造升级，总建筑面积约3100平方米，设基本医疗区、公共卫生区和中医健康管理区，配备数字化胃肠机、全自动生化仪、全自动骨密度测量仪等先进的医疗设备。开设全科医学、妇幼保健、口腔、中医、心理咨询等12个科室。中心下设2家社区卫生服务站及18家实行区域一体化管理的村（居）卫生室，承担着黄岛街道近10万居民的健康服务管理职能。

　　同时，黄岛街道社区卫生服务中心作为青岛市首家、山东省第二家中国社区健康联盟"三师培训基地"（"三师"即健康管理师、公共营养师和心理咨询师），为打造新形势下"学、培、养、游"的一站式服务品牌奠定坚实基础。

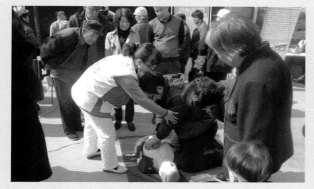

中心开展博爱驿站志愿者救护知识培训

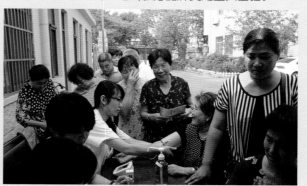

中心开展义诊

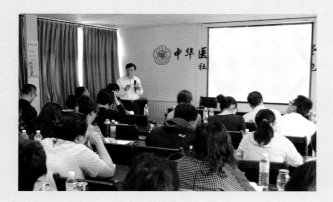

中心开展健康管理职业技能培训

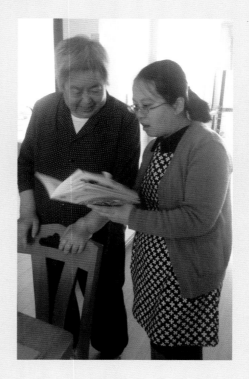

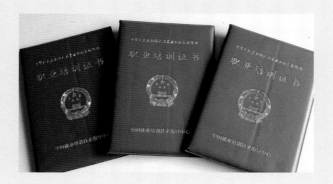

健康管理师证书

中心开展关爱孤巢老人活动关爱社会孤巢老人，开展居家风险评估，提供上门服务。

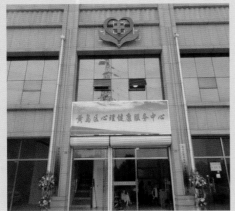

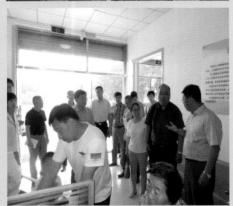

2016年6月21日，成立青岛市黄岛区心理健康服务中心，位于东岳中路717-7号。

青岛市黄岛区六汪中心卫生院

青岛市黄岛区六汪中心卫生院（黄岛区精神病医院），位于黄岛区六汪镇政府驻地丰台路78号，是一所集医疗、预防、保健于一体的综合性医院，同时又是黄岛区唯一一所精神类专科医院。医院占地面积13122平方米，建筑面积8600平方米。现有职工169人，其中编内职工72人，编外职工97人。设置床位50张，设置职能科室5个、临床科室6个、医技科室3个，有心电图机、自动生化分析仪、尿液分析仪、洗胃机、台式B超、X光机、口腔治疗椅、经颅磁仪等先进医疗设备。在黄岛区城区设有较大规模心理健康服务中心1处，下设25处农村社区卫生服务站。

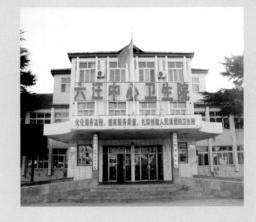

青岛市黄岛区六汪中心卫生院是一级甲等综合性医院。

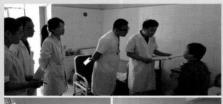
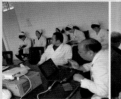
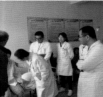

青岛市黄岛区六汪中心卫生院与青岛市精神卫生中心成立青岛市首家精神专科医联体，让辖区群众在家门口就能享受到专家们的服务。

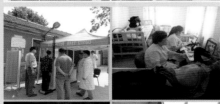
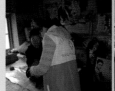
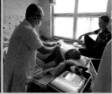

卫生院采取多种方式进村入户开展65岁老年人免费查体及深入开展下沉医疗服务活动。

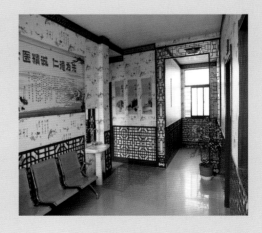

卫生院国医馆就诊大厅整体采用古色古香的木质结构设计，体现中医元素。

青岛市黄岛区急救中心

　　青岛市黄岛区急救中心始建于2005年，原名"胶南市120急救调度指挥中心"，根据黄岛区区划调整于 2015年与"青岛开发区急救中心"合并设立，为隶属于区卫生和计划生育局的全额拨款事业单位。办公地点位于黄岛区五台山路1677号，青岛大学医学院附属黄岛分院负一层。建筑面积800平方米，投资总额约3500万元，内设综合办公室、指挥调度科、急救科，全员编制25人，服务面积约2096平方千米，涉及 1221个社区，服务人口约180余万。采取与医院协办模式，设12个急救站，18个急救单元，配备25辆救护车，其中配备有7辆国际领先的奔驰牌负压救护车和1辆带全套手术设备的全地形越野救护车。

　　中心主要职能：负责全区"120"急救信息的管理工作；负责全区日常急救调度指挥及急救资源的组织、协调工作；负责全区重大突发事件的上报及紧急救援工作；负责急救预案的演练工作；负责全区重要会议、重大节庆等急救保障工作；负责急救网络的管理和急救站的业务指导工作；与海监、出入境管理等部门联动，及时处理海上急救工作。

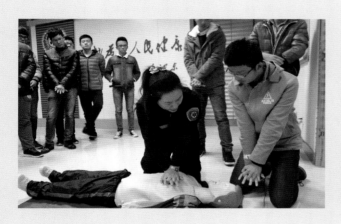

2016年4月22日，黄岛区急救中心对山东科技大学在校生进行急救理论及技能培训。

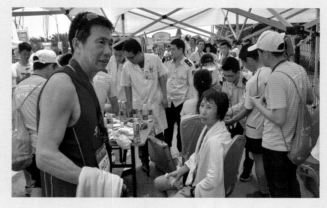

2016年10月16日，黄岛区急救中心参加 "李宁全国十公里路跑联赛"急救医疗保障工作。

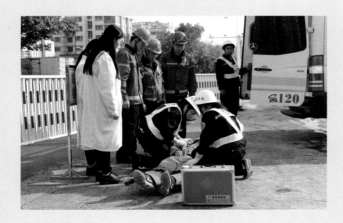

2016年10月25日，黄岛区急救中心参加青岛地铁1号线隧道坍塌综合应急演练。

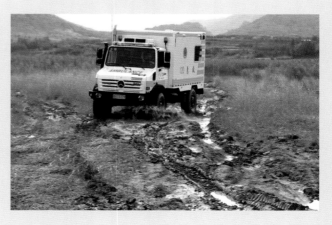

黄岛区急救中心配备1辆带全套手术设备的全地形越野救护车，在恶劣环境、道路不通、突发事件等情况下，可深入一线，为急救医疗工作提供坚实保障。

即墨市人民医院

即墨市人民医院创建于1949年，是一所集医疗、科研、教学、保健、预防功能于一体的综合性二级甲等医院，是即墨市医疗和急救中心。医院有职工1709人，2016年门诊总量131万人次，开展手术1.75万台，开放床位1251张，固定资产总值5.96亿元。2016年新建1700平方米的教学楼和1.06万平方米的急诊楼。

医院现为滨州医学院附属医院，是青岛大学医学院等多所高等医学院校的教学医院，是北京儿童医院集团技术指导医院、青岛市妇女儿童医院协作医院、山东大学齐鲁儿童医院合作医院、国家呼吸临床研究中心、北京中日友好医院合作医院、北京301医院介入超声协作基地。2016年医院被国家卫生计生委授予"2016年度改善医疗服务示范医院"称号。

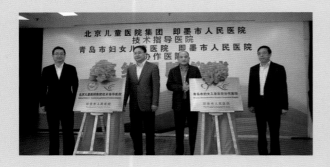

2016年5月6日，北京儿童医院集团理事、南京儿童医院院长黄松明（左2），即墨市政府市长张军（左1）共同为北京儿童医院集团技术指导医院揭牌；青岛市计生协会常务副会长周长政（右2）、青岛市妇女儿童医院党委书记任明法（右1）共同为青岛市妇女儿童医院协作医院揭牌。

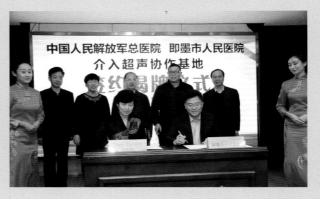

2016年11月21日，即墨市人民医院与中国人民解放军301医院联合成立介入超声协作基地，院长吕杰与301医院介入超声科主任梁萍教授在协议上签字。

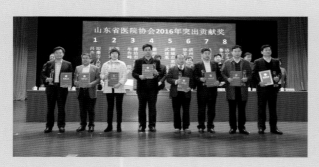

2016年12月28日，山东省医院协会第二届第三次理事大会在济南召开，即墨市人民医院院长吕杰（左1）列2016年山东省医院"突出贡献奖"获得者首位，接受大会表彰和奖励。

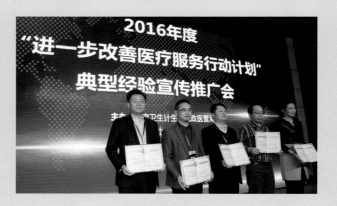

国家卫生计生委授予即墨市人民医院"2016年度改善医疗服务示范医院"称号，院长吕杰（左1）代表医院接受颁奖。

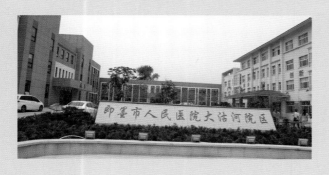

2016年8月，即墨市人民医院大沽河院区正式投入运营。医院调整大沽河院区组织架构，新成立行政、业务部门，连同原有公共卫生服务职能形成三大功能板块，选派行政、业务管理方面的骨干人员，充实增强院区的管理力量。

即墨市中医医院

即墨市中医医院创建于1992年，是一所集医疗、科研、教学、保健、预防功能于一体的综合性二级甲等中医医院。年内医院占地3.3万余平方米，业务用房面积5.2万平方米。年内医院职工总数983人。医院床位总数700张，开设病区17个，临床一级科室17个，专病专科门诊22个，医技科室12个。2016年，医院与济南眼科医院、青岛市中心医疗集团成立医联体。中国青岛国际（生物谷）健康产业先行试验区——干细胞再生医学转化中心落户本院，将开展基因检测预警、新生儿干细胞储存、肿瘤综合治疗及慢性病防治等合作。

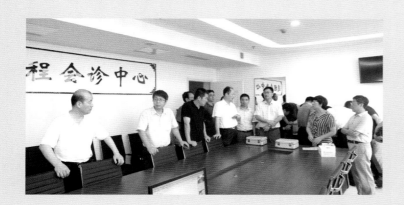

2016年7月20日，国家卫生计生委卫生发展研究中心副主任杨洪伟（左4）一行莅临即墨市中医医院调研指导工作，即墨市卫计局局长杨岩（右2）等陪同调研。

2016年4月22日，即墨市中医医院隆重举行山东省中医药高等专科学校附属医院和济南眼科医院医联体医院的揭牌仪式。济南市眼科医院副院长吕丽萍（左3）、山东省中医药高等专科学校校长张立祥（右4）、即墨市副市长管元江（左4）、即墨市卫计局局长杨岩（左2）出席揭牌仪式。

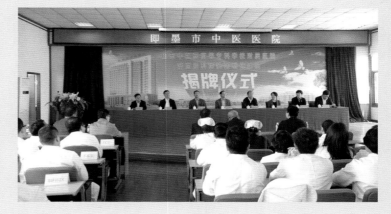

即墨市中医医院特邀全国著名中医专家、上海市中医院老年科主任李越华教授在医院膏方门诊坐诊把脉。大量患者慕名前来求治。市中医医院开展膏方工作已数年，"中医药专家＋地道药材＋精良的制作"构成了市中医院在膏方方面的独特优势。

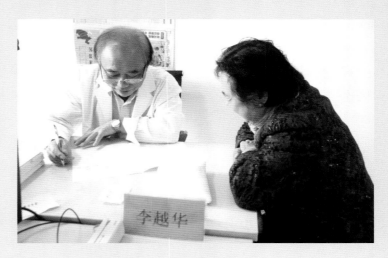

即墨同德医院

　　即墨同德医院是一所以眼科专业为特色的综合性医院。除眼科外，医院还设有内科、外科、妇科、儿科、耳鼻咽喉科、口腔科、中医科、检验科、影像科等科室。医院是即墨市社会医疗保险管理中心定点医疗机构、即墨市"光明行动"白内障治疗定点医院、青岛市儿童口腔龋齿预防项目定点医疗机构。2016年，新开展了飞秒治疗白内障技术、青光眼阀植入治疗青光眼技术、蔡司三焦点人工晶体、玻璃体消融术、干眼眼表分析加雾化熏蒸治疗、视功能训练、弱视网络训练、蔡司个性化定制系统等。医院与即墨市慈善总会联合建立"即墨同德悬壶慈善基金"，用于扶危济困。医院"点亮视界"红十字眼科义诊义治志愿服务队被评为"青岛市优秀红十字志愿服务团队"。

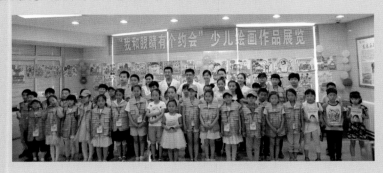

"66爱眼日"医院主办的"我和眼睛有个约会"少儿绘画展受到家长和小朋友们的欢迎。

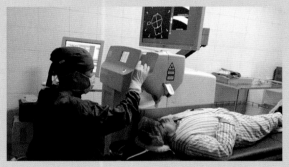

先进的飞秒激光三焦点白内障手术，使患者不仅治愈白内障，还不用配戴老花镜。

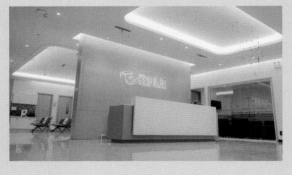

2016年10月，同德医院城阳院区启用。高标准的硬件设备，一流的技术团队，为周边百姓提供优质的眼科医疗服务。

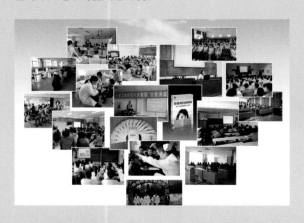

形式多样的爱眼科普知识宣传，提高了百姓爱眼护眼意识。

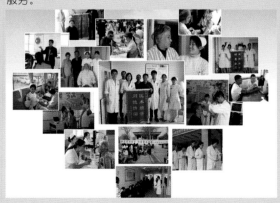

一系列公益活动的开展，诠释"社会效益放在首位"的办院理念。

办公室电话:87667120

传真号码:87667120

电子信箱:ckjdsqws@163.com

邮政编码:266000

地　　址:青岛市李沧区平顺路3号甲

（撰稿人:董京宁）

崂　山　区

青岛市崂山区卫生和计划生育局

概述　崂山区有各级各类医疗（卫生）机构418家,其中二级以上综合医院2家、专科医院13家、卫生院（社区卫生服务中心）5家、社区卫生服务站27家、卫生室152家、其他医疗卫生机构219家。全区共有床位数2045张,执业（助理）医师1050人,执业护士980人,全区平均每千人拥有执业医师2.6人、执业护士2.7人,每千常住人口拥有床位4.87张。医疗卫生机构总诊疗220万人次,其中社会力量办医诊疗占总诊疗人次的36%。

医疗基础建设　增加中韩街道远洋风景社区卫生服务站和沙子口街道宅科中心社区卫生服务站,在沙子口街道增加北姜社区卫生室、松山后社区一体化卫生室。在全省率先实施农村订单定向医学生免费培养,与山东医学高等专科学校签订《崂山区农村订单定向医学生免费培养协议书》,择优选拔20名崂山籍高考生进行订单定向培养;公开招录13名专科以上医学院校应届毕业生充实到社区一体化卫生室,改善乡医年龄结构、提升乡医学历层次。对社区一体化卫生室乡村医生取得助理医师资格和执业医师资格分别给予5000元和10000元奖励补助。2016年发放资金6.5万元对13名考取执业（助理）医师的乡医进行奖补。在青岛市首家成立"临床药学"和"抗菌药物应用监测"双中心,依托三级医院优质药学资源,建立基层医疗机构药事管理及合理用药长效机制,通过远程网络平台建立电子处方审核评价等形式,提升基层临床用药能力和水平。在全市率先实现非政府办社区卫生服务机构基本药物制度全覆盖,2016年全区销售基本药物4553万元,为民让利682.95万元。制订出台《崂山区家庭医生签约服务试点实施方案》,选取10个社区进行试点,以社区老年人、妇幼人群、重点慢性病患者和高危人群为主要服务对象,开展家庭健康管理、卫生咨询、预约就诊等服务,目前签约近3500人。

医疗技术服务　开展"服务百姓健康行"义诊周活动,有中西医医师40余名参与,义诊百姓500余人次,减免医疗费用近4000余元、发放宣传材料4000余份。加强与市级医疗区域联合体对接联系,建立"心梗急救微信群""脑卒中微信群""远程医学影像诊断微信群"等多个工作微信群,搭建起基层医疗机构与市级综合医院沟通交流的平台,实现基层医疗机构与上级医院的无缝对接,市级医院150余名科主任加入微信群,提供在线咨询服务,促进基层医疗服务能力和水平提升。自微信群建立以来,及时成功解决基层紧急突发状况10余次,抢救心梗患者2人,帮助患者预约上级医疗机构就诊300余人次,为救治危重重症患者尤其是偏远山区患者赢得宝贵时间。在全市率先取消年龄限制和户籍限制,将白内障复明工程实施对象扩大至区内常住人口和流动人口,保证患者费用零负担,完成手术400余例。投入资金160万元,改善白内障患者的生活质量,解决白内障患者致盲问题。在全市率先将65岁及以上老年人体检年龄段扩大至60岁及以上,增加同型半胱氨酸检测等项目。全年完成60岁及以上老年人体检4.7万余人,为96个社区定制"社区老年人健康体检分析报告",开展面对面反馈8000余次,做到高危因素分析到位、健康行为指导到位、疾病预防干预到位。

中医药服务　完善中医药服务体系建设,青岛崂山明岐中医医院建成,标志崂山区中医药服务体系更加完善。建成"于俊生专家团队名老中医工作室"等5家名老中医工作室,评选出15家中医特色卫生室和5家中医特色社区卫生服务站及5家国医馆,邀请省知名专家陶凯建立呼吸专业工作室。在全市率先开展中医体质辨识＋代茶饮项目,根据居民需求在基层卫生院设立脾胃病、痛风、颈肩腰腿痛等中医专科专病门诊,采用中西医结合技术开展中风后遗症、肢残等慢性疾病的社区康复工作。4家中心与市海慈医疗集团签订医联体协议,加强中医药文化建设。继续深入开展中医养生保健"三进"活动,邀请市级专家走进社区、军营、海尔工业园进行中医养生保健知识讲座,组织全区机关干部学习"八段锦",并在区运动会上进行展演。举办第二届中医药文化节。

医政管理 2016年引进审批各类医疗机构40余家,其中一级医院以上规划10余家,在海口路—香港东路初步形成医学美容服务圈,在海尔路周边形成健康查体服务圈,具备一定的规模,在全市有一定的知名度。2016年新增医联体2家,分别是青岛大学医学院、青岛市海慈医疗集团,医联体单位达到4家。各街道卫生院结合各自区域特点,为群众提供预约无缝衔接服务、"一站式"便民惠民服务、"上门服务"、"全程无忧免陪护"诊疗、"无假日"门诊、居民就诊"绿色通道"、便利的中医药诊疗等服务,在全市基层医疗机构率先成立"糖尿病患者健康家园"与"心脑同治"健康俱乐部、"舒畅呼吸"健康俱乐部,累计管理辖区患者800余名,为患者提供专家指导平台,搭起患者相互交流的平台。

医疗保障 在全区开展普及卫生应急知识,组织区属各医疗单位开展卫生应急知识进学校、进社区、进企业活动,传授群众现场急救技能活动,使群众在面对事故和灾难的时候能够以专业、规范的操作进行自救与互救。定期组织乡医开展急救培训,确保人人熟练掌握基本急救技能,抓住"黄金急救",提高院前急救能力。全区120应急管理体制运行平稳,各急救站点累计接诊转送4686人次,出车抢救成功率大于99%。加强与相关部门协作,配合做好卫生应急保障工作,重点保障"2016青岛·崂山100公里国际山地越野挑战赛"和崂山之巅半程马拉松比赛,投入医务人员100余人次,120急救车辆10余辆次,各类急救器械和设备100件(套),救治伤病员340余人次,进一步提升医疗保障队伍的整体素质和实战能力。

妇幼卫生 免费孕前优生项目实现城乡全覆盖,服务人群涵盖农村、城镇常住人口及符合条件的流动人口。积极应对国家"全面两孩"政策,推出开办"大龄妈妈学堂"、为二胎待孕家庭增加乳腺彩超、HPV病毒筛查检查、开具孕前—孕期"接力卡"等管理措施,2016年完成孕前优生查体3670人。开发并运用高危孕妇、高危儿童管理软件,管理高危孕妇198人、高危儿童120人。对高危孕妇、高危儿童进行专案分级管理,孕产妇系统管理率达97.08%。邀请岛城知名产、儿科专家开展"名医大咖孕婴讲堂"6讲,受益

孕妇近600人。实施乙肝、艾滋等母婴阻断项目,艾滋病、梅毒和乙肝检测率均达到95%以上。为全区符合条件的育龄妇女提供免费产前筛查,全年进行免费筛查3215例,确诊先天愚型6例。新生儿疾病筛查实现全覆盖,完成新筛检查2965例,听筛检查2967例。严格按照病残儿家庭生育二胎优生监护管理办法相关规定进行优生监护和管理,全年管理病残家庭51个。在省内率先实施辅助生育补助制度,对符合政策在具备相应资质的医疗机构实施人工辅助生殖技术的每对夫妇给予最高3万元的经济补助。同时将病残儿再生育家庭纳入补助范围,增加孕前检查及产前诊断的补助费用。全年为4名完成辅助生殖的妇女进行经济补助。继续由3家定点三级医院承担"两癌"免费筛查,筛查出的可疑患者通过医联体绿色通道直接到三甲医院进行进一步的治疗。全年完成筛查14000例,查出宫颈原位癌5例、浸润癌1例,确诊乳腺癌3例。

卫生监督 2016年重点完善对医疗机构和公共场所的监督执法,查处违法案件66起,处罚金额16.65万元;完成许可申请现场审查268家;联合市局对金狮广场、利群等建设项目进行预防性卫生监督;受理投诉举报97件,办结率100%;全年各个专业监督覆盖率100%。对全区6家游泳场馆、6家餐饮具消毒单位、6家集中式供水单位,10家二次供水单位实现远程视频监管。严厉打击"两非",全力侦办省、市卫计委督办崂山医保城中医医院涉嫌非法胎儿性别鉴定案件。开展住宿消费市场秩序专项整治行动。全年出动执法车辆476辆次,执法人员1254人次,检查公共场所2000余家次。全年对12家严重违规违章单位进行立案查处。2016年被树为全市卫生计生监督系统控烟执法论坛典型。在全区13家成人游泳场所和35家专门从事口腔诊疗活动的基层医疗机构开展"双随机"抽查工作,在87家生活美容场所和98家非一体化卫生室开展"双随机"抽查工作。全年检查学校和托幼机构170家次,抽检50所托幼机构的生活饮用水。完成44所中小学校卫生综合评价工作。完成3所高考考点和4所中考考点学校及其周边500米范围内的公共场所单位的卫生保障工作。全年对3家集中式单位的水源水、出厂水及末梢水共计9份水样进行检测;对13家次二次供水单位进行水质抽检;对20家农村集中式供水的出厂水和末梢水共计40份水样进行检测;对12台现制现供水水质进行检测。完成对12家餐具饮具集中消毒服务单位三个批次220份样品的抽检工作,全年下达监督意见

书 70 余份，对 4 家单位进行行政处罚。

疾病防控　建成长岭社区预防接种室并启用；建成妇婴医院和佳家康数字化接种门诊。投入 310 万元在全国率先以县区为单位，为辖区 3 万名 60 岁以上老年人免费接种 23 价肺炎疫苗，实现全区 60 岁及以上户籍老年人接种率 70% 以上，进一步控制老年人肺炎发病率。2016 年接种一类疫苗接种 83525 针次、二类疫苗 6758 针次，适龄儿童全程及时接种率达 90.70%。以各种疾病防治宣传活动日为重点，开展世界结核病日、全国肿瘤防治宣传周、世界无烟日、世界糖尿病日等宣传活动 21 次，不断丰富健康教育资料库，发放各类宣传材料 27 种 5 万余份，在社区、学校、机关、企业举办全民健康教育大讲堂 100 场，受益群众 8000 余人。发送健康知识短信 250 万条。在全区范围内开展健康教育工作，建成深圳路健康主题公园、二龙山健康宣传一条街，培育第二实验小学、东城国际社区、青啤五厂、区文化局、区社区卫生服务中心等示范场所（单位）244 处，全区 158 个社区和 300 个小区均设置健康教育宣传栏。全区规范建立居民健康档案 15.7 万份，对 4.1 万名高血压病人、2.4 万名糖尿病居民实施每季度随访。作为全市试点，投入 130 万元在全市率先开展 H 型高血压规范化管理试点项目，实行免费筛查、免费基因检测、新型降压药物费用减免，筛查高血压患者 33179 人，筛查出 H 型高血压患者 17605 人，H 型高血压患病率 53.06%。完成基因检测 3000 余人，签约患者 1858 人。完成脑卒中发病率回顾性调查等试点项目报告 3 个。积极防范寨卡病毒病等疫情传入，艾滋病、手足口病等重点传染病得到有效防控，全年无重大疫情发生。深化驻区高校艾滋病防控机制，在高校校医院建设自愿咨询检测点和艾滋病抗体检测实验室，在全市率先实现驻区高校药具服务全覆盖，全区累计安装免费药具自取机 38 台。组建大学生艾滋病防控志愿者队伍，各高校吸收大学生专职志愿者 522 人，社会组织举办艾滋病防控讲座 10 场，举办大学生专题辩论赛 4 场，为大学生提供校内自愿咨询与检测 1854 人次，打造具有崂山特色的高校艾滋病防控模式。

计生综合管理　全面贯彻国家《关于实施全面两孩政策改革完善计划生育服务管理的决定》，改进服务管理，方便群众办事，切实抓好生育登记制度落实，进一步规范、优化再生育审批流程，开通"生育登记服务及生育证"网上办理平台，"全面两孩"政策得到较好落实。2016 年全区出生 4158 人，出生率 14.77‰，自增率 9.25‰，合法生育率 99.83%，当年出生年报性别比为 105.99。严格落实一票否决和责任追究制度，审核各类先进集体、个人及政治资格 2860 个，否决 16 例，完成主要领导离任交接 3 例。全区 2016 年上报的违法生育 39 例，合计征收违法生育社会抚养费 47.57 万元。对各街道 2015 年计划生育目标管理责任书执行情况进行考评和反馈，根据新形势下计划生育工作总体思路制订 2016 年计划生育考核方案，将"改革完善计划生育服务管理"贯彻落实到对各街道、履职单位的计划生育目标责任考核中，并迎接青岛市对崂山区计划生育目标责任落实情况的考核。加强对基层的考核和日常监控，对工作基础薄弱的社区进行重点督查，开展基层基础示范点创建活动，沙子口街道大河东社区被评为全市计划生育基层基础工作示范点。

政策落实　实行部门、街道、社区三级责任制，确保计划生育利益导向政策落到实处，全区落实发放计划生育家庭各项奖励扶助资金 2000 万元，惠及群众 2 万余人次。完成国家对计划生育特别扶助金政策进行标准调整，及时对独生子女死亡、伤病残父母，分别由原来的每人每月 400 元、300 元调整到每人每月 500 元、400 元，为 148 人增发扶助金 17.8 万元。开展"新家庭计划"项目试点，为全区 160 个计划生育特殊家庭建立信息档案，提供"一对一"帮扶、购买综合保险、政府买单家政服务、"红马甲"医疗志愿者等精准服务。为 44 户计划生育特殊家庭提供免费家政服务，为 110 户计生特殊家庭订阅《老年生活报》，"红马甲"与 12 户计划生育特殊家庭结成帮扶对子，免费提供上门健康指导、就诊、理疗等服务，为 521 人按每人每年 300 元标准全部纳入保险进行保障。开展流动人口均等化集中宣传活动，在流动人口较多的企业推广"企业健康管理"理念，培训企业计生兼职工作人员 200 人，开展流动人口示范服务机构、社区和健康教育试点单位建设 8 个。2016 年为流动人口提供健康教育、孕前检查、技术服务等均等化服务 3.5 万人次，有效提高流动人口家庭发展能力和健康水平。

计生宣传　通过多渠道和多形式报道，展示区的优惠政策和工作亮点，全年在国家级媒体发稿 49 篇；省级媒体发稿 182 篇。2015 年积极推进户外宣传环境改造，新打造"宣传一条街"42 条，目前全区除拆迁社区外，200 户以上社区 91 个"宣传一条街"实现全覆盖，表现形式多为人口文化雕塑、墙体画、文化广场、宣传栏等。加强计划生育宣传栏、报刊栏和村务公开栏建设，方便育龄群众及时了解计生动态；及时公布街道、社区两级计划生育政务情况、奖励扶助对象、生育指标审批对象,接受群众的监督和举报。

精神文明等建设 认真落实全面从严治党"两个责任",扎实开展"两学一做"学习教育活动,深化便民服务、提高群众满意度。倾听群众呼声,组织"民情大走访",发送7万余条意见建议征集短信,针对321条不满意的意见,约谈基层医疗机构负责人19人,确保群众的合理诉求得到充分反映和解决。通过推出24小时代煎药取药服务、"红马甲"医疗志愿队进村入户、创新基层就医"绿色通道"、开展"医院开放日"暨"居民体验日"等多项举措增进与居民和患者之间的沟通,改善居民就医感受。2016年基层社区卫生服务中心、卫生院门诊40余万人次,全年无医疗差错事故发生。

大事记

1月8日,与山东医学专科学校签署定向培养医学生协议。

1月29日,召开全区卫生计生系统2015年度工作总结表彰大会。

2月1日,召开全区免疫规划规范管理工作会议。

2月4日,依据《青岛市崂山区人民政府关于杨帆等工作人员任免职务的通知》,矫秋云为崂山区卫生监督所所长(试用期一年)。依据《中共青岛市崂山区委关于王惠等同志任免职的通知》,王兆勇任崂山区旅游局党组成员,不再担任崂山区卫生和计划生育局党委委员职务。

2月17日,启动餐饮单位和大型超市减盐防控高血压百日活动。

3月3日,开展"骨动崂山"骨质疏松防控知识讲座,为全区机关干部及妇女职工宣讲骨质疏松防治知识,并现场测量骨密度。

3月9日,崂山区开展重点医疗机构消毒效果监测。

3月14日～7月6日,完成2016年度"两癌"筛查、孕环情检测及生殖健康查体工作,"两癌"筛查14000人次。

3月25日,印发《关于进一步完善计划生育特殊家庭辅助生殖及产前诊断补助制度的意见》,将病残儿家庭列入计划生育特殊家庭再生育补助项目,提高计划生育特殊家庭再生育补助标准,每对夫妇最高补助3万元。

3月26日,崂山区妇幼保健计划生育服务中心被青岛市妇女联合会授予青岛市"三八红旗集体"荣誉称号。

4月21日,迎接国家卫生计生委对崂山区慢病防控工作的现场调研,提报调查材料并组织各单位领导和慢病工作人员参加座谈会。

4月23日,对口支援城市贵州省安顺市疾控中心一行12人到崂山区疾病预防控制中心参观学习交流工作。

4月28日,组织召开全区一体化卫生室乡村医生大会。

5月6日,依据《关于王浩等同志任免职的通知》,李魁任崂山区社区卫生服务中心副主任(副科级),不再担任崂山区沙子口街道社区卫生服务中心副主任职务;孙彩霞任崂山区沙子口街道社区卫生服务中心副主任,不再担任崂山区王哥庄街道社区卫生服务中心副主任职务;郭鹏任崂山区妇幼保健计划生育服务中心副主任;田翠杰任崂山区妇幼保健计划生育服务中心副主任;辛志峰任崂山区妇幼保健计划生育服务中心副主任;曲春雁任崂山区妇幼保健计划生育服务中心副主任;李德清任崂山区妇幼保健计划生育服务中心流动人口计划生育管理科科长;陈莹任崂山区妇幼保健计划生育服务中心药具科科长,不再担任崂山区计划生育信息站站长职务;纪勇为任崂山区妇幼保健计划生育服务中心宣教科科长;韩阳任崂山区计划生育信息站站长。

5月12日,举行崂山区"万步有约"职业人群健步走激励大赛启动仪式。

5月16日,举办"2016年度崂山区卫生计生系统护理技能比武竞赛"活动。

5月26日,举行高校艾滋病知识公益巡讲暨启动仪式。

6月8日,印发《青岛市崂山区白内障患者免费复明工程实施方案》,在全市率先取消年龄、户籍限制,实行个人费用零负担。

6月16～25日,举办第二届中医药文化节,进一步弘扬中医药文化,让广大市民认识了解中医药。举办公益讲座6期,发送宣传手册600余份,体质辨识代茶饮700余份。

6月28日,举办"崂山区卫生系统医师技能比武大赛"活动。

7月8日,全省艾滋病检测实验室检查组对崂山区疾病预防控制中心艾滋病初筛网络实验室进行现场督导检查,取得100分满分成绩,顺利通过全国艾滋病初筛网络实验室资质续展。

7月12日,山东省结核病防治检查组一行5人在市疾控中心专家陪同下到崂山区进行结核病防治工作检查,对崂山区工作给予充分肯定。

7月20日,崂山区人大代表对崂山区基层卫生室服务管理情况进行视察。

7月25日,依据《关于于福存等同志任免职的通知》,高正佳不再担任崂山区卫生和计划生育局党委委员职务。依据《关于曾俊等工作人员任免职务的通知》,高正佳任崂山风景区管理局旅游管理处副处长、旅游质量监督与投诉中心副主任（主持工作）;免去高正佳的崂山区卫生和计划生育局副局长职务。

8月2日,依据《关于优化整合崂山区卫生计生综合监督执法资源的通知》,崂山区卫生局卫生监督所更名为崂山区卫生计生综合监督执法局。

8月25日,举行成立崂山区临床药学质控中心、崂山区抗菌药物质控中心揭牌仪式。

9月27日,组织全区卫生计生系统安全生产培训。

10月9日,青岛崂山明岐中医医院建成开业。成为崂山区鼓励民营资本建设高端、专业性强的医疗机构的标志。

10月24日,依据《关于任博英等同志任免职的通知》,黄克佳任崂山区卫生计生综合监督执法局副局长;崔宏涛任崂山区卫生计生综合监督执法局副局长;薛义峰任崂山区卫生计生综合监督执法局监督一科科长;霍国全任崂山区卫生计生综合监督执法局监督二科科长;秦雪妮任崂山区卫生计生综合监督执法局监督三科副科长（试用期一年）;张文娟任崂山区卫生计生综合监督执法局监督四科科长;李雪丹任崂山区疾病预防控制中心监测科副科长（试用期一年）;曲均保任崂山区保健办公室主任（试用期一年）;梁泽光任崂山区王哥庄街道社区卫生服务中心副主任（试用期一年）;陆鑫任崂山区妇幼保健计划生育服务中心综合科副科长（试用期一年）;李君任崂山区妇幼保健计划生育服务中心计划生育家庭发展科副科长（试用期一年）。

11月8日,与青岛市海慈医疗集团签订区域医疗联合体协议。

11月17日,全市食源性疾病监测工作会议在索菲亚大酒店召开,崂山区就2016年食源性疾病事件调查工作在会上进行经验交流。

11月25日,与青岛大学附属医院签订区域医疗联合体协议。

11月30日,青岛市创建"食品安全城市"餐饮具集中消毒单位专项整治工作总结现场会在崂山召开,崂山区卫生计生综合监督执法局作经验介绍。

12月8日,顺利通过省级健康促进区验收评审。

荣誉称号　崂山区被确定为青岛市首个国家健康促进示范区创建试点区。

党委书记、局长:柳忠旭
纪委书记:王玉兰
副　局　长:孟庆萍
副　局　长:曹鹏利
电　　话:88997527
传　　真:88997527
电子邮箱:lsqwsj@126.com
邮政编码:266061
地　　址:青岛市崂山区行政大厦西塔楼829房间

青岛市崂山区疾病预防控制中心

概况　崂山区疾病预防控制中心位于辽阳东路35号,建筑面积为1700平方米。年内单位在职人员32人,其中,卫生专业技术人员19人,行政工勤人员11人。卫生专业技术人员中,副高级、中级、初级专业技术人员分别为3人、10人、6人。

固定资产　2016年全年固定资产总值1464.44万元。

免疫规划　建成长岭社区预防接种室并启用;建成妇婴医院和佳家康数字化接种门诊。投入310万元在全国率先以县区为单位,为辖区3万名60岁以上老年人免费接种23价肺炎疫苗,实现全区60岁及以上户籍老年人接种率70%以上,进一步控制老年人肺炎发病率。2016年接种一类疫苗接种83525针次、二类疫苗6758针次,适龄儿童全程及时接种率达90.70%。

慢病防控　以各种疾病防治宣传活动日为重点,开展世界结核病日、全国肿瘤防治宣传周、世界无烟日、世界糖尿病日等宣传活动21次,不断丰富健康教育资料库,发放各类宣传材料27种5万余份,在社区、学校、机关、企业举办全民健康教育大讲堂100场,受益群众8000余人。发送健康知识短信250万条。在全区范围内开展健康教育工作,建成深圳路健康主题公园、二龙山健康宣传一条街,培育第二实验小学、东城国际社区、青啤五厂、区文化局、区社区卫生服务中心等示范场所（单位）244处,全区158个社区和300个小区均设置了健康教育宣传栏。目前全区规范建立居民健康档案15.7万份,对4.1万名高血压病人、2.4万名糖尿病居民实施每季度随访。作为全市试点,投入130万元在全市率先开展H型高血压规范化管理试点项目,实行免费筛查、免费基因检测、新型降压药物费用减免,筛查高血压患者33179人,筛查出H型高血压患者17605人,H型高血压患病率53.06%。完成基因检测3000余人,签约患者1858人。完成脑卒中发病率回顾性调查等试点项目报告3个。

传染病防控 积极防范寨卡病毒病等疫情传入,艾滋病、手足口病等重点传染病得到有效防控,全年无重大疫情发生。深化驻区高校艾滋病防控机制,在高校校医院建设自愿咨询检测点和艾滋病抗体检测实验室,在校园放置安全套发放机,大学生自助领取安全套2万多个,组建大学生艾滋病防控志愿者队伍,各高校吸收大学生专职志愿者522人,社会组织举办艾滋病防控讲座10场,举办大学生专题辩论赛4场,为大学生提供校内自愿咨询与检测1854人次,打造具有崂山特色的高校艾滋病防控模式。

精神文明建设 开展两学一做教育实践活动,行业作风建设明显增强,中心全体人员参加区卫生计生系统2015年度工作总结表彰大会,中心被评为先进集体。

大事记

7月20日,召开H型高血压规范化管理培训会议,布置工作,开展二次培训,启动项目。

9月20日,召开全市健康促进区观摩会。

12月8日,通过省级健康促进区验收评审。

党支部书记、主任:林思夏

副 主 任:段 超、印 璠

联系电话:66711318

传真号码:66711317

邮政编码:266101

地 址:青岛市崂山区辽阳东路35号

(撰稿人:徐 伟)

青岛市崂山区卫生计生综合监督执法局

概况 崂山区卫生计生综合监督执法局现有编制20人,在岗职工21人(其中管理岗位13人,专业技术岗位中级职称4人、初级1人,工勤岗位3人),办公用房面积600平方米,内设综合科、监督一科、监督二科、监督三科、监督四科5个职能科室,承担着辖区内中韩、沙子口、王哥庄、北宅4个街道的公共场所、医疗机构、计划生育、各类学校和托幼机构、放射诊疗监管单位、生活饮用水供水单位、传染病防控监督、餐饮具消毒企业等单位的监督管理工作。

公共场所监管 开展住宿消费市场秩序专项整治行动,全年出动车辆476辆次,人员1254人次,检查公共场所2000余家次。公共场所集中培训3期、集中体检178人次。对12家严重违规单位立案查处,罚额总计23500元。组织卫生执法人员对全区158家重点公共卫生单位开展卫生监督检查检测,全年出动186辆次,376人次,立案7起,处罚金额2万余元。由于控烟工作表现突出,被全市卫生计生监督系统控烟执法论坛树为典型,并作典型发言。

医疗机构监管 强化医疗机构依法执业,加强安全管理,与152家个体医疗机构签订安全生产责任书,对375家医疗机构开展不良执业记分与年度校验,对57家医疗机构给予不良记分处理,对3家违法营的美容场所立案查处。严厉打击"两非"案件,全力侦办省、市卫生计生委督办崂山医保城中医医院涉嫌非法胎儿性别鉴定案件。对全区1家疾病控制中心和10家预防接种单位进行监督,重点对二类疫苗使用管理情况进行检查,完成375家医疗机构排查,下达卫生监督意见书率100%,确保全区无问题疫苗。

学校卫生监督 全年检查学校和托幼机构170家次,其中高校3所、中小学校47所(包括1个教学点),托幼机构70所,保障合格率100%。生活饮用水抽检50所托幼机构,环境采样检测170家次。完成44所中小学校卫生综合评价工作,完成3所高考考点和4所中考考点学校及其周边500米范围内的公共场所单位的卫生保障工作。

饮用水卫生监督监测 全年对3家集中式单位的水源水、出厂水及末梢水进行全程监管,对13家次二次供水单位进行水质监督,对20家农村集中式供水单位抽样检测,对12台现制现供水水质进行检测。对于水质抽检不合格单位予以限期整改,重新进行水质检测;对农村水质不合格单位下达监督意见书,加强水质消毒以及卫生管理。

餐具集中消毒单位监管 对6家餐饮具消毒单位的清洗、消毒、包装等工艺流程进行全方位视频监控,组织餐饮具集中消毒单位负责人签订餐饮具集中消毒单位卫生安全承诺书,开展卫生管理知识培训,统一设计制作卫生制度牌、卫生监督公示牌,卫生管理档案免费配发到企业。对11家违规单位予以行政警告,对4家单位进行行政处罚,共罚款30000元。全年完成12家餐饮具集中消毒服务单位3个批次220份样品的抽检工作,检测合格率为92%,顺利完成青岛市创建国家食品安全城市创建验收工作。

传染病防控监督 对7家一级机构及社区卫生

服务中心开展分类监督,对医疗机构负责人培训;全区设立检验科的医疗机构7家,病原微生物实验室33个,均按照要求报送病原微生物备案材料,取得《山东省病原微生物实验室及实验活动备案证明》,相关人员参加全市微生物实验室安全培训;从全区375家医疗机构中抽取100家医疗机构进行监督检查和消毒效果检测,合格单位为77家,合格率为77%。对3家抽检不合格单位给予行政处罚,罚款4000元。

放射卫生监督　委托第三方检测评价机构对全区25家医疗机构的放射设备和防护进行检测,抽检放射设备22台、放射场所22处,辐射防护安全合格率100%。

违法生育调查　全区2016年度违法生育6例,依法处置率100%。全年违法生育缴纳社会抚养费336934元,收缴往年欠缴违法生育社会抚养费138761.5元,合计征收475695.5元。

监督稽查　2016年重点对医疗机构、公共场所领域进行监督执法,查处违法案件66起,处罚金额16.65万元;按时完成各类许可申请的现场审查268家;受理投诉举报97件,按时办结率100%;

行政许可　现场审核各类行政许可申请188件,其中公共场所卫生许可173件,生活饮用水卫生许可4件,放射诊疗许可6家。

信息宣传　积极开展“3·15消费者权益日”、“生活饮用水宣传周”、“安全生产宣传周”等专题宣传活动。充分利用新闻媒体和上级信息刊物宣传卫生监督工作,在大众网、青岛财经等新闻媒体刊发稿件30篇,《青岛卫生计生综合信息》和《新崂山》等政务信息中刊登信息22条。

精神文明　按公推直选程序开展支部委员会换届选举工作,成立新一届支部委员会,配齐配强领导班子,健全工作制度;成立学习教育领导小组,制订方案,召开动员部署大会,全面部署安排学习教育实践活动;切实转变工作作风,坚决防止和纠正“庸、懒、散、奢”等不良作风,完善修订考勤制度、请销假制度。

大事记

2月4日,《青岛市崂山区人民政府关于杨帆等工作人员任免职务的通知》任命矫秋云为崂山区卫生监督所所长(试用期一年)。

7月1日,召开党员和群众民主推荐会,推荐出矫秋云、崔宏涛、黄克佳、刘秋萍为新一届支部委员会成员候选人推荐人选。

7月27日,召开党员大会,进行换届选举工作。党员大会应到会党员16名,实到会党员13名,其中有选举权的正式党员13名。选举矫秋云为支部委员会书记,选举崔宏涛、黄克佳为支部委员会委员(崔宏涛担任组织委员,黄克佳担任宣传委员)。

8月2日,崂山区机构编制委员会印发《关于优化整合崂山区卫生计生综合监督执法资源的通知》:组建区卫生计生综合监督执法局,副处级,财政拨款事业单位,核定事业编制20名,领导职数设局长1名,副局长2名;内设综合科、监督一科、监督二科、监督三科、监督四科,内设机构领导职数设科长5名。不再保留区卫生局卫生监督所。

10月24日,黄克佳任崂山区卫生计生综合监督执法局副局长;崔宏涛任崂山区卫生计生综合监督执法局副局长;薛义峰任崂山区卫生计生综合监督执法局监督一科科长;霍国全任崂山区卫生计生综合监督执法局监督二科科长;秦雪妮任崂山区卫生计生综合监督执法局监督三科副科长(试用期一年);张文娟任崂山区卫生计生综合监督执法局监督四科科长。

11月30日,青岛市创建“食品安全城市”餐饮具集中消毒单位专项整治工作总结现场会在崂山召开,崂山区卫生计生综合监督执法局作经验介绍。

局　　　长:矫秋云
副 局 长:黄克佳
副 局 长:崔宏涛
办公电话:66711339
传真号码:66711338
电子邮箱:lswsjd2004@sina.com
邮政编码:266101
地　　　址:青岛市辽阳东路35号

(撰稿人:孙　凤)

青岛市崂山区妇幼保健计划生育服务中心

概况　崂山区妇幼保健计划生育服务中心位于辽阳东路35号,建筑面积约为2000平方米,是全区的妇幼保健、计划生育技术服务技培训指导中心。年内在职职工30人,其中,专业技术人员18人,高级职称6人,中级职称8人,设计划生育科、妇女保健科、儿童保健科、婚检科、乳腺科、生殖健康科6个业务科室及检验科、B超科、心电图3个医技科室。

固定资产　2016年全年固定资产总值811.76万元。

业务工作　积极应对国家生育政策的调整,将拟生育二孩大龄母亲列为关爱服务对象,在规定的孕前优生服务项目基础上增加乳腺彩超、HPV 病毒筛查 2 项检查，使免费孕前优生检查标准提高到每对夫妇 800 元。全年完成免费孕前优生检查 3617 人。积极响应省、市关于全面防控艾滋病的相关部署，将艾滋病纳入孕前优生检查项目中，实现艾滋病在母婴之间的零传播。设立"二孩生育门诊"，邀请市级医院专家定期坐诊，积极探讨中医等孕前优生保健服务项目，为孕前高风险人群提供"一对一"的优生咨询、指导服务，同时开办"大龄妈妈学堂"、多次举办讲座等宣讲活动。

"两癌"免费筛查目标人群从农村妇女扩大到城乡妇女，率先实现了城乡适龄妇女全覆盖；年龄段扩展到 30～64 岁，继续采用政府购买三级医院的优质服务，实施了融"两癌"筛查、生殖健康查体、孕环情监测于一体的"生殖健康服务包"模式，让全区 7 万余名育龄妇女不出家门即能享受市级医疗机构的优质服务。在全市率先开发"两癌"筛查管理软件，并在 2016 年的"两癌"筛查工作中实际应用，实现"两癌"筛查全程的信息化管理。全年完成"两癌"筛查 14000 人次，查出宫颈原位癌 5 例、浸润癌 5 例，确诊乳腺癌 3 例。

严格按照手术操作规程和无菌操作技术进行"四项手术"，并于 2016 年 3 月出台《关于调整计划生育免费技术服务费用标准的通知》，解决崂山区计划生育定点机构服务费用低的问题，减轻适龄妇女区外进行计划生育手术的经济负担，2016 年全年完成"四项手术" 1593 例，孕环情监测 68739 人，检测率为 98.2%。严格按照青岛市卫生计生委《独生子女病残儿家庭生育二胎优生监护管理办法》进行优生监护和管理，管理独生子女病残儿家庭 51 个。

督导社区做好药具网站及药具知识的普及，引导群众通过电子商务平台了解相关的免费避孕药具发放政策。积极争取上级补助，为辖区内三所高校安装 9 台智能化第二代身份证药具发放机，率先实现崂山区高校药具服务全覆盖。

加大孕产妇系统化管理，积极适应崂山区公共卫生项目的新调整，承担具有生育保险资格的孕妇建册工作，孕产妇系统管理覆盖率达 95.82%，高危孕妇管理率达 100%。落实预防艾滋病、梅毒和乙肝母婴传播工作，不断加强制度建设，对目标人群提供自愿咨询与自愿检测服务。加强大龄高危孕产妇、高危儿管理，制订《崂山区高危妊娠管理实施方案》，开发管理软件，实现分级管理，确保高危孕产妇、高危儿得到规范管理和及时治疗。

创新宣传渠道，加大母婴健康知识宣传力度。开通崂山区妇幼保健计划生育服务中心微官网，启动健康教育微课堂，全年录制 20 余期视频微讲座；举办"名医大咖孕婴讲堂"聘请岛城知名产科专家授课，每月一讲，得到广大孕产妇的认可，取得较好的社会效益。

加强对托幼机构新入园儿童体检的管理，严把查体质量关，检查新入托儿童 5200 余人。加大托幼机构规范管理力度，提高托幼机构卫生保健水平，全年进行托幼机构卫生保健评估 30 家；举办 5 次托幼机构岗位培训班，培训保健医 122 名、保育员 252 名、炊事员 108 名。严格新生儿疾病筛查、听力筛查工作，加强血卡的质量控制，新筛率为 100%，听筛率为 100%。严格按照国家省市有关出生医学证明文件规定发放出生医学证明，办理出生医学证明签证 3218 份。组织区内妇产科、儿科专家完成 2016 年围产儿及新生儿死亡评审工作，评审死亡病例 15 份。

精神文明建设　扎实开展提升群众满意度活动，加强医德医风建设，切实改善服务态度，规范医疗服务行为，公开药品价格、检查收费标准等。设立意见箱，征求服务对象的意见建议。进一步优化服务流程，为群众提供实实在在的方便。积极响应参与上级部门组织的扶贫济困活动，"慈善一日捐"捐款 4200 元。

大事记

5 月 6 日，根据崂组干〔2016〕5 号文件，郭鹏任崂山区妇幼保健计划生育服务中心副主任；田翠杰任崂山区妇幼保健计划生育服务中心副主任；辛志峰任崂山区妇幼保健计划生育服务中心副主任；曲春雁任崂山区妇幼保健计划生育服务中心副主任。

6 月 5 日，李德清、史琳、孙文章、周洁琼、陈莹、郭淑艳由青岛市崂山区卫生和计划生育局调入青岛市崂山区妇幼保健计划生育服务中心，韩阳由青岛市崂山区妇幼保健计划生育服务中心调至青岛市崂山区卫生和计划生育局。

10 月 24 日，依据《关于任博英等同志任免职的通知》，陆鑫任崂山区妇幼保健计划生育服务中心综合科副科长（试用期一年）；李君任崂山区妇幼保健计划生育服务中心计划生育家庭发展科副科长（试用期一年）。

党支部书记、主任：王晓光

副　主　任：曲春雁、辛志峰、郭　鹏、田翠杰

联系电话：66716619

传真号码：88912873

邮政编码:266101

地　　址:青岛市崂山区辽阳东路 35 号

（撰稿人:陆　鑫）

青岛市崂山区社区卫生服务中心

概况　崂山区社区卫生服务中心是青岛市城镇职工医疗保险和城镇居民医疗保险定点医疗机构,面向全市参保人员和流动人口提供门诊、住院、居家护理(家庭病床)、康复、理疗、健康体检、预防接种、健康教育、养生保健、慢病管理、营养指导、用药咨询和心理咨询服务。设有全科门诊(含口腔、耳鼻喉、眼科、皮肤病诊室)、全科病房、中医理疗科、妇科和妇女保健门诊、儿童保健科、预防接种门诊、检验科、B超室、放射科、体检科等科室。配备有上海联影 16 排螺旋CT、意大利 GMM 数字胃肠机、荷兰飞利浦 DR、日本富士 CR、芬兰普兰梅德乳腺钼靶 X 线机、意大利维拉口腔全景机 X 线机、德国西门子彩超、全自动生化仪和全套中医理疗仪器等医疗设备,价值近 3000 万元。中心现有职工 164 名,其中,卫生专业技术人员146 人,1 名博士、16 名硕士研究生(其中在读 5 名)。

业务工作　2016 年门诊累计服务 29 万余人次,同比增长 2.7%。

业务收入　业务收入 2889.62 万元,比 2015 年提高 25.5%。

基本公共卫生服务　实施精准化慢病患者健康管理,辖区管理高血压、糖尿病等慢性病人 2.7 万人,每季免费为患者进行随访,规范管理率达 82%;H 型高血压规范化管理 17530 人,阳性 6357 人,随访 776人。实施公共卫生项目"月督导季考核"机制,辖区41 家承担公共卫生职能的社区卫生服务站、社区卫生室,除新开业 1 家机构不参加排名外,其中考核优秀的 35 家、考核良好的 4 家、考核合格的 1 家。对考核中发现 9 份高血压不真实档案及 7 份糖尿病不真实档案予以 10 倍资金扣罚。

儿童保健工作　全年办理预防接种证 3150 人,接种 61273 人次;建立儿童保健手册 1882 份,查体11177 人次。为辖区 43 家幼儿园 7000 余名儿童进行幼儿查体,儿童口腔涂氟治疗 13837 人次,护齿率98.6%。

孕产妇保健工作　全年建孕妇保健手册 2027人,产前检查 3982 例,产前随访 3542 次;产后访视1121 人次。

60 岁及以上老年人体检　完成 60 岁以上 18733名老年人免费体检,累计管理 65 岁以上老年人 16171名,年内为 13315 人进行健康体检,规范管理 12028人,规范管理率达 90%。组建专家团队走进 23 个农村社区,为 9000 余名老年人进行反馈指导,为血压、血糖控制不佳的老年人调整用药千余例,危急值报告18 例,收住院治疗百余例。

中小学生体检　完成辖区 21 所学校的 20120 名中小学生的健康体检任务,查体率 100%。

健康教育　深入社区、企业、学校、幼儿园开展健康教育讲座 20 场,发放宣传材料 12 万份。开展卫生应急知识进社区、学校、企业"三进"活动,走进辖区 8所学校、1 个社区、3 家企业开展了心肺复苏及外伤急救知识讲座及现场模拟演示,发放应急知识手册近千本。

基本医疗　与白求恩医学基金会糖尿病工程合作,青大附院崂山院区内分泌科高燕燕教授团队定期到中心坐诊带教。与市立医院东院、海慈医院和齐鲁医院建立"医联体",达成业务协作、人才培训、双向转诊、预约专家号、资源共享等工作。成为青岛市精准心血管病防治社区基地,与青岛市市立医院、青岛市第三人民医院共同承担中华医学会心血管病分会精准心血管病防治学组的课题工作。发挥强基、支农专家优势,全年组织业务培训学习 40 余次,教学查房 20余次,理论考试 4 次,操作考试 6 次。

名医下乡　与青大附院、齐鲁医院、市海慈医院等省市级医院建立了合作关系,常年有上述医院的专家到中心坐诊、会诊、查房和授课。其中中医科每周三下午有青岛市首批百元挂号费专家、海慈医院宋爱武教授坐诊,每周六上午有山东省名老中医继承人、原海慈医院心内科主任刘学法教授坐诊,每周一、四上午有海慈医院管淑兰教授坐诊。开泰耳鼻喉医院的专家每周二、四上午坐诊;齐鲁医院眼科专家每周一全天和周三、周四上午坐诊;市立医院皮肤科专家每周三上午坐诊;山东省基层名中医宋永胜和青岛市基层名中医邵桂珍副主任中医师长期坐诊。

继续教育及科研课题　举办省市级继续医学教育项目"重性精神病社区管理与规范诊疗"培训班,提升基层医疗机构业务水平。选派 2 名医师赴中国医学科学院北京阜外医院、北京西苑医院进修,安排 3名医技人员、4 名护士到青岛市市立医院东院、青岛市第八人民医院进修学习,短期医护人员外出培训学习 30 人次。承办中国医促会糖尿病分会举办的"社区糖尿病规范化管理培训班"及启动仪式,解放军总院内分泌科主任母义明教授等多位国内知名专家莅临崂山区进行为时两天的系列培训,来自全市和区内医疗机构的 160 余人参加培训。承担中国中医科学院北京西苑医院"冠心病血运重建术后中医药干预"科研课题,完成 2000 份病例调查和随访。参与崂山区 H 型高血压规范管理项目方案制订,承担区内医疗实施方案的拟订和业务培训工作。"基于口腔菌群纵向追踪的儿童龋病病因学研究"获批市级科研课题项目。

中医药服务 组织开展"西学中"专题培训 2 期 88 人;增设中医专病门诊,开设了脾胃病、痛风、颈肩腰腿痛等专科专病门诊;深入开展"中医药文化宣传教育基地"建设工作,中心花园种植 20 余种中药材,建成中药"百草园";开展以"冬病夏治"和"冬病冬治"为主题养生保健月活动,全年近 2000 人次进行穴位贴敷;举办了为期 10 天的崂山区第二届"中医药文化节",开展进学校、进幼儿园、进社区的中医药养生保健知识公益讲座 6 场,参与的学生及群众近 500 人次;举办义诊两场,受益群众近 200 人次;赠送香囊和代茶饮等小礼品 700 余份;开展 1 次进崂山辨识草药活动,认识崂山道地中药材 50 余种;举办 1 次传统中医家庭保健疗法和中药材鉴别活动,发放中医宣传材料近千份;征集金点子 2 条,优秀征文两篇;举办 2 场猜谜活动,抽出一等奖 1 名、二等奖 2 名、三等奖 3 名和参与奖 10 名,受到群众一致欢迎。建立"宋爱武名中医工作室"和"陶凯知名中医药专家工作室"。

家庭医生签约服务模式 成立金岭、刘家下庄和埠东三个家庭医生服务团队,为 1600 余名签约的老年人、慢性病患者、妇女和儿童等 7 类重点人群提供基本医疗、公共卫生和健康管理服务。"于涛家庭医生工作室"被评为青岛市卫生计生系统"2016 年度卫生计生十大新闻人物(团队)"提名奖。

信息宣传 全年报送各类工作信息近百篇,采用 17 篇,其中在市级信息刊物发表 10 篇、在区级信息刊物发表 7 篇;被区级以上新闻网络媒体和报纸采用近 200 条。

精神文明建设 在全市基层医疗机构中率先推行无假日门诊、无假日预防接种门诊、实行"先住院、后付费"服务、开通 24 小时用药服务热线和中药快递服务,代煎中草药 5.3 万服。

"心脑同治""呼吸舒畅""糖尿病健康家园"三个俱乐部参与会员 500 余人,1300 余人次参加活动 11 场。与青岛心血管病医院、与青岛市市立医院分别开通远程心电图诊断和 PACS 系统。与齐鲁医院、青大附院开通远程自助挂号系统。每年开展"倾心呵护健康、打造崂山居民满意医疗机构"惠民月、"服务百姓健康义诊周等一系列惠民活动。定期通过电话回访和现场抽查的形式对各科室的服务对象进行满意度调查;建立完善主动征求群众意见的机制,向社会公示服务监督电话,接受群众投诉和意见建议。举办"医院开放日"和"社会监督员座谈会",集中征求意见和建议,加强与社会各界的沟通;完善群众来电来访和投诉处理机制;圆满完成全区征兵体检工作,连续五年未发生 1 例退兵事件;组织参加区卫计局举办的"5·12"护士节全区护理技能比武活动,获得个人二等奖一个、三等奖两个、团体第二名。参加市卫计委组织的"青岛市社区护理急救技能"大赛,获一等奖一个、优秀奖一个,并获得优秀组织奖。

大事记

1 月 28 日,中国社区健康联盟主席、中华医学会社区健康管理委员会主任、上海交通大学医学院博士生导师鲍勇教授一行 11 人,到中心就健康管理工作开展调研座谈。

3 月 21 日,中心成为中华医学会首家社区级精准心血管病合作示范基地。

4 月 8 日,由中华医学会心血管分会精准心血管学组牵头,中心承办的精准心血管病诊疗基地建设研讨会顺利召开。

4 月 25 日,国家卫生计生委卫生发展研究中心专家王梅研究员一行 6 人到区社区卫生服务中心调研慢病管理工作。

5 月 25 日,青岛市首家基层糖尿病门诊在中心揭牌开诊。

6 月 16 日,为期 10 天的崂山区第二届中医药文化节在中心启幕。

7 月 29 日,崂山区 2016 年夏季征兵体检工作正式启动。

8 月 22 日,中心获授"青岛市精准心血管疾病诊疗中心崂山区分中心"称号。

8 月 23 日,山东省社区卫生协会专家组成员一行 5 人到区社区卫生服务中心对全国优秀社区卫生服务候选机构进行现场考核。

9 月 12 日,中心启动 2016 年度中小学生健康体检工作。

9 月 20 日,中心作为崂山区健康促进示范区健康促进医院,成功迎接全市健康促进示范区创建现场观摩会。

10 月 12 日,中心主办的市级继续医学教育项目"严重精神障碍患者社区管理"培训班开班。

10月27日,中心获"全国百强社区卫生服务中心"称号

10月29日,由中国医疗保健国际交流促进会联合青岛市崂山区卫生和计划生育局主办的"社区糖尿病规范化管理培训"项目(青岛崂山站)暨全国社区糖尿病规范化管理培训项目首站启动仪式在中心举办。

荣誉称号　全国百强社区卫生服务中心、国家级全科医生规范化培训基层实践基地、青岛市精准心血管病防治社区基地

主　　任:蔡学民
副 主 任:任文睦、李　魁
电　　话:66711366
传　　真:66711303
网　　址:www.lschs.gov.cn
邮政编码:266001
地　　址:崂山区辽阳东路35号

(撰稿人:徐　毅)

青岛市崂山区沙子口卫生院

概况　崂山区沙子口卫生院(沙子口街道社区卫生服务中心)位于崂山区沙子口街道崂山路179号,为一级甲等医院。现有工作人员102人,其中,高级职称4人,中级职称37人。主要承担辖区39个社区、约6.83万居民的基本医疗、基本公共卫生服务、一体化卫生室管理、院前急救等职能。现有床位30张,设有综合内科、中医科、妇科、口腔科、预防接种门诊、120急救中心等临床科室,检验、放射、心电等辅助科室,配备有柯尼卡CR、西门子彩超、全自动生化分析仪、五分类血常规分析仪、动态心电图系统等设备。

业务工作　2016年完成门诊量12万人次,为39个社区9000名60岁以上老年人提供免费健康查体。120院前急救出诊1216辆次,比2015年增长82.5%,其中危重症患者167例。完成"崂山100国际山地马拉松越野赛"、"啤酒节"、中考和高考等医疗保障任务20余次。组织开展白内障复明工程,有88名白内障患者重见光明。

开展学生查体9135人次;孕前优生查体521对,其中一胎163对、二胎358对;建立《孕产妇保健手册》419人,其中早孕建册335人,早孕建册率72%;产前检查578人次;系管率80.2%;产后访视272人次,产后访视率85.3%。

预防接种建卡794人,接种一类疫苗13255人次,二类疫苗2433人次。建立儿童保健手册235人,建册率96%;系管人数2875人,系统管理率81%。幼儿园查体2005人次,护齿2188人。

业务收入　全年业务收入1329万元,基本药物销售684.8万元。

固定资产　固定资产总值1181.9万元。

医疗设备更新　更新检验科全自动生化仪。

基础建设　总投资达130万元的职工食堂及停车场项目得到区政府立项,于2016年10月动工修建。项目完成后将改善医院就餐条件,增加约40个停车位,缓解就诊高峰的停车难问题。

卫生改革　在全区率先搭建起院内健康体检信息平台,优化工作流程,减少重复的人工劳动。实现了影像、检验、心电等体检信息的数字化整合,老年人体检数据直接上传青岛市基本公共卫生服务信息系统,体检结果反馈时效性也大大加强。减少人力资源投入,提升体检信息处理效率;以往手工填写的反馈报告变成印刷精美、反馈结果详细的彩色打印报告;居民也可以通过微信公众号查看体检报告。为39个社区出具居民体检大数据分析报告,有效提升卫生院的健康体检质量和信息化水平。

医疗特色　中医科水针刀技术治疗肩周炎、椎间盘疾病;妇科与青大附院联合开展了宫颈癌TCT及病理检查;放射科PICS系统与青岛市立医院联网,实现远程影像会诊;聘请青岛市市立医院、青岛市中心医院等内分泌、妇科、中医专家每周固定时间坐诊。

科研工作　在国内杂志发表论文10余篇。

继续教育　全年组织全院业务培训12次,技术演练3次。

精神文明建设　组织齐鲁医院、青大附院等三甲医院专家到九水、北龙口等社区开展"服务百姓健康"义诊活动12次,受益居民2300余人次,让山区百姓在家门充分享受专家级的诊疗服务。"红马甲"志愿服务队开展32次巡回医疗活动,与3户计生困难家庭结成帮扶对子,为行动不便的山区群众提供免费的医疗服务。沙子口卫生院"红马甲"志愿服务队被崂山区精神文明办、团区委评为崂山区青年志愿服务先进集体。护理组被评为崂山区"工人先锋号",董蕾、董乐童被评为区优秀护士。中医科孔存广医师作为青岛市卫生行业的唯一的一名代表参加由省委宣传部、共青团山东省委组织的"齐鲁最美青年"评选活动,并荣获提名奖;以妇科王晓黎医生为原型的记录短片《妇科王大夫的一天》在市卫生计生系统首届"天使风采"微视频大赛获得三等奖。

大事记

5 月 6 日,孙彩霞任崂山区沙子口街道社区卫生服务中心副主任。

9 月 1 日,曲凤等 4 名全科培训医师完成培训,回到单位。李换换等两名事业编新招聘职工报到。

9 月 28 日,山东省社科院省情研究院院长李善峰一行就基层医疗卫生机构综合改革到沙子口卫生院及于哥庄卫生室调研。

11 月 28 日,王泽宇等 5 名新招聘应届大学毕业生定向培养乡医到岗。

12 月 15 日,综合内科韩锡林被评为"2016 年度青岛市院前急救先进个人",沙子口卫生院被评为 2016 年度青岛市院前急救先进集体

荣誉称号　青岛市文明单位标兵、2016 年度青岛市院前急救先进集体。

院　　　长:袁立久

副 院 长:曲俊杰、蓝雪鹏、孙彩霞

电　　　话:88811647

传　　　真:88810670

邮政编码:266102

地　　　址:青岛市崂山区崂山路 179 号

（撰稿人:崔成磊、王　群）

青岛市崂山区王哥庄街道
社区卫生服务中心

概况　王哥庄街道社区卫生服务中心前身为王哥庄中心卫生院,成立于 1958 年,2008 年更名为王哥庄街道社区卫生服务中心。中心的功能定位主要包括基本医疗、公共卫生、街居卫生服务一体化管理和院前急救 4 个方面。中心占地 9728.2 平方米,建筑面积 5400 平方米。中心编制 65 人,2016 年有工作人员 103 人,其中,在编人员 60 人,合同制 43 人;卫生专业技术人员 83 人,占在职职工总数的 80.5%。中心编制床位 30 张,设全科门诊、妇产科、中医科、理疗科、口腔科、五官科、检验科、放射科、防保科、一体化管理办公室、120 急救站等 19 个科室。

业务工作　2016 年完成门诊量 12.37 万人次,比 2015 年同期增长 15.5%;住院病人 336 人次,比上年同期下降 10.1%。120 急救分中心出诊 770 次,救治病人 700 人,抢救危重病人救治 462 人次,执行医疗保障任务 11 次,无医疗差错和责任事故发生。

业务收入　2016 年实现业务收入 1175.37 万元,比 2015 年增长 28.27%。其中,医疗收入 396.86万元,比 2015 年同期增长 59.03%;药品收入 778.51万元,比 2015 年增长 16.76%。

固定资产　固定资产价值 742.35 万元,同比增长 1.74%。

基本公共卫生服务　2016 年,王哥庄街道累计建立居民健康档案 44790 人,居民建档率 77.2%。为适龄儿童进行免费预防接种 7804 人次,基础免疫接种率 98%;社区内居住 3 个月以上儿童 445 人,建证率为 98.4%。孕产妇早孕建册 381 人,早孕建册率 86.9%。新生儿访视 275 人,访视率 97.8%;辖区 0 ～6 岁儿童为 2573 人,管理率为 86%。65 岁及以上老年人健康体检 6960 人,管理率为 91.9%,其中 4169 人进行 B 超、X 线胸片检查。老年人健康护照发放 5216 本,发放率为 81.5%。全街道高血压患病人数为 9268 人,规范管理率为 93.1%。糖尿病患病人数为 4756 人,规范管理率为 70.1%。重性精神疾病患者总人数为 232 人,检出率为 0.4%。完成 2016 年度突发公共卫生事件工作计划、处理预案、乡村医生与院内培训、演练、物资补充应急处置各项工作;报告法定传染病 11 例,疫情报告率、及时率、重点传染病暴发疫点及时处置率 100%;针对本地区疾病危险因素情况分析 1 次;调查处置手足口病聚集事件 3 例,狂犬病患者死亡调查处理报告 1 次;做好饮用水巡查与学校卫生服务,开展社区饮用水调查 33 次,对学校传染病防控巡访 12 次;完成 34 个社区卫生监督协管员培训工作,完成各项综合巡查 36 次;全街道巡查 1260 次,报告信息 420 次。老年人中医药健康管理完成体质辨识 3129 人次,老年人中医药健康管理率为 48.9%,其中老年人中医药健康管理服务记录表完整 3099 人,完整率为 99%。根据不同体质为老年人情志调摄、饮食调养、起居调摄、运动保健、穴位保健等方面进行相应保健指导,中心特别针对体质偏颇人员准备代茶饮服务,通过药茶的形式调节体质。

医疗特色　王哥庄街道社区卫生服务中心是山东省中医药特色社区卫生服务中心。2016 年,中心在全市基层医疗机构率先开展了"中医体质辨识＋代茶饮"项目,将公共卫生项目开展与中医药服务项目推广有机地结合起来。完成"高晓昕名老中医工作室"建设。开展首届"三伏养生节"暨 2016 年"健康中国行"主题宣传活动。养生保健指导门诊常年开诊,免费为患者进行养生指导并体质辨识。继续开展中医专病专技骨刺病、中医结石病门诊、中医减肥门诊,新开展中药熏蒸和耳豆压穴项目。与医联体单位合作探讨中医远程诊疗项目。中医科 2016 年门诊 8218

人次,理疗科门诊7023人次。提供"中医体质辨识＋代茶饮"服务386人次。完成的"冬病夏治""三伏贴"942人次、"三九贴"85人次。开展养生操进社区活动2次。发放中医体质辨识扇子1000把、体质辨识食疗宣传材料2000余份。持续开展"名医下乡"活动,扩面实施"名医下乡"工程。2016年上级医院各专业专家累计坐诊364次,诊疗患者5572人次。借力"互联网＋",建立"微医疗"新型医疗服务模式。将微信实时传输功能与医疗救护工作结合,建立"心梗急救微信群"、"脑卒中微信群"、"医联体转诊联络群"等多个工作群,涵盖心内科、神经内科、中医科、儿科等20多个科室,为患者提供线上、线下相结合的医疗卫生服务。自"微医疗"启动以来,进行多学科会诊100余次,通过心梗急救群及时救治、抢救心梗病人多名,为抢救危重患者尤其是偏远山区患者赢得宝贵时间。

继续教育 2016年共组织各类业务培训22次,邀请八医心内科、肿瘤科、普外科专家授课5次;3名临床医生完成全科医师转岗培训,全科医生达到9名。

精神文明建设 积极开展"群众满意度提升年"活动。"医院开放日"暨"居民体验日"活动坚持每季度举办,根据居民需求逐步优化活动内容,侧重于居民现场体验,现场传授急救技能及养生保健操、体验政府实事、"交换空间"——上级医院体验日、现场品尝"中药代茶饮";在一体化卫生室设立分会场,展示一体化管理成果。进一步完善便民服务中心的职能,2016年完成就诊病人满意度电话回访1120次,完成专家预约600人次,咨询服务1650人次,失物招领32次,免费发放一次性纸杯9800余个,出借轮椅24次,小毛毯、热水袋290余次。

继续深化"红马甲"医疗志愿服务队内涵建设。由中心医务人员牵头,将医联体、卫生支农专家及社区卫生室工作人员一并纳入"红马甲"服务团队,形成"三医联动"服务模式。为配合家庭医生签约服务,"红马甲"医疗志愿服务队加入到家庭医生团队当中,对签约病人进行上门服务。在提供医疗服务的同时,"红马甲"医疗志愿服务队积极开展健康宣传和社会公益活动。2016年,"红马甲"医疗志愿服务队联合民间公益组织,举办多起公益活动。"官方"和"民间"联合做公益,成为志愿服务的新常态。全年组织"红马甲"志愿活动24次,受益群众503人次,服务时间550小时,行程600余千米。

大事记

1月4日,王哥庄街道109名老年乡医首次领取老年乡医生活补助。

1月14日,中心工会"职工之家"通过崂山区总工会验收。

3月5日,"红马甲"志愿者第一次走出青岛,到莒南对老人、孤儿、残疾儿童开展志愿服务。对服务对象进行免费的查体和相应的康复指导,进行卫生宣教、用药知识介绍受益40人次,发放宣传资料300余份。

4月1日,中心与一体化卫生室开展"便民药箱"服务。

4月10日,在全市基层医疗机构率先开展"中药代茶饮＋中医体质辨识"项目。

4月,中心医师董航被评为"2016年度崂山区青年志愿服务先进个人"。

5月22日,中心医护人员、"红马甲"医疗志愿服务队、街道一体化卫生室"三医联动"组成联合医疗保障队伍,圆满完成"2016青岛·崂山100公里国际山地越野挑战赛"医疗保障工作。

6月,完成2016年度60岁老年人23价肺炎疫苗免费接种及补种工作,接种率区内领先。

7月29日,山东省中医药大学博士团队到中心指导中医药工作。

8月7日,中心护士姜文秀获得"青岛市社区护理急救技能比赛"个人二等奖。

9月16日,新开展"护理门诊"服务,为就诊病人提供个性化的护理指导与康复方案。

9月29日,中心医师朱俊良参加"青岛市基层全科医学技能比武大赛"获得个人二等奖。

10月5日,中心成立家庭医生签约服务团队,并在试点社区启动家庭医生签约服务。

10月,国医馆完成"高晓昕名老中医工作室"建设,并通过专家组评审。

11月8日,长岭预防接种站正式投入使用。

11月8日,崂山区卫计局所属医疗机构与海慈医疗集团签订医联体协议仪式在中心举行。

11月23日,中心完成工会换届,中心副主任梁泽光当选为新一届工会主席。

11月28日,唐慧等3名新招聘应届大学毕业生乡医到岗。

12月15日,中心护师林蕾被评为"2016年度青岛市院前急救先进个人"。

12月28日,召开第九届工会会员代表大会,完成工会第九届委员会、经费审查委员会及女职工委员会换届工作。

荣誉称号　2016 年度青岛市文明单位标兵。

党支部书记、主任：王明涛

中心副主任：王美玲、梁泽光

电　　话：87841215

传　　真：87841215

邮政编码：266105

地　　址：青岛市崂山区王哥庄街道王哥庄社区

（撰稿人：董　航）

青岛市崂山区北宅卫生院

概况　崂山区北宅卫生院地处北宅街道华阳社区东侧，是一所集医疗、预防、康复于一体的综合性一级甲等医院，占地 4200 平方米，建筑面积 2000 余平方米，编制床位 20 张，担负着北宅街道 36 个行政村 3 万余人的医疗保健、院前急救、公共卫生服务和一体化卫生室管理职能。现有职工 77 人，其中，卫生专业人员 62 人，占 80％；副高级职称 1 人、中级职称 21 人，研究生学历 3 人、本科学历 33 人。医院设有全科门诊、中医科、妇科、口腔科、特检科、药剂科、计划免疫、儿童保健科等 14 个业务科室，拥有 CR、彩超、全自动生化分析仪等大型医疗设备。医院始终以"群众满意"为工作中心，以基本医疗抓质量提水平，基本公卫抓创新见实效，党建工作抓落实促发展为主要工作内容，各项工作取得长足进展，群众满意度进一步提升。

业务工作　2016 年门诊量 68000 余人次（不含接种人次），比 2015 年同期增长 2％，住院病人 260 人，比 2015 年同期减少 18％，床位使用率 52％，床位周转率 50％，120 院前急救出诊 900 人次，比 2015 年增长 39％。入院与出院诊断符合率 100％，院内感染率 0，甲级病案符合率 97％。

医疗特色　根据群众实际需求及时调整专业，在原有名医下乡的基础上，增加儿科、骨科、超声、消化内科等群众急需专业及专家坐诊次数，引进青岛市海慈医疗集团的名中医定期坐诊。基本实现常见病、多发病的全科覆盖，得到群众认可与好评，2016 年专家坐诊达到 320 次，门诊量 3700 余人次。

持续强化"红马甲"服务品牌和院前急救乡医联动机制建设。丰富"红马甲"服务内涵，提升服务品质，持续打造强化"红马甲"服务品牌意识，率先开展"码上有健康"服务，为每位服务对象制作属于自己的二维码，通过扫描二维码即可知道患者病情。2016 年，医院"红马甲"医疗志愿服务队荣获崂山区第五届道德模范集体奖。坚持院前急救乡医联动机制建设，活动开展一年多来，院急救站与乡医联动 32 次，成功抢救患者 21 名，受到群众特别是山区群众的广泛好评。

率先开展 60 岁以上老年人健康体检的数字化移动查体工作。在北宅街道的大力支持下，在全区首次运用智能化移动查体车为老年人体检。全套检查平均每人大约需要 20 分钟，整个体检过程无纸化、产生结果实时传输至车载信息系统，最终汇总于远端服务器的云数据平台并进行智能体检数据分析，生成体检报告和纸质健康体检表，次日即可进行体检反馈，查体结果可以通过手机 APP 软件随时查询。

圆满完成免费接种肺炎疫苗、白内障复明等民生工程。2016 年接种肺炎疫苗 401 人，接种率 62.44％，白内障复明工程报名 148 人，符合手术指征 83 人，完成手术 81 人。

围绕群众满意度，开展家庭医生签约服务，建立远程会诊中心，开启远程挂号系统。2016 年 10 月 18 日，在东陈社区与书院社区试点开展家庭医生签约服务，签约居民 403 人。借力互联网，线上与线下相结合的方式，为山区老百姓提供全面的信息化医疗服务。

在全省范围内率先开展"慢病随访全程信息化"试点工作。慢病随访全程信息化试点托管东陈卫生室，建立全信息化慢病管理系统。从医院选派优秀在编人员担任卫生室负责人，推行全信息化慢病管理系统，采用该系统管理慢性病患者。

实现"老年人数字化移动体检与三级联动反馈新模式"，拉近政府与群众的距离。创新开展"老年人数字化移动体检与三级联动反馈"健康管理新模式。该模式以先进的"端—云"理论为指导，采取数字化移动体检车进村入户的形式，在方便山区老年居民的同时提高查体率。

继续教育　举办市级继续医学教育项目 1 项，申办省级继续医学教育项目 1 项。2016 年 11 月 18 日，组织举办市级继续医学教育项目"社区慢性病管理能力提升"培训班。作为全青岛市唯一一家承办市级继续医学教育项目的基层卫生院，实现青岛市在基层医疗机构开展慢病类继续医学教育的新突破。9 月申请题目为"全科医生如何开展好家庭医生签约服务"的省级继续医学教育项目。

大事记

1 月 22 日，北宅卫生院开展乡村医生"双向选择，竞聘上岗"管理新模式，改变以往乡医调配模式。

4月14日，北宅卫生院"红马甲"志愿团队下乡入户，并推出"红马甲"二维码识别新服务。

4月15日，为给山区居民提供优质医疗服务，北宅卫生院携手齐鲁医院，在周哥庄日间活动中心举办齐鲁医院专家进社区义诊活动，为社区居民进行义诊。

5月9日，崂山区第五届道德模范颁奖典礼，北宅卫生院"红马甲"医疗服务志愿队被评选为崂山区第五届道德模范集体奖。

6月24日，为更好地服务社区居民，北宅卫生院首次运用移动查体车为居民查体。

10月18日，北宅街道远程会诊中心正式上线暨家医签约启动仪式举行。

10月26日，医院医护人员入户开展家庭医生签约服务，对居民健康进行更全面、优质的服务。

11月7日，北宅卫生院工会与北宅街道工会联合举办乡村医生岗位技能比武和家庭医生签约服务知识竞赛初赛。

荣誉称号 荣获2015～2016年度全国群众满意的乡镇卫生院等称号；崂山区第五届道德模范集体奖。

党支部书记、院长：陈　振
党支部副书记、副院长：王　磊
院办电话：87851081
总机电话：87851081
传真号码：87851081
电子信箱：lsbzwsy@126.com
邮政编码：266104
地　　址：崂山区北宅街道华阳社区东侧
（撰稿人：李蓓蓓）

城　阳　区

青岛市城阳区卫生和计划生育局

概况 2016年，城阳区卫生和计划生育局下设单位18处，其中，处级单位6处，分别是3处区级医院、1处疾控中心、1处区卫生计生综合监督执法局、1处区妇幼保健计划生育服务中心；科级单位12处，分别是6处街道卫生院（社区卫生服务中心）、6处街道公共卫生与计划生育管理所。城阳区卫生计生系统实有在编职工1745人，其中，中共党员609人、占在编职工的34.9%。全系统专业技术人员1474人，其中，高级职称178人、中级职称706人、初级职称590人，分别占专业技术人员的12.08%、47.9%和40.02%。

人口和计划生育 2016年城阳区有户籍人口49万人，流动人口50余万人。2016年出生人口8383人，人口出生率为16.7‰；死亡人口4015人，人口死亡率为8.04‰；净增人口4368人，人口自然增长率为8.66‰；符合政策生育率为99.92%。2016年，城阳区成功创建新一轮全国计划生育优质服务先进单位。

加强组织领导，不断完善计划生育领导体制。重新下发明确人口与计划生育领导小组成员单位工作职责，定期召开联席会议。将街道卫生院院长（卫生服务中心主任）纳入街道计划生育领导小组，建立由街道党工委书记、办事处主任为组长，计生办主任、卫生院院长（卫生服务中心主任）为副组长的领导机构，统筹卫生和计划生育工作。各街道均成立街道公共卫生和计划生育办公室，统一负责卫生计生工作。在街道卫生院加挂"妇幼保健计划生育服务站"牌子，增加计生技术服务编制3名。

加强社区卫生计生干部队伍建设，在基层组织换届时明确计生主任年龄、学历要求，原则上都要进"两委"。换届后，全区社区计生主任进入"两委"的达到160人，占77%。不断提高计生工作人员素质，新进人员一律考录。率先实施计生干部职业化改革，定期进行业务考核，开展培训、竞赛、技术大练兵等系列活动。全区348名计生干部考取国家育婴师上岗证书，213人获得国家生殖健康咨询师证书，所有社区微机员均通过青岛市中级计算机水平测试。

突出目标考核重点，确保各项工作落到实处。坚持实行计划生育目标管理责任考核。每年签订责任书，加大妇幼健康、家庭发展、流动人口和基层基础等重点工作考核权重和奖惩力度。建立月督导、季度通报、半年和年终集中考核的计划生育考核机制，对考评内容、方式方法、核查结果、组织纪律、评分标准实行公开,接受基层和社会监督,对工作出现严重问题的,坚决实行"一票否决"。

加强宣传引导,促进"全面两孩"政策扎实落实。充分发挥主流媒体和新媒体的作用,积极营造良好舆论氛围。全区组织"全面两孩"政策相关内容宣讲200余次,通过城阳区电视台、官方微信平台、微博的宣传,扩大群众相关政策知晓率。区、街道、社区三级联动,在交通要道、集贸市场等人口密集的公共场所,设置宣传展板,营造舆论宣传氛围;印制宣传册20万份,全部发放到群众手中。在社区创新建立育龄群众微信服务平台,宣传政策知识,公布服务信息,提醒服务事项,为群众提供及时高效优质的服务,群众满意度不断提升。

夯实基层基础,完善计划生育服务管理措施。按照市卫生计生委新修订的计划生育工作规范,强化落实宣传倡导、依法管理、优质服务、政策推动、综合治理计划生育长效工作机制。做好生育登记和再生育审批,生育登记实行社区办理、街道监管,落实代办制和承诺制,使群众办事更方便快捷。在街道创新建立"四个结合"工作模式,通过生殖健康查体与医疗机构合作、与"两癌"筛查、与现场讲解、与随访治疗的结合,确保育龄妇女接受更加专业的医疗服务。在社区实现阵地、人员、入户随访、宣传教育"四融合",形成卫生计生一体化的服务模式。社区中心医务人员和社区计生干部在对高危人群随访中发现异常,可及时与区级医院联系,最大限度保证孕产妇都能得到及时服务,实现由坐等服务到主动服务的转变。

突出家庭发展建设,确保利益导向政策衔接到位。全面落实国家、省、市计划生育利益导向政策,直接发放到个人账号,实现政策的全面衔接落实。利用人口关爱基金对全区425名符合条件的失独家庭父母和235名社区计生主任各投保100元意外伤害险,保障金额可达6.38万元,中央电视台中文国际频道予以报道。围绕强保健意识、推优生优育、建幸福家庭、促社会和谐四个主题,开展"新家庭计划—家庭发展能力建设"工作,增强群众的健康意识,推动人口素质提高。在2016年全国"创建幸福家庭活动"专题培训班上,城阳区家庭发展案例作为唯一区(市)代表作经验介绍。

推进均等化服务,落实流动人口服务管理新机制。在全市率先启动促进流动人口社会融合示范试点工作。全面实施"九免两补两救助"均等化服务,使流动人口真正成为"进得来、留得住、健康好、能融入、发展快"的新市民。城阳街道后田社区、流亭街道爱心幼儿园确定为2016年国家社会融合示范案例。上马街道海洋兄弟海产公司企业协会项目点获全市唯一入选全国流动人口示范点项目。中国人口与发展研究中心项目组对城阳区女性流动人口健康权益促进工作进行专题调研。

切实提升妇幼健康服务水平。"全面两孩"政策实施后,城阳区充分发挥计生网络优势,做好符合政策人群调查摸底,对近期拟生育群众安排专人、专车陪同进行免费孕前优生健康检查。坚持对育龄群众开展优生优育宣传,严把孕前查体质量,查体受众人数一直位居全市各区(市)前列。做好产科质量监督,在全市首家开展急危重症孕产妇抢救病历讨论活动。针对高龄、高危孕产妇急剧增加的情况,由街道卫生计生人员对其进行重点监控服务,及时进行孕期随访,面对面释疑解惑,指导做好孕期保健。及时收集发现各产科医院应对措施中的突出问题,及时进行研判和解决。2016年全区生育12173人,其中剖宫产4104例,剖宫产率33.71%,比2015年降低7.09个百分点,自然分娩创十年最高比例。

创新药具服务管理新模式。随着"全面两孩"政策实施,药具使用人数急剧增加,管理服务难度加大。城阳区推出避孕药具"色标管理分类法",将使用药具人员分成四大类提供个性化管理服务,有效地掌握服务对象的生育意愿信息,药具发放更加合理,避免浪费或发放不到位,真正做到按需发放、按需服务,群众更加满意。

积极探索拓展儿保服务内容。城阳区率先启动视力异常儿童早期干预项目,提高视力异常儿童早期诊断早期矫治率,降低儿童可控性眼病的发生发展,有285名儿童受益。在全区基层机构推广生长曲线图的应用,帮助儿保医生及家长直观地了解儿童的营养状态及生长趋势,发现生长偏离,及时进行干预矫正。全面推行经皮测黄疸服务,方便家长就近就医随访。推动科研立项,建立全区学龄前儿童体格发育状况资料库,尝试利用数据库资料先期开展生长迟缓儿童的随访,并建立转诊网络,为全区儿童健康成长创造良好的环境。

卫生改革 突出抓好规划先导,科学设定医疗资源规划框架。坚持规划先行。科学编制《卫生事业"十三五"发展规划》,会同区城建局、市城市规划设计研究院制定《医疗卫生设施专项规划》,奠定卫生计生事业五年持续发展基础。坚持政策铺路。区委、区政府研究出台《关于进一步加快全区卫生计生事业发展的指导意见》,力争三年时间补齐发展"短板",统筹推进各级各类医疗机构建设,有效满足群众多层次、多样化就医需求。坚持专项推动。建立"十三五"重点建设项目库、2017~2019年三年发展计划,有序推进建设,确保政策落地见效、发展成效逐年呈现。制定《公建民营、民建民营社区卫生服务机构管理暂行办法》等专项文件,后续将出台十几个发展实施办法。

突出抓好资源配置,促进居民就医便捷化。强化区级医院建设。抓好公立医院综合改革前期调研,形成全区公立医院改革方案,2016年7月1日零时正式启动公立医院改革。投资2.9亿元的区二医迁建工程,预计2017年底建成启用。补齐基层卫生"短板"。新建夏庄三台片区、棘洪滩南万片区及正阳路、兴阳路等4处社区卫生服务机构,政府购买服务,优化居民就医圈。新增集体卫生室4家,全区达到170家,基层15分钟便民就医圈基本形成。抓好高端特色专科医疗机构引进。坚持宽进严管,引进在新三板上市的淄博莲池妇产医院、中康(城阳)体检中心、和润堂高端查体中心、同德眼科等,安德森肿瘤医院正在筹建中,优势民营医疗单位发展迈出新步伐。

突出抓好内引外联,全方位助推医疗技术提升。深化医联体工作。与北京大学第三医院联合成立"北医三院城阳人民医院肿瘤诊疗中心",北医三院选派61名专家坐诊,开展三四级手术51台次、远程会诊20人次,诊疗患者891人次,区医院选派13名骨干到北医三院进修学习。区人民医院与市立医院、区二医与青大附院心血管医院建立医联体,形成市带区的技术帮扶关系。区级医院划分成东、中、西部三个片区,与所有街道卫生院建立医联体,开展医疗帮扶。

加大人才引进培养力度。加大高层次实用人才引进,引进6名优秀专家,其中享受国务院特殊津贴专家2名,招聘毕业生134人。建立培训交流机制,加大区级医院、街道卫生院之间的双向交流学习,选派46人进行为期6个月的学习带教,推动区级和基层技术水平双向提升;加大到知名院校培训学习力度,选派全系统121名中层干部到浙江大学、清华大学进行业务培训,全方位提升中层干部干事创业能力。

持续做强学科特色。强化与知名院校合作,与北医三院、省立医院等国内知名医院建立远程会诊中心;设立科技发展基金、青年人才培养专项基金,5个学科获得"青岛市医疗卫生C类重点学科",7月全市学科建设现场会在区人民医院召开;4个课题首次获得省卫计委科研立项,被列入2016年度山东省医药

卫生科技发展计划;举办全国、省、市级学术研讨会4个;省内首家将3D打印技术应用于临床,并在10余个临床科室应用,申请专利9项,是省内唯一通过全球医学3D打印设计软件排名第一的玛瑞斯软件公司培训的医院,有2人取得培训合格证书。

不断规范医疗质量。开展医疗服务规范年活动,对各项工作进行全面梳理,制定工作规范16大项,改进服务流程159项,加大服务礼仪、窗口服务、医疗问诊等规范培训,在公立医疗机构推行6S精益管理试点,将同质化、规范化服务落实到每个工作岗位、每项工作。抓好全市唯一一家省梅毒综合防治示范区、省级卫生计生综合监督示范区创建。

突出抓好医疗服务质量,打造卫生计生服务品牌。推行便民利民举措。深入抓好住院患者"三级随访"、门诊患者跟踪随访、健康服务"一电通"等精品服务,开展特需患者预约全程陪同服务;投资1200万元,启用医院自助就医系统,有效减少患者就诊排队时间。全市率先启用全自动、信息化流动查体车服务,居民通过微信即可查询体检结果,社区居民在家门口享受到"一站式"体检服务。全市率先实施"便民药箱"服务,为居民代购基本药物目录外药品增至145种,覆盖率达100%。

构建和谐医患关系。创新意见建议征求新机制,开展健康义诊宣讲、医患座谈会等活动,宣传政策,收集意见建议,回应患者诉求。将医疗纠纷纳入区大调解平台体系,区人民调解委员会受理15例、有效化解9例。开展寻找"最美天使"活动,全区12万人次参与官微投票,弘扬主旋律、传播正能量。

医政管理　2016年城阳区卫生和计划生育局坚持为人民群众提供优质、高效、安全、便捷和经济的医疗服务,以建立与社会主义市场经济体制相适应的卫生医疗体系为目标,充分利用、整合现有资源,继续推进医联体、质控中心建设;加强临床用血、院感管理工作;加强行风建设,促进全区卫生事业继续健康、稳定发展。

规范医疗质量。成立质控中心。为规范质控行为,提高质控水平,在成立14个质控中心的基础上,又成立院前急救等质控中心。接受市质控中心对辖区医疗机构进行的8次质控检查。城阳区质控中心全年举办20次业务培训,培训人员约1200人。

组织用血培训。组织区内用血机构参加青岛市临床用血培训班,迎接青岛市血站对我区医疗机构临床合理用血检查;组织系统内人员进行献血100余人。

开展院感督导。根据《山东省卫生和计划生育委员会关于印发〈县级医院和基层医疗机构医院感染管理专项督导实施方案〉的通知》（鲁卫医字〔2016〕3号）和《青岛市二级及以下医疗机构医院感染管理专项督导实施方案》要求，组织区院感质控小组相关专家在全区开展以二级及以下医疗机构为主要对象的医院感染管理专项督导工作。继续推进医院感染控制工作，不断营造城医独特的感控文化，强化感控意识，倡导感控行为。

加大医疗质量检查。加强对街道卫生院、社区卫生服务中心的医疗质量管理，不断规范医疗服务行为，提升医疗服务水平，2016年5月30日～6月3日，组织医政管理、院感控制等工作人员，组成联合检查组，对城阳区3家街道卫生院、5家社区卫生服务中心（民营2家）进行医疗质量检查。

推行医疗责任保险。2016年6月15日，在全区社会办医疗机构试点推行医疗责任保险，建立医疗风险分担和赔偿制度，150家社会办医疗机构购买医疗责任保险。

提高产科质量，保障"全面两孩"政策后生育高峰期母婴安全。各产科医院成立产科安全管理办公室，由分管院长任办公室主任，负责本院产科质量、高危孕产妇随访、危重孕产妇和新生儿抢救工作的组织协调。开展急危重症孕产妇抢救病历讨论。抽调6家助产医疗机构急危重症病历30份，组织区围产协作组专家，逐一进行分析，总结成功经验，查找不足和问题，形成书面反馈意见。此项工作在全市系先例，获市领导好评。开展产科质量大检查和回头看。对各产科医院的行政管理、急救能力、产科规范、新筛、母婴阻断、爱婴医院建设、出生医学证明管理等进行全面督导，对发现的问题进行反馈，提出整改意见，并于2016年11月进行回头看，就区、市检查中发现的问题，列出清单，逐条落实。开展围产儿、新生儿死亡评审。组织区内围产协作组专家对35例围产儿死亡、11例新生儿死亡，通过交换病历回顾分析并集中讨论的形式，进行区级评审，并对发现的问题提出有针对性的干预措施。加强孕前健康教育。2016年完成叶酸发放22778瓶，开展孕前优生巡回讲课12次。完成孕前优生健康检查9482人，其中高风险2940人，同时门诊发放优生健康教育处方、优生知识小册子等材料，孕前优生健康检查比上年同期增长35.1%，位居全市第一。加大孕前、孕期高危人群随访。严格筛查孕前优生健康检查及孕期保健中的高风险人群，确保其得到一对一专家指导，完成高危妊娠随访1166例。针对大龄生育，完成取环后再生育优生指导2581例。

加强行风建设，深入开展群众满意度提升工作。2016年，以开展卫生计生工作规范年为抓手，从群众不满意的地方改起、群众需要的地方做起，在抓好医疗技术水平提升的同时，重点抓好医德医风建设、综合服务水平提升和医患矛盾纠纷排查化解工作，群众满意度有所提升。全系统各单位积极行动，扎实开展各项活动，科学规划门诊布局，实施门诊医疗资源调配制度，部分病人较多的科室门诊弹性排班，在就诊高峰时间段增加坐诊医生，在一定程度上缩短患者等候时间，增设无节假日门诊，增设错时门诊，简化门急诊和出入院服务流程，实行门诊一站式服务，为患者提供更加顺畅便捷的优质服务。

在认真抓好中央八项规定的落实和纠"四风"的同时，紧密结合卫生计生工作实际，开展"九不准"和"违规收受回扣"专项治理活动，完善医德医风考评系统，规范了医疗行为，实行临床路径管理。加大对卫生监督执法单位、窗口服务单位工作人员的监督，杜绝了不作为、乱作为、故意刁难、吃拿卡要等侵害群众利益的不正之风和腐败问题的发生。

爱国卫生 2016年，城阳区卫生和计划生育局以推进农村无害化卫生改厕项目为重点，大力开展爱国卫生月活动，积极落实控烟和病媒生物防制为主的爱国卫生工作。

开展第28个爱国卫生月活动。城阳区卫生和计划生育局在全国第28个爱国卫生活动月期间，印发《青岛市城阳区第28个爱国卫生月活动实施方案》，对活动进行全面部署，组织各街道、单位进行除"四害"、环境卫生整治工作和健康教育宣传工作，共投放鼠药1.5吨，喷洒药物300余吨。活动期间组织发放禁烟标识，艾滋病、手足口病、慢病防治，健康66条等宣传品15000余份。

加强控烟工作。制发《城阳区"控烟集中执法月"活动方案》，在城阳十中，开展"拒吸第一支烟，做不吸烟的新一代"签名活动。组织全区9个控烟监管部门于2016年8月29日开展"控烟立法三周年集中宣传活动"。活动现场还开展控烟知识有奖知识答题活动，发放控烟纪念品，城阳广播电视台《新闻纵横》记者进行现场采访报道。

深入推进农村无害化卫生改厕工作。2016年城阳区卫生和计划生育局承担青岛市市办实事的10000户无害化卫生厕所改厕任务，制发《关于深入推进农村改厕工作的实施意见》及《青岛市城阳区农村无害化卫生改厕项目实施方案》,成立技术指导组并印发《农村无害化卫生改厕项目技术方案》,2016年全区完成改厕10522户。

创建各级各类先进工作。2016年全区共申报省级、市级卫生先进单位16家(其中省级3家,市级13家),组织创建单位开展了专项培训,开展市级卫生单位验收,迎接省级卫生单位验收,最终16家单位全部通过省市级验收。

大事记

1月5日,制发《青岛市城阳区卫生和计划生育局关于开展卫生计生工作规范年活动的通知》,制定切实可行的工作规范,不断改善服务流程,改进服务态度,提高服务质量。

1月22日,青岛市委副秘书长陈月敏与市卫生计生委副主任杜维平等一行3人,到崂山区对城阳区《2015年度计划生育目标管理责任书》执行情况进行反馈。城阳区在全市2015年度计划生育目标管理责任考核中,综合考评得分1003分,在全市排名第一。

1月22日,省级梅毒防治示范区启动会召开,山东省疾病预防控制中心主任康殿民、山东省皮肤病防治研究所副所长刘健、青岛市卫生计生委副主任张华、青岛市疾病控制中心以及城阳区相关责任单位出席会议。

1月29日,城阳区成立全市首个预防接种质控中心,召开成立暨工作启动会议。

2月15日,共青团市委、市卫计委授予城阳区第二人民医院心血管内科、收款处外科(新命名)、检验科(继续命名)2014～2015年度市级青年文明号。

3月2日,区政府副区长焉峰在区人民会堂第六会议室主持召开区二医迁建工程第二次推进会议,研究部署区二医迁建的有关工作,形成《青岛市城阳区人民政府会议纪要》(〔2016〕第七次)。

3月10日,淄博市卫生计生委考察团到城阳区流亭街道卫生院进行参观考察,市卫生计生委副主任杜维平陪同参观考察。

3月18日,城阳区人民医院产科、泌尿外科、心血管内科、耳鼻喉科、内分泌科获评"青岛市医疗卫生C类重点学科"。

3月24日,青岛市卫生和计划生育委员会在城阳区家佳源购物中心广场开展"世界防治结核病日"新市民主题宣传活动。此次活动由青岛市卫生计生委主办,城阳区卫生计生局、城阳街道办事处承办。

3月24日,城阳区科学技术奖励评审委员会和城阳区科技局授予城阳区第二人民医院骨科的桐皮杜仲泥联合红光综合治疗老年性颈椎病研究成果为城阳区科学技术进步三等奖。

3月31日,城阳区疾控中心成立济宁医学院实践教学基地。

3月,惜福镇街道卫生院被评为青岛市文明单位。

3月,综合监督执法局荣获全省卫生计生服务监督年先进集体称号。

4月7日,中国人口报新闻部吴少杰主任在省、市卫生计生委有关领导陪同下,到城阳区调研考察"新青岛、新市民、新家园"流动人口关爱工作及"新市民健康促进行动"工作。

4月14日,城阳区第二届"健康杯"健康教育宣讲大赛在城阳区第二人民医院举办。

4月22日,青卫医政字〔2016〕17号《关于城阳区人民医院核定为三级综合医院的批复》"原则同意城阳区人民医院核定三级综合医院,床位数增加到1200张"。

4月25日,区卫生和计生局承办全市"依法预防接种 享受健康生活"大型儿童预防接种日主题宣传活动,市政府副市长栾新,市卫生计生委主任杨锡祥,区政府区长张希田、副区长焉峰等相关领导出席启动会。

4月26日,棘洪滩街道卫生院在集体卫生室推行"五维"管理模式。

4月27日,青岛市卫生计生委区(市)学科建设和住院医师规范化培训经验介绍会在城阳区召开。

5月5日,棘洪滩街道卫生院率先启动基层医疗机构远程视频会议系统。该系统在电脑端和手机端均可实现,为乡医开展长期的业务培训学习提供良好平台。

5月11日,西藏日喀则卫生和计划生育局一行到城阳街道社区卫生服务中心参观学习。

5月12日,山东省卫生和计划生育委员会对青岛市2015年度基本公共卫生服务项目开展第三方考核工作,城阳区棘洪滩街道卫生院和上马街道社区卫生服务中心代表我区迎检,总成绩获得全省第二名。

5月15日,区卫生和计生局召开全区脊灰疫苗免疫策略转换工作会议,部署城阳区脊灰疫苗免疫新策略实施后疫苗的分发、使用、管理工作。

5月17日,城阳区产科质量及危重病案研讨会在区卫生计生局二楼会议室召开。

5月,开展全区产科质量集中大检查,针对医院产科安全管理办公室建设、急救应急通道管理、产儿科规范落实、爱婴医院管理以及惠民政策落实等方面进行全面督导。

6月5日，青岛国际城市建设研讨会到城阳街道社区卫生服务中心观摩长期护理工作，欧美各国科学院士、国际机构领导及国际著名城市化评估和大数据领域的学者参加参观考察活动。

6月6日，区二医迁建工程所在地块《不动产权证书》办理完毕，区二医迁建工程土地手续已全部办理完毕。

6月15日，在全区社会办医疗机构试点推行医疗责任保险，150家社会办医疗机构购买医疗责任保险。

6月28日，市卫生计生委来城阳区进行妇幼绩效、产科质量、重大公卫等项目综合督导检查。

6月，青岛农业大学青春高校项目点获得全国计划生育协会工作先进单位荣誉称号。

7月1日，城阳区人民医院、城阳区第二人民医院、城阳区第三人民医院启动公立医院综合改革，全面取消药品加成（中药饮片除外），实行零差率销售。

7月25日，在全区开展计划生育转型发展大学习大调研活动。

8月4日，城阳区突发公共卫生事件应急拉动及现场演练在城阳国城小学举行。区政府副区长焉峰、于冬泉、市、区应急办负责人，市疾控中心专家，区传染病专项应急指挥部相关的13个成员单位以及卫生和计生系统17个单位组成的11支应急队参加了活动。

8月10日，城阳区正式启动促进自然分娩导乐师培训项目。

8月24日，成立城阳区院前急救质量控制中心。

9月5日，国家卫生计生委流管司副司长闫宏带队到城阳区调研"全面两孩"政策实施情况。

9月12日，省疾病控制中心主任陈玉贞到城阳区检查指导食源性疾病监测工作。

9月13日，东营市垦利区卫生计生局一行13人到城阳街道社区卫生服务中心考察学习。

9月26日，国家高血压大数据联合实验室专家考察组一行7人到城阳区考察调研大数据实验室示范基地建设情况。考察组由国家高血压大数据联合实验室首席专家、空军总院主任医师王新宴带队，区政府区长李红兵、副区长焉峰参加调研活动。

9月27日，全区卫生和计划生育专场市民议事活动在百姓乐园市民议事厅成功举办。区政府副区长焉峰、各街道分管负责人、区卫生计生局班子成员、局属各单位主要负责人和60名市民代表参加议事活动。

10月12日，青岛市卫生计生委"感染控制宣传月"活动在城阳区人民医院正式启动。

10月17～18日，山东省卫生和计划生育委员会专家组对城阳区创建省级卫生计生综合监督示范区工作进行验收，对城阳区示范区创建工作给予充分肯定。

10月20日，城阳区第二人民医院与青岛市精神卫生中心签订医联体协议，推动城阳区精神卫生事业健康有序发展。青岛市精神卫生中心将定期派驻专家到医院挂职，并提供相应的管理、技术指导。

10月25日，由财政部社保司司长林桂凤带队的国家财政部调研组到城阳区调研长期护理保险工作。

10月，综合监督执法局荣获全国第四届健康卫士杯先进集体称号。

11月1～2日，国家卫生计生委指导司计划生育基层基础工作座谈会在城阳区召开。国家卫生计生委指导司副司长魏云鹏一行7人参加会议，部分省卫生计生委指导处处长和县（市、区）卫生计生行政部门负责同志40余人参加座谈。

12月1日，棘洪滩街道卫生院青大卫生服务站完成免疫规划分流划转工作。

12月2日，中国人口与发展研究中心项目组到城阳区调研女性流动人口健康权益促进工作。

12月27日，城阳街道社区卫生服务中心获得青岛市第七批"文明服务示范窗口"荣誉称号。

12月，城阳区院前急救能力提升工程，项目总投资320万元，购置4部监护型救护车及部分车载仪器设备。

12月，在青岛市首批引进类知名中医药专家工作室建设项目中，率先成立李济仁国医大师工作室。

2016年，城阳区在全省率先开展中学生和吸食新型毒品人群警示性教育工作。

2016年，开展专业技术人员对口支援及管理人员"交叉挂职"活动。于3月、6月、9月分三批，组织22名专业技术人员到基层卫生院（社区卫生服务中心）进行对口支援，有24名基层卫生院（社区卫生服务中心）专业技术人员到区级医院脱产学习；开展管理人员"交叉挂职"活动，局机关8名同志到基层挂职锻炼，基层单位有27名同志到局机关挂职学习。

荣誉称号　2016年，城阳区经市级推荐、省级评审，被命名为2014～2016年全国计划生育优质服务先进单位。城阳区获国家免费孕前优生健康检查项目全国第九次临床检验室间质量评价活动优秀县(市、区)称号。

党委副书记、局长:郭春庆

党委书记:刘文寿

党委副书记、纪委书记:刘志锐

党委副书记:宋淑青

党委委员:陈正杰、孙开旬

党委委员、副局长:江喜范、张明福、韩香萍、刘元文、韩通极

副局长:于芝

电话:58659876

邮政编码:266109

地址:青岛市城阳区华城路三小区16号楼

(撰稿人:纪辉春、李晓雁)

青岛市城阳区疾病预防控制中心

概况 青岛市城阳区疾病控制中心,年内单位占地面积8800平方米,其中业务用房面积3340平方米。2016年职工总数54人,其中,卫生技术人员37人,占职工总数的68.5%;行政工勤人员17人,占职工总数的31.5%。卫生技术人员中,高级职称4人,占卫生技术人员的11%;中级职称16人,占卫生技术人员的43%;初级职称17人,占卫生技术人员的46%。

业务工作 狠抓传染病防控,确保无重大传染病疫情发生。国家级艾滋病示范区、省级梅毒示范区创建工作稳步推进,开展中学生和新型毒品高危人群两类重点人群艾滋病和毒品警示性教育工作。加强疫情管理,加强督导培训,提高防控能力,创建输入性传染病防控示范基地,严控疫情输入风险,实现疫情防控关口前移。年内督导医疗机构11所、重点托幼机构和学校6所、社区3个。规范流调和疫情处置。流调手足口病病例1876例,处置手足口病聚集疫情6起、流感聚集疫情1起、诺如病毒感染聚集疫情1起。规范管理,确保预防接种安全。成立全市首家区级预防接种质控中心,加强督导,对全区各预防接种门诊实行疫苗集中配送。在"问题疫苗"事件应对中,做到高度重视,周密部署,迅速行动,开展对各接种单位的全面检查与督导,进一步规范疫苗采购渠道和采购制度,确保疫苗质量。年内全区一类疫苗接种率为99.93%;全区新生儿建证建卡率达到100%。全区8苗全程接种率为96.21%,全程、及时接种率为91.75%。加大慢性病防控工作力度。加强与公安、

妇幼等单位的联系,开展死亡查漏补报;专项培训,提高监测报告准确率和报告率;对医疗卫生机构开展现场督导,及时反馈存在问题;推进慢病监测系统与医疗卫生机构HIS系统对接,实现信息互联互通。开展"减盐防控高血压百日行动"和"健康山东行动",创造支持环境,倡导健康生活方式。开展脑卒中高危人群筛查和干预项目、全国儿童与乳母营养监测项目。做好学校卫生工作,精心组织开展7.8万名学生的健康体检工作。开展健康教育与健康促进。传统媒体和新媒体并举,打造全方位、立体化的健康传播平台。城阳电视台新闻报道20余次,城阳广播电台播放稿件350余篇,《半岛都市报》刊发信息9篇,城阳区疾病控制中心网站、城阳区红丝带网、微信公众号定期更新工作动态和健康知识信息,发送健康短信息12万余条。开展结核病日、预防接种日、防灾减灾日、世界艾滋病日等重要卫生日大型宣传10次。成立"人人健康、幸福城阳"区级健康教育宣讲团,深入学校、托幼机构、社区举办讲座10余次。加强督导巩固无烟医疗机构创建成果,深入学校、企业和大型公共场所开展控烟宣传4次,对建筑工地人群吸烟状况开展调查。开展疾病控制与公共卫生技术服务。启用数字化信息管理平台,使样品受理、数据提报及检测报告的出具更加规范、高效。全年完成生活饮用水检测401份,公共场所环境检测179家,餐具检测2家,医疗机构消毒检测110家,食品霍乱检测12批次合计228份,大便标本致泄性弧菌检测120份,食物中毒样品4批次,加碘盐中碘离子含量的检测400份。全年完成食源性疾病病例监测审核619例;处置食源性疾病暴发事件3起;流调哨点医院发病人数2例以上事件7起。

固定资产 全年固定资产总值1072万元,比2015年下降14%。

大事记

3月31日,城阳区疾病控制中心主任柳维林与济宁医学院公共卫生学院党总支书记郑汝冰签约济宁医学院实践教学基地。

7月21日,任命栾素英为疾病控制中心副主任。

10月24日,任命纪浏涛为办公室主任,刘娟为办公室副主任,郝广新为检测科副主任。

12月26日,取消中心公共场所卫生检测或评估报告中介服务职责。

精神文明建设 深入开展工作规范年、"两学一做"、提升群众满意度专项活动,推进6S管理模式,改进工作作风;发挥青岛市文明单位标兵模范带头作

用,组织志愿者在微博、博客、论坛等处进行网络文明传播。

荣誉称号 青岛市性病防治工作先进集体、青岛市艾滋病防治工作先进集体。

中心主任:柳维林

中心副主任:张启立、李志智、栾素英

办公室电话:87868062

传真号码:87868225

电子邮箱:cdc0532@163.com

邮政编码:266109

地 址:青岛市城阳区山城路201号

（撰稿人:刘 娟）

青岛市城阳区卫生和计划生育局
综合监督执法局

概况 青岛市城阳区卫生和计划生育局综合监督执法局,是青岛市城阳区卫生和计生局集中行使公共卫生、医疗卫生、妇幼和计划生育等综合监督执法职权的执行机构,规格为副处级,财政拨款事业单位,核定编制43名;内设综合办公室、审核审批科、医疗机构监督科、公共场所监督科、传染病防治与职业卫生科、妇幼卫生与计划生育监督科6个科室。

年内有职工43人,其中,卫生专业技术人员20人,占职工总数的46.5％;行政工勤人员23人,占职工总数的53.5％。卫生技术人员中,高级职称3人,占卫生技术人员总数的15％;中级职称10人,占卫生技术人员总数的50％;初级职称7人,占卫生技术人员总数的35％。

业务工作 2016年,城阳区卫生计生综合监督执法局以深化综合监督改革为重点,以创建省级卫生计生监督示范区为抓手,着力于执法能力增强、执法模式创新、监督工作规范、执法效能提升四项工作,全面推进卫生计生综合监督工作。先后获得全省服务监督年活动先进集体、健康卫士杯先进单位、创建省级卫生计生监督示范区等荣誉称号。全年立案200起,罚款70万元,处理投诉举报180起,处结率、回复率、满意率均达到100％。计划生育违法行为立案查处4起,罚款2万元,处理违法生育39起,收缴社会抚养费154万元。

加强队伍建设,全面提升监督执法能力和水平。开展多种形式培训,提升执法队伍综合素质。通过集中培训、科室带教、案例研讨、省市培训班、知识竞赛、网络自学等形式,持续提高执法人员理论水平与实践技能,2016年,人均培训时间超50课时,执法队伍综合素质大幅提升,在全区卫生计生监督执法知识竞赛中获得了团体一等奖。加强沟通交流,拓宽执法工作思路。就卫生计生监督体制机制建设情况、创建省级综合监督示范区经验等工作,加强与济宁、滨州、淄博、临沂、吕梁、乳山等地卫生计生部门的交流学习,开阔眼界,拓宽思路。广泛征求意见,提升群众满意度。持续推行监督服务对象回访和群众满意度走访活动,全年访问量1000余人次,满意度达98％,征求并答复整改建议40余条。

积极开展宣传教育,提高全民卫生计生监督自觉意识。开展从业人员培训,提升管理相对人知法守法意识。组织各专业被监督单位从业人员培训,全年培训6场次,培训人员1000余人。注重舆论引导,提高全社会对监督执法工作的知晓率和支持率。加大卫生计生监督执法的宣传力度,在报纸、广播电视、网站等媒体宣传普及卫生监督知识8次,开展广场宣传10余次,在人员密集区悬挂宣传标语40余条,为监督执法工作的深入开展营造良好氛围。加大对违法行为的曝光力度,形成有效震慑。对具有重大社会影响的典型案例主动曝光,扩大社会影响,2016年,在各类媒体报道监督执法活动10余次。

推行执法新模式,实现监督执法的综合与融合。实施分区域综合监督执法模式,由一支队伍跨专业综合执法,有效地规避执法风险,提高执法效率;实施基层代办模式,优化行政许可工作方式,简化行政许可审批程序,为被监督业户办理行政许可提供方便;实施重点环节联合监管执法模式、行政处罚联动协同办案模式,将投诉举报查处、处罚案件办理等执法权限下放至街道执法机构,区、街道两级执法机构联合开展专项检查50余次,街道管理所办理行政处罚案件78起,执法力度进一步加大;实施监督协管卫生计生合作模式,积极探索发挥社区一级监督协管员和计生专干的基层优势,卫生监督协管与计生专干联合开展工作,实现卫生计生监督服务的真正融合和全域覆盖;试点双随机抽查模式,在口腔诊疗机构和游泳场所实施双随机抽查,建立被监督单位库和执法人员库,合理确定抽查频次,规范行政权力运行,切实做到严格规范、公正文明执法。

创新监管措施,提高监督管理规范化水平。开发建设"智慧卫监"信息系统,与市级执法平台和办公系统实现信息共享,利用信息化手段提升监督执法工作的科学化水平。推广二维码公示查询系统,以执法信息化系统为平台,开展对全区医疗机构依法执业、依法经营公示。加强快速检测能力建设,争取财政资金72万元,采购和配备公共场所、学校卫生、生活饮用水卫生等专业16种98台快速检测仪器。实施监督执法全过程记录,配齐执法取证和记录设备,对行政处罚、投诉举报查处等工作实施全过程记录,执法过程做到公开透明。开展医疗机构、公共场所公示和监督档案规范化工作,为全区医疗机构和公共场所印制监督公示牌2000套,发放档案材料600余份,对全部公共场所和医疗机构实施量化分级管理,提高规范化管理水平。

加大执法力度,优化卫生计生监督秩序。开展"医疗机构卫生监督规范提升年"活动,维护医疗市场秩序。继续深化打击非法行医工作,加大对无证行医,聘用非卫,非法开展医学美容、针灸等违法行为的查处和打击力度;开展医疗废物专项检查、放射卫生专项检查以及口腔诊疗机构专项检查等专项执法行动,保障医疗市场基本安全秩序。截至2016年底,在医疗机构监督工作中监督检查1000余家次,责令限期整改200余家。

开展公共卫生监督执法工作,保障公众健康权益。依托"公共场所卫生监督管理巩固深化年"活动加强对公共场所的卫生监督管理,加大监督频次,提高公共场所持证率,落实卫生监督信息公示制度和量化分级制度,公共场所卫生管理进一步规范;突出监管重点,先后开展消费市场专项监督检查、消毒产品经营专项整治、集中式供水单位专项检查、游泳场所专项整治、涉水产品专项整治、学校卫生综合评价等专项整治活动,全面提高公共卫生管理水平。截至2016年底,检查各类被监督单位5000余家次,监督覆盖率达到100%。

强化违法案件查处工作,积极回应群众诉求。实施卫生计生区域综合执法模式,将处罚案件办理权限下放到街道执法机构,行政处罚工作得到进一步加强。2016年,有力地维护卫生计生法治环境和公众健康权益;针对"莆田事件"、"疫苗事件"、"大虾事件"等舆论关注焦点,开展社会办医疗机构综合监督检查、医疗机构接种疫苗专项整治、消费市场专项整治,全力解决百姓关切的问题。

精神文明建设 2016年开展精神文明建设和党风廉政建设,深化服务质量,提高群众满意度。强化政治教育,开展"两学一做"学习教育活动。开展志愿服务活动,加强志愿服务组织建设,开展志愿服务活动,组织全体干部职工开展集体义务献血活动。落实各级党风廉政建设会议精神,通过召开会议、印发文件、举办学习班等多种形式,传达贯彻好中央、省、市、区委和局党委党风廉政建设会议精神。切实抓好以学习《廉洁自律准则》和《党纪处分条例》为主要内容的教育活动,重点做好宣传解读和学习培训,以个人自学、集中研讨等多种形式进行学习。加强廉政文化建设。通过在宣传栏开辟廉政文化宣传板块、办公室及楼道走廊内悬挂廉政文化警句格言等方式营造廉政文化氛围。定期组织党员职工观看勤政廉政电教片,并利用近几年查处的党员干部违纪违法典型案例开展警示教育活动。组织多样化的文体活动,积极参加上级组织的健康杯技能大赛、运动会等活动,丰富职工的精神生活,增强队伍的向心力和凝聚力。

大事记

5月30日,国家卫计委计划生育执法督导组到青岛市开展计划生育执法等工作的督导检查。

10月17~18日,山东省卫生和计划生育委员会专家组对城阳区创建省级卫生计生综合监督示范区工作进行验收。

11月10日,中央电视台新闻综合频道"新闻直播间"报道山东青岛构建卫生计生综合监督执法体系,城阳区卫生和计划生育局综合监督执法局提供相关素材及文件。

荣誉称号 2016年,荣获山东省卫生计生服务监督年先进集体、全国第四届健康卫士杯先进集体、山东省卫生计生综合监督示范区称号。

党支部书记、局长:于洪斌
单位电话:88089786
传真号码:88089785
电子信箱:qdcywj@163.com
邮政编码:266109
地　　址:青岛市城阳区华城路三小区16号楼
（撰稿人:马秋平）

青岛市城阳区妇幼保健计划生育服务中心

概况 青岛市城阳区妇幼保健计划生育服务中心占地面积13310平方米,其中业务用房面积2106平方米。2016年职工总数39人,其中,卫生技术人员27人,占职工总数的69.2%;行政工勤人员12人,占职工总数的30.7%。卫生技术人员中,高级职称3人,中级职称14人,初级职称10人,分别占专业技术人员的11.1%、51.9%、37%,医生与护士之比为5.75:1,设置6个职能科室。

业务工作　2016年门诊量71464人次,比2015年门诊量增加15%。2016年抢救危重孕产妇32例,连续第四年未出现孕产妇死亡,系全市唯一;全年活产数9910例,剖宫产3683例,剖宫产率37.2%,比2015年降低3.6个百分点,比2014年降低10个百分点,比2011年降低20个百分点,属近10年最低。2016年全区围产儿死亡率5.23‰,比2015年上升0.32个千分点;新生儿死亡率1.65‰,比2015年上升0.86个千分点。完成新生儿疾病筛查11564例,筛查率达99%,听力筛查11559例,筛查率达到98.9%。2016年全区出生缺陷院内监测检出45例,出生缺陷率为0.455%。

业务收入　2016年业务收入575万元,比2015年增长36.9%。

固定资产　2016年固定资产总值833.2万元,比2015年减少20%。

大事记

8月10日,城阳区正式启动促进自然分娩导乐师培训项目,由中国妇幼保健协会培训师彭政教授进行为期两天的授课和演示,莲池妇婴医院成为首个项目实施单位。

9月28日,城阳区妇幼保健计划生育服务中心第一届党支部选举大会在四楼会议室举行,选举产生的新一届支部委员会由杜桂香、纪素春、李晓斐组成,杜桂香任支部委员会书记,纪素春任宣传委员,李晓斐任组织委员。

10月24日,根据青城人社任〔2016〕86号文,任命刘芙蓉为城阳区妇幼保健计划生育服务中心办公室副主任,梁春芳为城阳区妇幼保健计划生育服务中心健康教育科副科长,杨波为城阳区妇幼保健计划生育服务中心儿童保健科副科长,吕玉杰为城阳区妇幼保健计划生育服务中心检验科副科长。

精神文明建设　开展"两学一做"活动;开展"6S"管理规范年活动;召开"三八"妇女节座谈会;积极参加区运动会。

荣誉称号　2016年,城阳区获国家免费孕前优生健康检查项目全国第九次临床检验室间质量评价活动优秀县(市、区)称号;2016年获全省艾滋病筛查实验室考核优秀。

党支部书记、主任:杜桂香

副　主　任:纪素春

院办电话:87968561

电子信箱:cyfybgs@126.com

邮政编码:266109

地　　址:青岛市城阳区安城路11号

(撰稿人:李晓斐)

青岛市城阳区人民医院

概况　青岛市城阳区人民医院(泰山医学院附属青岛医院),2016年年内占地面积76767平方米;建筑面积90900平方米,其中业务用房面积60360平方米。年内职工总数1671人,其中,卫生技术人员1443人,占职工总数86.36%;行政工勤人员207人,占职工总数的12.39%。卫生技术人员中,高级职称111人、中级职称385人、初级职称947人,分别占卫生技术人员的7.69%、26.68%、65.63%,医生与护士之比为1:1.4。床位总数1200张,设职能科室23个、临床科室33个、医技科室8个。

业务工作　2016年门诊量1419691人次,比2015年增长3.66%,其中,急诊94913人次,比2015年增长9.56%。出院病人56027人次,比2015年增长23.69%;床位使用率85.26%,比2015年减少8.84%;床位周转次数46.69次,比2015年减少2.91%;入院与出院诊断符合率为95.51%,手术前后诊断符合率为96.80%,抢救危重病人701人次,抢救成功率为82.32%,治愈率为34.45%,好转率为58.65%,院内感染率为0.26%,甲级病案符合率为97.20%。

业务收入　全年业务收入比2015年增长14.3%。

固定资产　全年固定资产总值5.02亿元,比2015年增长0.6%。

医疗设备更新　年内新增数字化乳腺X线机、腹部彩超、心脏彩超、导航彩超等百万元以上设备。

基础建设　加快推进"北医三院青岛市城阳区人民医院肿瘤诊疗中心"放疗项目建设,工程进入收尾阶段,预计2017年4月底基建部分全部结束。

卫生改革　成立山东省内首家完全自主建设的3D打印临床医学转化中心,可以根据临床需要,3D建模后进行打印,为临床提供手术模拟评估、手术辅助、人工关节设计,实现精准、微创、个性化定制的治疗方式。

成立远程会诊中心,实现与北京大学第三医院、山东省省立医院的联网,建立具有特色的可以实现跨平台联网的远程医学中心,同时实现与西藏日喀则市桑珠孜区人民医院和贵州省关岭县人民医院的联网测试。通过远程会诊平台,实现会诊专家和联网医院医生互动,为患者提供及时、准确的治疗方案。

全面启用自助就医系统,整合优化医院就诊流程,开展以医院就诊一卡通为应用基础的医院一体化自助系统建设,利用多功能读卡器、自助就医服务终端等设备,通过人机互动的形式在医院内建设一套自助建档、当日挂号、预约挂号、自助结算、自助查询等"多位一体"的就诊一卡通自助就医系统,以缓解窗口服务压力,减少排队等候,优化就诊流程,加快门诊整体运转效率。

医疗特色　年内新开展乳腺癌乳房再造术、经腹腔镜广泛子宫切除及盆腔淋巴结切除术、经肱动脉入路髂动脉扩张支架置入术、椎体压缩骨折 PKP 术、颈前带蒂皮瓣转移喉功能重建术等 18 项新技术、新项目。

科研工作　年内产科、耳鼻咽喉科、神经内科有4 个课题被批准为山东省卫生计生委医学科技项目,这是医院首次获得省卫计委科研立项。有 6 个课题列为青岛市卫生计生委医药卫生科研计划;18 个课题列为 2016 年度城阳区民生科技引导计划项目;组织评选医院自选课题 32 项。科研成果获得城阳区科技进步一等奖 1 项,二等奖 1 项,三等奖 2 项;获泰山医学院科技进步一等奖 1 项,二等奖 2 项,三等奖 7项;发表学术论文 45 篇,其中 SCI 收录 3 篇,CA 收录 1篇,发表在中华系列杂志 1 篇,核心期刊 28 篇。出版著作 14 部。获实用新型专利 18 项,发明专利 7 项。

继续教育　2016 年获批省级备案继续教育项目3 项,市级继续教育项目 22 项,外派进修 26 人,外出参加学术会议近 390 人次。

大事记

1 月 29 日,召开 2015 年度总结表彰大会,全面回顾 2015 年工作,认真总结发展经验,表彰奖励各领域涌现出的先进集体和先进个人。

2 月 23 日,心血管内科二病区(东区)正式启用。

3 月 18 日,医院产科、泌尿外科、心血管内科、耳鼻喉科、内分泌科获评"青岛市医疗卫生 C 类重点学科"。

3 月 26 日,召开第四届职工代表大会第三次会议。

4 月 15~16 日,中南大学湘雅医院培训团队来医院对干部职工进行为期两天的管理培训。

4 月 22 日,青卫医政字〔2016〕17 号《关于城阳区人民医院核定为三级综合医院的批复》"原则同意城阳区人民医院核定三级综合医院,床位数增加到1200 张"。

4 月 27 日,青岛市卫生计生委组织的"区市学科建设和住院医师规范化培训经验介绍会"在医院第三会议室召开。

5 月 10 日,成立远程医疗会诊中心。

5 月 20 日,成立 3D 打印临床医学转化中心。

6 月 16 日,启用自助就医系统。

7 月 19 日,青岛市北部神经科学术研讨会暨青岛市城阳区神经内科质控中心学术会在医院召开。

7 月 29 日,青岛市卫生计生委科教外事处处长李兵和青岛海洋生物医药研究院副院长吴新到医院对 3D 打印临床医学转化中心进行调研。

8 月 24 日,城阳区医学会老年医学专科分会成立大会在医院老年医学科召开。

9 月 1 日,青岛市卫生计生委团委书记周晓苽临医院,与来自不同岗位的 10 名青年代表进行"走进青年,转变作风,改进工作"为主题的调研座谈。

9 月 3 日,由山东抗癌协会癌症康复与姑息治疗专业委员会主办,医院承办的"癌痛规范化治疗基层行——胶东站"在医院举行。

9 月 8 日,特邀清华大学医疗管理研究中心专家委员会委员周磊教授举行"医院品牌与文化建设"的专题培训。

10 月 12 日,青岛市卫生计生委"感染控制宣传月"和城医"第七届感染控制宣传周"活动在医院多功能厅正式启动。

10 月 13 日,医院临床多学科团队诊疗模式正式启动。

10 月 22 日,由山东预防医学会主办,医院承办的青岛内分泌与代谢性骨病研讨会在医院召开。

11 月 1 日,医院成立微创诊疗中心和疝诊疗中心。

11 月 5~6 日,在首届全国计算机辅助手术研讨会暨山东省第二次数字医学学术年会上,医院创伤显微外科主任黄智勇教授在大会上作"3D 打印与桥接组合式内固定系统个性化精准治疗四肢骨折的临床研究"的主题演讲,受到与会专家与同行的高度赞赏。

11 月 13 日,由青岛市医学会主办,城阳人民医院与青岛市立医院联合承办的"青岛市第五届耳科学学术研讨会暨 2016 年半岛眩晕论坛"在城阳区举行,来自胶东半岛各地市医院医务人员 200 余人参加会议。

精神文明建设　年内,城阳区人民医院以 62 项重点及创新工作为主线,贯穿学科建设、人才引进与培养、医疗质量管理、综合服务能力、医院管理和硬件建设等五大方面,全年完成 57 项,完成率为 91.94%。深入开展"进一步提升群众满意度行动",梳理具体整改措施 42 项,年内完成 38 项,完成率为 90.48%。开展"两学一做"学习教育活动。打造文化长廊,完成医院新宣传片制作;创新医院宣传模式,全面开发手机网站,通过院报、院刊、网站、微信、文化长廊、病房健康宣教栏六大"文化名片"全面推介医院。组织开展"感恩员工日"、"服务体验日"、志愿服务等活动。召开职工运动会、趣味运动会、征文、演讲、歌唱、情景剧等文体活动丰富业余生活,人文建设取得显著成果。

荣誉称号　年内获得青岛市第四届"健康杯"优质护理技能大赛三等奖、病理技能大赛三等奖,被青岛市精神文明建设委员会命名为"文明服务示范窗口"。山东省疾病与控制中心授予食品安全风险监测工作先进集体称号。

党委书记、院长:孙开旬

党委委员、副院长:马建林

党委委员、副院长:宋爱平

党委委员、副院长:刘英勋

党委委员、纪委书记、工会主席:王广超

党委委员、副院长:赵同梅

党委委员、院长助理:于惠兰

党委委员、院长助理:王均志

客服中心电话:4001999120

传真号码:87868331

邮政编码:266109

地　　　址:青岛市城阳区长城路 600 号

(撰稿人:赵　波、杨文文)

青岛市城阳区第二人民医院

概况　青岛市城阳区第二人民医院现占地面积 13448 平方米,其中业务用房 14919 平方米。医院在编职工 292 人,其中,卫生技术人员 237 人,占职工总数的 81.2%;行政工勤人员 36 人,占职工总数的 13.2%;卫生技术人员中,高级专业技术人员 28 人,中级专业技术人员 114 人,初级专业技术人员 95 人,分别占卫生技术人员总数的 11.8%、48.1%、40.1%。床位总数为 319 张,设职能科室 15 个、临床科室 23 个、医技科室 6 个。

业务工作　2016 年完成门诊量 183625 人次,其中急诊 16892 人次,收住院病人 12025 人次。床位使用率 89.8%,床位周转次数 40.8 次,入院与出院诊断符合率 98%,手术前后诊断符合率 100%,抢救危重病人 71 人次,抢救成功率 89%,治愈、好转率 92%以上,院内感染率低于 8%,甲级病案符合率为 99.96%以上。

业务收入　全年实现业务收入 12475 万元,比 2015 年增长 8.7%。

固定资产　全年固定资产总值 8117 万元,比 2015 年增长 1.5%。

医疗设备更新　引进雅培全自动化学发光免疫分析仪、美国艾利尔血气分析仪、西芬斯血栓弹力图仪、日本希森美康全自动血凝分析仪、日本希森美康血细胞分析仪等合作项目,提高医院检验检测服务水平;将血液透析科剩余 3 台低通透析机改造成高通透析机,满足病人高通透析需求。

卫生改革　7 月 1 日零时正式启动公立医院综合改革工作,取消药品加成。医院通过加强组织领导、加强宣传培训、及时调试系统、及时关注费用变化情况和加强舆情监测等应对措施,使得各项工作有力、有序、有效开展。

医疗特色　重点发展外科、骨科、心血管科、中医科等学科,积极开展了栀乳硝黄散治疗膝骨性关节炎并积液、穴位注射、中药方剂治疗胰腺炎、切口磁热治疗、中药方剂治疗肠梗阻等中医适宜技术。与海慈医疗集团签订双向转诊协议书,使社区群众遇到疑难重病以及原有疾病加重或出现复杂变化时,可以通过"双向转诊"获得及时有效的保障。

科研工作　在省级以上刊物上发表论文 32 篇,出版论著 4 部。组织申报的"3D 打印技术在不规则骨骼病变的应用"、"舒适化消化内镜检查技术(无痛胃镜)"、"补阳还五汤联合针灸治疗高血压脑出血后遗症"、"非瓣膜病心房纤颤与炎症、同型半胱氨酸关系的研究"、"栀乳硝黄散联合红光治疗膝关节骨关节炎"等五项课题获得区民生科技引导计划立项。

继续教育　组织院级业务学习及培训 48 次。院外专家讲课培训 26 次,其中,市继续教育项目 5 个、院内技能操作 4 项;选派骨干医师到上级医院进修学习,派出 7 人次,分别到北京平谷医院、青大附院、青岛市市立医院、青岛市妇儿医院进修腹腔镜、病理诊断、神经内科、血液透析、四维彩超等专业;参加各类学术、研讨会 60 余人次。

大事记

1 月 1 日,医院承接城阳区和红岛高新区免费优生工程检查项目。

2 月 24 日,医院顺利通过青岛市卫生计生委专家对医院国医馆建设情况的验收。

3 月 24 日,医院骨科的桐皮杜仲泥联合红光综合治疗老年性颈椎病研究项目成果被城阳区科学技术奖励评审委员会和城阳区科技局审核为城阳区科学技术进步三等奖。

4月22日,医院王德举被评为城阳区2014～2015年度劳动模范。

5月,医院检验科参加青岛市临床检验质量控制中心2015年度室间质量评价及室内质量控制实时监测,取得2015～2016年度全市临床检查结果"一单通"认可。

7月1日,零时正式启动公立医院综合改革工作,取消药品加成。医院通过加强组织领导、加强宣传培训、及时调试系统、及时关注费用变化情况和加强舆情监测等应对措施,使得各项工作有力、有序、有效开展。

7月21日,医院健康体检中心经过山东省卫生和计划生育委员会的有关专家对职业健康检查资质工作情况进行现场考核和资料审查工作,顺利通过职业健康检查资质续展评审。

10月20日,医院与青岛市精神卫生中心签订医联体协议,有效促进医院精神卫生专业技术水平的提高,推动城阳区精神卫生事业健康有序的发展。

精神文明建设 开展工作规范年活动。以城阳区卫生计生工作规范年活动为契机,结合医院实际,制订《城阳区第二人民医院开展工作规范年活动实施方案》。加强医疗护理质量管理,切实保障患者医疗安全。严格贯彻执行医疗卫生管理法律法规和诊疗护理规范。加强学科建设,提升医院整体竞争力。针对医院科室发展不均衡,部分科室发展步入"瓶颈"期、发展缓慢,科研和创新能力不足等问题,积极实施"学科建设推进年"活动,有计划、有步骤地完善临床专科建设与管理水平,积极开展对外交流与合作,不断引进新技术,开展新业务,建立科学、合理的学科体系,提升医院整体竞争力。加强队伍建设,提高职工整体素质。加强人才培养。制定完善的人才培养计划,落实"三基三严"考核。加强医联体建设,方便群众就诊。与青岛大学附属心血管病医院签订协议,加入青大心血管联盟,成立青大心血管医院城阳分院,建立双向转诊绿色通道,开通健康直通车,真正体现分级诊疗,提高医疗资源利用率。以国医馆建设为依托,提升中医药服务能力。积极实施基层中医药服务能力提升工程,开展中医科建设和中药房设置。引进专家名医,加强人才培养,开展中药集中煎熬,送药上门等服务,提供包括"治未病"在内的中医药服务,促进中医药事业的发展,为广大居民创造享受基本中医药服务的良好条件。加强妇产科建设,积极应对二胎政策挑战。医院通过开展孕产妇学校、四维彩超、无痛分娩等特色服务,加强孕产妇保健和优生优育指导,以减少母婴的发病率和死亡率。专门成立围产期急救小组,加强妇产科专业技术人员培训,重点提高其业务水平和应急能力,以提高围产医学技术质量。开展优质护理服务,不断提高护理质量。制定MEWS风险评估措施、MEWS风险评估登记、MEWS风险预警相关标识,完善专科预警指标及医护协作程序,实现"潜在急危重患者,尽早、高效地进行合理的医疗护理干预"。

在党组织建设方面,完成基层党组织换届选举工作;完成2015年度区管领导班子及领导干部党风廉政建设述职评议和年度考核工作;组织召开医院班子成员"三严三实"专题民主生活会。完成医院离退休职工、困难职工节前走访慰问工作;开展全院党员基本信息采集工作;完成全体党员信息的摸排补充工作。

荣誉称号 医院获城阳区第一届"健康杯"健康教育宣讲竞赛团体二等奖、城阳区红旗团(工)委、城阳区急危重症孕产妇救治技能竞赛团体三等奖、城阳区工会组织规范化建设示范单位、城阳区第二届"健康杯"健康教育宣讲竞赛优秀组织奖、城阳区第二届"健康杯"卫生计生工作规范竞赛优秀组织奖、青岛市第四届"威高杯"青年护士护理技能大赛团体奖,被授予市级文明单位标兵荣誉称号,被评为城阳区工会组织规范化建设示范单位等。

党总支书记、院长:刘爱华
副 院 长:纪攀峰、刘 克
院办电话(传真):87811046
电子信箱:qdcyeybgs@126.com
邮政编码:266112
地 址:青岛市城阳区上马街道凤仪路66号

(撰稿人:徐翠玲)

青岛市城阳区第三人民医院

概况 青岛市城阳区第三人民医院占地面积10282平方米,其中业务用房8349平方米。年内职工总数467人,其中,卫生技术人员376人,占全院职工总数的81%;行政工勤人员91人,占全院职工总数的19%。卫生技术人员中,副高级以上职称27人,中级职称84人,初级职称265人,分别占卫生技术人员总数的6%、23%和71%。医生151人,护士169人,医生与护士之比为1:1.12。医院开放床位262张,设42个科室,其中职能科室13个,临床科室15个,医技科室14个。

业务工作 2016年,门诊量101638人次,比

2015 年（下同）增长 0.3％。收住院病人 6822 人次，增长 2.2％。床位使用率为 59.88％，床位周转次数 25 次，出院与入院诊断符合率为 98％，手术前后诊断符合率为 100％，抢救危重病人 825 人次，抢救成功率 95％，治愈 86％，好转率 89％，病死率 0.3％，院内感染率为 1.9％，甲级病案符合率为 95％。

业务收入 2016 年完成业务收入 7441 万元，比 2015 年上升 5％。

固定资产 固定资产总值 3369 万元，比 2015 年下降 8.6％。

医疗设备更新 2016 年 4 月医院自筹资金 110 万元购入综合体检车一部，可进单位、厂、校进行现场体检，解决院外体检的需求。

基础建设 2016 年 1 月始投资 1000 余万元新建 2 层面积达 1500 平方米的综合楼，主要用于妇产科建设。妇产科病房主体工程完成，正在进行全面装修，预计 2017 年 3 月可投入使用。

2016 年 9 月开始对病房楼内科、外科、原有妇产科病房、ICU、CCU 病房进行全面装修改造，病房全部配置洗手间。

医疗特色与继续教育 2015 年开展新技术、新项目 6 项，具体为蛛网膜囊肿脑池疏通术，复杂肛瘘切除术，膀胱镜前列腺电切术，PPH 治疗环状痔、混合痔，肋骨多发骨折环抱器固定术，股骨头坏死髓心减压＋旋髂深动脉骨瓣植入术。

重点工作 2016 年 3 月，根据《青岛市卫计委关于 2016 年继续对农村适龄妇女进行宫颈癌、乳腺癌检查的通知》要求，对夏庄街道和惜福镇街道 35～64 岁女性进行免费乳腺癌、宫颈癌检查，完成“两癌”普查达 3000 人。合理的服务流程、良好的服务态度、优质的筛查质量，获得社区领导及群众的好评。

2016 年 7 月 1 日起配合市区公立医院改革措施，取消药品 15％加成，药品全部进入省级采购平台进行采购。

2016 年 8 月由区卫计局工会组织，医院承办的职工心理健康讲座在夏庄社区中心举办，200 余人参加此次讲座并对参加人员进行正规、系统的心理健康测评，建立职工心理健康档案。

积极开展职工医疗互助工作，全年有 12 名职工从中受益。11 月完成 2017 年职工医疗互助的续缴工作。

精神文明建设 积极开展“两学一做”活动，2016 年 5 月 16 日医院召开中层会议传达布置满意度工作实施方案，积极营造宣传氛围。召开全体党员参加的“学党章党规、学系列讲话、做合格党员”即“两学一做”会议，支部书记、院长王岩明传达具体活动实施方案。11 月 21 日，医院召开以中层和党员干部参加的会议，会上院长王岩明具体传达党风廉政建设会议内容，并从反腐、职务犯罪，以及区卫计局书记刘文寿讲党风廉政建设党课、纪委刘志锐书记对满意度工作进行汇报部署等四个方面进行传达，结合医疗行业的工作特点，对在药品器械采购、工程建设、红包回扣等容易存在的腐败环节进行强调。要求大家认真领会会议精神，讲廉政、学廉政，做到廉政医疗、廉政管理。

荣誉称号 2016 年有 6 人获得区级以上荣誉称号，单位获得青岛市卫生系统精神文明建设标兵、城阳区妇幼保健工作先进单位，支持夏庄经济发展突出贡献单位等荣誉称号。

党支部书记、院长：王岩明

院办电话：87871270

总机电话：87872266

传真号码：87871270

电子信箱：cysanyi@163.com

邮政编码：266107

地　　址：青岛市城阳区夏庄街道夏塔路 16 号

（撰稿人：栾　青）

黄　岛　区

青岛市黄岛区卫生和计划生育局

概况 2016 年末全区有卫生机构（含诊所）1182 家。其中，二级综合医院 5 家，三级中医医院 1 家，二级中医医院 1 家，镇（街道）卫生院 15 家，社区卫生服务中心 7 家，社区卫生服务站 16 家，村卫生室 759 家；疾病控制、卫生计生综合监督、急救指挥机构各 1

家,妇幼保健院(所)2家,专科疾病防治站(所)2家;民营一级综合医院17家,民营专科及二级综合医院8家,诊所、医务室和门诊部346家。全区医疗卫生机构共有床位7400张,其中公立医疗机构床位6700张。全区卫生技术人员总数9221人。其中,执业医师(含执业助理医师)3757人,注册护士4506人。每千人口执业医师(含执业助理医师)2.2人,每千人口注册护士2.7人。全区医疗卫生机构资产总值达到28.65亿元,房屋建筑总面积46.4万平方米。全区各类医院共拥有直线加速器、核磁共振、CT等乙类大型医用设备23台。

公立医院改革 按照"核定收支、补足差额、突出重点、确保发展"的原则,区财政安排专项资金5000万元,对药品加成政策取消后的政策性亏损、编制内人员社会保险、离退休人员工资、突发公共卫生事件医疗救治和承担的其他公共卫生服务等支出进行补偿;6家试点医院全部取消15%的药品加成,实行药品零差率销售;2016年,分三批对改革医院的诊疗费、护理费、手术费、治疗费、床位费等医疗服务性收费价格进行调整,大幅降低大型医疗设备检查费用,医疗性收入占总收入的比例达到48.6%,医院的收入结构进一步优化;实行公立医院编制动态管理,为试点医院核增编制569名,有效解决人手短缺问题。建立区级多部门对改革医院、改革医院对医务人员分层级考核体系,区级对改革医院的组织管理、费用指标、效率指标、质量指标、社会指标等25项主要监控指标进行严格考核。探索推进以理事会、院委会为核心的医院法人治理结构改革,通过强化医疗服务监管、改革医保支付、完善激励约束政策、杜绝指标收入挂钩、控制医药费用总量和调整药品、高值耗材及大型设备检查费用在收支中的比例结构等措施,有效控制医药费用不合理增长。

人才队伍建设 2016年,引进高级卫生专业技术人才12人,面向社会公开招聘35人,充实黄岛区卫生专业技术人员队伍。截至2016年12月,黄岛区有在编卫生专业技术人员4158人,其中,正高级卫生专业技术人员93人,副高级卫生专业技术人员413人,中级卫生专业技术人员1986人,初级卫生专业技术人员1666人。开展卫生专业技术人员继续教育培训工作,开展12个班次,有6876人次卫生专业技术人员参加培训,有效地提高卫生专业技术人员队伍素质。2016年组织18人参加正高级卫生专业技术职务评审,71人参加副高级卫生专业技术职务评审,486人参加中级卫生专业技术人员资格考试报名,

872人参加初级卫生专业技术人员资格考试报名。

医政管理 坚持以病人为中心,以提高医疗服务质量为主题的原则,制订《黄岛区关于进一步加强医院管理 提高服务质量的实施方案》,在全区积极组织开展各种医疗质量管理活动。每月到各医疗卫生单位,严格督导、检查医疗质量管理工作的开展情况,认真查找工作中存在的问题和不足,并积极督促其整改。进一步充实和加强了医疗护理质量管理委员会,病案、药事、医院感染及消毒技术规范,建立医疗废物等管理委员会,并制定完善相应的工作职责。根据《医院感染管理办法》对全区260余家医疗机构的医院感染管理进行了检查.并针对存在的问题向所有被检查机构逐一发函要求整改。受国家卫计委卫生发展研究中心委托,在英国临床技术优化研究院(NICE)的技术支持下,实施了"临床路径和支付方式改革"项目,确定区人民医院为试点单位,制定了慢性阻塞性肺疾病、短暂性脑缺血发作、脑出血、脑梗死等4个病种和29个分支路径的病种定价、支付、自付标准,共完成入径病例614例,实际完成病例537例,入径率达95%,完成率达87%,患者满意度达到95%以上。借助全省唯一一个中德合作"县(区)级公立医院医疗质控体系"试点项目,进一步加快医院的标准化、规范化、科学化管理进程,全区医疗技术革新步伐不断增速,全市首例3D打印膝关节置换术在区人民医院成功实施,10多项技术填补省内空白,支气管灌洗、中西医结合治疗脑卒中、微创诊疗等80多项新技术在临床成熟运用,群众受益水平不断提升。

药政管理 2016年,全区继续深入推进药政管理制度。深入开展临床药学和抗菌药物临床应用工作。黄岛区人民医院、开发区第一人民医院在青岛市临床药学和抗菌药物临床应用督导检查中分列青岛市二级医院第一、二位。为巩固扩大国家基本药物制度实施成果,制发《黄岛区基层医疗卫生机构实施基本药物制度绩效考核与补助资金分配办法(试行)》,进一步规范基层医疗卫生机构药品采购、使用和管理,提高基本药物制度补助资金使用效益,保障人民群众用药安全有效,减轻医药费用负担。规范落实药品采购配送制度。全区政府办15家镇(街道)卫生院、7家社区卫生服务中心全部配备使用基本药物,严格执行药品零差率销售,实行省网药品集中采购配送,落实集中回款制度;全区759处一体化管理村卫生室配备使用基本药物,执行药品零差率销售,药品采购实行代购分发模式。建立常态化镇卫生院和村卫生室处方审核点评制度,处方点评审核工作从最初

主要纠正抗生素、激素乱用单一问题逐渐提高到按药品说明书规范合理用药的综合管控上来，并将村卫生室零差率专项补助资金清算与处方质量挂钩。

社会办医疗机构发展　黄岛区在推进公立医院综合改革中，注重鼓励社会办医，推动形成多元办医格局。先后出台《关于进一步鼓励和引导社会办医加快发展的意见》和《青岛西海岸新区社会办医专项扶持资金管理办法》，设立社会办医专项扶持资金，对新建改建的非营利性社会办医疗机构的床位、大型设备购置和人才引进予以补助。制定和调整了区域卫生、医疗机构设置和其他医疗卫生资源配置规划，给非公立医疗机构预留合理空间，鼓励社会资本举办医疗机构。先后引进慧康医院、拜博口腔医院等一批有规模、有质量、有品牌的社会办医疗机构，初步形成与经济社会发展和人民群众需求相适应的结构合理、运行规范、竞争有序的多元化办医格局。2016 年新增个体医疗机构 25 家，注销 3 家。分布在全区 22 个街道。从业人员总数 1470 人，其中，高级职称 201 人，中级职称 475 人，初级及以下职称的 794 人，分别占总从业人数的 13.67%、32.31%、54.01%。

基本公共卫生服务　2016 年，全区基层医疗机构累计建立规范化电子档案 111.73 万份，免费为 2.62 万名适龄儿童建立预防接种证，建证率 100%，接种一类免费疫苗 50.07 万人次，规范接种率达到 95% 以上。为 1.51 万名新生儿提供了入户访视服务服务，为 7.44 万名 0～6 岁儿童提供了保健管理服务，为 2.56 万名儿童家长提供了中医药健康指导服务，为 1.42 万名孕产妇提供产前体检和产后随访等健康管理服务、为 8.67 万名 15～49 岁育龄妇女提供健康指导服务。为 10.31 万 65 岁及以上老年人提供健康体检和疾病预防、保健自救、预防伤害等健康指导服务，为 8.34 万老年人提供中医体质量化辨识和中医药保健指导服务。累计管理高血压患者 10.11 万名、糖尿病患者 3.31 万名、严重精神障碍患者 0.42 万名，其中规范管理高血压患者 7.27 万名、糖尿病患者 2.35 万名、严重精神障碍患者 0.34 万名，规范管理率分别达到 70%、70%、80% 以上。累计确诊肺结核 415 人，自愿纳入管理 413 人，年内完成治疗 188 人，规范服药 171 人，规范服药率 90% 以上。累计管理冠心病患者 1.35 万名、脑卒中患者 0.49 万名、残疾人 0.7 万名。累计开展公众健康咨询活动 277 次、举办健康知识讲座 4647 次、低盐膳食宣传活动 487 次，有 35 万余人参与并从中获益；更换宣传栏 5928 次、发放纸质健康知识宣传材料 109 万份、低盐膳食宣传材料与辅助工具 22 万份。不断完善传染病防治及突发公共卫生事件报告与处理机制，规范开展网络直报、医疗救治、暴露人群追踪、流行病学调查、疫点疫区处理等工作，基层医疗机构累计报告传染病患者 450 人，报告率、及时率均为 100%。规范开展卫生监督协管工作，信息报告率 100%。深入开展城市家庭医生签约服务和农村乡村医生签约服务工作，累计签约 19.11 万户 58.05 万人，其中城区 2.37 万户 5.21 万人，农村 16.74 万户 52.84 万人，居民整体满意度和核心健康知识知晓率均达到 90% 以上。

中医药工作　全区有三级中医医院 1 家，二级中医医院 1 家，中医门诊部 3 家，中医诊所 66 家。综合性医院、卫生院和社区卫生服务中心均设有中医科室。全区现有中医药专业技术人员 600 余人，2016 年中医总诊疗人数 30.1 万人次，中医病床使用率达 114.2%，病房中医治疗率为 91.5%。高标准建成"国医馆" 19 个，开展中医诊疗技术项目（以医疗服务收费项目计算）73 种，基层中医药服务量达到全区总量的 48%；实施"名医名科"战略，确立"院有专科、科有专病、人有专长、病有专药"的重点专科建设思路，按照有条件、有能力、有市场的原则，对中医重点专科进行重点扶持。黄岛区中医医院形成以肝胆病科、骨伤科和康复科为龙头，以肿瘤科、肾病科、肛肠科、妇科、肺病科、针灸科为主力的一批优势专科，专科建设在市内外已相继形成较大的品牌效应和社会影响，对周边市、区具有较强的业务辐射能力；建成省重点中医专科 6 个，5 人入选全国优秀中医临床研修人才，1 人获评省名中医，12 人入选年度青岛市中医药优秀青年医学人才；多人荣获省、市、区科技进步奖项，中医技术人员多次在省、市技能竞赛中获奖。黄岛区第二中医医院作为中医药适宜技术培训基地，于 6 月下旬及 11 月上旬分两个批次，对黄岛区 380 名基层医疗卫生机构专业技术人员进行培训。

妇幼卫生　加强妇幼保健管理，建立健全三级妇幼健康服务网络体系，建立健全妇幼卫生监督管理机制，发挥卫生计生资源整合优势，全面提升妇幼健康服务能力。出生缺陷防治工作扎实有效开展，联合 14 部门出台《关于进一步加强出生缺陷综合防治提高出生人口素质的意见》，在全区建立起政府主导、部门协作、社会参与的覆盖婚、孕、育各个阶段出生缺陷综合防治模式和协作机制。免费婚检、免费孕前优生健康检查，免费产前筛查、新生儿疾病筛查和听力筛查扎实规范开展，高危风险人群得到及时有效治疗和干预，出生缺陷发生概率进一步降低。加强孕产妇保健管理,在做好早孕建册工作的同时,给予孕妇孕期卫生、营养、心理等方面咨询指导,对胎儿生长发育和孕产妇健康情况进行系统监测。加强妇女保健管理,积极实施生殖道感染干预工程,为就诊育龄妇女进行详细健康查体和保健指导,做到无病早防、有病早治。全力保障母婴安全,加强产科质量建设,严格规范各项助产活动,提高高危妊娠的管理水平,建立起区级危重孕产妇救治和新生救治中心,畅通孕产妇急救绿色通道,建立起功能完善、运转有效的区级危重孕产妇和新生儿急救网络。加强儿童保健管理,积极创建儿童早期发展示范基地,充分发挥儿童健康教育基地作用,针对0～12岁儿童开展多项特色保健服务,针对残疾儿童进行免费康复指导。认真规范开展省妇幼重大公共卫生服务项目,做好"两癌"筛查、农村孕产妇补助工作及叶酸补服工作,全面提高农村妇女健康水平;抓好妇女儿童传染病防控工作,对于艾滋病、梅毒、乙肝阳性患者做到及时母婴阻断和随访。

疾病预防控制 2016年黄岛区疾病预防控制工作以"防控疾病、促进健康"为目标,围绕服务质量和水平提升,创新便民惠民服务措施,提高公共卫生服务改善率。全区报告传染病5462例,发病率378.04/10万,与2015年同期比上升3.18%;处置上报传染病突发公共卫生事件相关信息2起,调查处置聚集性病例135起,完成传染病预警处置325起;5～10月全区27处腹泻病门诊登记病人363例,未发现霍乱阳性标本;完成全球基金疟疾项目,血检"三热"病人2344人,未筛查出疟疾病例;开展"四害"密度和消毒质量监测,监测报告率100%。对新羁押犯人进行HIV抗体和梅毒检测,采集725名犯人血液样本;开展门诊、术前艾滋病筛查157803人次,检出阳性患者16例;自愿咨询检测(VCT)、婚前检查、阳性者配偶或性伴检测、娱乐场所人员体检、无偿献血人员检测、出入境人员体检、新兵体检等15749人次,检出阳性22例;职业暴露检测、专题调查696人次,检出阳性22例。组织开展入托入学接种证查验补种、大中专院校新生麻疹补充免疫、8月龄～6岁儿童含麻疹成分疫苗查漏补种等活动;免费为适龄儿童接种第1剂次IPV疫苗和2剂次水痘疫苗,接种率达95%以上,完成三价脊灰减毒活疫苗回收转换。全年集中开展健康教育宣传240场次、讲座4100场次,发放健康宣传材料150余万份;开通官方微信、微博发布信息2400余条,群众点击阅读量1001.7万次。

监督执法 2016年整合卫生监督和计划生育执法机构、职责、人员,组建区卫生计生综合监督执法局,辖区镇(街道)完成公共卫生与计划生育办公室挂牌,村计生主任和村医共同承担本村卫生计生综合监督信息员职责,初步建立起较完善的区、镇(街道)、村"两级三层"综合监督体系。积极推行"双随机"抽查工作,落实行政许可和行政处罚"双公示"制度,打造"数字卫监",实现阳光执法;建立健全行政执法全过程记录制度,推广使用移动执法终端;实施"社会办医疗机构星级量化风险管理"模式,创新培训模式,上下联动"四步法"实训,加强业务知识培训,不断提升监督队伍业务水平。严厉打击非法行医,监督检查医疗机构1200家,行政处罚50家,涉嫌犯罪移交公安机关3起。2016年全区卫生计生行政处罚立案304起,均无行政执法错案,未引起行政复议和行政诉讼。

卫生应急 2016年全区卫生应急围绕突发事件处置和核心能力提升两个关键点,推进卫生应急规范化建设;新修订《青岛西海岸新区(黄岛区)传染病疫情应急预案》,健全卫生应急专家库和各级各类医疗卫生应急队伍,强化卫生应急组织建设,提高卫生应急队伍专业水平和反应能力,加强黄岛区人民医院和开发区第一人民医院2处市级紧急医疗救援基地建设。参加山东省地震应急演练、寨卡病毒演练、胶州湾隧道重大交通事故火灾应急演练、黄岛区自然灾害救助应急演练等应急演练10余次,提高应对突发事件快速反应能力和联合处置能力。统筹安排,协调、组织各急救站参加"李宁全国10公里路跑联赛"、中建东孚杯半程马拉松赛、全国院校职业技能大赛、中德青少年足球交流赛、东亚海洋合作平台黄岛论坛、第26届青岛国际啤酒节、港澳师生内地游学等重大节庆活动保障110余天次,为2万余群众提供急救医疗保障。2016年120调度指挥系统接警94552次,出警26215次,救治病人24052人,其中危重病人1746人,危重病人处理率100%;调度员铃响3声内受理率100%,平均调度用时为43.32秒。

计生协会 2016年度募集人口关爱基金1406680元,募集额居青岛各区(市)首位;发放人口关爱基金775678元,救助449户困难计生家庭。青岛市市级人口和计划生育公益金申报救助4例,发放救助金24000元,其中黄岛区公益金配套12000元。农村独生女孩家庭母女疾病意外保险投保2098人,区财政投入保费230520元,出险申报35户,赔付金额109487.62元。2016年4月8日,黄岛区成功申报中国计生协第三批计划生育基层群众自治示范县项目。青岛港湾职业技术学院中标中国计生协2016年青春健康高校项目。2016年5月18日,黄岛街道青岛港前湾港公司的杨百风作为青岛市基层企业的唯一代表参加中国计生协第八次全国代表大会,并被选为中国计生协第八届理事会理事,2016 年 12 月 14 日参加中国计生协八届二次全国理事会。区教育体育局、珠海街道办事处被评选为全国计划生育协会工作先进单位,区计生协会王刚被评选为全国计划生育协会先进个人。2016 年 5 月 26 日,以"实施全面两孩政策,促进人口均衡发展"为主题、纪念中国计生协成立 36 周年系列集中宣传活动在隐珠街道隐珠文化广场成功举办。2016 年 11 月 10 日,黄岛区完成镇(街道)计划生育协会换届。2016 年 11 月 22 日,村(居)完成"全面两孩"政策下的计划生育村规民约修订。珠海街道铁橛山社区和青岛港湾职业技术学院青春健康俱乐部通过省级示范点验收,省计生协会副会长李养珍分别给予以上两个示范点"六好"和"六大"的好评。2016 年 12 月 1 日,黄岛区计生协举办"12·1 世界艾滋病日"主题宣传活动周活动。

计划生育利益导向政策 2016 年,黄岛区紧紧围绕生育政策调整、计划生育转型主线,出台《关于调整规范计划生育利益导向政策的通知》,实现"全面两孩"政策实施后各项政策的有效衔接;制作方便就医卡,开通特殊家庭就医绿色通道,完善特殊家庭联系人制度,不断健全计划生育特殊家庭扶助关怀机制;探索构建"部门、学校、社区"三位一体的青少年社会行为教育和培养工作体制,建立"协作—整合—建设—提升"的试点工作模式,"青少年健康发展项目"试点取得了阶段性成效。区疾病控制中心与中国石油大学(华东)合作演出防艾话剧《爱·重来》、拍摄公益微电影《爱·重来》,在大学生中引起强烈反响,中央电视台《人口》栏目进行专题报道,并荣获第三届全国卫生计生系统优秀广播影视作品"优秀电影类作品";成立集儿童健康、智能、体能、营养干预于一体的综合儿童健康指导基地,充分发挥医疗专业优势,整合相关部门资源,全方位打造婴幼儿科学成长交流平台,"新家庭计划—家庭发展能力建设"实践不断深入。

流动人口管理 2016 年 6 月,完成 252 份国家流动人口卫生计生动态监测问卷调查录入工作,圆满完成国家流动人口动态监测指标体系"晴雨表"调查工作,为国家提供翔实资料;青岛市流动人口健康促进试点专家调研座谈会在黄岛区召开,中国健康教育中心教授田本淳对青岛市健康促进试点情况进行现场调研指导。2016 年 8 月,印发《黄岛区流动人口健康促进"三进三送四创建"活动实施方案》,全面实施"三进三送四创建"流动人口健康促进工程。2016 年 9 月,完成 240 人积分落户信息审核备案登记工作。2016 年 12 月,全省流动人口卫生计生服务管理工作座谈会及流动人口卫生计生服务管理培训班在黄岛区召开,黄岛区在座谈会上作《黄岛区多措并举落实流动人口均等化精准服务》的发言。2016 年 2 月 25 日,《健康筑梦行——黄岛区创新育医结合模式打造健康服务品牌》在《中国家庭报》发表;2016 年 3 月 10 日,《黄岛区创新模式助流动人口圆幸福健康梦》在《人口健康报》发表;2016 年 3 月 31 日,《打造城市之家品牌——黄岛区社会融合服务新模式实现服务全方位》在《人口健康报》发表;2016 年 12 月 30 日,《青岛市黄岛区多措并举落实流动人口均等化精准服务》在《人口健康报》发表。

计划生育基层基础 黄岛区加强基层工作网络建设,充分发挥卫生计生资源优势,促进人力、技术、信息、设备等方面的优势互补;配备村居计生主任,岗位补贴不低于村党组织书记 80%;将计划生育工作融入社会治理,动态掌握辖区居民计划生育信息,及时落实信息通报和服务管理工作;深入开展计划生育基层基础示范点创建,完善"6+N+6"基层基础服务管理体系,通过模式升级、强化基础、扩容创新等方法,推进计划生育服务管理改革完善,黄岛区长江路街道被评为"全市计划生育基层基础工作示范点";推行生育登记微信服务、特殊情况群众承诺制服务,生育登记微信服务创新工作通过黄岛区机关优秀工作成果立项,被青岛市卫生计生委推荐参选市级创新工作案例。

大事记

6 月 20 日,国家卫生计生委基层卫生司副司长高光明一行 3 人,到黄岛区调研基层公共卫生工作。

8 月 26 日,国家卫生计生委新农合研究中心常务副主任汪早立一行 6 人到黄岛区督导调研高血压、糖尿病患者全程健康管理实现模式研究项目试点工作。

10 月 20 日,由黄岛区卫生计生局监制,区疾病预防控制中心出品的微电影《爱·重来》荣获"第三届全国卫生计生系统优秀广播影视作品征集评选活动"优秀电影类作品。

11 月 16 日,山东省计划生育协会副会长李养珍、省计划生育协会项目部主任李宪忠一行到黄岛区进行青春健康俱乐部省级验收工作。

12 月 6 日,山东省流动人口卫生计生服务管理工作座谈会暨流动人口卫生计生服务管理培训班在黄岛区举办,黄岛区政府副区长唐旭艳以《强服务,重实效——多措并举落实流动人口均等化精准服务》为题在座谈会上作典型发言。

12月8日,黄岛区召开医务行业工会第一次会员大会,刘梅当选为黄岛区医务行业工会第一届工会主席。

荣誉称号　2016年荣获"山东省文明单位"、"迎接国家卫生城市复审工作先进单位"、"服务保障省委巡视工作先进单位"、"黄岛区关心国防建设先进单位"、"全区征兵工作先进单位"、"第26届青岛国际啤酒节黄岛主会场服务保障工作突出贡献单位"、"2016年东亚海洋合作平台黄岛论坛服务保障工作先进单位"、"市区两级系列观摩活动筹备工作表现突出单位"等称号。

局　　　长:曲　波
党委书记:韩福金
党委副书记:孙炳荣
副　局　长:杨学军、刘守田、安玉灵、周淳莉、薛建波、王本军、徐　刚
电　　　话:86169110
电子邮箱:hdqwjjbgs@163.com
邮政编码:266400
地　　　址:黄岛区双珠中路269号

青岛市黄岛区人民医院

概况　青岛市黄岛区人民医院是集医疗保健、教学科研、急诊急救于一体的综合性二级甲等医院,潍坊医学院非隶属附属医院。医院占地面积5.2万平方米,业务用房面积9.8万平方米。年内职工总数1399人,其中,卫生技术人员1209人,占职工总数的86.42%;行政工勤人员190人,占职工总数的13.58%。卫生技术人员中,正高职称24人,占卫生专业技术人员总数的1.99%;副高级职称98人,占卫生专业技术人员总数的8.1%;中级职称384人,占卫生专业技术人员总数的31.76%;初级职称703人,占卫生专业技术人员总数的58.15%。医护比为1:1.99,规划床位1200张,设职能科室28个、临床医技科室40个。

业务工作　2016年完成诊疗565206人次,比2015年增长8.36%,其中,急诊48932人次,比2015年下降0.29%;出院病人50274人次,比2015年增长15.70%;病床使用率110.90%,比2015年增长8.20%;病床周转次数54.29次,比2015年增长15.76%;入出院诊断符合率80.41%,比2015年增长5.21%;手术前后诊断符合率99.72%,抢救危重病人4558人次,抢救成功率97.04%,治愈率29.50%,好转率68%,死亡率0.20%;院内感染率0.55%,比2015年下降36.05%;甲级病案符合率100%。

业务收入　2016年业务收入比2015年增长27.51%。

固定资产　2016年固定资产总值比2015年增长10.52%

医疗设备更新　2016年医院新增设备307台(件),其中128排宝石能谱螺旋CT、彩色多普勒、数字胃肠机、电子胃镜等10万元以上设备14台(件)。

基础建设　升级信息化平台,实现医院管理、服务和医疗信息全面无缝融合,为科学决策提供依据;启用医院一、二类保健报销接口,与青岛市卫生计生委"药品配备使用管理系统"专网成功对接,完成区域诊疗一卡通的上线工作;启用5号楼住院处,放射科胶片自助打印,进一步方便患者就医;ICU搬迁至新病区,环境布局更加科学合理,由政府投资购置的西海岸首台128排超高端宝石能谱螺旋CT投入使用,为临床提供更加安全、有效、精确的诊断。

卫生改革　医院与青岛市立医院(集团)建立医联体,和辖区乡镇卫生院实行双向转诊绿色通道管理,定期安排专家到辖区卫生院坐诊、查房、手术指导,处理疑难病症,免费开展医师培训、健康教育、保健咨询,方便了患者就诊;作为青岛市卫生计生委确定的"慢病及心脑卒中防治一体化分级诊疗服务体系"试点单位,于2016年6月6日正式成立胸痛中心和脑卒中心并试运行。深入推进优质护理服务,丰富护理管理内涵,举办第一届"护士长管理技巧与能力提升技能大赛",全面推行MEWS风险评估与SBAR交班模式,2016年8月承办青岛市卫计委组织的现场观摩会。运用品管圈提升护理质量,神经内二科的"流芳"圈荣获2016年青岛市群众性质量管理活动QC成果一等奖。加大药事管理工作力度,加强临床用药指导与干预,药师参与临床查房、书写药历和处方点评,有效控制药占比,2016年药占比比2015年下降4.82%。重视院感管理,利用微信感控圈、开展感控月活动等强化感控工作,医院供应中心和检验科分别承担辖区卫生院集中消毒供应和院感样本检测工作,有效提高乡镇卫生院的院感管理水平。建立以专业技术能力、工作业绩、医德医风、服务质量、满意度为主要评价标准的综合考核体系,充分调动医务人员的工作积极性。推进精准健康扶贫工作,做好对

泊里镇5个村、12个贫困户、19口人以及海青镇卫生院的精准健康扶贫任务,"精准健康脱贫,实施网格化管理"被推荐作为青岛市脱贫典型案例。认真落实便民惠民十大举措,集中开展预约诊疗、优质护理、先诊疗后付费、志愿者服务、患者回访、"三增一禁"、院内义诊周等便民惠民行动。

医疗特色　医院坚持"科教兴医、人才强院"的发展战略,全面提升医院核心竞争力,2016年申请开展新技术12项,其中"侧后路经皮椎间孔内窥镜下腰椎间盘切除术治疗腰椎间盘突出症"等7项评定为新技术,"良性阵发性位置性眩晕"等5项评定为适宜性新技术;借助与青岛市立医院成立医联体契机,在上级医院专家指导下开展"超声引导下双侧肾穿刺造瘘术"等院内首次开展的高难度手术19项;新增普外科、心血管内科两个青岛市C类重点学科,1人被评为青岛市优秀青年医学人才。

科研工作　2016年完成科研课题鉴定5项,获得青岛市卫生计生委科研立项4项;获区科技进步三等奖4项;举办"青岛市西海岸第一届肝病论坛"、"第八届胶东半岛脑血管病论坛暨青岛市中西医结合神经外科专业委员会年会"等学术会议16场次,培训1800余人次;做好住院医师规范化培训和乡医进修培训工作,开办第一期英语培训班,提高医护人员综合沟通能力,发表期刊论文70余篇。

继续教育　2016年申报通过省级继续教育项目1项;市级继续教育项目13项;区级继续教育项目4项。

国际交流　2016年7月26日,国家卫计委卫生发展研究中心"加强循证决策、助力慢病管理"中英合作项目组与英国使馆、英国国家卫生与临床优化研究院(NICE international)代表到医院调研。

精神文明建设　认真开展"两学一做"专题教育活动,上专题党课,召开组织生活会,参观反腐倡廉教育基地;召开第一届职工代表大会第三次和第四次会议,鼓励职工参与医院管理;召开医院党委换届大会,选出新一届医院党委、纪委成员。多渠道为职工办好事办实事,为职工缴纳新一期互助金保险、职工重大疾病保险,办理报销医疗互助保险,建立全院职工互助保险档案。共青团组织开展"美丽新区志愿行"登山活动、"五四"青年节优秀青年评选活动等,妇委会组织开展"巾帼服务明星"、"优秀母亲评选活动"、"三八"妇女节毽球比赛等,《生命的坚守》获青岛市卫生计生系统"热血真情"杯朗诵、演讲比赛二等奖,青岛市第四届"威高杯"青年护士护理技能大赛获团体二

等奖,急诊科徐正萍获安全留置针穿刺项目第一名。"慈善一日捐"活动全院捐款16.1万余元,组织义务献血22000毫升。在2016年度黄岛区"十件文明好事""十佳文明品牌"评选活动中,医院选送的"移动良医知冷暖,为民撑起健康伞"以及服务品牌"温馨沟通·真诚服务"分别荣获2016年度黄岛区"十件文明好事"和黄岛区首届"十佳文明品牌"提名奖。

大事记

1月14日,青岛市卫生计生委副主任魏仁敏到医院调研心、脑卒中及慢病防治、急诊急救工作。

1月29日,医院召开2015年度工作总结表彰大会。

2月16日,青岛市立医院(集团)党委书记丁华民带领医学专家30余人,到医院进行医联体专家交流见面活动。

2月24日,黄岛区副区长唐旭艳到医院看望青岛市立医院(集团)医联体派驻专家。

3月24~25日,医院召开第一届职工代表大会第三次会议。

3月30日,潍坊医学院专家组一行7人到医院开展临床教学调研评估。

4月8日,医院心血管内科和普外科获2016年青岛市医疗卫生C类重点学科。

4月12日,医院启用全区首台128排超高端宝石能谱螺旋CT。

4月20日,国家公立医院综合改革效果评价考核复评工作组和省医改办到医院进行县级公立医院综合改革效果复评考核。

4月20日,医院召开第一届职工代表大会第四次会议。

5月13日,医院举办"青岛市西海岸首届肝病论坛"。

5月26日,医院ICU病区正式搬迁至新综合病房楼5楼。

8月16日,医院承办青岛市卫计委组织的MEWS与SBAR工作模式现场观摩会。

8月29日,医院召开中共青岛市黄岛区人民医院委员会换届选举大会。

9月24日,医院举办"山东省老年医学研究会第三届老年糖尿病学术会议暨糖尿病防治新进展学习班"。

11月11日,中国工程院院士、复旦大学附属华山医院神经外科主任周良辅院士到医院进行参观指导。

11月12日，由医院和青岛市海慈医疗集团共同举办的"第八届胶东半岛脑血管病论坛暨青岛市中西医结合神经外科专业委员会年会"召开。

11月18日，医院健康扶贫工作小组到海青镇卫生院进行具体业务帮扶。

11月19日，医院举办青岛市西海岸心血管病学会议。

12月10日，医院立体停车场项目开工建设。

12月14日，国家慢性病综合防控示范区第三方评估项目组到医院进行典型案例调研活动。

荣誉称号　2016年医院荣获全国首批百姓放心示范医院百佳医院、山东省文明单位、青岛市级文明服务示范窗口等称号。

党委书记、院长：丁宝国

副　院　长：郭建欣、束凯伟、许学兵

院办电话：86163513

传真号码：86162770

电子信箱：hdqrmyy@126.com

邮　　　编：266400

地　　　址：黄岛区灵山湾路2877号

（撰稿人：马　林）

青岛经济技术开发区第一人民医院

概况　青岛经济技术开发区第一人民医院占地面积3.3万平方米，建筑面积4.5万平方米，固定资产1.8亿元。年内职工总数1218人，其中，卫生技术人员1050名，占职工总数的86.2%；行政工勤人员168名，占职工总数的13.8%。卫生技术人员中，高级职称80人、中级职称343人、初级职称627人，分别占7.6%、32.7%、59.7%，医生与护士之比为0.73：1。开放床位877张，全院设置64个科室，其中行政职能科室23个、临床科室26个、医技科室15个。其中口腔科、消化内科、心内科是青岛市重点学科。医院现为青岛大学医学院、潍坊医学院、滨州医学院等多所医学高等院校的教学实习基地，潍坊医学院及青岛大学医学院研究生培养基地，青岛市涉外定点医院。

业务工作　2016年，全年完成门诊量63.1万人次，比2015年同期增长12.5%，其中急诊量达到60076人次，比2015年同期增长32.37%；收住院病人达到3.1万人次，比2015年同期增长24%，完成手术5382台，比2015年同期增长31.6%；床位使用率达93.4%，比2015年同期增长2.9个百分点；床位周转次数41.5次，比2015年同期增长16.57%；入院与出院诊断符合率和手术前后诊断符合率均达100%，与2015年同期持平；抢救危重病人849例，抢救成功率达97.1%，比2015年同期增长1.9个百分点；治愈率达51.1%，比2015年同期增长6.5个百分点；好转率达46.1%，比2015年同期下降6.9个百分点；病死率0.3%，比2015年同期下降0.1个百分点；院内感染率达到0.9%，与2015年持平；甲级病案符合率达到99.8%，与2015年持平。

业务收入　全年业务收入达到4.2亿元，比2015年增长16.9%。

固定资产　全年固定资产总值达到1.82亿元，比2015年增长8%。

医疗设备更新　年内投入800余万元购置万元以上设备50余台件，包括射频肿瘤热疗机、全舱紫外线光疗仪、骨科手术床等设备。

基础建设　年内进行院内铺设沥青路面，三号病房楼消防改造工程，感染科建设，二号病房楼肿瘤科病区、原注射室、住院药房改造，手术室二期、产科、普外科病区改造，供氧站至高压氧主管道、门诊胃镜室、妇科门诊氧气、吸引管道更换安装，门诊CT室、住院检验室改造和妇科等部分病区病房、辅助用房的修缮改造等工程，推动医院整体服务能力的提升。

卫生改革　实施"大质控"管理，不断改进、完善质控考核权重，制定医院质控考核标准，以多种形式明确考核重点，严格奖惩制度，并建立院级重点质控目标监控机制，实现运行指标和医疗质量指标信息化管理，不断提高医院质控管理质量；全面取消"药品加成"，实行零差率销售，严格执行山东省药品网上采购制度，累计让利患者1800余万元；进一步延伸"一卡通"服务，院内设置挂号、交费、查询一体机41台，发放诊疗卡29.4万张，实现"一卡通"额度共用、信息共享；作为青岛市首家二级综合医院实施"无输液门诊"政策，除儿科门诊、急诊科和感染科外，实施门诊无输液政策。

医疗特色　医院于2016年8月、9月分别加入"山东省胸痛中心联盟"和"中国卒中中心联盟"，以急诊急救为平台，多学科联合诊疗，优化医疗资源；普外一科开展西海岸首例超低位保肛直肠癌根治术，使腹腔镜手术率稳步提高；心脏介入手术日趋成熟，成功救治435例心血管危重患者；消化内科开展经内镜逆行性胰胆管造影术（ERCP）诊疗、全麻下经内镜食管下段肌切开术（POEM）治疗贲门失弛缓症，为患者带来福音。

科研工作 2016年获得6项青岛市卫生计生委卫生科技计划项目立项和12项滨州医学院校级科研计划项目立项。全年发表论文117篇,其中SCI论文2篇,北大核心期刊7篇,出版著作22部。申请并授权发明专利62项,实用新型专利35项。

继续教育 承担2016年度青岛市继续教育项目8项。2016年派出中长期进修学习38人,参加学术会议和学术交流66人次,新增省、市级医学会20个分会的会员和委员,进一步完善人才梯队建设。

国际交流 2016年4月13～17日,口腔科主任邵丹随青岛市口腔医学会赴韩国首尔参加中韩齿科学会交流会。

精神文明建设 以"两学一做"学习教育工作为契机,积极开展"主题党日"活动,着力建设"公益健康先锋续航"党建品牌。加强学习型党组织建设,邀请院外专家进行多场次专题宣讲,以此提高公益职能,促进优质服务,提升党员自身修养。采取义诊和健康宣传相结合的方式,组建专家团队开展健康教育"五进"活动、爱心入户送医和爱心救助活动,定期到黄岛区贫困家庭和边远村庄社区开展免费义诊服务。领导干部带头整理"责任清单",与科室签订党风廉政建设承诺书,坚决落实"两个责任",参观青岛市反腐倡廉教育基地,接受反腐倡廉警示教育。全年拒收和归还红包81次,金额总计76600元。

大事记

1月1日,零时起正式取消"药品加成",实施零差率销售。

1月29日,召开第六届职工代表大会第一次会议,听取、审议并表决通过医院工作报告、财务预决算报告和2016年度经济综合目标责任制方案。

2月29日,召开2015年度年终总结暨表彰大会,会议全面总结2015年度工作,部署2016年各项工作任务。

3月22日,全国政协委员、省政协副主席、致公党山东省委主委赵家军等深化医药卫生体制改革专题调研组一行在市、区相关领导陪同下来医院参观调研。

5月11日,院党委下发关于在党员中开展"两学一做"学习教育实施方案。医院"两学一做"学习教育工作正式启动。

5月12日,举行护士节表彰大会。

5月27日,"青岛市基层中医药服务能力提升工程暨综合医院和妇幼保健机构中医药工作推进现场会"在医院召开,并举行"全国综合医院中医药工作示范单位"揭牌仪式。

6月23日,举行第二届"医师节"庆祝大会。

6月26日,医院"两学一做"百名党员送健康系列义诊活动第一站走进武家庄社区。

7月11日,医院作为青岛市首家二级综合医院正式实施"无输液门诊"政策。

7月11日,医院邀请肖兴国律师举行"医疗侵权法律及风险防范"讲座。

7月25日,医院为当选青岛市B类重点学科的口腔科,青岛市C类重点学科的心内科、消化内科等三个科室举行重点学科授牌仪式。

7月27日,市卫生计生委党委副书记孙敬友带领市卫生计生委"两学一做"第一督导组成员到医院就"两学一做"学习教育工作开展情况进行指导交流。

7月29日,区卫生和计划生育局党委批复医院团总支变更为二级团委。

8月17日,承办青岛市首届社区护理急救技能大赛。

8月21日,医院被山东省心血管疾病质控中心、山东省胸痛中心联盟授予"山东省胸痛中心联盟成员单位",并举行加入"山东省胸痛中心联盟"授牌仪式暨胸痛诊疗技术新进展研讨会。

8月29日,召开中共青岛经济技术开发区第一人民医院委员会党员大会,会议通过委员会工作报告,选举产生新一届党委会及第一届纪委会。

9月28日,医院被中国卒中中心联盟授予"中国卒中中心联盟成员单位",并举行加入"中国卒中中心联盟"授牌仪式暨缺血性脑卒中诊疗技术新进展研讨会。

9月29日,承办青岛市"紫荆杯"基层卫生岗位练兵和技能竞赛。

11月25～26日,医院在国家卫生和计划生育委员会宣传司指导、医学界主办的2016年度"第二届中国医院宣传年会"上,荣获"中国医院微信公众号百强"、"中国县域医院微信公众号二十强"、"2016年度山东省医院微信公众号十强"称号,"听吧"音频原创系列作品入选"2016年度医院微信公众号优秀作品"。

12月1日,医院作为青岛市首家二级综合医院正式实施免除60岁以上人员挂号费政策。

12月10日,承办青岛市第四届"威高杯"青年护士护理技能大赛。

12月16日,医院作为青岛市首家二级综合医院正式实施"医保定点医院全省联网结算"。

荣誉称号 2016年先后荣获"全国综合医院中医药工作示范单位"、"中国医院微信公众号百强"、"中国县域医院微信公众号二十强"、"2016年度山东省医院微信公众号十强"、"最具影响力山东省医疗卫生系统政务微博"、"山东省档案科学化管理先进单位"、"青岛市文明单位标兵"、"黄岛区慈善工作先进单位"、"第26届青岛国际啤酒节服务保障先进单位"、"黄岛区巾帼建功先进集体"等称号。

院长、党委副书记：颜晓波
党委书记：董晓静
副 院 长：李国华、袁 超
院办电话：86895767
传真号码：86894291
电子信箱：kfqdyrmyy@126.com
邮政编码：266555
地 址：青岛市黄岛区黄浦江路9号
（撰稿人：李相伯）

青岛市黄岛区中医医院

概况 青岛市黄岛区中医医院是一所集医疗、预防、保健、教学、科研、康复与心理医学于一体的三级甲等中医医院。医院总建筑面积3.5万平方米，业务用房3.2万平方米。设68个科室，其中职能科室22个、临床科室34个、医技科室12个。开放床位678张，2016年有职工985人，其中，卫生技术人员864人，占职工总数的87.71%；行政工勤人员121人，占职工总数的12.29%。卫生技术人员中，高级技术职称55人，占卫生技术人员的6.37%；中级技术职称257人，占卫生技术人员的29.74%，初级技术职称552人，占卫生技术人员的63.89%；医护之比为0.71：1。

业务工作 2016年，医院门诊量46.2万人次，比2015年增长12.5%；收住院病人24662人次，比2015年增长17.5%；手术5054台，比2015年增长19.6%，手术前后诊断符合率99.5%；抢救急、危、重、疑难病人1164人次，成功1047人次，成功率89.9%；抢救急诊病人3216人次，成功3086人次，成功率96.0%。

业务收入 2016年总收入3.697亿元，比2015年增长21.57%。

固定资产 2016年，固定资产总值15526万元，比2015年增长3.67%。

医疗设备更新 2016年，医院加快医疗设备的升级换代，自筹资金527.7万元，采购产床、生物信息红外肝病治疗仪、眼科AB超等设备194台件。争取政府财政计划投资310万元，购置便携式彩色超声诊断仪1台、膝关节镜1套、光学相干断层扫描仪OCT1台、基因定量检测仪1套、全自动微生物鉴定及药敏分析系统1套、血小板聚集仪1台、医用彩色超声诊断仪（含经阴道探头）1台。

基础建设 2016年，投资117万元完成对外科病房楼内部的粉刷工程，更换外科楼内所有病房门、卫生间门、防火门，铺设走廊塑胶地面；投资49.8万元对门诊楼进行粉刷，优化就诊环境；投资32万元完成皮肤科改造搬迁工程，方便群众就医；投资10万元改造输血科，达到院感管理要求；投资84万元对门诊煎药室、中药库、单身宿舍进行改扩建，门诊煎药室的使用面积增加到210平方米，达到标准化建设要求；单身宿舍顺利搬迁到黄岛宾馆院区。投资120万元对活动板房的用电线路进行改造，确保板房的用电安全。争取上级支持，将黄岛宾馆划拨医院使用，前期290万元启动资金到位，启动整个改造工作，改善就医条件。

医院管理 圆满完成山东省大型中医医院巡查工作。坚持公立医院公益性，启动公立医院改革。从2016年1月1日起，医院全面取消药品加成，实行药品"零差率"销售，全年为患者节省药费1900万元。调整医疗服务收费标准，降低大型设备检查费，适度上调诊查、护理、手术治疗、临床诊疗等项目的收费标准。严格执行基本药物制度，基本药物品种达到495种，占使用药物品种的81%，销售比例达到34.4%，常用药品288种，常用药品和基本药物销售额占医院药品销售总额的68%。结合公立医院改革要求，制定《2016年医保管理办法》，将药占比和耗材占比纳入考核标准，引导科室规范诊疗，控制费用，调整收入结构。

细化管理，确保医疗质量。强化质量控制，建立健全医院、科室、个人三级质量控制网络。狠抓病案质控，努力提高病历书写质量。规范输血管理，引进输血信息化管理系统，增强输血安全意识，积极开展自体输血，确保用血安全。加强护理质控，加大对新入、转入、手术前后、危重症、生活不能自理、有发生医疗纠纷潜在危险等病人的护理安全管理，规范急救药械管理，确保护理安全。加强静疗管理，成立医院静疗护理管理小组。做好院感管理，充分发挥三级医院感染管理体系作用，特别是科室院感小组的作用，通过强化院感知识培训，落实医院感染病例报告和监测制度，坚持"早发现、早报告、早控制"原则，重点开展目标性监测和现患率调查,杜绝医院感染事件的发生。强化药事管理,做好临床药学工作,临床药师参与临床科室查房,指导临床合理用药。落实处方点评制度,实施处方动态监测及超常预警,对不合理用药及时干预,全年处方合格率95%。继续开展抗菌药物应用专项整治,对临床科室实行目标责任制管理,每月考核、点评、反馈、整改,并与科室奖励性绩效挂钩。

医疗特色 加强中医内涵建设,做优做强中医药服务。坚持中医为主的办院方向,以重点专科为发挥中医药特色优势的主体,突出重点专科的示范引领作用。挖掘中医药特色疗法,开展中医综合治疗,规范使用中药,2016年,中药饮片使用量价值1711万元,同比增长11.76%。规范中医查房,对中医查房流程及内容进行优化,医护共同参与。推进中医药师承教育,建立健全师承管理目标和规章制度;加强过程管理,强化质量监控,严格考核,实行“能进能出、扶优汰劣”的考核制度。积极开展中医特色护理,落实《中医护理方案》,每月对中医特色护理技术进行评价,分阶段制订改进措施。按照《中医护理工作指南》进行中医特色护理的培训,2016年,服务31.87万人次,同比增长6.95%,实现收入570.66万元,同比增长8.8%。完善中药饮片质量控制体系,优化中药人员结构,实行中药管理预警机制,对中药饮片采购、验收、储存、养护、调剂、煎煮等岗位开展全程质量跟踪和监督。

鼓励技术创新,提高科室医疗核心竞争能力。肝胆病科实施并优化三个中医优势病种的诊疗方案和临床路径,开发治疗肝硬化并上消化道出血的中药制剂,充分利用人工肝、肝纤维化无创检测仪、红外线肝脏治疗仪等设备,降低药占比。骨伤一科开展新技术“腓骨近端截骨术治疗膝关节骨性关节炎”,丰富膝关节骨性关节炎的治疗手段。脑病科静脉溶栓治疗技术日臻完善,脑梗死溶栓数量在中国卒中中心联盟1500多家会员单位中进入前100强,主持召开西海岸地区神经内科专业学术会议,奠定科室在全区的学术地位。外三科成功开展经尿道前列腺绿激光汽化术和后腹腔镜肾切除术,填补黄岛区微创外科领域的空白。肛肠科成功开展腹腔镜下手术及腹腔镜肠镜双镜联合手术,肠镜检查及治疗技术渐趋成熟。妇科积极开展腹腔镜、宫腔镜等微创手术,开发改善更年期综合征的协定处方坤宁安,提高科室中医药服务能力;产科积极应对生育高峰,全体医护人员加班加点,超负荷运转,全年接产4652人次,同比增长106.39%;

手术1615人次,同比增长83.73%;剖宫产率34.7%,同比下降4.3个百分点。耳鼻咽喉科采用针灸疗法治疗耳源性眩晕、神经性耳聋,并推出治疗慢性咽喉疾病的协定处方咽喉茶,突出中西医结合治疗特色。皮肤科提出“医生的疗效决定一切”的理念,充分利用中草药在治疗皮肤病中的外用优势,提高疗效,得到病人肯定。

科研工作 2016年,医院坚持“科技兴院”的战略方针,创新科研管理理念,转变科研创新模式,完成“冠脉症汤对急性冠脉综合征作用机制的研究”1项市级科研项目,组织申报山东中医药科学技术奖2项、申报青岛市2016年度中医药科研计划8项,申报青岛西海岸新区科学技术奖6项。发表医学论著《新编当代护理学》《临床手术麻醉与复苏》《手术室护理技术与临床实践》等32部,发表省级以上学术论文《肛周脓肿术后中医分期护理对临床疗效的影响分析》《中医个体化护理对老年骨质疏松患者的优势和临床分析》等45篇,获医学专利《一种检验科采尿装置》《一种检验科用试管电动刷》《一种小儿止泻散的中药组合物》等120项;积极开展各类新技术、新项目,提高科室知名度的同时扩大医院影响。

继续教育 本着创建“学习型”医院的主导思想,进一步提升医院整体科研技术水平,2016年,医院积极开展各项继续教育项目。其中,举办省级继续医学教育培训1次。参加省级中医临床骨干培训10名;参加中华中医药学会、中华医学会、中西医结合学会等一级学会学术年会70人。推进住院医师规范化培训,强化基础知识考核和应用,组织继续教育850人次。

精神文明建设 贯彻医疗卫生行风建设“九不准”和《医疗机构从业人员规范》,落实院务公开、财务管理等规章制度,严明工作纪律,加强药品、设备、医用耗材集中招标采购管理,分别与药品、医用耗材和设备供应商签订廉政协议,各级医师与患者签订《医患双方不收和不送“红包”协议书》,制定并落实《医保患者使用自费项目签字同意制度》《住院费用一日清单制度》。将医德医风建设纳入综合目标管理,明确考评标准与考评办法,将考评结果与医务人员的评先评优、晋职晋升、岗位聘用以及定期考核挂钩。2016年,收到感谢信46封、锦旗52面,并涌现出杨增鑫、安萌、管海燕、安宇、樊文胜等一批医德高尚的医护人员,树立白衣天使的良好形象。

推进医院文化建设。开展“慈善一日捐”活动,向区慈善总会捐款72610元。组织全院职工为孩子患有重病的护士孟爱敏献爱心，捐款 26 万元。举办"唱响春天 爱洒杏林"合唱比赛，组织职工参加全市卫生系统羽毛球比赛，丰富职工文化生活。

做好医院宣传工作。通过微博、微信、电台、报纸等媒介，以及开展健康义诊、送医下乡、市民开放日等社会活动，传播中医药文化，借文化平台，向人民群众宣传中医药知识。举办第二届八段锦比赛，全院职工与患者共同参与。

大事记

1 月 1 日，零时起取消西药药品加成，所有西药药品实施零差率销售。

1 月 6 日，市卫生计生委专家组对医院进行"进一步改善医疗服务行动"专项检查。

1 月 25 日，黄岛区委书记王建祥带队来医院进行安全生产检查。

3 月 18 日，医院内分泌科晋升为市中医药重点学科。

3 月 30 日，医院开放日活动，邀请松下集团员工来院参观学习。

4 月 8 日，医院举办"健康杯"优质护理服务技能大赛。

4 月 15 日，医院成立全区首家"卒中一体化诊治平台"。

4 月 28 日，医院成功举办第二届八段锦比赛。

5 月 10 日，医院举办"优质护理服务"情景剧表演大赛。

5 月 19 日，医院心血管科被授予青岛市"工人先锋号"荣誉称号。

6 月 13 日，医院圆满完成山东省大型中医医院巡查工作。

7 月 13 日，医院迎接全省中医住院医师规范化培训基地督导和中医药五级师承考核。

7 月 21 日，医院内分泌科晋升为山东省"十三五"中医药重点专科。

7 月 27 日，医院正式启动"乡医进修提能"培训项目。

8 月 4 日，黄岛区副区长孙大贵带队到医院进行安全生产检查。

9 月 27 日，国家中医药管理局中医药综合调研组到医院调研。

11 月 3 日，医院成功举办 2016 年中医药齐鲁行——中医药知识培训班。

11 月 16 日，医院举办首届"师生结对"护理技能大赛。

11 月 28 日，医院举办学习贯彻党的十八届六中全会精神专题党课，由医院党委书记栾福起授课。

12 月 25 日，医院王铁良工作室和李刚工作室被确认为青岛市首批引进类知名中医药专家工作室。

荣誉称号　医院先后荣获青岛市"推行协商民主强化社会责任"先进单位、黄岛区"巾帼建功"工作先进集体、第 26 届青岛国际啤酒节黄岛主会场卫生服务保障工作先进单位等称号，医院团委被授予青岛市"五四红旗团支部"称号，心血管科被评为青岛市"工人先锋号"，手术室被评为青岛市"巾帼文明岗"，产科被评为黄岛区"巾帼文明岗"，"健康彩虹——上门医疗服务"被评为 2016 年度黄岛区优秀志愿服务项目。

院　　　长：卢彦敏

党委书记：栾福起

副 院 长：王科先、丁　宁、王志余

工会主席：庄义军

院办电话：86858887　86868333

总机电话：86852750

传　　真：86867238

邮　　编：266500

网　　址：http://www.hdzyy.com.cn

E-mail：hdzyyoffice@163.com

地　　址：青岛市黄岛区海南岛路 158 号

（撰稿人：逄世丽）

青岛市黄岛区第二中医医院

概况　青岛市黄岛区第二中医医院是一所集医疗、教学、科研、预防、保健于一体的二级甲等中医医院，单位占地面积 1.2 万平方米，其中业务用房面积 1.7 万平方米。年内职工总数 593 人，其中，卫生技术人员 452 人，占职工总数的 76%；行政工勤人员 91 人，占职工总数的 15%。卫生技术人员中，高级职称 51 人、中级职称 159 人、初级职称 242 人，分别占卫生技术人员总人数的 11%、35%、54%，医生与护士之比为 0.85∶1。开放床位 500 张，设有临床科室 15 个、医技科室 6 个以及职能科室 17 个

业务工作　2016 年门诊量 112923 人次，比 2015 年增长 1%，其中，急诊 10820 人次；收治住院病人 13792 人次，比 2015 年增长 5.5%；病床使用率 88.7%，比 2015 年减少 14.5%；平均住院日 9.6 天；床位周转次数 34.5 次，比 2015 年减少 2.4 次；住院抢救危重病人 352 人次，比 2015 年减少 19 人次；手术 2648 台，比 2015 年增加 229 台；手术前后诊断符

合率 98.5%，治愈率 9.3%，好转率 89.7%，病死率 0.4%；院内感染率 0.7%；甲级病案符合率 98%。

业务收入 全年总收入 1.3598 亿元，比 2015 年增长 6%。

医疗设备更新 2016 年医院投入 1300 余万元，购入美国 GE 64 排 128 层 CT，多导睡眠监测仪，全自动血液分析仪，血栓弹力图仪，超声消毒机，口腔种植机以及各类康复仪器等各项医疗设备 108 台。

基础建设 根据医院发展规划，对医院 2 号楼进行内外墙粉刷、楼顶 SBS 防水，重新建设医院污水处理房；更换中央空调机房变频电机，对医院消防系统、治安监控系统进行升级换新。

卫生改革 继续推行公立医院改革相关政策，落实各项措施，转换管理模式，重新修订《医院管理办法》，推行公立医院收费价格改革，及时调整对接各方面工作，做好公立医院改革有关业务数据的动态监测。建立健全质量管理组织，先后出台一系列措施，开展院、科两级督查、环节和终末病历质控等工作，增强医护人员依法执业意识，强化制度管理，规范医疗行为，确保医疗质量和医疗安全，有效地减少医疗纠纷的发生。

对医疗、护理、院感等专业委员会进行调整和补充，形成以医院质量管理委员会、医院质量检查考核小组与科室质控小组为框架的三级质量监督考核体系；完善各级质量管理组织的工作制度与职责，制定考核标准，使质量管理体系"层次分明、职责清晰、权限明确、功能到位"，为医院下一步质量与安全控制工作的开展提供组织保障。加强质量安全教育与应急预案演练。各科室结合各自特点完善应急预案，定期进行应急预案培训与演练。

医疗特色 医院创新工作思路，继续加大特色专科建设力度，积极引进开展新业务新项目，着力打造专科品牌。2016 年，医院与首都医科大学附属北京同仁医院北京眼科研究所合作建立远程眼科会诊基地。通过基地项目建设可实现对病人的眼底照相进行远程阅片会诊，定期邀请国内知名眼科专家来院进行白内障超声乳化人工晶体植入术以及糖尿病视网膜病变激光治疗等。年内进行眼科手术 1002 例，其中白内障手术 868 例，糖尿病视网膜激光手术 40 例。

医院将十楼大会议室整合为康复室，引进现代化的康复设备，配备专业康复师，通过有氧训练、肌力训练等，对脑卒中、脑外伤、脊髓损伤、周围神经损伤等神经疾病以及各种类型的骨关节炎、颈椎病、肩周炎、腰腿痛和关节损伤后功能障碍、运动创伤、风湿和类风湿性关节炎、关节置换术后等骨关节疾病康复。

微创手术日渐成熟，外一科相继开展腹腔镜胆囊、阑尾取出术，腹腔镜输尿管肿瘤切除术，后腹腔镜输尿管结石取出术，输尿管镜碎石术，胆道镜肝内外胆管取石术；外二科在 C 形臂引导下微创闭合复位应用 PFNA 治疗老年股骨粗隆间骨折，微创治疗四肢骨折，微创小切口行髋关节股骨头及全髋置换术，微创通道下腰椎间盘突出髓核摘除术，负压吸引术，治疗各种复杂难愈性创面；外三科成功开展椎间孔镜微创治疗腰椎间盘突出症，中西医结合治疗下肢深静脉血栓、血栓静脉炎、静脉性溃疡并取得良好效果；妇产科开展宫腔镜下电切治疗肌壁间肌瘤。

拓展传统中医手法的新疗法，针灸推拿科积极开展穴位埋线疗法、浮针疗法、推拿配合长针透刺加刃针节点刺络疗法、针刺治疗黄褐斑、乳腺小叶增生等疗法取得一定成绩。2016 年，医院针灸科被列为山东省"十三五"中医药重点专科建设单位。

科研工作 医院加强与上级医院的学术交流，自主立项"加减小续命汤治疗急性进展性缺血性中风的临床观察"，获得山东省中医药科技发展计划项目。不断优化优势病种，定期进行疗效分析总结，临床疗效不断提升。2016 年发表各类论文 40 余篇。

继续教育 2016 年医院组织业务骨干进行医疗技能培训 42 次，院感专项培训 28 次，护理人员知识、技能培训 24 次。医院选派 5 名医生到北京等地上级医院进修学习，选派 8 名医生参加省五级师承培训，进一步提高医务人员专业技术能力。年内组织 8 名护理骨干前往青大附院 ICU 进修学习，选派 3 名专科护士学习 PICC、血液透析、手术室知识，2 名护士长参加青岛市护理学会举办的第五期"雏鹰"项目培训班，提升护理管理水平；同时派人到上级急救中心学习气管插管、心肺复苏、电除颤、急救止血技术，学成归来人员认真带教，提高医院整体急救能力。

全年共组织开办"常用中医护理技术操作"、"临床合理用药"、"医院感染防控知识"及"中医基础理论培训"4 期继续教育项目，累计培训 1800 余人次。2016 年邀请北京、济南、青岛等地的医学专家来院带教讲学 22 人次，其中邀请中国中医科学院北京广安门医院和北京中医药大学东直门医院专家来院坐诊，带教查房和手术 6 次，有效促进医院学科水平的提升。

信息化建设 2016 年按照"统一规划、分步实施"的模式，医院基本完成信息系统集成平台、中心机房系统、HIS、EMR、LIS、PACS、质控、教学管理平台、物流管理、体检管理系统、电子图书馆、网络杀毒软件、桌面行为管理、网络管理平台、医院门户网站、微信公众号、自助挂号缴费平台、多媒体综合查询等系统的建设。

作为黄岛西区第一家在青岛市居民健康信息服务平台上线的医院，居民可借助诊疗卡、身份证、社保卡等介质，实现线上健康信息平台和线下智慧医院的协同共享，实现诊疗间的"零距离"，感受到"互联网＋"带来的高效、便捷。

精神文明建设 为让患者得到全方位的服务，进一步完善出院患者回访制度，将出院患者回访工作作为临床质控检查的重要内容。年内发放满意度评议表12413份，与患者及家属谈话4576例，满意度不断提高。

2016年，医院组织52名医护工作人员成立"基层医护帮"，定期走进村居巡回开展健康扶贫工作。按照规范要求，全面落实各项公共卫生工作。年内发放13种健康宣传资料7.5万份，制作宣传栏433期，举办健康教育讲座264次，制作宣传横幅120条，播放音像资料9种720次，举办面向公众的健康教育活动9次，新建居民健康档案4867份，管理高血压患者7207人、糖尿病患者2555人、辖区内重性精神疾病患者271人，老年人健康查体6658人，并按时完成1.2万中小学生的健康查体工作，完成适龄学生牙齿窝沟封闭2790颗，早期龋齿填充33颗，并对941名学生做涂氟防龋，确保窝沟封闭防龋项目的顺利完成。为1093名低保老人进行口腔筛查，完成40余颗义齿安装。

大事记

1月28日，成立"基层医护帮"，定期开展精准扶贫工作。

3月18日，康复科被青岛市卫生和计划生育委员会列为2016年青岛市中医药重点学科C类。

3月31日，与北京同仁医院眼科研究所合作建立眼科远程会诊中心，开展白内障复明工程。

4月19日，医院信息化系统全面上线。

4月27日，滨州市惠民县卫生和计划生育局、人力资源和社会保障局赴黄岛区观摩学习医养结合工作，区第二中医医院承担汇报任务。

7月21日，针灸科被山东省卫生和计划生育委员会和山东省中医药管理局列为山东省"十三五"中医药重点专科建设单位。

8月3日，枣矿集团所属3家三甲、二甲医院院长专程赴区第二中医医院考察学习"医养结合"管理运作模式。

8月29日，召开全院党员大会，进行基层党组织换届选举。根据换届选举结果，经中共青岛市黄岛区卫生和计划生育局委员会会议研究决定，王兆凯、逄余三、周茂鲁、丁海升、张守亮、张腊梅、于坤旭当选为新一届中共青岛市黄岛区第二中医医院委员会委员，王兆凯为书记，逄余三为副书记；丁海升、徐世红、徐冬梅、石永红、郑志轩当选为新一届中共青岛市黄岛区第二中医医院纪律检查委员会委员，丁海升为书记。

10月20日，青岛市居民健康信息服务平台正式上线运行。

荣誉称号 2016年，医院再次荣获"青岛市文明单位标兵"称号。

党委书记、院长：王兆凯

党委副书记：逄余三

副　院　长：逄余三、周茂鲁、丁海升

院办电话：88181110　88192806

传真号码：88181110

电子信箱：hdqdezyyy@163.com

邮政编码：266400

地　　　址：青岛市黄岛区中原街333号

（撰稿人：仲维玮）

青岛市黄岛区第二人民医院

概况 黄岛区第二人民医院是一所集医疗、教学、科研、预防、保健、康复、社区公共卫生服务于一体的二级甲等医院，是潍坊医学院教学医院，是青岛市眼部疾病治疗研究专家工作站、青岛市骨科专家工作站、青岛市介入超声专家工作站。医院占地面积53408.62平方米，业务用房建筑面积15200平方米。年内职工574人，其中，卫生技术人员475人，占职工总数的83%；行政工勤人员38人，占职工总数的6%。卫生技术人员中，高、中、初级职称人数分别是55、172、248人。专业技术人员分别占11.6%、36.2%和52.2%，医生与护士之比为1∶1.22。设职能科室21个、临床科室17个、医技科室5个。

业务工作 全年门诊量175656人次，其中急诊30336人次，门诊人次比2015年增长21.8%；病床使用率比2015年增长10.6%；床位周转次数51.4次，病床周转率比2015年增长3.2%；入院与出院诊断符合率99%；手术前后诊断符合率96%，抢救危重病人450人次，抢救成功率92%；治愈率19.6%；好转率

78.8%;病死率 0.6%;院内感染率 0.6%;甲级病案符合率 92%。

业务收入 2016 年业务收入比 2015 年增长 30.65%。

固定资产 全年固定资产总值 11092 万元,比 2015 年上升 2.51%。

医疗设备更新 年内新增二氧化碳激光治疗仪、多导呼吸睡眠监测仪、低温等离子多功能手术仪、听觉脑干诱发电位及隔音屏蔽室、眼科手术显微镜、玻切机(玻璃体视网膜手术系统)、YAG 激光治疗仪、532 激光治疗仪及激光光纤、麻醉监护仪、呼吸机、二维矩阵调强验证系统等 30 余台设备。

基础建设 医院加强基础设施建设,建造内三科病房、直线加速器机房;将医院东侧与车轮山路建设围墙,并对围墙内侧和医院南门进行绿化;对手术室、病理室、血站及其他临床科室的用房进行改建,缓解医院用房紧张,为病人提供良好的就医环境。

卫生改革 医院自 2013 年 2 月 1 日起实行药品零差率销售,2016 年人均住院费用比 2015 年同期增长 24.89%,人均门诊费用同期增长 1.92%,药占比比同期下降 2.25%。基本医疗保险报销比例 2016 年比 2015 年增长 3%。

医疗特色 按照"院有重点、科有特色、人有专长"的办院思路,确定骨科(脊柱关节、创伤)、眼科、神经外科、神经内科、心内科、肛肠外科、泌尿外科、妇产科、手外科、超声介入治疗、鼻窦镜诊治、内镜检查治疗等重点发展的特色科室或专业,鼻窦镜诊治是青岛市特色专科门诊。

科研工作 经鉴定科研课题"超声引导锥形套管针穿刺在心脏压塞救治中的应用",2016 年科技评价为国内领先水平,并荣获山东省职工创新三等奖;"老年髋关节置换患者围手术期急性低血压与术后认知障碍的相关性研究",2016 年科技评价为国内先进水平;"术前口服碳水化合物对结直肠癌患者 GLP-1 和 GAS 影响临床研究",2016 年科技评价为国内领先水平。"凋亡相关基因 PDCD5 在新生儿缺氧缺血性脑病中表达的研究",2015 年科技评价为国内先进水平。"NRS2002 在胃癌患者营养评估和营养支持临床应用及预后的多因素分析",2016 年荣获黄岛区科技进步奖三等奖。"干扰 HOXA5 基因表达能够抑制胶质瘤细胞增殖及迁移侵袭",2016 年荣获黄岛区科技进步奖三等奖。"子宫输卵管四维超声造影在不孕症诊断中的应用研究",2016 年荣获青岛市职工优秀技术创新成果。"Lp-PLA2 与冠脉斑块稳定性的关系及不同剂量的瑞舒伐他汀对其浓度的影响",2016 年荣获黄岛区科技进步奖三等奖。2016 年发表论文 41 篇,其中核心期刊 1 篇,非核心期刊 40 篇,出版论著 4 部,获专利 1 个。2016 年 10 月份科教科迎接青岛市卫计委科教处专家组对 2014、2015 年评审的青岛市医疗卫生优秀人才建设(优秀青年医学人才刘鹏、李伟)进行届终评估,得到专家组对人才建设工作的肯定。

继续教育 科室学科带头人及业务技术骨干参加省级外出学习培训 2 人次。加强业务学习,狠抓"三基三严"。2016 年安排业务讲座 20 个课题,授课 40 课时,约有 1700 人次参加培训。2016 年派出 3 名医师到上级医院进修学习,外派 2 名医师继续到青岛市市立医院进行住院医师规范化培训。2016 年接收实习生 9 名,并进行实习生岗前教育。2016 年医院被黄岛区卫计局定为"乡医提能培训基地",对辖区内 15 名乡村医生进行为期 30 天的内科、中医、公共卫生等相关专业培训,乡医全部通过结业考试,圆满完成培训任务。

精神文明建设 开展医院"两学一做"学习教育活动及"我们都是新区人"融合发展大讨论活动,以支部为单位,以"三会一课"等党的组织生活为基本形式,制定学习计划,明确学习的重点和内容,及时整理学习文字、影像资料,做到学有记录、学有成效。医院党委和各支部召开以"讲党性、讲纪律、明规矩"为主题的组织生活会,按照民主评议党员的要求,开展民主评议党员活动。开展"群众满意度提升攻坚月"活动,多项举措提升群众满意度。深入开展"道德讲堂"活动,对道德讲堂教室进行设计改建,创建浓厚教育氛围。认真开展创建文明城市工作,强化医院卫生环境管理,及时维护各种标识,加强对窗口服务人员的管理培训,针对窗口服务人员的服务意识及业务流程等方面进行培训辅导,根据就诊人数,灵活开放服务窗口,努力使群众在得到细致温馨服务的同时,缩短窗口等待时间,要求医务人员按规定进行着装,佩戴工号,衣帽整洁,并对其进行不定期抽查,努力维护医务人员良好的社会形象,加强医德医风建设。开展"我们的节日"文化活动,深化精神文明建设。

大事记

1 月 13 日,召开三届三次职代会,调整风险性绩效工资。

3 月 9 日,黄岛区第二人民医院二期综合病房楼建设项目列入《2016 年黄岛区基础设施和社会公益性项目固定资产投资计划》(青西新管发〔2016〕8

号),并经青岛市黄岛区第一届人民代表大会第四次会议审议通过。

3月16日～4月26日,顺利完成2015年度岗位(职称)竞聘工作。聘任各级各类岗位共311人。完成隐珠街道社区卫生服务中心8人的聘任工作。

4月28日,召开三届四次职代会,对拟竞聘2016年度专业技术人员进行测评。

8月30日,完成党委换届工作。产生新一届中国共产党青岛市黄岛区第二人民医院委员会和中国共产党青岛市黄岛区第二人民医院纪律检查委员会。

10月,迎接青岛市卫生计生委科教处专家组对2014、2015年评审的青岛市医疗卫生优秀人才(优秀青年医学人才刘鹏、李伟)进行届终评估,得到专家组对人才建设工作的肯定。

11月10日,迎接青岛市卫生计生委医政管理年终检查,并在检查工作中获得专家组的好评。

荣誉称号 医院荣获"省级文明单位"、山东省档案工作科学化管理先进单位称号。

院　　长:许传辉
党委书记、副院长:刘思新
副　院　长:臧乃谅、周雷升
院长助理:周庆亮
院办电话:85165110　85165306
传真号码:85165110
电子信箱:jnskfqyy@163.com
邮政编码:266400
地　　址:黄岛区双珠路205号

(撰稿人:逄境龙)

青岛市黄岛区妇幼保健
计划生育服务一中心

概况 黄岛区妇幼保健计划生育服务一中心(黄岛区妇幼保健院)是一所集保健、医疗、计划生育技术服务于一体的专科医院,国家一级甲等妇幼保健院。占地面积15553平方米,业务用房建筑面积16482平方米。年内职工总数236人,其中,卫生技术人员191人,占职工总数的80.93%;行政工勤人员14人,占职工总数的5.30%。卫生技术人员中,高级职称15人,中级职称65人,初级职称101人,分别占7.85%、34.03%、52.88%。设住院床位120张,设有职能科室8个、临床科室8个、医技科室4个。

业务工作 2016年完成门诊185525人次,比2015年增长21.37%;其中急诊4076人次,比2015

年增长58.42%。收住院病人5806人次,比2015年增长32.71%;床位使用率79.30%,比2015年增长28.60%;床位周转次数57.9次,比2015年增长32.12%;入院与出院诊断符合率100%,手术前后诊断符合率100%,治愈率90.30%,好转率8.30%,院内感染率为0。

业务收入 2016年全年总收入7273.88万元,比2015年增长46.76%。

固定资产 2016年固定资产总值达2669.25万元(定值),比2015年下降3.30%。

医疗设备更新 2016年新增添彩超、钼靶、自凝刀、麻醉机、呼吸机等各1套。

基础建设 统一装修康复训练中心,由原来分布在两座楼上统一转到综合楼六楼,面积达540平方米,分设PT室、OT室、感觉统合训练室等,推进训练儿童统一管理,改善康复服务条件;对泳疗间进行房屋调整、装修,对门诊楼、病房楼进行门窗更换等。

医疗特色 坚持"以保健为中心、以保障生殖健康为目的,保健与临床相结合,面向群体、面向基层和预防为主"的妇幼卫生工作方针,具有公共卫生性质、不以营利为目的的公益性事业。按照妇女儿童全生命周期和三级预防的理念,以一级和二级预防为重点,为妇女儿童提供保健服务。以孕产保健、儿童保健、妇女保健和计划生育服务"四大部"为中心,以必要的临床诊疗技术为支撑,提供妇幼健康服务。

科研工作 科研项目4项,其中省部级1项、地市级2项、黄岛区1项。获得青岛市科技进步奖1项,黄岛区科技进步奖1项。获发明专利3项,实用新型专利4项,出版论著4部,发表国内论文28篇。

继续教育 积极组织开展多层次、多形式的继续医学教育活动,有计划有组织地开展全员医疗卫生法律、法规、规章的培训,每月进行业务学习,注重专科人才的培养,积极选送卫生专业技术人员到上级医疗单位进修学习或参加短期培训。2016年医院职工积极参加各种形式的继续医学教育,卫生技术人员参加继续医学教育覆盖率达100%,年度学分达标率达到100%,"三基"培训考核合格率达100%。

精神文明建设 加强党建,牢牢把握医院发展的正确方向,深入开展"两学一做"学习教育和"我们都是新区人"融合发展大讨论、党的十八届六中全会精神学习等系列活动;组织职工深入学习政治理论和党的方针政策,不断加强思想道德教育和医德医风教育;开展职工普法教育和宣传,组织科级以上干部廉政学习并参加上机考试,合格率100%;持续开展群众满意度提升活动,开展"创满意服务、交满意朋友"活动,切实让人民群众满意。

大事记

1月18日,单位被评为青岛市文明单位。

4月26日,山东省重大公共卫生服务妇幼项目绩效考核组郑世存一行6人,在青岛市卫计委妇幼处处长杨晶的陪同下进行督导检查。

6月1日,单位经审核正式获批成为中国宫颈癌防治工程定点医院。

10月9日,完成党组织换届工作,成立党总支,建立行政后勤、临床、医技、老干部四个党支部。

荣誉称号　2016年7月9日,单位健康成长QC小组、消毒供应中心团结QC小组分别获得QC成果发表二等奖、三等奖;儿童保健科、器械清洗质控班组获得2016年青岛市质量信得过班组称号。

党总支书记、主任:贾　晓
党总支副书记:王立港
副　主　任:魏本荣、王立港
办公电话:86163065　86176363
传真号码:86176333
电子信箱:jnfby@163.com
邮政编码:266400
地　　址:黄岛区东楼路168号

(撰稿人:纪　青)

青岛市黄岛区第三人民医院

概况　黄岛区第三人民医院占地面积46614.7平方米,建筑面积11100平方米,业务用房7455平方米。年内职工总数358人,其中,卫生技术人员283人,占职工总数的79.05%;行政工勤人员数75人,占职工总数的20.95%。卫生技术人员中,高级职称10人,中级职称56人,初级职称217人,分别占卫生技术人员总数的3.53%、19.79%和76.68%;医生80人,护士146人,其他医技人员57人。医院设置床位499张。设有党政办公室、医务科、护理部等职能科室14个;内科、外科、中医科、妇产科等临床科室11个和放射科、检验科等医技科室8个。

业务工作　2016年,医院门诊量为21.22万人次,比2015年增长29.26%;急诊2127人次,比2015年减少2.69%;收住院病人1.28万人次,比2015年减少2.15%;床位使用率73.96%;床位周转次数40.58次;手术前后诊断符合率99%;甲级病案符合率达96%。

业务收入　全年业务收入4515万元,比2015年同比增长3%。

固定资产　固定资产总值5991.09万元,比2015年增长10.6%。

医疗设备更新　医院先后投资340万元购置飞利浦Q7彩超、经颅多普勒机、放射影像工作站、动态心电图机、便携式彩色B超、神经刺激仪、婴幼儿听筛仪等仪器设备。

基础建设　由医院投资对泊里镇的25处村卫生室进行修缮。

卫生改革　深入开展"两学一做"活动,领导班子带头"亮身份",密切联系群众,接受群众监督和评议。成立医院质量与安全管理委员会,下设14个管理委员会,负责全院医疗质量的整体把控和全面提升。落实国家基本药物制度,完善药品领域规章制度,促进抗生素等药品合理应用。加强医疗联合体建设,完善分级诊疗模式。精准靶向健康扶贫,开展巡回医疗服务和个性化上门访视服务。组建慢病全程健康管理团队,进村入户施行亲情服务。开展临床路径和日间手术,规范诊疗行为,减轻群众就医负担。办理门诊大病,实行单病种限费,稳定乡村医生队伍建设,提升公共卫生服务能力,建立居民健康档案,做好预防接种和老年人健康管理工作,将健康教育融入基本公共卫生服务项目中。设立一站式服务中心,为患者提供就医一站式服务,全面提升患者满意度。

医疗特色　医院积极进行人才引进和培养工作,国医馆(中医科)引入银质针、小针刀、浮针疗法等国内领先的疼痛治疗技术。对颈椎病、腰椎间突出症、腰背肌筋膜炎、膝关节炎、肩周炎等软组织损伤疾病,具有见效快、治疗时间短、费用低等优点。

在内科、外科、妇产科、五官科、中医科实施脑梗死、脑卒中、冠心病、慢阻肺、阑尾炎、腹股沟斜疝、子宫肌瘤、卵巢囊肿、白内障、翼状胬肉切除术、筋膜炎、腰椎间盘突出症等23种疾病的临床路径管理。

科研工作　出版《超声诊断与临床应用》等著作2部,发表《中医和解法理论治疗急性胃肠炎的疗效观察》等论文7篇。

继续教育　2016年,选派5名全科医师到上级医院进行规范化培训学习;派出人员参加各类短期培训班、研讨会100余人次。

精神文明建设　以"创建人民满意的医疗卫生机构""服务大功能区　建设全新医院"为契机,通过组织"医院开放日""出院病人电话追踪随访""健康村村行""领导班子亮身份"和推广使用文明用语等活动,不断优化服务环境,改善服务态度,社会满意度不断提高。完善院务公开制度。推进人性化服务,实施亲情服务零距离的优质护理模式。建立健全患者投诉处理机制,设立"投诉意见箱"和公开医院的监督电话,及时受理、解决患者投诉。通过医院网站及时发布医院的各项信息。

大事记

7月26日,中英"加强循证决策,助力慢病管理"项目组莅临医院进行调研。国家卫生计生委发展研究中心评估室主任赵琨、助理研究员郭武栋,青岛市卫生计生委副主任魏仁敏出席此次调研活动。

8月26日,国家卫生计生委新农合研究中心主任王早立一行来医院进行慢病调研。

8月31日,经青岛市黄岛区机构编制委员会批准,黄岛区泊里中心卫生院(挂区人民医院泊里分院牌子)名称变更为黄岛区第三人民医院。

11月2日,区政协主席王谊,副主席王世锋、刘淑岚、魏东奎,党组成员赵吉斌等一行21人,在副区长唐旭艳及局领导陪同下来医院视察国医馆建设情况。

党总支书记、院长:许学兵
副　院　长:宋金刚
副　院　长:冯文宏
副　院　长:张　良
院办电话:84181063
传真号码:84183801
电子信箱:plyybgs@163.com
邮政编码:266409
地　　址:青岛市黄岛区泊里镇泊里二路429号

(撰稿人:夏文毅)

青岛市黄岛区卫生计生综合监督执法局

概况　黄岛区卫生计生综合监督执法局年内职工总数43人,其中,卫生技术人员21人,占职工总数的49%;行政工勤人员16人,占职工总数的37%;其他人员6人,占职工总数14%。卫生技术人员中,高级职称5人,中级职称12人,初级职称4人,分别占卫生专业技术人员总数的24%、57%、19%。

业务工作　完善体系强化执法根基。加强与编办、财政、人力资源和社会保障等部门沟通,加快推进卫生监督和计划生育机构、职责、人员整合,2016年11月28日,举行青岛市黄岛区卫生计生综合监督执法局揭牌仪式,初步建立较完善的区、镇(街道)、村"两级三层"综合监督体系。积极推行"双随机"抽查工作,印发《2016年黄岛区卫生监督双随机抽查工作方案》,落实行政许可和行政处罚"双公示"制度,逐步推进对行政许可和行政处罚事项通过卫生计生行政部门或监督机构网站等渠道进行公开、公示,自觉接受社会监督。

"数字卫监"实现阳光执法。开通黄岛区卫生计生综合监督执法局网站,及时公布辖区监管单位的监督检查信息、工作动态、通知公告、投诉举报等。建立健全行政执法全过程记录制度,年内新购置执法记录仪21台,达到一线执法人员人手一台,实现对行政执法的全过程记录。推广使用移动执法终端,以执法科室为单元配备执法记录仪和蓝牙打印机等配套设备,实现现场移动执法,做到法律法规的无线实时查询、行政执法文书现场打印。全力打造基于"二维码"的卫生监督信息公示系统,利用现代信息技术,创新监管模式,通过"二维码"扫描让群众直接进入黄岛区卫生计生综合监督网站,实时浏览监管信息,全力打造"数字卫监"。制作打击非法行医、打击非法美容、饮用水安全等7个动画短片,在黄岛区电视台循环播放,营造打击违法行为的良好氛围。

"星级风险管理"创新社会办医疗机构监管新模式。探索性提出"社会办医疗机构星级风险管理"模式,于2016年1月14日召开社会办医疗机构星级风险管理动员大会,全面启动社会办医疗机构星级风险管理工作。按照"星级化评定、信息化助推、长效化监管"的思路,对辖区医疗机构依法执业、人员资质等方面进行现场评定星级,并通过挂牌公示,网站、微信公示等方式激励引导医疗机构依法执业,畅通群众获取医疗安全信息的渠道。评出五星级医疗机构3家,四星级19家,三星级4家,二星级1家。

创新培训模式提升监督执法队伍能力。上下联动"四步法"实训,提升基层执法服务能力。对辖区内工作站分3批,采取强化执法理论基本功、文书书写基本功、现场执法基本功、信息录入基本功的"四步法"实训。加强卫生监督业务知识培训,采取专题培训、以会代训的方式,对卫生监督员进行生活饮用水、餐饮具集中消毒、学校卫生等方面的卫生监督知识培训。加强管理相对人的培训。组织辖区内相关单位先后举办职业健康查体机构、放射诊疗机构、病原微生物实验室、寨卡病毒、消毒隔离、麻疹疫情处置等7次培训活动,培训人员累计500余人次。

落实监管职责打击违法行为。采取统一部署,区镇联动的方式,分阶段开展社会办医疗机构专项整治、一级医疗机构依法执业专项整治、推拿按摩场所专项整治、疫苗使用管理专项检查、传染病防控专项检查、住宿业消费市场专项整治、集中式供水抽检、放射诊疗机构调查摸底等多项活动，监督检查各类监管单位 18000 余单位次，立案 304 起，其中一般程序 72 起、简易程序 232 起，其中罚款 5 万元以上的大案 2 起、移交公安机关的 3 起，受理咨询及投诉举报 78 起，所有投诉举报均查明落实并及时反馈投诉人，其中对投诉举报情况属实、调查发现存在违法行为的单位依法给予行政处罚。

大事记

11 月 28 日，按照区编办整合卫生监督与计划生育行政执法职责要求，撤销区卫生和计划生育局卫生监督所、区人口和计划生育执法监察大队，组建区卫生计生综合监督执法局，为区卫生和计划生育局所属的副局级财政拨款事业单位，配备事业编制 44 名，设局长 1 名、副局长 3 名，内设综合科、法制稽查科、审核审批科、医疗机构监督科、公共场所监督科、传染病防治与职业卫生科、计划生育监督科等 7 个科室（正科级），设科长 7 名，副科长 6 名，主要负责集中行使公共卫生、医疗卫生、计划生育等综合监督执法工作。

局长、党总支副书记：赵甫明
党总支书记：薛焕欣
副 局 长：张洪岩、张振双、丁世伟、李金星
办公室电话：86162830
传真号码：86162830
电子信箱：hdqwsjsjwsjds@163.com
邮政编码：266400
地 址：黄岛区灵山湾路 2380 号

（撰稿人：陈 刚）

青岛市黄岛区疾病预防控制中心

概况 黄岛区疾病预防控制中心是黄岛区卫生和计划生育局下属副处级全额卫生事业单位，是全区疾病预防控制工作的技术指导中心和技术服务中心。中心占地 10202 平方米，建筑面积 8523 平方米。中心编制 95 人，现有在职编内职工 94 人，合同制职工 40 人，设有办公室、总务财务科、传染病预防控制科、慢性病预防控制科、卫生监测科、免疫规划科、健康体检科、健康教育科、检验科、学校卫生科、公共卫生指导科 11 个科室，是山东大学卫生研究基地和济宁医学院教学基地。

传染病防治与卫生应急工作 巩固健全区、镇、村三级疫情报告网络。2016 年黄岛区共报告传染病

5462 例。全区腹泻病门诊开诊率 100%，"三热"病人未筛查出疟疾病例。开展"四害"密度和消毒质量监测工作，监测报告率 100%。对高危人群进行 HIV 抗体和梅毒检测并开展门诊、术前艾滋病筛查工作。完成碘盐监测，合格碘盐食用率为 94.67%。根据全国出血热监测项目的要求，进行人间及鼠间监测。开展发热伴血小板减少综合征防治、恙虫病防治及布病监测、症候群监测等工作。

免疫规划工作 黄岛区开展预防接种规范管理专项活动，印发《黄岛区卫计局关于在全区范围内开展预防接种规范管理专项活动的通知》《关于印发〈黄岛区预防接种规范管理专项活动考核评估方案〉的通知》等文件。组织召开预防接种规范管理综合培训班，各预防接种单位相关人员参加培训。2016 年 8 月 23～26 日，黄岛区卫生计生局组织黄岛区疾控中心工作人员对全区 25 处接种门诊科学发展考核工作和规范管理专项活动开展情况进行督导检查，检查结束后将相关情况进行通报。黄岛区卫生计生局、区总工会主办，区疾控中心承办的黄岛区免疫预防工作岗位技能竞赛活动顺利开展，并选拔代表队参加青岛市免疫预防工作岗位技能竞赛，荣获团队三等奖的好成绩。组织开展入托入学接种证查验补种、每季度查漏补种、大中专院校新生麻疹补充免疫、8 月龄～6 岁儿童含麻疹成分疫苗查漏补种等活动，不断提高适龄人群疫苗接种率。免费为适龄儿童接种第 1 剂次 IPV 疫苗和 2 剂次水痘疫苗，接种率达 95% 以上。顺利完成三价脊灰减毒活疫苗的回收转换工作。印发 7 期科学发展考核"八苗"全程接种率及麻疹类疫苗接种及时率情况通报，及时督促各预防接种门诊通过查漏补种工作切实提高接种率和接种及时率，全区顺利完成科学发展考核指标工作任务。

慢病监测工作 慢病监测报告网络得到进一步完善，通过网络监测直报系统共报告死因、肿瘤、伤害、心脑血管病报告卡 18996 张，并及时完成各类监测的分析报告；按照全国死因漏报调查方案要求，开展死因监测漏报调查工作；继续推进医疗机构院内 HIS 系统与慢病监测信息管理系统数据对接；联合区食药局、区商务局、区教体局、区妇联等相关单位，开展"减盐防控高血压百日行动"的活动；根据中国疾病预防控制中心要求，开展首届"万步有约"职业人群健步走激励大奖赛；"全民健康生活 健行齐鲁大地"暨首届青岛市职业人群万人健步走激励大赛在全区举行；根据《国家卫生计生委关于开展国家慢性病综合防控示范区第三方评估的通知》，国家项目评估组对

黄岛区慢性病综合防控示范区进行第三方评估;为促进全区慢病防治工作发展提供科技支撑,充分发挥山东大学公卫学院专家的作用,成立了青岛市慢性病防治专家工作站;完成黄岛区民生科技项目高血压、糖尿病等慢性病项目调查评估,并提报《青岛市黄岛区科技项目结题验收报告》。

健康教育工作 完善健康支持环境。保持黄岛区疾病预防控制中心(东区)内健康教育基地的使用,全年接待学校、企业及社区居民 2000 余人进行参观;对东、西区两处健康主题公园,两处健康知识一条街,三处健康步行道的宣传栏根据季节不同及群众所需对内容进行及时更换。健康促进工作采取"五个结合"的方式,即健康促进与爱国卫生运动相结合,健康促进与计划生育工作相结合,健康促进与科普宣传相结合,健康促进与农民教育相结合,健康促进与文体活动相结合。组织全区开展各种防病宣传活动 240 余次,讲座 4100 余场,出动健康教育专兼职人员及宣讲团专家 2700 余人次,发放健康教育宣传材料 150 余万份,开通官方微信、微博发布信息 2400 余条,群众点击阅读量 1001.7 万次。加强日常宣传和宣传日宣传结合开展,并加大传统媒体和新兴媒体的宣传力度。与黄岛电台合办《相约健康》栏目,每周 5 期;在黄岛电视台设立《健康早班车》专题栏目,对慢病、传染病、免疫规划、艾滋病等多项内容进行宣传报道。充分发挥自媒体作用,开通单位微信公众号,及时上传防病知识。创新传播方式,原创防艾微电影《爱·重来》,获得国家卫生计生委、中国人口文化促进会与中国广播电影电视社会组织联合会电视文艺工作委员会联合举办第三届全国卫生计生系统优秀广播影视作品征集活动优秀奖。

卫生监测工作 根据国家和省农村饮用水水质卫生监测方案开展饮用水检测调查工作。对全区 5 个乡镇的农村生活饮用水及学校自备水源情况进行调查,枯水期、丰水期共采集水样 40 份,分析项目 1400 项。根据《2016 年山东省农村饮水安全工程水质卫生监测方案》的要求,对黄岛区城区 14 个市政供水点进行水质检测工作,枯水期、丰水期、第四季度采集水样 42 份,分析项目 1470 项。完成学生常见病防治、学生健康教育和学校环境检测工作,完成 2016 年度全区 154217 名中小学生健康查体工作,全区中小学生的健康体检完成率达 100%。为保障东亚海洋论坛黄岛论坛、第 26 届啤酒节、大数据论坛等几大节会的顺利召开,制定全区 2016 年度的公共场所主动监测计划,并按计划要求对全区所有星级酒店进行主动检测工作。

业务收入 中心 2016 年业务收入(上缴专户非税收入)1420.55 万元,比 2015 年减少 26.3%。2016 年全年财政拨款 3832 万元,比 2015 年增长 3.9%。

固定资产 2016 年固定资产总值 2214.51 万元,比 2015 年增长 0.8%。

基础建设 公共卫生中心建设已列入政府实事,占地面积 8400 平方米,建筑面积 19200 平方米,预计 2018 年投入使用。

精神文明建设 黄岛区疾病预防控制中心以"防控疾病、促进健康"为目标,紧紧围绕服务质量和水平提升工作,统一认识,打牢思想基础,不断加强中心精神文明建设工作,不断强化中心学习意识、服务意识、奉献意识、创新意识,抓好载体建设,不断总结经验,推介典型,把精神文明建设贯穿疾控事业发展的全过程,不断提高职业道德素质和职业技能,为新区人民的身体健康和新区经济建设作出贡献。

大事记

4 月 26 日,青岛市慢性病防治专家工作站专家入站仪式在黄岛区疾病预防控制中心举行。

4 月 5 日,黄岛区召开艾滋病综合防治示范区创建工作会议。

7 月 28 日,国家卫生计生委疾病预防控制局副巡视员孙新华与中国疾控中心性病艾滋病防治中心主任刘慧、宋炜路一行到黄岛区视察指导艾滋病防控工作,并观看艾滋病预防微电影《爱·重来》。

荣誉称号 2016 年荣获"全省地方病防治工作先进集体"、"山东省慢性非传染性疾病防制工作先进集体""2016 年度全省健康教育宣传工作先进集体"、"青岛市文明单位"等称号。

中心主任:韩福俊
中心党总支书记:李凤芝
中心副主任:张振堂、孟兆海、蒋兴海
中心办公室电话:86163110
传　　真:86164226
电子邮箱:hdqcdc@126.com
邮政编码:266400
地　　址:黄岛区灵山湾路 2380 号

(撰稿人:柴方超)

青岛市黄岛区妇幼保健
计划生育服务二中心

概况 黄岛区妇幼保健计划生育服务二中心占

地面积 3392.13 平方米,其中业务用房面积 3392.13 平方米。现有在职职工 25 人,其中,卫生技术人员 22 人,占在职职工的 88%;行政工勤人员 3 人,占在职职工的 12%。卫生技术人员中,高、中、初级技术职称分别为 4 人、7 人和 11 人,分别占 18.2%、31.8% 和 50%。设有一级业务科室 3 个(包括妇女保健部、儿童保健部、计划生育服务部),其他辅助性科室 8 个。

业务工作 2016 年完成门诊量 18.6 万人次,孕产妇系统管理率 94.25%,早孕建册率 96.89%,围产儿死亡率 2.19‰,新生儿疾病筛查率 98.16%,新生儿听力筛查率为 98.06%,2016 年门诊工作量比 2015 年上升 58.6%。

业务收入 业务收入 1666 万元,比 2015 年增长 39%。

固定资产 固定资产总值 2560 万元,比 2015 年增长 12%。

医疗设备更新 年内新增添的大型医疗设备有盆底生物刺激治疗仪。

医疗特色 在青岛市首先实施高龄妇女再生育促进工程。国家"全面两孩"政策实施以来,二中心同步在全区开展高龄再生育促进门诊,针对高龄人群需求制订高龄育龄夫妇专业诊疗流程,综合多项检查,评估卵巢、子宫等多个器官功能,并根据检查结果制定合理的诊疗方案。该门诊开展以来已为 4000 余人次高龄夫妇进行诊治,成功受孕 380 余例,其中,50 岁以上 2 例(其中 1 例怀双胞胎),40～50 岁 116 例。高龄促孕成功率高于国家平均水平 7.8 个百分点。吸引青岛市及潍坊、日照、临沂、威海等周边地区众多高龄夫妇前来就诊。率先开展母乳营养分析项目。母乳是婴儿成长所需的最自然、最安全、最方便、最经济实惠的天然食物,它含有婴儿成长所需的营养和抗体。为判断母乳质量,二中心购置了母乳分析仪,重点检测母乳中的矿物质、蛋白质、脂肪、乳糖以及水分等含量,通过结果分析,判断婴儿营养摄入的各项指标是否充足,为母亲的膳食及辅食添加提供参考依据。该项目开展以来,2016 年进行母乳分析 4837 人次,为幼儿提供科学的喂养指导。实施高龄产后康复工作,对产后 42 天产妇及中老年妇女进行盆底检查评估,明确盆底功能分级,对症采取生物电刺激、盆底肌训练等治疗方式,防止盆底功能障碍性疾病的发生。2016 年,对 500 余名盆底功能障碍女性进行治疗。开展深部理疗项目,主要用于女性盆腔慢性炎症辅助治疗。开展产后急性乳腺炎治疗解决哺乳期妇女药物治疗受限的难题。儿童身高与骨龄。率先在全区开展身高管理与促进门诊,专门对身高发育不达标、不理想的儿童进行专项管理与监测,通过生长指标、营养分析、骨龄分析等提供个性化的指导、定期监测跟踪,及时给予科学干预,为儿童身高生长保驾护航。2016 年对 100 多名儿童进行身高管理,近 40 名儿童进行骨龄评估。率先开展学龄前儿童体质分析项目。通过分析及时发现肥胖,营养不良儿童,引进营养分析软件,开展营养分析,给予健康处方。

科研工作 《黄岛区 0～3 岁儿童先天性心脏病流行病学调查研究》荣获青岛西海岸新区(黄岛区)科学技术奖。

继续教育 2016 年,派出参加国家级培训 5 人次,省市级培训 20 人次。

精神文明建设 开展生殖健康进社区、进校园、进企业活动。先后深入长江路街道、长江路中心幼儿园和中国石油大学等 14 家社区、幼儿园和高校为服务对象、学生家长、学生和大学教师讲授各种健康知识,并为社区老人免费测血常规、心电图和血压等,免除检查费用 2 万余元。开展"和谐医患,用心沟通"主题开放日活动。邀请媒体人员及社区居民座谈,听取社区居民的意见和建议,随后带领大家到各科室参观体验。组织开展"我们都是新区人"融合发展大讨论和"和谐医患,我做贡献"为主题的活动,引导广大职工做一个有理想、讲道德、创和谐、懂贡献的人。开展以"践行两学一做,以道德铸不朽党魂"和"奋斗的青春最美丽"为主题的道德讲堂活动 6 期,积极引导职工讲道德,守诚信、有信念,树榜样,自觉成为道德的实践者、传播者和受益者。

荣誉称号 2016 年荣获"青岛市文明单位标兵"称号、"国家计划生育药具不良反应监测试点"、"山东省艾滋病实验室考核优秀"、"青岛市青年文明号"称号、"青岛市医疗机构传染病防治监督评价工作优秀"。

主　　任:巩向玲

党支部书记、副主任:李　艳

副　主　任:隋媛媛

副　主　任:陈凤芹

办公室电话:86996639

传真号码:86996637

电子信箱:qdhdfuyou@163.com

邮政编码:266555

地　　　址:青岛市黄岛区富春江路 236 号

(撰稿人:刘晓燕)

青岛市黄岛区急救中心

概况　青岛市黄岛区急救中心建筑面积 800 平方米。职工总数 25 人,卫生技术人员 22 人,占职工总数的 88%;行政人员数 2 人,占职工总数的 8%。高级职称 2 人,占职工总数的 8%;中级职称 7 人,占职工总数的 28%;初级职称 12 人,占职工总数的 48%。设有指挥调度科、急救科、综合办公室 3 个科室。

业务工作　黄岛区急救中心急救服务范围覆盖西海岸新区面积约 2096 平方千米,服务人口 180 余万。采取与医院协办模式,设 12 个急救站,18 个急救单元。

日常院前急救任务完成情况　2016 年 1 月 1 日~12 月 31 日,受理电话 94552 次,出车 26215 辆次;平均日接听电话数为 255 次,平均日出诊量为 73 次;铃响 3 声之内响应率达 100%,1 分钟内受理完成率达 100%,调度差错率、纠纷为 0,电话回访中急救调度满意率达 100%。

工作开展情况　加强院前急救队伍建设。定期组织调度指挥业务知识、常见疾病处理知识、信息化知识的培训与考核工作。建设院前胸痛中心,形成西海岸新区区域协同急救网络。开通"绿色通道"。筛选心脑卒中高危人群信息纳入急救中心调度指挥数据库,为高危人群的急救提供保障。增设急救中心管理系统。系统涵盖日常调度、急救业务管理等功能。重大活动的医疗保障工作。参加重大活动保障 110 余天次,为 2 万余群众提供急救医疗保障。急救技能培训工作,制定卫生应急培训计划,完成《突发公共卫生事件应急条例》等培训内容。

固定资产　2016 年固定资产投资项目是新增大场、张家楼两个急救单元工程,为两个新站分别购置救护车 1 辆,并配置呼吸机、心电图机、除颤仪、楼梯椅等设备,全年投资 160 万元。2016 年固定资产投资项目是整合完善院前急救服务建设工程,为西区急救站购置心电图机、心电监护仪等设备,增设黄岛区人民医院、西海岸医院为院前胸痛中心,黄岛区第三人民医院为基层院前胸痛医院,全年投资 400 万元,固定资产投资比 2015 年增长 150%。

特色工作　为缩短心脑卒中病人救治时间,区急救中心建立心脑卒中重点人群绿色通道。由各医院心脑卒中专家和区急救中心确定入库的高危病人信息内容,包括患者的姓名、性别、年龄、住址、电话、体重、身高、血压、血糖、卒中病史、血型、过敏史等,纳入急救调度指挥系统数据库。信息库内的患者突发疾病拨打 120 求救时,根据电脑自动弹出的信息库提示,及时准确定位呼救地址,并联系亲属协助救治,缩短应急反应时间。发病信息可反馈至出诊医生,并显示在派车单上,在交接病人时可直接将派车单信息交予院内医生,提高抢救效率。应急联动中心管理系统。为提高院前急救社会服务能力,增设应急联动中心管理系统,其具备电子病历查询、修改,数据挖掘分析等功能。急救站接警电脑安装应急联动中心管理系统客户端,并配置安装移动客户端的平板电脑,出诊医生在救护车上可以电子文档形式生成院前病历,既能在车上完成,也可返站后继续书写,提高院前急救工作效率,中心调度通过管理系统可即刻统计出工作量数据(如呼救电话数量、派车次数、救治病人数等),提高工作效率。

大事记

7 月 4 日,黄岛区急救中心下设的张家楼、大场卫生院院前急救站正式启动,至此,黄岛区急救中心下设急救站点由原来的 10 个增至 12 个,进一步缩短急救半径。

8 月 31 日,贵阳市卫生计生委领导在青岛市卫生计生委、区卫计局领导的陪同下,莅临急救中心考察应急管理及院前急救体系建设工作。

10 月 14 日,黄岛区急救中心协助市急救中心联合香港圣约翰国际救伤机构在黄岛区举办第四届"青岛·急救新理论新技术继续教育项目培训班"。

11 月 7 日,黄岛区急救中心根据青岛市物价局及《青岛市进一步深化医疗卫生体系改革实施方案》的通知要求,开始实施院前急救收费新标准。

荣誉称号　2016 年荣获"青岛市文明单位"、"青岛市院前急救先进集体"称号。

党支部书记、副主任(主持工作):陆蕾蕾

副　主　任:刘立军

办公室电话:86701152

电子信箱:hdq120jjzx@163.com

邮政编码:266555

地　　　址:青岛市黄岛区五台山路 1677 号

(撰稿人:薛　钊)

青岛市黄岛区辛安街道社区卫生服务中心

概况　青岛市黄岛区辛安街道社区卫生服务中心(辛安街道卫生院)占地面积 8600 平方米,其中业务用房面积 3200 平方米。年内职工总数 93 人,其中,卫生技术人员 76 人,占职工总数的 81.7%;行政工勤人员 17 人,占职工总数的 18.3%。卫生技术人员中,高、中、初级职称分别为 3、21、52 人,占比分别为 4%、27.6%、68.4%,医生与护士之比 1:1。开放床位 30 张,设职能科室 4 个、临床科室 6 个、医技科室 4 个。

业务工作　2016 年门诊接诊患者 43178 人次,比 2015 年增长 11.7%。收住院病人 310 人次,比 2015 年增长 4.7%,床位使用率 24%,比 2015 年增长 4%,床位周转 10 次,与 2015 年持平,入院与出院诊断符合率 100%,与 2015 年持平,治愈率 4%,比 2015 年下降 1%,好转率 94%,比 2015 年增长 90%,病死率 0,院内感染率 0。

2016 年累计建立居民健康档案 76166 份,举办健康教育讲座 156 次,公众健康教育咨询活动 10 次,接受教育及咨询 3000 人次,接种国家各类免疫规划疫苗 41577 人次,完成大学生麻疹疫苗强化接种 6848 人,产后访视产妇和新生儿各 1375 人,幼儿园儿童健康查体 3984 人,护齿 8042 人,65 岁及以上老年人查体 4160 人,规范管理高血压患者 2858 人、糖尿病患者 1258 人、重性精神病患者 116 人、肺结核患者 26 人、冠心病患者 124 人、脑卒中患者 45 人,老年人中医体质辨识服务 4463 人,儿童中医调养服务 1481 人,网络直报传染病 19 例,卫生监督协管巡查 48 次。

业务收入　全年业务收入 536 万元,比 2015 年下降 5%。

固定资产　全年固定资产总值 798 万元,与 2015 年持平。

基础建设　按照安全生产工作要求,为门诊楼和病房楼加装了消防楼梯,并在门诊楼各楼层安装消防栓;为消除事故隐患,对门诊楼进行楼顶防水处理。

医疗特色　国医馆发挥中医"简、便、廉、验"的优势,开展针灸、推拿、火罐、敷贴、刮痧、穴位注射、耳穴压豆等中医特色诊疗服务。

继续教育　派出 1 名医师参加山东省全科医师转岗培训,参加各级各类国家基本公共卫生服务项目培训 30 人次。

健康体检　2016 年正式开展 65 岁及以上老年人健康体检信息化建设工作,引进信息化体检车,实现无纸化操作、摄像头取证,既提高工作效率,保证健康体检的真实性和准确性,缩短查体结果反馈期限,由原来的 15 天缩短至 5 天。开展个性化健康指导,中心组织家庭医生团队深入各社区,为老年人进行面对面的体检反馈,使老人能够及时了解自己的身体健康状况,并根据体检结果进行个性化健康教育指导。

精神文明建设　"慈善一日捐"活动中,干部职工捐款 4210 元;"七一"前夕、重阳节分别组织党员干部自带医疗器械深入安康敬老院,为在院的 80 多位老人进行健康查体;在献血日当天,中心党员干部和青年职工 10 余人无偿献血 2800 多毫升。

中心主任:冯亚春
党支部书记、副院长:郑成磊
院办电话:86816097
传真号码:86816097
电子信箱:xasq2013@163.com
邮政编码:266510
地　　址:黄岛区黄河中路 429 号
（撰稿人:陈　娜）

青岛市黄岛区红石崖街道社区卫生服务中心

概况　红石崖街道社区卫生服务中心(红石崖街道卫生院)原名红石崖医院,始建于 1958 年,属于全民所有制一级甲等综合医院,位于黄岛区红石崖街道甜水河路 152 号,周边临近西海岸出口加工区、规划红石崖政法楼及北部配套生活服务区。总投资 980 万元,其中 100 万元为中央财政专项资金。红石崖卫生综合服务楼占地面积 5330 平方米,建筑面积 2890 平方米,在编职工 42 人,其中,卫生技术人员 40 人,占职工总数的 95%;工勤人员 2 人,占职工总数的 5%。卫生技术人员中,高级职称 3 人,中级职称 13 人,初级职称 24 人,分别占卫生技术人员总数的 8%、32%、60%。设置临床科室:全科诊室、中医诊室、康复治疗室、抢救室;预防保健科室:预防接种门诊、预检分诊室、儿童保健室、妇女保健与计划生育指导室、健康教育室;医技及其他科室:检验室、B 超室、心电图室、药房、治疗室、处置室、观察室、健康信息管理室、消毒间。

业务工作　年门诊量 20632 人次,比 2015 年减少 16%,其中急诊 0 人次;收住院病人 1788 人次,床位使用率为 80%;入院与出院诊断符合率 100%,院内感染率为 0;甲级病案符合率 96%,与 2015 年持平。

业务收入　全年业务总收入 483.67 万元,比 2015 年上升 233%。

固定资产　全年固定资产总值 325 万元,比 2015 年增长 7%。

卫生改革 加大社区卫生服务人才培养。继续增加医院执业医师到卫生室工作人次。对现有乡村医生加快培训,提高取得执业医师或助理医师资格的比例。深入细化工资待遇,提高社会满意度占绩效工资的比例。加大卫生服务站和村卫生室一体化管理力度,基本药物使用率100%,保证药品质量和用药安全。面向社区,面向家庭,全面落实社区卫生服务工作。夯实初级卫生保健基础,开展健康教育、健康咨询、建立健康档案、定期健康检查等健康促进工作;开展老年人群健康教育及预防老年病的宣传教育活动,开展高血压、心脏病、糖尿病等慢病干预工作,为社区居民提供全程和优质卫生服务。

医疗特色 开展中医养生保健、健康咨询、肺结核、妇女保健等,不断完善高血压、冠心病、糖尿病、脂肪肝、高脂血症等一系列慢病干预工作,指导合理饮食、合理用药。

继续教育 派出外科业务骨干参加山东省全科医师转岗培训。年内组织全院职工进行健康教育知识培训4次,组织医疗救治演练工作2次。

精神文明建设 建立完善规章制度,保证精神文明建设有章可循,开展献爱心义诊活动,倡导职工无私奉献、廉洁行医的精神。年内开展了"党员奉献日"、"送医下乡"、"为60岁以上老人免费健康查体"、"举办中医健康讲座"等惠民医疗活动。全院职工心系贫困山区和受灾地区群众,无私的向他们伸出援助之手,积极奉献爱心。

党支部书记:曹本格(主持工作)

办公电话:83165602

传真号码:83165602

电子信箱:hsy.yy@163.com

邮政编码:266426

地　　址:黄岛区甜水河路152号

（撰稿人:刘焕君）

青岛市黄岛街道社区卫生服务中心

概况 黄岛街道社区卫生服务中心处于青岛市黄岛区黄岛街道辖区内,是一所集预防、保健、康复、计划生育指导及基本医疗于一体,服务全面的综合性社区卫生服务机构,年内职工总数54人,其中,卫生技术人员47人,占职工总数的88%,高级职称1人,中级职称10人。开设全科医学、妇幼保健、口腔、中医、心理咨询等科室12个。中心下设2家社区卫生服务站及18家实行区域一体化管理的村(居)卫生室,担负着黄岛街道辖区内9.55万居民的医疗保健和公共卫生服务工作。

业务工作 以人为本、关爱社会,规范开展各项基本公共卫生服务,为居民提供优质的公共卫生服务。各类疫苗接种及时,儿童建卡、建证率达100%,辖区内早孕建册率达70%,比2015年同期增长10%。严格落实和实施国家基本药物制度,实行药品零差率售药,执行规范集中采购、统一配送的基本药物采购机制。2016年度,中心门诊就诊人数为19939人次,人均自负费用为32.79元。

固定资产 全年固定资产总值522万元。

卫生改革 深化人事制度改革,在上级主管部门的部署和指导下,严格实施岗位竞聘制度,顺利完成专业技术人员岗位竞聘工作,未发生上访事件。结合自身行业特色,定期深入厂企、学校、社区等场所开展心肺复苏、意外伤害、创伤等针对性的应急救护知识培训,让更多人掌握防灾避险逃生技能并能开展自救互救。2016年度,开展培训15场,普及培训1000余人次。

医疗特色 将"4CH8"健康管理模式与实际工作相结合,重点为社区老年人、慢性病患者提供健康监测、分析、评估等精细化服务。社区健康管理实验基地通过信息收集、健康体检、健康评估、健康指导等,使社区居民达到身心健康的良好生活状态。结合实际通过65岁以上老年人的健康查体情况,全面了解老年人群的重点疾病的患病情况,制定科学的干预措施和策略,为广大老年居民提供个性化服务。

为弘扬尊老爱老的传统美德,关爱社会孤巢老人,展现护士的无私奉献精神,中心社区护理团队定期深入辖区,为100户老年人家庭提供上门服务,针对老年人居住环境做出风险评估,对家庭环境中可能存在的危险因素提出整改措施,通过电话、上门等回访方式使其尽快整改,避免风险的出现。

继续教育 开展多种形式的继续医学教育,不断提高医务人员的业务水平,有计划地按学科发展需要选派医师外出参加培训、进修深造。2016年度完成全科医师规范化及转岗培训5人。

精神文明建设 积极开展"青岛市文明单位"创建活动,按照创建文明单位的要求,搞好院内外环境的绿化美化工作,通过多种方式开展健康宣传,正确引导群众健康意识。

大事记

1月,全省首期国家级"健康管理师"职业技能培训的41名学员经考试合格后取得由国家人力资源和社会保障部中国就业培训技术指导中心颁发的"健康管理师(高级)"证书,正式上岗。

8月,考录本科毕业生1名。

12月,上海交通大学卫生政策与管理学系聘请韩东主任为客座教授。

荣誉称号　2016年荣获"中华医学会健康管理学分会社区健康管理实验基地"、"健康管理4CH8模式示范基地"、"青岛市卫生系统文明单位"、"黄岛区红十字'博爱之星'优秀志愿服务团队"称号。

党支部书记、中心负责人:韩　东

电　　话:86857170

传　　真:86855069

电子信箱:hdsqwsfw@163.com

邮政编码:266500

地　　址:青岛市黄岛区海南岛路29号

（撰稿人:范珊珊）

青岛市黄岛区六汪中心卫生院
（青岛市黄岛区精神病医院）

概况　黄岛区精神病医院并称黄岛区六汪中心卫生院,占地面积13122平方米,建筑面积8600平方米。有在职职工72人,其中,卫生技术人员69人,占职工总数的95.8%;行政工勤人员3人,占职工总数的4.2%。卫生技术人员中,高、中、初级职称人员比例为5:26:38,医生与护士之比为1.48:1。开放床位170张,设置职能科室5个、临床科室6个、医技科室3个,在黄岛区城区设有较大规模心理健康服务中心1处,下设25处农村社区卫生服务站。

业务工作　全年门诊量为75774人次,门诊大病医保支付14433人,收住院病人2645人,床位使用率为94.1%,病床周转次数为56次,入院与出院诊断符合率为99%,治愈率为97%,好转率为100%,病死率为0,院内感染率为0,甲级病案符合率为100%。

业务收入　2016年,业务收入2296万元,比2015年增加77万元。

固定资产　全年固定资产总值为1405.6万元,比2015年增加118.9万元。

医疗设备更新　200MA或以上X光机2台,台式B超1台,心电图机1台,自动生化分析仪1台,尿分析仪1台,洗胃机1台。

基础建设　2016年3月10日向黄岛区卫生和计划生育局申请将原门诊部进行迁址和成立心理健康服务中心,区卫生和计划生育局同意并批复,2016年

6月21日正式启用城区新门诊部和心理健康服务中心。

卫生改革　在突出精神卫生、精神康复专科特色的基础上,进一步加强农村卫生工作和公共卫生体系建设,建成示范社区卫生服务站25处;院内所有中层干部和专业技术岗位全部实行竞争聘任;全面推行绩效工资制。

科教工作　多次组织医务人员开展传染病防治、院内感染控制、院内急救学习等。

荣誉称号　医院于2016年被青岛市政府授予"青岛市文明单位"荣誉称号。

党支部书记、院长:赵真宗

副 院 长:李培德、刘助先

院办电话:82151621　82151023　82151916

传真号码:82151023

邮编地址:266419

医院地址:青岛市黄岛区六汪镇丰台路78号

（撰稿人:孟力娜）

青岛市黄岛区大村中心卫生院

概况　青岛市黄岛区大村中心卫生院,始建于1958年,是一处一级甲等综合性中心卫生院,担负着辖区内82个村约4.5万人口的基本医疗、公共卫生、康复及保健等服务任务。卫生院拥有职工80人,其中,卫生专业技术人员58人;床位总数70张,设职能科室7个。

业务工作　2016年门(急)诊量31124人次,比2015年增长15.9%;收住院病人2036人次,床位周转次数32.11次,入院与出院诊断符合率98%,院内感染率0。

业务收入　全年业务收入622万元,比2015年增长5.6%。

固定资产　全年固定资产总值839万元,比2015年增长1.6%。

医疗设备　卫生院配备CR机、X光机、进口彩超、自动分析心电图、彩色经颅多普勒、脑电地形图、全自动生化分析仪、全血细胞自动分析仪、心电监护仪、呼吸机等先进诊疗设备;2016年更换全新X光机1台、更新床单元70套。

服务创新　全面开展精准扶贫工作,依托"八个一"工程和卫生院惠民政策,为贫困群众解决就医问题;通过面对面亲情式服务,提升群众对医疗卫生工作的满意度和知晓率,发挥基层医疗卫生机构"健康

守门人"的作用。

卫生改革　为健全管理体系,激发工作动力,2016年,卫生院对绩效考核管理办法进行修订,全面实行院、科两级考核管理制度,修订后的办法更加具体、可行,更贴合工作实际。

医疗特色　卫生院国医馆推广中医适宜技术,加强中医人才培养,派遣中医师外出进修学习;现有中医主治医师3名,主要开展中医内科、针灸、推拿、穴位注射、小针刀等服务。

基本公共卫生　加强统筹管理,规范资金使用,调动公卫服务人员和乡村医生的积极性;加大培训宣传力度,提升服务质量,提高群众对基本公共卫生服务的知晓率和满意度;定期督导考核,确保服务项目惠及民生。2016年,卫生院基本公共卫生服务项目在年终考核中取得全区第二名的成绩。

党建工作　制订支部学习教育方案和学习配档表,按步骤开展"两学一做"学习教育;在学习的同时加强交流研讨,促进先进理论的吸收和运用;牢固树立"以群众为中心"的服务理念,强化问题导向,坚持知行合一。

大事记

1月,在镇党委、政府的支持下,全面推行"镇办补充医疗",卫生院对辖区户籍参保居民给予住院起付线100元的补充报销,全年为群众节省医疗费用28万余元。

8月29日,卫生院党支部举行换届,选举产生新一届支部委员会。

12月1日,迎接青岛市卫生和计划生育委员会组织的乡镇卫生院标准化建设评审。

党支部书记、院长:许元禄

副 院 长:胡文龙、丁兰娟

院办电话:85111009

电子信箱:dacunyiyuan@163.com

邮政编码:266417

地　　　址:青岛市黄岛区大村镇集灵路57号

（撰稿人:刘　学）

青岛市黄岛区大场中心卫生院

概况　青岛市黄岛区大场中心卫生院(青岛市黄岛区大场防保站),占地面积为6345平方米,其中业务用房面积为2052平方米。2016年职工总数为61人,其中,卫生专业技术人员58人,占职工总数的95%;行政工勤人员3人,占职工总数的5%。卫生技术人员中副高级专业技术职称人员4人,占卫生技术人员总数的6.9%;中级专业技术职称人员25人,占卫生技术人员总数的43.1%;初级专业技术职称人员26人,占卫生技术人员总数的44.8%。其中,医生为21人,护士为21人,医护比为1:1。医院床位总数77张,设职能科室6个、临床科室10个、医技科室8个,辖区内村卫生室40处。

业务工作　2016年门诊量110107人次,比2015年同期增长44.32%,其中急诊220人次。收住院病人2147人次,比2015年同期下降2.72%;床位使用率63.91%、床位周转次数33.03次,入院与出院诊断符合率80%、手术前后诊断符合率95%、抢救危重病人数12人次、抢救成功率20%、治愈率30%、好转率90%、病死率3%、院内感染率为0,甲级病案符合率100%。

业务收入　全年业务收入为2238万元,比2015年增长23.2%。

固定资产　全年固定资产总值868万元,比2015年增长0.6%。

基础建设　区政府财政支持修缮办公楼、公共卫生楼和家属院。

医疗特色　广泛开展医疗服务,包括基本医疗服务、公共卫生服务、预防保健、康复等服务。尤其擅长内科疾病,中医诊断,普外,五官科手术,中风,偏瘫,腰、腿疼痛等的康复治疗。发展中医适宜技术,进行中医体质辨识,开展冬病夏治。在开展针刀疗法的基础上开展了拨针、骨减压针、钩针、浮针、火针、埋线疗法、经筋疗法、手法整复等中国传统医学治疗方法。

继续教育　2016年选派2名业务骨干到南京进修学习针刀治疗技术。

精神文明建设　积极开展"两学一做"教育学习活动,圆满完成党员排查及党费收缴工作;加强党风廉政建设,贯彻学习十八届六中全会精神,组织党员干部参观反腐倡廉警示教育基地进行精准廉洁教育。开展"健康精准扶贫"活动,成立家庭医生健康扶贫服务团队,为低保户建档立卡、发放《健康关爱手册》、签订精准服务协议书,建立个人健康档案,提供上门服务、中药免费代煎、减免诊疗费,开通精准就医绿色通道等便民惠民措施。继续开展"三好一满意"活动,规范医疗服务行为,增加医疗服务信息透明度,努力提高医疗服务满意度。

大事记

8月29日,完成党支部换届工作。

8月24日,考录本科毕业生2人。

荣誉称号　荣获"青岛市文明单位"称号。

党支部书记、院长：栾炳翊

副 院 长：杨瑞军、夏　强

院办电话：87141022

电子信箱：jnsdczxwsy@163.com

邮政编码：266414

地　　址：青岛市黄岛区大场镇胜水路 4 号

（撰稿人：王　琴）

即　墨　市

即墨市卫生和计划生育局

概况　全市有各级各类医疗卫生机构 1192 家，其中，公立医疗卫生机构 34 家，含二级综合医院 2 家，二级中医医院 1 家，镇（街道）卫生院 21 家，专业公共卫生机构 10 家（市疾病预防控制、卫生监督、卫生应急、妇幼保健、健康教育、120 急救调度指挥、结核病及皮肤病防治、卫生信息及会计核算中心各 1 家）；非公立医疗机构 1158 家，含民营医院 22 家，门诊部 9 家，个体诊所 123 家，医务室 15 家，社区卫生服机构 39 家，村卫生室 950 家（规划内 849 家）。全市有执业（助理）医师 2805 人，每千人口医师 2.33 名；执业护士 2503 人，每千人口护士 2.08 名。医护比 1∶0.89。全市医疗卫生机构总床位数 4313 张，每千人口拥有医疗卫生机构床位 3.61 张。卫生系统人员总数 4662 人，其中编制内 3469 人、编外 1193 人。全市医疗机构完成门诊 337.62 万人次，收住院病人 14.2 万人次，手术量 2.89 万台次。

公立医院改革　即墨市 2013 年纳入国家第一批县级公立医院综合改革试点，2016 年，被确定为山东省县级公立医院综合改革省级示范创建市。改革以来，群众就医满意度由改革前的 93% 逐步提升至改革后的 97%。全市试点公立医院取消药品加成，截至 2016 年底，药占比降至 37.61%，累计让利患者约 2.47 亿元。市政府通过财政补贴和服务收费调整给予补偿，截至 2016 年底，累计投入 2.17 亿元，执行五轮医疗服务价格调整。改革人事分配制度，试点公立医院核定人员控制总量，实行编制新增人员备案制，提高用人自主权、岗位设置及岗位聘用自主权。市人民医院 2016 年面向社会自主公开招聘工作人员 38 名。中医医院引进紧缺急需的副主任医师 2 名。建立以工作量、工作质量和群众满意度为核心的绩效考核机制，调动医务人员工作积极性。优化资源配置，依托公立医院优质医疗资源，成立消毒供应、临床检验、远程会诊、医学影像中心，提供区域化医疗卫生服务。加强公立医院服务能力建设，市人民医院新创建新生儿科；市中医医院中医肛肠科入选青岛市 C 类重点专科，针灸推拿科 2016 年通过山东省重点专科评审。启用市人民医院综合服务楼、立体停车场和市中医医院新病房大楼。市级医院优化就诊流程，进行"一卡通"系统改造，实现诊疗信息各医疗机构共享和"诊间结算"。执行支付方式改革，推进疾病诊疗规范和病种质量管理，开展临床路径管理，市人民医院建立 369 个电子版临床路径，运行 148 个。诊疗水平不断提高，危重症及疑难病例治疗量增加，2016 年，市人民医院开展三、四级手术 6670 台次，比 2015 年同期增长 7.89%；市中医医院开展三、四级手术 780 台次，比 2015 年同期翻一番。

分级诊疗"即墨模式"　发挥公立医院龙头带动作用，通过"引进来、沉下去、联起来"，健全市、镇、村三级医疗卫生服务体系，夯实基层基础，初步形成分级诊疗"即墨模式"，群众看病就医更加方便实惠。引进来：引进高端医疗资源。争取北京儿童医院、解放军 301 医院、济南眼科医院、省胸科医院、青岛市市立医院、青岛市口腔医院与即墨市建成合作医院，专家定期来即坐诊，居民不出市便享受到优质医疗服务。引进高端医学项目。中国青岛国际（生物谷）健康产业先行试验区暨"十三五"国家重点研发计划干细胞及转化研究重点项目落户即墨市，是国内第一个以干细胞医疗为内容载体的医疗健康产业试验区平台。规划建设 1 处高端健康管理中心，探索"住、娱、养、医、护、康"为一体的健康管理服务模式。沉下去：统筹利用各种资源，采取公立医院、基层卫生院、中心村卫生室联动模式，将优质医疗资源真正下沉到基层，确保基层接得住。组建紧密型医联体。公立医院与

3处镇卫生院建立紧密型医联体,对院区的人、财、物统一管理,选派60名业务骨干到院区工作,让群众享受到二级医院服务、一级医院收费。建设中心卫生室。2016年建成运行21处,统一配备设备,卫生院医务人员驻村工作,实行人财物全面管理。运行后每处日门诊量为30~60人次。加强卫生院标准化建设。2016年,21处卫生院全部按照山东省乡镇卫生院标准进行标准化建设。11月,抽检3处中心卫生院均通过青岛市现场评审验收。改革支付方式,在移风、普东、丰城三处卫生院试点按人头付费改革,激励基层医疗机构实行以健康管理为核心的服务模式。联起来:以全市综合数据信息平台为支撑,整合医院管理、村卫生室管理、居民健康档案、电子病历等10余个区域卫生信息系统,实现预约挂号、转诊、家庭医生电子签约、随访、咨询、慢病管理等多项医疗服务信息的电子化、平台化。推行"一卡通",居民持社保卡可在即墨市不同医院就医、进行健康咨询、检查结果互联互通、信息共享。引进13辆信息化移动查体车,为65岁以上老人免费体检,能即时生成电子档案,并与卫生平台相连,实现健康档案、就诊信息等互联互通。建立慢病智慧管理系统,对病人健康状况进行筛选分类录入平台后,提供日常监测、防病指导、发病后第一时间转诊治疗等服务。

品牌创建 2016年7月,启动"健康即墨·健康家"品牌创建活动,探索全民健康的新模式。"健康即墨·健康家"品牌内涵广泛,就卫生而言,主要是"治、防、养"。"治":通过实施分级诊疗和建设五大市级医院中心,提升市级医院医疗质量和服务水平,加强基层医疗机构服务能力,统筹优化全市医疗资源,把优质医疗服务送到群众身边,让患者能少跑腿、少花钱、看好病。"防":大力开展公共卫生服务,通过实施家庭医生签约、引入查体车开展65岁以上老年人免费健康体检、建设高端健康管理中心、开发慢病健康管理系统等途径,主动预防群众得病,即使群众得病要竭尽全力防止小病变成大病,群众不幸得大病后及时向上级医院转诊,避免延误治疗,转诊治疗后回基层医院康复,防止疾病复发。最终形成以社区管理、"120"转运、中心救治、社区康复管理为载体的完整"管理环",保障群众健康。"养":医养结合,对五保老人、居家老人、失能半失能人群,定期上门巡诊巡护,提供医疗服务;在城区规划建设以居家养老、养老院养老和医院为一体的智能化社区,医院为老年居民提供医疗服务。

医政管理 深入推进医疗卫生体制改革,实施分级诊疗制度建设。2016年4月,青岛市分级诊疗和基层医疗卫生一体化现场会在即墨召开。是年,即墨市政府与国家卫生计生委卫生发展研究中心签订"'健康中国'建设即墨市试点规划与评价研究"五年合作协议,启动"健康中国"即墨示范市创建和"健康即墨·健康家"品牌创建工作。《光明日报》《经济日报》《健康报》《中国日报》等主流媒体进行集中采访报道。提升基层医师业务水平,培训31名基层医疗机构骨干医师。开展基层卫生岗位练兵和技能竞赛,选拔优秀选手参加青岛市级竞赛。组织全市医疗机构输血管理评审,保障用血安全。制发《即墨市危重症新生儿抢救工作预案》。举办全市母婴保健技术培训班、急危重症孕产妇救治技能竞赛。积极做好妇幼重大公共卫生项目和市办实事项目。接待来访老干部20余人次,落实离退休老干部医疗保健待遇。完成2016年度全市副局级以上干部健康查体工作。完成全市重要会议和大型活动医疗保障50余次,其中国家级、省级20余次。处理医疗纠纷,接待人访、信访、电话投诉200余人次,委托青岛病理解剖中心尸检2起,受理调解医患纠纷50起,满意率达90%。

农村和社区卫生 重视乡医素质培养,加强日常岗位培训,联合市120急救调度指挥中心组织二级医院专家到各卫生院现场举办乡村医生急诊急救知识及技能培训,累计开展培训23场,培训乡村医生1000余人次。配合中国农村卫生协会邀请山东中医药大学附属医院张太教授为即墨市乡医讲授中医理论,培训200人次。继续贯彻落实国家基本药物制度,2016年卫生室销售基本药物1719万元,为群众报销药费及一般诊疗费1994万元。完成5000余名老年乡村医生身份和补助年限认证工作。2016年开始,五年内建设100处村庄中心卫生室,2016年底建成运行21处。

公共卫生 开展基本公共卫生服务,人均服务经费提高到每年52元,引入13辆移动信息化体检车进村入社区,为全市65岁及以上老年人免费健康查体,车上载有生化、心电图、血常规、尿常规等检查设备,查体结果即时生成电子档案,并为居民进行健康指导,截至2016年底,查体人数达11.16万人。确定8家定点医疗机构开展为60周岁以上低保无牙颌患者免费安装义齿工作,截至2016年底,累计有304名低保老年人受益。继续实施儿童口腔疾病预防控制项目,涂氟防龋1.42万人,窝沟封闭牙数4.66万颗,早期龋充填牙数286颗。

基础建设 投资294万元进行移风店镇卫生院

门诊楼装修改造。投资约57万元,组织实施市第二人民医院、第三人民医院、灵山中心卫生院、普东卫生院、华山中心卫生院、大信中心卫生院、七级卫生院、南泉卫生院、通济卫生院等9处基层医疗卫生单位预算内修缮项目,包括国医堂建设、业务用房改造、宿舍修缮、水电暖改造等。

信息化建设 更换全市基层医疗卫生机构HIS系统(医院信息管理系统),截至2016年底上线13家卫生院。依托市人民医院的优势资源设立远程影像检验中心,在乡镇卫生院设立分中心,23个乡镇安装开通PACS系统,由市人民医院专家对检查检验结果进行确认,并将检查报告返回到基层医疗机构,进一步提高辅助检查的准确率。上线"一卡通"。利用社保卡为主卡,青岛市以外的患者可以办理临时卡,"一卡通"全面覆盖后,这两种卡可以在即墨市任一公立医疗机构使用,可以办理挂号、就诊、充值、退费、挂失等业务。医生可以利用"一卡通"平台查询到患者的电子病历、健康档案和以往的检验检查信息,有效提高诊疗效率,初步在市人民医院和市中医医院进行系统改造。

医疗急救网络建设 2016年,增设普东、田横岛旅游度假区两处急救站,进一步缩小急救半径和急救反应时间。为下设的灵山、南泉等6处急救站更新急救车辆和车载急救设备,并增加履带式楼梯椅、进口上车担架、解救套等新型设备。是年10月11日,在无锡举办的全国急救调度与信息化大会上,即墨市120急救调度指挥中心获得美国紧急调派研究院颁发的"绩优急救中心"认证,是全国县级市第一家、全球第221家获此荣誉的单位,代表全市的调度质量和水平达到国际标准。

中医药 提高中医药服务能力。市中医院成为山东省中医药高等专科学校附属医院,针灸推拿科顺利通过山东省中医药服务能力提升工程项目第四批中医药重点专科评审验收,是全市第一个省级中医药重点专科,肛肠科入选青岛市医疗卫生C类重点学科。山东省中医药管理局抽查全省所有二级、三级中医医院中药饮片质量,市中医院中药饮片的各项评测指标位居山东省前列、青岛地区第一,并在全省中药饮片质量安全工作座谈会上作典型发言。市第三人民医院、华山卫生院、通济卫生院、七级卫生院、灵山卫生院等5家单位申建为青岛市第四批国医馆创建单位,温泉卫生院、田横卫生院申报为山东省国医堂项目建设单位。加强中医药人才培养。2人通过第一批山东省五级中医药师承教育项目结业考核,成功

出师。开展基层中医药适宜技术培训推广工作,31人顺利通过青岛市卫生计生委考核。组织人员参加"名师论坛"系列讲座培训,继续开展中医住院医师规范化培训。在2016年青岛市第四届"健康杯"中医"四大经典"大赛中,即墨市2个代表队均获三等奖。开展中医药预防保健工作,举办第一个"三伏养生节"、第五届中医"膏方节"、25场中医科普(养生)科普文化大讲堂等活动。

爱国卫生运动 青岛、即墨两级政府将农村改厕列为2016年为民要办的实事项目,即墨承担7万座改厕任务,截至2016年12月,改厕工作全面完成并通过第三方数量清点和质量验收。即墨市1999年获得省级卫生城市称号,按照省级卫生城市三年一复审的动态管理要求,2016年是省级卫生城市复审年,经全市上下共同努力,复审通过,继续保留该荣誉称号。加强病媒生物防治,全市开展春、冬两季集中灭鼠活动,共投放鼠药39.6吨,开展各类培训班8次,培训人员860多人次,药物入户率达95%以上。结合省级卫生城市复审,引导各部门推进公共场所控烟工作。通过持续控烟宣传和监督检查,目前,全市商场、学校、医院、候车室等公共场所禁烟情况良好。

健康教育 开展省级慢病防控示范区创建、全国亿万农民健康促进行动和健康教育"五进"活动。完善健康教育工作体系。每季度开展健康教育和健康促进技能与工作专项培训,提高健康教育从业人员的整体素质。强化卫生监督与疾病控制工作站和村卫生室在健康教育机构中的作用,向全市医疗卫生单位发放12种健康教育宣传画和健康教育处方(类)共200万份。每季度对全市乡镇卫生院进行业务督导。充分利用卫生宣传日,做好艾滋病等重点疾病及突发公共卫生事件的健康教育工作。组织相关医疗卫生单位在即墨市小商品城、即墨市服装批发市场开展世界结核病日、世界卫生日、计划免疫日、世界无烟日、高血压日等国家法定卫生节日的宣传活动,发放各类宣传材料7000余份,摆放宣传牌70块,受益群众8000余人。认真做好霍乱、流行性出血热、结核病、病毒性肝炎以及突出公共卫生事件的宣传教育工作。组织健康教育宣讲团专家深入学校、机关、公共场所、农村、社区开展以急救知识、养生保健、慢性病的防治知识、母婴保健、青少年心理卫生知识、口腔保健为主要内容的健康教育知识讲座,全年开展各类知识讲座40场,受益5000余人。

精神文明建设 开展道德学习和实践活动。举办创新思维研修班、人文医学教育、职工读书月活动,

开展提高医疗质量和医疗服务"双提升工程"、"三好一满意"活动、创建人民满意的医疗卫生机构、金点子评选、医务工作者行为规范及机关职工论文调研、读书心得比赛、"行医路上的感动"征文及演讲比赛等为主题的实践活动,提升职工的道德素质和文明素质。广泛开展"道德讲堂"建设,共举办道德讲堂30余次,参与职工5000多人次,在全系统形成了"人人讲道德、人人讲奉献"的良好氛围,被评为市级道德讲堂示范点。

开展机关志愿服务进社区活动。2016年组织150余名机关干部参与即墨市"爱心义工"志愿活动,开展"敬老爱老"、"便民就医"等30余次志愿服务活动。加大对卫生惠民政策、健康知识和先进经验典型的宣传力度,利用《半岛都市报》《新即墨》报纸,加印卫生板块,在电视台开设"健康小贴士"宣传栏目,来加大对公共卫生和医改惠民政策的宣传报道,通过开展卫生系统"双周一星"评选活动等,对系统内部涌现出来的70余名先进典型人物在电视台、报纸及广播电台进行同步宣传,其中1人被评为"山东省好乡医"、"2015年度青岛市十佳服务明星"、1人被评为"山东好人"、1人被评为"山东省卫生系统医德标兵"、1人被评为"青岛市文明市民"、5人被评为"即墨市道德模范"。

大事记

4月26日,青岛市卫生计生委分级诊疗和基层医疗一体化建设现场观摩会在即墨召开。青岛市卫生计生委主任杨锡祥,副主任周长政、魏仁敏及即墨市政府副市长管元江等领导出席会议。与会人员现场观摩丰城卫生院、温泉街道西扭村中心卫生室。局长杨岩汇报即墨市分级诊疗和基层医疗一体化建设情况,并观看分级诊疗宣传片。青岛卫生计生委主任杨锡祥作总结讲话。

4月28~29日,中国老教授协会城乡医疗帮服中心副主任陈福林、裴蕾来即考察城乡医疗帮扶项目。即墨市委副书记、市长张军会见陈福林、裴蕾。即墨市卫生计生局局长杨岩、副局长毛天训、市人民医院院长吕杰参加会见。

5月5~6日,国家卫生计生委发展研究中心卫生信息研究室主任、医学博士、教授程龙来即调研并指导"健康即墨"品牌创建工作。

7月21日,"健康中国"、"健康即墨·健康家"示范点工程启动,国家卫生计生委卫生发展研究中心副主任杨洪伟、青岛市中医药管理局专职副局长赵国磊、即墨市政府副市长管元江出席启动仪式。

7月27~29日,山东中医药大学专家博士团,由山东中医药大学副校长庄严带队,来即开展中医医疗社会实践服务活动,青岛市中医药管理局专职副局长赵国磊、处长汪运富全程陪同。博士团知名专家在市中医院进行义诊、会诊、查房等活动,实地调研温泉西扭中心卫生室中医状况。

8月2~4日,受山东省卫生计生委委托,滨州医学院公共卫生与管理学院院长胡西厚带队,来即对全市公立医院改革进行评估。

8月25~27日,国家卫生计生委卫生发展研究中心综合处处长游茂带队,来即开展"健康中国"即墨市试点规划和评价研究第二次调研,并进行为期一天的专题讨论座谈。

9月20日,青岛市人大常委会委员、教科文卫委员会主任委员、教科文卫工作室主任鲍洪义带队,来即墨市对全市社会力量办医情况进行调研。即墨市人大常委会副主任迟建珉、市公立医院管理中心党委书记乔绪辉等陪同视察。

10月12~14日,中国《健康报》社长邓海华带队,来即视察采访"健康即墨·健康家"工作情况。即墨市委副书记、市长张军,副市长管元江会见邓社长一行,杨岩局长作专题汇报。先后视察道头村中心卫生室、大沽河院区、温泉会展中心、蓝色硅谷滨海公园、海洋科技展览馆、温泉西扭社区卫生服务站、丰城卫生院、丰城滨海社区卫生服务站等地。山东省《人口健康报》新闻部主任郭海全程参加,青岛市中医药管理局专职副局长赵国磊、青岛市卫生计生委宣传处处长田宇陪同调研。

10月29日,国家卫生计生委卫生发展研究中心与即墨市政府联合,卫计局承办的中国卫生发展论坛暨"健康中国"研讨会,在港中旅海泉湾维景国际大酒店锦绣宫举行。国家卫生计生委卫生发展研究中心副主任傅卫(主持工作)、副主任杨洪伟带队,邀请全国30多名行业专家出席论坛并作主旨演讲。即墨市委副书记、市长张军出席论坛并致辞,各镇街主要负责人、市直相关部门主要负责人、卫生系统各单位正副职等300余人参加论坛。

11月9日,青岛市医学会、青岛市全科医学专科分会换届大会在即墨召开。会后,由青岛市卫生计生委主办,青岛市医学会、青岛市全科医学培训教育中心承办,即墨市卫生计生局协办,举办青岛市全科社区工作学术研讨会及社区医生慢性病诊疗培训班。

11月20日,国家卫生计生委卫生发展研究中心陈红艺研究员带队,来即对镇村医疗卫生一体化进行调研。调研团队首先听取卫生工作情况汇报,讨论了项目合作、实施方案及下一步工作计划。会后,调研团队先后前往丰城卫生院、道头村中心卫生室、市人民医院大沽河院区实地调研。

12月6日,由青岛市卫生计生委副主任魏仁敏带队,来即墨市调研县级公立医院综合改革示范县创建工作。先后实地调研市人民医院大沽河院区、道头村中心卫生室、丰城镇卫生院,并召开座谈会,对下一步综合改革提出了明确指导意见。

12月14日,国家卫生计生委卫生发展研究中心副主任杨洪伟带队,来即墨市调研"健康即墨·健康家"品牌创建进展情况,对下步工作提出指导意见。

12月19日,山东省卫生计生委在济南召开全省医改工作座谈会,作为全省五个(青岛市唯一一个)县级公立医院综合改革示范县之一,即墨市卫生计生局参会并作经验介绍。

　　局长、党委副书记:杨　岩
　　党委书记:徐方娥
　　党委副书记、副局长:毛天训
　　副　局　长:梅亦工、王崇泽、于朝晶、乔绪辉(兼)、姜　杰、王　娟
　　纪委书记:王希良
　　电　　话:88512617
　　电子信箱:88512617@163.com
　　邮政编码:266200
　　地　　址:即墨市新兴路78号

即墨市人民医院

概况　即墨市人民医院年内职工总数1709人,其中,卫生技术人员1364人,占职工总数的79.8%;行政工勤人员345人,占职工总数的20.2%。卫生技术人员中,高、中、初级职称人数分别为113人、690人、570人,占比分别为8.3%、50.6%、20.2%,医生与护士之比1:1.6。床位总数1251张,设职能科室23个、临床科室36个、医技科室10个。

业务工作　年门诊量131.01万人次,同比增长9%。收住院病人5.83万人次,同比增长13.7%。住院手术为1.75万台,比2015年同期增长14.9%。床位使用率93.5%。床位周转次数46.6次。入出院诊断符合率99.8%。手术前后诊断符合率100%。抢救危重病人12693人次,抢救成功率95.7%,治愈率42%,好转率54.2%,病死率0.6%,甲级病案符合率95%。

业务收入　全年业务收入81935.7万元,同比增长19.8%。

固定资产　全年固定资产总值59572万元,同比增长13%。

医疗设备更新　年内新购置西门子 Acuson S2000 B 超、强生 Genll 超声高频外科集成系统等医疗设备641台(件),总价值1171万元。

基础建设　年内新建教学楼建筑面积1700平方米,竣工并通过验收。建设10600平方米的急诊楼,土建工程基本结束。

卫生改革　落实医改要求,推进分级诊疗和公共卫生服务,满足基层医疗需求。重点对大沽河院区加大人、财、物的投入和管理,完善双向转诊程序,重点畅通患者向下转诊渠道,逐步建立基层首诊、双向转诊、急慢分治、上下联动的分级诊疗新模式。实行紧密型医联体模式。对大沽河院区的人、财、物实行统一管理,启用大沽河院区新病房楼,运行 CT、DR、数字胃肠等医疗设备。派出5名固定专家到大沽河院区工作。安排神经内科、心内科等科主任到大沽河院区巡诊,全年累计30余人次。以医院选派业务骨干为基础,吸收大沽河院区的优秀人才,成立大沽河院区医院质量与安全管理委员会,下设医疗质量安全与持续改进小组、护理质量安全与持续改进小组、医院感染控制小组、病历质量控制小组、药事管理与药物使用小组等。口腔科积极开展新的诊疗技术,填补大沽河院区口腔科多项空白。开展牙种植及无痛无创拔牙,诊治儿童牙病、老年口腔疾病、面部肿瘤、感染。内科新开展了无创呼吸机辅助通气、静脉微量泵应用等技术,极大提升疑难、危重疾病的诊治水平。脑出血、心功能不全、呼吸衰竭、肺心病、脑梗死等原先不能治疗的危重疾病,都能即时得到处置,不仅使患者获得良好的治疗和全面的照顾,而且避免了奔波之苦,降低治疗的总花费,减轻患者及其家属的各种负担与不便。2016年,大沽河院区业务收入700.97万元,门急诊总量4.14万人次,收住院病人1327人次,120急救出诊424人次,门诊手术量126人次,口腔科门诊量1253人次。医院各项运行指标居于乡镇卫生院前列。在住院床位总数不变的情况下,出院人数比2015年同期增长63%。

全面落实分级诊疗,改善偏远地区群众的医疗条件。在移风店镇建立中心卫生室。继道头村中心卫生室之后,2016年在大坝村建立中心卫生室。大坝村中心卫生室服务周边5个村庄,服务人口约4000人。卫生室设施齐全,人员配备合理,开展三级医师

分级诊疗工作。每天有 1 名大沽河院区医生在卫生室坐诊,每周安排 2 天由医院本部专家到卫生室坐诊。对能在卫生室处理的病人积极在卫生室处理,不能处理的及时安排到大沽河院区诊治。大沽河院区与本部建立双向转诊制度,建立转诊绿色通道,使每一位病患都能得到及时有效的治疗。

探索"医养结合"模式,满足老年人养老和医疗服务要求。坚持医院公益性质,立足自身实际,依靠优质医疗资源,履行公立医院社会责任,经过与移风店镇养老院协商,医院前期进行免费全面查体,为全院 44 位老人建立健康档案。每周两天安排医疗、护理人员到养老院为老人进行健康巡查、健康教育讲座。重点检查慢性病老人、易复发病老人、大病恢复期老人、残障老人以及绝症晚期老人,为上述老人提供科学的治疗方案。对病情复杂的,由医院出资,提交上级医院远程会诊或当面会诊。对需要长期服药的慢性病老人,医院安排免费送药。为绝症晚期老人提供临终关怀服务。

运用"互联网+"技术,推进信息化与日常工作深度融合,打造高效智能的"智慧医疗"。搭建财务、人事、物流等多功能的医院一体化平台,升级优化 HIS。完成全院万兆核心网络架构调整,将无线网络、PACS 网络并入院内局域网,将无线网络 AC 控制器与核心交换机集成,切换原有千兆核心交换机至万兆核心交换机。全院万兆基础网络架构建成,为医院今后信息化建设网络发展铺平道路。

推行移动查房工作模式,覆盖全院病区。投资 200 余万元,在全院病区进行网络改造,建设移动终端,在前期方案设计、系统测试、设备招标的基础上,7 月 71 个诊疗组的 75 台移动查房车全部配备到位并投入使用,移动查房系统全面启用,以医院信息系统为支撑,以无线局域网为基础,以移动查房车为工具,实现电子病历移动化,将电子病历从桌面应用推向移动应用。

完成全院医技影像科室的设备接入、影像集中存储区域影像会诊系统整合等工作。完成院级 PACS 系统建设。7 月成立影像中心。放射科、CT 室、功能科、病理科、内镜室 5 个部门的影像全部集中存储在专用大容量光纤存储设备上,临床科室可以随时调阅相关影像文件及检查报告,并可以直接编辑结果报告。9 月安装自助胶片和报告打印机系统并投入使用。

优化门诊工作流程。实行非急诊病人就医检查全面预约,增加诊间预约方式,提高预约比例。实现一体化排队系统,及时推送就诊排队信息。增设多功能自助机,逐步实现预约挂号、交费、转账、查询费用等自助服务。

医疗特色 普通外科(胃肠)实现腹腔镜胃癌手术零的突破。开展 62 例腹腔镜胃癌手术,远超青岛部分三级医院水平。骨外三科开展微创椎间孔镜治疗腰椎间盘突出症 100 余例。CT 室开展 CT 引导下放射性同位素粒子植入治疗恶性肿瘤 100 多例。骨一科开展腓骨截骨治疗膝骨性关节炎、闭合复位 PF-NA 治疗老年股骨粗隆间骨折、微创戳孔法内植物取出手术、皮下植骨治疗骨折术后不愈合等技术。胸外科独立完成单操作孔下肺叶切除加淋巴清扫 10 余例。在上级专家的指导下,成功开展完全腔镜下的食管癌根治性切除术。自发性气胸、肺大泡病人全部应用单操作孔腔镜下切除术。并完成全腔镜下的纵隔肿瘤切除、脓胸廓清、急诊血胸清除、止血术等。2016 年,微创手术占手术总量的 61.8%。妇科独立开展腹腔镜下子宫内膜癌分期手术 20 余例,以及宫颈癌的腹腔镜下广泛子宫切除手术 4 例,这些技术在青岛同类医院中居领先水平。

呼吸内一科开展"慢性阻塞性肺病(COPD)早期筛查及早期干预治疗",对慢性阻塞性肺病患者的早期预防起到积极的作用。口腔外科广泛开展各种种植技术,引进诺贝尔、奥齿泰等国际中高端种植系统,开展包括即刻种植、上颌窦内提升等高端技术。口腔内科牙周病龈下刮治手术的开展使重度牙周病患者不用去青岛就可以得到诊治。先后成立消化道肿瘤、脑卒中等几个类目的 MDT(多学科协作平台),每周固定时间、固定地点召开会议、座谈、培训等,对于提高肿瘤良恶性鉴别的水平,促进患者得到更加规范、精确的诊治,起到极大的促进作用。

科研工作 青岛市卫生科技计划项目:白醋染色在早期胃癌及癌前病变的应用价值。主要效果:旨在研究应用 1.5%白醋对胃黏膜病变进行染色,提高靶向活检率及早期胃癌的诊断。技术指标:完成白醋染色 110 例,染色后靶向活检,通过病理证实,是否为上皮内瘤变,最后总结染色后发现的炎症、肠化、低级别上皮内瘤变和高级别上皮内瘤变的阳性率。二级医院,对早期胃癌的发现,缺乏有效的诊断设备。二级医院已经基本普及内镜,但是经白光内镜确诊早期胃癌的能力有限,白醋染色有效提高早期胃癌,尤其是黏膜内癌的阳性率。其操作简单、有效、价廉,对于胃黏膜无损伤,去除染料色彩的影响,更有利于发现病变。

鉴定为青岛市级科研成果:ENOS 基因多态性与冠心病的相关研究。主要效果:通过对基因的研究,可以了解其在冠心病发生发展中的意义,同时也可以预测冠心病的严重程度,解释传统冠心病危险因素不能解释的冠心病的病因,可以为冠心病的预防、诊断和治疗提供理论基础。

发表论文:SCI 文章 1 篇、国内论文共 78 篇。继续教育项目:青岛市级 6 项。2016 年外派进修人员:20 人。

精神文明建设 开展"三严三实"专题教育和"双学双讲"主题教育活动。深入落实中央"八项规定"精神,纠正"四风",查纠违反"九不准"规定的行为,推进"廉洁卫生"建设,促进行业作风建设持续好转。培育职工爱岗敬业精神,让职工参与医院重大决策的讨论和制定。围绕医学人文、执行力提升、亲子教育等方面进行讲授。构建优美的医院环境。在建筑物内明显位置设立富有医院文化特色的指示牌、引导牌。开展以社会公德、职业道德、家庭美德、个人品德为内容的"四德"工程建设,培育职工良好的道德风尚。2016 年全院各科室共推荐身边的感动人物候选人 30 名、候选集体 5 个及候选事件 1 个。其中 ICU 董珍芳、院前急救科李明坤、和平分院李淑云、产科周金峰、急诊科刘克进和吕建波、呼吸内二科杨安娜等 7 人被评选为该院身边的感动人物,急诊科、重症监护室(ICU)被评为身边的感动集体,"爱,为了一个 5 岁女孩完整的人生"被评为身边的感动事件。其中李淑云、周金峰、急诊科被卫生局评为 2016 年度卫生系统"双周一星",纪春红和王玉红、刘世峰、急诊科被市文明办评为"即墨市身边的好人"。

完成职代会换届工作,举办第九届职工运动会,组织职工"大沽河院区健步行"活动。建立长效志愿服务机制,吸收院内、院外的志愿者。院内 364 名职工加入,院外成立一职、二职及青年爱心团 3 支队伍。集中注册市志愿者 494 人,集中注册数超过在编人数的 60%。

开设儿保、脑血管病筛查、帕金森病筛查、腹膜透析等门诊。积极筹备创建青岛市中医特色门诊。配合青岛市卫计委完成即墨市儿童口腔疾病基本预防项目,对辖区内 664 名学龄儿童进行窝沟封闭和涂氟防龋,对适龄儿童的窝沟封闭和涂氟防龋的效果得到青岛专家的肯定。推进区域化集中管理工作,完成全市及周边 35 家基层医疗单位的委托消毒供应。

开展健康教育讲座,定期组织专家进社区、学校、单位,提高健康教育覆盖率。举办首届健康教育宣讲技能大赛。开展卫生日活动 17 次,发放健康教育材料 11000 份,受益群众 18000 人次。开展义诊活动 12 次,服务群众 2700 人次。

加强投诉管理,投诉处理满意率达到 90% 以上。8 月 3~10 日邀请山东中鼎医疗服务质量评价中心,通过采取现场体验、调查问卷、重点访谈、电话随访等方式,对医院门诊、住院、出院患者及医院职工进行第三方社会满意度调查,重点涵盖服务态度、医德医风、后勤保障和职工生活等多个方面。总体满意度为 90.04%,其中门诊满意度为 87.59%,住院满意度为 92.41%,出院病人满意度为 89.09%,比 2015 年第三方测评满意度 83.4% 提高 5.69%。

大事记

3 月 4 日,全市首家产科 VIP 病房正式启用,开放床位 19 张,更好缓解产妇住院难。

3 月 29 日,第九届职工代表大会召开,全院推选职工代表 145 人与会。听取并审议党委委员、工会主席綦玉洁代表第八届职代会所作的工作报告。选举产生第九届工会委员会和第九届工会经费审查委员会。

5 月 6 日,即墨市人民医院成为北京儿童医院集团技术指导医院和青岛市妇女儿童医院协作医院签约揭牌仪式隆重举行。北京儿童医院集团秘书长马庚、青岛市妇儿医院院长邢泉生分别与吕杰院长签订技术指导医院和协作医院协议。北京儿童医院集团理事、院长黄松明,即墨市政府市长张军,共同为北京儿童医院集团技术指导医院揭牌;青岛市计生协会常务副会长周长政、青岛妇女儿童医院党委书记任明法,共同为青岛市妇女儿童医院协作医院揭牌。

6 月 18 日,医院举行仪式,对获评"青岛市医疗卫生重点学科"的妇科、消化内科两个科室授牌,并分别奖励 10 万元建设资金,发放奖金 20 万元。这在该院学科建设史上尚属首次。

7 月 20 日,国家卫生计生委卫生发展研究中心副主任杨洪伟(研究员)一行,来医院调研"即墨健康一卡通"、"即墨市临床检验中心"、"即墨市消毒供应中心"和"即墨市医学影像会诊中心",并调研大沽河院区。院长吕杰介绍有关情况。

7 月 21 日,青岛市卫生和计划生育委员会及青岛市总工会联合举办青岛市医师岗位技能大赛,仇延晴医师取得内科组第二名,栾宏焕医师取得儿科组优秀奖。

7 月 29 日,即墨市人民医院与山东大学齐鲁儿童医院签订合作协议,挂牌成立山东大学齐鲁儿童医院合作医院。

7月,移动查房系统全面启用。

8月18日,由上海儿童医学中心主办、即墨市人民医院协办的国家级继续教育项目——"新生儿危重症诊治前沿"暨"以 JCI 为导向的新生儿护理安全与持续质量改进"学习班,在即墨宾馆会议室开课。

8月23日,青岛市脊柱微创专家工作站座谈会暨揭牌仪式召开。工作站首席专家、北京武警第三医院主任医师鹿洪辉参加了揭牌仪式并座谈。

8月,大沽河院区正式投入运营。

9月10日,"滨州医学院附属即墨市人民医院2016年教师节庆祝表彰大会"举行。2015~2016学年,全院接收 8 所大中专医学院校 9 个专业实习生227 名。

10月18日,医院举行全面质量管理项目启动及签约仪式。标志着医院推行以"5S 和品管圈为基础的全面质量管理体系"工作正式进入实施阶段。

10月,与国家呼吸临床研究中心·北京中日友好医院正式签订合作协议,启动呼吸专科医联体建设。

11月21日,中国人民解放军总医院即墨市人民医院介入超声协作基地签约揭牌仪式举行。解放军总医院介入超声科主任梁萍教授,即墨市委常委、副市长管元江,省医学影像学研究所超声介入研究室主任孙尧等出席揭牌仪式。即墨市人民医院聘请梁萍教授作为协作基地兼职教授,聘请梁萍教授为首的解放军总医院介入超声科团队全面指导基地诊疗工作。

12月28日,山东省医院协会第二届第三次理事大会在济南召开,院长吕杰荣获 2016 年山东省医院"突出贡献奖"。

12月,国家卫计委医政医管局、健康报社授予即墨市人民医院 2016 年度"改善医疗服务示范医院"称号。

院长、党委副书记:吕　杰
党委书记:张悦柯
副　院　长:高中设、宋启京、宋卫东、王克明
工会主席:綦玉洁
院办电话:88512122
传真号码:88513099
邮政编码:266200
地　　　址:即墨市健民街 4 号

（撰稿人:李　馨）

即墨市中医医院

概况　即墨市中医医院,年内单位占地 3.3 万平方米,业务用房面积 5.2 万平方米。年内医院职工总数 983 人,包括在编职工 580 人、临时职工 403 人。其中,卫生技术人员 813 人,占职工总数的 82.71%;行政工勤人员 140 人,占职工总数的 14.24%。卫生技术人员中,高级卫生技术人员 46 人,占卫生技术人员总数的 5.50%;中级卫生技术人员 325 人,占卫生技术人员总数的 38.83%;初级卫生技术人员 370 人,占卫生技术人员总数的 44.21%。全院医生与护士的比为 0.85:1。医院床位总数 700 张,开设 17 个病区,临床一级科室 17 个,专病专科门诊 22 个,医技科室 12 个。

业务工作　年内门诊量 50.08 万人次,同比增长 19.1%,其中急诊 5.21 万人次。出院病人 2.56 万人次,同比增长 41.2%。手术量 5661 台次,同比增长 29%。病床使用率 97%,同比减少 25%;周转次数 36.6 次,同比减少 23.75%。平均住院日 10.9 天,同比增长 2.83%。次均门诊费用 238 元,同比减少 2.86%;次均住院费用 7139 元,同比增长 4.43%。

业务收入　全年业务收入 3.2 亿元,同比增长 31.7%。

固定资产　全年固定资产总值 1.91 亿元,同比增长 5.52%。

医疗设备更新　2016 年医院新增大型医疗设备有西门子 S3000 彩超 1 台,价值 246 万元;GE 型臂 1 台,价值 99.80 万元。

基础设施建设　医院外科新病房大楼投入使用,总建筑面积 3.15 万平方米,设置 15 个临床科室,可容纳床位数 650 余张;是年,医院集办公与餐厅于一体的综合楼投入使用。

卫生改革　推进公立医院改革,全年为患者节省医药费用 1000 余万元。

医疗特色　"名医"建设。医院实施中医药人才培养阶梯计划。通过"外引内培"和师承方式培养一批"下得去、用得上、留得住"的实用型中医药人才。2016 年,医院 3 名医师再次入选全省五级中医药师承教育项目指导教师和继承人名单。医院有山东省名中医 3 人、山东省中医药师承教育项目指导教师 2 人、山东省基层名中医 1 人、青岛市优秀青年专家 2 人、即墨市专业技术拔尖人才 3 人。

"名药"建设。医院制剂室占地 2000 平方米,洁净区为 480 平方米,制剂配制洁净度达到十万级;药检室洁净度达到万级;人流、物流严格区分,是全省县级中医院规模最大、设施最先进的中药制剂室。制剂室现有山东省中医药管理局批准文号制剂品种 25

个,2个文号待批,中医协定处方60余个,年生产批次可达千余次、生产量可达500余万元,能够极大满足临床用药需求。可进行多溶媒的常压提取、减压浓缩,干燥,制丸、制粒,冲剂、合剂、茶剂定量分装等制剂工序的生产。制剂室现有11个剂型,26个品种,包含颗粒剂、胶囊剂、丸剂、糖浆剂、口服液、合剂、散剂、茶剂等,涉及内、外、妇、儿、皮肤、骨伤、肛肠、康复等诸多科室,其中上感康颗粒、润肺止喘糖浆、菁华风湿膏、鼻渊舒糖浆、小儿退黄合剂等自制制剂获得患者认可。

2016年6月,医院新扩建的现代化煎药室正式启用。新增28台密闭微压循环煎药机和真空包装机,日煎药能力由原先的50人次提高到120人次。新增个性化煎药服务,购置10台陶制智能煎药壶。

在山东省中医药管理局全省中医医院的中药饮片质量抽查检验评测中,即墨市中医医院中药饮片的各项评测指标以100%合格率及优品率居山东省前列、青岛地区首位。2016年7月,山东省中药饮片质量安全工作会议上,医院作典型汇报。

"名科"建设。医院学科建设中医特色明显,其中肛肠科为国家级"农村医疗机构中医特色专科",还有山东省中医药预防保健服务中心1个,青岛市中医特色专科2个,青岛市国医示范门诊2个。2016年,医院肛肠科再次入选青岛市医疗卫生C类重点学科;颈肩腰腿痛门诊、立新七针门诊、骨伤病手法门诊、乳腺病门诊、痤疮门诊和银屑病门诊等9个门诊入选青岛市中医特色门诊建设项目。

2016年医院针推科被评为山东省中医药重点专科,科室坚持针灸、推拿、牵引、火罐、电针、刺络放血、温针灸等传统疗法的基础上不断继承创新,先后引进了脊柱短杠杆微调推拿手法、冬病夏治疗法、中药离子导入疗法、中频治疗、中药熏蒸疗法、中药定向透药治疗等特色疗法。是年,针推科新成立小儿推拿门诊,并开展中药穴位敷贴,如发热贴、腹痛帖、腹泻贴等,效果显著。科室新增协定处方3种,中医药治疗率达95%。

"名院"建设。传承中医药特色优势,提高中医治疗率和中草药使用率。医院连续多年开展"冬病夏治"三伏贴,"冬病冬治"三九贴。2016年11月19日,医院举办即墨市第三届膏方节,一人一方量身定制,"中医专家+道地药材+精良制作"。特邀全国著名膏方专家、上海市中医医院李越华教授坐诊。

合作交流 开展院校合作,提升医、教、研水平。2016年,山东卫计委、山东教育厅、山东中医药管理局联合下文批准医院正式成为山东省中医药高等专科学校附属医院。2016年7月28日,山东省中医药大学专家博士团来到即墨市中医医院开展大型义诊活动。

建立"医联体",提升医院医疗水平。2016年与济南眼科医院建立医联体,在院内成立眼科合作中心,济南眼科医院选派资深专家常年在医院坐诊,带领医院开展剥切术、白内障超声乳化术、泪小管断裂吻合术等多项眼科新手术。2016年12月17日,医院和青岛市中心医疗集团成立医联体,拓展医联体服务范围,提升技术水平和提高服务质量。2016年12月17日,中国青岛国际(生物谷)健康产业先行试验区——干细胞再生医学转化中心落户医院,将开展基因检测预警、新生儿干细胞储存、肿瘤综合治疗及慢性病防治等合作。

精神文明建设 获得青岛市文明单位标兵。

荣誉称号 获得青岛市级青年文明号、青岛市院前急救工作先进集体等荣誉称号。

院长、党总支副书记:祝明浩
党总支书记:王宏伟
党总支副书记:王存哲
副 院 长:赵成欣、李瑞生
纪检组长:钟振球
工会主席:韩 珺
院办电话:88555086
传真号码:88515132
电子邮箱:ybbjb5277@126.com
邮政编码:266200
地 址:即墨市蓝鳌路1281号
(撰稿人:荣梦寒)

即墨市第二人民医院

概况 即墨市第二人民医院始建于1946年,坐落于即墨市店集镇,其前身为即东县人民医院,是即墨市建院最早的医院之一,是一所集医疗、科研、教学、预防、保健、康复于一体的二级综合性医院,是全国首批百姓放心示范医院之一,承担着即墨东部5个乡镇30万人口的医疗保健任务。医院占地21300平方米,建筑面积15000平方米,现有职工300人,设有临床科室15个、医技科室12个、职能科室11个,开设床位260张。

经过多年的建设和发展,医院科室设置齐全,技术力量雄厚,设备先进,拥有西门子16排螺旋CT、大型数字胃肠机、菲利普 X 线数字成像系统(DR)、三维彩超、全自动生化分析仪、彩色经颅多普勒、心电监护除颤仪、胎心监护仪、呼吸机、激光治疗仪等大型设备。其中万元以上医疗设备 90 余件(台)、百万元以上医疗设备 7 件,医院以其雄厚的技术力量、较低的医疗收费、完善的服务措施,成为即墨东部区域性医疗中心。

医院坚持"以人为本,科技兴医"的发展战略,坚持"情系农民,医惠万家"的服务理念,廉洁行医,无私奉献,以精湛的技术、崭新的风貌,服务于广大人民群众。

党支部书记、院长:刘兆瑞

副　院　长:李中珂、邵红园、赵庆沛

纪检组长:于　坤

院办电话:85501012

传真号码:85501012

邮政编码:266214

电子信箱:jmsey@163.com

地　　　址:即墨市金口镇即东路 122 号

(撰稿人:于国伟)

即墨市第三人民医院

概况　即墨市第三人民医院,年内单位占地面积 1.34 万平方米,其中业务用房面积 7852 平方米。年内职工总数 275 人,其中,卫生技术人员 240 人,占职工总数的 87.27%;行政工勤人员 8 人,占职工总数的 2.91%。卫生技术人员中,高级职称 20 人、中级职称 86 人、初级职称 105 人,占比分别为 8.33%、35.83%、43.75%,医生与护士之比 2:1。床位总数 120 张,设职能科室 18 个、临床科室 10 个、医技科室 8 个。

业务工作　年门诊量 20.61 万人次,比 2015 年增长 13.8%,其中急诊 102 人次。住院量 2527 人次,床位使用率 76.1%,床位周转次数 31 次,入院与出院诊断符合率 100%,手术前后诊断符合率 100%,抢救危重病人成功率 100%,治愈率 27%,好转率 73%,甲级病案符合率 100%。

业务收入　年业务收入 5833 万元,比 2015 年增长 2.86%。

固定资产　全年固定资产总值 1651.32 万元,比 2015 年增长 0.82%。

医疗设备更新　新增口腔 CT 机 1 台,价值 70 万元;新增关节训练康复系统,价值 12 万元。

医疗特色　2016 年 10 月 20 日,即墨市第三人民医院口腔科与青岛口腔医院成立技术协作单位。2016 年 12 月 1 日,即墨市第三人民医院开展中医国医馆项目,引进艾灸床、电动直立床、多关节治疗系统。

继续教育　年内外派进修学习 4 人。

大事记

10 月 20 日,即墨市第三人民医院口腔科与青岛口腔医院签约揭牌仪式,开展技术协作。

党支部书记、院长:高启全

副　院　长:于启方

副　院　长:褚存超

副　院　长:王德帅

院办电话:88512156

传真号码:88530109

电子信箱:jimoshisanyuan@126.com

邮政编码:266200

地　　　址:即墨市嵩山二路 129 号

(撰稿人:巩志松)

即墨市 120 急救调度指挥中心

概况　即墨市 120 急救调度指挥中心于 2004 年 11 月 19 日正式运行,由即墨市政府编委批准设立,性质为全额预算股级单位,隶属于即墨市卫生和计划生育局。2016 年职工编制 11 人,年内职工总数为 15 人(其中借调调入 6 人,调出 2 人),其中,卫生技术人员 15 人,占职工总数的 100%。拥有高级职称 2 人,中级职称 5 人,初级职称 8 人,分别占职工总数的 13.33%、33.33%、53.33%。

业务工作　2016 年中心共接听电话 52345 个,比 2015 年上升 0.3%;派车 17813 辆次,比 2015 年上升 23.65%;救治转运病人 17826 人次,比 2015 年上升 0.92%。2016 年完成保健任务 53 次,累计出动急救单元 156 次。

固定资产　2016 年,即墨市 120 急救调度指挥中心固定资产总值达 633.31 万元,比 2015 年增长 230%。

基础建设　2016 年 4 月 1 日普东急救站启用,4 月 6 日田横岛旅游度假区急救站启用。11 月 7 日为南泉、灵山等七处急救站更新急救车及车载急救设备,并增加履带式楼梯椅、进口上车担架、解救套等新型设备。年内,即墨市有 14 处急救站,17 个急救单元。12 月 10 日,所有救护车安装计价器,实现打表收费。

院前急救内涵建设 加强调度质量控制和学习，2016 年 10 月 11 日，在无锡举办的全国急救调度与信息化大会上，即墨市 120 急救调度指挥中心获美国紧急调派研究院颁发的"绩优急救中心"认证，是全国县级市第一家，全球第 221 家获此殊荣的单位。开展调度人员与各急救分中心出诊人员之间"互换岗位、体验工作"活动，中心调度员赴分中心换岗 12 人次，累计出诊 30 余次。开展"院前急救电子病历书写比赛"，规范院前急救电子病历书写，评选出 16 份优秀病历，其中，一等奖 2 个，二等奖 6 个，三等奖 8 个。加强应急能力建设，中心进一步完善重大突发事件紧急处置流程，建立调度听班制度。加强调度员重、特大突发事件的应急能力，以备不时之需。为每辆救护车配备检伤分类卡，并两次组织院前急救人员学习检伤分类卡的应用。是年，5 月 12 日参加即墨市"全国第八个防灾减灾日"集中宣传活动，普及急救知识。参加校园安全生产等演练两次。

继续教育 2016 年 4 月，4 名急救人员参加青岛市急救中心举办的第二期美国心脏协会（AHA）医务人员初、高级生命支持国际资质证书培训班，其中两名获初级生命支持提供者证书，两名获高级生命支持提供者证书；5 月，中心举办"急救知识新理论及技能"培训班，全市 100 余名院前急救从业人员参加培训；10 月，5 名院前急救人员参加青岛市急救中心联合香港圣约翰救伤机构举办的"急救新理论新技术培训班"，掌握创伤急救的国际新进展。10 月，组织 4 名院前急救培训骨干参加全国急救培训导师师资培训并对大赛进行观摩，掌握社会化培训技巧。组织急救培训下基层 6 次，进一步提高一线出诊人员的急救技能和水平。

社会化培训 2016 年 4～6 月，中心对全市 1000 多名乡医按照所属乡镇分 24 期进行小班化培训，1～5 月分别走进龙山敬老院、硕辉苑幼儿园、即墨一中、即墨城建等单位进行急救知识及技能普及。11 月，中心对参与"中国海洋温泉杯"半程马拉松赛的 200 名志愿者进行心肺复苏术和常见的运动性伤害处置等知识的培训，2300 余名群众受益，发放宣传材料 3000 余册。

荣誉称号 2016 年，中心获得青岛市院前急救先进集体、青岛市文明服务示范窗口、即墨市卫生系统 2016 年度科学发展先进单位等荣誉称号。

主　　任：迟春兰

副 主 任：周珍萍

办公室电话：88518996

传真号码：88518996

电子邮箱：jimo120@126.com

邮政编码：266200

地　　址：新兴路 78 号

（撰稿人：兰瑞红）

即墨市卫生计生综合监督执法局

概况 即墨市卫生计生综合监督执法局，年内有职工 28 人，其中，卫生技术人员 21 人，占职工总数的 75%。卫生技术人员中高级职称 4 人、中级职称 13 人、初级职称 4 人，分别占 19.05%、61.9% 和 19.05%。设有综合科、卫生稽查审核科、公共卫生监督科、医疗卫生监督一科、医疗卫生监督二科、学校卫生监督科 6 个职能科室。

业务工作 加强综合监督执法体系建设。2016 年即墨市机构编制委员会正式发文，对卫生计生综合监督执法资源进行整合，组建市卫生计生综合监督执法局。

加强公共场所及餐饮具集中消毒单位监管。开展"五小行业"专项治理，迎接省级卫生城市复审。经过治理，全市"五小行业"整体卫生状况有较大改观，顺利通过省级卫生城市复审。开展餐饮具集中消毒单位专项检查，迎接国家食品安全城市创建。通过驻点监督、上门服务、规范指导、产品检测等方式对餐饮具集中消毒单位进行全面治理。借鉴外地先进经验，将全市 5 家小型餐具厂家整合为 2 家规范的大型餐饮具消毒企业，在全青岛地区树立标杆，在青岛市创建食品安全城市餐饮具集中消毒单位专项整治工作现场会上，即墨市作典型发言。开展住宿消费市场秩序专项整治，维护消费者权益。根据青岛市卫生计生委《住宿消费市场秩序专项整治工作方案》的要求，对住宿消费市场进行全面整治。期间检查住宿服务场所 120 家，督促办理卫生许可证 39 个，处罚 32 家。圆满完成公共场所卫生监督保障任务。圆满完成中央美院 2016 美术专业考试和中国国际海洋科技展览会卫生监督保障工作，两次保障人数共 3500 多人。

全面整顿医疗市场秩序，持续打击非法行医。开展一系列监督执法活动。开展"二类疫苗"专项检查。对全市各级医疗机构二类疫苗的管理及使用情况进行了彻底排查，未发现违规使用二类疫苗的情况。无证牙科清理整顿，查处无证牙科 68 家，罚款 30 余万元，没收牙科器械 50 余件。对全市社会办医疗机构、门诊部依法执业情况开展专项执法检查，检查社会办医疗机构20家、门诊部7家，对其中存在的问题下达整改意见书，对检查情况较差的15家单位进行集中约谈。辖区内一级以上医疗机构病原微生物实验室培训和备案工作，备案28家。传染病防治分类监督综合评价工作。评价乡镇卫生院20家，社会办医疗机构10家。以暗访和群众举报的非法行医为线索，以无证行医、聘用非卫、涉医按摩店、黑美容等为重点，集中市、镇两级卫生监督力量开展"2016蓝盾出击——向非法行医亮剑"行动。查处非法行医窝点17处，监督检查美容场所19处、中医推拿按摩场所23处、社区卫生服务站及卫生室32家，下达监督意见书72份，给予9家医疗机构不良记分，立案29起，行政警告4家，取缔17家，处罚额9.6万元，没收药品价值5万元。

保障生活饮用水卫生。全年检测集中式供水单位出厂水和末梢水62份，检测现制现售水机53台，采集水样53份。为保证学生饮水安全，联合即墨市教体局和综合检测检验中心，对全市200所学校及中心幼儿园进行直饮水卫生专项监督检查，共采集水样210份。

党支部书记、局长：兰国新
副　局　长：王凤越、杨军功
办公室电话：88539526
传　　　真：88515555
电子信箱：jmwsjds@126.com
邮政编码：266200
地　　　址：即墨市振华街144号

即墨市疾病预防控制中心

概况　即墨市疾病预防控制中心，年内单位占地面积5400平方米，其中业务用房面积2700平方米。年内职工总数58人，其中，卫生技术人员50人，占职工总数的86.20%。卫生技术人员中，高级职称6人，中级职称20人，初级职称24人。

中心内设传染病及慢性病防治科、计划免疫科、病媒生物防治消杀科、劳动与学校卫生科、检测检验科、体检科、应急中心、艾滋病性病防治科和综合科9个科室，是全市疾病预防控制工作的业务技术指导中心。

业务收入　2016年全年业务收入822万元，比2015年减少58.46%。

固定资产　2016年全年固定资产总值1017万元，比2015年增长4.63%。

医疗设备更新　新增液相色谱仪，价值59.66万元。

传染病防控　切实加强传染病疫情监测与预测预警，做好信息报告管理。及时掌握监测情况，做好疫情分析与预测预警工作，科学研判疫情发展和流行趋势。2016年，审核传染病报告卡964张，管理传染病报告卡2777张，处理传染病预警信息234起。

继续开展高危人群干预，积极做好艾滋病自愿咨询检测和防治艾滋病知识的宣传，进行艾滋病自愿咨询检测900余人次。加强羁押人群的艾滋病监测和宣传教育，对即墨市普东监管场所1200名当年新入所的吸毒、卖淫嫖娼等重点人群进行艾滋病病毒抗体常规检测。

举行"百千万志愿者结核病防治知识传播行动"宣传并招募志愿者130名。继续实施并完善结核病手机管理项目，顺利通过省督导组检查。全年完成初诊病人登记2944人，登记率为2.67‰，全年报告各类结核病发病人数329例。

按照属地化管理的要求，指导各工作站对学校和托幼机构进行手足口病防治督导，报告手足口病病例1051例，处理手足口病聚集疫情88起，未发生发病10例以上的暴发疫情。继续加强温馨数字化门诊建设，截至2016年底，全市24处数字化预防接种门诊全部投入使用。

积极开展疟疾防治知识培训和教育，对20个乡镇和3个二级以上医疗机构进行督导检查，10月19日，顺利通过山东省卫生计生委对即墨市消除疟疾工作进行的考核评估。

成立霍乱防治机动队，指导即墨市24家医疗机构腹泻病门诊（专桌）24小时正常运转。每月进行霍乱疫源监测，及时进行样本采集检测。

慢地病防治　继续开展慢性非传染性疾病的防治工作，争取创建省级慢病示范市。突出抓好居民死因、心脑血管疾病、恶性肿瘤和意外伤害监测网络建设和报告水平；继续加强基层医疗卫生服务专业技术人员慢病防治技术培训，使慢病防治专业技术人员系统掌握慢病监测、建档、随访、干预和健康宣传各项能力。抽取5个乡镇，20个行政村，300（户）份盐样，进行碘盐检测，居民碘盐覆盖率为97.7%，高于2009年碘盐监测结果及国家规定95%的居民碘盐食用标准。抽取200名8～10岁儿童检测甲状腺肿大情况，未发现甲状腺肿大。

食源性疾病防控　建立健全中心食物中毒应急

队伍,制定食物中毒流行病学调查工作程序和应急预案,对发生的 11 起疑似食物中毒事件进行调查,及时出具调查报告。

计划免疫 全市全年接种免疫规划一类疫苗 339964 人次,儿童基础免疫接种率达 95% 以上。积极开展"4·25 预防接种宣传周"活动。做好大中专院校入学新生麻疹补充免疫及入托入学查验接种证工作。2016 年,全市 24 处数字化预防接种门诊全部投入使用。

学校卫生 举办业务培训班,培训 22 处体检机构 90 余人次;成立质量控制督导组,对所有体检机构进行督导检查和质量控制,对发现的问题及时指出并限期整改。即墨市 211 所中小学应体检学生数 135978 人,实际体检学生数 135611 人,体检完成率为 99.73%。全市中小学生视力不良率 34.58%、肥胖率 14.27% 和龋齿患病率 12.91% 均在正常控制范围内,达到考核要求。

公共卫生技术服务 全年查体 56763 人次,其中职业健康体检 23213 人次、从业人员健康体检 33550 人次。5 月份,中心通过省卫计委组织的职业健康检查机构资质复评审,体检项目覆盖粉尘、化学因素、物理因素和其他等项目。

科研工作 2016 年在国家级杂志发表论文 8 篇。

大事记

1 月 2～4 日,中心开展职业卫生扩项工作,并顺利通过省专家组验收。此次职业卫生检测扩充的项目有粉尘扩散度、氢氧化钠、氧化锌、手传振动、工频电场和照度 6 个项目。

2 月 19 日,中心举办寨卡病毒病防控培训班,各防保站副站长 30 余人参加培训,传防科科长苏丁绪就寨卡病毒的流行病学、防控策略、临床表现等方面进行培训。

3 月 3～4 日,青岛市疾控中心专家组对即墨市温泉、七级等 7 处医疗单位进行艾滋病检测点进行现场验收,全部通过,实现基层医疗单位艾滋病检测点全覆盖。

3 月 9 日,中心召开青岛市办实事适龄儿童免费接种第一剂次脊髓灰质炎疫苗和两剂次水痘疫苗会议,24 处预防接种门诊 50 余人参加会议。

3 月 21 日,中心与市教体局在即墨市启翰小学召开学校和托幼机构春季传染病防控现场会,各防保站副站长、教委办副主任参加。

3 月 24 日,中心与市医院、市南医院等 6 家单位在即墨市服装批发市场开展主题为"社会共同努力,消除结核危害"的世界防治结核病日宣传。

4 月 25 日,中心和健康教育所、龙山卫生院等医疗卫生单位在服装市场集中开展主题为"依法预防接种、享受健康生活"的全国儿童预防接种日宣传。

5 月 14 日,中心召开二价脊灰减毒活疫苗管理及使用培训会。

5 月 26 日,中心和即墨市体育中心在萃英中学进行腹泻病和食物中毒事件以及处置演练。

5 月 26 日,中心通过政府采购购置液相色谱仪 1 台,兰博/美国,型号 PC400ISFA,招标价 596600 元,主要可做食品添加剂、水质和农药残留检测。

5 月 28 日,中心取得职业健康检查机构资质证书,涵盖粉尘、化学因素、物理因素和其他等项目。

6 月 22 日,乔绪辉调任公立医院管理中心党总支书记,不再担任中心党总支书记。

8 月 1 日,即墨市卫生和计划生育局与即墨市总工会联合举办即墨市免疫规划技能大赛,中心负责组织,医疗卫生机构 50 余人参加,5 人代表即墨市参加青岛市比赛。

8 月 8 日,中心召开即墨市消除疟疾考核评估工作会议,各医疗卫生机构相关负责人及检验科主任参加,布置山东省消除疟疾考核评估工作及实验室镜检人员培训。

9 月 3 日,即墨市"全民健康生活 健行齐鲁大地"暨首届即墨市职业人群万人健步走启动仪式在墨河公园举行,本次活动由市卫计局、市总工会、市教体局、市爱卫办主办,市疾控中心承办。各相关单位 100 余人参加启动仪式。

10 月 19 日,省疾控中心、青岛市卫生计生委、青岛市疾控中心等 5 人组成专家考核组来即墨市就消除疟疾工作进行考核验收。

12 月 1 日,中心组织市健康教育所、市人民医院、市中医医院、市南医院等单位在即墨市服装批发市场开展世界艾滋病日宣传。

荣誉称号 获青岛市职业病质量控制中心"职业健康检查结果评比三等奖",青岛市疾病预防控制中心"艾滋病防治工作先进集体",山东省卫生新闻宣传中心"健康教育宣传工作先进集体",山东省疾病预防控制中心"艾滋病防治工作先进集体"称号。

中心主任:邵永源
中心副主任:华泽凯、孙允义
办公室电话:86657816
传真号码:86657816

电子信箱:jmcdc7816@163.com
邮政编码:266200
地　　址:即墨市振华街144号

(撰稿人:刘刚廷)

即墨市市北医院

概况　医院占地面积1.02万平方米,建筑面积为1.04万平方米。年内职工总数140人,其中,卫生专业技术人员121人,占职工总数的86.4%;行政工勤人员19人,占职工总数的13.6%。卫生技术人员中,高级职称11人,占专业技术人员9%;中级职称44人,占专业技术人员36.3%;初级职称35人,占专业技术人员29%。有临床医师34名,护理人员62名,医师与护理人员之比为1:1.8。医院有床位总数190张,下设临床科室6个(全科医疗科、内科、外科、精神一科、精神二科、托养中心),诊疗科目3个(预防保健科、医学检验科、医学影像科)。

业务工作　2016年门诊量3.94万人次,其中急诊216人次。收住院病人997人,出院病人1002人。病床使用率64%,病床周转率1.4%,入院与出院诊断符合率98%,好转率98%。

业务收入　全年业务收入2666.75万元,比2015年同期下降7%。

固定资产　全年固定资产总值2359.63万元,比2015年增长2.6%。

基础建设　新成立北安街道三官庙中心村卫生室,业务用房面积150平方米,服务人口2654人,服务半径1000米,交通便利,方便周围群众就医,带动周边村卫生室的规范管理和医疗服务水平不断提高。2016年,医院新建工娱治疗中心及餐厅大楼,建筑面积1000平方米,室外建设600平方米的活动场地,为患者和职工提供良好的就医环境和就餐环境。

实施国家基本药物制度和零差价销售制度,积极深化医疗卫生体制改革。医院就实施国家基本药物制度和零差价销售制度,对523种基本药物全部实行网上统一招标采购、零差价销售。2016年销售基本药物686.5万元,近5万名患者享受到基本药物制度带来的实惠。有50处卫生室实行基本药物零差率销售,并全部实行新农合现场结报。随着医疗改革的不断深入,基本公共卫生工作的重要性尤为突出,建立居民健康档案4.7万份,建档率达85%以上,管理65岁以上老人6433人、高血压患者5032人、糖尿病患者998人、重性精神病患者215人、冠心病患者376

人、脑卒中患者294人,为520名孕产妇建立健康档案和孕产妇保健手册。积极开展健康联络员工作,发动全院职工共同参与,到12月底,与8000余户村民建立联系,得到良好的社会效益。

医疗特色　继续加强精神专科建设,实施"心灵救助"行动,组织业务骨干到19个乡镇、3个街道进行免费服药活动,救助免费服药病人1100余人次。"心灵港湾"行动为即墨市建立健全的青少年心理干预机制提供奠定坚实基础,为50余名青少年进行心理疏导和心理矫治。开展"温馨家园"活动,对全市各种重度贫困精神类残疾病人进行托养,对即墨市39名贫困精神残疾病人实施托养。2016年10月20日,青岛市精神卫生中心与医院成立精神卫生医联体。

荣誉称号　青岛市精神文明单位。
院　　长:刘振杰
副 院 长:孙先广、孙吉序
院办电话:87502117
传真号码:87502117
电子邮箱:jmssbyyyj@126.com
邮政编码:266200
地　　址:即墨市北安街道烟青路1000号

(撰稿人:张彩英)

即墨市市南医院

概述　即墨市市南医院,并称即墨市结核病防治中心。2016年职工总数59人,其中,卫生技术人员53人,占职工总数的90%;行政工勤人员6人,占职工总数的10%。卫生技术人员中,高、中、初级职称分别为1人、14人、38人,分别占职工总数的2%、24%、64%,医生与护士之比为1:2。床位90张,设职能科室6个、临床科室3个、医技科室4个。

业务工作　2016年门诊量4679人次,比2015年下降19.8%;2016年收住院病人581人次,比2015年下降9.5%;2016年床位使用率61%,比2015年下降16%;2016年床位周转6.45次,较2015年下降9.5%;入院和出院诊断符合率100%;病人好转率100%。

业务收入　2016年业务总收入744.3万元,比2015年减少17.45%。

固定资产　2016年全年固定资产总值577.8万元,比2015年增长1.9%。

医疗服务　2016年,医院安装中心供氧系统,满足临床需求,提高护理工作效率。更新污水处理系统,使污水达标排放。为病房配备电视健康教育系统,加强对病人的宣传教育。

卫生改革 2016 年,市南医院与山东省胸科医院达成技术合作协议,双方正式签订《医疗帮扶与技术合作协议书》,明确协作形式、帮扶内容,对临床学科发展、人才队伍培养、医院宣传、双向转诊程序等做出具体、切实可行的要求。省胸科医院专家每月第一个周的周四、周五轮流到医院进行坐诊带教。医院派出临床、检验 2 名人员到省胸科医院进行为期 3 个月的学习。根据双向转诊程序,医院将 1 名重症患者转至省胸科医院,省胸科医院接诊科室人员对上转患者予以优先安排接诊、检查,协调办理住院手续,患者进入恢复期后转回该院。建立省胸科医院与市南医院医生微信群,在临床工作中遇到的困难和问题及时进行沟通交流,对特殊患者诊疗进行全程指导。深入推进分级诊疗工作,建立医院与各级各类医疗机构之间分工协作机制,结合结核病专科医院的实际,完善分级诊疗程序,加快形成"小病在乡镇,大病进医院,康复回镇村"的就医新格局。扎实推进医养结合工作,市南医院突出发挥结核病防治专科的业务职能,重点加强老年人结核病的预防和治疗,为全市养老机构的老年人进行免费结核病筛查,切实做到早发现、早诊断、早治疗。2016 年是县级公立医院综合改革实施第四年,市南医院作为试点单位之一,医院继续实行全部药品零差率销售。实施医改试点以来,累计为群众节省医药费用 1300 多万元。

大事记

4 月 27 日,山东省胸科医院与即墨市市南医院技术协作医院揭牌仪式在医院举行。省胸科医院党委书记刘文俊、青岛市卫计委副主任张华、青岛市疾控中心主任高汝钦、即墨市政府副市长管元江、即墨市卫计局局长杨岩等领导出席仪式。揭牌仪式同时,省胸科医院专家在服装批发市场 B 区广场举行"服务百姓健康,心肺疾病筛查"义诊活动。

科研工作 2016 年在国家级杂志上发表论文 3 篇。

荣誉称号 获青岛市文明单位标兵、即墨市安全生产先进单位称号。

党支部书记、院长:林忠贤

副 院 长:史坛芳、李 松

院办电话:88560305

传真号码:88564406

邮政编码:266200

地 址:即墨市烟青路 95 号

(撰稿人:李 松)

即墨市皮肤病医院

概况 即墨市皮肤病医院,年内业务用房面积 589 平方米。职工总数 22 人,其中,卫生技术人员 15 人,占职工总数的 68.2%;行政工勤人员 7 人,占 31.8%。卫生技术人员中,高、中、初级职称分别是 2 人、8 人、5 人,分别占卫生技术人员的 13.3%、53.3%、33.3%;医生 5 人,护士 5 人,医护比 1:1。

业务工作 2016 年全年完成门诊量 5091 人次,比 2015 年增长 29.9%。初诊性病人全部筛查艾滋病、梅毒。

开展麻风病防治,向乡镇卫生室发放麻风病宣传挂图 660 张。完善麻风病防治管理信息系统,开展对愈后病人的随访查体工作,及时将信息录入麻风病信息管理系统。对吕山、七级、段泊岚等几个乡镇的病人发放防护包(含耗材、百多邦、胶布、碘伏、镊子等)10 个、溃疡包(含耗材、凡士林、百多邦、眼药膏、眼药水、镜子、碘伏、刀片、刀柄、镊子等)6 个、防护鞋 16 双。麻风节期间,在青岛疾控中心和青岛市残联的支持下对辖区段泊岚、移风、蓝村三个乡镇 3 名生活困难麻风病人进行走访慰问,为患者送去米、面、油等生活用品,为其中的 1 名患者进行足底溃疡清理。

业务收入 2016 年业务总收入 393.8 万元,其中,财政预算补助 352.95 万元。

固定资产 年内固定资产总值 244.27 万元,比 2015 年增加 2.5 万元,增长 1.04%。

医疗设备更新 5 月份新增 1 台德国产"生物物理治疗仪",用于过敏原的检测和过敏的治疗。

继续教育 加强医务人员业务知识培训,2016 年派出临床医生、检验、护理等 8 人次参加省、青岛市组织的业务知识培训,提高业务知识水平。派出 2 人到昌乐学习过敏原检测和过敏治疗。

医疗特色 按照卫生职能分配,负责即墨市皮肤病、性病、麻风病防治工作,经过几十年的临床实践,在皮肤病诊治方面积累了丰富的经验。医院有德国产紫外光治疗仪、电离子治疗仪、冷喷机等设备。在治疗牛皮癣和白癜风等顽固性皮肤病方面,采用光疗+口服药物+中药外洗的三联疗法,效果明显。利用液氮冷冻、电疗等物理方法治疗各种疣、赘生物等。开展梅毒 TPPA 确诊试验、TRUST 滴度检查、HIV 初筛检查及其他性病检查,对性病能够给予最科学合理的诊断和治疗。

荣誉称号 2016 年 3 月获得山东省麻风防治先

进单位称号。

　　党支部书记、院长：李绍远

　　副 院 长：姜　鸿

　　电　　话：88515265　88552122

地　　　址：即墨市新兴路 248 号和平二区

邮政编码：266200

　　　　　　（撰稿人：李绍远、姜　　鸿）

胶　州　市

胶州市卫生和计划生育局

　　概况　全市有医疗卫生机构 1002 家，其中，医院 23 家，包括公立医疗机构 5 家，其中三级综合医院 1 家、二级综合医院 2 家、二级专科医院 2 家；民营、厂企医院 18 家，其中二级综合医院 1 家、二级专科医院 1 家、一级专科医院 1 家、一级综合医院 15 家；专业公共卫生机构 4 家，包括卫生计生执法监督检查大队、疾病预防控制中心、120 急救中心、卫生计生干部培训中心；基层医疗卫生机构 975 家，包括镇（街道）卫生院 14 家，社区卫生服务中心 4 家，村卫生室 761 家，门诊部、诊所、卫生所、医务室 196 家。全市医疗卫生机构有床位 4723 张，每千人口医疗床位数达到 5.3 张，现有床位中，公立医疗机构床位数 3482 张，社会办医疗机构 1241 张，民营床位数占总床位数的 26.3％。全市执业医师数 2546 人，执业护士数 2797 人，每千人拥有执业（助理）医师 2.88 人，每千人拥有注册护士 3.16 人。全市有全科医师 75 人。2016 年度全市出生人口性别比 106.06，违法生育多孩率 0.8％，违法生育处理率 88.82％，社会抚养费缴纳率 78.24％，避孕措施落实率 99.9％，孕环情监测率 99.2％，免费孕前优生健康检查覆盖率 86.7％，计划生育利益导向目标人群覆盖率 100％。

　　医政管理　积极发挥 12 个质控中心作用，组织专项质控检查，提升医疗机构的质控水平；在全市范围内开展基层卫生岗位练兵和技能竞赛活动，两名选手代表青岛市在省级岗位练兵和技能大赛中获得第二名的优异成绩；处理医疗纠纷、投诉、举报、咨询 300 余件，防止事态蔓延及矛盾的进一步升级。为全市 719 名在职乡村医生换发新执业证书；继续做好乡村医生退出工作，截至 2016 年底，发放乡医补助 2737 人，发放金额 2129 万元。提升中医药服务能力，推广中医药适宜技术，推进国医馆建设项目，全市建成 18 处国医馆，覆盖率居青岛各区（市）第一；做好镇街卫生院标准化建设与管理工程，完成 8 处镇街卫生院的标准化建设达标评审。

　　公共卫生服务　不断提升公共卫生服务项目管理水平，优化项目服务质量，规范实施基本公共卫生服务项目。截至 2016 年底，建立规范化电子健康档案 76.8 万份，建档率 87.7％；开展健康教育讲座 3955 次，受教人数达 7.6 万余人；新生儿建卡、建证率 100％，"八苗"基础免疫接种率均在 95％以上；卫生监督协管信息报告率达 98％以上；规范管理高血压患者 7.31 万人，糖尿病患者 2.62 万人；免费为 7.8 万余名老年人进行健康体检；系统管理 0～6 岁儿童 44587 人、孕产妇 11472 人；管理重性精神病患者 3232 人；累计 6.1 万名老年人接受中医体质辨识服务，1.2 万名儿童接受中医调养指导；规范管理冠心病患者 8267 人、脑卒中患者 5123 人。

　　疾病预防控制　强化基础设施建设和人才队伍建设，进一步完善疾病预防体系建设。严格落实各项疾病预防控制措施，传染病发病率保持全国较低水平，重点传染病发病率呈下降趋势。计划免疫工作不断巩固扩大，免疫针对性疾病得到有效控制。积极学习借鉴"互联网＋医疗健康"模式，依托"数字卫计、智慧健康"1531-2 工程平台，将"智慧疾控"纳入全市卫生计生新一轮信息化建设内容，实现医院与疾控系统信息互通，全面增强疾病防控大数据的管理、利用和服务能力。以创建省级慢病防治示范市和健康促进示范市为依托，建成健康加油站 10 处、健康标识路 4 条、健康宣传栏 1500 多个，开展健康讲座 2000 多场，服务群众 10 万余人次，引导广大群众培养健康科学的生活方式。加强内部管理体系的质量控制，卫生技术服务能力进一步提高。

　　药政管理　继续规范实施国家基本药物制度，全市 18 家卫生院、社区卫生服务中心和规划内村卫生室全部实施国家基本药物制度，严格药品集中采购工作，除精麻药品等国家另有规定的药品外，全市政府办基层医疗卫生机构配备使用的药品全部通过山东省药品集中采购平台进行集中采购，严格执行零差率销售，严禁网下采购行为，网上采购率达 100%。自实行以来，各基层医疗卫生机构都能够按时结算基本药物账款，步入规范化、常态化管理的轨道。每月和每季度经过绩效考核，及时足额发放乡医基本药物补助。二级以上公立医院基本药物和常用药品销售额占全部药品销售额的比例均达到 40% 以上。开展抗菌药物专项整治工作，做好临床合理用药动态监测、预警等工作。开展处方点评，保证用药合理、规范。安排专人负责药管系统对接工作。

妇幼保健　加强妇幼保健工作，孕产妇系统管理率 95.8%，3 岁以下儿童系统管理率 97.8%，住院分娩率 100%，孕产妇死亡率 17.8/10 万，婴儿死亡率 1.96‰，5 岁以下儿童死亡率 2.05‰。完成孕产妇和新生儿免费产前筛查、新生儿疾病筛查、新生儿听力筛查工作。建立健全三级妇幼卫生服务网络，明确各级职责；健全妇幼监督管理机制，实行不定期抽查、每季度督导、年终总评的工作模式；开展免费孕前优生保健服务，及时发现高危风险人群并有效治疗和优生指导，提高孕产期保健水平，做好早孕建册工作的同时，给予孕妇孕期卫生、营养、心理等方面咨询指导，对胎儿生长发育和孕产妇健康情况进行系统监测；充分发挥儿童健康教育基地作用，针对 0～12 岁儿童开展多项特色保健服务，针对残疾儿童进行免费康复指导；做好"两癌"筛查工作、农村孕产妇补助工作及叶酸补服工作，全年发放叶酸 28189 瓶，增补叶酸人数为 6529 人，提高农村妇女健康水平；抓好妇女儿童传染病防控工作，对于艾滋病、梅毒、乙肝阳性患者做到及时母婴阻断和随访。实施区域协同人口健康素质提升工程，按照全生命周期和三级预防的理念，为妇女儿童提供从出生到老年，内容涵盖生理和心理的主动、连续的服务与管理。加入"中国宫颈癌防治工程"，定期开展妇幼卫生数据监测和情况分析，从基因片段和染色体层面开展精准医疗和转化医学，加强出生缺陷综合防治，妇幼公共卫生工作走到青岛地区前列。

卫生应急管理　完善卫生应急预案，编制重大传染病、群体性不明原因疾病、重大道路交通事故应急救援等应急预案。完善突发公共卫生事件应急处理指挥部和疾病控制、心理干预等应急专业处置队伍，成立应急专家库，健全完善日常管理和应急调用机制，不断调整充实专家队伍和应急处置队伍，加强卫生应急管理人员、咨询专家、救援和处置队伍的日常管理与技术培训。定期组织各类应急培训和演练，全年组织综合性演练 8 次，大型应急宣传活动 4 次，应急培训 28 期，发放宣传材料 56 万余份。及时总结、分析、上报和反馈各类突发公共卫生事件监测信息，公共卫生事件报告率、及时率、完整率均达到 100%。2016 年积极开展应急知识与技能"五进"（进社区、进农村、进企业、进学校、进家庭）活动，进一步提高广大群众的应急知识普及率。2016 年，九龙卫生院、胶莱中心卫生院成功创建青岛市"一三一四"工程示范单位。更新 5 辆 120 急救车辆，配备先进的除颤监护仪、心电图机、呼吸机等车载设备，空间利用科学合理，方便急救人员在转运途中各项抢救工作的开展，有效改善院前救治条件。7 月，市第三人民医院急救站正式运行，急救站数量增加到 9 家，进一步缩短急救半径和急救时间，满足群众日益增长的院前急救需求。

行政许可和审批　进一步简化审批环节、优化审批程序，配合市审改办多次清理审批项目，实现审批再提速，进一步压缩办结时限，优化审批程序。2016 年受理各类审批申请 2955 件，办结 2945 件。其中，公共场所 923 家；集中供水 9 家；医师注册、变更 493 人；护士首次注册 112 人，护士变更 183 人，护士延续 78 人；医疗机构执业登记 21 家、校验 936 家、注销 51 家、变更 107 家、换证 12 家；麻醉药品第一类精神药品印鉴卡延续 4 家；放射诊疗许可 16 家。全年实现无差错、无超时、无违纪、零投诉的工作目标。得到行政服务中心的肯定和申请人的赞誉。窗口工作始终走在行政服务中心的先进行列。连续 12 个月被评为优秀服务窗口。1 人被评为优秀服务标兵。圆满完成市审改办下达的编写《行政审批事项业务手册和服务指南》任务。

卫生执法监督　开展卫生计生综合监督提升年活动，忠实履行卫生监督职责，创新卫生监督工作思路，严格落实依法行政，积极打造"阳光卫生监督"服务品牌。加大"三小行业"整治力度，实施量化分级管理，公共场所单位持证率达 99% 以上，卫生达标率达 95%。落实生活饮用水卫生监管，保障市民饮水安全，城区供水抽检合格率 100%，现制现供水全部落实"一个做到、三个统一、信息五公示"制度。以816.9 的高分、全省复审城市第一名的成绩顺利通过验收，再次获得国家卫生城市荣誉。加大医疗机构监管力度,规范医疗市场秩序。全年开展全市医疗机构依法执业专项检查、"问题疫苗"专项监督排查工作、推拿按摩场所专项整治、医疗废物和废水规范处置专项检查、放射卫生专项整治和传染病防治工作,有效规范全市医疗市场秩序,保障市民的就医安全。加强学校卫生监管,保障校园卫生安全,全年累计监督各类学校、托幼机构 483 家次,督促学校、托幼机构完善晨(午)检工作记录,因病缺勤、病因追踪记录和学生饮用水卫生管理档案。规范投诉举报案件查处工作,全年查处投诉举报案件 46 起,其中医疗投诉 29 起、公共场所投诉 7 起、生活饮用水 10 起,实施立案处罚 6 起,取缔 4 起,全部做到查处及时、反馈满意、报送准时、归档完整。落实权力清单制度,规范行政执法行为,共梳理各类执法事项 256 个,其中行政处罚类 190 个、行政监督类 59 个、行政强制类 5 个、其他权利类 2 个。行政处罚工作中,严格落实处罚主体、处罚依据和处罚程序、自由裁量、文书质量审查,保证处罚案件的工作质量。2016 年,实施立案处罚 45 起,其中医疗类 27 起、公共场所类 18 起,罚没款 6.25 万元,保持行政复议、行政诉讼零案件。加大卫生监督宣传,在各类新闻媒体上发表文章 58 篇次,其中省级媒体 11 篇,青岛市级媒体 37 篇,胶州市媒体 10 篇,宣传和报道卫生监督工作动态。

科教兴医 公开招考大学毕业生 11 名,其中全日制研究生 1 名。根据市编办的统一要求,完成人民医院、心理康复医院和第三人民医院人员控制总量备案工作,三家公立医院备案 2505 名。与贵州镇宁卫生计生局签订《对口帮扶合作协议》,选派中心医院李奎英、人民医院邹文杰、妇保院周桂芳、胶东卫生院匡宝德到镇宁四所医院挂职副院长,建立对口合作长效机制。这四名同志被镇宁县卫生计生局党委授予"对口支援优秀医生"荣誉称号。2016 年,创新培训模式,全方位、多渠道开展乡村医生岗位培训,使全市乡村医生培训工作取得突破性进展。全年累计开展集中理论培训 180 期,骨干进修学习 1 期,实践技能强化训练 2 期,临床技能实习 16 期,培训乡医 13000 余人次。2016 年,积极搭建培训载体,购置并启用远程网络视频教学系统,实现以教师授课地为主会场,各培训点作为分会场与主会场同步培训。着力打造新卫生计生培训基地,在基地专门设立多功能会议厅、多媒体视听教室、急救训练室、创伤训练室等,新购置 26 台教学用电脑及电脑桌、教学一体机、投影仪、空调、急救模拟人等先进配套教学设施,并将继续增设教学用电子白板、办公电脑、急救及创伤训练设备等

硬件设施,全力打造高标准、高质量、高水平的教育培训基地。申报青岛市 2016 年度卫生科研计划项目 7 项,申报山东省级中医药继续医学教育培训课题 1 个,青岛市级继续医学教育课题 10 个,举办继续教育培训 11 期,培训 3000 余人次。市妇幼保健院妇女保健科被评为 2016 年青岛市医疗卫生 C 类重点学科。认真组织全科医师转岗培训工作,已有 75 名医师取得全科医生培训合格证书。

基础设施建设 市人民医院新建的 7910 平方米的外科病房楼主体封顶;市心理康复医院新建的 8145 平方米的重症精神病人监护中心主体封顶。一期建设占地 6.6 万平方米,建筑面积 13.5 万平方米,规划床位 1000 张的上海市东方医院胶州医院开工建设,并完成地基铺设。市妇幼保健院新院区完成建设。

卫生支农 2016 年 5 月正式启动本年度城乡医院对口支援工作,11 家二级以上医疗卫生机构的 38 名医务人员支援 18 家基层医疗卫生机构。有效推动基层首诊、双向转诊、分级诊疗服务体系建设,满足新型城镇化建设和全面建成小康社会的需要。

健康扶贫 按青岛卫计委健康扶贫工作要求,做好省级建档立卡贫困人口的健康扶贫工作和市级建档立卡"因病致贫、因病返贫"贫困人口的信息摸底及扶贫信息系统录入工作。为全市贫困人口发放健康扶贫关爱手册并提供"八个一"工程服务;为全市 22 个公立医院发放"扶贫定点医疗机构"标识牌,为患病贫困人口提供"分类救治"等服务;配合各镇(街道)卫生院做好贫困村、经济薄弱村村卫生室建设工作。

家庭发展 率先把城镇失业无业独生子女父母参照农村部分计划生育家庭奖励扶助标准纳入年老奖励范围,实现城镇独生子女父母年老奖励全覆盖。2016 年新增奖励对象 382 人,累计奖励对象 1486 人,发放奖励费 142.56 万元;对计划生育特殊困难家庭扶助关怀工作进行责任分解,建立计生特殊困难家庭扶助关怀统筹协调机制,贯彻落实青岛市五部门出台的《关于建立和完善计划生育特殊家庭扶助保障体系的意见》。

流动人口管理 严格按照考核要求和工作部署,加强流动人口和驻街单位计划生育管理,深化健康促进、社会融合、均等服务。规范操作省流动人口信息管理系统。截至 2016 年底,全市入库的全员流动人口 29179 人(流入 22592 人、流出 6587 人),其中已婚育龄妇女 12011 人(流入 8856 人、流出 3155 人)。加强流动人口和驻街单位清理巡查。先后 4 次进行流

动人口清理巡查,先后 4 次进行驻街单位抽查考核,清理巡查情况通报至各镇街"四职责任人",督促基层强化责任、清查整改。开展流动人口生育服务登记。先后组织两次流动人口生育服务登记专题培训,流动人口的生育服务登记工作顺利推进,累计办理 49 例,无信访投诉。完成流动人口动态监测任务。国家抽取胶州市 3 个街道(阜安、胶东、胶北)的 7 个村居(太平地居、大同居、胜利村、南庄二村、小西庄村、杨家林村、大庄村)作为样本点。先后入户核实调查并上报花名册 300 户,入户开展问卷调查并通过手机终端实时在线录入国家系统 120 户。完成流动人口知晓率和满意度调查任务。2016 年 9 月,按照山东省、青岛市的统一部署,选取阜安、中云 2 个流动人口比较集中的街道作为样本点,抽取 30 个样本量。打造两处健康促进示范点。高标准打造了胶东街道福生食品有限公司"卫生计生服务室·新市民健康加油站"和九龙街道云溪社区胶邦里仁创业基地"新市民健康小屋"。

计划生育基层指导 全市计划生育工作以夯实基层基础为根本,以依法行政为底线,创新完善计划生育管理服务体制,建立基层指导工作新机制。健全党政领导责任体制,把计划生育工作纳入党委、政府重大事项督查范围,全面开展育龄妇女基础信息核查,着力抓好宣传引导、依法管理、技术服务、信息管理、群众自治、出生人口性别比综合治理等方面的重点工作,带动基层基础工作全面发展。稳妥实施"全面两孩"政策,广泛开展生育政策宣传,开设便民服务绿色通道。实施生育第一个或第二个子女的夫妻免费生育登记制度,建立并落实计划生育奖励优惠和技术服务预先告知制度,提高生育服务效率。

党建工作 根据市委统一安排,在全系统组织开展"两学一做"学习教育工作,及时完成了方案制订、动员部署和培训、集中学习和测试、党员关系规范管理、党员个人问题清单和整改措施的收集汇总、公开党员承诺事项、党费核算收缴、基层党组织换届以及党的十八届六中全会精神宣讲等工作。在全系统组织开展"亮身份、修医德、树形象"主题实践活动,各单位组织开展为住院患者提供贴心服务、到敬老院走访、陪伴空巢老人、组织义诊和健康教育宣传等活动,受到了群众的一致好评。在"七一"前后,组织开展了党员宣誓、走访老党员和困难党员、我身边的好党员演讲比赛和"两学一做"学习教育知识竞赛等系列活动。在全市"两学一做"学习教育知识竞赛中,由市心理康复医院、铺集镇中心卫生院和李哥庄镇中心卫生

院 3 名工作人员组成的参赛队伍获得了第二名。在全市"我身边的好党员"演讲比赛中,以市心理康复医院马文娟事迹为素材的"做精神家园的守护者"获得一等奖,并代表胶州市参加青岛市的比赛。成立"一缕阳光"义工队卫生计生局分队,组织开展健步行、义卖和秧歌节志愿者服务等活动。在全系统组织开展《廉洁自律准则》《纪律处分条例》等学习和测试,组织领导班子成员、各单位负责人和机关科室负责人参观青岛市警示教育基地并邀请市纪委党风廉政建设室负责人就落实党风廉政建设"两个责任"进行宣讲,制定党委班子、领导干部个人的党风廉政建设责任清单。通过学习、专题辅导等方式,坚定党员干部的信念,增强廉洁自律意识和法制观念。配合做好市纪委巡查工作,及时协调准备巡查材料,对巡查反馈的问题,制订整改方案和责任分解,整改工作已完成。

精神文明建设 积极开展文明单位、文明服务窗口等创建活动,顺利通过省级市文明单位评审。铺集镇中心卫生院获得青岛市工人先锋号荣誉称号。组织开展护理技能竞赛和安全知识竞赛等活动,由铺集镇中心卫生院、心理康复医院和卫生监督所 3 名工作人员组成的代表队在全市安全知识竞赛中获得团体第一名,并囊括个人前三名。在市第八届全民运动会中获得市直职工组团体总分第二名、田径团体总分第二名、优秀组织奖和突出贡献奖等荣誉称号,12 名运动员获得了 15 个项目的第一名,王荣南打破市直男子乙组 800 米的胶州市纪录。市急救中心获得"市巾帼文明岗"称号。人民医院张建顺被省总工会授予"山东省富民兴鲁劳动奖章";组织开展优秀健康使者评选活动,匡如、王广金、逄德堂被评为"最美院长",徐增良、孙志军等 10 名医生被评为"最美医生",马文娟、孙玉萍等 10 名护士被评为"最美护士",郭爱妮、段培培等 10 名乡村医生被评为"最美乡村医生",孙纯叶、韩桂霞等 10 名计生工作者被评为"最美基层计生工作者"。王艳、郭淑梅、王海波被评为"胶州市工人先锋"。

群众满意度 围绕行业作风、工作纪律、环境卫生、信息化便民服务等直接影响群众看病就医感受的环节建立标准统一、奖惩并举、长效可控的《服务效能督查实施意见》,每月通过实地督查、走访患者等明察暗访各单位工作情况,规范服务行为,提升服务效能。探索开展全市范围的医护人员服务礼仪规范实操训练,将医护人员从业行为规范、岗位服务礼仪、文明用语、师承授业、同道相处等 6 项最能体现医疗卫生行业特色的内容编印成《服务礼仪规范手册》,初步建立

全市统一的服务礼仪规范。持续改进满意度测评模式,在全市23家医疗卫生单位服务窗口安装电子评价器,请患者对当值人员服务质量进行现场评价;深入推进"服务对象(出院患者)满意度回访"工作,扎实落实三级回访制度,使全市出院患者一级回访率达到90%以上,每季度抽取760名服务对象信息进行满意度调查,全年各单位服务对象(出院患者)总满意度达到90%以上。开展"满意度调查大走访"。2016年入户走访群众近30万人,发放"看病就医"工作满意度调查问卷25万余份,回收20余万份,收到意见建议200余项,全部落实整改到位。落实《环境卫生综合整治实施方案》,全市医疗卫生单位实现垃圾日产日清,门诊、病区、食堂、卫生间环境整洁,无明显异味。经过系统整治,全市医疗卫生工作群众满意度持续提升,在2016年度山东省委、省政府组织的群众满意度调查中位居青岛市十区(市)第三名。

党委书记、局长:周　刚

副局长、市计生协会常务副会长:牟学先

党委委员、市第三纪工委派出委员:贾维放

副 局 长:刘汝芳、李　亮、许　晶、孙卫刚

工会主席:张吉祥

副主任科员:赵金凤

市计生协会副会长:杨维昂

副科级干部:吴淑芹

电　　话:82289077

传　　真:82289076

电子邮箱:jiaozhouweisheng@126.com

邮政编码:266300

地　　址:胶州市行政服务中心东楼

胶州市人民(中医)医院

概况　2016年,胶州市人民(中医)医院占地面积6.7万平方米,业务用房3.8万平方米,在编职工642人,其中,卫生技术人员553人(高级职称69人,中级职称226人,初级职称242人),其他技术人员33人,行政工勤人员56人。床位设置970张。

业务工作　2016年门诊量452558人次,其中急诊71702人次。收住院病人33947人次,床位使用率90.7%,床位周转次数34.5次,入院与出院诊断符合率99.5%,手术前后诊断符合率100%,抢救危重病人8310人次,抢救成功率为96.5%,治愈率11.0%,好转率84.8%,病死率0.4%,甲级病案符合率为100%。

业务收入　2016年完成总收入44222万元,比2015年增长23.33%。

固定资产　2016年固定资产总值18439万元,比2015年增长10.75%。

医疗设备更新　在市政府的支持下,投资3500万元购置直线加速器、64排CT、DSA(数字减影血管造影)等大型设备。自筹资金购置四维彩超、胎儿中央监护系统、电子肠镜、口腔全景X光机、急诊设备、中央空调、医用电梯、手术吊塔和无影灯等万元以上医用设备62台。

基础建设　总投资2971万元,建筑面积7170平方米的病房楼主体工程竣工。建设康复大厅,购置康复设备,设置病房,解决外出康复的不便。投资350.8万元装修综合内科、外五科、神经外二科、胸外科、肿瘤科、骨伤科、外二科等病房,改造北院病区药房等。

卫生改革　深入推进公立医院改革,大幅减轻群众负担。2016年药品零差率销售让利群众3134.78万元;检验项目让利群众260余万元;大型设备检查降价让利群众1234.94万元。选择22个专业119个病种开展临床路径9849例,占出院病人的30.39%,入径率98.12%,变异率仅为1.87%,完全达到县级公立医院改革项目考核细则及市卫计局的考核要求。药品比例同比下降3.03个百分点,制定《社会医疗保险住院费用考核细则》,严格落实《关于对患者住院日实行绩效考核的规定》,不断加强医保费用和住院日考核,让人民群众切实感受到医改成效,2016年医院被评为省AA级医保诚信医院,医保科被评为省医保先进科室。

对职能科室进行绩效考核,在全院形成考核激励约束机制,更好地调动科室的积极性、主动性和创造性。完善职称评聘办法,在广泛征求意见的基础上,修订职称晋升评分标准,经职代会审议通过,予以实施。严格落实政府采购和公开招标制度,通过招标采购节约医疗设备和医用耗材购置资金约90万元。突出抓好"平安医院"建设,同各科室签订《安全生产责任书》《消防安全责任书》,不断加强安全生产和消防安全检查及培训演练。全面加强后勤物资使用管理,依托信息化工具,推行全院物资网上申领制度,对科室申领的办公桌椅等易耗品,采取先维修、后调整、再购买发放的方式,节约资金近万元。

医疗质量管理　建立健全院、科两级质量管理责任制,严抓核心制度落实,制订《关于开展医疗核心制度落实年活动的实施方案》,组织各临床医技科室主任进行强化培训4次,各科室开展集中学习100余

次,召开医疗服务质量分析座谈会 4 次,开展科主任医疗质量互查 12 次,发医疗质量月通报 12 期,邀请上级专家来院会诊、手术 58 次。进一步规范病历管理,督查运行病历 9070 份、终末病历 7480 份。加强毒、麻、精神药品管理,实施药品山东省集中采购,临床药师参与临床查房,促进临床合理用药。深入推进优质护理服务,不断提高护理服务水平,王玲、韩君、王青、胥玲、公延芹获"山东省健康守护天使"称号,隋秋珍、张会莲、史桂英、王桂英、单际翠、李昌娥、张秀苇、韩淑萍、李芳、宋明梅、张玉玲获"青岛市坚守临床一线 30 年好护士"称号,李晓华获"青岛市十大金牌助产士"称号,李晓华、董秋玲获"坚守助产一线20 年好护士"称号,刘芳获"青岛市杰出青年好护士"称号,孙玉萍获青岛护理学会"循道杯"循最美血管通道评选大赛优秀奖。在青岛市护理学会组织的"威高杯"青年护士技能大赛中,医院在 25 家二级医院中脱颖而出获得团体第二名,高馨蕾获单项第三名,魏喆获单项第四名。在胶州市卫计局举办的优质护理服务技能大赛中,医院获团体第二、第三名,战俊获个人第一名,刘艳获个人第二名,姜晶晶、白靖倩获优秀奖。在青岛市卫生和计划生育委员会、市总工会、市妇女联合会联合举办的"急危重症孕产妇救治技能市级竞赛"中,医院获得团体三等奖,姜瑞华获得个人三等奖/岗位技术能手,姜霞、薛凯凯获得优秀奖。

公共卫生服务 推进公共卫生项目落实,开展小学生窝沟封闭 3560 例,中小学生查体 19000 余人次,中医体质辨识 1877 例,上消化道癌筛查及早诊早治737 例,覆盖 7 个乡镇,16 个自然村,发现胃低级别瘤变 5 例、高级别瘤变 6 例、进展期晚癌 6 例、重度萎缩性胃炎 4 例、上消化道疾病 658 例。

医疗特色 2016 年开展新技术新项目 36 项,其中游离阔筋膜张肌肌皮瓣、游离胸脐皮瓣、腓动脉转移皮瓣等手术,半月板缝合术,癌痛及颈、肩、腰腿痛等慢性疾病的神经阻滞镇痛治疗等新技术填补胶州市空白。消化内科、神经外科、手外科、弹道超声碎石、胸腔微创手术、消化道息肉内镜下切除、经口胆总管取石、内镜下止血等多项新技术处于胶州领先地位。2016 年,张建顺通过青岛市专业技术拔尖人才评选、考察、公示,徐增良获青岛市优秀青年医学专家,享受青岛市特殊津贴,张建顺获"胶州市资深专家"称号,青岛市以上专业学会副主任委员、委员、理事 63 人。

科研工作 2016 年,鼓励科研教学工作,发放奖金 169600 元,严格落实《胶州市人民(中医)医院论文登记管理办法》,在《国际医药卫生导报》《中国实用医刊》等 10 余种期刊发表各级各类论文 148 篇,出版著作 43 部。获得发明专利 38 项,实用新型专利 27项。《特色中医西医结合治疗儿童过敏性紫癜的临床研究》获山东中医药科学技术三等奖,组织"中药制剂治疗脑卒中后昏迷的临床研究"等 3 项课题申报青岛市卫生计生委立项,对在研的"中药组方脑得康治疗脑卒中的疗效评价"、"带阔筋膜的股前外侧穿支皮瓣修复踝足部胫骨前肌腱及皮肤缺损"进行年度进度审查。加强创新工作,开展新技术、新项目 25 项。

继续教育 2016 年,举办各类医疗讲座、培训 23次,组织全院业务理论知识考试及临床技能考核 4次,对入职不足 5 年的医师进行专业技能考试。选派15 名业务技术骨干到上级医院进修学习,105 人次外出参加新知识、新技术学习班及学术交流活动。作为受援医院,接受来自青大附院、山大齐鲁医院、青岛中心医院 3 位专家的对口支援,长期聘请 3 名上级医院专家来院坐诊、手术。启用全国远程肿瘤医院联合体远程会诊中心病理工作站。积极组织开展继续教育学习 16 次,其中市级项目 12 项,为全院 942 名医务人员办理一卡通网络学习卡,实现继续医学教育信息省内管理平台同步。

精神文明建设 2016 年,医院医德医风建设持续加强,深入开展"三好一满意"活动和"创建人民满意的公立医院"活动,设置学雷锋站点,潜心打造"门诊温馨服务首航"和"文明号出院直通车"志愿者服务品牌,整合服务总监、导医、预检分诊服务职能,建立患者服务部,实行"一站式"服务。开展出院患者电话回访和住院、门诊病人满意度调查,落实主管医生回访患者制度,回访率达到 95%。医院对回访中存在的问题积极整改,行业作风明显好转,病人满意度逐步提升,群众与患者对医院服务满意度平均达到98%。落实《青岛市卫生系统十大窗口服务规范及考核细则》的要求,全院推行文明服务,要求医务人员全部使用文明用语,禁用服务忌语,挂牌上岗。

不断完善便民服务措施,加强便民药房建设,增设医保大病门诊就医点。搭建信息化官微飞信平台,下设预约挂号、就诊指南等 8 个模块,方便患者就诊查询。积极实施"先诊疗后付费"服务模式,2016 年享受该服务模式的病人累计达 13125 人次,先行垫付住院费用 9784 万余元,让患者切实感到温暖、得到方便。积极开展慈善工作,"慈善一日捐"捐款 17.28 万元,为"三无"患者垫付医疗费 19.79 万元。

大事记

3月8日，韩国首尔医院执行总裁梁起雄一行来医院参观考察。

5月12日，第105个国际护士节当天，胶州市政府副市长姜青华来院走访慰问护理工作者。

5月13～28日，选派徐增良赴台湾参加青岛市优秀青年医学专家培训。

6月26日～7月3日，选派綦淑杰赴英国KING'S College LONDON进行学习。

6月29日，市人大常委会组织社会各界人大代表10余人来医院座谈视察。

10月23～29日，选派胶州市"名医名护"纪德峰、高振中、张晔华、陈秀杰、尹桂萍、张秀苇、栾照敏赴广东省内各大医院培训学习。

12月29日，医院作为理事单位加入青岛市市立医院集团理事会。

荣誉称号 2016年，在市委、市政府和市卫计局的坚强领导下，医院工作再创新佳绩，先后获得"山东省卫生先进单位"、"山东省AA级医保诚信医疗机构"、"青岛市拥军优属先进单位"等荣誉称号，顺利通过青岛市文明委组织的全市文明单位复审。医院团委被共青团胶州市委授予"胶州市五四红旗团委"称号，医院工会被胶州市总工会授予"送温暖工程"先进单位称号，患者服务部被胶州市卫计局评为"服务礼仪规范化示范窗口"。收到表扬信、感谢信15封，锦旗28面，张建顺被授予"山东省富民兴鲁劳动奖章"，刘秀英被评为"青岛工人先锋"，张晔华获"青岛市三八红旗手"称号，汪宏、王贻英获"胶州市三八红旗手"称号，王翠华被评为"胶州市优秀母亲"。匡如、徐增良、孙玉萍被授予"最美胶州人"称号，其中匡如被评为胶州市"最美院长"。范友金被评为"胶州市优秀共青团干部"，贾鹏远、姜晶晶被评为"胶州市优秀共青团员"。王贻英荣获胶州市人口和计划生育工作"先进个人"称号，张美丽、罗梅凤、汪宏获"先进工作者"称号。辛金华被评为"胶州市优秀妇女工作者"，薛辉获胶州市卫计系统"我身边的好党员"演讲比赛优秀奖，滕娟被胶州市卫计局评为"服务礼仪标兵"。

党委书记、院长：张建顺

副院长、党委委员：朱建勋、韩 松

第四纪工委委员、党委委员：杨 峰

副局级干部：王勤学

副院长、党委委员：匡 如

院办电话：58656111

传真号码：58656228

电子信箱：rmyybg@163.com

邮政编码：266300

地　　址：胶州市湖州路180号（南院）

　　　　　胶州市广州北路88号（北院）

（撰稿人：张业飞）

胶州市心理康复医院

概况 胶州市心理康复医院，2016年占地面积2.3万平方米，其中业务用房1.2万平方米。现有在编职工104人，合同职工114人，职工总数218人。其中，卫生专业技术人员189人，占职工总数的87%；行政工勤人员29人，占职工总数的13%。卫生专业技术人员中，正高级职称3人，副高级职称12人，中级职称53人，初级职称121人，分别占卫生专业技术人员的1.59%、6.35%、28.04%、64.02%。医生与护士之比为1：2.4。编制床位400张，设10个职能科室、9个临床科室和8个医技科室。

业务工作 2016年，门诊量54411人次，比2015年增长20.06%；收治住院病人4740人次，同比增长7.39%；床位使用率为87.93%，床位周转次数为11.3次，治愈率为4.2%，好转率为95.3%。

业务收入 2016年业务收入5740万元，比2015年增长19.29%。

固定资产 2016年固定资产总值2208万元，比2015年增长5.29%。

医疗设备更新 医院坚持科技兴院的战略，多方购置先进医疗设备，使医院检查治疗更加专业化、精细化、准确化。2016年以来，先后购进16排螺旋CT机、全自动血凝仪、离心机、高频移动式手术X射线机、经颅磁刺激仪、医用空气消毒机、全自动摆药机等医疗设备。

基础建设 投资100余万元，对门诊楼进行内部装修，将收款室和导医台重新布局建设，铺设走廊地面，粉刷墙壁，更换各诊室房门及大厅、走廊照明设施，改造装修洗手间，大厅增添宣教LED和电视，滚动播放便民信息。整合导医、预检分诊服务职能，建立患者综合服务中心，实行"一站式"服务。

建设监护中心大楼，提升患者住院条件。重性精神病人监护中心被列为胶州市政府实事工程。总建筑面积8167平方米，投资2800万元，中心建成后可增加床位200张。主体结构已竣工，预计2017年建成投入使用。

卫生改革 为规范医疗服务价格，医院根据上级文件,自 2014 年 10 月 1 日起,取消药品加成,实行零差率销售,对医疗服务项目进行调价。2016 年 7 月 1 日、7 月 20 日、12 月 1 日三次进行调整,取消药品加成,理顺部分医疗服务价格,与新版项目对接部分医疗服务价格。

每月按时做好公立医院改革数据监测上报工作,数据报送及时准确,建立公立医院改革数据监测月分析、季报告制度,及时上报分析报告。由财务科安排专人负责公立医院改革数据上报、网络维护和技术指导工作。

医疗特色 2016 年 10 月,医院签约以青岛市精神卫生中心为核心,辐射周边城区精神卫生机构的青岛市精神卫生医联体,努力打造"质控体系一体化、学术培训一体化、住院规培一体化、风险评估一体化"的服务平台,让胶州的患者、百姓享受到青岛市级同质化的优质服务。11 月,胶州市社会心理服务中心在该院成立。该中心建筑面积 160 平方米,充分利用医院心理科现有资源,为个体和组织提供心理健康服务。建有心理咨询室、心理测评室、沙盘治疗室、催眠减压室、团体放松室、宣泄室共 6 个功能室。每个功能室配备先进的心理学仪器、心理科普系统设备、心理团体活动辅导工具、减压放松设备、宣泄设备、沙盘等。根据广大市民不同成长阶段的认知特点和心理发展规律,通过心理宣教、测评预警、心理干预和治疗等不同的解决方案,及时救助帮扶,缓解心理压力,疏导不良情绪,调整不良心理状态,对严重心理问题、心理疾病能够及时进行治疗和预防。

继续教育 先后邀请青岛市精神卫生中心等专家来院举办学术讲座、专题交流、培训。医院不断加强外出交流学习,2016 年选派 15 人到上级医院进修,300 人次参加新知识、新技术学习交流。院内开展学术"大讲堂"活动,学科带头人将积累的工作经验、成功案例,进行交流、传授。医院还不定期组织业务知识考试、技术比武等。

精神病防治 2016 年,全市管理重性精神疾病患者 2912 人,管理率达到 88.16%,随访合格率 95.88%,在管居家患者的病情稳定率达到 97.57%。重性精神病管理工作按照《重性精神疾病管理治疗工作规范》的要求,全面稳定地向前推进。贫困精神疾病患者医疗救助落实到位。医院积极贯彻政府医疗救助政策,2016 年向 778 名贫困精神疾病患者发放药品,165 人享受到住院救助,贫困残疾人托养中心入托 140 人。

精神文明建设 2016 年 5 月,医院在全体党员中开展"两学一做"学习教育活动。制订工作方案,先后举办学习教育工作座谈会、培训班、专题党课;组织集体研讨 4 次,知识测试 2 次;建立党总支、党员个人问题台账及落实措施,开展"亮身份、修医德、树形象"主题活动。在卫生系统"两学一做"知识竞赛中荣获第三名,网上测试有 3 人分别获二等、三等和优秀奖,"我身边的好党员"在演讲比赛中获三等奖。

注重医院文化建设,利用宣传栏、LED 屏幕、电视、微信公众平台、网站等媒介开展宣传工作。积极宣传健康知识、医改政策、"国家卫生城市建设"、"世界献血日"、"世界精神卫生日"等内容。组织职工开展丰富多彩的文体活动。妇女节开展庆"三八"够级扑克比赛;为纪念"5·12"国际护士节,组织医护举办趣味运动会;排练节目参加文艺周周演卫生计生专场晚会。

成立阳光卫计"呵护心灵"志愿服务队,成立以来 9 次走进社区、敬老院为群众服务。积极开展对口支援服务,2016 年选派 1 名医生到卫生院支援基础建设。开展健康义诊 6 次,发放各类宣传材料 2600 余份,服务群众 670 余人次。

修订各岗位《服务礼仪规范》,举办服务礼仪规范理论 3 次,实操训练 2 次;在全市医疗系统服务礼仪情景剧展示赛中,荣获大赛二等奖和优秀组织奖。

2016 年,出院患者三级电话回访病人 3095 人次,发放调查问卷 1800 余份,群众对医院的满意率达 100%。

医保结算 2016 年结算住院患者和门诊大病继续实行"一站式结算"。全年结报医保住院病人 4973 人次,比 2015 年增长 19.3%;结报额 3244 万余元,比 2015 年增长 30.6%。结报门诊大病 18541 人次,比 2015 年增长 116%;结报额 683 万余元,比 2015 年增长 74.7%。截至 2016 年底,在医院定点精神病门诊大病患者有 3210 人。

大事记

3 月 14 日,医院第五届职工代表大会第八次会议在三楼会议室召开。来自一线岗位的 32 名职工代表以及院领导班子全体成员出席了会议。

7 月 12 日,医院"呵护心灵"志愿服务队成立。

8 月 19 日,胶州市重性精神病人监护中心工程主体结构顺利封顶。

9 月 13 日,医院依据《党章》和《胶州市机关党组织选举工作实施细则》等有关规定,圆满完成党总支换届选举工作。

10 月 20 日,医院签约以青岛市精神卫生中心为核心,辐射周边城区精神卫生机构的青岛市精神卫生医联体,努力打造"质控体系一体化、学术培训一体化、住院规培一体化、风险评估一体化"的服务平台。

11月,根据胶州市综治办的统一安排,胶州市社会心理服务中心在医院成立。

荣誉称号　2016年,医院胶州市优质护理技能大赛团体一等奖,继续保持青岛市文明单位荣誉。

党总支书记、院长:刘炳文
副　院　长:王玉明、于发平、张道强
院办电话:82223535
电子信箱:xk3535@163.com
邮政编码:266308
地　　　址:胶州市扬州西路93号

(撰稿人:崔　燕)

胶州市疾病预防控制中心

概况　胶州市疾病预防控制中心占地面积1000平方米,业务用房面积3200平方米,编制49人,在职职工48人。其中,卫生技术人员30人,占职工总数63%;行政工勤人员18人,占职工总数37%。高级职称7人、中级职称14人、初级职称9人,占比分别为14.5%、29.1%、18.7%。中心内设9个职能科室,包括综合科、疾病防制科、免疫规划科、健康检测科、病媒生物防治科、职业卫生监测科、检验科、健康教育科、慢性非传染性疾病防制科。

业务工作　中心以"提升服务质量,改善服务态度,优化服务流程"为重点,精心打造"情系预防、呵护健康"品牌,注重加强机关效能及疾控文化建设,积极开展环境卫生综合整治活动,创作单位文化长廊,落实服务礼仪规范要求,积极开展微笑服务、诚信服务、温馨服务和标准化服务,努力提高办事效率,群众满意度显著提升。

利用中心专业队伍和技术优势,在对基层医疗机构实施现场督导和技术指导的同时,对人员进行规范培训,提供模块化、团队化服务。从工作机制、人才队伍、基础设施、检验能力四方面入手,确保各项疾病预防控制工作落到实处。年初,市卫计局投资200余万元为中心购置X光机和CR,更新价值200万元的多功能卫生应急车,该车为我国疾控系统配备的第一辆全天候卫生应急保障车辆,集职业健康监护和卫生应急保障于一体,显著提高中心现场开展工作的能力和水平;实验室利用新增的4台仪器设备,进一步提高快速检验检测能力,中心各项工作的技术支撑能力得

到显著提升。2016年,疾控中心能够开展A、B类检测项目达到十一大类110项818个参数,可对水质开展42项常规项目检测,年内取得山东省安监局"职业卫生技术服务丙级资质"。

传染病防治　落实结核病、流感、霍乱、狂犬病等防治措施,辖区内所有重点传染病得到及时干预处置。落实埃博拉出血热、中东呼吸综合征、登革热、寨卡病毒等输入病例的各项防范与管理措施,及时完善应急物资储备,实时开展相应监测,加强应急队伍技术培训,不断提升应急处置能力。2016年,全市报告法定报告传染病比2015年下降4.02%,无甲类传染病发病、死亡报告。全市新设置的18家艾滋病实验室检测点顺利通过上级验收,顺利通过省级预防与控制梅毒规划(2011~2020年)中期评估。

2016年度疫情发病情况:2016年1月1日0时至11月17日24时,全市报告法定报告传染病17种,计1687例(比上年同期1757例下降4.15%),发病率为193.91/10万。发病依次为:手足口病660例,肝炎443例,梅毒217例,肺结核190例,其他感染性腹泻病43例,猩红热39例,布病33例,麻疹13例,流行性腮腺炎13例,出血热13例,淋病10例,艾滋病4例,疟疾3例,流行性感冒2例,麻风病2例,伤寒1例,痢疾1例。报告死亡的病种为出血热3例,艾滋病1例。

重点传染病监测与防控　出血热:开展"以防鼠灭鼠、疫苗接种、健康教育、环境治理"为主的综合性防治措施。每季度在胶北镇、胶莱镇开展鼠情监测,并对新发病例个案调查处置率100%,邀请青岛传染病专家讲解流行性出血热防控知识和临床处置技术,会后督导落实35家公立、民营医疗卫生单位的EHF快诊检测开展情况。布鲁氏菌病:据布病疫情发病情况,针对发病多的胶西镇、铺集镇、洋河镇和里岔镇的畜牧规模养殖场和散户的从业人员进行布病抗体监测,对10个镇155个村726名养殖人员进行摸底调查,对123人进行流行病学调查和检测。有针对性地对病例涉及的村开展健康教育,发放知识宣传单。根据疫情需要,定期或适时开展疫情分析和查找高发原因,调整布病防控策略与措施。流感:继续做好流感样病例检测工作。规范流感样病例聚集和暴发疫情处置工作。流感流行季节加强对学校、托幼机构、养老院和敬老院等人群密集区域的主动监测,出现病例聚集或暴发疫情及时规范处置,调查处理率、网络直报率、个案调查率和标本采集率、标本检测率均达到100%。2016年监测送样446例。流感高发季节,加

大流感疫苗免疫策略的宣传力度,提高群众自觉接种疫苗防病的意识,自觉自愿接种流感疫苗,提高重点人群的保护率。猩红热:根据疫情动态,进行疫情分析,特别是对学校、托幼机构等集体单位进行健康教育宣传。恙虫病:按照省《山东省恙虫病流行状况调查实施方案》要求,对新发6例病例,及时开展个案流调,流调率达到100%。并根据疫情发展情况,针对疫点进行处置,做好灭鼠防鼠和卫生知识宣传。发热伴血小板减少综合征:认真落实《发热伴血小板减少综合征防治指南(2010版)》要求,对新发4例病例,及时开展个案流调,流调率达到100%。并根据疫情发展情况,针对疫点进行处置。狂犬病:以9月28日"世界狂犬病日"为契机,在全市16处狂犬病暴露处置门诊张贴宣传画,悬挂狂犬病日宣传主题横幅进行宣传,接受咨询1000余人,发放宣传材料2000份。艾滋病、结核病:以"3·24""12·1"宣传日为契机进行广泛宣传,在汽车站、理工大校园、疾控中心门前设咨询台、摆宣传牌、挂横幅,散发宣传材料5800份,安全套2300只,接受市民咨询300余人次,接受大学生咨询220余人次。胶州市18家镇卫生院及社区服务中心月分别在所在辖区针对居民、村民以及外来务工人员开展多种形式宣传活动。9月迎接国家调研社会组织参与艾滋病防治基金项目。10月在青岛工学院开展"百千万志愿者结核病防治知识传播行动"讲座。完成上半年结核病防治项目管理培训会。重点做好SARS、人感染高致病性禽流感及不明原因肺炎病例、其他严重呼吸道传染病的排查监测工作。高度关注以人感染H7N9禽流感为代表的禽传人疾病,及时发现疑似病例,迅速处置。根据工作需要开展活禽市场等场所的环境监测,评估禽间和人间疫情。

免疫规划 按照《预防接种工作规范》要求做好适龄儿童的常规免疫及加强免疫工作。在常规接种服务基础上,每季度开展一次免疫规划疫苗查漏补种工作,各接种门诊每月开展一次查补工作,确保以乡镇为单位适龄儿童国家免疫规划疫苗基础接种率达到95%以上,确保胶州市科学发展免疫规划工作目标的实现。2016年1~10月,完成接种215285针次,监测疑似异常反应138例,完成1起疑似异常反应调查诊断。

2016年1~11月,监测AFP病例1例,麻疹疑似病例20例,15岁以下乙肝病例1例,水痘病例36例,流行性腮腺炎病例14例。自2016年5月1日起,全市停用三价脊灰减毒活疫苗,集中回收并送到青岛市销毁,5月16日起全市接种二价脊灰减毒活疫苗;重

点强化提高含麻疹成分疫苗常规免疫全程接种率和及时接种率。做好麻疹疫情处置工作,按照要求对麻疹病例进行流行病学调查、密切接触者人群调查,疑似病例家属立即接种麻疹疫苗,并对病例工作单位的人员进行应急免疫,青岛九鼎立钢结构公司接种麻疹疫苗33人,北关中心幼儿园接种麻疹疫苗23人,有效控制了疫情发生;重点做好托幼机构、学校中流腮、水痘等疾病的防控工作,及时处置暴发疫情。

为进一步提高全市预防接种规范化管理能力和水平,探讨新形势下免疫规划工作所面临的挑战和对策,加强脊髓灰质炎、麻疹及病毒性肝炎等重点疾病的免疫预防管理和疑似预防接种反应的规范处置,2016年5月26日胶州市疾控中心举办免疫预防综合技术培训班。预防接种门诊工作人员、产科接种室工作人员140余人参加此次培训。培训结束后,对所有听课人员进行免疫规划综合技术知识考核,考试合格者换发上岗培训合格证。7月28日,胶州市卫计局、疾病预防控制中心联合开展免疫预防工作岗位技能竞赛活动,全市19支代表队的38位选手参加比赛,根据比赛结果选派4人参加青岛市竞赛。

各单位联合辖区学校继续开展2016年入托、入学儿童预防接种证查验及补种工作,据统计2016年度查验接种证的学校97个,托幼机构262个,入托儿童5204人,入学儿童16908人,查验儿童总数为16513人,查验率100%,需补种疫苗总数为3889针次,完成补种3776针次,补种率97%。青岛工学院、第二卫校新生开展麻疹疫苗补充免疫,应种人数2895人,实种人数2790人,接种率96.4%。办好2016年政府实事,完成水痘疫苗两剂次、灭活脊灰疫苗一剂次的采购、分发、培训工作,按照方案实施免费接种,接种率达到90%以上。全市各预防接种门诊(室)冷链温(湿)度监测设备全部安装完毕,实现对全市冷链设备有效、持续、不间断的温(湿)度监测,保证疫苗处于稳定的需求温度范围内,确保预防接种安全有效。

地方病慢性病防治 做好全市死亡、伤害、肿瘤以及脑卒中、冠心病监测数据审核和汇总,死因登记网络直报审核上报6478份。意外伤害报告卡收集11000份、审核录入11000份。脑卒中、冠心病收集、编码、录入1332份,肿瘤报告卡收集、编码、录入680份。顺利通过省部联合减盐防控高血压项目的终期考评;继续开展中央财政转移支付国家冠心病高危人群早期筛查与综合干预项目、脑卒中高危人群筛查和干预项目、国家意外伤害监测项目、山东省死亡报告

监测等工作；努力做好创建省级慢病防治示范区前期准备工作，按照市卫计局统一部署，着手开展社区诊断等各项具体工作。疟疾防治工作，按照省、市消除疟疾工作安排，完成"三热"病人血检870人；做好2例国外输入性疟疾病例发现、诊疗、流调和疫点处置工作；积极开展基层医疗卫生机构疟疾诊疗和镜检技术培训。

做好地方病防制工作，根据《2016年青岛市中央补助重大公共卫生服务项目重点地方病防治项目实施细则》的要求，完成碘缺乏病监测、居民食用盐监测300份，合格碘盐使用率90%；儿童甲状腺肿大监测200人，各类人群尿碘监测350份。

健康教育和健康促进　以卫生城市复审迎评工作为契机，加强健康科普规范化建设，落实基本公共卫生服务项目工作任务，完成新建"健康标识路"5条，新建"健康标加油站"12处，加大推进健康教育和健康知识普及力度，提高全民卫生防病意识，推动健康教育和健康促进工作扎实开展，年内获得全省健康教育宣传工作先进集体称号。

公共卫生应急建设　严格落实各项应急反应长效预警措施，从应急预案、工作措施、人员培训、物资储备等各个方面做好准备，迅速应对突发卫生事件的发生，突发公共卫生事件及其相关信息报告率和及时率、网络直报率及完整率均达到100%，确保应急处置迅速到位。

卫生技术服务　中心利用新仪器设备开展的检测项目已经达到十一大类110项818个参数，其中对水质开展42项常规项目检测；2016年，查体3万余人，完成餐饮、旅馆等委托性检测200余家，水质检测200余份；年内顺利取得职业卫生技术服务丙级资质。

质量管理　全面提高质量管理体系的有效性，做好管理体系文件的建立、修改、审批、存档工作；做好日常工作中质量控制，确保危害因素监测、实验室检验等工作符合质量方针。加强职业卫生技术服务体系建设，积极争取青岛市疾控中心支持，加强业务合作，全面提升中心职业卫生技术服务能力；开展单位内部全员培训和技术比武，全面提高检测人员技术水平。加强公共场所、农村生活饮用水和食品污染物监测，逐级开展食源性疾病卫生学调查和流行病学调查处置的业务培训；积极配合执法监督大队开展农村安全饮水工程水质卫生监测，保障农村饮水安全。积极筹建中心PCR实验室，添置仪器设备，逐步缩小与卫生部规定标准的差距，力争使中心的检验检测能力得到进一步提升。

业务收入　2016年中心业务收入770万元。

固定资产　2016年固定资产总值918万元。

基础建设　胶州市卫计局投资200余万元为中心购置X光机和CR，更新了价值200万元的多功能卫生应急车，投资100余万元为中心实验室更新了17台套仪器设备。

精神文明建设　青岛市卫生计生委"青年文明号"考核小组对疾控中心"青年文明号"创建工作进行评审现场验收。

大事记

1月19日，山东省卫生计生委考核组一行8人来胶州市进行2015年科学发展免疫规划工作综合考核，对胶州市免疫规划工作综合评估、科学发展综合考核接种率调查、群众满意预防接种单位现场考核等三个方面进行考核。

3月16日，蓬莱市卫计局副局长李春龙带队一行28人来胶州市考察学习，对胶州市疾控中心的卫生应急车、中心实验室、卫生应急指挥中心和应急物资储备库进行参观考察，胶州市卫计局副局长牟学先、疾控中心主任赵建磊陪同考察。

9月7日，国家民政部民间组织管理局副局长张勇带队一行6人，在山东省卫生计生委、青岛市卫生计生委、青岛市疾控中心领导的陪同下，来胶州市调研艾滋病防控工作。

9月8日，青岛市安监局审批处负责人张廷雨带领由相关职业卫生专家组成的技术评审组，对胶州市疾病预防控制中心职业卫生技术服务机构丙级资质进行现场评审。

9月19日，山东省疾控中心职业与环境卫生所所长石峰率督导组一行3人，在青岛市疾控中心相关领导陪同下，对胶州市农村环境卫生监测工作情况督导。

荣誉称号　荣获2016年度全省免疫规划先进集体，2012～2015年度全省环境卫生工作先进集体，2015～2016年度全省健康教育宣传工作先进集体，2016年度医学科普工作先进集体称号；2016年青岛市疾病预防控制系统理化检验技术比武三等奖；2016年青岛市疾病预防控制系统微生物检验技术比武三等奖；2016年度全市艾滋病防治工作先进集体，2016年度全市性病防治工作先进集体称号。

党支部书记、中心主任：赵建磊

党支部副书记：李中信

中心副主任：李中信、张绍基、周克文

办公室电话:86620839 87212552
电子信箱:jiaozhoucdpc@126.com
邮政编码:266300
地　　址:胶州市常州路11号

（撰稿人:梁美佳）

胶州市卫生计生执法监督检查大队

概况　胶州市卫生计生执法监督检查大队,隶属胶州市卫生和计划生育局的副局(科)级全额事业单位,办公场所于2015年12月由市行政服务中心东楼13楼搬至市直机关办公大楼3楼,面积约200平方米。年内在职职工28人,离岗待退及离退休人员34人。在职职工中卫生技术人员10人,占职工总数的35.7%;管理岗位人员14人,占职工总数的50%;工勤岗位人员4人,占职工总数的14.3%。卫生技术人员中高级职称3人,占卫生技术人员的30%;中级职称6人,占卫生技术人员的60%;初级职称1人,占卫生技术人员的10%。内设综合科、公共场所科、职业卫生科、医疗机构科、法制科和计划生育科6个科室。承担着全市公共场所卫生、生活饮用水卫生、学校卫生、医疗卫生、职业卫生、消毒产品经营单位、餐饮具集中消毒单位以及计生执法等监督执法工作任务。

业务工作　履行卫生监督职责,全力做好国家级卫生城市复审工作。加大"三小行业"专项整治力度,不断提升公共场所监管水平。自2016年3月20日起,累计出动卫生监督员1200余人次,完成"三小行业"监管5800余家次,下达卫生监督整改意见13000余条,完成市爱卫办挂牌督办76件。投入资金近10万元,统一印制"卫生监督公示栏"1380套,卫生管理档案盒1000套,印制理发区、烫染区和皮肤病人专用理发工具标识各1000份,购置灭蝇灯386个,保证卫生监督信息公示规范、经营场所功能区标识明显、设施齐备、布局合理,消毒保洁到位,卫生管理组织、制度完善,卫生状况良好,全市"三小行业"的持证率达到99%以上,全部实行分级管理,胶州市以816.9的高分、全省复审城市第一名的成绩顺利通过验收,再次获得国家卫生城市荣誉。

加强生活饮用水卫生监管,保障市民饮水安全。2016年加强市政供水、二次供水和农村集中式供水卫生监管,积极贯彻执行《青岛市生活饮用水监督管理办法》,不断提高生活饮用水安全水平。全市市政供水、二次供水单位持证率100%,检测生活饮用水118份,合格率100%;农村集中式供水监测64份,合格率86%。对全市18家经营单位的220台现制现供水设施卫生管理实行"一个做到、三个统一、信息五公示"制度,水质抽检合格率达94%,并及时将水质抽检结果向市水利局和所在镇街进行函告。

加强医疗机构监管,规范医疗市场秩序。开展全市医疗机构依法执业专项检查。2016年,对全市各级各类医疗机构依法执业工作进行全面的监督检查,与各医疗机构签订依法执业承诺书。通过检查及时发现存在的违法违规执业问题,消除医疗安全隐患,进一步规范胶州市医疗机构依法执业行为,全年累计下达卫生监督整改意见213条,有效保证市民的就医安全。

积极开展"问题疫苗"专项监督排查工作。开展专项督导检查,对全市19家预防接种门诊、4家产科接种室、17处狂犬病暴露处置门诊、15家民营医院及800余家村卫生室、个体诊所"问题疫苗"使用情况进行专项监督检查。对非法采购使用疫苗1家民营医院和2家卫生室依法实施立案处罚和不良执业行为记分。

开展推拿按摩场所专项整治工作。2016年3月开展推拿、按摩场所专项整治活动,监督检查推拿按摩场所43家,有效遏制推拿、按摩场所无证行医行为和借宣传治疗疾病效果欺骗消费者的违法行为。

开展医疗废物和废水规范处置专项检查。监督检查社会办医疗机构15家,镇(街道)卫生院、社区卫生服务中心18家,个体诊所、卫生室325家,3家医疗机构因医疗废物处置不规范被实施立案处罚。

开展放射卫生专项整治。对全市3家从事职业健康检查和37家开展放射诊疗工作的医疗机构进行专项监督检查和环评检测,对97名从事放射诊疗工作的人员进行专题培训,并办理《放射人员工作证》,胶州市有33家医疗机构取得《放射诊疗许可证》,放射诊疗工作进一步规范。

积极做好传染病防治工作。对全市医疗机构病原微生物实验室及实验活动备案管理管理工作进行部署安排。全市有42家医疗机构完成病原微生物实验室及实验活动备案工作,备案率为100%。2016年8月22日～9月1日组织执法人员和疾病控制、预防接种、消毒隔离相关专家对33家全市镇(街道)卫生院、社区卫生服务中心、市疾病控制中心和社会办医疗机构传染病防治工作开展现场监督检查和评价赋分,有8家医疗机构被评为优秀单位、24医疗机构被评为合格单位、1家医疗机构被定为重点监督单位。

加强学校卫生监管,保障校园卫生安全。2016

年,加大对大、中、小学和托幼机构的监管力度,累计完成监督483家次,督促学校、托幼机构完善晨(午)检工作记录,因病缺勤、病因追踪记录和学生饮用水卫生管理档案。配合青岛市完成"双随机"抽检任务,对3家幼儿园传染病防治情况和7家学校直饮水卫生管理工作进行检查和抽样监测。全面做好2016年高、中考卫生保障任务,确保高、中考卫生安全。

完善投诉举报案件的查处机制,加大投诉举报案件查处力度。2016年进一步规范投诉举报案件查处工作,将投诉举报案件的查处工作改由法制科总牵头,相关科室协办的方式,保证投诉举报案件从受理、查处、结案、反馈、回复都能按照规定程序进行办理,做到查处及时,反馈满意,报送准时,归档完整。全年累计查处投诉举报案件46起,其中医疗投诉29起、公共场所投诉7起、生活饮用水10起,实施立案处罚6起,取缔4起。

加强依法行政,规范行政处罚行为。根据《胶州市人民政府关于调整市级行政权力清单的通知》要求,完成梳理各类执法事项256个,其中行政处罚类190个、行政监督类59个、行政强制类5个、其他权利类2个。实施立案处罚45起,其中医疗类27起、公共场所类18起,罚没款6.25万元。

落实餐饮具集中消毒单位卫生监管。2016年,对在工商注册正在营业中的3家餐饮具集中消毒单位进行全面监督检查,监督覆盖率100%,抽检餐饮具120份,合格率100%,有效保证市民就餐的食饮具安全,迎接省食品安全城市的考核检查和验收。

宣传跟进,展示卫生监督工作成果。2016年,卫生监督宣传工作以卫生计生服务提升年活动的开展为载体,加大卫生监督宣传,在各类新闻媒体上发表文章58篇次,其中省级媒体11篇、青岛市级媒体37篇、胶州市媒体10篇,宣传和报道卫生监督工作动态。

积极推进监督协管工作开展。2016年,继续加强对各镇(街道)监督协管工作开展情况的督导检查,针对发现问题及时落实监督指导,不断加大卫生监督协管培训力度,提高卫生监督协管工作质量和效能。

精神文明建设　扎实开展"两学一做"学习教育活动,不断提升综合监督执法水平。严格按照市委组织部和市卫计局党委的通知要求,扎实开展"两学一做"学习教育活动,认真制定学习计划,切实抓好督促跟进。在市卫计局组织开展的"两学一做"知识竞赛中获得团体三等奖,市委组织部、宣传部优秀组织奖。2016年7月迎接全省卫生稽查督导检查,获得省督

查组专家的充分肯定。先后接待潍坊昌乐县卫生同仁、山西吕梁市卫生监督学员到胶州市学习考察,均对卫生监督工作模式和工作成果给予高度评价。

荣誉称号　青岛市文明单位、青岛市卫生系统文明单位标兵、山东省卫生和计划生育委员会卫生服务监督年活动先进单位。

大 队 长:陈永奎
副大队长:李新静、宋志磊
办公电话:82289028
传真号码:82289028
电子邮箱:jzswsjds@163.com
邮政编码:266300
地　　　址:胶州市市直机关办公大楼三楼
（撰稿人:王海波）

胶州市妇幼保健院

概况　胶州市妇幼保健院并称计划生育服务中心,占地2.1万平方米,建筑面积2.4万平方米。在职干部职工78人,合同制职工288人,职工总数366人,其中,卫生技术人员274人,占职工总数的74.8%;其他专业技术人员92人,占职工总数的25.1%。卫生技术人员中,副高级职称以上19人,中级职称47人,初级职称169人,分别占卫生技术人员总数的6%、16%、57.7%。医护之比是1:1.6。设床位131张,设职能科室9个、临床科室7个、医技科室4个、保健科室2个。

业务工作　年门诊量22.93万人次,同比增长49.36%;收住院病人8996人次,同比增长89.63%;年接产量5602例,同比增长91.91%;出入院诊断符合率100%,手术前后诊断符合率100%,疾病治愈率100%,病死率0,院内感染发生率0,甲级病案符合率100%。

业务收入　全年业务收入7193.0157万元,比2015年增长104%。

固定资产　全年固定资产总值3331.191万元,同比增长31.62%。

医疗设备更新　引进LDR一体化产病床、便携式产后康复治疗仪、多参数遥测心电中央监护系统、四维彩超、远程会诊终端等先进仪器设备20余台。

基础建设　建成胶州首家NICU,达到Ⅱ级a等NICU的标准,能为生命体征稳定、质量在2000克以上的新生儿或早产儿进行内科常规医疗护理,对医院儿科的发展、对产科的保障、对整个胶州地区新生儿

的救治产生积极意义。

建成颐和国医馆,占地 4000 平方米,设针灸、推拿、熏蒸、蜡疗、溻渍等科室,秉承祖国医学养生文化,结合现代信息技术,构建中医医疗保健新模式,诊疗工作全面展开。颐和院区的建设得到各级领导的重视和支持,山东省卫生计生委妇幼处处长乞蔚国、青岛市计生协会常务副会长周长政、妇幼处处长杨晶、胶州市人大常委会副主任刘爱霞、副市长姜青华、卫计局局长周刚等领导同志莅临视察和调研,指导院区建设。曲阜市、泰安岱岳区、临沂河东区、青岛李沧区等地妇幼保健院人员前来观摩。

建成 PCR 遗传实验室,可以从基因、染色体等方面开展出生缺陷的监测、研究和干预,实施科研成果的承接、落地、应用,开展转化医学和精准医学,为下一步建设产前诊断中心打下坚实基础。

建成老年人健康管理中心,专门针对入住老年公寓的 140 余位老人和周边区域老年人,提供中西医结合的心脑血管疾病、高血压、糖尿病等方面规范化的基本医疗、急救转诊等社区医疗服务,当好老年人的健康卫士。

胶州市卫生系统客服中心完工,占地 270 平方米,设主任室、更衣室、值班室、会议室和客服大厅,配备 28 个客服专座,可以 24 小时全天候与群众对话,解答群众咨询,帮助解决疑难问题。

对 LDRP 产房以及妇科、产科、儿科门诊和病房、超声室、放射室、CT 室、消毒供应中心、泳疗中心等装修,预计 2017 年春节前竣工,届时医院床位将达到 260 张,比原来增加 130 张,将进一步缓解住院难、看病难的问题,更好地满足群众健康服务需求。

卫生改革　推进公立医院改革。取消药品加成、调整医疗服务价格工作,强化领导、落实责任,扎实开展医改工作。对全院职工进行培训,制订医改宣传方案,加强医改工作的宣传。对门诊、住院日均费用,患者报销后个人负担费用等费用变化情况进行跟踪分析,制订相关控费措施、舆情处置工作预案,并安排专人收集患者对调价、报销等政策感受和反映,并及时汇总报告,做好政策解释和引导,及时解答、处置患者及其亲属提出的问题。在显著位置公示常用医疗服务项目和价格及投诉电话,畅通患者投诉渠道。组织开展新版医疗收费项目和价格政策培训,使干部职工,尤其是收费、医保和医务人员熟练掌握取消药品加成、调整医疗服务价格的有关政策规定。取消药品加成,破除以药补医。自 2016 年 7 月 1 日起,医院所有药品取消药品加成,按实际进价"零差率"销售。

加强绩效管理,规范医疗行为。建立与完善以聘用制度和岗位管理制度为重点的人事管理制度。按岗聘用、合同管理,实行全员聘用,优化人员结构,完善激励机制,强化岗位管理,逐步建立起科学分类管理、人才结构合理、人员能进能出、职务能上能下、充满生机与活力的用人机制。将考评结果与医务人员的岗位聘用、职称评审、个人薪酬等奖惩措施挂钩,做到多劳多得、优绩优酬,重点向临床一线、关键岗位、业务骨干和作出突出贡献的人员倾斜。合理诊疗,按照国家颁布的核心制度,落实各相关制度要求,规范临床检查、诊断、治疗、使用药物和植入类医疗器械的行为,为患者提供规范化的服务。进一步加强医疗质量持续改进工作。

医疗特色　增设产科专家门诊、早孕门诊、营养门诊,进行高危因素筛查和高危妊娠分级,提早采取应对方案。将产房独立设置,院领导带头并从各科室抽调业务骨干支援产科,调整大夫分组和护理单元,理顺入院、住院、出院业务流程,明确医、护、助产各自职责,形成有机合作的全院联动机制。加强医疗质量管理。成立高危产科,组织进行危重孕产妇抢救、心肺复苏、紧急输血、新生儿急救等培训 30 余次,派业务骨干到省妇幼保健院、苏州市立医院、北京妇产医院等单位进修学习 100 余人次,开展疑难病例讨论 10 余次、应急演练 3 次,提升危急重症抢救能力,抢救成功率 100%。修订《医疗质量检查考核标准》,加强核心制度的贯彻执行,重视院感管理,对基础和环节医疗护理质量进行严格把关,从细节上强化医疗安全。增加住院床位。把妇科病房调整到前楼,将整个病房楼让给产科,使产科住院床位增加 48 张,总数达到 93 张,基本满足产妇住院分娩需求。投入 720 余万元,引进高端四维彩超、LDRP 产床、产后康复治疗仪等先进仪器设备 20 余台,支持临床业务发展。胶州首家开展分娩镇痛新技术,实施 286 例。年接产量 5602 例,同比增长 91.91%,占全市 38.8%,跃居本市第一位。

充分发挥中医药特色优势。依托山东中医药大学医疗集团这一高级平台,邀请专家坐诊和指导,促进中医专科抱团发展,实现中、西医深度融合。中医妇科独创"彩虹疗法"治疗慢性盆腔炎、输卵管不通或积水致不孕症等,收到很好成效。中医乳腺科采用中西结合六步法治疗产后缺乳、产后乳汁通行不畅和哺乳期急性乳腺炎等,收到满意效果。中医生殖孕育科指导开展备孕优生保健和不孕症治疗,使用中药保胎治疗早孕先兆流产、产后足浴促进子宫复原、中药汤剂治疗产后恶露不尽等,取得显著疗效。中医儿科开展小儿推拿、中药雾化吸入、中药贴敷,治疗小儿发热、腹泻、咳嗽、便秘、疳积等,受到患儿家长欢迎。中药房研制成功凤子油、秋梨膏、风寒感冒合剂、风热流感合剂等膏方与制剂,社会反响良好。全年开展中医药服务 11000 余人次,中医腹痛门诊、中医积乳门诊入选青岛市中医专病(专技)特色门诊。先进做法得到上级领导的肯定,青岛市卫计委中医药处处长汪运富来院考察,医院主要领导在青岛市中医药现场会上作典型发言。

加强出生缺陷综合防治。推进一级预防,开展婚前医学检查 7990 人次,同比基本持平,孕前优生健康检查 15101 人次,同比增长 40%,检出高风险人员 2979 人次,均进行医学指导。落实二级预防,开展四维彩超产前诊断 3000 余例,进行产前唐氏筛查 14000 余例,确诊先天缺陷胎儿 265 例,及时进行医学干预。加强三级预防,牵头实施先天性代谢病、听力、NB-NA、先髋、先心、耳聋基因等新生儿疾病筛查 14000 余例,发现残疾儿 40 余例,均进行适当的康复治疗,提高残疾儿生命质量。通过上述措施,使胶州市出生缺陷率控制在 3.27‰ 的较低水平。

融入"互联网+",网云共享建设智慧医院。依托大数据、云平台,实现互联网+妇幼健康线上线下"双融合",创建"e(易)保健"智慧健康服务新常态,建设云医院、云病房,放大妇幼健康服务的深度和广度。建成市、镇、村一体化妇幼保健分级诊疗云服务中心。选取胶北卫生院及辖区 4 个村卫生室为试点,通过全科医生工作平台在专家指导下完成较为规范的日常诊疗行为,将国家公共卫生服务项目与临床医疗融会贯通,使市级医院、乡镇卫生院、村卫生室联成整体统一运作,打造"社区首诊、双向转诊、急慢分治、上下联动"新型诊疗服务模式。借助物联网技术,利用可穿戴设备作为感受器、互联网作为传感器、医院作为终端处理器,实现健康信息和诊疗信息的无障碍双向交流,开展体温、血压、血糖、胎心等远程监测和评估,进行健康指导和干预。手机微信平台提质扩面。微信形式推陈出新,制作卡通演示、节日贺卡、微电影、微课堂等 20 部,发布文字稿件 600 余篇,更具感染力和吸引力,深受妇女儿童喜爱。客家、客服互动活跃,建立了妇女保健、儿童保健、孕期保健、生殖孕育等数个微信群,选拔群主、管理员 10 余人,推介服务项目、交流健康知识,收到良好成效。预约分诊改善就医体验,开展四维彩超、门诊、查体、产筛、专家等手机预约 5550 人次,实现分时段精确就医,缩短候诊时间,缓

解拥堵问题。开发手机摇一摇功能,实现在线挂号交费、结果查询和即时排队,发放微信"红包",进一步增加趣味性,优化就医流程。2016 年,医院微信关注量超过 30000 人,点击量达到 30 余万人次,移动支付超过 300 人次、60000 余元。配套信息化工作有序推进。具有专业特色的"两癌"筛查信息系统上线运行,并和微信、手机 APP 结合,将检查结果和医生建议发送到患者手机,建立个人移动健康档案。与青岛银行合作开发在线支付系统,实行多卡合一,推行诊疗一卡通,逐步实现网上就诊身份识别、自主挂号、诊间交费等功能。与山东中医药大学附属医院中西医结合生殖遗传中心和中医儿科建立远程会诊平台,让患者不出胶州就能得到省内顶尖专家诊疗。

发力区域协同,上下联动优化公卫服务。实施区域协同人口健康素质提升工程,按照全生命周期和三级预防的理念,为妇女儿童提供从出生到老年,内容涵盖生理和心理的主动、连续的服务与管理。选取三里河与胶北街道 4 个社区进行试点建模,按照"创新、协调、绿色、开放、共享"发展理念和"保基本、强基层、建机制"要求,优化整合市、镇、村三级妇幼保健与计划生育技术服务资源,构建区域协同公共服务机构体系,加强健康生育服务规范与标准建设,提升胶州市人口健康素质。通过加入"中国宫颈癌防治工程"加强与社会各界机构的合作,邀请北京协和医院、北京大学第一医院、北京大学人民医院、天津第一中心医院的著名专家举行巡回讲座,推广新的宫颈疾病筛查"三阶梯"方案,切实提高"两癌"防治工作水平。牵头做好全市妇幼公共卫生工作。实行市、镇、村妇幼计生人才柔性流动,进一步加强孕产妇和 0～6 岁儿童健康管理,建设先进的数字化接种门诊,确保各项指标达到上级要求。将妇科与计生科整合,进一步强化技术力量,使计生政策性工作和妇科临床工作均得到有效落实。打击"两非",保持出生性别比自然平衡、优生优育等服务质量大幅提升,在创建国家级计生优质服务示范市中发挥应有作用。坚持妇幼和计生工作例会制度,定期开展妇幼卫生数据监测和情况分析,动态了解本地区妇女儿童健康状况和妇幼卫生工作阶段性成效,进行有针对性的督导整改,建立长效工作机制。胶州市孕产妇系统管理率 95.8%,3 岁以下儿童系统管理率 97.8%,住院分娩率 100%,孕产妇死亡率 17.8/10 万,婴儿死亡率 1.96‰,5 岁以下儿童死亡率 2.05‰,基本处于青岛地区领先水平。

科研工作 注重科研创新,前沿项目引领学术进步。将科研工作列入医院发展战略来实施。出台《科

研工作管理办法》和《学科建设管理办法》,成立由院长为第一责任人的科技学术管理委员会,确立科研立项、课题实施、成果管理等一系列标准,以及医院重点学科和特色专科的建设举措,加强医院科研工作的规范化管理。为科研创新提供实实在在的资金支持。设立创新发展基金,并随医院收入的增长而合理增加,鼓励开展专业技术和管理服务方面的创新、创造、发明项目,不断提高诊疗技术和服务水平,促进医院由规模扩张向创新驱动发展转变。借脑借智,提升科研层次。与山东大学遗传实验室、山东中医药大学附属医院、青岛大学附属医院、青岛市妇儿医院建立跨区域学术平台,引来一批高级专家教授参与科研课题,使科研工作跃升到全国前沿水平。"神经系统遗传病致病基因发现及基因诊断方法的设计"和"青岛地区妊娠糖尿病网络检测及管理措施研究"获得山东省卫生计生委立项,"中西医结合六步法治疗急性化脓性乳腺炎的临床疗效观察"获得青岛市卫生计生委立项,妇女保健科入选青岛市医疗卫生C类重点学科,儿外科手术项目成功开展,科研创新工作得到长足进步。

申报山东省科研课题2项,申报青岛科研课题1项。发表论文3篇,其中,省级刊物2篇。

继续教育 2016年医院200余人次参加培训。年内派出进修人员7人,参加长、短期培训班、学术会议及学术交流50余人次。

精神文明建设 以国家卫生城市标准为依据,抓好卫生整治工作,改善市民生活质量,创建优美的市容环境。开展"两学一做"学习教育。开展"懂礼仪、守规范、树形象、促发展"服务礼仪规范化创建活动。全年在《人口健康报》、《山东医院报》、大众网、鲁网、青岛电视台、胶州电视台《金胶州》、《半岛都市报》等主流媒体共发表文章和新闻报道96篇次,其中省级以上主流媒体发表文章和新闻报道16篇次。

大事记

2月29日,微信平台正式上线。

4月13日,青岛市卫生计生委中医药处处长汪运富来院考察。

4月26日,山东省卫生计生委妇幼健康服务处长乞蔚国、山东省妇幼保健院院长郑世存等来院考察。

4月29日,医院举行"中国宫颈癌防治工程"全国定点医院巡讲活动。

4月,胶州市成功创建全国妇幼健康示范市。

5月13日,医院分级诊疗远程会诊中心正式启用。

5月25日,泰安市岱岳区卫生局副局长郑传涛、岱岳区妇幼保健院院长张东一行来院考察中医药工作。

5月30日,医院主要领导在青岛市中医药现场会上作典型发言。

7月21日,市卫生和计划生育局党委书记、局长周刚调研颐和院区建设和卫生计生健康服务中心建设工作。

9月14日,医院与青岛市妇女儿童医院小儿外科建立长期合作关系,定期邀请青岛市妇女儿童医院小儿外科主任祁泳波来医院坐诊,开展儿外科手术。

10月27日,医院成为胶州市健康扶贫定点医院。

11月9日,市人大常委会副主任刘爱霞来院视察妇幼健康工作。

11月,医院院长宋同勋当选胶州市人大代表。

12月19日,胶州市卫生计生系统来院观摩。

荣誉称号 全国妇幼健康优质服务示范市、中国宫颈癌防治工程定点医院、青岛市文明单位、胶州市健康扶贫定点医院。

党总支书记、院长:宋同勋
副 院 长:孙永霞、战 燕、张德俊
党总支副书记、院长助理:李湘霞、贺秀华
院办电话:87292055
传真号码:58651501
电子信箱:jzfybjy@163.com
邮政编码:266300
地   址:胶州市农场路26号

(撰稿人:姚 欣)

胶州市第三人民医院

概况 2016年,胶州市第三人民医院占地面积13861.93平方米,建筑面积10530.47平方米。在职职工89人,其中,卫生专业技术人员75人,占职工总数的84.27%。高级技术职称9人,中级技术职称33人,初级技术职称33人,分别占12%、44%、44%。行政工勤人员14人,占职工总数的15.73%。医院开放床位200张,设职能科室11个、临床科室23个、医技科室5个。

业务工作 2016年,门诊量5.6万人次,收治住院病人6983人次,同比增长22.32%,出院7037人次,同比增长23%,床位使用率92.6%,治愈好转率97%,临床诊断符合率99%。

业务收入 2016年,医院完成总收入5400万元,比2015年增长8.57%。

固定资产 2016 年,固定资产总值 2557.46 万元,比 2015 年增长 3.64%。

医疗设备更新 2016 年,投资 500 余万元购置德国西门子 X700 彩色 B 超、12 导心电图机、高端麻醉用监护仪、口腔科仪器(口腔内窥镜、牙片传感器、牙周治疗设备、光固化机、牙体牙髓设备、无痛麻醉机、根管治疗仪、呼吸机)、血气分析仪、血栓弹力图仪等先进仪器。

基础设施建设 在东门诊楼西侧扩建业务用房 5 间作为急诊留观室、发热门诊、药库、病案室、医疗废物贮存间。严格按照 Ⅱ 级生物安全中心实验室标准布局改造检验中心,重新设置艾滋病实验室、微生物实验室、中心实验室(临检、生化、免疫)200 余平方米;改建装修血透中心 200 余平方米、心血管内科神经内科病区。

卫生改革 2016 年,筹备升级为"二级综合医院"。医院先后派出科主任、护士长两次到即墨、黄岛二级医院学习经验,全院职工加班加点,严格按照《二级综合医院评审标准实施细则》及实施方案进行任务分解,各项任务落实到位。

不断深化医药卫生体制改革,落实公立医院综合改革政策。实施价格调整机制、破除以药补医机制、严控药占比、落实药品和耗材统一招标采购、推进临床路径管理、规范诊疗行为、提高大型设备检查阳性率等措施,合理控费,有效降低群众的医疗费用负担。2016 年为群众让利 500 余万元。出院者平均住院日 9.86 天,同比减少 1.44 天;药占比 39.76%,同比下降 4.64%。

医院管理机制改革持续推进,领导班子民主集中制和职工代表大会制度进一步加强,坚持医院重大事项必须由领导班子或职代会集体民主决策,职称晋升、大型设备购置等重大事项经职代会讨论表决。落实院(党)务公开制度,医务人员信息、医疗收费项目等信息面向社会公示,诚恳接受社会公众的监督。改革工作人员管理方式,逐步完善绩效考核和绩效工资制度。进一步加强经济运行管理,严格财经纪律和财务制度,加强成本核算与控制,对药品、设备、器械和低值易耗品等严格执行公开招标采购制度。

做好消防、安全生产等工作。按照年初制定的安全工作计划,每季度邀请青岛消安防火中心讲师来院培训,进行全员消防演练。严格落实应急疏散安全出口示意工作,增加消防器材如消防栓、灭火箱、灭火器、安全出口应急灯等,各科室及病房房间安全责任到个人,做到安全生产大检查"全覆盖",整改隐患"零容忍",并严格责任追究制。为加强医院秩序,医院与物业公司签订安保服务合同,维持医院车辆秩序、24 小时执勤巡逻等,进一步提高安保水平。

医疗特色 2016 年,增设急诊、心血管内科、高血压门诊、口腔科等,聘请青岛大学附属心血管医院心内科主任曹广智、中国中医科学院眼科医院白内障中心主任医师秦虹等来院坐诊、查房、手术。急救站自 4 月 29 日开诊以来,缩短院前急救服务半径,为周边群众赢得及时有效的抢救时机。医院经常性选派业务技术骨干到国内大型三甲医院进修学习、培训,培养学科带头人,提升整体业务水平。

2016 年,医院进一步加强重点学科、特色专科建设,严格进行医疗技术管理,使相关专科成为胶州市具有特色的专业,消化内科、呼吸内科、结核科、心血管内科、高血压门诊、综合外科、泌尿外科、前列腺病专科、眼科、耳鼻喉科、口腔科、皮肤科、皮肤美容治疗中心等科室,在胶州市享有广泛声誉。

医疗质量 在深入开展胶州市卫生计生局提出的"医疗核心制度落实年"活动过程中,医院不断改进医疗质量和保障医疗安全,修订规章制度、质量标准和技术操作规程等。逐步完善质量管理体系、医疗安全防控体系,开展质量考评督查。通过召开全院职工会议、科内交流讨论、知识培训、岗位练兵、技术比武等形式,确保医疗核心制度活动开展得扎实有效。

在持续改进医疗质量的同时,加强院前急救医疗管理、规章制度、救护车使用管理、急救设备、药品、物资等的配备、医务人员的综合业务能力、电子病历的书写、随车防护用品等,确保了院前急救工作规范、良好运行。

为提高工作质量,医院加大质控监察力度,医疗、护理、院感、医保等科室定期检查,针对不足立即整改,有效规范执业行为。

注重临床与医技科室的沟通与交流,定期召开多方面、多层次的专题知识培训,如春季传染病及寨卡病毒病知识培训、血栓弹力图临床应用知识培训等。

继续教育 2016 年,医院强化卫生技术人员的法律法规和规章制度培训,提高卫生技术人员依法执业水平。加强"三基三严"业务培训,举办业务讲座 19 次,理论考试 26 次,参加新知识、新技术学习班及学术交流活动 51 人次。通过开设"专家大讲堂",邀请上级专家来院授课、邀请西点医院管理研究院、齐鲁医院、青大附院专家来院进行二级医院升级、提升医院执行力、业务专题培训等 10 余次;派出 30 余名医护人员进修急诊,选派业务骨干到青岛三级医院进修学习心内科、血液透析、皮肤检验等,提高了整体业务水平。

精神文明建设　2016 年,开展党的各项主题教育活动。落实《胶州市窗口服务单位"十不准"工作纪律》《加强医疗卫生行风建设"九不准"》要求,组织开展"诚信医疗、拒收红包"、医药购销商业贿赂不正之风专项整治等活动。推出便民举措,加强服务效能建设,群众满意度不断提高。深入开展健康胶州·阳光卫计、国家卫生城复审、"创建人民满意医疗卫生计生机构"、"医疗核心制度落实年"等活动,深化行风建设,提升服务效能,强抓医疗质量及服务,大力开展"医患换位思考"、医患沟通会、服务礼仪规范培训、志愿服务活动等,通过院内沟通、院外走访、健康教育、调查问卷、义诊宣传、深入群众家中回访、医院网站、微信互动等形式持续提升群众满意度。在落实"出院患者三级回访制度"中,医院通过调查回访表明,群众对医院综合满意度达到 99％以上。

增加便民利民举措。启用门诊楼医用电梯,增设医院网站、触摸屏查询机。更新楼层索引牌、科室导向牌、温馨提示,主入口设立柱式交通指示牌、限速牌等,为分流患者提供准确引导。

公益义诊精彩纷呈。阳光天使志愿服务队推进"病有良医·服务百姓健康"大型义诊、"善行胶州 同心·共铸中国心"大型公益、胶州三医首届"健康节"、健康扶贫、走访等活动,在宝龙广场、市南小区等社区,阜安托养中心和马店、胶北、胶西等镇村开展活动,仅眼科、妇科等专科义诊就达 30 余次,受益群众达 5000 余人次。

做好健康体检工作。为机关、企事业单位、学校等健康体检 2.5 万余人,志愿服务义诊、送医下乡、爱心捐款、慈善捐助、对口帮扶。

传染病防治　医院先后承办"世界防治麻风病日"、"世界防治结核病日"暨"病有良医·服务百姓健康行动"大型义诊活动,全市麻风病、结核病防治知识培训会议等。2016 年,确诊为结核病的有 194 例,为符合条件的肺结核病人 166 人全部给予免费抗结核药物治疗,为每名结核病人免费拍胸片 2 张、查痰 4 次。及时随访慰问麻风病人,送去价值 1 万余元的药品、防护鞋、鞋垫、花生油、大米、面条等。由于麻防工作成绩突出,医院被授予"青岛市麻风病防治工作先进集体"称号。加强性病监测管理。迎接省皮防所督导小组、青岛市疾控中心的指导检查,对组织领导、院内培训、实验室项目等工作的开展给予较高评价,并荣获省疾控中心"性病监测先进单位"称号。

大事记

11 月 5 日,"善行胶州 同心·共铸中国心"大型公益活动暨胶州市第三人民医院首届"健康节"举行,胶州市卫生计生局副局长刘汝芳、青岛组委会志愿者代表主任张培海、同心·共铸中国心青岛执行秘书长王楠、胶州三医院长叶钝分别讲话。青岛大学附属医院、山东大学齐鲁医院(青岛)、青岛市市立医院、青岛市海慈医疗集团、中国人民解放军四〇一医院、青岛市妇女儿童医院、青岛市第三人民医院等专家参与,进行以疾病救治救助和健康关爱为核心的大型义诊活动,内容涵盖义诊巡诊、爱心捐赠(免费药品价值 1.5 万余元)等。

11 月,服务礼仪情景剧代表胶州市卫计局参加青岛市"阜外杯"情景剧比赛,荣获优秀奖。

荣誉称号　2016 年,医院被青岛市精神文明建设委员会授予"青岛市文明服务示范窗口"、青岛市总工会授予"青岛市职工职业道德建设先进单位"、青岛市疾病与预防控制中心授予"青岛市麻风病防治工作先进集体"等荣誉称号,保持"青岛市卫生系统文明单位标兵""青岛市精神文明单位"等荣誉称号。冷建欣被授予胶州市"最美医生"称号、王清华被授予胶州市"最美护士"称号。

党支部书记、院长:叶　钝
副　院　长:陆锡奎
副　院　长:周瑞清
院办电话:82237812
传真号码:82236307
电子信箱:sy2237812@163.com
邮政编码:266300
地　　　址:胶州市福州南路 98 号

（撰稿人:孙丽丽）

胶州市卫生计生干部培训中心

概况　胶州市卫生计生干部培训中心,建筑面积 270 平方米,业务用房 200 平方米。年内职工总数 14 人,其中,卫生技术人员 8 人,占职工总数的 57.14％;行政工勤人员 2 人,占职工总数的 14.28％。卫生技术人员中,副高职称 1 人,中级职称 5 人,初级职称 2 人,分别占卫生技术人员总数的 12.5％、62.5％、25％。

业务工作　2016 年,在浙江大学举办两期 2016 年胶州市卫生计生系统干部综合能力提升研修班。来自全市各医疗卫生单位、镇(街道)卫生院、社区卫生服务中心和局机关59名中高层管理人员参加。开展1期山东省级中医药继续医学教育培训,10个青岛市级课题的继教培训,2期卫生计生大讲堂,培训人数达3000余人次。对全市乡村医生进行免费业务培训,全年累计开展集中培训180期,培训乡医13000余人次,自学进度达100%,即每名乡村医生全年完成9个课题的自主学习。在全市各医疗卫生单位开展服务礼仪规范培训提升活动。2016年6月17日、6月29日分别举办胶州市医院服务礼仪情景剧展示赛预赛和决赛。6月30日,中心在培训基地多媒体教室举办赛后全市医院服务礼仪骨干提高培训班。来自全市各医疗卫生单位的服务礼仪内训师、督导师及业务骨干共40人参加培训。2016年10月23～29日,为学习先进地区的管理经验,创新工作思路,提高业务能力,中心组织全市名医名护等优秀专业人才一行16人到广州的中山大学附属肿瘤医院、中山大学附属第一医院、中山大学附属第六医院、广州市红山社区卫生服务中心等参观学习考察。

2016年累计开展各类培训211期,培训17000余人次。在培训的广度、深度以及培训的质量、层次上也有较大幅度的提高。在做好培训教学工作的同时,建立健全工会组织,加大宣传工作力度,配合局医政科等有关科室保质保量完成执业医师信息录入及考核工作、乡村医生业务考核工作等。

业务收入 全年业务收入23万元。

固定资产 全年固定资产总值67万元。

继续教育 年内承担山东省级中医药继续教育项目1个,批准授予Ⅰ类继续教育学分5分,青岛市级继续教育项目10个,授予Ⅱ类继续教育学分44分。

精神文明建设 建立学习制度,加强对职工职业道德、职业纪律、职业规范教育。深入开展文明创建活动,不断提升行业形象。更新培训理念,完善各项培训制度,加大培训创新力度,增强培训的目的性、前瞻性,拓宽培训覆盖面,有的放矢开展各类培训。全力打造"热心培训"服务品牌,做到"四热一心":以卫生政策中的"热"点、工作需要中的"热"点、市场需求中的"热"点为培训内容,以"热"情周到为服务标准,用"心"做好培训工作。

大事记

11月,更名为胶州市卫生计生干部培训中心,启用新公章。

荣誉称号 2016年获青岛市"文明单位"称号。荣获胶州市总工会授予的"建功立业标兵岗"称号。

党支部书记、主任:张　敏

副　主　任:李黎明
联系电话:82289563
电子邮箱:wsjpxzx@126.com
邮政编码:266300
地　　址:胶州市政府机关大楼

(撰稿人:李黎明)

胶州市急救中心

概况 胶州市急救中心占地面积900平方米,其中业务用房面积600平方米。年内职工有10人,其中,卫生技术人员8人,占职工总数的80%;行政工勤人员1人,占职工总数的10%;财务人员1人,占职工总数的10%。卫生技术人员中,高、中、初级职称分别为1人、3人、4人,分别占职工总数的10%、30%、40%,医生与护士之比为1:3。

业务工作 2016年接听急救电话57930个,比2015年减少7.40%;有效电话18227个,比2015年减少5.15%;有效派车18219辆次,比2015年增加0.77%;救治患者16136人次,比2015年增加3.39%;抢救危重病人1813人。年内受理突发事件242起,比2015年减少13.88%,突发事件中救治伤员609人,比2015年减少5.87%。

圆满完成对中韩传统民俗文化交流演出、央视"端午乐三天"节目录制、省事业编考试(胶州考区)、中国秧歌节等活动以及各项应急演练等重大活动保障任务43次。通过明察暗访对各分站进行质控督导检查36次;坚持院前急救质控例会制,每季度召开一次院前急救质控工作例会。全年开展内部业务培训60余次,有效提高院前急救管理水平和救治能力。继续完善"120"电话回访机制,年电话回访近6000人,认真调查落实群众不满意事项,及时回复沟通,群众满意度达99.7%。

与市级急救网络医院形成合力,加强急救能力建设及延伸。以青岛胶州中心医院和胶州市人民医院两家综合性急救网络医院为立足点的急性心脑血管疾病中心初成规模,率先通过便捷的院前急救网络传输系统和高效衔接体系,创建起"院前—院中"、"急诊—专科"一体化的急救模式,实现院前急救和医院专业救治的高效贯通。目前,青岛胶州中心医院胸痛中心、脑卒中中心已具备独立开展7×24全天候诊疗服务的能力,2016年,胸痛中心完成300余例PCI,其中急诊介入约占1/3,脑卒中中心完成急诊溶栓20余例,均取得良好的救治效果。

固定资产　2016年固定资产总值65.95万元，比2015年减少27.02万元。

系统更新　2016年3月，更新5辆120急救车辆，配备先进的除颤监护仪、心电图机、呼吸机等车载设备，空间利用科学合理，方便急救人员在转运途中各项抢救工作的开展，有效改善院前救治条件。7月，胶州市第三人民医院急救站正式运行，胶州市急救站数量增加到9家，进一步缩短急救半径和急救时间，满足群众日益增长的院前急救需求。

精神文明建设　开展初级救护知识社会化宣传培训，拓展送急救知识进企业活动，完成对青岛张氏机械有限公司、青岛柏兰集团有限公司和青岛德固特机械制造有限公司等单位近2000名企业管理者和员工的急救知识普及培训。推进送急救知识进校园活动，2016年对胶州市37所中小学校4万余名在校师生进行急救知识宣传培训；对5所高中及职教中心1万余名入学新生进行在军训期间的急救知识普及培训任务。开展急救知识特色培训，10月14日与市三里河小学正式结成对子，成立胶州市首家应急救护知识校园社团，每周五定期对该社团进行精准对口培训。累计完成64所学校近9万名在校师生的培训。持续加大对重点人群的培训，持续加大对公交车司机、机关干部、校车司机及护导员等重点人群的急救知识宣传培训；与胶州巴士公司联合，分6期完成对胶州市全体公交车司机的急救知识轮训；与胶州市机关工委联合，通过面对面培训、分发急救宣传手册等多种方式在胶州市机关干部中广泛开展急救知识宣传普及活动。

积极响应胶州市卫计局"阳光卫计·惠民医疗"志愿服务号召，中心成立了"风雨彩虹"志愿服务队。志愿队以"陪您走过风雨，迎接阳光彩虹"为行为理念，组织开展"陪伴空巢老人""救助贫困家庭""帮扶春蕾女童"等志愿服务活动20余次。

2016年，胶州市急救中心在中国急救网、青岛市急救中心网站、《半岛都市报》《金胶州》等发表宣传稿件300余篇次，在《胶州新闻》宣传报道10次。其中，中心报送的《她闯了红灯，却为救护车插上"翅膀"》《与时间赛跑，急救车上的感人瞬间》等信息，先后被央视《早间新闻》、人民网、搜狐网等全国各大媒体、网站报道，深挖典型事迹，宣扬医者大爱，在全社会树立急救人形象，掀起为急救车让行的良好社会风尚。充分利用"胶州急救"微信、微博平台，加大院前急救工作宣传力度，拓宽急救应急知识的普及面，促进胶州市急救学术沟通与交流。

大事记

3月9~11日，开展2016年院前急救岗前培训，邀请青岛市急救中心主任等10余名院前急救专家为胶州市150余名来自各急救网络医院的医务人员进行全面的院前急救岗前培训。

3~12月，中心先后迎接山东省计生协会常务副会长杨心胜、青岛市计生协会常务副会长周长政、青岛市卫生计生委副主任杜维平等上级领导以及蓬莱、平度等县市卫生计生局领导的视察、检查和周边县市急救中心的考察学习10余次。

4月20日，胶州市卫计局与胶州市科工信局联合开展的"送急救知识进企业活动"启动仪式在青岛张氏机械集团有限公司举行，并为100余名企业员工进行急救知识宣传培训。

5月4日，胶州市急救中心参加纪念五四运动97周年暨共青团胶州市十五届四次全委会议，并作为"青岛市青年突击队"代表作典型发言，被团市委授予"五四红旗团支部"荣誉称号。

5月5日，中心发现并推出的"胶州好司机为急救车让行"事例，在中央二台、山东生活帮、青岛今日、青岛全接触、胶州民生20分及全国各大网站报道。

5月13日，山东省卫生计生委党组成员、省计生协会常务副会长杨心胜（正厅级）带队一行5人，在青岛市计生协会常务副会长周长政和青岛市卫生计生委副主任杜维平的陪同下，来胶督查国家卫生计生改革举措及全省卫生计生重点工作任务落实情况，在市卫生应急指挥中心大厅进行座谈，并视察急救中心工作。

6月30日，2016年上半年青岛市院前急救质控工作会议、胶州市急救中心经验交流会暨院前急救工作管理培训会在胶州市象征服务东楼401会议室举办。青岛市卫生计生委医政医管处处长吕富杰、青岛市急救中心主任盛学岐、各区（市）卫计局分管领导、急救中心主任以及市内三区及崂山区各院前急救网络医院分管业务院长、医务科科长、急救站站长参加会议。会上胶州市卫计局党委书记、局长周刚致欢迎词，市急救中心作院前急救工作经验交流。青岛急救中心负责同志通报上半年青岛市院前急救工作开展情况。

7月6日，胶州市卫计局对中心进行2016年度科学发展观综合考核半年考核，8月3日考核结果通报，中心以得分189.90分获第五组第一名。

7月11日，中心参加胶州市卫计局举办的纪念第27个世界人口日暨"魅力三里河尚德胶州之夏"广场文艺周周演卫生计生专场演出活动，演出配乐诗朗诵"向你们致敬——守护生命的院前急救天使",演出非常成功。王淑艳接受姜青华市长亲自颁发的"最美医生"荣誉证书。

7月24日,胶州市卫计局举办的"阳光卫计在行动 千名志愿者送健康"——胶州市阳光卫计志愿服务队成立启动仪式在宝龙广场举办,中心"风雨彩虹志愿服务队"20余名志愿者代表参加了启动仪式并进行义诊和急救知识宣传活动。

9月1日,正式运行新的院前急救收费标准,10月21日完成胶州市全部救护车的车载计价器安装调试工作并正常运行。

荣誉称号　2016年,市急救中心先后被青岛市院前急救质控中心、共青团胶州市委、市妇联、市卫计局等部门授予"青岛市院前急救工作先进集体"、"胶州市五四红旗团支部"、"胶州市巾帼文明岗"、"2016年度科学发展综合考核先进集体"等荣誉称号。

党支部书记、主任:陈　蕾
副　主　任:王世军
办公室电话:87209120
传真号码:87209120
电子信箱:jiaozhou120@126.com
邮政编码:266300
地　　　址:胶州市常州路17号

（撰稿人:王淑艳）

平　度　市

平度市卫生和计划生育局

概况　2016年,全市有各级各类医疗机构1117处,其中城区局直单位7处,镇(街道)卫生院29处,村卫生室925处,民营医院18处,门诊部17处,个体诊所92处,厂企学校卫生室29处。平度市人民医院达国家"三级乙等医院"标准,平度市中医医院、平度市第三人民医院达到国家"二级甲等医院"标准,平度市第二人民医院达到国家"二级综合医院"标准。其他乡镇卫生院达到"一级甲等医院"标准。有卫生专业技术人员10311名,其中,医师7015名,护士3867名,乡村医生1268名,其他卫生专业人员1839名。各医疗机构有床位数4652张,县级公立医院床位数2312张,千人口床位数3.4张,千人口医生数5.2人;全市总人口138.9万人,已婚育龄妇女247742人,出生18909人,审批二孩12006个,合法生育率98.67%;出生率13.6‰,自然增长率0.66‰;流动人口卫生计生基本改革服务均等化人群覆盖率达到90%;《山东省流动人口信息管理》中重点服务对象信息协查率、避孕信息通报接受率、生育服务登记信息通报接受率均达到90%以上。

重点项目建设　2016年,一期初步概算总投资9亿元(不含医疗设备投入)的青岛北部医疗中心项目正积极推进,该项目占地面积14万平方米,床位规模800张,总建筑面积约13.5万平方米,预计2018年年底前主体工程竣工。投资1360万元对平度市精神病防治院升级扩容,该项目占地面积3159平方米,建筑面积2952平方米,主体设计三层。项目建成后将达到二级精神专科评审要求,床位可以增加到360张。投资1946万元对13处镇卫生院危房改造16000多平方米。

医疗资源配置　在现有医疗机构布局的基础上,以城区为中心,以市属第二、三、四、五人民医院为四个分中心,以镇卫生院、村级卫生室为延伸,以特色专科民营医院为补充的医疗格局基本形成。市区西以平度市人民医院、东以平度市中医医院、南以青岛北部医疗中心为主体框架的"品"字形医疗架构建立起来,尤其是青岛北部医疗中心开工建设,有力地填补全市高端医疗资源稀缺的空白。平度市现有规划内村卫生室925处,全部实行镇(街道)村卫生室一体化管理,药物实行零差率,乡村医生享受基本公共卫生服务项目、一般诊疗费及基本药物等三项财政补助。60岁以上老年乡村医生全部退出乡村医生岗位,按政策享受老年乡村医生生活补助。

"医联体"试点组建　2016年,由平度市人民医院作为龙头医院,积极发挥纽带作用,向上与青岛市中心医院联动,向下联合平度市第二人民医院、平度市崔家集中心卫生院、平度市同和街道白埠卫生院、平度市蓼兰镇万家卫生院组建半紧密技术协作型医联体进行试点,逐步构建青岛、平度、镇(街道)、村(居)四级一体化的医联体。在平度市人民医院成立全市临床检验、影像、心电、病理、会诊中心,在平度市第二人民医院设立平西南临床检验、影像、会诊次中心,方便群众就医,让群众足不出户享受市级远程诊疗。

公立医院改革　根据省、青岛市卫生计生委和平度市政府的要求,结合实际,制定平度市公立医院综合改革相关政策;与纳入改革的 6 家医院签订《公立医院综合改革目标管理责任书》,加强公立医院综合改革考核与监管。2016 年 7 月 1 日,青岛市全面启动城市公立医院综合改革工作,平度市人民医院、市中医医院、市妇幼保健院、市精神病防治院、市呼吸病防治所、市皮肤病防治站 6 家公立医院按青岛市统一要求调整执行新的医疗服务收费价格。7 月,会同市编办对 6 家医院人员控制总量进行核定,为下一步人事制度改革打下良好的基础。公立医院综合改革实施以来,平度市人民医院等 6 家医院药品费用和药占比降低,医疗业务量和服务收入稳步增长;全年为患者节省医药费用 1.2 亿元,医院运行效率明显提高,服务态度明显改善,医疗质量进一步提升,收到良好的社会效果。

医疗质量管理　充分发挥质控组织作用,加强日常监督管理,严格落实抗菌药物临床应用分级管理制度。组织实施医院感染专项检查和基层医疗机构集中整治工作,深入推进临床路径管理试点,加强控费管理,严控均次费用增长,避免过度治疗现象。加大培训力度,提高从业人员医疗技术水平。安排 29 名卫生院业务骨干到三级医院参加为期一年的全科医师轮训,委派 16 名业务骨干到三级医院进行为期 3 年的住院医师培训。2016 年组织乡镇卫生院住院医师培训 7 期,轮训 2200 余人次,实现住院医师培训全覆盖。

健康扶贫　2016 年,平度市卫计局组织卫计系统各单位为 209 个贫困村庄 4 万余名群众进行健康义诊,义务为群众健康查体 20 多万人次,有针对性进行健康指导 1 万多人次,免费赠送药品价值 2 万余元;争取财政拨款 100 万元为全市 436 名符合条件的老人完成义齿安装;争取财政拨款 363 万元为全市 33232 名育龄妇女免费进行"两癌"筛查;二类疫苗零差率销售为全市群众节省疫苗注射费用 300 万元;脊灰、水痘疫苗由二类疫苗转为免费注射,预计为群众节省 380 万元;投入 94 万元为全市 118000 名中小学生进行健康查体。

志愿者队伍组建　2016 年 6 月 2 日,平度市卫计局举办卫生计生系统"健康彩虹"志愿服务队伍成立大会,全市组建 38 支志愿服务大队,在线注册志愿者 3700 名,服务范围覆盖全市各镇(街道)。志愿队本着"奉献、友爱、互助、进步"的志愿服务精神,统一认识,积极行动,充分发挥卫生计生行业的专业特色,以服务为引导,以健康为主题,以专家队伍为依托,以服务基层为重点,每月开展主题志愿者服务活动。

中医技术管理　统筹全市中医药资源,大力实施基层中医药服务能力提升工程。2016 年平度市中医医院、平度市李园街道卫生院成为中医药发展集团理事单位,平度市中医医院建立正脊、浮针门诊及中医调养妇科门诊在内的专科门诊,平度市李园街道卫生院与青岛海慈医院签订双向转诊协议。2016 年拨付补助经费 36 万元建设的包括平度市崔家集中心卫生院、平度市云山中心卫生院、平度市经济技术开发区卫生院等 11 处国医馆已顺利通过验收,逐步实现中医药服务"无缝隙、近距离、全覆盖"。

公共卫生服务　坚持"保基本、强基层、建机制"的基本原则,将公共卫生目标任务和指标逐条细化、量化,加强宣传引导,营造良好的社会氛围。2016 年全市建立电子健康档案 125 万份,规范管理高血压患者 11.6 万人,规范管理糖尿病患者 3.7 万人,精神病患者管理 3700 余人;孕产妇保健早孕建册 1.5 万余人;65 岁以上老年人规范化管理 12.8 万余人,健康护照发放 4 万人,脑卒中患者管理 6491 人,冠心病患者管理 6978 人,65 岁中医体质辨识 7.5 万人,0～3 岁中医体质辨识 4 万余人。

重大公共卫生服务项目管理　进一步优化办事流程,提高数据统计精确性。2016 年全市筛查乳腺癌 33502 例,宫颈癌 33232,超额完成任务数。筛查出不典型鳞状上皮细胞增生 514 例、癌前病变 40 例、乳腺癌 10 例,均得到有效的指导和治疗。2016 年全市报销产前筛查 17179 例,听力筛查 12364 例,代谢性疾病筛查 12265 例。

健全卫生应急防控体系　积极争取市委、市政府,协调市编办,为全市疾控中心扩编至 181 个。制订《平度市传染病疫情应急处置预案》《平度市人感染 H7N9 禽流感应急处置预案》《平度市卫生计生系统突发事件处置工作规程》,成立卫生应急领导小组,建立 2 个应急队伍专家库,开展卫生应急工作规范会员培训,开展卫生应急防护与消毒演练。

全面实施国家基本药物制度　2016 年,全市基层医疗卫生机构已全部实施国家基本药物制度,群众医药费负担明显减轻。2016年,各单位基本药物共到货13049.56万元,其中国家基本药物9068.14万元,占总量69.49%,省增补2444.18万元,占总量18.73%,青岛市补充药品1535.93万元,占总量11.77%,保障各基层单位临床需要。

传染病防控 密切关注传染病疫情,开展风险研判,根据实际,拟订防控方案,开展技术培训。2016年处理传染病自动预警信息9种68起。手足口病全市报告319例,比2015年减少201例;全市报告流行性出血热12例,比2015年同期减少46例;布病全市报告19例,比2015年同期减少28例。

完善医疗保障制度 2016年,基本医疗保障制度覆盖135.74万人(其中,城镇职工医保13.36万人、城镇居民医保和新农合122.38万人),实现基本医疗保障实现全覆盖。城镇职工医保、城镇居民医保和新农合实现市级统筹。医疗救助范围不断扩大。政府补助标准、政策范围内补偿比、最高支付限额全部达到国家、省、青岛市规定要求,基本医疗保障水平大幅提高。

卫生监督执法 加大对医疗市场监管力度,规范公立医院执业行为,始终保持巡查高压态势,对社会办医疗机构实施星级评审制度,检查覆盖率达到100%,全面提高群众就医安全度。

120应急指挥调度体系建设 2016年,接到120呼救电话45631次,有效派车17165辆次,接诊急救病人14340人。为急、危、重病人应急抢救搭建绿色生命通道,切实提高抢救各类急、危、重症病人的成功率。

计划生育工作 积极做好"全面两孩"登记工作,为有再生育意愿的育龄群众,提供优质技术服务。全年发放《生育服务手册》16500人。全面落实计划生育利益导向政策,审核符合奖励扶助人口6086人,发放奖励扶助金3172万元;审核符合特别扶助人口1303人,发放特别扶助金677万元。加大对计生贫困家庭救助力度。2016年平度市公益金共救助119人,发放资金14.1万元;计生关爱基金救助164人,发放资金22.5万元。

落实城镇独生子女父母年老奖励政策 2016年,在深入调查研究的基础上,制订实施方案,界定了享受人群范围,确定兑现的时间和统计发放主体。组织相关企业主管局、镇街负责该项工作的人员开展符合条件人员的资格申报、材料审核。到11月底,该项工作已全面完成,共审核符合条件的无业人员829人,发放资金795840元;下岗失业人员287人,发放资金1769146.8元;破产企业人员353人,发放资金4302768.7元。

统计发放独生子女父母奖励费。针对"全面两孩"生育政策调整后面临的新形势和任务,举办了专题业务培训班,重新制定《独生子女父母奖励费统计发放规程》,提出"一个不能漏"的工作要求,组织对全市符合条例规定的享受独生子女父母奖励费人员进行全面调查摸底。为全市符合条件的独生子女父母发放奖励费。

办理独生子女父母光荣证。针对条例修改后基层出现的扎堆补办独生子女父母光荣证的现象,提出"符合条件的快办"的工作要求,规范基层《独生子女父母光荣证》补放的程序和档案管理工作。全市办理、补办《独生子女父母光荣证》1954个,做到及时、准确,群众满意率达到100%。

建立规范计划生育特殊困难家庭档案。2016年7月,国家卫生计生委在全国开展特殊困难家庭档案规范工作,平度市建立特殊困难家庭信息档案1500卷,确定特殊困难家庭联系人4500人,并全部进行系统数据录入工作。

做好平台日常监控和信息交流。市、镇两级流管工作人员坚持每个工作日监控处理平台信息。全年处理信息协查、通报6000余条,重点管理对象信息反馈1500余条,纠错补录信息800条,通报、接受避孕节育信息分别为1000余条、9000余条,预过期数据60条。重点服务对象信息协查率、避孕信息通报接受率、生育服务登记信息通报接受率均高于90%。

计划生育服务技术管理 组织孕环情监测和妇女健康体检工作,对全市18个镇摸底调查,应查224351人,已查223160人,完成率99.46%。

精神文明建设 2016年,平度市卫计局以活动为载体,强化服务意识,全面提升服务水平。开展表彰"最美白衣天使"、"最美爱心使者"等活动,通过新闻媒体进行广泛宣传,提高社会大众对卫计从业人员服务认可度。在全市持续开展"阳光计生公开日"、"医院开放日"、"市民体验日"、"健康彩虹"等活动,深度扩展"卫生计生,情暖民生"服务品牌内涵,提升卫生计生队伍整体形象。全系统涌现出一批先进典型,被评为"山东好人"的于燕平、20年扎根山区无私奉献的王君平。山东平度医生张秋生手术时突发胆结石靠止痛针完成手术,央视13套《朝闻天下》、《新闻直播间》、中央1套《晚间新闻》、中央4套《中国新闻》、人民日报、新华社等多家国家媒体给予重点报道,在社会上引起极大的反响。

大事记

3月29日,平度市副市长张海军等一行4人到平度市中医医院考察调研。

4月6日,青岛市卫生计生委监督执法局局长孟宪州到平度市开展调研工作,市卫计局局长万作平、市卫生计生监督执法局局长陪同调研。

5月7～8日,平度市卫生和计划生育局成功举办第一届卫生计生系统职工运动会。

5月9日,中国红十字会副会长、中国红十字基金会理事长郭长江率红基会和上汽通用五菱汽车股份有限公司工会主席李丽明等一行,在山东省红十字会秘书长汪洋,青岛市红十字会常务副会长李然、副会长丁钢,以及平度市委常委、副市长张海军,市卫计局局长万作平的陪同下,来到蓼兰镇西杜家村,参加新落成的红十字博爱卫生站的竣工仪式。

5月26日,青岛市人大法制委员会主任委员、法制工作室主任张桂芹一行到平度市精神病防治院调研《青岛市保障残疾人合法权益规定(修订草案)》立法工作,市人大常委会副主任许锡友陪同。

6月2日,平度市卫生和计划生育局召开全市卫生计生系统志愿服务队成立大会,平度市委常委、副市长张海军,市委常委、宣传部部长刘波,市委办公室副主任、扶贫办主任唐云莉,市卫生计生局局长万作平等出席会议。

6月14日,青岛市委宣传部副部长魏胜吉一行来平度市人民医院就理论宣讲活动开展情况进行调研,平度市委宣传部部长刘波、副部长李志军,市卫计局局长万作平陪同调研。

10月18日,青岛市急救中心主任盛学岐率专家组一行来平度市调研院前急救体系建设工作。

党委副书记、局长:万作平

副　局　长:贾学胜、丁勇力、郑美英、张春河、王锡海、郭源圣、邢德相、郭雅丽、吴　洲

电　　话:88305081

电子信箱:xjk88305081@163.com

邮政编码:266700

地　　址:平度市杭州路56号

平度市人民医院

概况　平度市人民医院总占地面积13.36万平方米,其中业务用房建筑面积14.25万平方米。在职职工935人,其中,卫生技术人员824人,占职工总数的88.1%;行政工勤人员111人,占职工总数的11.9%。卫生技术人员中,高级职称105人,占卫生技术人员的12.74%,中级职称527人,占卫生技术人员的63.95%,初级职称192人,占卫生技术人员的23.31%,医护比为1:1.6。编制床位1500张。设职能科室28个,临床、医技科室46个。

业务工作　年门急诊总量96.6万人次,比2015年增加16.11%。收治住院病人5.5万人,比2015年增加7.84%;床位使用率达到91.5%,床位周转44次,入院与出院诊断符合率达到95.5%。实施手术1.2万例,手术前后诊断符合率99.7%。抢救危重病人2299人次,抢救成功率93.8%。治愈率66.1%,好转率26%,病死率0.5%,院内感染率1.9%,甲级病案符合率99%。

业务收入　全年业务总收入7.8亿元,比2015年增长16.41%。

固定资产　全年固定资产总值5.7亿元,比2015年增加7.55%。

医疗设备更新　全年为各科室配置医疗设备129台,其中万元以上医疗设备48台。在满足日常设备购置和管理维护的同时,重点做好医技楼项目、血液透析二区建设和查体中心的设备配置。医技楼直线加速器现已调试完毕,血液透析二区设备完成安装调试工作,查体中心的动脉硬化监测、骨密度检测等设备投入使用。

基础建设　医院医技楼项目竣工,血液透析二区主体建设完成,部分设备已经安装调试到位;更新老院区物业,服务能力进一步提升;停车系统全新升级,借扬州路拓宽项目,增设东门出口,停车难和周边拥堵问题得到有效缓解。

卫生改革　严格落实公立医院价格标准,2016年先后4次调整医疗收费价格,确保上级调价政策落地。成立医疗费用控制工作领导小组,制发《平度市人民医院医疗费用控制工作实施方案》,深入分析控费工作中的重点和难点工作,多措并举加强管控,积极推进医疗费用控制工作,确保控费工作达到标准。

严格落实基本药物制度,药品采购全部通过山东省药品集中招标采购平台采购,严格限制特殊使用抗菌药物的采购,对不合理使用抗菌药物行为进行有效干预,积极推进临床抗菌药物应用专项整治工作,将抗菌药物临床应用管理作为医疗质量和医院管理的重要内容。抗菌药物的和临床合理应用水平不断提高,抗菌药物使用率44.73%、抗菌药物使用强度为36.05、Ⅰ类切口手术预防性抗菌药物使用比例27.48%,各项比例均完成上级指标要求。

实行主诊医师负责制,根据科室业务和人员实际情况,逐步在全院 26 个科室实行"科主任领导下的主诊医师负责制",组建 80 个主诊组。2016 年 7 月,正式启动精准绩效考核平台,实行综合目标管理。同时启动由 15 个职能科室参与的综合目标系统化管理项目,搭建起医院有史以来真正意义上的精准绩效考核平台。实行全面预算管理,成立全面预算管理委员会,全面负责全院的预算管理工作,制发《全面预算管理办法》《全面预算编制管理制度》。优化科室配置,新设经济管理办公室、物业监管办公室、物资供应科、整形美容科、输血科,将收费管理科调整为物价管理科、质控科调整为质量管理办公室、后勤服务中心调整为总务科,整合中医科和康复理疗科,明确科室职责,实行规范化管理。

医疗特色 2016 年,医院不断加强学科建设,积极开展新技术新项目,提高医疗服务水平。医院腹腔镜胃癌根治术、超声引导下穿刺活检及治疗等技术达到同级医院先进水平;产科开展改良型 HWU 缝合术,用于治疗子宫下段产后出血;妇科四联法治疗高危型宫外孕的研究通过青岛市科技成果鉴定,并在临床工作中持续应用,降低患者的风险;检验科开展促红细胞生成素、胃蛋白酶原、甲状腺结节穿刺组织活检等新项目;胸心外科开展的呼吸内镜诊疗技术,达到省内先进水平。

不断增强医院技术力量,引进肝胆外科学科带头人李哲夫博士,并在整合普外科优质资源的基础上设立肝胆外科,增强医院在肝胆外科方面的技术力量,同时对医院学科建设的新模式进行有益的探索。

作为青岛市区域性紧急救援医学基地,全年医院急诊、门诊接诊病人 8.4 万人次,比 2015 年增长 42.9%;留观 15682 人次,比 2015 年增长 135%;静脉输液 23291 人次,比 2015 年增长 107%;参加全市重大突发事件救治(三人以上)52 批次 219 人;抢救危重病人 2299 人次,抢救成功率达到 93.8%。120 院前急救分中心积极配合市 120 完成 6019 次出车任务,抢救危重病人 1381 人次,抢救成功率 86.2%,完成重大医疗保障任务 22 次。

科研工作 2016 年,全院各临床医技科室积极加快新技术、新项目的学习引进和实践运用,全年开展新技术项目 24 项,其中,急诊外科在 DSA 机下经皮椎体成形术治疗椎体压缩性骨折临床疗效研究通过青岛市科技成果鉴定,麻醉科静脉内局部麻醉的实用性和安全性研究、肝胆外科肾素—血管紧张素系统阻断对小鼠肝切除术后肝脏再生及肝功能的影响、肝

胆外科肝癌的免疫微环境研究、内分泌科老年糖尿病多中心随机分组平行对照综合性优化管理研究获青岛市科研立项。

继续教育 2016 年,医院继续教育项目申请工作得到突破,申请省级继续医学教育项目 4 项,申报青岛市级继续教育项目 6 项,完成继续教育项目 3 项,圆满完成年度计划目标。

精神文明建设 开展"两学一做"学习教育活动。医院成立"两学一做"学习教育领导小组,制订《关于在全体党员中开展"学党章党规、学系列讲话,做合格党员"学习教育实施方案》,切实做好"两学一做"学习教育,开展"一严双整"教育实践活动。2016 年,医院共收到各类表扬信息 538 条次,其中患者来信来函 185 封,锦旗 197 面,来电来人表扬 10 人次,经监察室记录的医务人员拒收红包信息 146 次,合计金额 8.56 万元。

推进党风廉政建设、反腐败工作。医院召开"党风廉政建设"、"反腐败"工作会议,签订责任状,开展治理"红包"、"回扣"工作。参加青岛市委组织部组织的"身边好党员"宣讲,组织全院"身边好党员"演讲比赛。全体党员参加平度市卫计局党委组织的党员夏训。组织全体党员参观了廉政教育基地。2016 年,全院党员干部结对帮扶困难群众 137 户,投入 10 万元,为精准扶贫的涌泉村进行环境整治,对村委办公室和贫困户房屋与内部设施、家具进行修缮、增补、更新,并针对村子新建大棚扶持项目进行水利配套。全年完成旧店镇 23 个村庄的健康义诊工作,义诊达 1500 余人次,免收各类费用 4 万余元。

大事记

1 月 19 日,成立医院"十三五"发展规划编制领导小组。

1 月,刘翠寿不再担任平度市人民医院党委委员、纪委书记,燕智松任平度市人民医院党委委员、纪委书记。

9 月 14 日,平度市编办批复将市人民医院核定人员控制总量由 1276 名调整为 1894 名。

9 月 3 日,台湾"宗仁卿基金会"宗成志先生来院参观访问。

11 月 2 日,潍坊护理职业学院崔照忠院长一行来院考察教学工作并签署潍坊护理职业学院—平度市人民医院冠名班协议。

荣誉称号 山东省耐药监测数据报送先进单位、青岛市工人先锋号、青岛市"三八红旗集体"、青岛市院前急救工作先进集体、平度市卫生计生先进单位、

平度市优秀志愿者服务组织。

党委副书记、院长：李　鹏

纪委书记：燕智松

副 院 长：岳忠勇、李泽芹

院办电话：87362016

传真号码：87362016

电子信箱：pdyy2016@163.com

邮政编码：266700

地　　址：平度市扬州路 112 号

（撰稿人：陈　磊）

平度市中医医院

概况　平度市中医医院 2016 年占地 1.8 万平方米，建筑面积 1.6 万平方米，编制床位 399 张，实际开设床位 329 张，设有 28 个临床与医技科室、120 急救分中心和 14 个专科门诊。在职职工 279 人，其中，卫生技术人员 254 人，占职工总数的 91.0%。卫生技术人员中，高、中、初级技术人员分别为 36 人、175 人和 43 人。

业务工作　2016 年，门诊总量 306194 人次，比2015 年增长 36.6%，其中急诊 32787 人次，比 2015年减少 8.0%；收治住院病人 14002 人次，比 2015 年增长 11.5%；手术 2954 台，比 2015 年增长 15.2%。床位使用率 84%，床位周转次数 32.31 次，出院与入院诊断符合率 100%，手术前后诊断符合率 100%，抢救危重病人数 923 例，抢救成功率 98.4%，治愈率 18.1%，好转率 69.7%，病死率 0.7%，院内感染率 0.57%，甲级病案符合率 100%。

业务收入　全年业务收入 19310 万元，比 2015年增长 16.5%。

固定资产　全年固定资产价值 9899 万元，比 2015 年增长 16.7%。

医疗设备更新　2016 年，投资 2000 余万元引进 G 形臂、飞利浦 DSA、西门子 64 排 CT、GE 双能骨密度仪、德国椎间孔镜、热灌注治疗仪、息肉切除及激光治疗仪、过敏源检测仪、精子分析仪、双泵透析机、蜡疗机、熏蒸机等设备，提高医院的诊疗水平。

基础设施建设　2016 年，医院根据房屋现有条件进行改造，医院体检中心和 CT 室扩迁工程取得重大突破，为重点专科进一步的发展提供空间支持。根据消防要求，投资 85 万元对板房进行改造，并按要求改建疏散楼梯、病房、烟雾传感器、防火门等。投资近 6 万元对楼顶做防水处理，解决漏雨问题，改善就医环境。

信息中心建设　HIS 基本医疗系统、LIS 检验系统、PACS 影像系统、EMR 电子病历系统、后续模块全院质控、院感系统、临床路径系统、合理用药系统、手术麻醉系统、门诊电子病历系统、OA 办公系统进一步完善。化验室新上设备血分析仪器 XN1000、精液分析仪器已经完成与 LIS 检验系统对接工作。更换 UPS 电池，提高应对停电的能力。增加存储磁盘，加大存储容量，保证病人信息的及时存放，方便临床对病人信息的调取。

卫生改革　做好岗位竞聘和人才引进工作，加强中层管理人员管理知识培训学习，提升管理能力，优化医院管理结构。继续深化公立医院改革。严格执行并落实试点医院医改政策，取消药品加成，调整医疗服务价格，加强医药费用控制，充分发挥中医药特色优势，提升服务能力，拓宽服务领域。

医疗特色　积极开展新技术、新项目，提高医院竞争力。骨科成功开展关节镜下滑膜切除术治疗骨性关节炎、类风湿性关节炎及各种关节疾病；儿科小儿中药熏洗退热、中药贴敷神阙治疗腹痛、中药贴敷治疗肺炎和咳嗽、中频药物导入治疗腹痛和耳穴压豆等儿童中医外治法；肿瘤科引进热灌注治疗机，理顺微波消融技术相关程序；外科新开展双镜联合微创诊疗胆总管切开取石术及经皮肾输尿管镜结石钬激光碎石取石术；针灸推拿康复中心开展脐针、六合针、蜡疗、熏蒸、任脉灸等中医药特色服务项目。

科研工作　2016 年，获中国国家知识产权局发明专利 1 项，为"用于治疗脑卒中所致的吞咽功能障碍的冷灸装置"。获中国国家知识产权局实用新型专利 19 项。科研课题"冷灸咽僻穴治疗吞咽功能障碍的临床应用"获青岛市科研立项。

继续教育　医院重视人才培养，制定中医药人员队伍建设规划并认真落实。认真开展名老中医带徒活动，继续青年中医骨干跟师名老中医传承工作。安排骨科、肿瘤科、儿科和针灸推拿康复中心等科室骨干医师分别前往北京三院、积水潭医院、省肿瘤医院和山东大学第二医院等多家先进单位进修学习，学习内容涵盖心血管、肿瘤介入治疗、关节镜手术、热灌注治疗、胃镜技术、儿童中医外治、浮针、小针刀等特色诊疗项目。

精神文明建设　积极开展"两学一做"学习教育，精心安排部署，抓好落实坚持高标准严要求，将加强组织领导贯穿始终。坚持把思想建设放在首位，将学习教育贯穿始终。坚持学以致用，学用结合贯穿始终,使领导干部更加严格要求自己,在道德修养、忠诚履职、廉洁实干上作表率,充分发挥党的政治核心作用,加强行风建设工作,积极推进公立医院改革,为病人提供优质高效的医疗服务。

中医药文化建设 以文化促发展。从建筑风格、内部装饰、核心价值理念、行为礼仪规范、诊疗环境、形象识别、科室特色文化等方面进行设计和建设,体现中医药文化底蕴,大力宣传中医药知识,弘扬中医药文化,推行全民健身,科室每天下午带领患者练习健身气功"八段锦",促进中医知识的推广普及。

荣誉称号 2016年度荣获"青岛市中医工作先进单位"、"平度市文明单位"等称号。

党总支书记、院长:张绍初
副 院 长:李宝山
院办电话:87362265 88322001
传真电话:88322018
电子信箱:pdzyy2001@163.com
邮政编码:266700
地 址:平度市杭州路38号
(撰稿人:郭德利)

平度市疾病预防控制中心

概况 平度市疾病预防控制中心位于平度市常州路222号,单位占地面积4120平方米,行政、业务用房面积3117平方米,其中门诊楼980平方米、办公楼687平方米、检验楼750平方米、业务楼500平方米,辅助用房面积200平方米。年内职工总数41人,其中,卫生专业技术人员37人,占职工总数的90%;行政工勤人员4人,占职工总数的10%。卫生专业技术人员中,副高职称2人,中级职称21人,初级职称14人,分别占卫生专业技术人员总数的5%、57%、38%。内设办公室、财务科、质管科、计划免疫科、学校卫生消毒消杀科、查体科、性病艾滋病防治科、传染病防治健康教育科、慢地病科、检验监测科和结防科。

业务收入 2016年业务收入1909.75万元。业务支出1909.75万元。

固定资产 固定资产总值1094.99万元,比2015年增长2.22%。

基础建设 2016年,平度市疾控中心顺利完成中心扩编和岗位设置工作,疾控中心人员编制调整为181人,到2016年年底实现编制控制数量106人,打破引进专业技术人员受限的"瓶颈"。全市数字化温馨门诊建设实现全覆盖,走在青岛市前列。

2016年,市财政拨款360万元专项资金用于数字化预防接种门诊建设,在平度市卫计局的领导、平度市疾控中心的技术指导和跟踪督导下,2016年10月,全市30处数字化预防接种门诊全部投入使用,数字化接种门诊建成率达到100%,实现接种人群全覆盖。建成尿碘实验室,为按时完成2016年度全省碘缺乏病与高碘防治工作任务,平度市疾控中心于2016年7月底建成尿碘实验室,总投资7万余元,承担全市的碘盐、尿碘检测任务。

传染病防控 2016年平度市报告甲、乙、丙类传染病17种1469例,传染病总发病率为103.08/10万,总发病率比2015年下降19.12%。2016年全市报告手足口病328例,与2015年(595例)相比发病率下降45.42%。2016年,发生12起26例聚集病例,与2015年(19起)相比发病率下降36.84%,重症病例3例,与2015年(9例)相比发病率下降66.67%,流调采样48例,采样流调率100%。全市共报告流行性出血热15例,与2015年(58例)相比发病率下降74.14%。无聚集性病例,无暴发疫情。报告病例和聚集病例流调处置率100%。全面落实鼠情监测工作。2016年3、5、6、7、9、10、11、12月进行8次鼠情监测工作,平均鼠密度为1.85%。全市报告布病20例,与2015年(47例)相比发病率下降57.45%,报告1起聚集性病例,与2015年(4起)相比发病率下降75%。报告病例和聚集病例流调处置率100%。

学校卫生 2016年,学生查体工作完成率达到100%。全市需参加学生健康体检的学校102处,实际体检学校102处,学校体检率100%,应体检学生117649人,实际体检学生117649人,学生查体率100%。学校餐饮服务行业从业人员体检率达100%。学校因病缺课报告率达100%。为加强病媒生物监测,于2016年3月份、8月份对各镇(处)卫生院病媒生物防制工作人员先后举办了病媒生物监测点及病媒生物防制人员培训班、病媒生物监测与控制技术培训班,圆满完成全年"四害"密度监测。2016年督导医疗机构32家,采样监测10家个体医院、乡镇医疗机构及个体诊所共32所,10所学校及托幼机构、监测样品30份,覆盖率达到100%。

免疫规划 2016年,平度市免费接种一针灭活脊灰疫苗8896人次,接种水痘疫苗第一剂次6722人次,第二剂次1533人次。全市八苗全程接种率为98.20%,第一剂次含麻疹类疫苗及时接种率为80.85%,第二剂次含麻疹类疫苗及时接种率为87.32%,乙肝疫苗及时率为92.86%,经计算国家免疫规划疫苗全程、及时接种率为 91.01%,总体达到青岛市 88.6% 的目标。

2016 年,全市计接种一类疫苗 213094 人次,12 月龄儿童基础免疫疫苗接种率均达到 99% 以上。全市接种各种二类疫苗 35680 针次,数字化接种门诊统一装备设备全部安装到位,所有接种门诊已按数字化门诊模式运行。组织开展"4·25 预防接种宣传日"活动,适时针对"济南非法经营疫苗事件"进行了广泛的宣传。疾控中心印制宣传单 60000 张,宣传画 4000 张,在全市各村居进行张贴和深入宣传。

慢病地病防治 2016 年,在平度市地氟病区 23 处医院、卫生院辖区内,完成 588 个村饮用水氟含量调查及 8～12 岁小学生氟斑牙调查工作。2016 年积极开展减盐防控高血压百日活动,全年在报刊刊登减盐健康知识次数 6 次,减盐海报、墙贴张贴 2600 余张。根据《山东省碘缺乏病健康教育项目方案》的要求,对碘缺乏病健康教育项目所做的工作进行评估,通过调查得出:90 名学生对碘缺病防治知识的知晓率为 97.04%,45 名家庭主妇对碘缺病防治知识的知晓率为 95.56%,2 项调查均达到预期目标。继续加强疟疾防治,2016 年,全市检测"三热"病人 1433 例,其中发现 1 例阳性病人(属劳务输出人员),为输入性感染病例进行流调和疫点处置;继续进行安全饮水工程(农村)水质监测与卫生学评价工作,平度市疾控中心承担国家监测点和省级监测点水质监测任务,确立 36 个国家级监测点和 20 个省级监测点,并进行调查采样与监测。2016 年,收到死亡报告卡 9303 份,全部进行审核上报;收到伤害报告卡 6000 份,录入 5000 份;收到肿瘤报告 741 份,录入 741 份;脑卒中与冠心病报告 3179 份,录入 3179 份。

检验监测 2016 年,完成水质检验 135 份,其中,委托水质全分析 87 份,项目丰水期、枯水期水质分析共 48 份。医院消毒监测 105 份,食品安全风险检测样品 500 份。PCR 实验室检测手足口病样本 44 份。职业卫生监测 9 家,其中噪声 61 点次、粉尘 13 点次、车间空气苯系物 10 点次、氨 2 点次。公共场所监测 8 家,积极配合艾滋病科完成 HIV 抗体、梅毒抗体检测工作,其中自愿咨询检测样本 686 份,其中 HIV 抗体初筛阳性并经青岛疾控中心确认为艾滋病感染者 3 人,看守所羁押人员 530 余份。2016 年 11 月 11～13 日,疾控中心实验室顺利通过省质检局组织的检验检测机构资质认定复评审。2016 年,参加各级组织的质量控制及实验室比对活动 5 次,完成农村饮水安全工程枯水期、丰水期水质全分析 56 个监测点(出厂水、末梢水)和 48 份样品检测分析(包含理化、微生物检测指标共 40 余项)。2016 年完成采样及检测样品理化检测 120 份,微生物检测 50 份。2016 年完成食品安全风险监测样品 500 份。对 110 例疑似布病患者进行血清学检测,检出布病抗体阳性者 26 人,为临床医生对病人的合理诊治提供实验室检验依据。

健康教育 2016 年,平度市疾控中心对辖区内医疗卫生工作人员进行控烟会议培训,推进无烟医疗卫生机构建设;对门村卫生院、田庄卫生院、白埠卫生院、蓼兰卫生院、郭庄卫生院等进行抽查,采用明察暗访、通报检查等多种形式进行督导,对不符合要求方面提出整改意见。走进市山水龙苑社区和市敬老院,开展大型"医养结合 情暖夕阳"健康宣传活动 2 次,有 500 余人参加体检以及讲座活动,其中采血 46 份、胸透 46 人、测血压 140 人。与平度市电视台和平度市人民广播电台签订协议,分别在《民生直通车》和《疾病预防早知道》栏目搭建平台。每月在《民生直通车》栏目中开辟 4 期疾病预防控制板块、在《疾病预防早知道》栏目中开辟 8 期疾控专栏。2016 年,重点开展的卫生宣传日活动包括"3·24 世界防治结核病日"、"5·31 世界无烟日"、"9·28 世界狂犬病日"、"10·8 全国高血压日"、"12·1 世界艾滋病日"等 10 次。发放宣传资料 22 种,累计发放 50000 份,为市民提供免费咨询约 1500 次。为促进平度市健康教育工作的发展,建立健全平度市健康教育工作网络队伍,建立平度市卫生机构健康教育微信工作群。

查体工作 2016 年,完成食品从业人员查体 4498 人、职业健康查体 4137 人。

艾滋病防治 2016 年,发放艾防知识宣传材料 30000 余份,现场解答群众咨询 8000 余人,全社会各类人群的艾防知识知晓率进一步提高,抽样调查农村居民知晓率达 78% 以上,城镇居民知晓率达 85% 以上。完成 VCT 人数 900 例,孕产妇检测 8000 余人,医疗单位主动检测 10000 余人,通过检测新发现感染者/病人 3 例。对看守所羁押人员每年 2 次采血筛查,筛查 576 人,发现阳性 4 人。全年干预暗娼 900 余人,男同 350 余人,吸毒人员 70 余人,转介她(他)们到正规医疗单位诊疗性病和开展 HIV、梅毒等检测,教育她(他)们正确的防病理念,促进高危人群行为改变,遏制艾滋病由高危人群到一般人群的蔓延。组织开展"12·1 世界艾滋病日"宣传活动。

结核病防治 2016 年,积极推动"加强乡村防痨网建设,强化结核病防治基础工作"项目,开展结核病人使用智能药盒和手机 APP 治疗管理系统试点工作。有 25 名患者坚持使用这套系统,中国疾控中心专家组对平度市试点工作的筹备和医务人员、督导员、患者的密切配合给予充分肯定;2016 年实际发现活动性肺结核患者为 278 人,比 2015 年下降 20%。

质量管理 2016 年,编制检测报告 591 份,职业卫生检测报告 13 份,日常食品及水质检测报告 104 份,农村饮用水检测报告 48 份,食品主动监测报告 203 份,公共场所检测报告 11 份,医院消毒检测报告 102 份;整理岗前和岗中职业卫生查体报告 3673 人,办理健康证 5355 人;2016 年度组织中心集中培训 10 次,参加省、市上级部门安排的培训学习 36 次,培训达 62 人次;2016 年,平度市疾控中心积极报名参加上级部门组织的实验室检测能力/比对工作 6 次,结果均为满意。

精神文明建设 2016 年,平度市疾控中心切实加强党员干部理论教育,推进社会主义核心价值体系建设,编写疾控工作信息 12 期,开创中心工作新局面。

荣誉称号 2016 年,平度市疾控中心先后获得山东省免疫规划业务工作先进集体、山东省地方病防治工作先进集体、山东省病媒生物仿制工作先进集体、山东省艾滋病防治工作先进集体、山东省健康教育宣传工作先进集体等荣誉称号。

中心主任:戴　冰
中心副主任:崔成祥
中心办电话:88329430
传真号码:88329430
电子信箱:pdcdcbgs@163.com
邮政编码:266700
地　　址:平度市常州路 222 号
（撰稿人:刘洪涛）

平度市卫生和计划生育综合监督执法局

概况 2016 年,平度市卫生计生综合监督执法局有在职职工 35 人,其中管理岗位 5 人,专业技术岗位主系列 23 人,专业技术岗位副系列 6 人,技术工岗位 1 人。在专业技术岗位主系列中,副高级卫生技术人员 2 人,占职工总数的 5.7%,中级 11 人,占31.43%,初级 10 人,占 28.57%,内设职能科室 8 个。

2016 年 2 月,正式挂牌组建“平度市卫生和计划生育综合监督执法局”。3 月 25 日,在平度市卫计局党委的统一组织下,全局中层干部实行竞争答辩上岗,对科室职能和人员组成进行重新划分和确定。

党政建设 2016 年,平度市卫生计生监督执法局以“撤所设局”为契机,明确目标任务,狠抓稽查落实。制定年度卫生计生监督工作要点及考核细则,并将考核目标层层分解到各科室。严格落实“两个责任”和“一岗双责”。4 月 11 日召开全局机构改革暨党风廉政建设工作会议,局领导与科室签订党风廉政建设责任书。重点修订完善行政处罚程序规定。设立监督稽查科,对各科室工作效能、卫生监督员依法履职和遵纪守法情况定期进行稽查与考核。

业务工作 2016 年,全面加强卫生计生监督执法队伍建设。严格坚持“三会一课”制度,组织开展“两学一做”专题教育。坚持政治学习与业务学习相结合,开启法律法规业务学习“周末论坛”,提高执法人员能力和水平。

医政监管 加强公立医疗机构监管,全面开启卫生院依法执业规范化工程,依法检查 29 处卫生院,发现问题 289 条,及时督促整改,进一步规范卫生院依法执业行为。创新社会办医疗机构监管模式,实施个体医疗机构卫生监督量化星级管理工作。全市 87 家个体医疗机构（占全市的 91.6%）参与评审,评选出 3 个五星级单位、10 个四星级单位和 17 个三星级单位。2016 年 12 月 6 日,平度市卫计局举行隆重的授牌仪式。保持打击非法行医的高压态势,全年立案处罚 79 家,罚款 25 万元。

公卫监管 重点抓好卫生城和食品安全城创建。集中开展统一整治行动。针对“五小行业”持证率低问题,开通办证绿色通道,特事特办,容缺受理,新发放《公共场所卫生许可证》260 多份。投入 5 万余元,免费印发《公共场所卫生监督信息公示栏》1200 多份。创城期间出动执法人员 500 余人次、执法车辆 130 多辆次,监督检查公共场所 1200 多单位次,下达《卫生监督意见书》1000 多份,立案处罚 25 家,圆满完成卫生城、食品安全城创建任务。

传防监管 关注生活饮用水安全。2016 年 3 次监督抽检市、镇两级集中式供水单位及部分中小学校自备水源水质情况。对有指标不合格的单位依法下达《卫生监督意见书》,限期整改。并将水质检测结果分别函告市水利水产局和教体局,有效地保障广大市民和学生的饮用水安全。

计生监管 综合治理出生人口性别比。职能调整以后,市卫生计监督执法局创新工作措施,持续开展打击“两非”行为,实行“两非”案件查处指标管理,调查处理投诉案件 5 起;组织召开全市性别比工作会议,将任务及考核指标分解下达卫计局各科室及镇

（处）卫生和计划生育办公室，及时督导，出生人口性别比偏高现象得到有效控制。共查处违法生育 200 例，下达处罚决定告知书 147 例，征收社会抚养费 210 余万元。

荣誉称号　2016 年，平度市卫生计生监督执法局被授予青岛市卫生系统文明单位标兵、平度市卫生工作先进单位等称号。

党支部书记、局长：刘翠寿

党支部副书记、副局长：姜建新

副　局　长：丁玉珍、郭万河

电　　　话：80818918

电子信箱：pdswsjds@126.com

邮政编码：266700

地　　　址：平度市青岛路 123 号

（撰稿人：姜建新）

平度市妇幼保健计划生育服务中心

概况　平度市妇幼保健计划生育服务中心系一所集保健、医疗、计划生育技术服务于一体的妇幼专科医院，国家一级甲等妇幼保健院。医院占地 28667 平方米，业务用房建筑面积 9456 平方米。年内在职职工 187 人，其中，卫生技术人员 158 人，占 84.5%。卫生技术人员中，高级职称 11 人，中级职称 60 人，初级职称 87 人。临床医生与护士比为 1:1.3。设住院床位 100 张。设有职能科室 8 个，临床科室 7 个，医技科室 2 个。

业务工作　2016 年业务收入 4232 万元，年完成门诊量 128834 人次，比 2015 年增长 44.68%，住院 4422 人次。出入院诊断符合率 100%，治愈率 97.68%，病床使用率 56.7%，床位周转 43.98 次。为应对因二孩政策调整引发的生育高峰，开设孕产妇绿色通道，开展一站式服务，加强孕产妇急救措施，严格落实高、危、重接转诊流程，畅通快速接转诊通道，不断提高医疗技术和服务质量。加强妇幼卫生工作管理，行使社会公共卫生服务职能，2016 年全市孕产妇系统化保健管理率达 95.66%，孕产妇住院分娩率 100%，0～3 岁儿童系统化保健管理率 95.14%，婴儿死亡率 2.28‰，4～6 个月婴儿纯母乳喂养率 80.43%。全年开展"两癌"筛查 33232 人次，查出宫颈癌及癌前病变患者 40 例，确诊乳腺癌患者 10 例。年内完成婚检 12692 人次，查出患病者 694 人，患病率为 5.47%。完成新生儿疾病筛查采血 12265 例，采血率 98.94%，可疑患者追访率 100%，确诊治疗 9

例。

继续教育　2016 年加大科研和培训力度，实施科技兴医战略。全年举办业务培训班 16 次，派出 18 名专业人员到上级医院进修学习，外派短期培训 80 余人次。

医疗新项目新技术　加大硬件服务设施投入，新进全自动生化分析仪、四维彩超、妇科阴道镜等先进设备；开展四维彩超检查、无痛分娩、导乐分娩、笑气无痛流产等新项目。

精神文明建设　加强医院文化建设，提升医院文化内涵，通过深入开展"两学一做"活动、创建学习型医院、创建"温馨妇幼"服务品牌等活动，不断提升广大职工的凝聚力、向心力，全院优质服务能力有较大提升。2016 年组织志愿者"走进乡村、走进养老院、走进残疾人托养中心"开展义诊服务活动 8 次，群众认知、认可度和满意度得到稳步提升，"温馨妇幼"服务品牌得到社会的广泛认可。

大事记

5 月 3 日，青岛市政府副市长栾新，来院视察调研"两纲"落实情况。

6 月 21 日，优生保健楼建设项目建议书，通过平度市发改局批复。

8 月 12 日，单位代表平度市卫计系统，参加青岛市急、危、重症孕产妇救治技能竞赛，获得团体第二名。

荣誉称号　被评为"青岛市文明单位"，2015 年顺利通过"爱婴医院"复审。1998 年被评为山东计划生育优秀服务站。连续多年被评为"青岛市妇幼卫生先进单位"，"青岛市优质服务文明单位"等。

院　　　长：温海鲲

副　院　长：解美清、高正刚、孙　华

院办电话：88382900

传真号码：88382900

电子邮箱：qdpdfby@126.com

邮政编码：266700

地　　　址：平度市青岛东路 17 号

（撰稿人：李　宁）

平度市 120 急救调度指挥中心

概况　平度市 120 急救调度指挥中心位于平度市青岛路 123 号，总建筑面积 600 平方米，现有职工 16 人，其中，专业技术人员 15 人，占职工总数的 93.75%；工勤技能人员 1 人，占职工总数的 6.25%。

中级职称 13 人,占职工总数的 81.25%;初级职称 3 人,占职工总数的 18.75%。拥有职能科室 3 个(办公室、调度室、培训室),下设 10 个急救分中心,承担全市的院前急危重病人及重大自然灾害、突发事件、节庆活动的救护保障任务。

业务工作 2016 年接到 120 呼救电话 45631 次,有效派车 17165 辆次,接诊急救病人 14340 人。参与重大保障急救任务 28 次,保健车次 50 余次。

固定资产 2016 年固定资产总值为 133.16 万元,与 2015 年持平。

医疗设备更新 2016 年,平度市院前急救调度指挥系统进行全面改造升级,调试完毕,投入使用。新的调度指挥系统在整合和利用已有 120 调度指挥系统资源基础上,建立集通信、信息、指挥和调度于一体,高度智能化的急救应急指挥平台。实现与院前急救车辆的音频和视频互通;增加指挥、车辆、呼救者三方通话功能;实现指挥平台对救护车辆的同步跟踪;更新电子地图,新增呼救地点定位功能。

基础建设 在平度市卫计局党委的正确领导下,经过积极沟通和争取,平度市急救中心新建 3 个急救分中心,增设 3 个急救单元,配备 10 辆监护型救护车、1 辆母婴长途转运救护车,配备 DID 液晶显示监控系统及急救终端设备项目,经平度市第 100 次市委常委会议研究确定列入 2017 年市办实事项目。此项目的实施,将极大地完善平度市的院前急救体系建设,提高应对突发事件的处置水平和能力,满足广大群众不断增长的院前急救医疗需求。

继续教育 2016 年 3 月份选派 4 名业务骨干参加美国心脏协会(AHA)在青岛举办的"医务人员初、高级生命支持国际资质证书培训班"。2016 年 7 月份组织各急救分中心负责人、医护人员 20 余人参加山东大学齐鲁医院(青岛)举行的"青岛市急性脑血管病院前救治专题培训暨院前急救病例讨论会"。2016 年 10 月份组织院前急救 10 余名医护人员参加青岛市急救中心和香港圣约翰救伤队在青岛联合举办的"急救新理论新技术培训班"。

精神文明建设 在抓好业务管理的同时,更注重单位文化建设,以"闻铃而动、救死扶伤"为急救服务理念,通过各种学习教育,把单位形象与个人素质紧密结合起来,增强全体干部职工的服务意识、竞争意识、便民意识和自律意识,激发职工的工作热情,不断优化服务环境、改善服务态度,群众满意度不断提高。

党支部书记、主任:王玉波

副 主 任:张正军

单位电话:80819120

单位传真:80819120

电子信箱:pd120.120@163.com

邮政编码:266700

地 址:平度市青岛路 123 号

(撰稿人:吴克强)

平度市皮肤病防治站

概况 平度市皮肤病防治站(平度市性病专科医院、平度田泽康复医院)位于平度市区杭州路 40 号,占地 2000 平方米,建筑面积 1042 平方米,是全市唯一一所经卫生行政主管部门批准的治疗皮肤病、性病的专科医疗机构,承担着全市皮肤病、性病、麻风病的防治和康复工作,全站有职工 32 人,其中,卫生专业技术人员 26 人。高级职称 2 人,中级职称 8 人,初级职称 16 人,高、中、初级职称分别占卫生专业技术人员总数的 8%、31%、61%。另外还有政工师 2 人,财务人员 2 人,工程技术人员中级 1 人,初级 1 人。

业务工作 2016 年接诊各类皮肤性病患者 3.18 万人,收治偏瘫等患者 340 人次,比 2015 年增长 0.1%;5 种监测性病报告例数由高到低依次为:梅毒 150 例、尖锐湿疣 104 例、淋病 28 例、生殖器疱疹 19 例、生殖道沙眼衣原体感染 6 例,与 2015 年相比,报病例数上升 6.23%,其中上升幅度较大的是生殖器疱疹(90%)、淋病(86.07%)和尖锐湿疣(18.18%),下降幅度较大的是梅毒,下降(11.76%);对 10 例治完现症麻风病人进行随访,给予防护鞋 20 双、溃疡包 30 个、防护包 150 个,并为麻风溃疡者给予现场溃疡清创处理;对存活的 179 例治完现症病人进行自我护理培训。

业务收入 全年业务收入 1532.86 万元,其中康复医院收入 190 万元,比 2015 年减少 0.3%。

固定资产 全年固定资产总值 377 万元。

卫生改革 站领导班子在医院管理中拓展新思路、积极探索医院多元化发展的新方法,将先进的管理模式融入医院管理中。将设备、器械充实到一线科室,院内各项工作都在较科学的管理方式下进行,带来良好的经济和社会效益。

医疗特色 按照卫生职能分配,该站负责全市的皮肤病、性病、麻风病的防治工作,经过几代人 50 余年的时间积累丰富的防治经验,对皮肤病方面的治疗已经形成自己特色的技术方案,在疑难杂症方面也有新的突破。对性病能准确地给予最科学合理的诊断与治疗,开展性病、艾滋病的咨询服务,为减少性病在本市传播发挥积极关键的作用。麻风病近几年发病每年不足 1 例,但愈后存活病人较多,在此病症上该站一直义务承担着所有的职责,为病人进行各项检查及指导,增强社会稳定因素。在新特色方面,重点打造新组建成立的康复专科,为各类神经损伤和肢体损伤患者提供康复医疗和锻炼。

对所有农村偏瘫患者实施减免费治疗的惠民政策,截至 2016 年 12 月 30 日,累计为 286 人次减免费用 55 万余元,其中对 17 名低保户患者实施精准扶贫措施,无论住院多长时间,其所有费用除报销部分外,全部给予减免。

位于天津路 193 号的康复中心,历经三年的努力终于通过消防大队的验收和环卫局的评估,获得合格证书。

精神文明建设 在抓好业务管理的同时,单位更注重医院文化的建设,每月举办爱国、爱站系列活动,把单位形象与个人素质紧密结合进行宣教,在提高个人素质的同时,也提升单位在社会公众中的形象,树立自己的服务品牌,年内继续保持着青岛市文明单位和平度市文明标兵的称号。

大事记

2 月,引进最新型德国原装高端过敏源检测治疗仪。

12 月,康复医学科和中医科通过青岛市卫生计生委审批,获批开放床位 40 张。

党支部书记、站长:王奎军

副 站 长:付云进、王卫东

电　　话:87362855

邮政编码:266700

地　　址:平度市杭州路 40 号

（撰稿人:周京伟）

平度市呼吸病防治所

概况 平度市呼吸病防治所位于常州路 224 号,是平度市卫计局直属的结核病防治专业机构。年内职工 40 人(在编职工 24 人),其中,卫生技术人员 35 人,占职工总数的 87.5%;行政工勤人员 5 人,占职工总数的 22.5%。卫生技术人员中副高级 2 人、中级 9 人、初级 24 人,分别占卫生专业技术人员总数的 5.7%、25.7%、68.6%。实际开放床位 78 张,设有门诊、病房、护理、药剂科、项目办以及心电、彩超、放射科、检验等辅助科室。现有退休人员 25 人。

业务工作 2016 年,全年无重大结核病疫情暴发。3 月 24 日深入组织开展以"社会共同努力,消除结核危害"为主题的第 21 个"世界防治结核病日"宣传活动。平度市是省第二批实施"加强乡村防痨网建设,强化结核病防治基础工作"项目试点单位,2016 年上半年继续开展"乡村防痨网"项目工作,加强病人的督导管理,完善有关资料。8 月 23 日,山东省结防中心专家组对项目工作进行现场督导和验收。2016 年全市筛查初诊患者 4261 人,实际发现活动性肺结核患者为 278 人,比 2015 年下降 20%。其中新发涂阳病人 100 人,复发病人 26 人,涂阴病人 152 人。发现结核性胸膜炎 25 例,其他肺外结核 10 例。为 238 名结核病人筛查 HIV,均未出现阳性患者,肺结核病人的 HIV 筛查率达到 76%。网络直报患者 114 人,其中本地综合医院和乡镇医院报告 58 例,转诊率达到 100%。除去重报患者和住院患者 46 人,转诊到位 29 人,追踪到位 36 人,追踪到位率为 100%,总体到位率为 97%。涂阳病人治愈率达 96.4%。

业务收入 2016 年业务收入 1170 万元,比 2015 年减少 9.72%。

固定资产 2016 年固定资产总值 545 万元,比 2015 年增加 56 万元。

医疗设备更新 2016 年,引进全自动化学发光免疫分析系统。

卫生改革 2016 年 7 月 1 日零时起同步调整医疗服务价格,对临床医生加强控费管理,每月召开调度会,分析医保报销情况,努力降低药占比、平均住院日和医保患者自付费比例,业务副所长和科主任按时检查住院医师的病历,对治疗情况进行点评,倡导因病施治、对症下药,药占比和住院均次费用基本达到预期调控目标。

继续教育 派出 1 名护理人员到潍坊二院进行 3 个月的进修学习,学习护理制度、院感管理及护理工作规范。以临床、护理、医技科室为重点,开展中级以上职称人员轮流讲课促学活动。在医护人员中开展理论和技能操作考试,考试成绩在单位宣传栏内进行了公示。

精神文明建设 "七一"及重阳节前后,呼防所组织党员志愿者和入党积极分子深入镇村走访慰问部分继续期治疗的老年结核病患者,为他们送上防治结核病的宣传材料,对家庭成员的防护、物品消毒、痰液的处理等方面进行指导。10 月 12 日,呼防所组织近 10 名志愿者前往崔家集大喜屯村开展"卫生计生,情暖民生"的义诊活动。

党支部书记、所长:马顺志
副 所 长:董辰元、张云涛
院办电话:88329029
门诊电话:88328427
传真号码:88329875
电子信箱:tbpingdu@163.com
邮政编码:266700
地   址:平度市常州路224号。

(撰稿人:张云涛)

平度市精神病防治院

概况 平度市精神病防治院(平度市第六人民医院)是平度市唯一一所正规化、系统化集精神疾病预防、治疗、康复于一体的专科医院,占地14572.5平方米,建筑面积4590平方米。年内职工总数为120人,其中,卫生技术人员106人,占职工总人数88%;行政工勤人员14人,占职工总人数12%。医生护士之比为1∶3。现有床位200张,设职能科室5个、临床科室6个、医技科室9个,

业务工作 2016年,全年门诊量23259人次,收住院病人1267人;床位使用率100%,床位周转次数6.34次,入院与出院诊断符合率99%,治愈率87%,好转率18%,病死率0,院内感染率0,甲级病案符合率100%。

业务收入 2016年,全年业务收入2753万元,比2015年增长了54.58%。

基础建设 平度市委、市政府"民心工程"——医院病房楼扩建工程,是平度市第十七届人民代表大会2016年政府工作报告中确定的市级重点建设项目,是国家"十三五"社会事业储备项目。项目包括扩建病房楼(2952平方米)和诊疗器材(彩色多普勒超声仪、无抽搐电休克治疗仪、脑涨落图仪、经颅磁治疗仪、团体生物反馈仪、心理-CT、计算机认知矫正治疗系统、DR-X光机等先进的医疗设备),病房楼工程于10月26日开工建设,诊疗器材按照招标程序同步有序推进。

更新升级原有的医院信息管理系统,业务面覆盖门急诊挂号收费、入出院结算、医生护士工作站、医保结算、药房管理、财务管理等多个科室,使医院管理信息化,实现住院病历和门诊处方的电子化。

卫生改革 重新修订和完善各类规章制度、应急预案、岗位职责和工作流程,完善17项核心制度,深入开展抗菌药物合理使用专项活动,推进优质护理服务创建工作,医疗质量持续改进的长效机制进一步完善。改革用人制度,实施护士长轮岗方式,通过交流的方式互相学习、取长补短。

2016年10月,医院与青岛市精神卫生中心成立精神卫生医联体,采取技术帮扶、人才培养、巡回医疗、双向转诊、分级诊疗等方式,打造医疗服务"质控体系一体化、学术培训一体化、住院规培一体化、风险评估一体化"的四个一体化,为群众提供更优质的精神卫生服务。

专科特色 在突出精神病防治专科特色的基础上,继续走大专科小综合的办院新路子,所开展的心理测验、戒酒、癫痫治疗等业务有了突破性进展。成立封闭、开放相结合的新病区,实行整体护理,注重心理护理,对重性精神病实行封闭式治疗,对病情轻的病人实行开放式管理。

精神病防治 2016年,精神残疾人托养中心托养精神残疾人125名。举办重性精神病培训班4期,培训142人次,建立健康档案5052份,随访管理4403人次,发放宣传材料1500余份。为平度市92名患有精神分裂症及双向情感障碍患者实施686项目救助,免费发放药品价值约6.2万元;为1900名贫困精神病人落实青岛市福彩公益基金免费服药政策,发放药品价值95万元;对150名贫困精神病人实施住院医疗救助54万元。

继续教育 继续实施科教兴院和人才战略,提升医院服务品牌,医院继续教育覆盖率100%,达标率100%。医务人员共发表国家级学术论文6篇,省级1篇,市级1篇。青年医务人员全部参加成人高等教育或高教自学考试,有3人取得本科学历。积极协助平度红十字会"第一响应人"应急救护培训工作,为市直部门培训应急救护员157人。

精神文明建设 组织全院党员干部深入学习贯彻党的十八大、十八届五中、六中全会精神,积极开展开展"学党章党规、学系列讲话,做合格党员"学习教育活动,坚持"三会一课"制度,全面落实党中央八项规定,加强医疗卫生行业建设"九不准",进一步加强基层党组织和干部队伍建设,通过创建"青年文明号""青岛市卫生先进单位"等实践载体,进一步激发干部职工的荣誉感和加快医院发展的使命感。

开展下乡帮扶结对贫困户活动,职工与52户贫困家庭结对,为帮扶对象捐赠爱心物品价值约1万元,脱贫措施100余条。在助残日、世界精神卫生日、世界卫生日等义诊活动中,免费咨询1100多人次,测

血压 280 人次,发放各种健康宣传资料 2000 多份。

荣誉称号 获得"平度市文明单位"、"青岛市卫生先进单位"称号。平度市团委授予 C 病区"青年文明号"荣誉称号。

党支部书记、院长:刘继鹏
党支部副书记:张 强
副 院 长:许增波、韩春芳、金海君
院办、传真电话:88311268
电子信箱:pdjsby@126.com
邮政编码:266700
地 址:平度市高平路 249 号

（撰稿人:葛彩英）

平度市第二人民医院

概况 2016 年,平度市第二人民医院占地 3.5 万平方米,其中业务用房面积 15011 平方米。年内在职职工 155 人,其中,卫生技术人员 153 人,占职工总数的 98.71%;行政工勤人员 2 人,占职工总数的 1.29%。卫生技术人员中,高、中、初级职称人员分别为 12、65、76 人,分别占 7.84%、42.48%、49.67%。医生与护士之比为 1.71∶1。开放床位 255 张。设职能科室 15 个,临床科室 12 个,医技科室 8 个。

业务工作 2016 年门诊 80957 人次,其中急诊 9035 人次。收住院病人 8034 人次,床位使用率 64.77%,床位周转 35.69 次,入院与出院诊断符合率 98%。手术 1301 例,手术前后诊断符合率 98%。抢救危重病人 257 人次,抢救成功率 70.10%。住院病人治愈率 21%,好转率 78%,病死率 1%,院内感染率 0.69%,甲级病案符合率 100%。

业务收入 全年总收入 5905 万元,其中业务收入 4048 万元,比上年增长 428 万元,增幅达 12%。

固定资产 全年资产总值达 6653 万元,其中固定资产 5782 万元,比 2015 年增长 1750 万元。

医疗设备更新 2016 年 1 月投资 139.50 万元购进上海联影数字化 X 摄影机(DR)系统 1 套,于 4 月 25 日正式投入使用。

医疗特色 2016 年 3 月 20 日正式成立戒烟门诊,设在内科门诊 3 室;外科开展新式腹腔镜—悬吊式腹腔镜手术和腹腔镜经脐单孔阑尾切除术;2016 年 7 月,口腔科承接辖区内"青岛市 60 岁以上低保老人无牙颌患者免费义齿安装"项目。

继续教育 2016 年选派 8 名医疗骨干到济南、青岛等三级医院进修学习。

义诊和健康扶贫工作 2016 年 5 月 9 日,平度市首家博爱卫生站在蓼兰镇西杜家村落成并正式投入使用,落成当天由内科、外科、急诊科、公共卫生科等 9 名医务人员组成的医疗队,为村民开展义诊活动,为村民赠送健康知识小册子 200 多册。

从 6 月份开始由内科、外科、儿科医疗和护理志愿者组成的义诊小组共 6 人按计划每周四上午分别到蓼兰镇任家庙、小葛家、后宅家和云山镇新官庄村、南温家、小官庄、南王村等贫困村庄进行扶贫义诊义治活动,并免费发放药品累计价值 8000 余元。

12 月 8 日,由内科、外科、心电、彩超、检验科、公共卫生科大夫和部分乡村医生组成的医疗小队为蓼兰镇辖区内因病致贫人群进行义诊健康查体,查体 27 人,并拟形成长效机制,为这部分人群的健康保驾护航。

精神文明建设 积极开展"两学一做"学习教育活动,5 月 18 日正式启动,全体党员开展专题学习和讨论。丰富职工的业余文化生活,4 月 1 日,举办 2016 年春季趣味运动会;5 月 7~8 日,积极参加平度市卫生计生系统第一届职工运动会,经全体运动员奋力拼搏,最终荣获团体第一名。

大事记

4 月,加入青岛、平度、镇(街道)、村(居)四级一体化的医联体试点建设,设立平西南临床检验、影像、会诊次中心。

5 月 9 日,平度市首家博爱卫生站在蓼兰镇西杜家村落成并正式投入使用,国家红十字会有关领导出席了揭牌仪式。

5 月 30 日,承接全市第二季度项目集中开工暨国家中小城市综合改革现场观摩会观摩。

6 月 23 日,副院长赵坚刚调至平度市东阁街道崔召卫生院任院长。

8 月 3 日,接受大学本科毕业生 4 名,大专毕业生 2 名。

9 月 28 日,顺利通过二级医院预评审。

11 月 9 日,接到青岛市卫计委的文件(青卫医政字〔2016〕36 号)批复:同意按照二级综合医院设置平度市第二人民医院。12 月 28 日正式核发二级的医疗机构执业许可证,实现从一级医院到二级医院的跨越。

荣誉称号 荣获 2014~2015 年度国家级群众满意的乡镇卫生院称号,于 2016 年 4 月份正式挂牌。

荣获 2015 年度山东省卫生先进单位称号,2016 年 4 月 1 日由山东省爱卫办正式命名。

党支部书记、院长:刘书君
党支部副书记:王玉敏
副　院　长:马祥平、王建磊
院办电话:58825255
传真号码:58825254
电子信箱:pingdueryuan@163.com
邮政编码:266731
地　　　址:平度市蓼兰镇政府驻地(高平路22号)

(撰稿人:焦　辉)

平度市第三人民医院

概况　平度市第三人民医院位于平度市店子镇政府驻地,2014年12月6日晋升为国家二级甲等医院,为全国百姓放心示范医院、国家级爱婴医院、青岛九鼎医学司法鉴定中心、青岛市文明单位、潍坊医学院教学医院、潍坊职业护理学院教学基地。医院占地60亩,建筑面积7.893万平方米,拥有固定资产总值13011.00万元,医学装备固定资产总值5009万元,编制床位418张,设有职能、医技、临床科室42个。现有职工339人,其中,卫生技术人员292人。高级职称16人,中级职称110人。是平度西北地区的医疗、科研、教学、保健服务中心。

业务工作　2016年完成门诊115483人次,比2015年增加18642人次。其中急诊4269人次,比2015年增加1176人次。收住院病人10213人次,比2015年增加1319人次。床位使用率为66.82%,比2015年增长7.27%。床位周转次数为34次,比2015年增加3次。入院与出院诊断符合率为99.40%,与2015年持平。手术前后诊断符合率为99.90%,与2015年持平。抢救危重病人310人次,比2015年增加10例,抢救成功率为82%。院内感染率为1.11%,比2015年增加0.14%。甲级病案符合率为95%,与2015年减少2%。

业务收入　2016年完成业务收入7097.7824万元,比2015年增长30.31%。

固定资产　2016年固定资产总值为13011.00万元,比2015年增长9%。

医疗设备更新　2016年投资约400万元用于医疗设备引进和更新,其中颈腰椎牵引床3.6万元,清洗消毒机8万元,内镜储镜柜1.28万元,空气消毒机3.96万元,血液血收机18万元,远程会诊系统24万元,超声刀64.8万元,输液泵1.86万元,注射泵1.4万元,防静脉血栓气泵5.2万元,更新数字胃肠机18万元,胎儿监护仪6.5万元,胎儿中央监护2.8万元,黄疸检测仪1.5万元,空气净化屏5.6万元,康复设备50万元,椎间孔镜系统178万元。

基础建设　投资500余万元完成2号住院楼的装修改造,12月26日正式投入使用;投资10余万元新建现代化职工停车场;投资135万元进行双向线路供电改造。

卫生改革　2016年7月1日完成青价费〔2016〕16号关于取消药品加成理顺部分医疗服务价格的通知的价格对接、报销联网工作。12月26成立康复病区,设置床位40张。

医疗特色　2016年新开展项目:回收式自体输血、无痛分娩、微创骨水泥椎体成形术、人工骨椎体成形术、喙肩韧带移位重建肩锁韧带术、PFN-A治疗转子间骨折、人工关节假体周围骨折钛缆固定术、胫骨平台骨折膝关节镜下微创治疗术、垂体后叶素在子宫全切中的应用、胎儿颈部透明层厚度的测定、使用喉镜支撑为困难插胃管病人置管、痔上黏膜环切术(PPH)、心肌三合一对心肌梗死诊断治疗评估、氢氯噻嗪联合ACEI在高血压治疗中的观察、无创产前基因检测(染色体核型分析)、叶酸基因检测、用胰岛素湿敷法对压疮溃疡期的护理、PICC置管维护、曼月乐宫内节育系统治疗痛经、CT导引下包裹性脓胸穿刺引流术。检验项目:甲状腺球蛋白抗体、抗甲状腺过氧化物酶抗体、脂蛋白(a)、胱抑素C、β2-微球蛋白、同型半胱氨酸、无机磷检测。

科研工作　2016年发表论文23篇,其中发表于国内杂志的23篇。获实用新型专利2项:妇产科坐式熏蒸护理装置、妇产科新型消毒灭菌装置。

继续教育　2016年选派26名医护人员外出进修学习。

精神文明建设　2016年成功举办文化活动主持人选拔大赛、"大医精诚、与爱同行"迎新春文艺晚会、我最喜欢的春晚节目现场抽奖活动、庆"三八""白衣天使,健康人生"登山活动、"5·12"护士节、"6·26"医师节表彰、庆建院58周年"美丽三院,与爱同行"演讲比赛、有奖征文、"唱响三院,展我风采"通俗歌曲歌手大奖赛等各种文体活动。

大事记

2月2日,成功举办"大医精诚,与爱同行"迎新春文艺晚会。

3月3日,北京军区医学院检验系副主任汪涛教授来院作《常用出血和血栓性疾病实验室检测临床意义》临床知识讲座。

3月7～8日,成功举办"白衣天使,健康人生"登山活动,医院有186名女职工参加了此次活动。

5月12日,隆重举行"5·12"护士节表彰大会,对2016年年度做出优异成绩的8名平度市优秀护士、7名优质护理服务标兵、12名优质护理服务明星及2个优质护理示范病房进行表彰,并相继举办拔河、投篮比赛。

5月16日,召开"两学一做"学习教育动员大会。

6月24日,经公开、公正理论与面试成绩相结合招聘刘顺宁等35名聘任制护士。

6月26日,隆重举行"6·26"医师节表彰大会,对10名十佳优秀医师、19名技能大赛获奖者、14篇"医师节"优秀征文获奖者进行表彰奖励。

7月3日,潍坊护理职业学院35名实习学生报到,为历年来院最大的实习团队。

7月22日,成功举办"产后出血预防与诊治"青岛继续教育学习班。

8月3日,经平度市卫生和计划生育局分配的毕业生周游、尹光远、刘暖暖、王玉姣、柴坤、孙鑫来医院报到。

9月12日,医院病理科参加青岛市第四届"健康杯"病理技能大赛获团体三等奖、王冲获得个人二等奖、孙秀香获个人优秀奖。

9月12日,杜涛结束3年全科医师规范化培训回院报到。

9月13日,王阿丽、刘洁、栾正波、于丽伟从其他乡镇卫生院调入。

9月27日,完成党支部换届选举工作,通过投票选举,代国泽、段玖彝、高明祥、郭述财、刘伟明、史彩芳、李青7名同志当选新一届党支部委员会委员。

10月22日,成功举办"呼吸系统疾病诊治新进展"青岛继续教育学习班。

10月26日,隆重举行建院58周纪念大会,相继举办"同心同德,继往开来,为建设一个强大的新三院而努力奋斗"征文比赛和"唱响三院,展我风采"歌手大奖赛等活动。

10月29日,成功举办"妇科内镜及微创诊疗技术学术研讨"青岛继教教育学习培训班。

10月30日,与中国人民解放军总医院建立的远程会诊系统投入使用。

荣誉称号 2016年荣获"山东省卫生先进单位""平度市院前急救工作先进集体""平度市卫生计生工作先进单位""平度市三八红旗集体""青岛市文明单位""全国百姓放心示范医院"等称号。

党支部书记、院长:代国泽
党支部副书记:段玖彝
副院长:高明祥、郭述财、刘伟明
院办电话:85311079
传真号码:84328100
电子邮箱:sdpdsy@163.com
邮政编码:266753
地址:山东省平度市店子镇三城路36号
（撰稿人:李 青）

平度市第四人民医院

概况 平度市第四人民医院位于平度、胶州、即墨三市交界处的南村镇政府驻地,占地总面积28879平方米,其中业务用房7813平方米。拥有正式职工124人,其中,卫生技术人员121人,占职工总数的97.58%;工勤人员3人,占职工总数的2.42%。卫生技术人员中,高、中、初级职称者分别为10人、70人、41人,分别占8.26%、57.85%、33.88%。医护之比为1:1.45。开放性床位120张,设职能科室8处,临床科室13处,医技科室6处。

业务工作 2016年门诊量100050人次,收住院病人3542人次。床位使用率57.92%,床位周转次数29.52次,入出院诊断符合率98.76%,手术前后诊断符合率98.85%。抢救危重病人172人次,抢救成功率为96.55%,治愈率为97.83%。甲级病历符合率98.55%,医疗文书书写合格率97.85%。

业务收入 2016年完成业务总收入2760万元,比2015年增长14.28%。

固定资产 全年固定资产总值1551万元,比2015年增长9%。

医疗设备更新 2016年8月投资5.6万元引进通用型医用静脉观察灯;2016年11月投资8.3万元引进MCPR100系列心肺复苏机;根据医院业务发展需要,2016年12月医院投资120万元引进韩国MIS-DR数字影像处理系统;2016年12月投资120万元引进意大利X射线远程控制透视摄影系统。

基础建设 2016年8月份,医院投资10余万元对门诊楼内、外环境,院内外厕所,医院文化长廊进行升级改造。

卫生改革 继续深化人事制度改革,增强医院发展动力。加强拔尖人才、特殊人才的培养引进,制定明确的人才培养计划及学科发展规划,引进和开展适合重点学科发展的新技术、新项目,加大奖励力度,推动重点学科综合实力不断提升。

继续教育　2016年5月、11月，麻醉科派业务骨干分别到平度市人民医院、平度市中医医院进修学习；2016年8月、12月，超声科派业务骨干分别到平度市人民医院、青岛市第八人民医院进修学习；2016年12月，外科派业务骨干到中国人民解放军第401医院进修。

新型农村合作医疗　2016年，住院结报参合病人3146人次，结报金额6886697.50元；大病门诊结报9595人次，结报金额1079304.70元；普通门诊现场结报89326人次，结报金额3309448.30元。

精神文明建设　平度市第四人民医院按照"公民道德建设提升年"活动要求，加大精神文明建设，取得良好的成效。2016年6月30日举行平度市第四人民医院"庆七一，建党95周年"演讲比赛；9月30日举行"普天同庆，共铸辉煌"国庆节文艺会演；12月29日举行"祈福迎祥，共谱华章"元旦晚会；8月组织"健康彩虹"志愿服务队先后深入辖区10余个贫困村开展扶贫义诊进村庄活动；在环卫工人节为辖区内40余名环卫工人进行健康查体。组织全院干部职工为患病职工姜桂花募捐，联合青岛市卫计委、红十字会（微尘基金）、青岛民生银行到平度市南村镇桃园村、仁兆镇五道口村走访慰问小学贫困学生，组织业务骨干为辖区机关干部、企业职工进行"第一响应人"培训活动。

大事记

5月16日，全面启动"两学一做"教育活动。

6月23日，根据工作安排，刘洪海同志担任平度市第四人民医院党支部书记、院长职务。

7月22日，对医院环境、导医台、食堂进行升级改造。

9月27日，开展党支部换届选举工作，选举产生新一届的支部委员会。

10月15日，组织全院干部职工为患白血病职工姜桂花募捐。

11月4日，青岛市阜外心血管病医院到医院举行大型义诊活动。

12月1日，顺利通过医院标准化建设与管理达标评审。

荣誉称号　2016年，获得"青岛市文明单位"、"卫生计生工作先进单位"、"基本公共卫生服务项目先进单位"等荣誉称号。

党支部书记、院长：刘洪海

党支部副书记：崔志军

副　院　长：范文星
院办电话：83391009
急诊电话：83391560
传真号码：84397098
电子邮箱：nc83391009@163.com
邮政编码：266736
地　　　址：平度市南村镇双泉路97号

（撰稿人：李瑞兵）

平度市第五人民医院

概况　平度市第五人民医院坐落于平度市东南30千米的古岘镇，占地面积30437平方米，建筑面积14098平方米，其中业务用房8196平方米。该院建于1958年，是平度市卫生和计划生育局直属全民差额拨款事业单位，综合性一级甲等医院，国家级爱婴医院，青岛市物价计量双信单位，青岛市放心药房，平度市医保定点医院，120急救分中心。

2016年职工总数123人，其中，卫生技术人员121人，占职工总数的98%；行政工勤人员2人，占职工总数的2%。卫生技术人员中，高、中、初级职称人员分别为13、75、33人，分别占卫生技术人员的11%、62%、27%。医生46人，护士46人。核定床位100张，实际使用床位140张。综合住院楼3000余平方米，辖区村庄41个，150平方千米，服务人口50万，辐射即墨、莱西、平度市的仁兆镇、云山镇、白沙河街道、旧店镇等区域，是平东地区的大型医疗服务中心。

业务工作　2016年门诊量88655人次，其中急诊16278人次。收住院病人5520人次，开展大型手术1300多例，床位使用率87%，床位周转次数65次，入院与出院诊断符合率99.9%，手术前后诊断符合率100%，抢救危重病人数及抢救成功率95%，治愈率92%，好转率17.9%，病死率1.2%，院内感染率0，甲级病案符合率100%。

年内顺利通过青岛市乡镇卫生院标准化建设达标评审，完成了青岛市第四批"国医馆"建设项目验收。

业务收入　2016年医疗收入2760万元，比2015年增长11%。

固定资产　2016全年固定资产总值3349万元，比2015年增加352万元，增长12%。

医疗设备更新　2016年，在主管部门的领导监督下，该院更新购置了四维彩超、便携式彩超、全自动特定蛋白分析仪、平移手术台、多功能电动妇产科检查床、三维医学影像工作站等新设备，部分陈旧设备更新换代。

基础建设 2016 年,投资 70 余万元,对医院各类建筑设施进行维修改造,对全院进行重新粉刷。

卫生改革 2016 年,继续深化卫生事业改革,搞活内部运行机制。按照上级领导部门有关指示,各类试剂、中药、医用耗材的购入公平、公正、公开。严格执行国家基本药物制度,合理控制药占比,继续向社会宣传国家基本药物制度,及时公布基本药物价格。高度重视村卫生室管理,加强对辖区卫生室各个方面的培训,做好最基层卫生服务机构的职能转型,最大限度地促进公共卫生工作顺利进行。

医疗服务 继续推行"病人选医生"和"一日清单制度",各种收费明码标价,公开上墙。继续推行责任制护理模式,使沟通更为有效,在与病人沟通中掌握病人信息,全面介入病情治疗,促进病人康复。完善畅通急救"绿色通道",保证病人就医安全,救护车 24 小时值班,全年配合"110"、"120",出动救护车抢救急危重病人 760 余次,全年为特困及"三无"病人减免医疗费近 7 万元。

开展中小学、幼儿园、政府机关干部、村干部查体;幼儿园儿童牙齿涂氟;冬病夏治"三伏贴"活动;农村妇女"两癌"筛查等活动;主动开展卫生计生"健康彩虹"志愿活动;配合"精准扶贫",积极做好"健康扶贫"工作。

继续教育和人才培养 加快加强人才队伍建设,提高医院整体水平。2016 年组织全院性业务学习 12 次、业务考试 8 次,组织急救培训 6 次。选派多名业务骨干到省内知名医院进修,参加各种短期培训班 50 余次。

科教兴院 医院继续与青岛市中心医疗集团、青岛海慈医院等知名医院保持合作关系,与青岛市中心医疗集团正式建立医联体合作关系,通过联合义诊、讲座授课、派人进修等方式,弥补医院部分高端专业技术的不足,带动医院整体力量的提升,方便群众就医。

精神文明建设 开展党员"两学一做"活动,开展创新活动教育方式,加强党风、党纪、党建工作,认真落实"三会一课"制度,以党建为引领,带动促进医院各项工作的进步。成功举办各类晚会、竞赛、传统节日活动,丰富职工业余文化生活。组织义务献血、免费查体义诊,"两癌"筛查等活动。积极参与环境综合整治活动,为病人营造舒适温馨的就医环境。注重平安医院创建工作,对院内存在的安全隐患即查即改。定期开展各类安全讲座、演练,提高职工安全意识。

其他 年内完成对原古岘镇粮管所土地的收购工作。

大事记

6 月,经平度市卫生和计划生育局党委研究决定,任命王丽为医院副院长。

荣誉称号 2016 年,获得"平度市卫生计生工作先进单位""平度市基本公共卫生服务项目先进单位""平度市妇幼工作先进集体""平度市妇幼工作先进集体""古岘党委支持中心工作先进单位""平度市先进团支部""平度市精神文明单位标兵"等荣誉称号。

党支部书记、院长:姜兴茂
党支部副书记:李培讯
副 院 长:代淑妍、吴真锴、王　丽
院办电话:83361085
传真电话:83361085
急诊电话:83363999
电子信箱:DWRMYY@163.COM
邮政编码:266742
地　　址:平度市古岘镇沽河路 160 号

（撰稿人:吴真锴）

莱 西 市

莱西市卫生和计划生育局

概况 莱西市现有各级各类医疗卫生机构 877 处。其中,医疗机构 865 处,包括市直医疗机构 5 处,基层卫生院 16 处,社区卫生服务机构 7 处,厂企医院 2 处,民营医院 16 处,村卫生室 780 处,个体诊所 31 处,医务室(卫生所)7 处,门诊部 1 处;卫生机构 12 处,包括市疾病控制中心、卫生计生综合监督执法局、120 急救调度指挥中心、青岛血站莱西采血点各 1

处,基层公共卫生与计划生育管理所 8 处。2016 年,全市有卫生专业技术人员 4539 人(包括公立医疗卫生机构 3118 人,民营医院 382 人,乡村医生 951 人,其他医疗机构 88 人),平均每千人拥有卫生专业技术人员 6.1 人;核定床位数 3279 张,实际开放病床 4042 张,平均每千人拥有床位 5.4 张。全市卫生总资产达到 16.1 亿元。

卫生改革 2016 年,5 处公立医院门诊量累计 121.5 万人次,同比增长 19.3%;出院病人 7.6 万人次,同比增长 8.6%;开展手术 1.2 万例,同比增长 22.6%;门诊次均费用 182.6 元,同比下降 0.8%;平均住院日 8.6 天,同比下降 0.6%;药品占医疗总收入的比重为 42%,同比下降 3.7%;住院次均费用增幅明显放缓,大型 X 线机、CT 检查阳性率均达到 70% 以上,二级医疗机构优质护理服务达到 100%;各医疗卫生机构全面落实医疗核心制度,继续实行临床路径管理,确保医疗的质量与安全。10 月,莱西市人大视察莱西市公立医院改革情况,对取得的成绩给予充分肯定。

公共卫生服务 完成基本公共卫生服务项目信息系统的更新,在姜山、夏格庄、李权庄等 3 处卫生院先行完成基本公共卫生和基本医疗的融合。率先在青岛地区开展新生儿 35 种遗传代谢疾病免费筛查公益项目,筛查新生儿 4179 名,对其中复查阳性的新生儿积极开展随访观察和治疗,切实降低出生缺陷发生率。为 1.9 万名农村育龄妇女免费"两癌"筛查的同时,拓展筛查范围,争取财政资金 100 多万元,在三年内为 9038 名符合条件的城镇无业妇女、女职工进行"两癌"筛查,提高全市妇女的生殖健康水平。累计建立规范化电子健康档案 61.6 万份,管理 0~6 岁儿童、孕产妇、高血压和糖尿病患者等重点人群 28.3 万人,举办健康教育讲座和咨询活动 3616 场,孕产妇预防艾滋病、梅毒和乙肝母婴传播项目检测率达到 100%。开展"健康进万家,幸福伴我行"大型健康宣传活动,发放宣传资料 20 万套、健康器具 8 万套,受益群众 26 万人,群众健康知识知晓率达到 80% 以上。为 1050 名市民提供急救知识技能培训。融合卫生计生执法资源,将局卫生监督所更名为"卫生计生综合监督执法局",将 8 处基层卫生监督与预防保健所更名为"公共卫生与计划生育管理所",深入开展卫生计生服务监督提升年活动,检查医疗机构 868 家、公共场所 494 家,立案处罚 64 家,抽检生活饮用水 1013 份。

基层卫生 落实分级诊疗制度,创建市、镇、村"1+1+1"就医模式和医联体联络员制度,建立双向转诊平台和急诊绿色通道,医联体内单位共享设备、技术、人才、信息,逐步实现基层群众"不出远门"即可享受优质医疗资源、服务的目标。同多家医院挂大靠强,与青岛市三级医院间的松散型合作向科室间紧密合作深入发展,技术和服务水平进一步提高。争取中国保健基金支持,投入 2000 多万元资金实施了基层卫生院提升工程,基层医疗机构硬件设备升级更新,服务能力再上新台阶。制订《莱西市镇街卫生院标准化建设与管理工程实施方案》,积极打造群众满意的镇街卫生院,其中南墅和马连庄 2 处卫生院获得国家卫计委"群众满意的乡镇卫生院"荣誉称号。为莱西市 566 处一体化卫生室投医疗责任险,每处卫生室年最高保额可达 120 万元,降低医疗风险。开展基层中医药服务能力提升工程,做好"治未病"预防保健服务试点,基本实现基层医疗机构国医馆项目全覆盖,充分发挥中医药的特色优势。深入开展健康扶贫工作,推进"莱西市健康扶贫暖冬行"活动,签约服务协议 5518 份,分类救治贫困患者 329 人,超额完成省定健康扶贫阶段任务。

医疗质量 以"两学一做"等专题教育的开展为整顿契机,不断加强医德医风建设,行业自律进一步强化。全年吸收 7 名同志加入党组织,调整 13 名股级干部到适合岗位任职,分两批次组织系统内干部 100 人赴清华大学参加干部综合能力提升培训班,干部队伍水平进一步提升。开展人才引进和培养工作,依托 2016 年度事业单位招聘,为 16 个医疗卫生单位面向社会公开考录医疗卫生专业技术人才 43 名,涉及临床医学、护理学、口腔医学等 11 个专业;为 4 处公立医院公开考录劳务派遣制专业技术人员 60 名;夏格庄中心卫生院从辽宁引进妇科正高级职称人才 1 名,初步缓解各级医疗卫生专业技术人员不足的问题。医疗质量控制体系建设日益完善,开展多次培训及检查,医疗质量明显提高,在青岛市基层医疗机构岗位练兵理论知识和技能赛上,李权庄中心卫生院、张玉贞等单位和个人取得优异的成绩。

卫生城市复审 省卫生城市复审迎检顺利通过。全力做好省级卫生城市复审迎检工作,并形成常态化管理。加强组织协调,细化责任分工,以迎审工作领导小组办公室名义制订并印发《莱西市 2016 年巩固省卫生城市工作方案》,建立调度会议、督导检查和工作简报制度,下发督导意见书 523 份、问题照片 1120 张。七大领域整治成效显著,顺利通过省级卫生城市复审。

疾病防控 全年报告法定传染病 1306 例,是青岛地区发病率最低的区(市)。艾滋病检测网络实现了全覆盖,居青岛各区(市)首位。开展拉网式检查,加强麻疹、流行性腮腺炎、手足口病等常见传染病的防控;接种各类疫苗 14.7 万针次,"八苗"全程接种率达到 90%以上。在梅花山卫生院基础上改组、迁建结核病防治所,迁建后的市结核病防治所占地面积5450 平方米,建筑面积 2200 平方米,将进一步提高全市结核病防治能力。将高中(职高)新生肺结核筛查纳入学生查体工作,避免学生肺结核聚集性疫情的发生。根据传染病防控的需要,完成土源性线虫病感染率调查监测。

计生服务　计生服务转型逐步落实。全面落实中央"全面两孩"政策,依据新修订的《人口与计划生育法》、省《条例》,做好"全面两孩"的政策解读和舆论引导工作,落实生育服务登记制度和再生育审批,确保政策措施有机衔接,稳妥有序实施。创建村计生卫生"一站双服务"示范点 168 处,将卫生计生资源整合拓展至村居级,实现医疗卫生、农村基本公共卫生服务、疾病防治和计划生育服务的一体化目标。率先在青岛地区实施城镇其他居民独生子女父母年老奖励政策,及时落实城镇独生子女父母的年老补助,审核合格人员 938 人,发放 972.98 万元。全面落实流动人口卫生计生均等化服务,积极开展流动人口健康促进工作,打造青岛市流动人口健康促进示范点,提高流动人口健康素养;高质量完成 2016 年度国家流动人口卫生计生动态监测,调查质量与其他县市并列全国第一名。2016 年,全市出生 10211 人,合法生育率达 98.80%,政策外多孩率为 0.69%,低于青岛市考核指标 1.31 个百分点,出生人口性别比为107.96,低于省市考核指标 1.04 个点,人口结构日趋合理。

党委书记、局长:刘术林

党委委员、副局长:李英才

党委副书记、市爱卫办主任:迟万胜

党委委员、市红十字会常务副会长:郭　坤

党委委员、副局长:张代波

副　局　长:郎小平

党委委员、副局长:宋翠芝

党委委员、副局长:田晓芳

党委委员、市纪委派出第三纪工委委员:刘艳秋

办公电话:88484209　88468700

传真号码:88408111

电子信箱:laixishiweishengju@163.com

邮政编码:266600

地　　址:山东省青岛市莱西市黄海东路 19 号

莱西市人民医院

概况　莱西市人民医院年内职工总数 1369 人,其中卫生技术人员 1165 人,占职工总数的85.1%;行政工勤人员 204 人,占职工总数的14.9%。卫生技术人员中,高级职称的 94 人,占卫生技术人员总数的6.9%;中级职称的 425 人,占卫生技术人员总数的31%;初级职称的 596 人,占卫生技术人员总数的43.5%。医生 355 人,护士 696 人,医生与护士的比是 1:1.96。床位总数 1225 张。医院下设职能科室21 个,临床科室 43 个,医技科室 17 个。

业务工作　年门诊量 540596 人次,同比增长14%。其中急诊 73517 人次,同比增长 79%。年内收住院病人 45017 人,同比增长 6.04%。床位使用率74.9%,同比下降 15.4%。床位周转次数 36.8 次,同比下降 5%。入院与出院诊断符合率 99.5%,同比增长 0.3%。手术前后诊断符合率 95%,与 2015 年持平。门诊抢救危重病人 3914 人,同比下降 15%;抢救成功率 94.4%,同比下降 2.69%。住院抢救危重病人 2495 人,同比增长 10.79%;抢救成功率91.8%,同比下降 1.61%。治愈率 24.6%,同比增长 5.1%。好转率 72.6%,同比下降 1%。病死率 0.5%,同比增长25%。院内感染率 0.93%,同比增长 38.8%。甲级病案符合率 95%,同比增长 1%。

业务收入　全年业务收入 4.87 亿元,同比增长9.77%。

固定资产　全年固定资产总值 25023 万元,同比增长 6%。

医疗设备更新　年内新增添医疗设备 153 台件,其中 20 万元以上的设备 14 台套,100 万元以上的设备 3 套。大型医疗设备有婴儿培养箱、婴幼儿呼吸机、长颈鹿婴儿培养箱、妇产 B 超、腹部 B 超、心脏 B超、超声切割止血刀、腹腔镜、电子结肠镜、十二指肠镜等。

基础建设　年内投资 1280 万元,建设立体停车场,设计车位 238 个,基本实现患者看病有停车位。年内建起便民药房,经营药品品种 95 个,更好地满足病人的用药需求。年内与粮贸集团合作建起了医院商店,满足病人购买生活用品的需求。年内投资 577万元,新上污水处理设施改建项目,规划利用原有污泥脱水间、值班控制室和风机房建筑物,新建氯酸钠储罐间、盐酸储罐间和加氯间,共计建筑面积 44.4 平方米。新增提升泵、潜水搅拌机、鼓风机、污泥回流泵

和二氧化氯发生器等配套设备 18 台(套),投入使用后污水处理达到《医疗污染物排放标准》的三级排放标准。年内借助新门诊楼改造的基础平台,成功实现医院双电源供电,彻底解决市里停电、医院自己发电的问题。年内通过招标对内科病房楼顶棚、供水管道、中央空调冷却塔进行装修改造更换,改善病人的住院环境。

卫生改革 7月1日起,对4800多种医疗服务价格进行调整,降低药品、大型医用设备检查治疗和检验等价格,提高了诊疗、手术、麻醉、护理、康复、住院的价格,体现医务人员技术劳务价值、技术难度和风险程度。

年内为全院职工每人配备1部手机,新上移动办公平台,可发布内部通知、消息、电子审批单、工资发放等内容,既节省办公时间,又能提高工作效率。与市农行合作,在门诊大厅及病区新上自动服务设备13台,为患者提供自动办卡、充值查询、刷银行卡充值等服务。与市公安局车管所合作,新上驾驶员查体系统。新上PACS医学影像系统,CT、磁共振、B超、胃镜、普放等拍的片子,医护人员在自己的工作站可即时查看片子和报告,实现资源共享。影像科自动打印胶片系统投入运行,患者做完检查后,可自主选择取片时间。在骨二科新上移动护理系统,包括辅助输液、口服药、治疗和检验类、生命体征采集、医嘱执行等内容,可快速准确执行医嘱,有效避免执行错误情况的发生。

医疗特色 年内在临床、医技科室推广应用新技术、新项目30多项,其中介入科等开展的3项新技术填补市内空白。重症医学科开展"超声引导下PICC穿刺技术"项目,共做PICC置管术59例,这一技术的开展在青岛地区居领先水平,在青岛市二级甲等医院属首例。普外二科成功开展完全腹后病理腔镜直肠癌根治术2例,即腹部无切口,切除标本自然腔道取出术,标志着医院腹腔镜直肠癌根治术达到国内先进水平,填补青岛市空白。CT室成功开展20多例CT引导下经皮穿刺活检术,具有快速安全、定位精确、检出率高、并发症少的优点,在临床具有较高的应用价值。

科研工作 年内申报莱西市科研项目2项:左会冲医师主持的"腹腔镜直肠癌根治术临床研究",黄海涛医师申报的"中西医结合治疗晚期胃癌的临床研究"。李锡军医师在《临床泌尿外科》杂志发表《新型光敏剂叶绿酸 e6 对人膀胱 5637 细胞作用的研究》论文。李心国医师在《中国临床医生》杂志发表《消癌平注射液联合 GP 方案治疗晚期非小细胞肺癌的临床观察》论文。组织开展青岛市继续教育项目6项:张浩文医师的"基层脑卒中中心脑血管病规范化治疗",刘远芳医师的"妇科腹腔镜及内分泌进展",左会冲医师的"胃肠肿瘤外科临床疑难病例讨论",韩祥军医师的"胃肠道肿瘤诊疗新进展",焦建英医师的"基层医疗机构医院感染管理培训班",黄海涛医师的"危重症诊疗新进展"。

实习学生教育 年内接收泰安医学院、山东医专等6所卫生院校的200多名学生来院实习。

医师进修 年内派出30多名医师到青大医疗集团附属医院进修学习。为夏格庄、河头店等6处中心卫生院培训全科医生20名。

业务讲座 年内邀请青大医疗集团的专家教授来院进行学术讲座8次。院内举办业务讲座30多次,进行应知应会考试19次,组织操作考核17次。

精神文明建设 年内出版院报4期,刊登稿件99篇。在《莱西市情》发表稿件23篇。《半岛都市报》刊登6篇文章。在莱西电视台联办专题节目16期。在市卫生与计生微信平台发表信息17篇。

大事记

3月3日,崔钦利被任命为莱西市人民医院党总支书记。张吉雷被任命为市人民医院副院长兼莱西市妇幼保健计划生育服务中心主任。

7月2日,在四中体育场,成功举办人民医院医联体2016年度第一届职工运动会,有12支代表队的270多名运动员,参加了田径竞技项目和趣味项目的比赛。

年内医院代表莱西市卫生计生系统干部职工,参加青岛市卫计委组织的"八医杯"卫生计生系统第二届职工排球比赛,夺得亚军的优异成绩。

年内招聘录用合同制大中专毕业生30名,其中本科生2名,专科生27名,中专生1名。

荣誉称号 年内荣获"青岛市文明单位"称号,被青岛市卫计委和青岛市院前急救质量控制中心评为"青岛市院前急救先进集体"。

院　　长:吕　勇

党总支书记:崔钦利

副 院 长:姜连文

副 院 长:赵浩民

副 院 长:李　涛

副院长兼市妇幼保健计划生育服务中心主任:张吉雷

工会主席:慕卫东

院办电话：81879222
传真电话：81879222
电子信箱：lxsrmyy001@126.com
邮政编码：266600
地　　址：莱西市烟台路 69 号

（撰稿人：刘志平、王云文）

莱西市市立医院

概况　莱西市市立医院占地面积 2.6 万平方米，建筑面积 1.8 万平方米。年内在编职工 354 人，其中，卫生技术人员 301 人，占职工总数的 85％，行政工勤人员 53 人，占职工总数的 15％。卫生技术人员中，高级职称者 35 人，中级职称者 179 人，初级职称者 87 人，分别占卫技人员的 11.6％、59.5％、28.9％，医生与护士之比为 1.89：1。开设床位 550 张，设有职能科室 9 个、临床科室 23 个、医技科室 9 个。

业务工作　2016 年，门诊量为 332861 人次，与 2015 年相比增长 12.29％；其中急诊 5105 人次，与 2015 年相比增长 7％；收住院病人 15909 人次，与 2015 年相比下降 0.27％；床位使用率为 93.17％，床位周转次数为 28.94 次，入出院诊断符合率为 100％，手术前后诊断符合率为 100％，抢救危重病人 140 人次，抢救成功率 74％，治愈率 22％，好转率为 64％，病死率为 0.35％，院内感染率为 0.11％，甲级病案符合率为 99.8％。

业务收入　2016 年，医院业务收入 1.66 亿元，与 2015 年相比增长 10.5％。

固定资产　2016 年，医院固定资产总值 10549 万元，与 2015 年相比增长 10.6％。

医疗设备更新　2016 年投资近 300 万元购置 DR、口腔种植系统、内镜清洗消毒系统、高频电刀、监护仪等设备，新增血液透析机 7 台。

基础建设　2016 年，对内一、内二、内五、外一等 4 个科室病房治疗间进行改造，解决患者多时无法摆放药品的问题；投资 20 万元将住院楼一部客梯更换为医梯，既解决安全问题又方便急危重及手术病人的运送问题；投资 10 余万元更新病房床头柜，改造门诊楼东平房；投资 100 万元对康馨养老中心进行消防改造，对南楼楼顶进行保温处理，对南楼及北楼楼层走廊进行吊顶处理，改善入住老人的居住条件及环境。

卫生改革　医院根据上级部署，先后三次调整相关医疗服务价格。

医疗特色　2016 年，医院新备案开展关节镜及内镜 8 个二类诊疗技术，半月板撕裂缝合术、胃镜下胃癌切除术等均填补莱西空白。在肿瘤微创治疗、椎间盘微创治疗、前列腺增生微创治疗、心脑血管病介入治疗、断指（趾）再植、肛肠病治疗、精神病治疗、结核病治疗、睡眠呼吸监测、白内障治疗等多个学科形成自己的专科特色。

继续教育　2016 年，医院派 3 名医师外出进修学习，安排 8 名医师参加住院医师规范化培训；派出 7 名护士长去上级医院进行管理知识的培训，3 名护士参加血液净化、ICU、PICC 专科培训，护士长及护士 50 多人加入护理学会 19 个学组，参加各类学术培训 50 多次。

精神文明建设　2016 年，医院进一步改善医疗服务行动：3 月开展以"和谐医患、用心沟通"为主题的"医院开放日、市民体验日"活动，邀请部分市民、患者及家属代表以及媒体记者座谈，针对反馈的意见和建议进行整改；5 月起积极开展"两学一做"学习教育，组织全体党员开展《中国共产党章程》《中国共产党廉洁自律准则》《中国共产党纪律处分条例》的学习，完成全体党员的信息采集工作，规范清理空挂党员，理顺党组织关系。2016 年上报党员发展计划 2 人。

大事记

3 月 7 日，根据西卫发〔2016〕9 号文件通知，张德全任市市立医院党总支部副书记。

3 月 10 日，医院开展以"和谐医患、用心沟通"为主题的"医院开放日、市民体验日"活动，邀请部分市民、患者及家属代表以及媒体记者座谈。

3 月 22 日，青岛市政协副秘书长李海涛、青岛市妇联主席刘青华、青岛市卫计委副主任周长政、莱西市副市长丁朝霞、莱西市妇联主席任春风到康馨护理中心视察。

5 月 12 日，加入中国人民解放军 301 医院互联网外科学院。

5 月 17 日，医院召开"两学一做"学习教育动员大会。

8 月 31 日，莱西市人大常委会党组书记、副主任张锐，市政府副市长丁朝霞到医院视察工作。

9 月 1 日，医院与青岛市市立医院建立远程会诊。

12 月 12 日，莱西市康馨护理中心举办第二届护工节。

12 月 19 日，医院医联体单位联合开展"健康扶贫温暖行"活动，组织医务人员分赴 5 个乡镇进门入户为贫困户和行动困难群众送医送药,解决群众看病难、看病贵等问题。

党总支书记、院长:付斐珍

党总支副书记:张德全

副　院　长:徐春太

副　院　长:吴明松

副　院　长:仇忠伟

工会主席:王秀梅

院办电话:88438353

传真号码:88438353

电子信箱:qdlxslyy@163.com

邮政编码:266600

地　　　址:莱西市威海西路8号

(撰稿人:姜绍磊)

莱西市中医医院

概况　莱西市中医医院始建于1985年7月,位于莱西市文化中路11号,是莱西市唯一一所二级甲等中医医院。占地面积9513平方米,其中业务用房面积18000平方米,开设床位399张,床位使用率为93.6%;设职能科室12个,临床科室18个,医技科室12个;医院职工总数519人,其中,卫生技术人员443人,占职工总数的85.4%;行政工勤人员76人,占职工总数的14.6%。卫生技术人员中,高级职称38人,占卫生技术人员的8.6%;中级职称187人,占卫生技术人员的42%;初级职称218人,占卫生技术人员的49.4%。医生149人,护士182人,医护比为1:1.2。

业务工作　2016年,医院完成门诊量168987人次,其中急诊11916人次,分别比2015年增长8.9%和9.6%,收住院病人13879人次,比2015年增长6.6%,入院与出院诊断符合率为99%,治愈率为38.6%,好转率为69%,死亡率为0.3%,院内感染率为0.56%,甲级病案符合率为99%。

业务收入　2016年业务收入11198万元,同比增长18.6%。

固定资产　2016年全院固定资产总值8377万元,同比增长5.9%。

医疗设备更新　2016年,新购置美国GE公司产64排128层CT-optima680、彩超等。

医疗特色　2016年,医院通过"中医体质辨识",结合中医辨证、现代医学体检,将中医"治未病"预防保健服务与"六位一体"服务功能有机结合,打造体现中医文化特色的中医综合服务区,为人民群众提供中医预防、养生、保健指导等服务;建立健全治未病科病区,接受患者咨询,推广中医"治未病"知识,宣传"治未病"的"未病专防"、"已病防变"、"病后防复"的实质意义。临床治疗"疑难病"、"慢性病",运用"已病防变"的中医治疗特点,用简、便、廉、验的诊疗方法,设定治疗措施,大力开展各类疾病针灸、艾灸、穴位埋线、拔火罐、中药熏蒸等治疗方式。

医院在省中医药大学的扶持带动下,做好中医院专家学术经验的继承和创新工作,建成徐瑞荣、毕荣修、郭宝荣、耿立东四个青岛市级名老中医工作室,中风病、督灸、六合埋线、针刀四个青岛市中医专病专技门诊,带动医院的专科专病建设和中医学术的整体发展,确保医院核心竞争力的提升和持续发展。

开展"两癌"筛查,组织妇科、乳腺、彩超、检验专家携带彩超机、巴氏分级染色剂、涂片、显微镜等仪器,对全市3处乡镇共计9000名农村妇女进行乳腺癌、宫颈癌的检查。

建立莱西市中医医院医联体,定期派专家到医联体成员单位查房、帮助解决疑难病例,为基层群众提供质优价廉的中医医疗服务。

基础建设　2016年,医院继续加强信息化建设,HIS基本医疗系统、LIS检验系统、PACS影响系统、EMR电子病历系统已趋于完善。后续模块全院疾控、院感系统、临床路径系统、合理用药系统、手术麻醉系统等不断完善,运行稳定。

继续教育　2016年,医院派出16名业务骨干到北京、济南、青岛等地上级医院进行重点培训、进修;选派68人参加各类培训班、学术会议;安排院内知识讲座28场次、理论考试及技术比武19次。

荣誉称号　2016年,医院荣获"青岛市敬老文明单位"称号。

党总支书记、院长:郭旭先

副　院　长:徐　玲

副　院　长:兰付胜

副　院　长:邴兴涛

工会主席:崔召红

电　　话:88483698

邮　　编:266600

地　　　址:莱西市文化中路11号

(撰稿人:王　幸)

莱西市皮肤病医院

概况　莱西市皮肤病医院位于莱西市广州路6

号,承担着莱西市辖区内皮肤病、性病、麻风病、艾滋病等的防治工作。医院占地面积 2987 平方米,2016年末建筑面积 2157.45 平方米,其中业务用房 1677平方米。拥有固定资产价值 382 万元,其中,专用设备价值 93 万元。现有职工 45 人(在职 33 人;合同聘用制 11 人;退休返聘 1 人),其中卫生技术人员 33人,占职工总数的 73%;行政工勤人员 12 人,占职工总数的 27%。卫生技术人员中,高级职称 3 人,占卫生技术人员总数的 9%;中级职称 15 人,占卫生技术人员总数的 45.5%;初级职称 15 人,占卫生技术人员总数的 45.5%。

业务工作　2016 年门诊量 33856 人次,比 2015年增长 9.58%;出院病人 1352 人次,比 2015 年下降16.39%;床位使用率 76.61%,比 2015 年下降2.28%;入院与出院诊断符合率为 99%,治愈率为86%,好转率为 95%。

2016 年,医院认真贯彻《青岛市消除麻风病危害规划 2011—2020 年》实施方案,按照青岛市麻风病防治工作的要求,对全市 1993 年后发病的麻风患者及密切接触者进行随访,对麻风病畸残者进行跟踪治疗和康复指导。2016 年 10 月,安排三名业务熟练人员对全市麻风病存活者进行全面调查,下乡走访 90 个村共计 85 户。以"1·29"世界麻风日宣传为契机,开展以"麻风病可防可治"为核心内容的宣传活动,利用电子屏幕滚动播出麻风病防治宣传活动主题及麻风病防治核心知识,在广州路旁张贴麻风病防治知识宣传画和宣传看板,在医院大厅开展麻风病防治知识咨询,并向群众发放麻风病防治知识宣传资料 300 余份、宣传卡 500 余份。

业务收入　2016 年业务总收入为 477.73 万元,比 2015 年增长 10.33%。

医疗特色　医院皮肤科有紫外线光疗仪、强脉冲治疗仪、超音波雾化冷喷美容机、光量子嫩肤仪等先进设备,开展液氮冷冻、光疗、嫩肤、祛斑增白等医疗美容项目。中西医结合治疗湿疹、荨麻疹、各种皮炎、体股癣及银屑病(牛皮癣)、白癜风、黄褐斑等顽固性皮肤病及尿道炎、前列腺炎、生殖器疱疹、尖锐湿疣、性功能低下等男科疾病。

继续教育　2016 年,医院派 2 名皮肤科医生分别到青岛、南京的上级医院进修学习。组织皮肤科医师参加市级医院开展的继续教育医学讲座 10 余次。2016 年邀请上级医院专家教授讲课、咨询、坐诊 10人次,选派技术骨干到省级医院进修及短期培训 2 人次,参加国家级学术交流 2 人次。

精神文明建设　牢固树立以"以病人为中心,以质量为核心"的服务理念,改善服务态度,提高服务质量。通过聘请社会监督员、公示医疗收费价格等措施接受社会监督,树立医院的良好形象。开展群众满意度测评工作,发放病人满意度调查问卷 180 份,满意度达 98%;组织职工参加"慈善一日捐"活动,共计捐款 10000 余元,组织职工义务献血 7 人次。

荣誉称号　莱西市皮肤病医院 2016 年度被青岛市疾病预防控制中心评为"青岛市麻风病防治工作先进单位",2016 年继续保持"青岛市精神文明先进单位"荣誉称号。

院　　　长:齐国战
党支部书记:张　静
副　院　长:姜庆廷
副　院　长:刘晓东
工会主席:邹文云
院办电话:88437019
电子信箱:lxspfbyy@126.com
邮政编码:266600
地　　　址:莱西市广州路 6 号

（撰稿人:孙雪梅）

莱西市妇幼保健计划生育服务中心

概况　莱西市妇幼保健计划生育服务中心占地面积 10005 平方米,其中业务用房面积 6600 平方米。年内职工总数 89 人,其中,卫生技术人员 57 人,占职工总数 64%;行政工勤人员 32 人,占职工总数的35%。卫生技术人员中,有高级技术人员 7 人,占卫生技术人员 12%;中级技术人员 30 人,占卫生技术人员 53%;初级技术人员 20 人,占卫生技术人员 35%。医生与护士之比是 1.2:1。开设床位 40 张,设职能科室 4 个、临床科室 5 个、医技科室 3 个、保健科室 2个、社区卫生服务中心 1 个。

业务工作　2016 年,门诊总量为 112257 人次,比 2015 年增加 33721 人次,增长 42.9%,收住院病人1834 人次,比 2015 年增加 543 人次,增长 42%,床位使用率 58.8%,比 2015 年增长 12.8%,床位周转45.85 次,抢救成功率 99%,治愈、好转率 99.5%,病死率为 0,院内感染率为 0,甲级病案符合率 99.7%。

业务收入　2016 年,业务总收入为 1691.77 万元,较 2015 年增加 497.97 万元,增长 41.7%。

固定资产　2016 年,固定资产总值 3065 万余元,比 2015 年增加 572.8 万元,增长 22.9%。

医疗特色　母婴保健、新生儿筛查和农村妇女"两癌"筛查。2016年,妇幼保健计划生育服务中心以"一法""两纲"为核心,全面做好各项保健工作。配合莱西市卫生和计划生育局对从事母婴保健技术服务的单位进行综合性检查。配合青岛市妇儿中心及莱西市卫生和计划生育局对从事母婴保健技术服务的人员进行了培训和考核工作。执行新生儿筛查制度。全年新生儿疾病筛查7276人次,筛查率98.24%。产前筛查9591人次,出生缺陷发生率为0.4%,孕产妇保健工作重点抓产科建设、高危妊娠管理、产科专业技术人员的培训环节。2016年莱西市围产儿死亡率4.86‰,婴儿死亡率2.01‰,孕产妇死亡2例,死亡率25.14/10万。孕产妇系统管理率94.41%,儿童系统管理率94.23%,托幼工作人员查体率68%。做好农村妇女"两癌"筛查工作,妇幼保健计划生育服务中心是莱西市农村妇女"两癌"筛查医疗机构定点之一,全年筛查13000人次,其中筛查出宫颈癌6例,乳腺癌7例,高度病变55例。

继续教育　2016年,妇幼保健计划生育服务中心派3人到上级医院进修学习。选送业务骨干参加上级业务部门组织的托幼卫生保健知识、儿童保健及婚姻保健知识培训。在全院开展岗位大练兵活动,鼓励职工参加各类再教育,不断提高医务人员的整体技术水平。

精神文明建设　强化医德医风教育,改善服务态度,提高服务质量。开展爱国主义、集体主义、社会主义教育和社会公德教育。医院整体工作效率明显提高,医患关系得到进一步改善,群众满意度达到98%以上。

大事记

3月22日,西政字〔2016〕17号任命张吉雷兼任中心主任职务。

荣誉称号　2016年12月,孙敬明获中华预防医学会儿童保健分会"最美基层儿童保健医生"荣誉称号。

院长、主任:张吉雷
副　院　长:董秀山
副　院　长:程丰年
党支部书记:曲永安
党支部副书记:马瑞春
院办电话:88495796
传　　真:88495796
邮政编码:266600
地　　址:莱西市泰山路8号

（撰稿人:崔玉贤）

莱西市疾病预防控制中心

概况　莱西市疾病控制中心占地面积7803平方米,建筑面积3032平方米,其中业务用房2720平方米。在职职工44人,其中,卫生技术人员28名,占职工总数的63%;行政工勤人员16名,占职工总数的37%。卫生技术人员中,副高级职称3名、中级职称11名,初级职称17名。中心设有传染病防治科、非传染病防治科、免疫规划科、疾病防治门诊部、健康查体科、检验检测科、健康教育科7个业务科室和办公室、财务科2个行政后勤科室。

业务收入　全年业务收入706.06万元,比2015年下降27.35%。

固定资产　全年固定资产总额1029.15万元,比2015年上升1.15%。

卫生改革　经莱西市机构编制委员会批复,为市疾病控制中心核增编制43名,所需编制从全市事业单位编制总量内调剂解决。编制核增后,市疾病控制中心核定全额事业编制99名,同时撤销城东医院,将城东医院的28名编制收回,原城东医院23名在编人员通过过渡考试等形式划转到市疾病控制中心。

医疗特色　创建基层传染病防控示范基地,有效控制传染病的流行。根据莱西市既往传染病发病流行特点,创建"恙虫病防控示范基地"。针对近几年恙虫病的发病情况,组织专业人员对全市恙虫病疫情进行全面分析。开展医务人员恙虫病防治知识层层培训,通过诊疗过程中的面对面宣传,提高市民个人防护意识。对报告的恙虫病病例的工作生活环境进行了解,指导改善环境,养成良好的个人生活卫生习惯。借助莱西市争创省级卫生城市的契机,在全市重点开展灭鼠工作。初步建立"以宣传培训干预为主导,调查监测指导为辅助,措施落实为重点"的恙虫病防控工作基地,使全市恙虫病疫情明显下降。

慢病防治　以高血压、糖尿病防治为重点,开展健康宣教与促进,降低人群主要危险因素,有效地控制全市慢病的发病率和死亡率。推行镇、村高血压、糖尿病综合防治一体化管理模式,为全市8.5万名高血压病人和2.6万名糖尿病病人建立健康档案,建档管理率达到目标要求,慢病五项监测报告率均达90%以上。全年传染病发病率保持正常水平。

传染病防控　2016年莱西市报告法定传染病1512例,发病率为163.97/10万,保持在青岛市较低水平,无突发公共卫生事件发生。做好手足口病、流腮、水痘、麻疹等防控工作。2016 年,莱西市报告麻疹 22 例,手足口病 133 例,流腮 20 例,均处于青岛市报告病例最少的区(市)。

免疫规划 全面提升免疫规划管理水平和接种服务质量。顺利完成脊灰疫苗免疫策略转换工作。切实做好脊髓灰质炎疫苗免疫策略转换工作,组织召开全市免疫规划管理工作会议,对脊灰疫苗免疫策略转换工作进行全面部署,并进行技术培训。在规定时间内,辖区 18 处接种单位封存的 tOPV 全部收回,切实做好脊灰糖丸的清点和回收工作。在疫苗储存运输、冷链管理、接种告知、知情同意书签署、接种信息系统设置、接种操作等各个环节,顺利实现规范接种与"精细化"操作。使全市儿童得到各类脊灰疫苗的有序规范接种。落实市办实事项目,将两剂次水痘和一剂次脊灰针剂疫苗纳入适龄儿童扩大免疫规划。全年完成脊髓灰质炎灭活疫苗接种 6838 剂次,水痘疫苗接种 6216 剂次。落实人员配备、异常反应的处理及报告,加强度督导和业务指导,确保接种工作有序、安全、高效地进行。

寄生虫监测 完成莱西市土源性线虫病感染率调查监测。在山东省省寄生虫病研究所专家的指导下,开展土源性线虫病监测工作。随机抽取水集、院上、夏格庄、南墅和沽河 5 个监测点。收集 3 周岁以上常住居民粪便样品 1016 份,3~12 周岁儿童现场采样 51 份,监测蛔虫、鞭虫和钩虫的感染率和感染度。监测期间省寄研所专家对所有检验结果进行复核,并对莱西市的监测工作给予充分肯定。此项工作的开展,为莱西市制定土源性线虫病防治策略与措施、加强土源性线虫病防治能力建设、建立和完善长效防控机制提供科学有效的依据。

荣誉称号 2016 年度,中心被山东省疾病预防控制中心授予"病媒生物防治工作先进集体"和"全省健康教育宣传先进集体"称号;被青岛市卫计局授予"青岛市卫生系统文明单位"称号;被青岛市疾病预防控制中心授予"青岛市艾滋病防制先进集体"称号。

党支部书记、主任:李言禹
副 主 任:崔文杰
副 主 任:韩德岗
工会主席:王庆玺
中心办电话:8499800
传真电话:8499803
邮政编码:266600
地　　址:莱西市石岛东路 10 号

（撰稿人:王庆玺）

莱西市卫生计生综合监督执法局

概况 莱西市卫生计生综合监督执法局位于莱西市石岛东路 10 号。建筑面积 2600 平方米,业务用房面积为 1485 平方米。设医疗卫生科、公共卫生科、综合科、财务科 4 个职能科室。在职职工 15 人,其中,专业技术人员 10 人,占职工总数 66.7%。中级以上职称 7 人,占专业技术人员总数 70%;初级职称 3 人,占专业技术人员总数 30%。

业务工作 做好省级文明城市复审工作,顺利完成创城工作,公共场所持证率达 100%,免费为全市 534 家公共场所经营单位配备卫生监督信息公示牌,办理卫生许可证 492 个,开展公共场所卫生检测 492 家次,对 11 家严重违反《公共场所卫生管理条例》的经营单位进行行政处罚;严厉打击非法行医,2016 年共立案处罚非法行医 41 家,没收药品 15 箱、器械 148 件;开展公共卫生抽检工作,对 22 家口腔诊疗机构灭菌效果进行抽检,对检测不合格的单位负责人进行约谈,并与其签订《依法执业承诺书》;抽检农村和学校生活饮用水 1013 份,将检测结果及时向市政府汇报,莱西市新建姜山水厂完成并投产使用,市自来水公司北墅和高格庄 2 个水厂扩建工程进入竣工验收阶段,姜山镇 53 个村庄 55714 人的供水提质增效工程已经市发改委立项,有 7 个学校托幼机构已改饮市政供水,预计将有 10 万以上群众摆脱不安全的生活饮用水困扰,改饮安全放心的市政供水,对 33 所学校进行卫生综合监督评价;开展卫生计生"蓝盾行动",开展住宿业、医疗美容、干细胞、职业卫生技术服务机构、餐饮具集中消毒单位、涉水产品、"两非"专项检查,共监督各级各类单位 1300 余家,行政处罚餐饮具集中消毒单位 2 家,涉水产品 1 家,与 297 家美容场所签订《不从事医疗美容承诺书》,与相关人员签订《不从事"两非"违法行为承诺书》310 份;开展疫苗接种专项检查,对全市医疗机构预防接种情况进行了拉网式检查,其中有疫苗接种资质的 20 家(预防接种门诊 18 处、产科接种室 7 处、狂犬病暴露处置门诊 19 处),其他医疗机构 854 家,对 1 家违规开展疫苗接种单位进行行政处罚;开展"双随机一公开"工作,建立随机抽取检查对象、随机选派执法检查人员的"双随机"抽查机制,制定随机抽查事项清单,从随机抽查事项清单中抽取一级以上医疗机构 4 家、放射防护 3 家、母婴保健 1 家、住宿服务场所 12 家、美容场所 8 家、生活饮用水 2 家,并及时将抽查结果和数据报送相关部门,按规定要求对社会公开抽检情况;开展控烟检查工作,对市直单位、医疗机构开展控烟检查,对存在问题单位下达了监督意见书,限期整改存在问题;及时处理投诉举报案件,2016 年受理举报投诉案件 53 起,查处率、回复率、结案率均达 100%。

精神文明建设 开展三个专题教育和讲党课活动,突出"四个先行":动员部署先行、三个清单先行、培训指导先行、宣传引导先行,将"两学一做"与实际工作结合起来,扎实推进,做到业务工作和学习教育"两不误、两促进",打造一支对党忠诚、个人干净、敢于担当的党员队伍。

大事记

7 月 21 日,更名为莱西市卫生计生综合监督执法局。

荣誉称号 获"青岛市文明单位标兵"荣誉称号。

局　　　长:张为杰

副 局 长:赵树民

办公电话(传真):66031797

电子信箱:jdszhk@163.com

邮政编码:266600

地　　　址:莱西市石岛东路 10 号

(撰稿人:崔艳艳)

莱西市 120 急救调度指挥中心

概况 莱西市 120 急救调度指挥中心成立于 2011 年 1 月 1 日,为隶属于莱西市卫生计生局的股级全额拨款事业单位。占地面积 223 平方米,建筑面积 200 平方米,业务用房面积 200 平方米。下设市人民医院、市中医医院、市市立医院、姜山中心卫生院、夏格庄中心卫生院、院上中心卫生院、马连庄中心卫生院、南墅中心卫生院等 8 个急救分中心 11 个急救单元。现有职工 13 人,其中,卫生技术人员 12 人,占职工总数的 92.3%,卫生技术人员中,中级职称 4 人,初级职称 9 人,分别占卫生技术人员的 30.77%、69.23%。

业务工作 负责全市"120"急救信息的管理、分理、突发性灾难事故的急救指挥协调等工作。2016 年,接 120 报警电话 33345 起,派车 15570 辆次,空车 1510 次,救治转运 12834 人。其中,车祸 3350 起,心脑血管 1699 起,化学中毒 485 起,一氧化碳中毒 101 起,分娩 154 起,处置突发事件 95 起;中心平均等待受理用时 3 秒,平均受理用时 1 分 13 秒,平均调度用时 1 分 8 秒;各急救站出车平均院内反应用时 1 分 20

秒,平均院前到现场用时 12 分 40 秒。

固定资产 2016 年年末,固定资产总值 41.5 万元,比 2015 年增长 9.2%。

医疗设备更新 2016 年组织 8 处分站 17 辆车安装车载计价器。

业务培训 依托院前急救质控中心,每年对全市院前急救人员进行两次业务培训,不断提高业务水平;中心于每周五下午,定期对全体调度员进行工作督导和业务培训,实行月度业务考核制度,并作为年度考核评优、职称聘任的依据。

规划建设 2016 年,平度市常住人口数量为 75 万,辖区面积 1522 平方千米,按照《青岛市社会医疗急救管理规定》的要求,应配备 19 个急救单元,现有急救站 8 处(11 个急救单元),2017 年规划增设 2 个急救站点(2 个急救单元),2018 年计划增设 2 个急救站点(3 个急救单元),2019 年计划增设 3 个急救单元。

大事记 圆满完成 2016 年全国青年男子 15 人制橄榄球锦标赛医疗卫生救援保障任务和 2016 年青岛姜山湿地国际半程马拉松赛医疗卫生救援保障任务。

荣誉称号 获得"青岛市院前急救先进集体"荣誉称号。

主　　　任:温艳艳

副 主 任:郝美仙

办公电话:88485120　88488120

传真电话:88468700

电子信箱:evr120@163.com

邮政编码:266600

地　　　址:山东省青岛市莱西市黄海东路 19 号

(撰稿人:崔菁华)

莱西市水集中心卫生院

概况 水集中心卫生院位于莱西市石岛路 69 号,年内占地面积 2784 平方米,建筑面积 5378 平方米,其中业务用房面积 4778 平方米。是集预防、医疗、保健于一体的一级甲等综合医院,是社区服务中心、新型农村合作医疗、基本医疗保险的定点医院。现有职工 81 人,编制人员 60 人,其中,卫生技术人员 66 人,占职工总数的 81.5%;行政工勤人员 15 人,占职工总数的 18.5%。卫生技术人员中,有副高级职称 2 人、中级职称 23 人、初级职称 28 人,分别占在编卫生技术人员的 6.8%、40.4%、52.8%,临床科室医生与护士之比为1：3。开放床位60张,设有内一、内二、外科、中医一、中医二、妇产科、全科医疗科、内科护理、外科护理、中医护理、口腔科等11个临床科室,手术室、医学影像科、预防保健科、心电图室、B超室、医学检验科、药房、药库等8个医技科室和财务科、收款室、办公室、合作医疗办公室、供应室、社区卫生科等6个职能科室。

业务工作　全年门诊量28089人次,比2015年增长37.86%。收住院病人1642人次,比2015年减少8.57%;床位使用率39.15%,比2015年减少14.46%;床位周转次数16.42次,比2015年减少8.57%;入院与出院诊断符合率100%,手术前后诊断符合率100%,抢救危重病人数及抢救成功率100%,治愈率100%,好转率100%,病死率0,院内感染率0,甲级病案符合率100%。

业务收入　全年业务收入544万元,比2015年增长33.01%。

固定资产　全年固定资产总值835万元,比2015年增长3.99%。

医疗设备更新　年内为国医馆新增煎药机、熏蒸机、牵引床。

基础建设　年内投入6.9万元将院西二层楼翻新改造为国医馆,并于7月正式投入使用。投入4.7万元为国医馆二层楼约600平方米安装暖气片组提供取暖,由于取暖面积增大,投入7.8万元更换锅炉并投入3万元为新锅炉配套煤库。年内投入1.8万元对院污水处理系统进行升级改造。

卫生改革　年内对财务制度进行改革并加强院内财务监督。

医疗特色　年内为国医馆引进督灸技术。对于缓解因风寒、邪湿所致的颈、肩、腰、腿等关节疼痛及软组织扭挫伤等所致的疼痛,对脊柱相关性疾病、类风湿性关节炎、腰椎间盘突出症、骨性关节炎、骶骨关节炎、老年性骨质疏松症、股骨头坏死等疾病的治疗有独特效果,尤擅治疗由强直性脊柱炎所引起的疼痛。

继续教育　年内积极参加青岛市组织的各类培训和继续教育,从无缺席情况发生。积极组织内外科医生参加莱西市上级医院开展的临床医学讲座20余次,以及对医护人员进行急救和"三基"培训1次,并坚持培养、引进并举的方针,全面提高队伍质量。

精神文明建设　年内医院着重加强精神文明及党风建设,始终坚持"三会一课"制度,开好支部会议,党课、民主生活会按时进行;抓好党员干部的思想作风建设,按照莱西市卫计局党委的安排部署,组织开展"两学一做"实践等活动,使全院职工科学发展的意识得到进一步增强,服务群众的本领进一步提高,有效地推进卫生院各项工作的发展;抓好党的组织,全面落实目标管理,明确责任,实行党员联系群众制度,充分发挥党员的先锋模范作用。抓好党的纪律建设,学习有关廉政会议及文件精神。

其他　年内建设"一站双服务"品牌及"1+1+1"诊疗模式。医院公共卫生科实行人员分包村的管理模式,充分调动工作人员的积极性和能动性。全年更新档案25568人份,同比下降5.5%,老年人管理3930人,同比下降7.7%,老年人查体3899人,同比下降0.3%,老年人中医体质辨识3663人,同比下降3.3%,糖尿病患者管理1676人,同比下降16.3%,随访6704人次,同比下降42.5%,高血压患者管理3996人,同比下降15.2%,随访15984人次,同比下降16.8%,孕产妇管理1004人,同比增长61.5%,产前健康管理576人,同比下降1.7%,产后访视620人,同比增长65.0%,产后随访1230人次,同比增长212.0%,儿童管理4771人次,同比增长21.3%,新生儿访视625人,同比增长69.2%,精神病人管理98人,同比增长14.2%,查体42人,随访168人次,同比增长17.6%。乡医签约23551人,同比增长466.1%,圆满达成全年基本公共卫生服务项目总体指标。

院　　　长:崔中林
副　院　长:王世言
副　院　长:史本海
副　院　长:赵人峰
院办电话:88462940
电子信箱:lxssjzxwsy@163.com
邮政编码:266600
地　　　址:莱西市石岛路69号

（撰稿人:王盛琪）

莱西市姜山中心卫生院

概况　姜山中心卫生院始建于1975年,占地11720平方米,建筑面积8037平方米,开放床位210张。设有内科、外科、妇产科、眼耳鼻喉科、骨科、肛肠科、口腔科、国医馆8个临床科室,放射科、化验室、药房、理疗科、手术室、供应室6个医技科室,办公室、财务室、护理部等8个职能科室。有职工122人,其中,卫生技术人员110人,占职工总数的90%;行政工勤人员12人,占职工总数的10%。卫生技术人员中,高级职称 1 人,中级职称 21 人,初级职称 43 人,分别占卫生技术人员的 1％、25％、71％。医生 34 人,护士 35 人,医护比为 0.97：1。

业务工作 门诊量比 2015 年增长 0.5％;收住院患者 7054 人,比 2015 年增长 6.8％;床位使用率 80.61％,比 2015 年增长 1.52％;床位周转次数 41.2 次,比 2015 年增加 1.18 次;治愈率和好转率 97.5％;病死率和院内感染率均为 0。

业务收入 全年业务收入 1362 万元。其中医疗收入 1060 万元、药品收入 302 万元。

固定资产 固定资产总值 1930 万元,比 2015 年增长 18.1％。

医疗设备更新 2016 年增 ACUSON OMNI3 彩超系统 1 台,XN-JC 多功能肛肠熏洗仪 1 台,YB004 电动液压手术床 1 台,ZFS600/600 手术无影灯 1 台,美国 GE LOGIQ V3 超声诊断仪 1 台,PICKE1600DR 数字化医用 X 射线摄影 1 台。

卫生改革 加强基层医疗机构规范化建设,开展"三好一满意"等系列活动,提高辖区居民对医院服务的认知度和满意度;搞好绩效工资考核,结合实际,落实绩效工资的发放。

医疗特色 以中医科、肛肠科、妇产科为特色科室,利用企业职工职业健康查体为平台,彻底打通院企联系通道,实现和企业职工面对面宣传,助推卫生院发展实现新跨越。

公共卫生 2016 年管理档案 37056 份,老年人规范管理 3994 人,高血压患者规范管理 2716 人,糖尿病患者规范管理 1092 人,严重精神障碍患者管理 160 人,冠心病患者管理 384 人,脑卒中患者管理 232 人,残疾人管理 313 人,儿童管理 2410 人,孕产妇管理 578 人,产后访视 497 人,管理率均达到上级要求。

继续教育 选派 2 名医务人员分别到人民医院、中医医院参加住院医师规范化培训;安排业务副院长每周定期组织医护人员进行集中学习。定期轮派医技人员到人民医院进修学习影像技术。

精神文明建设 医院秉承全心全意为人民服务的宗旨,发扬救死扶伤精神,注重提高医疗技术能力和服务水平,抓管理,讲实效,重责任,比奉献,实现安全生产。

大事记

2 月 1 日,新进 XN-JC 多功能肛肠熏洗仪 1 台。

3 月 10 日,姜山中心卫生院与青岛中心医疗集团成立医疗联合体。

8 月 15 日,新进 LX-IV 自动中药熏蒸器 1 台。

9 月 20 日,窝沟封闭工作顺利完成。

10 月 14 日,中小学生秋季健康查体工作圆满完成。

10 月 17 日,朱化儒任姜山中心卫生院院长。

10 月 23 日,承担 2016 青岛姜山湿地国际半程马拉松赛医疗卫生救援保障工作。

11 月 3 日,秋季涂氟防龋和查体工作圆满完成。

12 月 1 日,姜山中心卫生院顺利通过镇街卫生院标准化建设与管理达标考核,获专家组一致好评。

荣誉称号 2016 年山东省卫生先进单位;2016 年度事业单位人事管理示范点;青年文明号;青岛市文明单位标兵。

院　　　长:朱化儒
副 院 长:徐高远
副 院 长:刘　磊
副 院 长:林　群
工会主席:于　萍
院办电话:82499333
传真号码:86461700
电子信箱:jsyybgs@163.com
邮政编码:266603
地　　　址:山东省青岛市莱西市姜山镇杭州路 169 号。

(撰稿人:董　政)

莱西市李权庄中心卫生院

概况 李权庄中心卫生院位于莱西市李权庄镇政府驻地振兴路 101 号,地处莱西、即墨、莱阳三市交界,烟青一级路东侧,交通便利。该院始建于 1993 年,占地 18 亩,其中业务用房面积 5684 平方米,开放床位 40 张,设有内科、外科、妇科、妇产科、预防保健科、中医科、放射科、公共卫生科等科室。有职工 34 人,其中,卫生技术人员 22 人,占职工总数 65％;行政工勤人员 4 人,占职工总数 12％。中级职称 6 人,初级职称 12 人,分别占卫生技术人员的 34％、70％。医生 12 人,护士 6 人,医护比 2：1。

业务工作 门诊量 4793 人次,比 2015 年下降 50％;收住院患者 116 人,比 2015 年下降 30％,床位使用率 23％,比 2015 年下降 6％,入院与出院诊断符合率 99％,治愈率和好转率 96％,病死率、院内感染率均为 0。

业务收入 全年收入 624.7 万元,比 2015 年增长 5％,其中医疗收入 130.38 万元,比 2015 年增长

10%。

固定资产 固定资产总值 588 万元,比 2015 年增长 5%。

医疗设备更新 增加 12 导联心电图机 1 台、血液分析仪 1 台。

基础建设 修缮职工宿舍及门窗更换窗帘重新装修计划免疫接种门诊工作环境,改善供暖管道,保障冬季职工、患者就医环境。

卫生改革 实施全员绩效工资发放方案,规范合同制职工管理办法,医院和村卫生室加大一体化管理力度,加强乡村医生规范化培训,进一步提高公共卫生服务水平。

医疗特色 以内科为中心,重点开展慢性病如高血压、糖尿病、冠心病、脑梗死等常见病多发病的诊治。

继续教育 组织参加 H7N9 禽流感培训等,鼓励职工参加自考或成人高考。

基本公共卫生 加强内部管理全院参与,调整公共卫生科室人员及配置,实行科室人员包片划区,规划设置一体化卫生室,累计建立居民健康档案 30932 份,建档率 99.39%,高血压患者规范管理 2222 人,免费随访 2000 人次,糖尿病患者规范管理 965 人,免费随访 900 人次,精神病患者管理 141 人,免费随访 141 人次,老年人管理 3731 人,免费查体 3200 人次,孕产妇 372 人,随访 372 人次,0～6 岁儿童 1670 人,免费查体 1670 人次。

精神文明建设 积极开展"三好一满意"创建人民满意的医疗卫生机构的活动,加强医患沟通,正确处理医院发展与稳定的关系。通过电话回访、调查问卷等形式进行满意度调查,及时解决发现的问题,组织全院干部职工学习党的基本理论、基本路线、基本纲领和基本经验,切实加强思想道德建设,监督激励干部职工普遍形成良好的素养。组织职工参加无偿献血、"慈善一日捐"等公益活动。

大事记

10 月 15 日,刘欣参加青岛市公共卫生竞赛获个人一等奖。

10 月 17 日,姜松林任李权庄中心卫生院院长。

荣誉称号 2016 年获"青岛市文明单位"荣誉称号。

院　　长:姜松林

副 院 长:刘雅丽

工会主席:赵爱英

院办电话:86491100

总机电话:86491100

传真号码:86491100

电子信箱:1025575002@qq.com

邮政编码:266604

地　　址:山东省青岛莱西市李权庄镇振兴路 101 号

（撰稿人:赵志文）

莱西市院上中心卫生院

概况 莱西市院上中心卫生院占地面积 11333 平方米,建筑面积 5700 平方米,开放床位 60 张。设内科、外科、中医科、公共卫生、计划生育服务站等 5 个临床科室,检验科、放射科、药房等 3 个医技科室,办公室、财务科、医保办、收款室等 4 个职能科室。有职工 45 人,其中,卫生技术人员 36 人,占职工总数的 80%;行政工勤人员 9 人,占职工总数的 20%。卫生技术人员中,高级职称 2 人,占卫生技术人员的 5.56%;中级职称 14 人,占卫生技术人员的 38.89%;初级职称 20 人,占卫生技术人员的 55.56%。医生 18 人,护士 10 人,医护比 1.8∶1。副主任医师 2 名,主治医师 5 名。

业务工作 门诊量 2.25 万人次,比 2015 年增加 17.8%;收住院患者 1294 人次,比 2015 年减少 4.5%;床位利用率 43.48%,平均住院日 7.38 天;入院与出院诊断符合率 99%;开展手术 37 例,手术前后诊断符合率 100%;抢救危重患者 102 人,成功率 95%;院内感染率 0;甲级病案符合率 98%。

业务收入 总收入 356.37 万元,比 2015 年增长 31.94%。

固定资产 固定资产总值 931.02 万元,比 2015 年增长 1.7%。

医疗设备更新 数字化心电工作站 1 套,数码电子阴道镜、电热低频复合治疗仪和妇科臭氧治疗仪各 1 台,人工光照补钙仪 2 台,除颤监护仪 1 台。

基础建设 拆除危房 7 间,约 147 平方米;拆建门诊楼顶棚 1 处;新购供暖锅炉 1 台。

医疗质量与医疗安全 在本院抓医疗质量安全的同时,利用上级医疗机构人员下乡支援时机,请他们讲课、带教和手术,提高医疗质量,确保医疗安全。

卫生改革 依据 2016 年院上医院绩效考核方案,根据不同科室的业务内容、技术水平、风险程度、劳动强度,制定考核内容和分配办法,调动职工积极性。

医疗特色 重点开展中药汤剂治疗、针灸、推拿、中药熏蒸、拔火罐、电针等疗法。利用中药外用治疗颈椎病、腰椎病、膝关节痛、面瘫、中风等疾病。

继续教育 选派 1 名医师到莱西市市立医院进修。

精神文明建设 强化内部管理,提升服务质量,开展"平安医院"和"三好一满意"创建活动以及"优质护理服务示范工程"、医德医风培训等工作,形成"人人讲文明,全院树新风"的良好工作氛围,提高全体职工的政治思想素质,增强凝聚力和向心力。

大事记

8 月 26 日,接收大中专毕业生 3 名。

12 月 23 日,与青岛市市立医院签订的"对口帮扶"支援启动。

院　　长:吴盛文

副 院 长:崔钦英

院办电话:82431399

传真号码:82431399

电子信箱:1309310268@qq.com

邮政编码:266609

地　　址:山东省青岛市莱西市院上镇永平路21 号。

（撰稿人:刘付正）

莱西市沽河中心卫生院

概况 莱西市沽河中心卫生院占地 6667 平方米,其中业务用房面积 2363 平方米。有职工 56 人,其中,专业技术人员 49 人,占职工总数的87.5％。卫生技术人员中,中级职称 15 人,占卫生技术人员总数的 30.6％。医师 16 人,护士 14 人,医护比 1.1∶1。开放床位 41 张。设内、外、口腔、中医、药房、放射、五官、化验、公共卫生、医保、办公室、财务等职能科室 3 个、临床科室 6 个,医技科室 3 个,设开放式护士站。

业务工作 年门诊量 20253 人次,比 2015 年增长 51％,收住院患者 1158 人次,比 2015 年增长 0.7％。

业务收入 业务收入 332 万元。

固定资产 固定资产总值 623 万元,比 2015 年增长 6.7％。

医疗设备更新 新增超声经颅多普勒血液分析仪 1 台、自动中药熏蒸器 1 台、动态血压计 1 台。

基础建设 安装电梯。

基本公共卫生服务 建立居民健康档案 33238

份,管理 65 岁老年人 4760 人、高血压患者 3965 人、糖尿病患者 1827 人,小学二年级学生做窝沟封闭 556 人次。

继续教育 选派 5 名医技人员到二级医院进修学习。

精神文明建设 开展精神文明活动,是整个医院建设的奋斗目标之一,又是推动医院建设的强大动力,院领导定期做职工思想政治工作,适时召开形势报告会,在为社会服务,为病人服务的过程中开展一系列活动,对正月初五医院李学良医生上班途中救助路人事件进行积极宣传,发扬救死扶伤精神;李玉凤医生成功入选"莱西最美医护"。

大事记

3 月,吕利华任沽河中心卫生院副院长。

9 月,完成全省加强严重精神障碍患者救治救助和服务管理工作推进现场会相关工作。

荣誉称号 获得"事业单位绩效考核 A 级单位"称号;公共卫生工作取得全市第五名。

院　　长:张晓琳

副 院 长:吕利华

副 院 长:吴巧辉

工会主席:张云芝

院办电话:87461301

传真号码:87461290

电子邮箱:76778806@qq.com

邮政编码:266611

地　　址:山东省青岛市莱西市沽河街道水牛路11 号

（撰稿人:张云芝）

莱西市南墅中心卫生院

概况 莱西市南墅中心卫生院占地面积 17601 平方米,业务用房面积 4203 平方米,开放床位 165 张。设内一科、内二科、内三科、外科、骨科、妇产科、儿科、中医疼痛科、中医妇科、五官科、急诊科等 11 个临床科室,放射、彩超、化验、药剂、心电图室、手术室等 10 个医技科室,办公室、财务科、计审科、医保办、公共卫生科、妇保科、儿保科等 7 个职能科室。年内在职职工 102 人,其中,卫生技术人员 83 人,占职工总数的 81％;行政工勤人员 19 人,占职工总数的 19％。卫生技术人员中,高级职称 2 人,中级职称 17 人,初级职称 64 人,分别占卫生技术人员总数的 2.4％、20.5％、77.1％;医护士比 0.9∶1。

业务工作 年门诊量 66728 人次，同比增长 39.3％，其中急诊 3011 人次；出院病人 4373 人次，同比下降 25.8％。床位使用率 80％，同比下降 17.5％；入院与出院诊断符合率 99％；治愈、好转率 97％；院内感染率 0；甲级病案符合率 96％。

业务收入 业务收入 1295 万元，同比下降 11.8％，其中，门诊收入 336 万元，同比增长 1.2％，住院收入 959 万元，同比下降 15.6％。

固定资产 固定资产总值 1356 万元，同比增长 10％。

医疗设备更新 新增 PICKE1600 型（DR）医用数字 X 射线影像系统、美国 GE 超声诊断仪、全自动生化分析仪、数码电子阴道镜、微压氧平衡舱、上消化道电子内窥镜、自动中药熏蒸器、自动中药煎药机及分装机等先进医疗设备。

基础建设 年内完成数字化预防接种门诊、口腔科门诊、放射科防护、职工食堂等工程改造；完成家属楼自来水管道改造；对病案室房顶进行防水施工作业。

卫生改革 开展乡镇卫生院标准化建设，完善医疗质量管理制度，健全质量管理组织，制订切实可行的质量管理方案，质量管理小组每月定期对各项业务工作进行监督、检查、评价，提出改进意见并持续改进。为南墅镇北墅、东石两个社区中心配套设立卫生室，开展社区医养结合试点，为社区老年人提供基本医疗、基本公共卫生、康复、预防保健服务。

医疗特色 采用针灸治疗面神经麻痹；针灸、中药膏方并用治疗湿疹、荨麻疹等顽固性皮肤病；应用"穴位贴敷"中药外治疗法，开展冬病夏治；开展中药熏蒸疗法，治疗风湿、骨伤、皮肤、妇科类疾病；开展超微针刀疗法，治疗颈肩腰腿痛及各种运动损伤。开展"膏方养生节"活动，发挥膏方防病治病功效，为亚健康患者、慢病患者、女性及儿童提供服务。

继续教育 年内完成院内培训 56 次，外出参加培训学习 140 余人次，邀请上级专家讲课、咨询、坐诊 10 次。医务人员年度继续教育完成率 100％，达标率 100％。全院管理、医护、工勤人员全部完成卫生应急基本知识和技能在线网络培训。

精神文明建设 年内完成精神文明单位标兵复查工作，开展"关注低保人群，献爱心送健康"健康月、"修医德、铸医魂、创一流"、"敬老月"、"慈善一日捐"、"中医中药下乡服务"等系列活动。组织职工无偿献血，为敬老院老人免费查体，义务为农村低保户、"五保户"免费健康查体。开展"两学一做"学习教育活动，设立党员服务示范窗口。加强医德医风建设，贯彻落实卫计委"九不准"要求，严防医药购销领域不正之风。

大事记

6 月 25 日，江苏盐城响水县卫计局一行来院参观工作。

7 月 21 日，烟台栖霞市部分乡镇卫生院一行来院参观工作。

8 月 25 日，接收大中专毕业生 5 名。

8 月 26 日，医院党支部换届选举。

9 月 27 日，莱西市政协一行来院调研医保工作。

10 月 24 日，烟台栖霞市部分乡镇卫生院一行来院参观工作。

12 月 1 日，莱西市卫计局离退休老干部一行来院参观工作。

荣誉称号 获得"2015～2016 年度群众满意的乡镇卫生院"、"山东省卫生先进单位"、"2016 年度科学发展综合考核先进单位"等称号。

院　　长：赵　霞
副 院 长：王冠彬
副 院 长：赵淑芹
副 院 长：荆伟
院办电话：83431051
传真号码：83431051
电子信箱：lxsnszxwsy@163.com
邮政编码：266613
地　　址：山东省青岛市莱西市南墅镇山秀路 9 号
（撰稿人：王光利）

莱西市夏格庄中心卫生院

概况 莱西市夏格庄中心卫生院位于夏格庄镇政府驻地，距市区 25 千米，辖区常住人口 3.33 万，是隶属于市卫生和计划生育局的一级甲等医院，占地面积 1.7 万平方米，建筑面积 1.33 万平方米，其中业务用房面积 1.2 万平方米，资产总值 3800 余万元，开放床位 280 张，设有职能科室 6 个、临床科室 11 个、医技科室 3 个。年内职工总数 199 人，其中，卫生技术人员 176 人，占职工总数的 88.4％；行政工勤人员数 23 人，占职工总数的 11.6％。卫生技术人员中，高级职称 3 人，占卫生技术人员总数 1.7％；中级职称 27 人，占卫生技术人员总数 15.3％；初级职称 120 人，占卫生技术人员总数 68.2％。

业务工作 2016 年门诊量 11.96 万人次，比 2015 年增长 9.1％，收住院病人 9857 人次，与 2015

年持平，床位使用率 77%，入院与出院诊断符合率 93.3%，手术前后诊断符合率 97.3%，抢救危重病人数及抢救成功率 65.2%，治愈率 77.1%，好转率 22.7%，病死率 0.08%，甲级病案符合率 97.2%。

业务收入 2016 年业务收入 3103.87 万元，比 2015 年增长 13.66%，其中，医疗收入 2306.86 万元，比 2015 年增长 14%。

固定资产 2016 年固定资产总值 2657.26 万元，比 2015 年增长 7.7%。

基础建设 修缮职工宿舍，更换门窗、吊顶，安装空调。扩建改造食堂，划分米面存储区、蔬菜存储区、操作区、就餐区等区域，更新冰柜、蒸柜、消毒柜、操作台、置物架等设施。

继续教育 2016 年派 27 人次到青岛市立医院、青岛海慈医院、莱西市人民医院进修学习。

大事记

8 月 28 日，接收大中专毕业生 5 人。

荣誉称号 国家卫生计生委授予"2014～2015 年度群众满意的乡镇卫生院"称号。山东省爱国卫生运动委员会授予"2016 年度山东省卫生先进单位"称号。青岛市护理学会颁发"青岛市社区护士急救技能大赛优秀组织奖"。

其他 通过乡镇卫生院标准化建设达标验收。启用护理移动查房 PDA 系统，实现护理对患者信息的动态采集和管理。

院　　长：吴峰文

副 院 长：徐　涛

院办电话：86433120

电子信箱：lxsy6@163.com

邮政编码：266606

地　　址：莱西市青烟路 158 号

（撰稿人：唐　风）

莱西市日庄中心卫生院

概况 日庄中心卫生院始建于 1963 年，是一所集医疗、预防、保健、康复于一体的综合性一级甲等医院，承担日庄镇公共卫生服务的各项工作。卫生院占地面积 46400 平方米，建筑面积 6678 平方米，其中业务用房 2920 平方米。年内职工 75 人，其中，卫生技术人员 59 人，占职工总数的 78%；工勤人员 6 人，占职工总数的 8%。卫生技术人员中，高级职称 2 人，占职工总数的 3%；中级职称 19 人，占职工总数的 32%；初级职称 38 人，占职工总数的 64%。医院开放床位 71 张，设职能科室 15 个、临床科室 7 个、医技科室 3 个、辖区内卫生室 39 处。

业务工作 2016 年门诊 25184 人次，比 2015 年提高 0.5%；收治住院病人 2610 人次，比 2015 年提高 0.5%；床位使用率 65%，比 2015 年提高 1%。

业务收入 2016 年医疗收入 486 万元，比 2015 提高 5%。

固定资产 2016 年固定资产总值 850 万元，比 2015 年增加 136 万元，提高 19%。

医疗特色 医院发挥中医特色卫生院特长，开展各项中医适宜技术，不断加强中医药人才队伍建设，开展针灸、推拿、理疗等中医适宜技术；重点建设五官科、口腔科，医院眼科为方便众多眼病患者就医，特引进多种国内外先进眼科设备及先进技术，并长期聘请国内眼科专家会诊指导手术，眼科主要开展白内障超声乳化术、抗青光眼手术、翼状胬肉切除术、干细胞移植术、泪囊鼻腔吻合术、斜视矫正术、睑下垂矫正术、眼部整形等。医院口腔科开展以下三大特色项目：青少年正畸、窝沟封闭、儿童龋齿的防治；无痛拔牙、超声波无痛洁牙、补牙（光固化树脂填充）、全口托牙、复杂托牙、烤瓷牙（钴铬合金烤瓷牙及贵金属合金烤瓷牙）；口腔美容修复、牙周炎的治疗及牙髓病治疗（根管治疗）。

继续教育 2016 年派出 1 名临床医师到三甲医院进修；派出 1 名中医科医师到二甲医院进修；派出 1 名中医科医师到三甲医院进行规范化培训。

精神文明建设 积极开展"群众满意的乡镇卫生院"活动，加强医患沟通，正确处理医院发展与稳定的关系。通过电话回访、调查问卷等形式进行满意度调查，及时解决发现的问题。组织全院干部职工学习党的基本理论、基本路线、基本纲领和基本经验，切实加强思想道德建设，监督激励干部形成良好素养。组织职工参加无偿献血、"慈善一日捐"等公益活动。

大事记

8 月 18 日，医院接收本科毕业生 2 人。

院　　长：刘希广

副 院 长：韩吉作

副 院 长：高英娜

副 院 长：曲志华

院办电话：83481788

电子邮箱：155153686@qq.com

邮政编码：266614

地　　址：莱西市日庄镇政府驻地

（撰稿人：李　伟）

莱西市马连庄中心卫生院

概况 莱西市马连庄中心卫生院占地面积53500 平方米,建筑面积 6300 平方米,开放床位 80张。设内科、外科、妇产科、口腔科、中医科、小儿科、全科医疗科、预防保健科等 8 个临床科室,药剂科、放射科、化验室等 3 个医技科室,社区卫生科、医保办、办公室、财务科等 4 个职能科室。有职工 71 人,其中,卫生技术人员 65 人,占职工总数的 91.55%;行政工勤人员 4 人,占职工总数的 5.63%。卫生技术人员中,高级职称 2 人,占卫生技术人员的 3.08%;中级职称 29 人,占卫生技术人员的 44.62%;初级职称 32人,占卫生技术人员的 49.23%;无职称人员 2 人,占卫生技术人员的 3.08%;医生与护士之比为 1.5:1。

业务工作 门诊量 45431 人次,比 2015 年增长26%。其中急诊 130 人次。收住院病人 3359 人次,比 2015 年增长 8.5%,床位使用率 71%,床位周转次数 7.2 次,入院与出院诊断符合率 99%,手术前后诊断符合率 98%,抢救危重病人数 21 人,抢救成功率99%,治愈率 90%,好转率 10%,病死率 0.5%,院内感染率 0,甲级病案符合率 95%。

业务收入 业务收入 811 万元,比 2015 年增长20.7%。

固定资产 固定资产总值 848.62 万元,比 2015增长 3.45%。

基础建设 自筹资金 8 万元,改进便民设施,使医院服务更加人性化。在候诊区设立各类标识、告知牌、温馨提示,有效提升群众对诊疗环境的满意度。为方便就诊居民饮水,医院在一、二楼配备 3 台饮水设施,24 小时提供开水服务。2016 年 4 月份对门诊楼、病房楼外网线、电线、电话线等杂乱景象统一梳理,更新线路加装线槽使之美观安全方便;同时对外墙 5000 余平方米进行修补粉刷,对病房漏雨处全部进行防漏处理;对影像科增加防护设施,保障群众和职工的个人防护。做好一系列 2017 年建设新病房楼的筹备工作。

卫生改革 搞好绩效工资考核,根据市卫计局的要求,结合实际情况,制定新的工资发放办法,落实绩效工资的发放。

医疗特色 新开展"三伏贴"和膏方工作,提高医院知名度,中医科诊疗达到 8657 人次,为更多居民提供中医药服务。大力发展中医适宜技术,开展中医中药、针灸、拔罐、热敷、牵引、小针刀等诊疗项目,在治疗颈肩腰腿痛、风湿痛、神经痛、顽固性头痛、习惯性便秘等方面效果显著。

镇村卫生服务一体化 制定乡医培训计划,做到每月 4 日、19 日开例会,每季度进行 4 次培训,逐步提升乡医公共卫生服务和医疗卫生水平。建立健全卫生室的各项管理制度,制定乡村医生工作目标、公共卫生考核分配方案,以群众满意为基准,深化基本公共卫生服务。规划设置一体化卫生室 30 处,覆盖率达到100%。对全镇 10328 户居民进行签约服务。

窝沟封闭 负责马连庄镇及河头店镇小学的窝沟封闭工作,采取校车接送到卫生院及携带便携设备入校检查的方式进行窝沟封闭,完成 11 所学校 488人次的检查,窝沟封闭防龋受益学生数 451 人,封闭牙数 1613 颗,涂氟防龋受益学生数 488 人,早期龋充填受益人数 8 人,充填牙学生数 13 人,完成率92.79%,保质保量完成了全年的窝沟封闭工作。

患者服务中心 由 2 名专职人员负责,认真履行患者服务中心工作职责,及时为患者提供咨询投诉服务,为加强医德医风建设提供有力保障。

继续教育 2016 年派 5 名医师到上级医院进修,提高了医务人员的技术水平。

精神文明建设 医院始终把精神文明作为自身建设的大事来抓。开展精神文明活动,既是整个医院建设的奋斗目标之一,又是推动医院建设的强大动力,院领导定期做职工思想政治工作,适时召开形势报告会,在为社会服务,为病人服务的过程中开展了一系列活动,如通过向社会公布服务承诺、药品医疗收费项目和标准,聘请社会监督员等措施,接受社会监督。

大事记 2016 年接收大专毕业生 4 人。

荣誉称号 获 2016 年青岛市卫生系统文明单位称号,山东省卫生先进单位称号,国家级群众满意的乡镇卫生院称号。

院　　长:周国举
副 院 长:闫保成
副 院 长:王晓刚
院办电话:85431217
传真号码:85431217
邮政编码:266617
地　　址:莱西市马连庄镇政府驻地

（撰稿人:于如宏）

莱西市河头店中心卫生院

概况 莱西市河头店中心卫生院是集医疗、预防、保健于一体的一级甲等综合性医院,占地 1.3 万平方米,建筑面积 7000 平方米,设置内科、外科、妇科、中医科、妇女儿童保健科、理疗科、公共卫生科、医技(彩超室、心电图室、检验室、透视室)等科室。现有职工 38 人,其中卫生技术人员 23 人、中级以上职称 10 人。临床技术人员 20 人。主治医师 1 名,执业医师 5 名,主管护师 3 名,护师 3 名。床位设置 48 张。担负着全镇 70 个自然村 4.5 万人的医疗、保健、公共卫生、预防保健、健康教育指导工作。

业务工作 2016 年门诊量 15000 人次,比 2015 年上升 6%,人均费用 40 元,2016 年收住院病人 1600 人,较 2015 年上升 9%,人均费用 800 元,比 2015 年上升 8%。

业务收入 2016 年医院总收入 776.58 万元,比 2015 年上升 8.2%。

医疗设备更新 新进全自动生化分析仪、CR 各 1 台。投入 3 万元新进肿瘤标示物分析仪 1 台,更新外科医疗器械、护理治疗台。

固定资产 固定资产总值为 695.9 万元,比 2015 年的 650.1 万元元增长 6.6%。

基础建设 安装覆盖全院的电子监控设备,更新防火防盗设施加强安全生产。为每个科室安装烟感器,加强放射科防护。改进自来水系统,新设热水炉。整治医院环境,更新部分办公用具。

卫生改革 深化收入分配制度改革,实施绩效工资制度,坚持"绩效与考核挂钩"的原则,按劳取酬、多劳多得、效率优先,公开、公正、公平考核。

医疗特色 医学影像诊断,尤其 B 超特色突出,对妇科、泌尿系、肝胆胰脾等相关检查确诊率极高,达二级以上医疗机构诊断水平。以国医馆建设验收达标为契机,积极发展中医药,购买中药煎药机 1 台,采用我国沿用至今的一些确有疗效的成方投入临床使用,以中医科达标为契机,提高中医科人员的业务能力,加强医院中医软硬件建设。

继续教育 加大培训力度,提高技术水平。选派一名临床医师,参加为期一年的青岛市全科医师培训,提高医务人员的整体技术水平。安排 2 名职工到人民医院和妇幼保健院学习进修 B 超,以迎接 2017 年计生查体工作。

精神文明建设 加强思想道德建设和医院文化传承,开展"三好一满意"、"服务百姓大型义诊"、创建"人民满意的医疗机构"等系列活动,提高辖区居民对医院服务的认知度和满意度。坚持以"解决看病难、看病贵、为群众解决实际问题"为目标,深化医疗卫生体制机制改革,弘扬高尚医德,提升医务人员的行业自律意识,强化服务理念,规范医疗行为。

大事记

8 月,完成卫生与计生的合并工作。将医院二楼西侧规划为妇幼保健计划生育站,相关建设符合验收标准,科室设置齐全。满足群众计生方面需求。

11 月,完成数字化预防接种门诊的相关建设及配套,12 月份投入正常使用。通过语音呼叫、LED 液晶条显示和电脑显示屏等形式,引导儿童家长按照整个服务流程完成预防接种。保证接种门诊的就诊秩序。

荣誉称号 获得"青岛市卫生先进单位"荣誉称号。

院　　　长:隋树淼
副 院 长:孙绍江
院办电话:85491328
总　　　机:85483369
传真号码:85483369
电子信箱:715405643@qq.com
邮　　　编:266621
地　　　址:莱西市河头店镇政府驻地

（撰稿人:张杰政）

莱西市望城卫生院

概况 莱西市望城卫生院,年内单位占地面积 9482.08 平方米,其中业务用房面积 2205.44 平方米。年内职工总数 32 人,其中,卫生技术人员 29 人,占职工总数的 90.63%;行政工勤人员数 3 人,占职工总数的 9.37%。卫生技术人员中,副高职称 1 人,占专业技术人员总数的 3.45%;中级职称 9 人,占专业技术人员总数的 31.03%;初级职称 14 人,占专业技术人员总数的 48.28%。医生与护士 1:1。床位总数 28 张,设职能科室 7 个,临床科室 4 个,医技科室 2 个。

业务工作 2016 年门诊量 1005 人次,其中急诊 1005 人次。2016 年门诊人次比 2015 年下降 50.17%。

业务收入 2016 年全年业务收入 4.65 万元,与 2015 年相比下降 18.56%。

固定资产 2016 年固定资产总值 398.67 万元,与 2015 年相比增长 3.86%。

医疗设备更新 2016 年内新增 B 超机 1 台,测听仪 1 台,体检仪 1 台。配备扶贫设备一批:血液分析仪1台,中药熏蒸器1台,牵引床椅1套,微波治疗机1台。

卫生改革 建立健全居民健康档案。2016年,全街道共建立规范化电子健康档案24036份,动态使用电子健康档案19099人,使用率79.4%;纸质档案和电子档案同步管理。开展各种健康教育主题活动。制定健康教育计划,设置健康教育宣传专栏,定期举办健康知识讲座,针对不同人群多形式、多层次、全方位地开展宣传咨询活动。2016年,全镇发放宣传材料19600份,发放低盐膳食辅助工具5000份,举办健康知识讲座183次及咨询活动9次、参加人数2600人次。建立传染病疫情报告管理制度。专人负责传染病疫情网络直报工作,传染病及时报告率、审核率均达100%,无甲类传染病、突发公共卫生事件和传染病漏报情况发生。孕产妇保健管理日趋规范。为孕妇建立《孕产妇保健手册》并免费发放服务券,进行第1次产前检查,早孕建册率明显提高。2016年,完成378人孕产妇保健管理工作。对0~6岁儿童保健服务实行全覆盖。医院儿检室设置规范,能结合计划免疫对儿童进行体检。2016年,完成2574人次儿童保健管理工作。定期开展慢性病随访服务。2016年,管理高血压患者3762人,其中规范管理2445人,血压控制率为74.9%;管理Ⅱ型糖尿病患者1639人,其中规范管理1063人,血糖控制率为76.4%;筛查并管理高血压高危人群2847人,糖尿病高危人群3286人;管理冠心病患者811人,脑卒中患者423人。老年人健康管理。2016年,管理65岁及以上老年人3515人,其中规范管理3206人,老年人中医药健康管理3246人次。重性精神疾病管理。在继续开展重性精神疾病患者线索排查基础上,进一步加强随访服务工作,并及时上传到"国家重性精神疾病基本数据收集分析系统"。2016年,累计管理重性精神疾病患者175人,规范管理143人,病情稳定率为98.8%。与市立医院建立医联体,推进医疗改革。2016年,为深化推进医药卫生体制改革,更好地发挥上级医院专业技术优势及带头作用,与莱西市市立医院建成医联体单位。

医疗特色 医院建成莱西市精神残疾人托养中心。按照《青岛市残疾人托养服务机构建设规范》的要求和《青岛市残疾人托养机构规范化建设考核细则》要求,进行标准化、规范化建设。先后建成100人标准的餐厅、床位和700平方米的康复区,康复区包括农疗区、康复区、居住区。全部配套供暖设施,其中餐厅、阅读室和爱心谈话交流室等重点活动区域安装空调设施。考虑到精神残疾人易自残的情况,将安全网固定在窗玻璃内,为残疾人提供安全保障。

继续教育 2016年,有29名卫生专业技术人员参加医学继续教育,3名非卫生专业技术人员参加公共课程继续教育。外派1名临床专业技术人员到青岛三大医院进修学习。

精神文明建设 贯彻落实民主集中制,重大问题集体研究决定;加强党风廉政建设;加强理论学习;开展学习雷锋志愿服务活动;弘扬优秀传统文化;宣传网络文明;践行社会主义核心价值观;推进诚信建设制度化;开展文明旅游宣传教育活动;开展"讲文明,树新风"活动;落实院务、政务公开,营造和谐、稳定的发展环境;加强思想政治工作。

大事记

8月25日,引进1名中西医结合专业技术人员。

荣誉称号 2016年被评为"青岛市文明单位"。

院　　　长:孙振香
副 院 长:吴莎莎
院办电话:88416966
邮政编码:266601
地　　　址:莱西市望城街道办事处驻地

（撰稿人:张丽凤）

莱西市梅花山卫生院
（莱西市结核病防治所）

概况 梅花山卫生院位于水集街道泉水路7号,占地面积4000平方米,建筑面积2813平方米,其中业务用房面积2500平方米。现有职工31人,其中,卫生技术人员26人,占职工总数的83.87%;行政工勤人员5人,占职工总数的16.13%。卫生技术人员中,中级职称8人,占职工总数的25.81%;初级职称18人,占职工总数的58.06%。医生与护士的比为1:0.78,医院床位总数12张,设临床科室4个、医技科室3个。

业务工作 全年门诊量8829人次,同比增长12.1%;收治住院病人134人次,同比减少44%;为23524名居民建立健康档案,其中,高血压患者2339人,随访11800次;糖尿病患者806人,随访4670次;65周岁以上老年人2842人,查体2461人;精神病患者90人;0~6岁儿童管理1352人;孕产妇224人。

业务收入 2016年总收入577.6万元。

固定资产 全年固定资产总值375.07万元,较上年增长1.03%。

医疗设备更新 新增万元以上医疗设备4台,总价值6.7万元,医疗设备资产总值达56.62万元,比2015年增长11.70%。

基础建设 2016年2月,市政府决定投资242.5万元,将市结核病防治所从莱西市市立医院独立出来,依托梅花山卫生院改建独立的结核病防治机构,购置医疗设备16台件,装修改造梅花山卫生院原有门诊病房楼并新建附属用房86平方米。这一项目被确定为莱西市人民政府2016年重点办好的十件实事之一。

卫生改革 重视医疗质量服务,进一步改善医疗服务行动。医院成立"全面改善医疗服务专项行动"领导小组,制定由院领导分工负责,科室、人员层层负责的逐级责任制。实行门诊"一站式"服务,为患者提供导医咨询、预约诊疗、预检分诊等服务,免费提供饮水、雨伞、针线、应急电话等便民设施。每月组织开展院内医疗质量和院感检查,完善并落实各项操作规程,将检查结果与个人、科室绩效挂钩,发现问题及时整改,促进医疗质量不断提高。推进基本公共卫生服务项目精细化管理。树立"全院一盘棋"的观念,全院职工积极主动参与到公共卫生服务项目工作中,共同做好基本公共卫生工作。以家庭医生指导团队和优秀乡村医生为核心,组建了老年人查体反馈小组,深入每个村庄对老年人查体结果进行一对一的反馈。辖区居民综合满意度达到90%,居民知晓率达到90%以上。明确工作职责,提高卫生应急、传染病防控工作能力。落实传染病监测与报告制度,实行传染病网络直报及零报告制度,并明确网络直报单位责任人、工作职责、规章制度。建立和完善突发公共卫生事件监测、评估、预警、反应机制。

医疗特色 充分发挥国医馆特色诊疗服务,运用传统疗法、针刺、艾灸、按摩、拔罐、贴敷、刮痧及中药治疗一些常见、多发病,较好地满足了辖区内居民日益增长的中医药保健服务需求,中医药服务人次达到612人次,比2015年增长25.6%。特色项目:冬病夏治,耳穴贴压。擅长治疗胃炎、溃疡、气管炎、颈肩腰腿痛、不孕、前列腺炎等疾病。

继续教育 全院职工积极参加继续教育,取得大专学历有11人,本科学历17人。全年派出5名医务人员到青岛市胸科医院进修学习。

大事记

6月17日,与青岛市胸科医院签订医疗联合体协议,成为青岛市胸科医联体单位。

7月21日,莱西市机构编制委员会下发《关于调整市结核病防治所机构设置等事项的批复》(西编字〔2016〕20号)文件,同意撤销市梅花山卫生院,将市梅花山卫生院职责、编制及人员整体划入市结核病防治所,市结核病防治所加挂"莱西市梅花山卫生院"牌子,重新核定编制53名,设所长1名,副所长3名。

荣誉称号 被青岛市人力资源和社会保障局授予"2016年度事业单位制度建设类人事管理示范点"荣誉称号;被青岛市爱国卫生运动委员会授予"2016年青岛市卫生先进单位"荣誉称号。

院　　长:王宏伟
副 院 长:赵德伟、刘永杰
副 院 长:刘永杰
工会主席:李永燕
院办电话:87431798　87431797
传真号码:87431798
电子信箱:lxsmhswsy@163.com
邮政编码:266623
地　　址:莱西市水集街道泉水路7号
（撰稿人:刘永杰）

莱西市经济开发区卫生院

概况 莱西市经济开发区卫生院位于莱西市龙水街道平安路26号,是一所现代化综合性一级医院,是全市离退休人员医疗保险、新型农村合作医疗直接结算定点医院。医院占地面积3494平方米,业务用房2906平方米。现有职工29人,其中,卫生技术人员23人,占职工总数的79.3%。中级职称9人,占职工总数的31%;初级职称14人,占职工总数的48.2%。医生与护士比为1.2:1。下设内科、外科、中医科、公共卫生科、药房、护理、放射科、医学检验室、B超室、TCD室等科室。开放床位20张。

业务方面 年门诊量6480人次,比2015年门诊人次增长13%。收住院病人233人,比2015年收住院病人上升5%;床位使用率80%、入院与出院诊断符合率100%、院内感染率0、甲级病案符合率100%。全年业务收入65.7万元,比2015年上升30%。其中门诊收入37.5万元,住院收入28.2万元。

固定资产 全年固定资产377万元,比2015年上升5%。医院拥有全自动生化分析仪、血液细胞分析仪、尿液分析仪、X光机、颈颅多普勒、心电工作站、深圳维尔德B超、中医熏蒸机等医疗设备。

医疗特色 开发区卫生院制定一系列门诊及病房管理规章制度,确保医疗诊疗和病房管理的规范,并结合院实际情况,借鉴其他医院的先进经验先后组织开展各项活动提高业务素质,采取送出去请进来的方式,强化医务人员的业务能力,提高医务人员服务水平,医院社会声誉显著提高,近几年业务收入逐步提高,卫生院的发展开始步入良性发展轨道,对促进辖区卫生事业的发展,保障居民的健康水平,发挥积极的作用。

卫生改革 2016年,医院聘请专家每月进行一次院内讲座,并将各类资料汇集成册供临床医务人员学习,在院内形成一个良好的学习氛围。在学科建设方面,医院继续发展传统学科的基础上,不断加大中医科的建设力度,在人才引进、培养和宣传方面作为重点,着力将其打造成为医院品牌。

2016年,医院积极开展基本公共卫生服务,为农村居民建立莱西市居民健康档案,对于高血压、糖尿病等重点人群进行系统管理,健康指导。继续实行基本药物制度,全面推行基本药物零差价销售。

党支部书记、院长:于继贞
副 院 长:张海杰
副 院 长:仇淑莉
院办电话:87421022
电子信箱:1194918238@qq.com
邮政编码:266622
地　　　址:莱西市经济开发区平安路26号

（撰稿人:张晓军）

莱西市店埠卫生院

概况 店埠卫生院位于莱西市店埠镇兴店路63号,占地面积8700平方米,建筑面积4550平方米,是莱西市卫计局所属的一级甲等公立医院。卫生院现有卫技人员35人,其中,高级职称1人,中级职称6人,90％工作人员拥有大专以上学历。内设内科、外科、妇科、中医科、公共卫生科、妇幼保健计划生育服务站及多个医技科室。现设病床30余张,拥有彩色B超、心电图工作站、X光机、全自动生化分析仪、全自动尿液分析仪、全自动免疫发光分析仪、中药煎药机、中药熏蒸器、针灸治疗仪、除颤仪等先进医疗设备。

业务工作 2016年,店埠卫生院实现门诊量8000余人次,比2015年同期增长20％;收住院病人700余人次,比2015年同期增长80％;住院天数6000余天,比2015年同期增长90％;建立居民健康档案54906份,规范管理高血压患者7000人、糖尿病患者

4000人,65周岁及以上老年人健康查体数5200人。

业务收入 2016年业务收入1606576.18元,全年业务收入与2015年相比增长18％。

固定资产 全年固定资产总值4136708.89元,与2015年相比增长10％。

医疗设备更新 2016年,店埠卫生院继续加大医疗设备及基础设施建设的投入力度,新引进电子内窥镜、数字化心电图工作站、CR系统、GE超声诊断仪、数码电子阴道镜、BS-800全自动生化分析仪等先进仪器设备。

基础建设 2016年上半年,医院将国医馆建设作为一项重点工作来抓。新建成的国医馆,是在原有门诊科室的基础上进行改造,占地500余平方米,开展多种形式的中医药诊疗服务。2016年,卫生院积极响应莱西市总工会号召,严格按照“爱心妈妈小屋”建设指导手册要求,全面开展了“爱心妈妈小屋”建设工作,力求给哺乳期妈妈们一个私密、温馨的休憩场所。

医疗特色 打造特色国医馆。2016年,店埠卫生院开展多种形式的中医药诊疗服务,国医馆加大引进中医药人才及中医骨病四联疗法、中药穴位贴敷等中医新技术,打造一个高标准、高质量的中医特色门诊,充分展现中医药文化的魅力,同时结合基本公共卫生服务项目,开展中医体质辨识,以期年底实现辖区内中医服务全覆盖,提升卫生院的服务水平。与市中医院建立医联体,推进医疗改革。2016年,为深化推进医药卫生体制改革,更好地发挥上级医院专业技术优势及带头作用,卫生院与莱西市中医院建成医联体单位。自医疗联合体实施以来,卫生院在管理培训、技术人才、学术学习、信息化建设、新技术新项目开展等方面进行多领域多种形式的帮扶。建设“爱心妈妈小屋”,进一步关爱妇幼健康。2016年,卫生院全面开展“爱心妈妈小屋”建设工作,坚持“以保健为中心、以生殖健康为目的、保健与临床相结合、面向基层”的建设方针,不断优化妇幼保健工作程序。以健康教育为抓手,加大对健康教育的投入,发挥电话通信、下乡随访的优势,为保健对象提供服务,狠抓孕产妇及儿童保健工作,不断提高管理质量,保障孕产妇和儿童健康安全。使妇幼工作更加完善的同时,进一步提升了母婴保健服务质量,更加有效地开展基本妇幼公共卫生服务,更好地为辖区内孕产妇及儿童健康保驾护航。

基本公共卫生服务 2016年为全镇居民建立更新健康档案54906份,农村居民健康档案建档率达到

95％,并按照规定进行管理和维护。健康教育服务。举办各类知识讲座和健康咨询活动18次,发放各类宣传材料97000余份,更换健康教育宣传栏12次。儿童保健服务。2016年对辖区内2300名0～6岁儿童按照服务规范进行查体、随访,管理率达到95％,其中340名新生儿访视2次,新生儿访视率达到96％以上,对全镇4200余名学生进行健康查体,完成980名儿童的涂氟防龋工作。对辖区内360名孕妇建立《孕产妇保健手册》,管理率达到95％,孕产妇的孕期保健达到5次,产后访视达到2次。对5200余名辖区内65岁以上常住居民实施健康管理,按照服务规范进行1次老年人健康查体,对2200余名65岁以上老年人进行中医体质辨识和相应的健康指导,完成3000名老年人健康护照发放工作。严格按照《传染病防治法》《传染病信息报告管理规范》的要求建立健全传染病报告制度,定期对本单位人员和乡村医生进行传染病知识的培训,采取多种形式对居民进行传染病防治知识教育,提高知晓率。对辖区内35岁以上居民进行高血压和Ⅱ型糖尿病筛查,对7000名高血压患者和4000名糖尿病患者按照服务规范提供面对面随访,对已经登记的病人进行一次免费的健康体检。对辖区内诊断明确、在家居住的198名重性精神疾病患者建立健康档案,对纳入重性精神病管理的患者,完成全年随访任务。

人才队伍建设 2016年,卫生院加大培训经费投入,以继续医学教育为主要形式,通过在职培训、进修学习等方式,着力提高卫生队伍服务能力,全年专业技术人员继续教育任务完成率达100％。加大乡村医生在岗培训力度。2016年全年举办乡医培训班20余次,培训人员1100余人次。

乡村医生签约服务 为提高居民的医疗、预防、保健、康复等卫生服务水平,充分发挥乡村医生健康"守门人"的作用,2016年积极开展乡村医生签约服务工作,58个村卫生室累计签约53000余人,签约率95％。

创建"平安医院" 2016年根据自身情况完善卫生院各项规章制度,围绕"治理隐患、防范事故"这一主题,对全院职工进行消防安全教育,讲解防火安全知识,现场教大家如何使用灭火器,使每位职工都具备火灾防范和处置的基本常识。医疗安全是卫生院生存与发展的根本保障,2016年召开医疗安全专题会议8次,要求全体医务人员在日常诊疗活动中始终保持高度警惕,严格按照操作规程和技术规范开展诊疗活动。

院　　　长:李　利
副 院 长:孙立云
副 院 长:王大喜
工会主席:李　刚
电　　　话:82461090
邮政编码:266607
地　　　址:莱西市店埠镇兴店路63号
（撰稿人:初　晓）

莱西市孙受卫生院

概况 莱西市孙受卫生院坐落于莱西市西南12千米的沽河街道办事处驻地,医院占地总面积6000平方米,建筑面积4100平方米,其中业务用房2000平方米;成立于1952年6月,是莱西市卫计局直属全民差额拨款事业单位,综合性一级甲等医院,莱西市卫生工作先进单位,莱西市新型农村合作医疗、职工医疗保险定点医院。2016年人员编制45人,年内职工总数为40人,其中,卫生技术人员31人,占职工总数的77.5％;行政工勤人员1人,占职工总数的3％。拥有中级职称10人,初级职称22人,分别占职工总数的25％、55％。医生17人,护士7人。核定床位20张,实际使用床位38张。学科齐全,技术力量雄厚,设有院办公室、财务科、公共卫生科、内科、外科、妇产科、儿科、药剂科、B超室、心电图室、检验科、中医科、放射科等科室,拥有全自动生化分析仪（迈瑞BS-220X型）、多导心电图机、生化分析仪、移动式X光机、全自动血液分析仪、除颤仪、颈颅多普勒彩色超声、多功能理疗床等医疗设备设备。辖区村庄42个,服务人口3.4万,承担着该区重要的医疗公共卫生的任务。

业务工作 2016年,门诊量15252人次,比2015年增加28.7％,其中收住院病人916人,床位使用率45.3％,床位周转次数23.5次,入院与出院诊断符合率99.9％,抢救危重病人数及抢救成功率95％,治愈率90％,好转率95％,院内感染率0,甲级病案符合率100％。

业务收入 2016年,全年业务收入124.5万元,较2015年增加40.1万元,增长47.6％。

固定资产 2016全年固定资产总值504.8万元,较2015年增加82.2万元,增长19.4％。

卫生改革 2016年,继续深化卫生事业改革,搞活内部运行机制。在人事以及工资分配制度上,实行竞聘上岗和绩效工资制,进一步调整岗位和分配政策,向高风险、高效率科室倾斜,拉大分配差距。在管理方面,实行院、科两级管理,制定科主任考核制度,将各科室业务收入、工作量、工作纪律等情况纳入科室月终考核。深入开展"三好一满意"活动,行业作风进一步好转。从每个科室每个专业到每个岗位广泛开展"与病人换位思考"活动,促进服务质量进一步提高。加大行风工作力度,认真落实青岛市、莱西市有关防腐纠风工作精神,行风建设成效显著。

继续教育 继续实施科教兴院和人才战略,提升医院服务品牌。2016 年,医院积极发挥自身优势,采取派出去请进来的方式不断提高医院的服务水平。注重人才培养,全年有多名业务骨干派往莱西市人民医院进修学习,派出 40 余人次参加各类培训班。加强在职人员的继续教育工作,积极创造条件鼓励青年骨干参加高教自考和成人高考。

荣誉称号 获 2016 年度莱西市科学发展综合考核先进单位称号。

院　　长:姜洪北
副 院 长:王炳胜
副 院 长:邵明磊
工会主席:赵少红
院办电话:87482087
总机电话:87482087
邮政编码:266605
地　　址:莱西市沽河街道办事处驻地

（撰稿人:常伟波）

莱西市武备卫生院

概况 莱西市武备卫生院占地 1 万平方米,建筑面积 2648.31 平方米,其中业务用房面积 2285 平方米。职工总数 34 人,其中,卫生技术人员 30 人,占职工总数的 88.23％;行政工勤人员 4 人,占职工总数的 11.76％。卫生技术人员中,高级职称 1 人,占卫技人员总数 3.33％;中级职称 7 人,占卫技人员总数 12.33％,医生与护士比 1.4：1。开放床位 20 张,设有内科、外科、儿童保健、妇科、中医科、检验、影像科、公共卫生科、药剂、医保科、护理等职能科室,拥有 500MAX 光机、B 超、血球分析仪、全自动生化分析仪、尿液分析仪、心电图、彩超等诊疗设备,为武备 4 万余人口提供医疗服务,是莱西市医保定点单位。

业务工作 门诊量 13640 人次,比 2015 年同期增加 4179 人次,增长 44％;收住院病人 431 人次,床位使用率 24％。

业务收入 全年医疗收入 158.28 万元,比 2015 年增加 26.91 万元,增长 20％;药品收入 88.74 万元,比 2015 年增加 27.64 万元,增长 45％。

固定资产 全年固定资产总值 421.36 万元,比 2015 年增加 42.05 万元。

医疗设备更新 2016 年医院新增多普勒超声诊断仪、全自动生化分析仪、血流分析仪等医疗设备。

基础建设 投资 1.8 万余元将医院东 1200 平方米低洼、杂草丛生地垫平整平,改善医院环境。投资 1.8 万余元对门诊老化线路进行改造,消除用电安全隐患。投资 1.8 万元为病房配置了电视机,投资 5.8 万余元更换供暖锅炉,改善病人就医环境。

医疗特色 设立国医馆,配备针灸治疗仪、频谱治疗仪、牵引治疗床、药物导入治疗仪等相关设备,并聘请知名中医常年逢集坐诊。提供包括中医药预防、保健、健康教育、慢性病中医药治疗、康复、儿童孕产妇保健等服务,更好地满足辖区居民的中医药保健服务。

院　　长:许思力
副 院 长:尚　涛
副 院 长:李振福
院办电话:82411036
邮政编码:266612
地　　址:莱西市院上镇新华街

（撰稿人:孙国娟）

卫生计生界人物

2016 年青岛市卫生和计划生育委员会机关人员名单

姓 名	处 室	职 务	姓 名	处 室	职 务
杨锡祥		党委书记、主任	刘国强	办公室	调研员
孙敬友		党委副书记(正局级)	孙 坤	办公室	副调研员
李晓方		党委委员、纪委书记兼监察室主任	刘 珂	办公室	主任科员
周长政		党委委员、市计生协会常务副会长(正局级)	张 岚	离退休干部工作处	处长(主持信访安监工作)
			李俊玺	办公室	调研员
			李书强	办公室	调研员
魏仁敏		党委委员、副主任	于 波	办公室	副调研员
张 华		党委委员、副主任	徐琳娜	办公室	主任科员
杜维平		党委委员、副主任	李中帅	组织人事处	处长
薄 涛		副主任	程 毅	组织人事处	副处长
宣世英		副主任、农工党青岛市委主委、市市立医院院长	侯德志	组织人事处	副处长
			李双成	组织人事处	副处长
			徐春红	组织人事处	调研员
师晶洁		市保健办公室主任(副局级)	陈 捷	组织人事处	调研员
			赵明东	组织人事处	主任科员
赵国磊		市中医药管理局专职副局长	张 进	组织人事处	主任科员
			吕坤政	发展规划处	处长
牟新民		巡视员	孙建军	发展规划处	调研员
黄晓霞		巡视员	薛 刚	发展规划处	副调研员
马卫华		副巡视员	李学军	发展规划处	副调研员
王 伟	办公室	主任	华烨平	发展规划处	主任科员
王丽华	办公室	副主任	杨九龙	财务处	处长
王振合	办公室	副主任	别清华	财务处	副处长

姓 名	处 室	职 务	姓 名	处 室	职 务
杨少梅	财务处	调研员	侯佳林	综合监督与食品安全监测处	主任科员
刘善坤	财务处	副调研员	陈美文	药政管理处	处长
石向林	财务处	副调研员	吴绍文	药政管理处	副调研员
韩卫红	财务处	主任科员	王常明	药政管理处	主任科员
苏 怡	财务处	主任科员	李红军	计划生育基层指导处	处长
李传荣	政策法规处	处长	纪红红	计划生育基层指导处	副处长
隋思泪	政策法规处	副处长	王贵凤	计划生育基层指导处	副主任科员
许万春	政策法规处	副处长	丁 虹	计划生育家庭发展处	处长
王景宏	市深化医疗卫生体制改革工作领导小组办公室	副主任（副处级）	徐 艺	计划生育家庭发展处	副调研员
刘梦龙	政策法规处	调研员	叶 扬	计划生育家庭发展处	主任科员
陈 睿	政策法规处	副调研员	刘 原	流动人口计划生育服务管理处	处长
林 琦	政策法规处	副调研员	苗支军	流动人口计划生育服务管理处	副调研员
吴炳君	政策法规处	副调研员	张 妮	流动人口计划生育服务管理处	主任科员
王泽蛟	政策法规处	主任科员	田 宇	宣传处	处长
刘可夫	卫生应急办公室	主任	吕祖华	宣传处	副处长
刘 茜	卫生应急办公室	副主任	贾建军	宣传处	调研员
金志善	疾病预防控制处	处长	李 兵	科技教育与交流合作处	处长
杨 军	疾病预防控制处	副处长	郑 俊	科技教育与交流合作处	主任科员
吕素玲	疾病预防控制处	副处长	汪运富	中医药处	处长
王 浩	疾病预防控制处	调研员	范存亮	中医药处	主任科员
邹娅萍	疾病预防控制处	副调研员	赵士振	市保健办公室	副主任（正处级）
吕富杰	医政医管处	处长	耿毅敏	市保健办公室	副处长
张充力	医政医管处	副处长	赵 曜	市保健办公室	副处长
薛松宝	医政医管处	调研员	孙寿祥	市保健办公室	主任科员
李维维	医政医管处	副调研员	邝瑞光	市保健办公室	主任科员
李静漪	医政医管处	副调研员	于学江	纪委（监察室）	纪委副书记兼监察室副主任
郑德霞	医政医管处	主任科员			
徐大韬	医政医管处	主任科员	王 军	纪委（监察室）	保留原职级待遇
张万波	农村与社区卫生处	处长	梁 诚	纪委（监察室）	调研员
张 荔	农村与社区卫生处	副处长	祝宏春	纪委（监察室）	调研员
卢凤辉	农村与社区卫生处	主任科员	于宁宁	纪委（监察室）	主任科员
杨 晶	妇幼健康服务处	处长	周世荣	机关党委	专职副书记
刘习武	妇幼健康服务处	副处长	孙小莉	机关党委	调研员
于建政	妇幼健康服务处	副调研员	张玉清	离退休干部工作处	调研员
于 飞	综合监督与食品安全监测处	处长	董宏伟	离退休干部工作处	调研员
孙 铭	综合监督与食品安全监测处	副处长	孙艳青	离退休干部工作处	主任科员
			邢迎春	工会	主席
官 琳	综合监督与食品安全监测处	主任科员	毕 磊	工会	主任科员

2016 年青岛市卫生和计划生育委员会机关干部及委属单位领导干部任免名单

2016 年 1 月 15 日青卫任〔2016〕1 号，市卫生和计划生育委员会党委研究决定：

侯佳林同志任青岛市卫生和计划生育委员会主任科员，不再担任青岛市卫生和计划生育委员会副主任科员职务；

付广聚同志任青岛市计划生育协会主任科员，不再担任青岛市计划生育协会副主任科员职务；

张明飞、张真真、徐欢、栾力、韩莹莹同志任青岛市卫生局卫生监督局主任科员，不再担任青岛市卫生局卫生监督局副主任科员职务；

亢培培、江秀、殷梦琪同志任青岛市卫生局卫生监督局副主任科员，不再担任青岛市卫生局卫生监督局科员职务；

贾杉杉同志任青岛市卫生局卫生监督局副主任科员。

2016 年 1 月 25 日青卫任〔2016〕2 号，市卫生和计划生育委员会党委研究决定：

王振合同志任青岛市卫生和计划生育委员会办公室副主任，不再担任青岛市卫生和计划生育委员会计划生育基层指导处副调研员职务；

侯德志同志任青岛市卫生和计划生育委员会组织人事处副处长，不再担任青岛市卫生和计划生育委员会组织人事处副调研员职务；

李双成同志任青岛市卫生和计划生育委员会组织人事处副处长，不再担任青岛市卫生和计划生育委员会组织人事处主任科员职务；

别清华同志任青岛市卫生和计划生育委员会财务处副处长，不再担任青岛市卫生和计划生育委员会财务处主任科员职务；

吕素玲同志任青岛市卫生和计划生育委员会疾病预防控制处副处长，不再担任青岛市卫生和计划生育委员会疾病预防控制处副调研员职务；

张荔同志任青岛市卫生和计划生育委员会农村与社区卫生处副处长，不再担任青岛市卫生和计划生育委员会农村与社区卫生处主任科员职务；

耿毅敏同志任青岛市保健办公室副处长，不再担任青岛市保健办公室副调研员职务；

赵曜同志任青岛市保健办公室副处长，不再担任青岛市保健办公室主任科员职务；

以上干部试用期一年，自 2015 年 12 月至 2016 年 11 月。

林琦同志任青岛市卫生和计划生育委员会政策法规处副调研员，不再担任青岛市卫生和计划生育委员会办公室主任科员职务；

吴炳君同志任青岛市卫生和计划生育委员会政策法规处副调研员，不再担任青岛市卫生和计划生育委员会政策法规处主任科员职务；

李静漪同志任青岛市卫生和计划生育委员会医政医管处副调研员，不再担任青岛市卫生和计划生育委员会医政医管处主任科员职务。

2016 年 3 月 14 日青卫任〔2016〕3 号，市卫生和计划生育委员会党委研究决定：

康友文同志因达到公务员法定退休年龄，不再任青岛市卫生和计划生育委员会药政管理处调研员职务，办理退休手续。

2016 年 4 月 25 日青卫任〔2016〕4 号，市卫生和计划生育委员会党委研究决定：

郭雅丽同志挂职任青岛市卫生和计划生育委员会副处长，时间至 2016 年 12 月。

2016 年 5 月 12 日青卫任〔2016〕5 号，市卫生和计划生育委员会党委研究决定：

许万春同志任青岛市卫生和计划生育委员会政策法规处副处长，不再担任青岛市卫生和计划生育委员会农村与社区卫生处副处长职务；

孙铭同志任青岛市卫生和计划生育委员会综合监督与食品安全监测处副处长，不再担任青岛市卫生和计划生育委员会疾病预防控制处副处长职务；

刘茜同志任青岛市卫生和计划生育委员会卫生应急办公室副主任，不再担任青岛市卫生和计划生育委员会财务处副处长职务；

纪红红同志任青岛市卫生和计划生育委员会计划生育基层指导处副处长,不再担任青岛市卫生和计划生育委员会流动人口计划生育服务管理处副处长职务;

苗支军同志任青岛市卫生和计划生育委员会流动人口计划生育服务管理处副调研员,不再担任青岛市卫生和计划生育委员会计划生育基层指导处副调研员职务;

吴绍文同志任青岛市卫生和计划生育委员会药政管理处副调研员,不再担任青岛市卫生和计划生育委员会疾病预防控制处副调研员职务;

徐琳娜同志任青岛市卫生和计划生育委员会办公室主任科员,不再担任青岛市卫生和计划生育委员会计划生育基层指导处主任科员职务;

韩卫红同志任青岛市卫生和计划生育委员会财务处主任科员,不再担任青岛市卫生和计划生育委员会卫生应急办公室主任科员职务;

张成同志挂职任青岛市卫生和计划生育委员会妇幼健康服务处副处长;

刘焕芳同志挂职任青岛市卫生和计划生育委员会审计处副处长;

尚涛同志不再挂职青岛市卫生和计划生育委员会审计处副处长职务。

2016 年 5 月 12 日青卫任〔2016〕6 号,市卫生和计划生育委员会党委研究决定:

孟宪州同志任青岛市卫生和计划生育委员会综合监督执法局局长(正处级);

温继英、刘景杰、亓蓉同志任青岛市卫生和计划生育委员会综合监督执法局副局长(副处级);

程显凯、李西永同志任青岛市卫生和计划生育委员会综合监督执法局调研员;

侯方辉、林连浪、李静、郭常军同志任青岛市卫生和计划生育委员会综合监督执法局副调研员;

以上干部原任职务随机构整合自然免除。

官琳同志不再挂职青岛市卫生局卫生监督局主任科员职务。

2016 年 5 月 12 日青卫任〔2016〕7 号,市卫生和计划生育委员会党委研究决定:

王者令同志任中共青岛市卫生计生科技教育中心支部委员会委员、书记,青岛市卫生计生科技教育中心主任;

王玉玲、江威同志任中共青岛市卫生计生科技教

育中心支部委员会委员、青岛市卫生计生科技教育中心副主任;

李志荣同志任青岛市卫生计生发展研究中心副主任(主持工作);

刘焕芳、尚涛同志任青岛市公立医院经济管理中心副主任;

以上干部原任职务自然免除。

王琳同志任中共青岛市妇女儿童医院委员会副书记兼中共青岛市妇女儿童医院纪律检查委员会书记;

张成同志任青岛市妇女儿童医院副院长,不再担任青岛市妇幼保健计划生育服务中心副主任职务;

林青同志兼任中共青岛市中心血站纪律检查委员会书记;

高向阳同志挂职任中共青岛市胶州中心医院委员会委员、副书记,不再担任中共青岛市妇女儿童医院委员会委员职务;

薛刚同志挂职任青岛市卫生计生发展研究中心副主任,不再挂职青岛市卫生计生信息中心主任职务;

孙金阁同志不再担任中共青岛市卫生科技宣传馆支部委员会委员、青岛市卫生科技宣传馆馆长(正处级)职务,保留原职级待遇;

赵清泉同志不再担任中共青岛市海慈医疗集团委员会副书记(正处级)、委员职务,保留原职级待遇;

刘茜同志不再挂职青岛市中心血站副站长职务;

李学军同志不再挂职青岛市卫生计生信息中心副主任职务。

2016 年 5 月 17 日青卫任〔2016〕8 号,市卫生和计划生育委员会党委研究决定:

徐大韬同志任青岛市卫生和计划生育委员会医政医管处主任科员,不再担任青岛市卫生和计划生育委员会卫生应急办公室主任科员职务。

2016 年 7 月 6 日青卫任〔2016〕9 号,市卫生和计划生育委员会党委研究决定:

辛善栋同志任中共青岛市第五人民医院委员会书记,不再担任中共青岛市第五人民医院委员会副书记(主持党委工作)职务;

邢泉生同志任青岛市妇女儿童医院院长兼青岛市妇幼保健计划生育服务中心主任,不再担任青岛市妇女儿童医院副院长(主持行政工作)、青岛市妇幼保健计划生育服务中心副主任(主持行政工作)职务;

姜瑞涛同志任中共山东省青岛第二卫生学校委员会书记、山东省青岛第二卫生学校校长,不再担任

山东省青岛第二卫生学校副校长（主持工作）职务；

以上干部试用期一年，自 2016 年 6 月至 2017 年 5 月。

赵军绩同志任中共青岛市海慈医疗集团委员会书记，不再担任中共青岛市海慈医疗集团委员会副书记（正处级，主持党委工作）职务。

2016 年 7 月 6 日青卫任〔2016〕10 号，管军等 4 名同志自 2015 年任职以来，试用期已满一年，经民主评议、组织考察，市卫生和计划生育委员会党委研究决定：

管军同志正式任青岛市市立医院副总院长兼青岛市东部医院院长；

潘琪同志正式任青岛市第九人民医院院长；

闫家安同志正式任中共青岛市中心血站委员会书记；

刘丽群同志正式任青岛市中心血站财务科副科长（主持工作），实行聘任制，聘期至 2019 年 6 月。

2016 年 8 月 22 日青卫任〔2016〕11 号，市卫生和计划生育委员会党委研究决定：

郁金泰同志任青岛市市立医院院长助理，实行聘任制，自 2016 年 8 月开始，聘期 3 年。

2016 年 8 月 29 日青卫任〔2016〕12 号，市卫生和计划生育委员会党委研究决定：

王贵凤同志任青岛市卫生和计划生育委员会计划生育基层指导处科员。

2016 年 8 月 29 日青卫任〔2016〕13 号，市卫生和计划生育委员会党委研究决定：

王森同志挂职任青岛市卫生和计划生育委员会农村与社区卫生处副处长；

袁国宏同志挂职任青岛市卫生和计划生育委员会卫生应急办公室副主任；

陈崇涛同志挂职任青岛市卫生和计划生育委员会计划生育基层指导处副处长；

孙森同志挂职任青岛市卫生和计划生育委员会科技教育与交流合作处副处长；

郭常军同志挂职任青岛市卫生和计划生育委员会发展规划处副调研员；

孙健平同志挂职任青岛市卫生和计划生育委员会办公室主任助理；

魏涛同志挂职任青岛市卫生和计划生育委员会

医政医管处处长助理；

张红艳同志挂职任青岛市卫生和计划生育委员会计划生育家庭发展处处长助理；

高志棣同志挂职任青岛市卫生和计划生育委员会中医药处处长助理；

宋玲同志挂职任青岛市卫生和计划生育委员会纪委（监察室）处长助理。

以上干部挂职期一年，自 2016 年 9 月 1 日至 2017 年 8 月 31 日。

2016 年 10 月 11 日青卫任〔2016〕14 号，张充力等 8 名同志自 2015 年 8 月任职以来，试用期已满一年，经民主评议、组织考察，市卫生和计划生育委员会党委研究决定：

张充力同志正式任青岛市卫生和计划生育委员会医政医管处副处长；

杨军同志正式任青岛市卫生和计划生育委员会疾病预防控制处副处长；

韩同钦同志正式任青岛市市立医院副院长；

陈崇涛同志正式任青岛市中心（肿瘤）医院副院长；

刘学崀同志正式任中共青岛市胸科医院纪律检查委员会书记；

杨诚同志正式任青岛市传染病医院副院长；

宫荣泉同志正式任青岛市胶州中心医院工会主席；

孙森同志正式任青岛市中心血站副站长。

2016 年 11 月 2 日青卫任〔2016〕15 号，吕坤政等 5 名同志自 2015 年 10 月任职以来，试用期已满一年，经民主评议、组织考察，市卫生和计划生育委员会党委研究决定：

吕坤政同志正式任青岛市卫生和计划生育委员会发展规划处处长；

金志善同志正式任青岛市卫生和计划生育委员会疾病预防控制处处长；

李兵同志正式任青岛市卫生和计划生育委员会科技教育与交流合作处处长；

汪运富同志正式任青岛市卫生和计划生育委员会中医药处处长；

赵士振同志正式任青岛市保健办公室副主任（正处级）。

2016 年 11 月 2 日青卫任〔2016〕16 号，市卫生和计划生育委员会党委研究决定：

于波同志任青岛市卫生和计划生育委员会办公

室副调研员,不再担任青岛市卫生和计划生育委员会纪委(监察室)副调研员职务;

王贵凤同志任青岛市卫生和计划生育委员会计划生育基层指导处副主任科员,不再担任青岛市卫生和计划生育委员会计划生育基层指导处科员职务;

贾杉杉同志任青岛市卫生和计划生育委员会综合监督执法局主任科员,不再担任青岛市卫生局卫生监督局副主任科员职务;

杨晓艳同志任青岛市卫生和计划生育委员会综

合监督执法局副主任科员,不再担任青岛市卫生局卫生监督局科员职务。

2016 年 12 月 28 日青卫任〔2016〕17 号,市卫生和计划生育委员会党委研究决定:

孙菁同志任青岛市卫生和计划生育委员会综合监督执法局副主任科员;

周双双、王扬阳、李作伟、孙秀明、张健鑫同志任青岛市卫生和计划生育委员会综合监督执法局科员。

2016 年青岛市卫生和计划生育委员会卫生系列高级专业技术职务任职资格人员名单

正高级(133 人)

于夕娟	于永涛	于海玲	于慧君	王正忠
王屹章	王志燕	王启堂	王修卫	王振福
王栾秋	王敬东	王集勇	王暖林	毛勇
方建红	尹成彬	尹爱兵	邓凯	左传同
石波	卢霞	田红	史风雷	冯伟华
冯强	冯磊	兰志超	邢儒伶	毕显梅
曲殿英	吕少萍	吕秀娟	朱业军	朱志军
乔永法	任成涛	刘元涛	刘长江	刘文君
刘伟明	刘远芳	刘志刚	刘英勋	刘洪敬
刘敬东	刘福岭	刘增胜	汲芳	孙先广
孙桂香	纪红梅	劳克诚	李少玲	李风芝
李玉堂	李生德	李积昌	李爱民	李萍
肖以平	吴玉仙	吴玉清	何建华	何涛
位兰玲	辛永宁	宋吉晏	宋同勋	宋良芳
宋明全	张为忠	张华强	张良臻	张建顺
张秋生	张美杰	张哲	张德俊	陈磊
邵丹	范天利	范学辉	林宪如	郁金泰
岳麓	念丁芳	周占宇	郇述玲	郑红英
郑常军	柳维林	侯加平	侯钦彦	姜远辉
姜连文	贺东勇	耿传信	贾宝俊	贾晓
原皓	徐全民	徐建华	徐振荣	徐倩
殷玉梅	高中设	高振波	高慧菊	席巧真
唐召秋	陶风海	隋秀芳	隋美香	彭丽君
葛云洁	董绍安	蒋欣	韩永胜	韩伟
傅清成	谢经武	谢景山	楚相君	解思信
管永昱	管金平	管强	翟宏华	樊潇健

颜晓波　薛清春　魏陵博

副高级(460 人)

丁仁娟	丁文龙	丁玉珍	丁建娥	丁相龙
丁焕发	丁翠红	刁其先	于卫叶	于加友
于红卫	于丽	于秀果	于青岩	于杰
于宗光	于宗慧	于春娟	于钦密	于洋
于艳	于雪梅	于喜蓉	于静	于增照
马红	马青华	马艳华	马素霞	马琳
马福国	马德花	马燕	王小宁	王升燕
王正椋	王立敏	王兰红	王兰恩	王永奎
王弘道	王贞芳	王刚	王守东	王寿世
王志海	王丽华	王丽华	王丽君	王利江
王秀娟	王秀萍	王秀梅	王怀杰	王青
王茂玉	王金喜	王波	王春春	王贻进
王香梅	王俊国	王彦	王炳玲	王洪涛
王勇	王素云	王晓妮	王晓燕	王钰全
王爱媛	王海全	王海英	王海峰	王海滨
王菊容	王琦	王惠英	王敦亮	王强
王新芝	王静	王静	王潇玲	王翠霞
王蕊红	王磊	王德才	王蕾	王蕾
牛萍	毛雪辉	仇伟涛	尹心宝	孔庆暖
邓乃梅	邓立华	邓振欣	石波	卢彩霞
卢瑞春	史文毅	史涛	史德功	付积杰
付蕾	代先慧	代雷	冯传诗	冯艳丽
兰立强	兰芙蓉	巩凌燕	成磊	毕海玲
曲海霞	吕玲	朱世红	朱军	朱红飞
朱金强	朱磊	朱鲲	乔显森	乔炳龙

延荣强	任少敏	任丽辉	任科雨	刘文秀	阿艳妮	陈秀珍	陈佳红	陈秋花	陈起江
刘方芝	刘玉芹	刘玉昌	刘永娥	刘同国	陈晓霞	陈乾	陈淑霞	陈磊	苗尔平
刘刚廷	刘伟	刘旭霞	刘红艳	刘志强	苟爱丽	范冰	范媛	尚永辉	尚倩
刘志强	刘利昌	刘英光	刘国平	刘忠友	尚鲁强	罗清红	季雪莉	金爱善	金淑香
刘春玲	刘剑	刘洁	刘振英	刘爱玲	周宝琴	周宓	周建华	周春芬	周美丽
刘海蓉	刘雪丽	刘鹏	闫卫星	闫爱华	周淑娟	周景想	郑本虎	郑雨	郑强
闫淑芬	关纯	江志强	安志洁	孙开梅	单正妍	官晓斐	房波	房清俊	房锋俊
孙世山	孙丕玉	孙平	孙莉莉	孙桂玲	孟庆梅	赵吉光	赵成军	赵红梅	赵丽梅
孙晓霞	孙健	孙爱民	孙爱娟	孙爱娥	赵青	赵贤慧	赵建慧	赵彦	赵娜娜
孙悍英	孙梅	孙常霞	孙维凤	孙靖	赵莉	赵雪芬	赵雪霞	赵鸿	赵媛媛
纪红	纪锋颖	杜明慧	杜振芝	杜瑞萍	赵蕾	赵懿	郝万明	郝建玲	郝瑛
杜翠娴	李化会	李凤月	李文清	李玉凤	郝霞	荆冬苗	荣瑗瑗	胡庆玲	胡家卿
李玉艳	李印亮	李冬梅	李百举	李当科	咸德英	战为平	修晓光	侯庆先	侯鹏
李延洋	李华	李克泉	李丽	李来	逄海东	姜大磊	姜义飞	姜国湖	姜淑红
李园美	李君	李林海	李忠华	李鸣娟	姜朝霞	姜惠民	宫兴基	费晓棠	贺莉娜
李政	李莉	李晓君	李晓征	李峻峰	秦学军	袁书亭	袁永春	袁民绍	袁筱岩
李倩	李凌	李朔	李涛	李萌	聂颖颖	莫晓媚	贾桂香	徐华	徐志明
李萍	李猛	李淑红	李淑丽	李强	徐金明	徐春园	徐艳艳	徐娉姝	徐雪丽
李强	李蓓	李献良	李筱瑜	李鹏	徐瑞金	徐瑞彩	徐磊	翁博文	栾福玉
李璟	杨进宝	杨芳	杨金武	杨宗英	高远翔	高宏	高强	高燕	郭乃爽
杨桂芳	杨健	杨家美	杨雪伟	杨嵘	郭秀辉	郭晓红	郭淑丽	郭愈杰	郭翠梅
杨瑞军	杨照香	杨增波	肖刚军	时维密	陶海兵	黄显玉	黄雪芹	黄淑芳	黄绪峰
吴千总	吴桂馨	吴健	吴爱靖	吴萍	戚艳	崔中林	崔立霞	崔江涛	崔孝菊
吴淑萍	邱红艳	何大馨	谷桂芳	邹红梅	崔秀萍	崔英	崔玲	崔艳香	崔琳
辛大卫	汪蕾	沈李伟	宋书亚	宋观忠	矫瑞本	梁伟	隋建娥	隋树森	彭波
宋明梅	宋亮	宋海燕	宋梅	宋强	葛艳	葛淑芹	董晓云	董辉	董震
宋慧霞	宋蕾	迟彩君	张丰乐	张天培	蒋洁	韩灵敏	韩佳南	韩艳	韩登娟
张文伟	张伟	张伟红	张全	张红	韩增雷	韩增磊	韩德福	程永耿	程显峰
张红	张芳	张丽荣	张忠波	张炜	焦今文	曾波涛	曾磊	谢少梅	谢方瑜
张炜	张波	张春艳	张荣秋	张美兰	谢爱平	鲍爱华	解金娜	臧金林	臧胜波
张艳华	张倩	张爱萍	张涛	张海霞	臧新杰	管振萍	管淑贞	滕怀英	潘金栋
张梅菊	张盛苗	张淑芬	张维梅	张琳	潘洪霞	潘振奎	潘海平	薛玉良	薛红丽
张博	张新娜	张慧娟	张磊	张磊	薛晓斌	薛银玲	霍秀月	戴世友	戴淑凤
张燕燕	张巍巍	张鑫	陆杰	陆敏					

2016 年全国卫生专业中、初级技术资格考试
青岛市合格人员名单

中级（2005 人）

					丁国洲	丁树颜	丁济波	丁艳	丁莉霞
					丁晓宁	丁健	丁爱华	丁娟	丁琳琳
丁乐	丁永玲	丁华萍	丁丽萍	丁坤	丁雯雯	丁锋	丁尊芬	丁瑶	丁慧源

卜庆丽	卜晓翠	刁竹帅	于 飞	于飞琴	王 恬	王室翕	王 娜	王 娜	王 艳
于少霞	于 水	于文晓	于龙刚	于 电	王 艳	王艳花	王艳丽	王艳丽	王艳明
于冬芹	于立敏	于成龙	于 刚	于伟娜	王艳艳	王艳艳	王艳萍	王珠慧	王素花
于丽伟	于丽丽	于 君	于 层	于岩岩	王振洪	王 哲	王 莉	王莉娜	王莹莹
于 佳	于宗平	于建文	于妮妮	于春刚	王 真	王晓双	王晓东	王晓宇	王晓红
于 玲	于珊珊	于 洁	于洪波	于冠群	王晓丽	王晓丽	王晓莉	王晓娟	王晓菲
于娜娜	于艳洁	于艳艳	于艳雪	于莲莲	王晓瑛	王晓斐	王晓雷	王晓燕	王笑蓉
于莉莉	于晓云	于晓华	于晓红	于晓艳	王 倩	王爱芝	王海涛	王海燕	王海燕
于晓倩	于晓辉	于 涛	于海涛	于 萍	王家骏	王 娟	王 娟	王 骏	王理磊
于 梦	于 爽	于雪娇	于 晨	于 啸	王培福	王 菲	王菲菲	王 萍	王萍萍
于 嵘	于善伟	于瑞华	于 瑜	于 鹏	王萍萍	王 营	王梦娟	王 雪	王雪梅
于 颖	于 颖	于颖颖	于 滨	于 磊	王雪婷	王 晨	王 敏	王 敏	王 彩
于德滨	于燕燕	万玉萍	万 宇	万金鹏	王彩霞	王 猛	王清刚	王淑艳	王 婧
万洁亭	万盛楠	万新钰	门 波	马子阳	王绪锋	王维凤	王 超	王 惠	王雅坤
马天华	马凤丽	马文帅	马文慧	马文慧	王晶晶	王 尊	王温才	王媛姗	王媛媛
马付安	马冬梅	马光兴	马欢欢	马 钊	王婷婷	王瑞燕	王楠楠	王楠楠	王 鹏
马秀梅	马松哲	马金龙	马 荣	马洪峰	王 鹏	王 鹏	王鹏鹏	王颖颖	王 静
马 艳	马晓云	马倩倩	马倩倩	马 敏	王 静	王 静	王静雯	王 瑶	王 瑶
马敏阁	马琰华	马雅星	马善村	马婷婷	王 睿	王 翠	王翠梅	王 慧	王 慧
马 蓉	马 遥	马 静	马翠红	马 聪	王 蕊	王德军	王德霞	王 毅	王鹤鸣
王一秀	王万军	王小曼	王 飞	王开丽	王 燕	王 燕	王燕妮	王 蕾	王 蕾
王天娥	王元君	王中军	王长英	王风君	王 臻	王 璐	王 璐	王 巍	亓小改
王文花	王文君	王文杰	王文彬	王文璐	亓雪莲	亓 敏	亓 麟	支晓丽	支露萍
王方方	王方明美	王双双	王玉洁	王玉婷	车亚妮	牛 慧	毛旭颖	毛学妮	毛居臻
王 巧	王巧明	王巧玲	王世玉	王龙花	毛淑娜	仇丽娟	仇 妮	仇 清	仇 静
王龙岩	王 平	王东平	王付芹	王 乐	公衍英	卞成凤	卞丽燕	方喊柳	尹 飞
王立坤	王立祥	王 宁	王永欣	王永胜	尹 帅	尹 妍	尹 玥	尹玲玲	尹晓颖
王圣洁	王成双	王 刚	王 伟	王 伟	尹崇英	尹楠楠	尹锡影	尹颖峰	尹 曦
王 伟	王 伟	王伟伟	王伟娜	王延章	孔胜建	孔 稳	孔翠文	孔德平	邓 辛
王 华	王华君	王华修	王全利	王 会	邓晶晶	左云志	左红丽	厉明琦	石文华
王会会	王会英	王 旭	王旭升	王旭丽	石玮青	石青山	石明明	石妮妮	石洪霞
王江凤	王 军	王 红	王红星	王红梅	石 莹	石晓婷	石淑贞	石富强	石翠花
王志嵩	王志璐	王志霞	王芙蓉	王 芳	石 磊	东光彬	卢 亮	卢振振	卢晓东
王 芳	王 芳	王 苏	王 丽	王 丽	卢晓莎	卢晓敏	卢 琴	卢 翠	叶小赟
王 丽	王丽丽	王丽君	王丽坤	王丽娟	叶宝玲	叶莉沙	叶晓婷	申成凯	申晓靖
王丽萍	王秀秀	王秀娟	王 君	王 玮	申 琳	田 秀	田艳华	田嘉伟	田 薇
王玮玮	王玫瑰	王其亮	王林香	王林涛	由艳艳	由晓颜	史永艳	史成宇	史江华
王述华	王尚云	王国杰	王国强	王明明	史晓艳	史晓萌	史 菲	史 霞	冉莉莉
王明强	王明蕾	王佩佩	王 欣	王 欣	生嘉宝	付 冰	付丽娜	付秀云	代卫卫
王欣欣	王金香	王泽丹	王学兰	王孟兰	代 秀	代晓梅	代璐璐	白秀娇	丛明慧
王春伟	王春娟	王 珏	王珍珍	王 珊	包 红	包良玮	冯小迪	冯文静	冯 珍
王草心	王 荣	王 相	王显广	王 虹	冯晓婷	冯黎黎	兰卫卫	兰怀磊	兰苗苗
王秋芳	王顺英	王俊俊	王俊艳	王须芳	兰 宜	兰瑛瑛	宁玲玲	宁玲玲	匡 愉
王胜伟	王 彦	王美丽	王美娜	王洪涛	邢延昌	邢超然	朴银子	毕美华	毕 雯

曲凤	曲文英	曲刚成	曲志创	曲芳	闫霞	关伟	江志泳	江佳佳	江娜
曲迪	曲宝明	曲宗旭	曲莹璐	曲晓静	江晓静	江淑玉	江雯	江燕	汤优优
曲倩倩	曲葆明	曲新军	吕文娟	吕红霞	汤雯	安贝贝	安珂瑶	安淑媛	安媛
吕芳	吕芳玉	吕纯纯	吕佳	吕金峰	许旭	许国婷	许净雯	许爱芹	许涛
吕建平	吕妮妮	吕虹一	吕洁	吕素莉	许萍萍	阮田田	孙大鹏	孙小娜	孙广强
吕振娜	吕晓政	吕晓燕	吕涛	吕海涛	孙丰芝	孙书娟	孙玉娟	孙玉梅	孙印兰
吕维杰	吕婷婷	吕赛娜	朱友英	朱长娟	孙宁	孙吉平	孙会亭	孙异凡	孙运彩
朱文静	朱术伟	朱丕雷	朱秀蕊	朱娜	孙志君	孙丽苹	孙丽香	孙丽萍	孙秀芹
朱晓娜	朱晓峰	朱海涛	朱培培	朱雪	孙伯艳	孙玥恺	孙坤	孙拥华	孙松松
朱琳	朱超	朱森良	朱雅倩	朱雅琪	孙国娟	孙岩	孙和飞	孙欣欣	孙宝岩
朱婷婷	朱静	朱慧敏	乔汇	乔晓燕	孙妮妮	孙绍华	孙珊珊	孙珊珊	孙荟翠
仵芳利	任文丽	任伟	任直亲	任欣	孙响波	孙俭丽	孙俊	孙俊	孙彦华
任春玲	任春梅	任晓晓	任淑洁	任翠萍	孙洁	孙洪福	孙艳芳	孙振芳	孙振青
华玉婧	伊传建	向林林	庄桂环	庄桂明	孙振娟	孙桂娟	孙晓宁	孙晓丽	孙晓岩
庄桂梅	庄萍萍	庄慧慧	刘丁维	刘入华	孙晓艳	孙晓娟	孙晓翠	孙晓璐	孙笑艳
刘小花	刘小玲	刘广英	刘也平	刘艺	孙倩	孙涛	孙海霞	孙娟	孙菲菲
刘少峰	刘凤	刘凤荣	刘文杰	刘方鹏	孙萍	孙梦竹	孙铭宏	孙彩芹	孙彩燕
刘书娟	刘玉娟	刘玉敏	刘本娟	刘术青	孙淑玲	孙琳	孙雁	孙辉	孙媛媛
刘东泽	刘田田	刘冬艳	刘冬艳	刘宁	孙瑞霞	孙瑜	孙靖姗	孙静	孙静
刘宁宁	刘永超	刘吉本	刘亚丽	刘存	孙静远	孙静姝	孙韬华	孙潇君	孙慧
刘贞君	刘同玲	刘伟	刘伟娜	刘伟强	孙磊	孙磊磊	孙燕	阴燕	牟杰
刘华	刘会转	刘羽	刘红叶	刘红敏	牟建钢	牟珠铭	牟莎莎	牟凌飞	纪力
刘红燕	刘红霞	刘红霞	刘孝洁	刘志林	纪立	纪竹秋	纪宏蕾	纪青	纪俊俊
刘芸	刘芸芸	刘芸芸	刘芹	刘芳	纪美娜	纪晓明	纪晓蕊	纪雪芹	纪彩丽
刘丽	刘丽婷	刘应刚	刘沙沙	刘启龙	纪鹏	纪新智	纪静	花录明	严飞
刘君	刘玮	刘玮	刘青	刘青青	芦海英	苏元元	苏文彩	苏冰	苏丽丽
刘现芳	刘杰	刘贤	刘昕	刘迪	苏春	苏茜	苏南	苏莹	苏航毅
刘佳	刘欣艳	刘泳江	刘怡蓝	刘建廷	杜丽丽	杜沛	杜沛涵	杜改弟	杜虹
刘承钦	刘春英	刘春玲	刘春燕	刘珊珊	杜洁	杜娜娜	杜晓凯	杜晓艳	杜海芳
刘柳	刘显波	刘贵茹	刘保睿	刘洁琼	杜娟	杜敏	杜翠翠	杜鑫	李士广
刘洁琼	刘洪英	刘洪晓	刘洋	刘娜	李大玲	李小娜	李凡	李飞	李元元
刘勇	刘艳君	刘振娟	刘莺莺	刘桂林	李云芳	李少宁	李丹	李丹妮	李凤
刘晓伟	刘晓红	刘晓英	刘晓娜	刘晓萍	李凤梅	李文	李文龙	李文彦	李玉华
刘晓萍	刘晓梅	刘晓蓓	刘晓慧	刘峰	李田田	李冬	李宁	李伟娜	李伊然
刘笑妮	刘倩倩	刘健	刘卿	刘海青	李会	李旭	李兴	李宇	李安安
刘海洋	刘海新	刘菁华	刘菲菲	刘乾仁	李红	李红	李志庆	李志学	李志超
刘彬	刘雪	刘铭萃	刘敏	刘敏	李芳芳	李丽	李丽	李丽	李丽
刘敏	刘焕英	刘淑云	刘琴	刘晶	李丽娜	李秀梅	李灿	李阿宏	李妍
刘斌江	刘寒梅	刘婷	刘婷婷	刘瑞华	李苹	李英英	李杰	李卓	李国栋
刘瑜	刘锦华	刘鹏	刘颖	刘静	李明	李佳佳	李欣	李金玲	李金霞
刘静	刘静	刘翠	刘翠云	刘翠连	李泽芳	李宝秀	李建华	李春凯	李春蕊
刘慧	刘蕊	刘蕴锋	刘燕娟	刘魏	李珂	李珍	李珊	李珊珊	李珊珊
齐克飞	齐鸣	齐金杰	齐常青	齐燕	李珊珊	李荣	李相娟	李秋尧	李秋杰
衣晓丽	闫伟华	闫相友	闫菲菲	闫群群	李秋锋	李剑英	李彦	李美	李娜

李娜	李勇	李艳艳	李艳萍	李艳霞
李振	李振	李莎	李莎	李晓华
李晓宇	李晓芳	李晓娜	李爱玲	李高振
李海	李海风	李海明	李海燕	李姬
李培培	李菲	李梅	李曼	李甜甜
李淑萍	李淑霞	李婧	李琳琳	李朝岭
李晶	李晶玉	李森	李程远	李媛媛
李婷	李瑞松	李瑞珂	李静	李静
李瑶	李蔚	李慧	李慧芳	李磊
李德立	李鹤真	李燕	李蕾	李霞
李霞	杨义娟	杨云娟	杨月玲	杨玉芹
杨玉秀	杨玉霞	杨帅	杨立伟	杨永丽
杨帆	杨伟鸷	杨传美	杨华	杨旭
杨丽丽	杨肖军	杨秀花	杨秀霞	杨希勇
杨君	杨林风	杨杰	杨朋波	杨宝刚
杨南南	杨栋	杨胜珍	杨娜	杨娜娜
杨娜娜	杨艳	杨素丽	杨素娟	杨桂凤
杨晓璐	杨峰	杨健	杨爱珍	杨萍
杨雪	杨敏	杨彩杰	杨博焱	杨景鹏
杨颖	杨靖	杨慧芳	杨鑫	来永光
连开华	肖芳	肖佳	肖艳	肖琳
肖超	时红梅	时盼盼	时艳艳	时娟
吴子新	吴文静	吴宁鑫	吴永珮	吴刚
吴军	吴军	吴纪芬	吴宏燊	吴枫
吴莉莉	吴晓静	吴健婷	吴爱娟	吴菲
吴梦	吴婧	吴琼	吴瑞华	吴暖暖
吴鹏杰	吴增杰	邱伟彬	邱建涛	邱桐
邱晓磊	邱峰峰	邱淑娟	邱蕾	何丹
何安娜	何阿修	何建	何鸿涛	位淑倩
余金艳	狄青海	邹平	邹倩	邹强
邹婷	邹静	况倩倩	况琳	应飞
冷剑	冷雪斐	辛汉	辛兆红	辛若佩
汪文玲	汪晓伟	沈丽	宋月	宋丹
宋巧芝	宋西菊	宋百青	宋伟	宋向宝
宋红宽	宋明霞	宋金英	宋珊	宋珊
宋彦洁	宋姣帅	宋艳君	宋艳杰	宋振青
宋莉	宋晓	宋晓宏	宋晓健	宋晓霞
宋笑	宋倩倩	宋倩倩	宋倩倩	宋爱明
宋娟	宋爽爽	宋雪	宋雪敏	宋智勇
宋镇	宋薇	宋鑫	迟林林	迟桂莲
迟晓伟	迟媛媛	迟群	张一	张一鸣
张小礞	张义旋	张开泰	张月惠	张凤
张文文	张文娟	张方芳	张玉凤	张玉峰
张玉慧	张平	张乐宁	张立一	张召涛

张亚琨	张芝	张臣	张光辉	张伟
张伟伟	张传洲	张华	张旭	张齐波
张军	张红	张红梅	张红霞	张志芳
张丽	张丽	张丽	张丽丽	张丽娟
张岐清	张秀光	张秀娟	张希飞	张迎春
张灿秀	张灿灿	张妍	张昆彦	张明静
张佳	张所飞	张金玉	张金红	张金鸾
张念彩	张朋	张建安	张建论	张建萍
张居卫	张孟玉	张妹	张妮	张妮妮
张妮娜	张妮娜	张绍昌	张春梅	张荣
张贵萍	张虹	张钢朋	张科	张俊
张俊杰	张艳	张艳	张艳芳	张艳玲
张艳萍	张振东	张莉	张桂玲	张桂玲
张格平	张晓	张晓	张晓华	张晓明
张晓娟	张晓珺	张晓清	张晓静	张晓歌
张晓慧	张晓霞	张健	张健	张爱花
张爱君	张浩	张海文	张海青	张海燕
张娟	张娟	张娴娴	张培培	张萌萌
张彬	张梦	张雪君	张雪健	张敏
张堃	张婧	张维杰	张琳	张森
张辉	张辉文	张晶	张敦波	张善强
张强	张婷婷	张瑞玲	张瑞莲	张瑜
张瑜苹	张蓓	张筱筱	张新	张新元
张静	张聚	张蔼	张翠萍	张磊
张黎	张燕	张燕霞	张蕾	张璐
张霞	陆一	陆梅	陆景慧	陆静
陆静静	陈玉倩	陈立梅	陈立敏	陈永美
陈传荣	陈全莉	陈江月	陈安娟	陈红
陈志飞	陈志波	陈志虹	陈芳	陈芳
陈丽媛	陈林林	陈杰	陈委娜	陈金堂
陈妮娜	陈洪芬	陈艳君	陈莎莎	陈夏
陈晓	陈晓	陈晓宇	陈晓娜	陈娟
陈萍萍	陈晨	陈晨	陈焕磊	陈琰
陈辉	陈媛丽	陈雷	陈路艳	陈静
陈静	陈蕊	陈霞霞	邵文艳	邵兰兰
邵凯	邵媛媛	武光红	武欢欢	武俊
武娟娟	苗玉	苗亚琼	苗笛	苗瑞超
苗磊	苟月梅	苑兆静	苑雯雯	苑蓉
范立君	范春花	范真	范晓健	范菲菲
范鲁峰	范露露	林帅峰	林伟	林丽
林青	林栋栋	林晓燕	林海	林曼霞
林磊	尚全伟	尚建春	尚昱君	尚梦
尚蕾洁	罗汉明	罗翠霞	季文	季涛
岳峻嵩	岳娟	岳康	岳霖琳	金文文

金玉琴	金永臻	金芝霞	金艳影	周小杨	姜　娜	姜　莉	姜晓晓	姜晓峰	姜　萍
周广蕊	周文东	周　华	周丽华	周阿妮	姜　雪	姜雪松	姜　斌	姜道鹏	姜　鹏
周金燕	周学浩	周春秀	周　娜	周　娜	姜慧景	姜　燕	姜　霞	宫召娜	宫兆婵
周艳艳	周晓君	周晓菲	周晓燕	周爱娟	宫旭光	宫丽艳	宫金伶	祝丽娜	祝娅琦
周　涛	周　勐	周雪莲	周旋娜	周婕瑜	祝燕杰	费　斐	胥学章	姚大伟	姚姗姗
周森森	周翔宇	周瑞花	周瑞瑞	周蓓蓓	姚娟娟	姚鲁璐	贺　倩	贺梅玉	贺新泽
周　楠	周　暖	周　新	周　霞	庞　梅	秦小洁	秦天瑜	秦洪伟	班自芹	袁　力
庞舜凤	郑文建	郑文倩	郑文涛	郑　伟	袁　文	袁宁宁	袁　芬	袁　坤	袁明莉
郑秀苹	郑　勇	郑艳秋	郑雪芸	郑　磊	袁　姐	袁贵玲	袁　娇	袁翠玉	袁　霞
郑黎媛	单　珊	单　珊	单继华	宛敏林	耿文文	耿苇芳	耿　岩	耿晓红	耿　赟
郎琳琳	房　莉	房萌萌	房　铭	房　策	聂亚红	莎　宁	桓　莹	索丽娜	贾云燕
房　媛	房　静	孟　丹	孟伟华	孟丽平	贾长新	贾忠媛	贾炳惠	贾　娜	贾　莎
孟范磊	孟　娜	孟　真	孟　娟	孟　敏	贾　真	贾晓光	贾晓辉	贾晓燕	贾　娟
孟蓬飞	孟　璇	封少杰	封　勇	封　娟	贾　斌	夏一芳	夏　青	夏庚涛	原莎莎
封嘉慧	赵大鹏	赵子太	赵　丹	赵文文	顾秀萍	顾佳蕾	顾昭海	顾香璐	顾盟盟
赵文文	赵　方	赵玉凤	赵圣宝	赵成海	柴玉丽	倪　芬	倪倍倍	倪慧莉	徐开全
赵庆红	赵兴胜	赵守华	赵志刚	赵志诚	徐开秀	徐贝贝	徐文超	徐文婷	徐文静
赵丽华	赵丽娜	赵　兵	赵希芹	赵迎东	徐方城	徐丛聪	徐　乐	徐立凯	徐成振
赵沙沙	赵　宏	赵　岩	赵金芳	赵学静	徐伟伟	徐向朋	徐红红	徐红梅	徐丽妃
赵建民	赵建松	赵姗姗	赵春竹	赵春娥	徐丽丽	徐丽丽	徐丽娟	徐君华	徐　青
赵俊成	赵美娟	赵洪宝	赵　娜	赵　娜	徐　杰	徐贤良	徐　昌	徐峰超	徐　佳
赵　勇	赵　艳	赵　艳	赵艳雪	赵振红	徐金梅	徐宝鑫	徐春晓	徐显超	徐科威
赵莎莎	赵　夏	赵　晓	赵晓文	赵晓璐	徐彦娜	徐艳琦	徐艳斐	徐　哲	徐　莉
赵　倩	赵海宁	赵　展	赵彩红	赵　猛	徐　真	徐夏娟	徐　晓	徐晓文	徐晓素
赵清华	赵清志	赵　超	赵敬敬	赵朝颖	徐晓蕾	徐　笑	徐海沧	徐海霞	徐　娟
赵　瑜	赵　颖	赵　静	赵　翠	赵　慧	徐继文	徐菲菲	徐　萍	徐　琳	徐　超
赵　蕾	郝　飞	郝旭仲	郝玲玲	郝晓佳	徐　真	徐晶晶	徐　瑜	徐锡娟	徐新华
郝晓炜	郝　菲	郝　翠	荆凡静	荆丽丽	徐　静	徐禛禛	徐　燕	徐燕斌	徐　蕾
荆学渊	荆福红	荣山伟	胡义蕊	胡少杰	徐　蕾	殷克伟	殷　敏	殷　嘉	翁俊华
胡月桂	胡何英	胡明慧	胡珊珊	胡顺霞	栾　珊	栾莉莉	高玉强	高术凤	高延庆
胡前前	胡　艳	胡艳芬	胡艳梅	胡晓阳	高　华	高　华	高旭鹏	高兴强	高红英
胡晓丽	胡　梅	胡雪晴	胡　媛	相　蕾	高坤范	高　昕	高　岩	高建建	高姗姗
柳尧福	柳志亮	柳希芹	柳迎华	柳萌萌	高　茜	高荣荣	高秋菊	高　洁	高　洵
战明杰	钟会连	钟鑫鑫	段文晓	段立美	高　倩	高　婧	高　超	高景丽	高　斌
段秋霞	段海蓉	段　蕾	修　文	修可鹏	高媛媛	高颖颖	高静静	高嫘娜	高　磊
修永建	修晓萍	修　浩	修蒙蒙	侯云娇	郭　切	郭文静	郭玉燕	郭　华	郭庆明
侯玉杰	侯克红	侯钦猛	侯　俊	侯洪平	郭红霞	郭宏玮	郭建萍	郭洪升	郭晓芬
侯桂青	侯晓青	侯　健	侯爱玲	俞美玲	郭　菁	郭　菁	郭鸿翔	郭强之	郭　瑜
逢　飞	逢　凤	逢坤芳	逢　妮	逢　玲	郭璀璀	郭　磊	郭　磊	郭燕燕	郭　霞
逢梦慧	逢清华	逢　慧	逢增霞	姜小莉	郭　馨	唐红艳	唐　英	唐晓艳	唐晓晓
姜丹丹	姜　文	姜文斌	姜　宁	姜永辉	唐敬华	唐颜辉	展文彬	展美玲	陶争妍
姜　华	姜　丽	姜丽华	姜丽丽	姜秀娟	陶　明	姬瑞侠	黄　凡	黄东帅	黄　宇
姜伶妮	姜阿妮	姜明明	姜学娜	姜　宙	黄克远	黄　坤	黄松爱	黄春雷	黄雪娜
姜春华	姜春娟	姜　珊	姜政昊	姜　俊	黄　谦	黄翠莲	黄　蕾	黄　霞	萧　欣

曹传香	曹孝梅	曹秀丽	曹金聚	曹　珊	魏雅慧	魏　鹏	魏　静	魏鑫吉	瞿　静
曹艳敏	曹海萌	戚继峰	盛亚丽	盛纯晶					

初级（1517 人）

盛荣梅	常亚楠	常　伟	常　莎	常　雯	丁子琦	丁　文	丁　珍	丁　洁	丁　娜
崔广西	崔丛丛	崔旭东	崔旭杰	崔守欣	丁钰闻	丁　娟	丁　萍	丁婷婷	丁照娟
崔红红	崔宏冰	崔君平	崔春晓	崔　娜	丁　颖	丁聪聪	刁立惠	刁晓娜	于上淑
崔艳欣	崔艳艳	崔换新	崔　莹	崔莹春	于　卫	于天倩	于文浩	于文霞	于田田
崔晓凤	崔　倩	崔高飞	崔海涛	崔娟娟	于代蕾	于令君	于冰沁	于红晨	于丽丽
崔萌纳	崔梦欣	崔　雪	矫卫娜	矫文娟	于　佳	于佳鑫	于春苗	于显梅	于　娜
矫蓬霞	矫福娜	麻玉凤	康　娜	商和振	于莉莉	于晓竹	于晓辘	于银萍	于　琰
商晓芬	阎　潇	梁囡囡	梁庆宾	梁　欢	于　雲	于　晴	于锦铭	于　鹏	于　腾
梁晓娜	梁雁翎	梁　潇	梁　漪	寇　淼	于翠香	于　澜	万　玉	万玉雪	万召华
宿筱宜	尉海云	隋　正	隋立文	隋洪艳	万沙沙	万　佳	万素平	万雯雯	万　斌
隋爱新	彭文彬	彭　冲	彭　丽	彭贤敏	马文红	马　帅	马冬冬	马佳丽	马金龙
彭晓峰	彭　滨	彭薇薇	葛万霞	葛长勋	马恒慧	马晓美	马晓倩	马晓敏	马　硕
葛国令	葛学娟	葛　鹏	董文婷	董方强	马晨晨	马敬媛	马晶晶	马瑞华	王一茹
董玉梅	董永珍	董延广	董华艳	董江燕	王小杰	王小敏	王子凤	王丰华	王天宇
董宝丽	董奎志	董修圣	董桂凤	董晓楠	王元元	王艺洁	王少华	王贝贝	王仁玉
董海燕	董　萍	董　梅	董晨飞	董嘉琪	王丹丹	王文川	王文英	王文娅	王文艳
董　燕	蒋怀琳	蒋　瑜	韩玉华	韩玉霞	王文婷	王　双	王　玉	王玉波	王玉萍
韩　冰	韩　冰	韩丽芳	韩丽娜	韩秀敏	王巧云	王巧巧	王巧巧	王龙飞	王申超
韩苗苗	韩春霞	韩洪涌	韩娜娜	韩　莹	王田田	王田田	王生艳	王令梅	王　玄
韩真真	韩　涛	韩　菲	韩　雪	韩彩娟	王　宁	王宁宁	王永瑞	王亚飞	王亚男
韩　戟	韩　翔	韩　楠	韩德萍	韩　臻	王亚楠	王成坡	王伟鸽	王　华	王　庆
韩　露	惠志亮	程　云	程　波	程颖慧	王庆梅	王庆源	王　宇	王　阳	王阳照
傅　琳	鲁　强	温永梅	温　暖	温翠丽	王　欢	王　红	王红昆	王　芸	王　芳
游浩为	谢佩佩	谢宗雪	谢春霞	蓝玉华	王　丽	王丽丽	王丽飒	王秀梅	王彤彤
蓝永香	蒲春梅	甄文洁	甄倩倩	雷雨露	王彤辉	王宏石	王君玉	王妙妙	王奉涛
雷海鹰	雷　婧	雷富荣	解晓娜	解靖敏	王玮玮	王青青	王　坤	王　坤	王　英
靖景艳	窦永芬	窦孝丽	窦利强	窦欣欣	王　非	王明婷	王　岩	王　凯	王凯斌
窦莹莹	窦晓静	窦超超	褚秀倩	綦熟明	王佳宜	王佳慧	王变变	王泳斐	王　波
蔡仁梅	蔡晓洁	臧芳岩	臧　丽	臧丽丽	王春晓	王春琳	王珍妮	王　玲	王　珊
臧玮娜	臧嫦静	裴晓艳	裴强伟	管延美	王珊珊	王钧生	王信心	王　俊	王　俊
管丽春	管　栋	管恩秀	管菲菲	管雪梅	王俊凤	王俊伟	王俊蕾	王彦苏	王洪萍
管　静	管翠娜	雒丽丽	谭长龙	谭成玲	王　洋	王冠军	王冠英	王　娜	王　骁
谭好飞	谭　君	谭国英	谭春蕊	谭　珂	王　艳	王　艳	王　艳	王素美	王哲颖
谭雪菊	谭雅文	翟继英	熊艳飞	樊　杰	王莎莎	王　莹	王真真	王　晓	王晓平
樊　荣	樊筱瑜	滕文健	滕兆刚	滕晓辉	王晓丛	王晓同	王晓军	王晓丽	王晓丽
滕　斐	滕　翔	滕　腾	颜廷立	颜金凤	王晓晓	王晓琼	王晓蓓	王晓腾	王爱菊
颜　珊	潘　华	潘华政	潘　杰	潘姗姗	王爱博	王　娟	王理飞	王培培	王梦婕
潘雪梅	潘　慧	薛会君	薛克增	薛欣奎	王　爽	王　雪	王雪纯	王雪莹	王雪峰
薛建刚	薛晓晓	薛　涛	薛敏敏	薛　媛	王　晨	王　晨	王晨蕾	王　野	王银花
薛慧慧	霍雅文	穆　冲	穆安会	戴丰蕾	王　敏	王彩芳	王淑新	王　琴	王　琪
戴云燕	戴娟娟	戴　蓉	鞠永丽	鞠艳洁	王　琳	王琳琳	王　琛	王博雯	王雅佩
臧文君	魏吉超	魏亚娟	魏秀梅	魏明华					

王辉	王晶雪	王程	王斌	王斌	刘胜男	刘亭亭	刘娇	刘娜	刘艳
王婷婷	王婷婷	王瑞	王腾	王新宇	刘艳	刘艳丽	刘桂嘉	刘晓凤	刘晓龙
王歆雪	王群	王静静	王毓琪	王旖	刘晓东	刘晓东	刘晓玲	刘晓梅	刘晓聪
王潇佳	王翠娜	王翠娟	王慧	王慧	刘晓霞	刘晓霞	刘倩倩	刘健	刘爱玲
王增鑫	王聪	王震	王德兴	王澜	刘海燕	刘展艺	刘娱娱	刘萌萌	刘萍
王燕	王燕	王燕	王蕾霞	王璐璐	刘梅	刘爽	刘雪	刘雪娇	刘雪莲
井忠翠	尤晓琳	车苗苗	牛欢	牛艳玲	刘焕焕	刘婧璇	刘琪	刘琳	刘琼
毛娜娜	公丽萍	公沛云	卞园园	方苗苗	刘超超	刘敬昕	刘森林	刘惠琳	刘腊梅
方婷	火花	尹娜	尹梅燕	孔凯婵	刘道爱	刘婷婷	刘勤芳	刘静如	刘慧
邓丛卉	邓杰	邓佳	邓祥竹	艾希辉	刘慧梅	刘慧婷	刘德华	刘燕	刘璐璐
左伟萍	左纯子	左绍霞	石丹丹	石岩	刘霞	刘馨阳	刘鑫	闫宏飞	闫晓君
石欣玉	石春红	石盼盼	石超	石瑶	闫雪琴	闫焕新	闫雍钦	江文	江田
卢姿蓉	卢梓沛	卢豪忠	卢霞	叶蕊	江丽伟	江珍玲	江亭亭	江笑笑	江婷婷
田相盛	田晓平	史丽娜	史佳	史爱静	江慧慧	池俊芳	安然	安蕊	许光丽
付小云	付伟	付学娟	付垚达	付绚	许旭	许杰	许珍珍	许素梅	许钰钰
付彩云	付璐璐	代子媛	代文文	代珊珊	许涵蒙	孙小梦	孙小博	孙仁龙	孙丹丹
代晓丹	代晓红	代斌	白利娟	冯怡	孙文丽	孙文娟	孙双琳	孙玉超	孙丕亮
冯珍	冯艳然	冯晓云	冯萧霆	玄敏	孙田田	孙宁	孙宁	孙永香	孙亚
兰琪	兰蓝	宁晓	匡绍勇	吉晓莉	孙亚莉	孙刚	孙伟	孙华丽	孙旭
毕伟芳	毕明君	毕玲娇	毕德涛	曲元丽	孙欢	孙丽凤	孙丽文	孙丽波	孙丽萍
曲心怡	曲江斌	曲红梅	曲欣	曲虹利	孙秀凤	孙秀霞	孙君艳	孙灵	孙玮
曲俊	曲俊超	曲梦婵	曲熠	吕文红	孙枫	孙非非	孙佳丽	孙佳坤	孙欣荣
吕文娟	吕芹	吕利梅	吕秀菊	吕苗	孙建龙	孙春霞	孙珊	孙珊珊	孙茜
吕炜	吕绍娟	吕春艳	吕珊珊	吕思剑	孙茜茜	孙秋丽	孙美娜	孙洁	孙艳艳
吕晓玉	吕萌	吕雪婷	吕敏	吕婷婷	孙泰	孙莉娜	孙莎莎	孙莹	孙真
吕静	吕聪	朱文华	朱玉亭	朱成凤	孙晓华	孙晓彤	孙晓林	孙晓萍	孙晓辉
朱芙蓉	朱苗苗	朱佳琦	朱秋菊	朱顺霞	孙晓辉	孙倩	孙倩	孙娟娟	孙菲
朱艳	朱晓华	朱晓梅	朱雅羽	朱翔	孙萌萌	孙萍	孙梦真	孙雪勤	孙渊
仲欣	仲磊	任冬梅	任廷辉	任利源	孙渊华	孙雯雯	孙雅梦	孙婷婷	孙新玲
任娜娜	任晓旭	任晓军	任雪华	任淑梅	孙新新	孙翠娟	孙磊	孙影	牟进友
任琛	任超	任慧	任慧子	华凤凤	纪文君	纪成成	纪伟刚	纪欢欢	纪丽莎
华贞贞	华爱莲	华爱霞	华裕丽	华璇	纪林林	纪珊珊	纪雅玮	纪照帅	纪静静
庄文文	庄丽超	庄佳妮	庄婕	庄鑫	纪澄华	花雯	严庆红	芦玉杰	苏清清
刘卫杰	刘飞飞	刘凤燕	刘文月	刘文超	苏智明	苏赛男	苏鑫	杜大帅	杜文文
刘文馨	刘为霞	刘双峰	刘本成	刘平	杜心萍	杜冬莉	杜向娟	杜祥云	杜新春
刘仕红	刘冬梅	刘冬梅	刘汉峰	刘永红	杜福琼	杜鑫	李大伟	李丰丰	李丰姣
刘亚男	刘成菊	刘廷晓	刘伟	刘庆段	李天宇	李丹	李丹丹	李文文	李文丽
刘阳	刘阳	刘欢	刘芳	刘芳	李文娜	李文超	李双双	李玉玲	李玉涵
刘芳源	刘丽	刘丽	刘丽洁	刘丽娟	李玉婕	李龙飞	李平	李平	李丛丛
刘坚坚	刘秀平	刘伯芳	刘彤伟	刘彤彤	李乐乐	李汉东	李伟晨	李华	李华林
刘苗苗	刘林杰	刘国俊	刘昕	刘明姣	李向向	李旭涛	李冰	李守蕾	李安娜
刘岩	刘佳	刘佩	刘欣欣	刘泓	李欢	李红霞	李志侠	李志强	李芳芳
刘学苑	刘学超	刘祎飞	刘春晓	刘珂	李杨杨	李彤	李沙沙	李汶瑞	李若林
刘政	刘盼盼	刘思勤	刘顺凤	刘俊	李苗苗	李林	李林浩	李松龄	李畅

李明龙	李明晓	李　昀	李　凯	李佳佳
李　佩	李欣欣	李欣瑞	李金斌	李怡慧
李建枝	李孟云	李绍芹	李　玲	李　玲
李玲玉	李相成	李厚攀	李盼云	李盼盼
李星华	李晓晓	李秋璐	李胜男	李洪壮
李　娜	李娜娜	李　艳	李艳丽	李艳艳
李艳艳	李艳雪	李振云	李　莉	李　莎
李莹莹	李晓红	李晓丽	李晓丽	李晓杰
李晓玲	李晓艳	李晓辉	李晓黎	李晓燕
李晓薇	李　倩	李　健	李爱丽	李爱梅
李祥芝	李培帅	李　菁	李　菲	李菲菲
李萌萌	李萃英	李　萍	李　乾	李　梅
李　雪	李雪华	李雪琳	李雪晴	李啸华
李　铭	李甜甜	李　焕	李琳琳	李琳静
李　琦	李　超	李雅婷	李　晶	李　斌
李　想	李　颖	李　颖	李韵青	李　静
李　慧	李慧云	李　璇	李　毅	李　燕
李　鑫	杨小艳	杨文华	杨文利	杨文杰
杨文婷	杨冬雪	杨永群	杨均兰	杨　芹
杨　丽	杨肖肖	杨利利	杨彤彤	杨其萍
杨　杰	杨明升	杨佳伟	杨建英	杨　茜
杨　洁	杨艳华	杨桂香	杨晓丛	杨倩倩
杨　菁	杨雪雷	杨琳琳	杨　琛	杨蒙蒙
杨暖暖	杨　瑶	杨赛楠	杨　霞	杨馥榕
豆云华	肖双林	肖宁宁	肖　丽	肖晓丹
时春华	时维平	吴风华	吴文平	吴田田
吴兴美	吴春艳	吴　健	吴　萌	吴崧菊
吴静静	吴翠明	吴　瀚	邱士玉	邱玉丹
邱军清	邱　俊	邱晓云	邱　硕	何小娟
何程志	位晓莉	余伟伟	谷如婷	谷鑫钰
邹　玥	邹娇娇	邹　雪	邹　楠	冷向东
冷　芳	冷佳颖	辛立珊	辛　欣	辛泽明
辛桂艳	辛程程	汪文晶	汪春花	沈亚楠
沈益霞	沈　祥	宋　田	宋立军	宋立燕
宋伟伟	宋伟兴	宋江先	宋　严	宋丽丽
宋丽丽	宋彤彤	宋　杰	宋佳伟	宋　洁
宋洪艳	宋晓玲	宋雪菊	宋　敏	宋雅霖
宋童童	宋瑞玲	宋　瑄	宋　慧	初　腾
初　慧	迟苗苗	迟晓伟	迟晓妮	迟晓晓
迟琪琪	迟　群	迟静梅	张小瑜	张小燕
张卫建	张子文	张开智	张艺群	张中梅
张月倩	张文彦	张文晓	张文倩	张文娟
张玉华	张玉杰	张玉虹	张巧玲	张代娣
张立杰	张　宁	张亚楠	张亚楠	张成成

张　华	张伊娜	张向楠	张庆龙	张　军
张　阳	张　如	张红艳	张志杰	张芸宁
张芸芸	张　芬	张　芳	张芳芳	张丽英
张良华	张妍妍	张　迪	张岩艳	张佳佳
张佩佩	张　欣	张欣雨	张征帆	张金燕
张念慈	张泽宇	张泽炎	张建龙	张建芳
张建美	张建彬	张春晓	张珊珊	张荣翰
张盼盼	张昱钰	张香香	张　亮	张美丽
张　洁	张　姣	张　莉	张荷荷	张莹楠
张晓华	张晓彤	张晓娟	张晓琴	张晓辉
张圆圆	张　倩	张爱玲	张　凌	张海燕
张　娟	张　菁	张菲菲	张　萌	张　萍
张梦迪	张梦醒	张　梅	张梅魁	张　雪
张雪雪	张　晨	张崇月	张　铷	张甜甜
张　敏	张　敏	张敏娣	张　逸	张焕霞
张淑娟	张　琪	张　琪	张琰清	张　超
张敬怡	张　厦	张雅洁	张雅琪	张晴晴
张　晶	张　晶	张湘莹	张　婷	张瑞兆
张瑞娟	张蓉丽	张　盟	张　颖	张靖靖
张新悦	张　静	张瑶瑶	张翠翠	张　慧
张　慧	张慧芳	张慧慧	张　燕	张　赟
陆光铤	陈天鸿	陈风霞	陈玉川	陈玉超
陈乐乐	陈礼梅	陈存海	陈丽莉	陈明艳
陈建胜	陈春霞	陈　茜	陈　昭	陈　洛
陈艳玲	陈　晓	陈晓阳	陈晓静	陈家伟
陈　梅	陈盛华	陈　晨	陈淑琴	陈密密
陈　琳	陈琳琳	陈琦明	陈　超	陈婷婷
陈蓉蓉	陈　静	陈　睿	陈麒羽	邵长花
邵传锋	邵明晶	邵姝娣	邵　倩	邵　磊
武光燕	苗　月	苗　栋	苑　晖	苑萌萌
苑　璐	范秀美	范朋飞	林风风	林玉娇
林泽慧	林诗文	林珊珊	林秋晨	林　娜
林　娜	林娜娜	林　艳	林晓洁	林雪飞
林　康	林　琳	林慧玲	杭香菊	郁晓曼
尚应宝	国豪云	季小滟	季艳娜	岳　华
岳庆云	岳亮星	金小青	金丛丛	金国圣
金晓丰	周小凤	周升杰	周文婧	周先泽
周红秀	周丽娟	周我顺	周明月	周　岩
周泽公	周政宇	周　艳	周海群	周　雪
周婧婧	周婷婷	周　静	周　磊	周燕玲
周　璐	郑文文	郑占夺	郑旭玲	郑红梅
郑　凯	郑　硕	郑　蛟	单小慧	单　玥
单明霞	单洪正	法　源	宗文玉	宗兆静
宗彤彤	官雪连	宓　龙	房晓庆	屈秀娜

屈佳璇	孟凡娟	孟伟光	孟庆赟	孟　丽	郭明太	郭怡嘉	郭春蕾	郭玲俐	郭信华
孟　玥	孟珊珊	孟海婷	孟德茹	孟　鑫	郭　娜	郭　艳	郭艳艳	郭晓凤	郭健健
封建华	封振霞	封　雪	赵一凡	赵玉洁	郭甜甜	郭　敏	郭淑霞	郭群明	郭　薇
赵冉冉	赵　宁	赵亚敏	赵亚斌	赵旭芳	席梓慧	唐文博	唐玉凤	唐丽媛	唐　凯
赵旭艳	赵　芳	赵丽君	赵怀晴	赵　青	唐学娟	唐菲菲	唐雪芹	唐雪辉	润　雨
赵姗姗	赵绍芸	赵春燕	赵　星	赵亭亭	陶蕾燕	姬艳鹏	黄平娟	黄珊妮	黄珊珊
赵　洁	赵　娜	赵艳艳	赵晓东	赵晓婧	黄俊芳	黄祖洲	黄　真	黄晓菲	梅兴起
赵　晖	赵　倩	赵海鸽	赵　爽	赵　爽	曹立楠	曹亚琳	曹亚楠	曹亚静	曹军娜
赵晨阳	赵　敏	赵　敏	赵焕升	赵　琦	曹志燕	曹　丽	曹丽萍	盛　佳	盛俊慧
赵　辉	赵智慧	赵　蓉	赵　静	赵　蕾	盛　骏	盛豪杰	常　肖	崔玉梅	崔玉婷
赵　鑫	郝秀锋	郝　倩	荆丰礼	荆丹杨	崔江蕾	崔丽梅	崔金伟	崔　娜	崔晓红
荆秀莲	荀晓丽	荣　璐	胡从刚	胡田田	崔晓林	崔　雪	崔琛琛	崔媛媛	崔　静
胡如意	胡顺亮	相　凤	柳　璐	咸祖云	矫丽丽	矫　慧	康传琐	康艳桂	商梓彦
钟　鑫	段会英	修全全	修迎客	皇　昊	阎晓晓	盖喜魁	梁玉媛	梁佩佩	梁晓燕
侯玉娟	侯孟孟	侯　盼	侯晓敏	侯　越	梁　瑶	隋文超	隋亚萍	隋丽丽	隋佳蕙
逄雪洁	逄淑云	逄　麟	施　好	姜文琪	隋　雪	隋　翔	隋魏魏	彭玉华	彭　金
姜　宁	姜　宁	姜亚男	姜丽群	姜秀秀	彭　翠	葛茂玲	葛　菁	董　宁	董西凤
姜国庆	姜　盼	姜　洁	姜　娜	姜莹莹	董光玲	董延梅	董庆喆	董佩佩	董晓娜
姜晓凤	姜晓敏	姜海瑜	姜萌萌	姜淑婷	董彩娜	董瑞升	董　静	董潇婧	董　燕
姜　婧	姜　超	姜　晶	姜晶晶	姜晶晶	董　鑫	蒋昕好	蒋诗羽	韩丹丹	韩　巧
姜　静	姜　熠	姜　蕾	姜　璐	娄　玥	韩东冰	韩肖梅	韩　秀	韩玫君	韩　英
宫月乔	宫静静	祝　伟	姚彩霞	姚慧娟	韩林林	韩忠欣	韩修凯	韩美雪	韩　洁
贺侠琴	贺振英	贺　莎	贺敬雪	秦囡囡	韩洪燕	韩　娜	韩娟娟	韩　雪	韩　雪
秦兴伟	秦芳芳	秦剑剑	秦振香	秦　彬	韩雪梅	韩　超	韩　超	韩　晴	韩福锦
秦　瑶	袁月明	袁玉艳	袁庆玲	袁珊珊	韩　霞	韩　露	惠　军	程　飞	程双双
袁艳姣	袁晓红	袁笑冲	袁　晗	都业超	程豆豆	程春玲	程春歌	程　萌	程　淼
耿秋玉	耿嘉华	索维英	贾玉慧	贾芸芸	焦亚男	焦崇涛	焦　慧	焦　蕾	鲁育含
贾　萌	贾　甜	贾潇彤	贾　磊	夏丹珠	鲁腾飞	童小恬	曾庆丰	曾　露	温慧莉
夏　丽	夏　春	原肖亚	原铭旋	柴金凤	谢　洁	谢梦菲	蒲盼盼	楚　信	楚晓燕
柴桂君	柴雪洁	钱兴霞	徐广良	徐　玉	甄　真	鲍美燕	鲍艳鸽	解汝雪	窦桂荣
徐加会	徐庆侠	徐兴法	徐肖华	徐秀秀	褚筱慧	褚　慧	綦帅帅	綦笑笑	蔡甜甜
徐含青	徐宏岩	徐　畅	徐明明	徐治芬	蔺　娜	臧玉翠	臧丽荣	臧丽雯	臧　晓
徐建夏	徐畑子	徐　洋	徐娇娇	徐艳荣	裴爱梨	管　伟	管言廷	管苗苗	管欣欣
徐晓凤	徐晓娜	徐海文	徐萌键	徐　萍	管晓丽	管晓娟	管晨阳	管　静	管　鑫
徐萍萍	徐　晨	徐　铭	徐甜甜	徐　婧	雒　丹	雒荣飞	阚　笑	谭小翠	谭庆贺
徐婉君	徐照峻	徐慧君	殷佳灵	殷钰炜	谭建妮	谭　婧	谭　慧	翟树霞	翟　敏
殷　瑜	栾亚云	栾红霞	栾金龙	栾俊锐	樊超杰	滕晓辉	颜　敏	潘芍燕	潘赛雪
高云飞	高文娟	高玉畅	高　帅	高　帅	燕　超	薛竹君	薛姗姗	薛　娜	薛　敏
高同辉	高　伟	高　伟	高兴义	高丽梅	薛彩虹	薛　琪	薛超群	薛蒙蒙	薛　颖
高利宏	高秀峰	高　金	高建发	高春燕	薛　臻	薄海静	冀欣玲	戴晓辉	鞠凤娟
高思喜	高　钧	高恺健	高　娜	高　菲	鞠晓华	鞠增健	鞠霜霜	魏文博	魏同圣
高喜梅	高　晶	高晶晶	高　蓉	高　腾	魏伟伟	魏洪玲	魏　勇	魏海田	魏　爽
高新宇	高　静	高橦予	高　霞	郭云峰	魏常猛	瞿　阳			
郭友朋	郭双双	郭　玉	郭　帅	郭亚萍					

典型经验材料与调研报告

深化医改　探索创新
不断提升人民群众卫生健康获得感

青岛市人民政府
（2016 年 9 月 8 日）

近年来，我市积极落实政府在基本医疗卫生制度建设方面的主体责任，全市居民健康水平不断提高，2015 年人均期望寿命达到 81 岁，孕产妇死亡率和婴儿死亡率分别降至 1.39/10 万和 2.88‰。

一、全面推行公立医院综合改革

主要坚持了"五个落实"：

一是落实全面推开、不留死角。综合医院、专科医院以及市、区（市）两级政府和行业企业举办的公立医院、驻青公立医院（包括部队医院）等 57 家公立医院，全部推行综合改革、取消药品加成，实现了全覆盖。

二是落实投入责任、维护公益性质。在落实国家规定的公立医院六项补助政策的基础上，由同级财政落实公立医院在职人员由单位负担的"五项"社会保险费用，对取消药品加成减少的收入按照不低于 10%的比例给予补助，对通过价格调整不能有效补偿的医院，给予差别化财政补偿政策，保障医院正常运行。

三是落实价格补偿、腾出改革空间。自 2015 年 4月开始，先后分 5 个批次对医疗服务价格进行了调整，调增了门诊和住院诊察费、护理费、手术费等体现医务人员劳务技术价值的服务价格，大幅降低了大型设备检查的价格，并将医用耗材费用打包纳入项目价

格。从 7 月份各医院的收支情况看，针对取消药品加成的价格调整补偿率达到 83%左右。

四是落实控费措施、规范诊疗行为。建立了联合控费工作机制，实行医药总费用和次均费用及其结构占比双控。2016 年 7 月，新实施改革的 32 家城市公立医院与 6 月份比较，医药总费用增幅下降 3.25 个百分点，门诊次均费用降低 5.43%，住院次均费用降低 2.56%，药占比降低 5.18 个百分点、降至 33.75%，耗材占比降低 1.86 个百分点。

五是落实医保支付、减轻群众负担。对调整后的医疗服务项目价格，按规定纳入医保支付范围，对特殊病种，提高住院费用支付比例或项目定额标准。城市公立医院综合改革后，参保患者住院费用个人支出平均降低 300 元左右。

二、积极探索家庭医生签约服务新模式

紧紧围绕着"强基层"的基本要求，以着力"夯实基层服务体系、强化全科医生队伍、创新签约服务模式"为抓手，加快推进家庭医生签约服务。

一是夯实基层服务体系，为签约服务提供基础保障。规划建设 286 家社区卫生服务机构、96 家镇街卫生院、4024 个村卫生室，覆盖城乡的"一刻钟"健康服务圈初步形成；开展基层医疗卫生机构标准化规范

化建设及组建医疗联合体、医疗集团,全面带动和提升基层服务能力和水平;开展高校定向培养和社会招聘相结合、实行卫生院合同化管理的乡村医生管理新模式试点。积极建设基层智慧医疗系统,为家庭医生签约服务提供坚实保障。

二是强化全科医生队伍建设,发挥签约服务骨干作用。建成3家全科医生培养基地、1家理论培养基地和10余家基层实践基地,联合英国伯明翰大学举办全科医生服务能力培训项目,全市达到了每万人拥有2名全科医生基本要求。积极推行以全科医生为主的"1+1+1+N"的家庭医生团队签约服务模式,部分区县还开发了满足不同需求的个性化签约服务包和诊疗规范,共有253家基层医疗卫生机构开展家庭医生签约服务,组建服务团队1768个,签约居民360余万人。

三是创新服务模式,积极构建基层首诊的分级诊疗体系。以高血压、糖尿病为突破口在黄岛区开展试点,进一步明确不同级别医疗机构功能定位,细化高血压和糖尿病服务流程,向签约居民提供药物治疗+生活方式干预+健康教育+健康指标监测等慢病防治一体化服务,引导群众主动到基层首诊,助力分级诊疗体系构建。

三、大力推进"医养融合"发展

积极探索"政府主导、部门联动、融合发展、全面覆盖"的医养融合服务模式,初步实现了医、养、康、护一条龙服务。

一是加强社会养老服务体系建设,为医养结合服务提供基础平台。建立以居家养老为基础、社区养老为依托、机构养老为补充的医养结合服务体系。政府为本市户籍60岁以上"三无"、低保老年人购买居家养老服务,对社区老年人日间照料中心每年给予最高10万元的运营补助,对新建、改建或租用5年以上的,每张床位分别给予12000元和6000元补助。2015年底,全市养老机构数达到201家,养老总床位5.85万张,千名老人床位数达到37张。

二是建立长期护理保险制度,为医养结合服务提供资金支持。我市于2012年在全国率先建立了长期医疗护理保险制度,探索培育了专护、院护、家护和巡护4种医疗护理模式,确定定点机构近500家,有4万余名患者受益,平均年龄80岁。

三是不断完善政策措施,探索"医养融合"业态模式。鼓励有条件的二、三级医院、疗养院开设老年病房、医疗专护病房,有18家医院实现了转型发展;鼓励公立医院与社会办医养结合机构建立医联体,开展双向转诊服务;鼓励有条件的养老机构设置医疗机构,全市具有医疗资质的养老机构达到71家;鼓励探索"两院一长"管理模式,养老院由卫生院托管;鼓励建立家庭病床、签约全科医生等上门医疗护理服务,167家基层医疗卫生机构开展居家巡诊;鼓励医疗机构开展医疗延伸服务,全市有62家养老机构与医疗机构签订了合作协议。

全市医疗卫生机构人才引进和培养研究调研报告

市卫生计生委组织人事处
市卫生和计划生育人才综合服务中心

近年来,国家、省、市对人才工作高度重视,先后出台了多项引才举措,我市今年更是把人才工程作为"十三五"规划的头号工程,相继出台了"211计划"和"1351人才工程"等规划,为我市人才工作指明了方向。我委结合省委、省政府《关于进一步深化医药卫生体制改革的实施意见》要求,认真落实市科技创新委及市人才工作领导小组会议精神,先后制定出台了《青岛市医疗卫生人才队伍建设"十三五"规划》和《青岛市卫生和计划生育人才工作实施方案》等指导性文件,以人才和科技创新为核心,大力实施"人才强医"战略,着重加强医疗卫生人才队伍建设。提升人才工作者各项素质和能力,现将我市医疗卫生机构人才引进和培养研究调研情况报告如下。

一、调研背景和人才现状

(一)调研背景

事由才立,业由才兴。行业的发展,必须依靠人才和技术的支撑,由于受经济发展水平、政策环境、人才观念等因素的制约,目前全国各地普遍存在人才引进不进、留不住、盘不活、人才匮乏等影响行业发展的现象。特别是随着人民群众对医疗卫生健康的需求越来越高,医疗卫生机构人才短缺的问题越来越突出,通过对比考察苏州、杭州、深圳、上海的医疗卫生机构人才工作经验,结合我市实际,对当前我市医疗卫生机构人才引进培养过程中存在的问题进行认真分析,分析查找差距不足,总结出对应的建议和解决方法,旨在把深化医药卫生体制改革和卫生人才队伍建设紧密结合起来,创新人才培养、引进和使用的体制、机制、环境,实现卫生人才全面发展,以推动我市卫生事业持续、快速、协调、健康发展,为全面建设健康青岛提供强有力的人才支撑和智力支持。

(二)人才现状

截至目前,我市卫生计生界有中国工程院院士1人,卫生部突出贡献中青年专家5人,泰山学者4人,泰山学者青年专家3人,山东省突出贡献中青年专家11人,山东省医学领军人才2人,享受国务院特殊津贴专家18人,享受青岛市政府特殊津贴专家8人,青岛市"双优"人才5人,青岛市级拔尖人才76人,青岛市优秀青年医学专家80人。博士生导师96人,博士948人,硕士3686人。

二、主要做法和存在问题

(一)主要做法

近年来,我市医疗卫生机构充分借助医疗卫生体制改革契机,积极加大人才引进培养力度,取得了一定经验和成效。

一是开展卫生人才状况分析,明确各层次人才引进重点。我们邀请国家卫生计生委人才中心和第三方专业评估机构对我市医疗卫生机构的人力资源状况进行评估,进一步明确了我市卫生人才现状和努力方向。同时,结合近年来卫生重点学科管理和评审情况,明确引进和培养并重的工作策略。明确了哪些学科可以通过加强已有人才的培养快速提升学科水平,哪些学科必须引进高层次人才加快发展。确定了市属各医院高层次人才引进的需求计划和其他层次人才引进工作重点和流程。

二是加强人才引进组织领导,明确各层级人才引进责任。在市卫计委层面,成立由委领导班子组成的引才工作领导小组和督导工作组,并建立相关分工责任督导制度,明确委领导班子成员为引进急需高层次人才督导责任人,各接收单位一把手为主要责任人,全程负责本单位急需高层次人才引进工作;

在医院层面,各医院均成立了由医院一把手亲自挂帅、院领导班子全体成员参加的引才工作小组,人才引进工作列入目标考核体系,把引进高层次人才作为各医院重大而紧迫的战略任务,定期专题研究人才引进工作。采取"请进来,走出去"、"一事一议,特事特议"等形式,狠抓落实,确保引才任务落实到位。此外,我们制定了《青岛市卫生局引进高层次优秀卫生人才补贴暂行办法》,对引进的高层次优秀卫生人才,除按《青岛市引进高层次优秀人才来青创新创业发展的办法》规定享受青岛市安家补贴外,再予发放一次性补贴10万元/人,强化高层次人才引进吸引力和激励。

三是拓宽卫生人才引进渠道,强化人才引进宣传推介力度。首先,把各类人才的需求计划进行分类,制作成各个单位的岗位需求计划,并对各个岗位及其发展蓝图进行描述,以便于引起目标人才的重视和认同,通过新闻媒体、互联网等多种媒介广为宣传,加大推广力度和扩大普及面。自2010年起我们每年都发布《青岛市卫生局实施急需高层次人才引进计划公告》,面向国内外招急需高层次人才。在卫生部的中国卫生人才网,上海、江苏卫生人才网人才招聘专栏,也发布引进急需高层次人才计划公告,营造出招贤纳才的良好氛围。其次,对有意向来青的高层次人才,我们积极通过同学、同事、朋友等"老关系",宣传青岛和青岛的招贤政策,介绍意向岗位及医院情况,通过亲情、友情拉近关系,提高引进的成功率。再次,利用各种媒体平台对高层次人才优秀事迹、个人成绩加大新闻宣传推介力度,进一步营造尊重劳动、尊重知识、尊重人才、尊重创造的社会氛围。

四是落实优质资源整体引进,提升人才团队整体效能。近年来,我市先后引进了山东大学齐鲁医院、和睦家医院等多家知名医院,2015年3月我市11家大型医院启动市医疗卫生"三优工程",分别与来自北京、中国台湾以及新加坡、美国等国内外的一批知名医院、医疗机构、院士团队以及相关企业、机构正式签约引进,达成合作协议60个。激发高层次医疗卫生人才活力,扶持培育重点学科、特色专科发展,由引进高层次医疗卫生专家带头和指导,集中人、财、物力,推动跨部门、跨地区共建,培植优势学科和特色学科,创建一批省级临床医学中心。

"十二五"期间,通过以上举措,先后引进所需人才,为我市医疗卫生事业的发展作出了贡献,提高了我市整体的医疗水平。先后从美国、荷兰、北京和上海等地柔性引进11名大师级高端人才(院士、泰山学者、国家级副主委等层次），引进（柔性引进）105 名市级急需高层次人才，引进（柔性引进）74 名局级急需高层次人才，依托市立医院引进青岛市首批领军型创业创新团队"肿瘤基因组学和个体化诊疗团队"，建立青岛大学附属医院、青岛市市立医院、青岛市海慈医疗集团和青岛市中心医院 4 个工作站，进站工作院士达到 7 名，以上高层次人才和团队对我市心内科、妇科、脊柱外科和病理等学科水平起到显著带动提升作用。各项人才招聘工作方面，通过组织实施高级人才招聘、事业单位人员招聘、带薪规范化培训人员招聘、全科医师招聘以及校园招聘等多层次多元化招聘方式和渠道，累计成功录用副高以上职称 55 名，博士 137 名，硕士 1716 名，本科毕业生 1946 名，夯实了我市卫生计生人才队伍的中坚力量。人才推荐评审工作方面，推荐 1 名专家荣获泰山学者特聘专家、1 名泰山学者海外特聘专家、3 泰山学者青年专家，8 名国务院特殊津贴专家、1 名卫生部有突出贡献中青年专家、2 名山东省有突出贡献中青年专家。人才培养方面，先后评选青岛拔尖人才 86 名，80 名青岛优秀青年医学专家。

（二）存在问题

一是卫生人才总量有待提高。虽然全市每千人口拥有卫生技术人员 7.02 人，高于全国平均水平 5.27 人，但是相对于济南市 7.53 人、北京 15.46 人、天津 8.05 人、上海 10.97 人仍有较大差距。

二是医疗卫生人才承载能力总量有限。各大医疗卫生机构是行业人才赖以生存的发展重要平台，医学类高校则是培养医疗卫生人才的主要的来源，只有依托医学类高校输送人才，以医疗卫生机构为平台，医疗卫生人才才有更广阔的发展空间。截至 2014 年底，全市有医疗卫生机构 2795 家（不含村镇卫生室），其中医院 178 家、三级甲等医院 8 家。而我市能为医疗卫生机构输送医疗卫生人才的只有青岛大学医学院附属医院 1 所高校和青岛卫生学校、青岛第二卫生学院 2 所中等职业技术学校，医疗卫生人才承载能力总量有限。

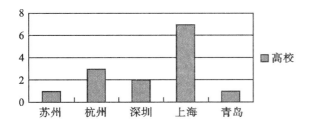

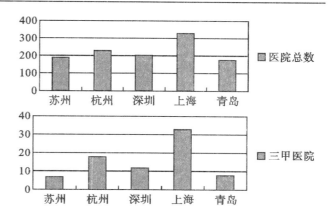

与调研考察四市的医疗类高校、医院总数、三甲医院总数 3 个指标都存在一定的差距，以上海为例，医疗类高校是我市的 7 倍，医院总数是我市的 1.85 倍，三级甲等医院是我市的 4.13 倍。

三是高层次人才匮乏，人才吸引能力有限。近年来，我市先后出台了吸引高层次人才一系列相关政策，市属医疗机构先后柔性引进大师级（院士或国家级副主委以上）高端人才 7 名，从美国引进 1 个青岛市首批领军型创业创新团队"肿瘤基因组学和个体化诊疗团队"，建立 4 个院士工作站，1 个博士后流动工作站。但相对于调研考察的四市比较享誉国内外医学领域的领军人才较少，能快速提升医疗卫生服务水平的高层次人才缺乏，与先进地市城市还有较大差距。另外，我市同等层次人才相比先进地市提供待遇的标准和数额，差距比较明显。加之我市学科建设不完善，物价、房价高等因素制约着人才成功引进，相关政策和待遇还有待改善，人才吸引力有待进一步加强。

四是人才管理机制有待进一步优化。目前我市实行的人才引进"特事特办"工作方式有助于医疗卫生人才的快速引进，但引进渠道方式方法机制相比较先进地市仍旧不灵活，引进人才手续和审批环节较多。医疗卫生机构中"论资排辈"现象普遍，人员能进不能出，职务能上不能下，待遇能高不能低等现象仍然存在，成为制约卫生人才事业发展的重要因素。我市对本土医疗卫生人才培养专项基金投入不足，大部分由医疗卫生机构自行投入和培养。部分梯队层次的医疗卫生人才队的相应培养不足，出现人才断层，成为医疗卫生人才事业发展的障碍。

三、对策思考和意见建议

通过调研先进省市的人才工作经验，结合我市医疗卫生人才引进培养发展状况，提出相关意见建议如下：

一是明确人才工作目标路径。首先,要目标明确。严格贯彻党的十八大和十八届三中、四中、五中、六中全会精神,认真落实我市关于人才工作的各种精神和文件要求,正确把握全市引才引智工作目标要求,踏实落实"青岛英才211计划"和《2016全市卫生计生工作要点》。其次,要注意行业规律。紧紧围绕卫生计生改革与发展的总体目标和省委省政府《关于进一步深化医药卫生体制改革的实施意见》,坚持引进培养并重的原则,统筹协调,避免盲目和重复引进。体现"加强医疗卫生人才队伍建设,创新完善人才激励政策,强化各大医院人才载体平台建设"的人才工作要求。再次,要严格规矩流程。继续依据《青岛市引进高层次优秀人才来青创新创业发展的办法》和《青岛市卫生和计划生育委员会人才工作实施方案》条件和要求,拓宽人才引进渠道,优化人才待遇条件,两年内力争引进2个国内外优质医疗团队,引进3~5名院士,引进市级高层次人才20名左右,招聘博士、硕士1000名,实现卫生人才质量的整体提升。

二是分类实施人才考评工作。对志愿为我市医疗卫生事业服务的各级各类人才,采取分类分层次,区别对待的方式做好吸纳工作。对高端人才,采取走出去的形式,主动接触,提供良好的洽谈环境,简化流程和手续,提高引才质量和效率。高层次人才,采取技能考核、试用的方式,强化人才的政治和业务素质的考核把关。高级人才采取直接考核的方式,重点考察专业知识储备、医教研能力、逻辑思维和综合分析能力等内容。实用性人才,采取公开招聘的方式,重点考察综合素质和岗位技能水平及专业知识应用。切实将符合我市卫生实际需求的各级各类人才引进招聘进来。

三是落实引进人才主体责任。明确医疗卫生机构为人才引进的第一主体,落实目标责任,鼓励医疗机构结合学科建设重点和优先发展方向出台各项激励政策,强化对急需人才特别是高层次人才的吸引力。同时政府机构要搭建好人才引进的平台,协调出台各类优惠政策,给予资金倾斜,为各级医疗卫生机构留足政策空间,为医疗卫生机构引进人才提供有力的政策和资金保障。同时要结合卫生专业特点,规范卫生人才引进评价考核工作流程和监督指导工作,以确保引进人才质量和水平。此外各医疗机构要配套建立引进人才评价激励机制,建立目标责任考核体系,确保引进人才的发展后劲。加大人才工作者的培训培养,摒弃传统桎梏的工作思路和方法,充分运用"互联网+"的思维到人才工作上来,切实提高"伯乐"的能力和水平。

四是创新人才引进体制机制。按照习近平总书记提出的"来得了、待得住、用得好、流得动"的总体要求,"聚天下英才而用之",坚持以更积极、更开放、更有效的政策集聚海内外人才。创新人才引进招聘方式方法,打破引进招聘壁垒,开通人才引进绿色通道,简化手续,坚持确立一个,引进一个,建立人才争夺战的程序化优势,或者采取柔性引进、项目合作等不拘一格的人才工作新形态。坚持"走出去"和"请进来"相结合,积极邀请国内外卫生人才来我市考察交流,组团赴外招聘,定期组织国内外卫生人才专题推介会和高层次人才洽谈交流会,大力宣传我市卫生计生引才政策,吸引更多有世界眼光、国际思维和创业创新能力的高端卫生人才落地发展。积极与国内外知名的人才中介机构、猎头公司和第三方服务机构合作,通过政府购买服务的方式加大人才引进力度。组织高端医疗论坛、人才峰会、人才实训、医疗科研创新年等活动,促进人才国际交流合作,同时借助各类同学会、联谊会等人脉平台,加快实施"以才引才",不断完善荐才引才机制,多渠道引进国内外高层次人才和团队。积极与国外知名医院的强势学科建立合作机制,采取联合研究等方式,建立健全人才发展平台,实现现有人才成长发展,落实柔性引智招才。

五是营造人才创业发展环境。人才竞争归根结底是综合发展环境的竞争。要充分发挥政府扶持作用、引导作用,破解人才在创公共性、基础性难题,大力营造有利于大众创业、万众创新的综合环境。人才工作与经济发展息息相关、密切互动。经济发展水平决定人才工作方式,不同阶段的经济态势,需要不同的人才工作体制机制与之对应。当前,我国经济进入增长换挡、发展转型、体制变革时期,速度变化、结构优化、动力转换是当下经济运行的新特征。这就要求我们必须跟上节奏、踩准步点,打破旧观念、抛弃老套路,以新思维、新理念、新手段,抓好人才工作,在全社会大兴识才、爱才、重才、用才之风。人才引进不是目的,人才引进是要实现团队能力提升、学科迅速发展、解决疑难医学问题。因此,要为人才提供创新创业发展空间和支持,积极争取人才发展必要的经费保障和政策支持。要优先保证医疗卫生人才发展的投入,针对高层次医疗卫生人才出台相关优惠、扶持政策,优化医疗卫生人才发展环境。要认真对待高层次人才生活方面的困难和问题,健全绿色服务通道。在住房补贴保障、科研经费扶持、配偶就业安排、子女入学等方面加大对高层次医疗卫生人才的政策和资金扶持力度,解决高层次人才后顾之忧。对于层次达不到市级急需高层次人才标准的人员,建议参照市级标准和层次适当给予本土高级实用型人才一定政策和待遇。进一步完善分配制度继续贯彻完善分配激励机制。搞活内部分配。扩大单位内部分配自主权,适度扩大

工资奖励性总额,建议争取财政支持,增加工资和奖金分配总额,使其工资、奖金水平与市场同类人才收入水平相适应,甚至高于同类医疗人才收入水平。对于引进高层次卫生医疗人才和卫生医疗团队可以实行协议工资、奖金和补贴制度。

城市公立医院综合改革补偿机制研究

市卫生计生委政策法规处　市卫生计生发展研究中心

城市公立医院综合改革是深化医药卫生体制改革的一项重要任务,而补偿机制是公立医院综合改革中的重点与难点。新医改方案提出要实现公立医院补偿由服务收费、药品加成收入和财政补偿三个渠道向服务收费、财政补助两个渠道转变。本文以青岛市为例,从城市公立医院综合改革的政策背景、公立医院补偿方式和特点入手,分析当前城市公立医院综合改革补偿机制中存在的问题,提出相关意见和建议,以破除公立医院的逐利机制,逐步建立起维护公益性、调动积极性、保障可持续性的运行新机制,构建起布局合理、分工协作的医疗服务体系和分级诊疗就医新格局,有效缓解群众看病难、看病贵。

一、城市公立医院综合改革的政策背景

新中国成立以来我国的医疗卫生体制改革就没有停止过,至今依然处于不断的探索中。1949～1978年,公费医疗、劳保医疗制度与农村合作医疗制度逐步建立并发展,确立了政府主导投入并统一规划医疗卫生资源的指导思想,医疗费用由各级人民政府举办的卫生机构按照各单位编制人数分配,统收统支,不分配给个人。但由于政府财力资源有限,医疗水平发展缓慢,城乡医疗保障水平差距逐渐变大;1978～2003年,医疗卫生事业改革开始放权让利,政府投入和公共筹资的医疗保险收入占医疗机构的收入比重逐步下降,劳保医疗和农村合作医疗制度趋于解体,市场化改革的程度加深。这一时期,解决了20世纪70年代"平均主义"造成的医疗水平发展缓慢等问题,我国的医疗卫生事业发展迅速,无论从机构数量还是从服务质量上都有较大程度的提高,但医疗卫生事业的公益性异化,城乡之间的医疗保障差距进一步扩大;医保政策严重倾向于"重治轻防",以药养医的

医疗机构补偿机制逐渐形成,"看病贵、看病难"问题日益突出;2003年至今,是医疗卫生事业公益性回归的时期,特别是2009年新医改启动之后,公立医院的补偿机制和运行机制改革成为重点之一。

2009年3月17日和18日,国务院印发《关于深化医药卫生体制改革的意见》和《关于印发医药卫生体制改革近期重点实施方案(2009—2011年)的通知》,分别提出要推进公立医院补偿机制改革,逐步将公立医院补偿由服务收费、药品加成收入和财政补助三个渠道改为服务收费和财政补助两个渠道。政府负责公立医院基本建设和大型设备购置、重点学科发展、符合国家规定的离退休人员费用和政策性亏损补偿等,对公立医院承担的公共卫生任务给予专项补助,保障政府指定的紧急救治、援外、支农、支边等公共服务经费,对中医院(民族医院)、传染病医院、职业病防治院、精神病医院、妇产医院和儿童医院等在投入政策上予以倾斜。严格控制公立医院建设规模、标准和贷款行为。推进医药分开,逐步取消药品加成,不得接受药品回扣。医院由此减少的收入或形成的亏损通过增设药事服务费、调整部分技术服务收费标准和增加政府投入等途径解决。同时,适当提高医疗技术服务价格,降低药品、医用耗材和大型设备检查价格。定期开展医疗服务成本测算,科学考评医疗服务效率。公立医院提供特需服务的比例不超过全部医疗服务的10%。鼓励各地探索建立医疗服务定价由利益相关方参与协商的机制。

2009年7月1日,国家财政部等五部门联合发布《关于完善政府卫生投入政策的意见》,进一步提出完善公立医院补助政策,明确了公立医院补助范围、补助方式,并合理划分各级政府对医疗服务机构的补助责任。

2010 年 7 月，《关于公立医院改革试点的指导意见》出台，国家在各地试点城市范围内，选出 16 个代表性的城市作为国家联系指导的公立医院改革试点城市，同时指出要改革公立医院补偿机制。

2012 年 3 月 14 日，国务院《关于印发"十二五"期间深化医药卫生体制改革规划暨实施方案的通知》（国发〔2012〕11 号）对于 2012~2015 年医药卫生体制改革的目标、重点工作等提出了相关要求，进一步明确了政府举办公立医院的目的和应履行的职责，应扭转公立医院逐利行为，禁止公立医院举债建设。增加的政府投入由中央财政给予一定补助，地方财政要按实际情况调整支出结构，切实加大投入。各级政府在安排年度卫生投入预算时，要切实落实"政府卫生投入增长幅度高于经常性财政支出增长幅度，政府卫生投入占经常性财政支出的比重逐步提高"的要求。

2015 年 5 月 17 日，《国务院办公厅关于城市公立医院综合改革试点的指导意见》（国办发〔2015〕38 号）中明确各级政府要落实符合区域卫生规划的公立医院基本建设和设备购置、重点学科发展、人才培养、符合国家规定的离退休人员费用和政策性亏损补贴等投入，对公立医院承担的公共卫生任务给予专项补助，保障政府指定的紧急救治、救灾、援外、支农、支边和城乡医院对口支援等公共服务经费。落实对中医院（民族医院）、传染病院、精神病院、职业病防治院、妇产医院、儿童医院以及康复医院等专科医院的投入倾斜政策。改革财政补助方式，强化财政补助与公立医院的绩效考核结果挂钩关系，完善政府购买服务机制。

2016 年 4 月 21 日，国务院办公厅《关于印发深化医药卫生体制改革 2016 年重点工作任务的通知》（国办发〔2016〕26 号），将全国试点城市从 100 个增加到 200 个，中央财政对每个新增试点城市按照 2000 万元的标准予以一次性补助；对所有试点城市有公立医院的市辖区按照每个 100 万元的标准给予补助。我市成为新增的 100 个试点城市之一。同时，开展公立医院综合改革试点效果评价工作，建立评价结果与中央财政补助资金拨付挂钩机制，推动各级政府全面落实对公立医院投入责任。

二、公立医院补偿方式和资金来源

（一）相关概念

1. 公立医院及城市公立医院的含义

公立医院（public hospitals）是由政府所建并由政府加以控制的医院。是为满足社会公众需求，不以营利为目的，向全民提供普遍服务，其收入用于弥补成本，最终财务风险由国家承担的医疗卫生机构。公立医院是我国医疗服务的主要提供者，是国家公共医疗卫生服务体系的主体。

城市公立医院是指在地级市辖区及以上城市的公立医院，在地级市通常把所辖区（如我市六区范围）内的公立医院划归城市公立医院的范畴。与县域内（农村地区）的公立医院相比，城市公立医院的办医主体、功能定位、层次类别、服务对象等都呈现多元化特点。一般情况下，城市公立医院既包括各级政府以及有关部门举办的医院，也包括军队和国有企事业单位举办的医院；既包括各级综合医院，也包括各类专科医院（而大型综合医院又有分化程度和技术水平较高的专科）；既有主要从事基本医疗服务的中小型医院，也有专注于疑难病症诊治、并承担教学、科研任务的大型医院；既服务城区居民，也服务农村和外地居民。

2. 补偿机制

公立医院补偿机制是指对在医疗服务提供过程中所消耗的人力、物力、财力等医疗卫生资源给予全部补偿的机制，也就是对医院经济活动的耗费有补偿作用的各种要素（包括补偿的结构和方式方法等）的有机组合。公立医院补偿的最终目的是为保证医院有足够的资源来维持正常运转，按照办医目的提供服务，同时为医院的事业再发展提供必要的支持。从我国医药卫生体制改革的顶层设计的视角看，公立医院的补偿机制是以医疗服务供给及其收支为基础，主要包括医疗机构的资源投入、医疗服务收费、医疗服务支付方式、政府对医疗行业的政策引导等方面有机结合，共同形成的补偿机制，而不再仅仅是通常意义上人们所认为的公共财政对公立医院的补助或（和）服务收费对公立医院服务成本的弥补。

（二）公立医院的补偿方式

1. 发达国家对公立医院的补偿方式

发达国家对公立医院的补偿主要有两种模式：

（1）政府直接对公立医院进行补偿。在这种模式下，政府直接以保障运行经费的方式将资金划拨到公立医院，政府负责制定医疗卫生政策，对公立医院进行集中的全面预算管理，如英国的 NHS 和澳大利亚的国家医疗卫生服务体系模式。国家主要通过税收的方式为全民建立医疗保障，政府采取预算制的方式向公立医院（国家医疗卫生服务体系内的医院）拨付经费（相当于财政补助），向国民提供近乎免费的基本医疗卫生服务。公立医院的收入 90％以上来源于政府的预算投入，其余少部分来源于国民看病的处方费以及受益人为享受保障之外的服务而额外支付的费用,这部分资金采用现收现付的方式。而政府预算资金的投入根据每个地区人口的密度、结构、医院的床位,以及医院的服务量等因素确定相关标准,由卫生部门(医疗保障主管机构)直接付给提供服务的医院,患者基本不与医院发生资金结算关系,医务人员采用公务员的工资制度。政府承担经费补偿的提供者和医疗服务提供者的双重身份。

(2)政府通过医疗保障基金对公立医院进行补偿。这种模式是由政府通过建立医疗保险的模式筹集资金,由医疗保险机构出向公立医院购买服务,目前大多数国家采用这一模式。如德国的社会医疗保险制度,美国政府建立 MEDCARE 和 MEDAID 医疗保障制度。在这一模式下,患者在公立医院的就诊费用一般由医疗保险基金作为第三方以购买服务的方式直接支付给医院,用以弥补运行成本。为有效抑制购买服务方式产生的医疗服务过度供给问题,一般采用 DRGs(诊断相关分类系统)+PPS(预付制)等混合支付方式。

2.我国公立医院的主要补偿方式

2009 年以前,我国公立医院补偿主要来自于服务收费、药品加成和财政补助三个渠道,其中服务收费和药品加成部分通过医疗保险支付和患者自付方式获得,患者自付比例一般在 70%以上(包括门诊和住院费用)。2009 年国家启动新一轮深化医药体制改革以来,医疗保险筹资和医保支付水平逐步提高,各地开始启动公立医院取消药品加成改革。2012 年4 月,国务院办公厅印发的《深化医药卫生体制改革2012 年主要工作安排》(国办发〔2012〕20 号),明确提出县级公立医院实施药品零差率政策,加快推进以取消"以药补医"为关键环节的综合改革。由此,从国家宏观政策层面将公立医院的补偿由服务收费、药品加成和财政补助三个渠道逐步改为服务收费和财政补助两个渠道,补偿机制的改革成为公立医院综合改革中的核心问题。2015 年 5 月 17 日,国务院办公厅印发《关于城市公立医院综合改革试点的指导意见》(国办发〔2015〕38 号),再次提出"试点城市所有公立医院推进医药分开,积极探索多种有效方式改革以药补医机制,取消药品加成(中药饮片除外)。通过调整医疗服务价格、加大政府投入、改革支付方式、降低医院运行成本等,建立科学合理的补偿机制",并要求到2017 年所有公立医院全部取消药品加成。这份文件明确了城市公立医院综合改革形势下,城市公立医院补偿机制的渠道只有两条,即服务收费和政府

补助。取消药品加成减少的收入通过调整医疗服务价格、加大政府投入、改革支付方式、降低医院运行成本消化。

(1)调整医疗服务价格。医疗服务价格制定的前提是要保证公立医院良性运行、医保基金可承受、群众整体负担不增加,试点城市可以依据各自实际情况制订城市公立医院服务价格改革方案。但要经过科学测算,在取消药品加成的同时降低药品、医用耗材和大型医用设备的检查价格,合理调整提升医务人员技术劳务价值的医疗服务价格。逐步减少按项目定价的医疗服务项目数量,积极探索按病种、按服务单位定价。

(2)加大政府投入。加大政府投入,首先要明确政府投入的领域,《关于城市公立医院综合改革试点的指导意见》(国办发〔2015〕38 号)提出,政府投入的领域包括符合区域卫生规划的公立医院基本建设和设备购置、重点学科发展、人才培养、符合国家规定的离退休人员费用和政策性亏损补贴等投入,对公立医院承担的公共卫生任务给予专项补助,保障政府指定的紧急救治、救灾、援外、支农、支边和城乡医院对口支援等公共服务经费。政府在对公立医院投入的同时,要改革财政补助方式,强化财政补助与公立医院的绩效考核结果挂钩关系。完善政府购买服务机制。按照政府购买理论,基本公卫服务是通过政府购买的方式向全体城乡居民免费提供的服务。

(3)改革医保支付方式。根据支付医疗费用的时间来划分,可分为预付制的支付方式和后付制的支付方式;根据支付医疗费用的基准来划分,可分为总额预付制、按人头付费、按疾病诊断相关分组支付、按服务项目付费和按服务单元付费。改革医保支付方式,就是充分发挥基本医保的基础性作用,强化医保基金收支预算,建立以按病种付费为主,按人头付费、按服务单元付费等复合型付费方式,逐步减少按项目付费,鼓励推行按疾病诊断相关组(DRGs)付费方式。同时,加快建立各类医疗保险经办机构和定点医疗机构之间公开、平等的谈判协商机制和风险分担机制。充分发挥各类医疗保险对医疗服务行为和费用的调控引导与监督制约作用,有效控制医疗成本,逐步将医保对医疗机构服务监管延伸到对医务人员医疗服务行为的监管。

(4)降低医院运营成本。依靠医院自身的充分挖潜,实行集约化服务,从自身医药管理建设和外部监督监管两方面入手,严格控制医院运行成本,为医院的良性运转和事业再发展提供资金保障。

（三）公立医院运行补偿的资金来源

目前，从公立医院收入结构来看，我国公立医院的收入构成分为财政补助收入、医疗收入、科教项目收入和其他收入。以青岛市为例，根据 2015 年度青岛市卫生计生财务年报统计数据：2015 年市直属公立医院实现总收入 134.04 亿元，其中，财政补助收入约占总收入的 6.14%，医疗收入约占总收入的 92.63%，科教项目收入约占总收入的 0.03%，其他收入约占总收入的 1.2%。在医疗收入构成中，药品收入约占 45.8%。

从公立医院资金来源来看，根据当前执行的财政补助政策、医疗服务收费政策和医保支付政策，公立医院的资金主要来源于以下几方面：

一是总收入中的 6.14% 来源于财政拨款，其中的 62.4% 用于在职职工的人员经费、离退休人员经费、公共经费和基本公共卫生服务的基本性支出，37.6% 用于基本建设、设备购置、重点学科发展、政策性补亏等支出。

二是总收入中的 42.42% 来源于药品收入，药品执行统一采购，价格实行最高限价。2016 年 7 月 1 日起，青岛市推行城市公立医院综合改革试点工作，至此，全市共有 57 家公立医院全部取消药品加成，实行零差率销售。2015 年的药品平均加成率约 15%。

三是总收入中的 50.2% 来源于医疗服务收费。医疗服务收费标准按照省、市物价部门的相关政策执行。在这些收费项目中，体现医务人员劳务价值的医务性收入占总收入的 16.86%，耗材收入占 10.45%，检查和检验收入占 21.09%，其他收入占 1.81%。

四是总收入中的 1.23% 来源于科教项目和其他收入。

表 1　2015 年度公立医院收入构成情况

分类	项目	金额（万元）	占总收入比重（%）	占医疗收入比重（%）
	一、总收入	1340413.06		
	其中：（一）财政补助收入	82302.42	6.14	
	（二）医疗收入	1241572.56	92.63	
按患者来源	其中：1.门诊收入	445007.18	33.20	35.84
	2.住院收入	796565.38	59.43	64.16
按收入构成	其中：1.药品收入	568640.965	42.42	45.80
	其中：（1）药品费	512181.8396	38.21	41.25
	（2）药品加成收入	56459.12545	4.21	4.55
	（3）药品加成率	11.02%		
	2.医疗服务收费	672931.5949	50.20	54.20
	其中：（1）卫生材料收入	140024.8478	10.45	11.28
	（2）医务性收入	225978.0079	16.86	18.20
	（3）检查化验收入	282630.5591	21.09	22.76
	（4）其他收入	24298.18004	1.81	1.96
	（三）科教项目收入	455.24	0.03	
	（四）其他收入	16082.84	1.20	

从公立医院医疗服务收费的筹资角度来看，医疗服务收费的约 73% 由医保统筹基金支付，患者个人自负比例约占 27%。而在医保统筹基金中，根据青岛市现行的医疗保险缴存政策（机关公务员和部分事业单位缴纳工资缴存基数的 13%、企业缴纳工资缴存基数的 9%、个人缴纳工资缴存基数的 2%），医保统筹基金共有三部分来源：财政缴纳部分、单位缴纳部分和个人缴纳部分。由此推算出这三部分的缴纳比例约为年度医保基金收入的 10%、73.6% 和 16.4%。

从医保基金筹集与使用情况来看，根据 2015 年度地市级医改监测数据显示：青岛市于 2015 年度整合了城镇（城乡）居民医保和新农合，人均年筹资标准为 622 元，其中：财政补助 465 元，约占 74.8%。2015

年实现城镇（城乡）居民医保基金收入 31.3 亿元,年度内城镇（城乡）居民医保住院费用为 43 亿元。其中,由医保基金支付 24.3 亿元,约占住院总费用的 56.4%,患者个人自负部分约占 43.6%;城镇（城乡）居民参保患者由门诊统筹基金支付的费用占比约为 61.6%,个人自付比例约为 38.4%。而职工医保年度基金收入为 111.8 亿元,其中,由医保基金支付 40.8 亿元,约占住院总费用的 71.55%,患者个人自负部分约占 28.45%。

青岛市公立医院年度总收入中,财政投入不到 7%、药品成本约占 39%、药品加成收入约占 5%、企事业单位投入约占 27%、居民个人缴费约占 20%、其他资金来源约占 2%。在支撑医院发展中,企事业单位缴费和居民个人缴费发挥了巨大作用,是医院收入构成中的主要来源。由于全市社平工资基数不断上涨,企业和居民的医药负担已十分沉重。

三、我国公立医院发展现状及存在的问题

当前,我国公立医院资源配置与发展极不均衡,进一步完善公立医院补偿机制,提升医疗服务质量与服务能力,改善与提高医院运营效率等依然是摆在所有公立医院面前的主要难题。具体表现在:

一是医疗卫生资源配置与发展极不均衡。根据《国家卫生计生委全国卫生计生财务年报》统计数据显示:我国的公立医院依据地理位置分布和属地化管理原则,主要分为城市医院、区级医院和县级医院三种形式。城市医院主要集中了二级及以上医疗资源,区级和县级医院一般以二级医院为主。截至 2015 年末,从医疗卫生机构数量来看,城市医院机构数同比下降了 0.18%、区级医院同比增加 11.95%、县级医院同比下降了 2.3%、公立基层机构同比增加 0.4%。其中,公立基层机构数占公立医疗卫生机构总数的 83%,各类公立医院机构数占比只有 17%。但从平均开放床位、年末固定资产规模、年末在职职工人数和卫生技术人员数来看,基层机构的占比仅为 17%~25% 之间,且同比增幅小于公立医院的同比增幅（见表2）。从全国东、中、西部地理区域分布来看,全国东、中、西部人口分布分别占总人口的 41.5%、31.5% 和 27%;公立医院机构分布（东、中、西部）分别占总数的 33%、37% 和 30%（中央级医院未计入）;每千人口公立医院床位（东、中、西部）分别为 2.5 张、4.0 张和 3.4 张。全国三级医院的优势医疗资源主要集中在东部地区,中部地区的医疗资源要好于西部地区的医疗资源。这些情况的存在,难以用统一的补偿标准去衡量。

表 2　2014 年与 2015 年全国公立医院资源汇总表

指标	年度	合计	医院小计	城市医院	区级医院	县级医院	基层小计
机构家数（家）	2014 年	51040	8677	2710	1146	4821	42363
	2015 年	51230	8698	2705	1283	4710	42532
	增减比(%)	0.37	0.24	−0.18	11.95	−2.30	0.40
固定资产净值（亿元）	2014 年	9417.37	7839	4914	538	2388	1578.37
	2015 年	10308.80	8562	5365	655	2542	1746.80
	增减比(%)	9.47	9.22	9.18	21.75	6.45	10.67
平均开放床位（万张）	2014 年	488.75	362	183	30	150	126.75
	2015 年	517.15	386	195	35	156	131.15
	增减比(%)	5.81	6.63	6.56	16.67	4.00	3.47
年末在职职工人数（万人）	2014 年	583.60	436	237	37	162	147.60
	2015 年	583.54	459	250	44	165	124.54
	增减比(%)	−0.01	5.28	5.49	18.92	1.85	−15.62
其中:卫技人员（万人）	2014 年	480.28	357	194	30	133	123.28
	2015 年	504.39	378	206	36	136	126.39
	增减比(%)	5.02	5.88	6.19	20.00	2.26	2.52

二是财政补助支出虽有所增长,但不均衡。根据国家卫生计生委统计数据显示:2008～2014 年的财政医疗卫生支出绝对数在逐年上涨,但环比增速逐步放缓;财政对供方(医疗机构)的补助和对需方(医保)的补助总体变化不是十分显著,基本持平,供需兼补的格局基本形成(表3);2008～2015 年间地方财政与中央财政投入比例基本保持在(2.1～2.7):1 之间(表4)。

表3 2008～2014 年全国财政医疗卫生支出

年份	财政医疗卫生支出(亿元)	环比增速(%)	其中:医疗卫生机构财政补助		财政医保投入	
			金额(亿元)	占比(%)	金额(亿元)	占比(%)
2008	2860	38.1	1439	50.3	1421	49.7
2009	3994	39.7	2102	52.6	1892	47.4
2010	4804	20.3	2576	53.6	2228	46.4
2011	6430	33.8	3179	49.4	3251	50.6
2012	7245	12.7	3588	49.5	3657	50.5
2013	8280	14.3	3986	48.1	4294	51.9
2013	9187	26.8	5983	53.3	4294	46.7
2014	10177	10.8	5342	52.5	4835	47.5

注:2013 年和2014 年数据含财政对人口与计划生育事务的支出(下同)

表4 2008～2015 年中央财政和地方财政医疗卫生投入情况

年份	中央财政投入		地方财政投入	
	金额(亿元)	环比增长(%)	金额(亿元)	环比增长(%)
2008	827	24.5	1930	45.6
2009	1273	53.9	2721	41
2010	1485	16.7	3319	22
2011	1748	17.7	4682	41.1
2012	2048	17.2	5197	11
2013	2588	26.4	5692	9.5
2013	2657	29.7	6530	25.6
2014	2931	10.3	7246	11
2015	1760.6	−39.9	4329	−40.3

从全国各省份人均财政补助情况来看,除排名前5 位的省份人均补助超过全国平均补助水平,其余 20 余省份均在平均水平以下。

表5 2008～2014 年全国人均财政补助分省排位表

年份	前1～5 位	后1～5 位	除前5 位外超过财政平均投入水平的其余省份
2008	北京、上海、西藏、天津、青海	河南、湖南、安徽、山东、河北	浙江、广东、海南、吉林、山西、新疆、宁夏、内蒙古、甘肃、云南
2009	北京、西藏、上海、青海、内蒙古	安徽、河南、湖南、山东、湖北	天津、浙江、海南、吉林、山西、新疆、宁夏、甘肃、云南、陕西
2010	北京、上海、西藏、青海、宁夏	安徽、河南、山东、湖南、湖北	天津、新疆、内蒙古、海南、浙江、陕西、吉林、甘肃、云南
2011	北京、西藏、上海、青海、内蒙古	湖北、湖南、山东、安徽、河南	海南、新疆、宁夏、天津、浙江、陕西、甘肃、吉林、山西、云南、重庆、贵州
2012	北京、西藏、上海、青海、内蒙古	河北、湖南、山东、安徽、河南	新疆、海南、天津、宁夏、浙江、吉林、甘肃、山西、贵州、陕西、云南、江苏、重庆
2013	北京、西藏、建设兵团、上海、青海	安徽、山东、湖南、河南、湖北	宁夏、内蒙古、天津、海南、新疆、浙江、山西、吉林、甘肃、福建、贵州、陕西、云南、四川
2014	西藏、北京、上海、兵团、青海	河北、湖北、辽宁、河南、安徽	新疆、天津、宁夏、内蒙古、海南、浙江、贵州、甘肃、山西、福建、吉林、陕西

三是财政投入政策落实不到位,投入绩效不尽如人意。2015 年,各级财政对公立医院的基本建设(291.7 亿元)、设备购置(139.5 亿元)、离退休人员(537.1 亿元)、公共服务项目(52.1 亿元)、重点学科建设(15.4 亿元)、取消药品加成补助(62.1 亿元)等方面的补助资金占该项支出总额的比重分别为15.5%、7.4%、28.6%、2.8%、0.8%和 3.3%。截至2015 年末,全国各级公立医疗卫生计生机构的长期负债为2745.4 亿元,占负债总额的22.9%,逐年在上涨,较 2014 年同期增长 17%。其中,公立医院的长期负债为2554.8 亿元,占长期负债总额的93.1%。在公立医院的长期负债中,基本建设长期负债为1453.5亿元,设备购置长期负债为 439.6 亿元。由此可以看出,财政投入方向比较多元化,有点像撒"芝麻盐",在顾及"面"的时候,难免疏漏"质与量",容易造成财政资金投入效益的碎片化。并且对各基层机构的经常性补助不足额,公共卫生服务经费补助不及时,公立医院为了长远发展,不得不举债。

四是取消药品加成收入将对公立医院经济运行

的资金补偿产生显著影响。根据国家卫生计生委财务年报数据显示:2015 年,公立医院总收入和总支出分别达到 20073.5 亿元和 17714.41 亿元,比 2014 年分别增长 11.37％和 3.38％。从 2008～2015 年的医疗收入变动情况来看,医疗收入绝对值虽逐年上涨,但环比增幅在逐年放缓。公立医院药品加成收入总量自 2009 年新医改实施以来,逐年增加,2014 年达到 720 亿元,为历史最高,2015 年开始出现回落,总量降至 679.2 亿元,同比降低 5.7％。公立医院的收支规模不断扩大,但实际可支配财力有限,药品加成收入对医院经济运行的资金补偿影响较为显著。2015 年,全国公立医院药占比为 40.22％,药品加成率为 10.54％,要实现国家在城市公立医院综合改革指导意见中提出的到 2017 年争取实现药占比低于 30％的目标,以 2015 年全国公立医院实现的医疗收入为基数,前述公立医院收入构成比例为测算原则,在医疗收入不增长、不增加患者负担的前提下,财政投入增加 1810 亿元,再增长 23 个百分点;如果不增加财政投入,药占比降至预期目标,医保基金要再增加 19.7 个百分点的投入,居民个人负担要再增加 6.9 个百分点,这对医保基金和居民个人负担的承受力都是不小的考验。

五是部分技术劳务性收费标准过低,医疗服务项目收费结构问题依然存在。随着公立医院综合改革试点工作的逐步推进,全国各省市均在进行医疗服务价格调整工作,但截至目前,仍有部分体现医务人员技术劳务性项目的收费标准(如护理费、手术费)严重低于成本,使得公立医院不可避免地出现重复检查、过度检查和选择性提供服务等情况。医疗收费价格的调整,将带来财政补助收入、医保基金总量、居民个人负担等的变动。国家在城市公立医院综合改革指导意见中提出的到 2017 年争取实现百元医疗收入(不含药)消耗卫生材料低于 20 元的目标,如果在不影响各方利益的情况下,通过医疗服务收费价格的相对调整,来体现医务人员的劳务价值,则医院内部的各项医疗服务收费标准需将进行相应调整,以保持总量平衡,这势必引起公立医院内部收支结构的巨大改变和医保基金的巨大波动。

六是医疗保障范围在逐年扩大,基金承受能力有限。近年来,随着老龄化进程的加快,疾病谱的变化和居民就医需求的不断调整,医疗保险的保障范围在逐步扩大,而医保基金的承受能力正经受严重考验。医院提供的服务越多,面临的控费压力就越大,随之而来的可能是医院亏损越严重。加之医疗服务量不断攀升,医药费用逐年上涨,分级诊疗难以发挥有效作用,患者不断向公立医院积聚。

表 6　2011～2015 年间全国公立医院典型技术劳务性项目收费情况

年份	挂号(诊查)费(元/人次)			护理费(元/床日)			床位费(元/床日)		
	城市医院	区级医院	县级医院	城市医院	区级医院	县级医院	城市医院	区级医院	县级医院
2011	2.5	1.2	1.2	12.8	11.5	11.1	34.2	29	22.7
2012	2.6	1.1	1.2	15.3	13.3	13.9	35.9	30.2	24.2
2013	2.7	1	1.2	16.2	15.7	16.8	36.6	30.7	24.9
2014	2.6	0.9	1.2	18.4	17.9	19.6	38	32.8	26.5
2015	2.6	0.9	1.2	20.7	20.5	23.2	40.1	33.9	29.0

表 7　部分医疗服务项目收费与其他行业对比

医院级别	门诊诊查费(元/次)				住院护理费(元/次)			手术费(元/次)		
	普通	专家(副主任医师)	专家(主任医师)	知名专家	三级护理	新生儿护理	吸痰护理	阑尾切除术	眼睑肿物切除术	人工晶体置换术
全国平均水平	1～4.5	4～7	6～15	40～80	1.5～3	12～15	5～8	234	300	600
青岛市二级医院	4	16	23	自主定价(基本 100 元)	15	25	5	1280	310	3540(含摘除术)
青岛市三级医院	7	19	26		15	25	8	1540	390	4420(含摘除术)

表8　2009～2014 年公立医院住院和门诊次均费用(元)增速变化

指标	年份	平均(%)	城市医院	区级医院	县级医院	城市中医院	区级中医院	县级中医院
住院	2009	8.9	—	—	—	—	—	—
	2010	12.9	12.6	11.3	12.8	9.1	10.3	13.5
	2011	4.4	4.3	2.3	7.6	3.1	6.7	6.5
	2012	7.2	7.0	8.8	8.8	7.9	4.9	11.0
	2013	7.0	6.1	7.1	7.6	6.4	7.6	5.8
	2014	7.0	6.7	6.0	6.6	6.3	10.6	5.3
	2015	7.0	7.5	5.6	5.7	7.6	6.9	4.4
门诊	2009	8.0	—	—	—	—	—	—
	2010	8.6	8.7	6.5	7.9	10	14.4	9.6
	2011	4.6	6.4	−5.7	5	10.5	9.8	10.6
	2012	7.0	6.0	7.3	7.6	7.9	4.5	9.9
	2013	7.8	7.7	9	5.1	8.2	7.8	7.3
	2014	6.3	5.9	6.9	6.5	7.2	8	8.9
	2015	6.0	5.7	7.8	4.7	5.00	5.8	6.5

从公立医院的补偿方式和资金来源可以看出,医保基金的压力在逐年加大,企业的社会保障负担也很沉重,随着医药费用的逐年上涨,政府的首要职责是强化对医疗服务的监管。当财政补助不足以弥补收入与支出间的差距时,公立医院会通过其他渠道或方式获得收益来弥补。例如,在医疗和药品间、不同医疗项目间形成的交叉补贴。政府足额补偿是医院适度发展、合理控制医药费用的必要条件,但并非政府足额补偿到位后,就自然能控制医药费用的增长。要实现这一目标,还取决于医疗服务监管,当监管不足时,财政补助会促使医院进一步扩张床位,刺激医疗费用的增长。

五、相关意见及建议

一是加强顶层设计与规划。建立健全区域卫生规划和医疗机构设置规划,合理布局医疗卫生资源,按标准配备人力资源、配置相关大型仪器设备、开展相关医疗技术,既可以避免公立医院盲目扩张床位与规模,造成医疗资源的浪费和重复,又可以减轻群众就医负担,不断引导公立医院从注重数量向重视内涵和质量建设转变,逐步实现资源有效共享。

二是完善政府投入机制。针对不同受众实行差异化的补助方式。如对特困群体实行以补需方为主的直补方式;对难以通过价格调整弥补收支差额的机构,可根据各医院实际情况制定不同的补助标准,分

别实行亏损补助、专项补助、定向补助、定额补助等方式,如对小型医院可实行定额补助;对承担公共卫生职能的传染病、胸科等专科医院,实行亏损补助;对学科建设、应急救助等实行专项补助等。

三是实行精细化全成本核算。在市场经济体制下,要提升公立医院经营效益,必须实行成本核算,而医疗服务成本核算是医疗服务收费的基础,实行精细化的成本核算,同时也是健全财政补偿机制的前提。国办发〔2015〕33 号《关于全面推开县级公立医院综合改革的实施意见》和 38 号《关于城市公立医院综合改革试点的指导意见》中均明确提出:到 2017 年,全面实行以按病种付费为主,按人头付费、按床日付费等复合型付费方式。鼓励推行按疾病诊断相关组(DRGs)付费方式。实行按病种付费的病种不少于 100 个。当前,公立医院的收费标准是依据项目进行收费,这就不可避免当公立医院面临补偿不到位等情况下,实施过度检查、重复检查、选择性服务情况的发生,既造成医疗资源的浪费,又加重患者负担。要推动付费方式的改革,必须基于以信息化为支撑的临床路径来建立公立医院的全成本核算体系,完善成本核算标准,明确核算项目与核算范围,对每一项的服务成本实施细致核算。

四是建立合理收费机制。当前,公立医院的收费标准都是由省、市物价部门会同卫生计生部门共同制定。要减少公立医院的过度检查,首先应提高体现医

务人员劳务技术价值的相关收费标准,并建立实时的动态调整机制,能随着物价水平的调整而调整。同时,可以依据患者就医需求的不同,实行差别化收费。对提供的基本医疗服务实行统一标准定价,对高端医疗服务需求,可根据服务提供质量和技术含量实行不同定价。一般而言,从需方角度设计的付费补偿机制,比从供方角度设计的收费补偿机制和管方角度设计的财政补偿机制更加优越,其机理在于付费补偿机制本质上是以购买服务为核心理念的、有管理的市场化机制,可以实现医疗卫生服务供求双方的激励共容。

五是改革医保支付方式,合理引入第三方付费机制。近年来,受人口老龄化、环境污染、医疗技术进步、药品价格和收费标准调整等因素的影响,再加上一些人为因素作用,医疗费用急剧攀升。为此,在医保基金不堪重负的情况下,建立科学合理的医保支付方式,能有效带动医改的发展,在规范医疗服务行为、控制医疗费用不合理增长方面起到积极作用。同时,合理引入第三方付费机制,通过向第三方机构购买服务,由其加强对医药费用的控制和监管,既能灵活解决群众就医的多元化需求,又能降低医药费用成本和医院管理成本。

六是健全绩效考评与激励机制。由于我国公立医院数量较多,财政资金有限,在公立医院取消药品加成后,单独依靠财政补助去弥补相关资金缺口显然是不可行的。一方面,公立医院只有依靠自身开展技术创新、服务创新、管理创新,才能取得长远发展;通过新技术的实施与应用,实现医院收支结构的调整与完善,提升医疗收入的含金量。另一方面,应将对公立医院的考评结果与财政补偿相结合。当前,对医疗服务提供方的控制约束手段较多,如单病种限额管理、总额控制管理、基本医疗临床路径管理等,但缺少必要的激励机制。对医院恶意虚报冒领、过度治疗等问题,除了扣回违规资金外,还可相应提高医院的负担比例。对于能够长期坚持合理治疗的医院,则可视情况适当降低其负担比例。在三明市,试点单病种付费、次均费用限额的混合支付模式。单病种付费实行"总额结算、超支自付、结余归己"的管理办法。同时,实行门诊和住院次均费用限额的支付方式,根据医院等级,同等医院的开设科室,可依据医疗水平差距分别核算医院的次均住院总费用、次均门诊总费用定额标准,超过定额支付标准的基金不予支付,低于定额标准的部分按 60% 的给予奖励。

七是规范公立医院内部管理。加强公立医院财务核算与财务管理,健全内控管理机制,改革医务人员薪酬制度,提升工作积极性,实施精细化管理。一方面加强医院关键性物资如药品和医用耗材流通环节的管理,在保证医药用品质量的同时,健全采购监督机制,从源头切断药品耗材和医院利益的关联。另一方面对债权债务建立风险防控机制,及时分析财务状况,定期清收清欠,不断完善内部监督检查机制,充分发挥内部审计的监督作用,发现问题,及时纠偏。同时还可以成立第三方医疗监管机构,形成政府、社会共同参与医疗监管的合力。

提升基层中医药服务能力的路径与绩效评估

市卫生计生委中医药处

[摘要]目的 通过调研了解我市"十二五"期间基层医疗卫生机构中医药服务能力的提升绩效情况,为我市基层中医药服务能力提升工作探索更为有效的路径方法提供依据和对策,为进一步提升我市基层医疗卫生机构中医药服务能力奠定基础。

方法 填写调查表、现场实地考察,对全市基层医疗卫生机构中医药服务能力提升路径和绩效情况进行调查,进行统计分析。

结论 经过"十二五"基层中医药服务能力提升工程,我市基层中医药服务能力取得了明显进展和初步成效。经过积极的探索,先试先行,探索并总结了系列行之有效的工作路径,分析研究了仍未突破的"瓶颈"问题,积累了宝贵的工作经验和数据资料,为"十三五"期间加强基层中医药服务能力建设的工作实施提供了具有针对性和可操作性的对策建议。

[关键词]基层医疗卫生机构;中医药服务能力;路径;绩效

1. 调研背景

中医药是我国独具特色的卫生资源,是我国医药卫生事业的重要特征和显著优势,其临床疗效确切、预防保健作用独特、治疗方式灵活多样、费用较为低廉,具有广泛的群众基础,深受广大城乡居民欢迎。加强基层中医药服务能力建设,充分发挥中医药在基层卫生工作中的优势和作用,对于"健康中国"建设,对于深化医药卫生体制改革,探索建立群众支付得起、政府承受得了、财政可持续的中西医相互补充的中国特色医药卫生体制,提高人民群众健康水平,弘扬中华文化,促进经济发展和社会和谐,具有十分重要的意义。

深化医改启动实施以来,我市按照"保基本、强基层、建机制"的基本原则,加大基层中医药工作力度,取得了明显进展和初步成效,人民群众看中医的公平性、可及性和便利性得到改善。中医药为缓解群众看病就医问题发挥了重要作用,但也要清醒地看到,随着人民生活水平不断提高,健康意识和理念不断增强,医疗保障制度不断完善,城乡居民对中医药服务提出了新的更高的要求;与此同时,基层中医药服务网络不健全、基础设施条件差,人才严重匮乏、素质不高,服务能力不强等问题仍然突出,制约基层中医药发展的体制机制性和结构性问题尚未得到根本解决,基层中医药服务能力与城乡居民的要求还有很大差距。

2. 目的意义

为进一步贯彻落实《"十二五"期间深化医药卫生体制改革规划暨实施方案》和《国务院关于扶持和促进中医药事业发展的若干意见》,切实提高基层中医药服务能力,我市自 2012 年 10 月起,根据国家中医药管理局、山东省中医药管理局的部署和要求,在"十二五"期间组织实施了青岛市基层中医药服务能力提升工程(以下简称提升工程)。为配合提升工程的具体实施,加强我市中医药服务能力调查研究工作,提高科学决策水平,结合提升工程的具体实施任务,我市研究并确定了"提升基层中医药服务能力的路径与绩效评估"调研课题,制订了我市基层中医药重点工作考核方案并设计了《基层中医药服务能力提升情况调查表》。通过深入调研、全面了解我市基层中医药工作发展情况,下沉到基层摸清真实情况,汇总调研数据,及时发现存在困难和问题,认真总结了我市提升基层中医药服务能力的路径,探索了一系列行之有效的工作方法和措施,积累了宝贵的工作经验和数据资料,为"十三五"期间基层中医药服务能力建设工程行动计划提供了具有针对性和可操作性的政策建议,为中医药事业改革发展、为开创基层中医药工作科学发展的新局面提供了对策。

3. 调查对象、内容和方法

3.1 调查对象

本次调查的对象为 2012 年～2015 年期间青岛市 10 个区(市)所有基层医疗卫生机构,共计 5084 家,包括社区卫生服务中心 71 家、乡镇卫生院 110 家、社区卫生服务站 221 家、村卫生室 4682 家。

3.2 调查内容

制定了《提升基层中医药服务能力情况调查表》共计 85 项内容。调查内容包括对比 2012 年和 2015 年社区卫生服务中心中医药服务情况、乡镇卫生院中医药服务情况、社区卫生服务站中医药服务情况、村卫生室中医药服务情况、县(市、区)级医疗机构中医药资源配置与建设情况、县级中医医院支援基层医疗卫生机构中医药工作情况、中医药队伍建设情况、在健全全民医保体系和基本药物制度中发挥中医药优势与作用、加强基层中药监督管理情况等。

3.3 调查方法

采用现况调查,组织相关人员现场考察填写调查表。统计分析采用构成比、百分位数、计算率的方法。

4. 结果

4.1 基本情况

共调查青岛市基层医疗卫生机构 2012 年、2015 年分别为 4990 家、5084 家,包括社区卫生服务中心 67 家、71 家,乡镇卫生院均为 110 家,社区卫生服务站 192 家、221 家,村卫生室 4621 家、4682 家。

表 1 基层医疗卫生机构的数量

机构性质	机构数量(家)	
	2012 年	2015 年
社区卫生服务中心	67	71
乡镇卫生院	110	110
社区卫生服务站	192	221
村卫生室	4621	4682
合计	4990	5084

4.2 社区卫生服务中心中医药服务情况

与 2012 年相比,2015 年社区卫生服务中心的中医药服务情况得到较大提升,目前 100% 的社区卫生服务中心设置中医科,配备中医诊疗设备,能够提供中医药服务,98.6% 的社区卫生服务中心设置中药房,较 2012 年增加 18%。在人员配备方面,中医类别执业医师的数量和占比虽然较 2012 年有所增加,但数量和占比仍偏低。设置相对独立的中医综合服务区(国医馆)的社区卫生服务中心总数较 2012 年提升幅度较大,由 11 家增加到 68 家,占比由 16.4% 提升到 98.5%,这得益于近几年我市全面推进国医馆建设实施工作,采取以奖代补的方式,充分调动了社区卫生服务机构国医馆建设的积极性,国医馆的建成,带动了门诊量的增加,社区卫生服务中心中医诊疗人次数较 2012 年增幅达 204%。

表 2 社区卫生服务中心中医药服务情况

	2012 年		2015 年	
	数量	占比(%)	数量	占比(%)
设置中医科(民族医科)的社区卫生服务中心数	55	82.1	71	100
设置中药房(民族药房)的社区卫生服务中心数(包括由外包机构提供中药饮片、煎药、配送等服务的)	54	80.6	70	98.6
配备中医诊疗设备的社区卫生服务中心数	55	82.1	71	100
社区卫生服务中心全科医生数	126	23.8	209	27.3
社区卫生服务中心中医类别全科医生数	30		57	
中医类别医师占医师总数达到 20% 以上的社区卫生服务中心数	—	—	50	71.4
设置相对独立的中医综合服务区(国医馆)的社区卫生服务中心数	11	16.4	68	98.5
能够提供中药饮片等 6 种以上中医药技术方法的社区卫生服务中心数	48	71.6	71	100
能够开展常见病多发病中医医疗和预防保健服务的社区卫生服务中心数	51	76.1	71	100
社区卫生服务中心中医诊疗人次数[即门诊中医诊疗人次数,包括中药(中药饮片、中成药)处方数和中医非药物疗法治疗人次数]	125581	—	382100	—

4.4 乡镇卫生院中医药服务情况比较

从下表可以看出,中医药服务在农村地区的医疗卫生服务中发挥着举足轻重的作用。2012 年,我市多数的乡镇卫生院能提供中医药服务。2015 年,乡镇卫生院中医诊疗人次数增加了一倍,但人员的配备提升不大。

表 3 乡镇卫生院中医药服务情况

	2012 年		2015 年	
	数量	占比(%)	数量	占比(%)
设置中医科(民族医科)的乡镇卫生院数	102	92.73	105	95.45
设置中药房(民族药房)的乡镇卫生院数(包括由外包机构提供中药饮片、煎药、配送等服务的)	101	91.82	102	92.73
配备中医诊疗设备的乡镇卫生院数	91	82.73	92	83.64
乡镇卫生院全科医生数	42	59.52	255	17.25
乡镇卫生院中医类别全科医生数	25		44	
中医类别医师占医师总数达到 20% 以上的乡镇卫生院数	—	—	42	38.18

（续表）

	2012 年		2015 年	
	数量	占比（%）	数量	占比（%）
设置相对独立的中医综合服务区（中医馆、国医堂）的乡镇卫生院数	54	49.09	72	65.45
能够提供中药饮片等 6 种以上中医药技术方法的乡镇卫生院数	91	82.73	95	86.36
能够开展常见病多发病中医医疗和预防保健服务的乡镇卫生院数	89	80.91	95	86.36
乡镇卫生院中医诊疗人次数［即门诊中医诊疗人次数，包括中药（中药饮片、中成药）处方数和中医非药物疗法治疗人次数］	98495	—	196764	—

4.5 社区卫生服务站中医药服务情况

与 2012 年相比，能够提供中医药服务的社区卫生服务站从 83.85% 提高到 92.76%，全科医师中中医类别的占比有所下降，这与 2015 年社区卫生服务站的全科医师人员总数增长较大有关。社区卫生服务站中医诊疗人次数较 2012 年增幅 74.87%。

表 4　社区卫生服务站中医药服务情况

	2012 年		2015 年	
	数量	占比（%）	数量	占比（%）
配备中医类别医师或能够提供中医药服务的临床类别医师的社区卫生服务站数	161	83.85	205	92.76
配备中医诊疗设备的社区卫生服务站数	159	82.81	205	92.76
社区卫生服务站全科医生数	90	38.89	146	36.99
社区卫生服务站中医类别全科医生数	35		54	
能够开展常见病多发病中医医疗和预防保健服务的社区卫生服务站数	163	84.90	205	92.76
能够提供 4 项以上中医药技术方法的社区卫生服务站数	132	68.75	176	79.64
社区卫生服务站中医诊疗人次数［即门诊中医诊疗人次数，包括中药（中药饮片、中成药）处方数和中医非药物疗法治疗人次数］	238240	—	416618	—

4.6 村卫生室中医药服务情况

村卫生室中配备以中医药（民族医药）服务为主的乡村医生或能中会西的乡村医生的数量增长较大，增幅达 55.28%，村卫生室中医诊疗人次增幅为 52.87%，但村卫生室中医类别的全科医师总数仍为 0。

表 5　村卫生室中医药服务情况

	2012 年		2015 年	
	数量	占比（%）	数量	占比（%）
配备以中医药（民族医药）服务为主的乡村医生或能中会西的乡村医生的村卫生室数	2728	59.03	4236	90.47
中医诊疗设备的村卫生室数	2660	57.56	3693	78.88
村卫生室全科医生数	200	0.00	200	0.00
村卫生室中医类别全科医生数	0		0	
能够开展常见病多发病中医医疗和预防保健服务的村卫生室数	3249	70.31	4174	89.15
能够提供 4 项以上中医药技术方法的村卫生室数	3084	66.74	4145	88.53
村卫生室中医诊疗人次数［即门诊中医诊疗人次数，包括中药（中药饮片、中成药）处方数和中医非药物疗法治疗人次数］	905373	—	1384036	—

4.7 县(市、区)级医疗机构中医药资源配置与建设情况

县(市、区)级公立中医类医院数没有变化,目前我市农村区(市)的城阳区、胶州市尚未设置县级公立中医医院。其他综合医院、妇幼保健机构能够提供中医药服务的数量不变或有一定的增加。

表 6　县(市、区)级医疗机构中医药资源配置与建设情况

	2012 年	2015 年
县(市、区)级公立中医类医院数(含中医医院、中西医结合医院、民族医医院)	5	5
异地迁建的县(市、区)级公立中医类医院数	0	1
改扩建的县(市、区)级公立中医类医院数	0	0
达到二级甲等及以上水平县(市、区)级公立中医类医院数	5	5
设置中医科的县(市、区)级综合医院数	14	14
设置中药房的县(市、区)级综合医院数	14	14
设置中医科的县(市、区)级妇幼保健院数	2	4
设置中药房的县(市、区)级妇幼保健院数	2	4

4.8 县级中医医院支援基层医疗卫生机构中医药工作情况

我市开展了中医药人员县乡村一体化管理试点工作,探索中医类别医师县、乡、村纵向流动机制,以缓解基层中医药人才的短缺。建立了 11 个基层常见病多发病中医药适宜技术推广基地,加强基层中医药人才的培养工作。

表 7　县级中医医院支援基层医疗卫生机构中医药工作情况

	2012 年	2015 年
设置基层指导科的县(市、区)级中医类医院数	4	4
是否开展中医药人员县乡村一体化管理试点工作,探索中医类别医师县、乡、村纵向流动机制	否	是
是否建有基层常见病多发病中医药适宜技术推广基地	是	是

4.9 中医药队伍建设情况

目前,我市按要求开展将具有中医药一技之长人员纳入乡村医生管理工作,在基层开展老中医药专家师带徒工作,开展在职在岗中医药人员继续教育人次增幅 58.18%。参加和开展的临床类别医师和乡村医生中医药知识与技能培训人数增幅为 49.44%。我市基层中医药人员的参加培训需求和积极性很高。

表 8　中医药队伍建设情况

	2012 年	2015 年
是否按要求开展将具有中医药一技之长人员纳入乡村医生管理工作	否	是
是否在基层开展老中医药专家师带徒工作(包括国家、省、市、县等各级组织的在内)	否	是
是否开展在职在岗中医药人员中医专业学历教育(包括国家、省、市、县等各级组织的在内)	是	是
开展在职在岗中医药人员继续教育人数(包括国家、省、市、县等各级组织的在内)	1741	2754
参加和开展的临床类别医师和乡村医生中医药知识与技能培训人数(包括参加上级组织的和本级组织开展的)	3050	4558

4.10 在健全全民医保体系和基本药物制度中发挥中医药优势和作用

我市自 2012 年即执行提高新农合中医药报销比例,在医保支付制度改革中,完善差别支付政策,将支付比例进一步向基层倾斜,鼓励城乡居民在基层使用中医药服务,按国务院有关部门关于中药饮片定价、采购、配送、使用和基本医疗保险给付等政策规定执行。

表 9　全民医保体系和基本药物制度中发挥中医药优势和作用情况

	2012 年	2015 年
是否提高新农合中医药报销比例	是	—
是否将符合条件的中药(含中药饮片、中成药、中药制剂)和中医诊疗项目纳入基本医疗保险支付范围	是	是
是否在医保支付制度改革中,完善差别支付政策,将支付比例进一步向基层倾斜,鼓励城乡居民在基层使用中医药服务	是	是
中药饮片的基本药物管理是否按国务院有关部门关于中药饮片定价、采购、配送、使用和基本医疗保险给付等政策规定执行	是	是

4.11 加强基层中药监督管理

表10 基层中药监督管理情况对比

	2012 年	2015 年
本地区是否制定并实施允许乡村中医药技术人员自采、自种、自用民间习用中草药的政策措施	是	是
本地区是否组织开展中药质量监管专项行动,规范基层医疗卫生机构(乡镇卫生院、社区卫生服务机构、村卫生室)中药饮片、中成药采购行为	是	是
本地区是否制定严禁基层医疗卫生机构从中药材专业市场等非药品生产、经营企业处采购中药饮片、中成药以及采购和使用假劣中药的政策措施	是	是

5. 讨论

5.1 提升基层中医药服务能力的工作路径

5.1.1 统筹领导是提升工程实施的组织保障

我市对提升基层中医药服务能力工作高度重视,成立了由市卫计、发改、人社、食药等部门组成的市基层中医药服务能力提升工程领导小组,明确职责分工,切实加强组织领导。按照《意见》和《实施方案》的有关要求,我市下发了《转发省卫生厅等4厅(委、局)〈关于实施山东省基层中医药服务能力提升工程的意见〉和〈关于印发山东省基层中医药服务能力提升工程实施方案的通知〉的通知》和《青岛市"十二五"中医药服务能力提升工程规划暨实施方案》,严格落实责任。在卫生计生机构改革中,成立了正局级规格的青岛市中医药管理局,局长由市卫生计生委主任兼任,并设立了1名专职副局长,各区(市)卫生计生行政部门全部配备了专(兼)职中医药管理人员,为提升工程提供了坚实的组织保障。

5.1.2 中医药优势扶持政策是提升工程实施的政策保障

积极协调发改、人社、食药等部门推出扶持中医药的相关政策,创新中医药服务模式,在很多方面取得了突破。一是大幅调整中医药服务价格,调整了327个中医及民族医诊疗类项目价格,平均提高了2.36倍,知名中医药专家诊查费由9元/人次提高到100元/人次,这是我市中医服务项目价格调整幅度最大的一次。二是推进中医药政策创新,推行特聘中医专家存案制度,即外地中医专家经存案后可在我市医疗机构服务,扩增了基层中医药人力资源总量。三

是加强中医药行业管理,在全国率先试行中医医疗质量信誉等级评定制度,将中医医疗质量信誉等级分为三等九级,实施中医医疗质量量化分级动态管理,建成了覆盖全行业的中医医疗质量管理与质量信誉评价体系。四是改革中医药服务模式,探索实施全域统筹、服务规范的"送汤药上门服务",遴选了37家试点单位,划分了服务片区,覆盖了除海岛以外的所有行政辖区,试点一年来累计送汤药20000余单。

5.1.3 网络建设是提升工程实施的载体

我市采取以奖代补的方式,积极协调财政经费960万元支持基层中医药服务能力建设,开展了"国医馆"建设项目,制订下发了《青岛市国医馆建设项目实施方案》,出台了《青岛市国医馆建设标准与评审细则》,召开了现场推进会,部署了建设任务,交流了建设经验,进行了观摩学习,安排了专项经费,大力推动基层医疗机构设置规范的中医科、中药房,开设中医诊疗服务项目。全市各区(市)均设立了中医事业专项经费,其中黄岛区和即墨市中医事业专项经费分别达到80万元、120万元,黄岛区、莱西市、即墨市先后完成了1.7、1.2、3万平方米中医医院新病房楼建设。

5.1.4 中医药人才是提升工程实施的关键

积极做好基层中医药人才队伍培训和继续教育工作,先后开展了县级中医药临床技术骨干培养、五级中医药师承教育(乡镇、村级)、乡镇卫生院中医类别住院医师规范化培训、养生保健指导医师培训等工作;认真组织做好传统医学确有专长人员考核及农村中医药一技之长人员纳入乡医管理考核工作;在每年医疗卫生专业技术人员公开招聘中,中医药人员比例不低于20%。到2015年底,全市社区卫生服务中心的中医类别医师总数升至331人,占比为17.02%;乡镇卫生院的中医类别医师总数升至665人,占比为21.18%。

5.1.5 中医药适宜技术是撬动提升工程实施的杠杆

在各区(市)建立11个中医药适宜技术培训基地,启动了重点为不能提供中医药服务的基层医疗机构培养掌握20项中医药适宜技术、10个中药方剂、10个保健穴位基层医务人员、配备中医特色设备的"20+20"行动,先后培训基层卫生技术人员7800余名。

5.1.6 中医药预防保健服务是提升工程实施效果的放大器

我市在2011~2012年先行试点探索的基础上,制订了《青岛市2013年中医体质量化辨识与调养指导项目工作方案》和《青岛市中医体质量化辨识与调

养指导项目方案解读暨培训方案》。针对国家"中医药健康管理服务包"中"中医体质辨识"服务于 65 岁以上人群的要求,我市在既往工作的基础上先行选择 58～64 岁年龄段的常住居民提供服务,既为顺利衔接国家项目积累经验,又扩大了收益面,将绩效更佳的年龄段纳入了服务范围。在定点服务机构的选择上,我市以社区卫生服务中心、镇(街道)卫生院为主干,以中医医院和中医工作基础较好的综合(专科)医院和社区卫生服务站为补充,形成了中医预防保健服务网络。我市自主研发的中医体质量化辨识与调养指导系统软件荣获国家版权局知识产权认证。

李沧区、崂山区、经济技术开发区、即墨市、莱西市 5 个区(市)获批为国家中医药管理局"治未病"预防保健服务试点区,青岛市中医医院获评国家中医药管理局中医药预防保健及康复服务能力试点单位,获中央财政 100 万元支持。各试点区(市)、单位开展了包括中医体质量化辨识与调养指导、健康咨询、健康干预在内的中医综合预防保健服务。积极推广太极拳(剑)、五禽戏、八段锦等传统体育保健项目,开展"三伏贴"、"保健灸"等特色服务。每年夏天在全市范围内组织有关医疗机构举办一次以"养生保健宣传月"活动,服务群众超过 100 万人次。

5.1.7 社会力量在基层举办中医医疗机构是提升工程实施的重要补充

对各类社会资本举办非营利性中医医疗机构给予大力支持。到 2015 年底,我市民营中医医院达 22 家,床位共计 1520 张,使民营中医医院床位数达到中医医院总床位数的 22.9%。鼓励有资质的中医专业技术人员特别是老中医在乡、村开设中医诊所或个体行医;有条件的药品零售企业在基层开展中医坐堂医诊疗工作。

5.2 提升基层中医药服务能力绩效评估

至 2015 年底,全市 100% 的社区卫生服务中心、95.45% 乡镇卫生院、92.76% 的社区卫生服务站、78.88% 的村卫生室能够提供中医药服务,实现了基层中医药服务"广覆盖"。

5.2.1 全市基层医疗卫生机构基础设施条件明显改善

市财政投入 536 万元完成了 100 家卫生院中医科中药房标准化建设,建立了 7 家中医特色卫生院和 10 家中医特色社区卫生服务中心,投资 960 万元建成了 80 个国医馆,为全市 213 家基层医疗机构配备了必要的中医特色诊疗设备。

5.2.2 基层医疗卫生机构中医药服务水平显著提升

李沧区通过了全国基层中医药工作先进单位复审,崂山区通过了全国基层中医药工作先进单位初审,我市全国基层中医药工作先进单位达到 4 家。在新一轮医院等级评审中,黄岛区中医医院由二甲晋升三甲,其他区(市)中医医院均顺利通过了二甲复审,4 个基层医院专科晋升省级重点中医专科。

5.2.3 基层中医药人才培养迈上新台阶

基层医疗机构有 2 名专家晋升省名中医,2 人入选国家优秀中医临床研修人才,4 人入选省级中医继承工作指导教师;开展了三批县、镇、村级中医师承教育工作,47 名学术继承人进岗跟师学习,培养了 100 名中医技术临床骨干、205 名中医类别全科医师,遴选了 63 名具有中医药一技之长人员纳入乡村医生管理,开展了 20 项中医药适宜技术培训,7800 余名基层卫生技术人员培训合格。

6. 对策建议

经过近几年的努力,基层中医药服务能力得到了提升,从业人员数量增多,结构得到改善,中医服务总量持续上升。但仍存在着基层医疗卫生机构工作方法简单、管理方式粗放、人员配备不足,中医药服务留有"空白点"等问题。有关卫生行政机构存在着思想重视程度不够、落实中医药各项政策进度缓慢、工作不够深入和细致等问题,影响了我市基层中医药服务能力提升工程的整体进度。随着医改的逐步深入和基层中医药服务能力提升工程的深入推进,应对"十二五"期间提升工程实施工作中行之有效的工作路径和经验方法予以推广,并在此基层上不断修正完善。应提高提升基层中医药服务能力工作的精细化管理水平,提高基层医疗卫生机构参与中医药工作积极性;加大督查力度,严格绩效考核,评估干预成效,确保基层中医药服务能力提升工作能够做好做实。

一是加强人才培养和人员配备。调研发现,大部分区(市)中医院及乡镇卫生院中医专业人才匮乏,服务能力不强的现象仍普遍存在,是制约中医药在基层发挥作用与深化医改的"瓶颈"。基层中医药专业人员队伍总量不足,大部分区(市)中医院的中医师未达到该医院执业医师人数的一半,乡镇卫生院的中医师所占比例有的不足 1/5,个别甚至没有中医专业人员。基层中医医疗机构人才结构有待优化和提升,一些乡镇卫生院本科以下学历甚至初级职称以下的人员所占比例较高。建议加强对基层医疗人才队伍建设的规划设计与政策支持,构建国家与地方联动的激励机制。制订切实可行的基层中医专业人才队伍建设方案,大力提高基层专业人员待遇,立足当前、着力长远,切实解决基层中医专业人才匮乏状况,为深化医改与健康中国建设目标的实现提供人力支撑。

二是扎牢中医药服务在农村地区的根基。着重做好农村中医药工作的整体规划,制定农村中医药服务网络建设、农村中医药人才队伍建设和中医药适宜技术推广计划。实施好区(市)中医医院业务用房建设、中药房建设、急诊急救能力建设、医疗仪器装备和农村医疗机构中医特色专病专技门诊建设、国医馆建设等项目,建设好乡镇卫生院中医科和中药房,提出村卫生室中医药服务的基本要求。实施好区(市)中医医院临床技术骨干培训项目,继续加大中医药适宜技术在农村的推广力度。

三是以创建国家中医药综合改革试验区为契机,按照《全国医疗卫生服务体系规划纲要(2015—2020年)》要求,四市和黄岛区、城阳区至少建好1所公立中医医院。继续深入开展综合(专科)医院和妇幼保健机构中医药工作专项推进工作,实施中医科、中药房标准化建设,中医病床数不低于医院总床位数的5%。树立"大中医"理念,统筹全市中医药资源,组建青岛市中医药发展集团,增强龙头单位人才培养、技术辐射、学术引领能力,完善集团内部协作机制,实现集团成员单位中药制剂调剂使用,促进人才、技术等要素在集团内部共享,建立集团内部分级诊疗、双向转诊机制,推进中医特色的医联体建设。

统计资料

青岛市 2016 年卫生计生统计信息简报

一、卫生计生资源概况

（一）卫生计生机构

2016 年末，青岛市各类卫生计生机构 7564 个（含村卫生室）。其中，医院 218 个（包括三级医院 19 个，二级医院 68 个，一级医院 99 个，未评等级医院 32 个。按床位数量分组，800 张以上的有 14 个，500～799 张的有 8 个，100～499 张的有 48 个，100 张以下的 148 个）；乡镇卫生院 104 个；社区卫生服务机构 273 个；村卫生室 4501 个；门诊部、诊所、卫生所、医务室 2148 个；妇幼保健机构 11 个；疾病预防控制机构 27 个；卫生监督机构 11 个，计划生育技术服务机构 63 个。

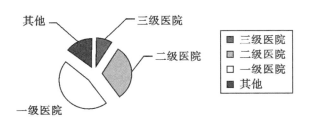

图 1-1 青岛市 2016 年各类医院等级情况（单位：个）

（二）医疗床位

2016 年全市实有医疗床位数 50649 张，其中医院床位 40066 张、卫生院床位 7243 张。每千人口医疗床位数 5.50 张。

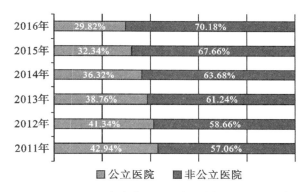

图 1-2 2011～2016 年全市公立医院机构数量所占比例情况

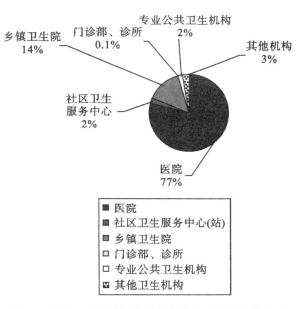

图 1-3 青岛市 2016 年各类卫生计生机构床位数构成

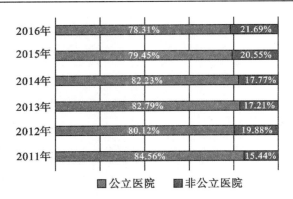

图 1-4　2011～2016 年全市公立医院床位数所占比例情况

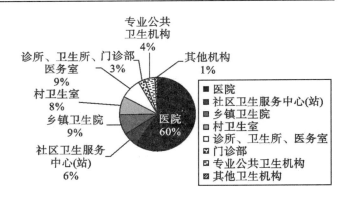

图 1-7　青岛市 2016 年各类卫生计生机构
在岗职工数构成图

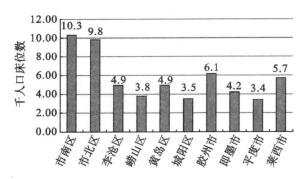

图 1-5　青岛市 2016 年各区(市)千人口
床位数示意图(单位:张)

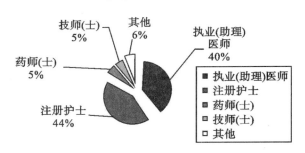

图 1-8　青岛市 2016 年卫生计生技术人员构成图

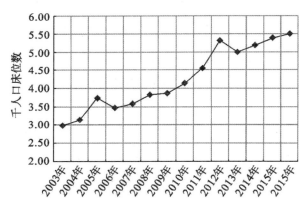

图 1-6　2003～2016 年全市千人口床位数(单位:张)

（三）卫生计生人员

2016 年,全市卫生计生人员总数 87733 人(包括乡村医生 6019 人和卫生员 264 人),其中,卫生技术人员 69169 人,占 78.8%;其他技术人员 4531 人,占 5.2%;管理人员 3522 人,占 4.0%;工勤技能人员 4228 人,占 4.8%;乡村医生和卫生员 6283 人,占 7.2%。全市每千人口卫生技术人员 7.52 人,每千人口执业医师(含助理执业医师)3.01 人,每千人口注册护士3.29人。

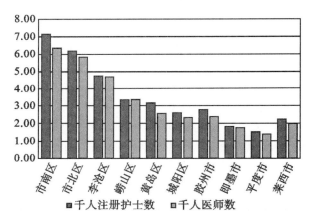

图 1-9　青岛市 2016 年分区(市)千人口医师数、
注册护士数(单位:人)

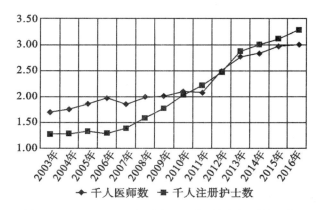

图 1-10　2003～2016 年千人口医师、护士数(单位:人)

（四）房屋与设备

2016年末，全市卫生计生机构房屋建筑面积共485.91万平方米，其中医院310.64万平方米，卫生院55.38万平方米，疾病预防、卫生监督、妇幼保健等专业公共卫生机构约21.23万平方米。全市万元以上设备台数4.30万台，总价值约78.46亿元。

（五）资产总量

2016年末，全市卫生计生机构资产总数272.39亿元，其中固定资产97.53亿元。固定资产中，医院74.61亿元、卫生院9.59亿元、专业公共卫生机构8.20亿元。

二、医疗服务开展情况

（一）门诊服务情况

2016年，全市各级各类医疗机构提供门诊服务5579.56万人次（含村卫生室855.48万人次）。其中医院2635.52万人次，占47.2%；卫生院430.16万人次，占7.7%；诊所、卫生所、医务室598.54万人次，占10.7%；村卫生室855.48万人次，占15.3%。

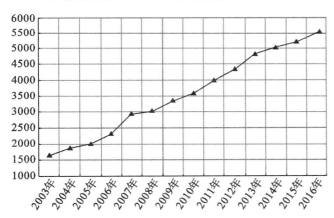

图2-1　2003～2016年全市医疗机构总诊疗人次
（单位：万人次）

（二）住院服务情况

2016年，全市各级各类医疗机构提供住院服务150.50万人。其中，医院126.98万人，占84.4%；卫生院18.62万人，占12.4%；专业公共卫生机构2.64万人，占1.8%。全市医疗机构每百门急诊入院人数为2.77人，其中，医院为4.85人，卫生院为4.37人，专业公共卫生机构1.72人。

（三）病床使用情况

2016年全市病床使用率为81.03%，其中医院为86.34%，卫生院为61.36%。全市出院者平均住院日为9.0天，其中医院为9.2天，卫生院为7.9天。全市病床周转次数为31.8次，其中医院为33.4次、

卫生院为27.2次；全市病床工作日为295.8天，其中医院为315.1天、卫生院为224.0天。

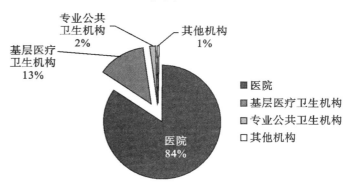

图2-2　2016年各类医疗机构出院人数占比

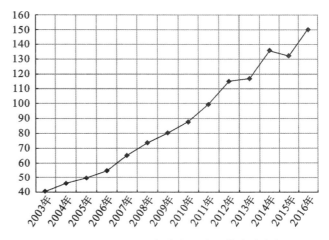

图2-3　2003～2016年全市医疗机构出院人数
（单位：万人次）

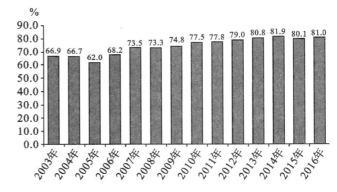

图2-4　2003～2006年全市医疗机构病床使用率

三、门诊和住院病人医疗费用

2016年青岛市各类医疗机构门诊病人人均医疗费用190.6元。其中，医院282.7元，卫生院89.9元。住院病人人均医疗费用9782.8元。其中，医院11114.6元，卫生院2411.3元。

四、居民健康情况

2016 年青岛市婴儿死亡率 2.43‰；孕产妇死亡率 10.97/10 万。

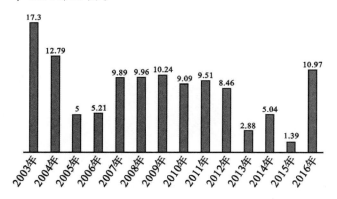

图 4-1　全市 2003～2006 年孕产妇死亡率(单位:1/10 万)

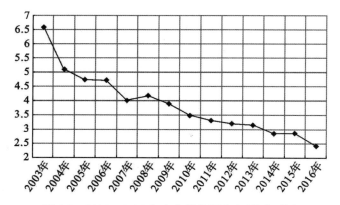

图 4-2　2003～2006 年全市婴儿死亡率(单位:‰)

五、人口出生情况

2016 年,全市已婚育龄妇女 145.7 万人,女性初婚 2.67 万人,出生 11.84 万人,其中政策内 11.75 万人,出生一孩 5.26 万人,二孩 6.44 万人,多孩 0.14 万人。合法生育率 99.19%,一孩合法生育率 99.62%,二孩合法生育率 99.89%。出生性别比 105.99;人口出生率为 15.03‰;人口自然增长率为 7.92‰。

2016 年青岛市医疗卫生机构、床位、人员数

机构分类	机构个数	编制床位数	实有床位数	在岗职工													
				编制人数	合计	卫生技术人员									其他技术人员	管理人员	工勤技能人员
						小计	执业(助理)医师		注册护士	药师(士)	技师(士)		其他				
							小计	执业医师			小计	检验师	小计	见习医师			
总计	7564	46765	50649	56279	87733	69169	27675	25166	30307	3531	3318	2329	4338	894	4531	3522	4228
一、医院	218	37820	40066	33957	52407	43931	15172	14497	21839	2292	2162	1505	2466	615	3161	2425	2890
综合医院	124	24790	26814	24967	35831	30537	10601	10182	15429	1487	1419	976	1601	343	2155	1437	1702
中医医院	18	4896	4741	4196	6213	5398	1883	1813	2591	379	261	194	284	63	233	333	249
中西医结合医院	4	442	566	397	564	452	191	180	167	53	23	17	18	0	55	23	34
专科医院	71	7642	7895	4397	9781	7529	2491	2316	3646	372	459	318	561	209	717	630	905
二、基层医疗卫生机构	7180	6518	8316	18048	30404	21770	11194	9457	7507	1138	824	537	1107	247	917	580	854
社区卫生服务中心(站)	273	874	1001	2506	5478	4498	1975	1793	1588	433	228	148	274	32	447	295	238
社区卫生服务中心	67	708	681	1787	2773	2315	957	862	799	221	141	88	197	10	236	125	97
社区卫生服务站	206	166	320	719	2705	2183	1018	931	789	212	87	60	77	22	211	170	141
卫生院	104	5644	7243	6962	7641	6780	2685	2193	2393	532	438	279	732	187	416	185	260
村卫生室	4501	0	7148	7148	865	760	291	105	0	0	0	0	0	0	0	0	0
门诊部	154	0	62	835	2463	2028	996	891	746	94	135	93	57	14	45	98	292
诊所、卫生所、医务室	2148	0	10	597	7674	7599	4778	4289	2675	79	23	17	44	14	9	2	64

（续表）

机构分类	机构个数	编制床位数	实有床位数	编制人数	合计	在岗职工												
						小计	卫生技术人员									其他技术人员	管理人员	工勤技能人员
							执业（助理）医师		注册护士	药师（士）	技师（士）		其他					
							小计	执业医师			小计	检验师	小计	见习医师				
三、专业公共卫生机构	124	867	969	3137	3847	2839	1044	953	784	77	268	232	666	23	309	419	280
疾病预防控制中心	27	0	0	973	994	748	360	334	70	9	88	79	221	11	92	105	49
专科疾病防治院（所、站）	8	352	509	254	376	311	106	99	124	22	22	20	37	0	1	29	35
妇幼保健院（所、站）	11	515	460	816	1389	1087	402	381	432	44	101	79	108	12	95	118	89
急救中心（站）	3	0	0	165	163	100	35	34	62	1	1	1	1	0	11	10	42
采供血机构	1	0	0	220	232	160	50	50	58	0	52	52	0	0	29	16	27
卫生监督所（中心）	11	0	0	366	359	258	0	0	0	0	0	0	258	0	22	58	21
计划生育技术服务机构	63	0	0	343	334	175	91	55	38	1	4	1	41	0	59	83	17
四、其他卫生机构	42	1560	1298	1137	1075	629	265	259	177	24	64	55	99	9	144	98	204
疗养院	8	1560	1298	884	699	383	146	142	144	21	23	15	49	3	92	70	154
临床检验中心（所、站）	1	0	0	0	133	59	5	5	1	0	39	39	14	3	21	8	45
其他	33	0	0	253	243	187	114	112	32	3	2	1	36	3	31	20	5

注：本表人员合计中包括乡村医生 6019 人和卫生员 264 人；不含乡镇卫生院在村卫生室工作的执业（助理）医师、注册护士数。

2016 年青岛市医疗机构收入与支出

机构分类	总收入（万元）					总费用/支出（万元）						总费用用中：人员经费（万元）
	小计	财政补助收入	科教项目收入	上级补助收入	医疗收入/事业收入	小计	医疗业务成本/医疗支出/事业支出	公共卫生支出	科教项目支出	管理费用	财政项目补助支出	
总计	2850697.1	352976.8	2698.1	10437.0	2416744.2	2760706.9	2312587.4	47850.7	2302.6	208861.6	74787.6	958313.6
一、医院	2378930.5	177360.1	2698.1	0.0	2156444.0	2319389.9	2024794.1	0.0	2302.6	194980.4	60564.7	754841.2
综合医院	1765896.0	125378.7	1801.3	0.0	1607737.2	1716942.0	1518852.6	0.0	1159.6	136582.7	41710.1	536577.7
中医医院	235989.2	20161.4	67.8	0.0	212206.0	242140.8	216709.0	0.0	71.7	18432.1	4238.2	90876.3
中西医结合医院	20846.6	305.1	4.7	0.0	16935.3	23305.3	21182.5	0.0	248.0	1874.8	0.0	8247.5
专科医院	354866.3	31514.9	824.3	0.0	318233.1	335813.9	268002.1	0.0	823.3	38090.8	14616.4	118889.7
二、基层医疗卫生机构	389145.9	142424.0	0.0	10430.9	218443.4	366992.1	249367.2	47850.7	0.0	0.0	3643.6	172122.9
社区卫生服务中心（站）	117208.2	40550.7	0.0	386.7	75197.9	111586.2	95303.6	15110.5	0.0	0.0	305.2	39799.9
社区卫生服务中心	73485.9	37468.1	0.0	211.0	35187.0	68479.7	56509.5	11524.2	0.0	0.0	215.3	27738.3
社区卫生服务站	43722.3	3082.6	0.0	175.7	40010.9	43106.5	38794.1	3586.3	0.0	0.0	89.9	12061.60
卫生院	189497.1	101873.3	0.0	98.7	83593.8	191774.5	154055.6	32740.2	0.0	0.0	3338.4	97700.3
村卫生室	25842.4		0.0	9945.5	14434.5	21122.1	21122.1	0.0	0.00	0.0		10505.8
门诊部	19103.1	0.0	0.0	0.0	15445.2	17867.7	17867.7	0.0	0.0	0.0	0.0	10150.0
诊所、卫生所、医务室	37495.1	0.0	0.0	6.1	29772.0	24641.6	24641.6	0.0	0.0	0.0	0.0	13966.9
三、专业公共卫生机构	55432.6	23763.5	0.0	6.1	31023.1	52216.0	32234.5	0.0	0.0	4828.3	8886.5	24173.6
专科疾病防治院（所、站）	9950.7	3077.2	0.0	0.0	6792.1	9307.4	7601.4	0.0	0.0	852.4	586.7	4472.5
妇幼保健院（所、站）	41344.1	16555.0	0.0	0.0	24231.0	38774.2	24439.7	0.0	0.0	3975.9	4358.8	17220.9
急救中心（站）	4137.8	4131.3	0.0	6.1	0.0	4134.4	193.4	0.0	0.0	0.0	3941.0	2480.2
四、其他机构	27188.1	9429.2	0.0	0.0	10833.7	22108.9	6191.6	0.0	0.0	9052.3	1692.8	7175.9
疗养院	21805.5	9429.2	0.0	0.0	5451.1	22108.9	6191.6	0.0	0.0	9052.3	1692.8	7175.9
临床检验中心	5382.6	0.0	0.0	0.0	5382.6	0.0	0.0	0.0	0.0	0.0	0.0	0.0

2016 年青岛市医疗卫生机构门诊服务情况

机构分类	总诊疗人次数 总计	门、急诊人次 小计	门诊人次	急诊人次 小计	急诊人次 死亡人数	家庭卫生服务人次数	观察室留观病例数 小计	观察室留观病例数 死亡人数	健康检查人数	预约诊疗人次数	上级医院向下转诊人次数	向上级医院转诊人次数	急诊死亡率(%)	观察室病死率(%)	预约诊疗人次占总诊疗人次百分比(%)
总计	55795585	54363885	51876966	2486919	3185	3195549	533998	1580	2867821	3846641	10484	43625	0.13	0.30	6.89
一、医院	26355222	26169961	23961133	2208828	3042	15926	436844	1571	1335501	3845620	0	0	0.14	0.36	14.59
综合医院	19395541	19262823	17599454	1663369	2566	14431	395675	1245	1093764	3493181	0	0	0.15	0.31	18.01
中医医院	2803895	2774222	2525924	248298	388	65	28504	326	149210	130117	0	0	0.16	1.14	4.64
中西医结合医院	205848	204796	202357	2439	0	0	0	0	1321	2016	0	0	0.00	0.00	0.98
专科医院	3942078	3920260	3626418	293842	88	1430	12665	0	91206	220306	0	0	0.03	0.01	5.59
二、基层医疗卫生机构	26666161	25511304	25347613	163691	143	303623	92078	9	1159329	0	10484	43625	0.09	0.00	0.00
社区卫生服务中心(站)	6733632	6144778	6071139	73639	0	278635	52519	0	592904	0	10396	34961	0.00	0.00	0.00
社区卫生服务中心	3547467	3143790	3118697	25093	0	152423	43097	0	271029	0	5701	5905	0.00	0.00	0.00
社区卫生服务站	3186165	3000988	2952442	48546	0	126212	9422	0	321875	0	4695	29056	0.00	0.00	0.00
卫生院	4301645	4256734	4167532	89202	143	21399	39559	9	501288	0	88	8664	0.16	0.02	0.92
村卫生室	8554841	8117128	8117128	0	0	0	0	0		0	0	0	0.00	0.00	0.00
门诊部	1090688	1056243	1056243	0	0	0	0	0	65137	0	0	0			0.00
诊所、卫生所、医务室	5985355	5936421	5935571	850	0	3589	0	0		0	0	0	0.00	0.00	0.00
三、专业公共卫生机构	1573291	1535943	1421543	114400	0	0	5076	0	287276	1021	0	0	0.00	0.00	0.06
专科疾病防治院(所、站)	110969	110969	110969	0	0	0	0	0	0	1021	0	0			0.92
妇幼保健院(所、站)	1351998	1314650	1310574	4076	0	0	5076	0	287276	0	0	0	0.00	0.00	0.00
急救中心(站)	110324	110324	0	110324	0	0	0	0	0	0	0	0	0.00		0.00
四、其他机构	1200911	1146677	1146677	0	0	0	0	0	85715	0	0	0		0.00	0.00
疗养院	83700	29466	29466	0	0	0	0	0	85715	0	0	0		0.00	0.00

2016 年青岛市医疗卫生机构病床使用情况

机构分类	编制床位(张)	实有床位(张)			实际开放总床日数(床日)	平均开放病床数(张)	实际占用总床日数(床日)	出院者占用总床日数	观察床数(张)	全年开设家庭病床总数(张)	病床周转次数	病床工作日(日)	病床使用率(%)	出院者平均住院日
		小计	特需服务床位	负压病房床位										
总计	46695	50579	556	6	17251185	47264	13979481	13547039	1924	4574	31.8	295.8	81.03	9.0
一、医院	37750	39996	527	6	13861333	37976	11967357	11680945	1107	1616	33.4	315.1	86.34	9.2
综合医院	24740	26764	227	2	9252489	25349	8064445	7857707	859	810	37.5	318.1	87.16	8.3
中医医院	4896	4741	40	0	1692475	4637	1477702	1490530	163	191	30.1	318.7	87.31	10.7
中西医结合医院	442	566	0	0	204714	561	138449	139200	0	0	18.2	246.9	67.63	13.6
专科医院	7622	7875	260	4	2704355	7409	2279461	2186208	84	615	22.8	307.7	84.29	13.0
二、基层医疗卫生机构	6518	8316	0	0	2761017	7564	1655861	1558975	801	2958	26.4	218.9	59.97	7.8
社区卫生服务中心(站)	874	1001	0	0	260056	712	121431	81290	616	2769	13.6	170.4	46.69	8.4
社区卫生服务中心	708	681	0	0	188598	517	80158	66343	257	742	14.5	155.1	42.50	8.8
社区卫生服务站	166	320	0	0	71458	196	41273	14947	359	2027	11.1	210.8	57.76	6.9
卫生院	5644	7243	0	0	2497311	6842	1532260	1475515	184	159	27.2	224.0	61.36	7.9
门诊部	0	62	0	0	0	0	0	0	0	0				0.0
诊所、卫生所、医务室	0	10	0	0	3650	10	2170	2170	1	30	217.0	217.0	59.45	1.0
三、专业公共卫生机构	867	969	10	0	340565	933	244927	248494	16	0	28.3	262.5	71.92	9.4
专科疾病防治院(所、站)	352	509	0	0	172665	473	146141	150151	0	0	8.2	308.9	84.64	38.8
妇幼保健院(所、站)	515	460	10	0	167900	460	98786	98343	16	0	49.0	214.8	58.84	4.4
四、其他机构	1560	1298	19	0	288270	790	111336	58625	0	0	11.5	141.0	38.62	6.5
疗养院	1560	1298	19	0	288270	790	111336	58625	0	0	11.5	141.0	38.62	6.5

2016年青岛市妇女常见病筛查情况

填报单位	20~64岁妇女人数	妇女常见病筛查覆盖情况 应查人数	实际筛查 妇女病总人数	筛查率%	宫颈癌筛查人数	乳腺癌筛查人数	妇女常见病患病 总人数	患病率%	阴道炎 人数	患病率%	宫颈炎 人数	患病率%	尖锐湿疣 人数	患病率1/10万	子宫肌瘤 人数	患病率%	宫颈癌 人数	患病率1/10万	乳腺癌 人数	患病率1/10万	卵巢癌 人数	患病率1/10万
总计	1990261	1990261	1440640	72.38	373697	366627	270644	18.79	101334	7.03	103535	7.19	53	3.68	57594	4.00	95	25.42	99	27.00	16	1.11
市南区	148952	148952	107347	72.07	62843	63370	23459	21.85	7160	6.67	7318	6.82	8	7.45	2338	2.18	10	15.91	7	11.05	6	5.59
市北区	199853	199853	161888	81.00	69846	62496	64810	40.03	26267	16.23	26221	16.20	9	5.56	13557	8.37	27	38.66	26	41.60	6	3.71
李沧区	74241	74241	53562	72.15	10000	10000	5799	10.83	1558	2.91	1523	2.84	0	0	1095	2.04	3	30.00	5	50.00	0	0
崂山区	82007	82007	62257	75.92	8346	8159	5615	9.02	1273	2.04	2156	3.46	0	0	1062	1.71	1	11.98	3	36.77	0	0
开发区	67984	67984	51223	75.35	28026	25242	8838	17.25	2448	4.78	2780	5.43	6	11.71	3506	6.84	7	24.98	2	7.92	3	5.86
城阳区	141636	141636	104180	73.55	41192	43123	10768	10.34	4601	4.42	1092	1.05	4	3.84	3097	2.97	2	4.86	2	4.64	1	0.96
胶州市	246673	246673	183864	74.54	30389	30472	11693	6.36	4364	2.37	6434	3.50	0	0	1261	0.69	18	59.23	5	16.41	0	0
即墨市	268691	268691	185489	69.03	29350	29922	39552	21.32	18564	10.01	20886	11.26	2	1.08	5282	2.85	3	10.22	2	6.68	0	0
平度市	389226	389226	277712	71.35	33232	33502	53106	19.12	13955	5.02	18238	6.57	7	2.52	16660	6.00	13	39.12	12	35.82	0	0
黄岛区	185974	185974	123517	66.42	33577	33577	28956	23.44	14511	11.75	11379	9.21	8	6.48	6188	5.01	1	2.98	17	50.63	0	0
莱西市	185024	185024	129601	70.05	26896	26764	18048	13.93	6633	5.12	5508	4.25	9	6.94	3548	2.74	10	37.18	18	67.25	0	0

2016年青岛市孕产妇管理情况

填报单位	活产数				产妇数			孕产妇管理									产妇孕产期血红蛋白检测			
								产妇建卡		产妇产前检查情况							贫血		中重度贫血	
	合计	男	女	性别不明	合计	非农业户籍	农业户籍	人数	%	产检 人数	%	产检≥5次 人数	%	早检 人数	%	检测 人数	人数	%	人数	%
总计	91129	46800	44329	0	90575	33486	57089	89495	98.81	90519	99.33	87768	96.31	88290	96.88	90567	2961	3.27	305	0.34
市南区	4842	2459	2383	0	4807	4807	0	4654	96.82	4807	99.28	4654	96.12	4654	96.12	4807	85	1.77	35	0.73
市北区	8494	4361	4133	0	8390	8390	0	8102	96.57	8390	98.78	8102	95.38	8390	98.78	8390	210	2.50	32	0.38
李沧区	4296	2210	2086	0	4259	4259	0	4188	98.33	4259	99.14	4168	97.02	4168	97.02	4259	64	1.50	16	0.38
崂山区	4103	2107	1996	0	4056	1712	2344	4043	99.68	4056	98.85	4002	97.54	4019	97.95	4056	91	2.24	3	0.07
开发区	6196	3175	3021	0	6146	3190	2956	5955	96.89	6146	99.19	5851	94.43	5860	94.58	6146	46	0.75	0	0
城阳区	6663	3443	3220	0	6611	1622	4989	6562	99.26	6588	98.87	6496	97.49	6512	97.73	6611	111	1.68	4	0.06
胶州市	11235	5765	5470	0	11213	3111	8102	11033	98.39	11188	99.58	10811	96.23	10830	96.40	11213	207	1.85	21	0.19
即墨市	12971	6656	6315	0	12889	1826	11063	12881	99.94	12881	99.31	12672	97.69	12725	98.10	12881	346	2.69	67	0.52
平度市	14462	7469	6993	0	14426	1275	13151	14340	99.40	14426	99.75	13900	96.11	13988	96.72	14426	1191	8.26	81	0.56
黄岛区	9911	5127	4784	0	9858	2441	7417	9818	99.59	9858	99.47	9538	96.24	9555	96.41	9858	356	3.61	23	0.23
莱西市	7956	4028	3928	0	7920	853	7067	7919	99.99	7920	99.55	7574	95.20	7589	95.39	7920	254	3.21	23	0.29

2016 年青岛市 7 岁以下儿童保健服务

地区	新生儿访视		新生儿苯丙酮尿症筛查		新生儿甲状腺功能减低症筛查		新生儿听力筛查		7岁以下儿童保健覆盖		3岁以下儿童系统管理	
	人数	%	人数	%	人数	%	人数	%	人数	%	人数	%
总计	88219	96.81	90370	99.17	90370	99.17	89388	98.09	469089	95.90	221357	95.45
市南区	4657	96.18	8787	181.47	8787	181.47	8746	180.63	29002	96.00	13688	98.00
市北区	8102	95.38	12193	143.55	12193	143.55	10893	128.24	47181	95.10	21902	95.06
李沧区	4287	99.79	5890	137.10	5890	137.10	5813	135.31	22886	97.10	10163	97.21
崂山区	4038	98.42	2437	59.40	2437	59.40	2444	59.57	17580	93.24	9021	90.11
开发区	5887	95.01	6082	98.16	6082	98.16	6076	98.06	27533	93.83	13753	92.12
城阳区	6519	97.84	6522	97.88	6522	97.88	6516	97.79	38446	94.66	18190	93.63
胶州市	10666	94.94	10085	89.76	10085	89.76	10045	89.41	45879	98.86	20561	97.58
即墨市	12760	98.37	10778	83.09	10778	83.09	11194	86.30	72353	96.43	35778	96.52
平度市	13928	96.31	11616	80.32	11616	80.32	11680	80.76	76875	94.46	33914	95.14
黄岛区	9703	97.90	8704	87.82	8704	87.82	8655	87.33	46921	98.42	24511	97.31
莱西市	7672	96.43	7276	91.45	7276	91.45	7326	92.08	44433	95.62	19876	94.23

2016 年青岛市居民主要死因性别死亡率（1/10 万）、构成比（%）及死因顺位

顺位	合计			男性			女性		
	疾病名称	死亡率	构成比	疾病名称	死亡率	构成比	疾病名称	死亡率	构成比
1	心脏病	221.22	29.75	恶性肿瘤	287.59	34.09	心脏病	222.11	34.42
2	恶性肿瘤	218.76	29.42	心脏病	220.32	26.12	恶性肿瘤	150.99	23.40
3	脑血管病	130.48	17.55	脑血管病	140.62	16.67	脑血管病	120.49	18.67
4	呼吸系统疾病	53.12	7.14	呼吸系统疾病	59.72	7.08	呼吸系统疾病	46.62	7.23
5	伤害	32.85	4.42	伤害	45.31	5.37	内分泌营养代谢疾病	21.29	3.30
6	内分泌营养代谢疾病	18.23	2.45	消化系统疾病	18.07	2.14	伤害	20.57	3.19
7	消化系统疾病	14.24	1.91	内分泌营养代谢疾病	15.12	1.79	消化系统疾病	10.46	1.62
8	泌尿生殖系统疾病	6.54	0.88	泌尿生殖系统疾病	7.34	0.87	神经系统疾病	6.28	0.97
9	神经系统疾病	6.24	0.84	神经系统疾病	6.81	0.81	泌尿生殖系统疾病	5.15	0.80
10	诊断不明	4.67	0.63	诊断不明	5.79	0.69	诊断不明	3.55	0.55
11	传染病和寄生虫病	3.04	0.41	传染病和寄生虫病	4.09	0.49	传染病和寄生虫病	2.00	0.31
12	精神障碍	1.59	0.21	精神障碍	1.58	0.19	精神障碍	1.70	0.26
13	先天畸形、变性和染色体异常	1.39	0.19	先天畸形、变性和染色体异常	1.50	0.18	肌肉骨骼和结缔组织疾病	1.35	0.21
14	血液、造血及免疫其他疾病	1.22	0.16	血液、造血及免疫其他疾病	1.47	0.17	先天畸形、变性和染色色体异常	1.20	0.19
15	肌肉骨骼和结缔组织疾病	1.16	0.16	起源于围生期的某些情况	1.25	0.15	血液、造血及免疫其他疾病	0.95	0.15
16	起源于围生期的某些情况	0.93	0.13	肌肉骨骼和结缔组织疾病	0.97	0.11	起源于围生期的某些情况	0.63	0.10
17	妊娠、分娩和产褥期并发症	0.04	0.01	妊娠、分娩和产褥期并发症	0.00	0.00	妊娠、分娩和产褥期并发症	0.08	0.01
18	其他疾病	27.93	3.76	其他疾病	26.05	3.09	其他疾病	29.78	4.62

2016 年青岛市各区市居民粗死亡率（1/10 万）

区市	年末总人口数			死亡人数			粗死亡率		
	合计	男性	女性	合计	男性	女性	合计	男性	女性
市南	543837	263219	280618	3035	1739	1296	558.07	660.67	461.84
市北	887362	437253	450109	6799	3819	2980	766.20	873.41	662.06
李沧	354380	175313	179067	2185	1233	952	616.57	703.31	531.64
黄岛	1215680	607765	607915	8424	4764	3660	692.95	783.86	602.06
崂山	287192	140586	146606	1660	882	778	578.01	627.37	530.67
城阳	509514	245169	264345	3666	2051	1615	719.51	836.57	610.94
胶州	839528	416967	422561	6753	3820	2933	804.38	916.14	694.10
即墨	1159174	576550	582624	9241	5188	4053	797.21	899.84	695.65
平度	1391400	700771	690629	11197	6290	4907	804.73	897.58	710.51
莱西	742934	371129	371805	6018	3408	2610	810.03	918.28	701.98
合计	7931001	3934722	3996279	58978	33194	25784	743.64	843.62	645.20

2016年青岛市居民主要死因减寿年数（年）、平均减寿年数（年）

顺位	合计 疾病名称	减寿年数	平均减寿年数	男性 疾病名称	减寿年数	平均减寿年数	女性 疾病名称	减寿年数	平均减寿年数
1	恶性肿瘤	105121.50	6.06	恶性肿瘤	68382.50	6.04	恶性肿瘤	36739.00	6.09
2	伤害	41453.50	15.91	伤害	30604.50	17.16	伤害	10849.00	13.20
3	心脏病	37844.00	2.16	心脏病	28042.00	3.23	心脏病	9802.00	1.10
4	脑血管病	25645.00	2.48	脑血管病	17707.50	3.20	脑血管病	7937.50	1.65
5	呼吸系统疾病	9327.00	2.21	呼吸系统疾病	6068.00	2.58	呼吸系统疾病	3259.00	1.75
6	先天畸形、变性和染色体异常	6297.00	57.25	先天畸形、变性和染色体异常	4992.50	7.02	先天畸形、变性和染色体异常	2840.50	59.18
7	消化系统疾病	6198.50	5.49	消化系统疾病	3456.50	55.75	内分泌和营养代谢疾病	2256.50	2.65
8	起源于围生期的某些情况	5143.00	69.50	起源于围生期的某些情况	3405.50	69.50	神经系统疾病	2084.50	8.30
9	神经系统疾病	4972.00	3.44	神经系统疾病	2760.00	10.30	起源于围生期的某些情况	1737.50	69.50
10	内分泌和营养代谢疾病	4844.50	9.33	内分泌和营养代谢疾病	2715.50	4.56	消化系统疾病	1206.00	2.89
11	传染病和寄生虫病	3341.50	13.87	传染病和寄生虫病	2608.50	16.20	泌尿生殖系统疾病	897.50	4.36
12	诊断不明	3141.50	8.49	诊断不明	2399.00	10.52	诊断不明	742.50	5.23
13	泌尿生殖系统疾病	2392.50	4.83	泌尿生殖系统疾病	1495.00	5.17	传染病和寄生虫病	733.00	9.16
14	血液、造血及免疫其他疾病	965.00	9.95	血液、造血及免疫其他疾病	627.50	10.64	肌肉骨骼和结缔组织疾病	492.50	9.12
15	肌肉骨骼和结缔组织疾病	742.50	8.07	精神障碍	270.00	4.66	精神障碍	412.50	6.07
16	精神障碍	682.50	5.42	肌肉骨骼和结缔组织疾病	250.00	6.58	血液、造血及免疫其他疾病	337.50	8.88
17	妊娠、分娩和产褥期并发症	102.50	34.17	妊娠、分娩和产褥期并发症	—	—	妊娠、分娩和产褥期并发症	102.50	34.17

2016 年青岛市 1～12 月份人口一般情况表

地区	人口总数		已婚育龄妇女人数	领取独生子女证人数	其中18周岁及以下人数	女性初婚				死亡人数	往年初婚未报
	期初	期末				人数	其中:19岁以下人数	其中:23岁以上人数			
合计	7831699	7925893	1456953	544647	305422	26717	0	23075	56000	9549
市南区	544969	555658	101384	39999	24821	3668	0	3614	3358	320
市北区	881650	885634	156463	68938	45279	1531	0	1487	6965	1023
李沧区	340431	352289	69619	29664	18387	1458	0	1383	2230	607
崂山区	277218	285886	52509	19133	11762	975	0	911	1555	719
黄岛区	1185933	1212536	233652	85875	47895	4312	0	3704	7011	2171
城阳区	499004	499521	97859	35422	19705	1831	0	1634	4015	820
即墨市	1149146	1157873	208152	73713	38610	3355	0	2676	8280	658
胶州市	827741	839528	158048	50019	25601	2504	0	1869	6073	1591
平度市	1385660	1393954	249798	93913	48635	4113	0	3336	9769	1257
莱西市	739947	743014	129469	47971	24727	2970	0	2461	6744	383

附　　录

2016 年度青岛市科学技术奖获奖项目名单
（科技进步奖）

序号	项目名称	完成单位	完成人
		一等奖	
1	糖尿病和高尿酸血症 β 细胞损伤的危险因素及其治疗对策	青岛大学附属医院	王颜刚,侯旭,邢士超,胡建霞,李恩泽,陈颖,王忠超,袁鹰,阎胜利
		二等奖	
1	NS-398 在真菌性角膜炎发病机制中的作用	青岛大学附属医院	赵桂秋,林静,李坚恩,李翠,胡丽婷,姜楠,杜兆东,王谦,徐强
2	阿尔茨海默病表观遗传学研究进展	青岛市市立医院,青岛市海慈医疗集团,青岛市精神卫生中心	谭梦姗,宗煜,马腾,孔伶俐,万宇,谭琳
3	siRNA 基因沉默与诱导双向基因治疗关节炎及示踪研究	青岛大学附属医院	张海宁,冷萍,王英振,李海燕,丁昌荣,徐浩,方源,李涛,李晓飞,徐亦鹏
4	腰椎间盘退变突出生物学修复研究和临床诊治规范	青岛大学附属医院	西永明,刘勇,胡有谷,齐宗华,刘海飞,马进峰,任宪锋
5	纳米缓释药物和基因载体的制备及其在结肠癌治疗中的作用	山东大学齐鲁医院(青岛)	孙念峰,胡三元,田爱玲
6	城市室内灰尘中半挥发性有机化合物分布及其对儿童神经发育影响	山东省青岛市疾病预防控制中心,南京医科大学,青岛市黄岛区妇幼保健计划生育服务一中心	王炳玲,张绮,张晓玲,冯国昌,孙治涛,张倩,贾晓,史晓燕,孙忠清,陆晓梅
7	青岛市先天性甲状腺功能减低症患儿甲状腺转录因子基因突变分析	青岛市妇女儿童医院	张立琴,傅平,李玉芬,王梅,赵彩红,徐宁,杜玮
8	Kai1 及 miRNA 在神经母细胞瘤浸润和转移中的机制研究	青岛大学附属医院,青岛市妇女儿童医院	鹿洪亭,高强,陈鑫,张桓瑜,李富江

（续表）

序号	项目名称	完成单位	完成人
9	平喘固本合剂防治支气管哮喘的基础与临床系列研究	青岛大学附属医院	曲政海,杨召川,李爱芹,高玉芳,王冲
10	乙肝病毒 DNA 定量及 X 基因突变对乙肝相关性肾炎的影响	青岛大学附属医院	蒋伟,董晖,刘丽秋,孙建平,邢广群
11	青岛地区 HPV 分型与宫颈癌一级预防的相关研究	青岛大学附属医院	戴淑真,田甜,车艳辞,初慧君,秦冬岩,姚勤,王宁
12	角膜真菌感染信号通讯调控及成像分析	青岛大学附属医院	潘晓晶,王大博,赵洪芹,姜涛,江莉
13	Cyr61 过表达对缺氧时人肾小管上皮细胞保护作用的研究	青岛大学附属医院	徐岩,刘雪梅,邵乐平,周海燕
14	基因表达在胰岛素抵抗肥胖哮喘病人中的作用	青岛市市立医院	贾少丹,张为忠,纪仰,黄俊谦,李靖,王琳,纪霞,高俊杰,刘伟,于云鹏
三等奖			
1	肿瘤间质与食管鳞癌预后关系的临床研究	山东大学齐鲁医院(青岛)	王凯,马伟,王振波,白冰,程玉峰
2	晚期非小细胞肺癌的精准医疗探讨及自身抗体在肺癌中的表现特点	青岛市市立医院	唐华平,张颖,郝月琴,曲延刚,李猛
3	脊柱畸形的分类与治疗	青岛大学附属医院	王亭,潘敏,杨弘雯,殷楚强,柳翔云
4	过敏性鼻炎—哮喘综合征的诊断及治疗对策	山东青岛中西医结合医院	李明华,刘颖慧,袁菲,张迎俊,付蕾
5	HLA 在甲状腺癌发病及治疗预后中作用机制研究	青岛市中心血站	焦淑贤,迟晓云,尹凤媛,胡彬,刘晓华
6	多囊卵巢综合征(PCOS)相关基因研究	青岛大学附属医院	杨宗利,李超,郑庆梅,臧翊辰,房世保
7	小剂量化疗联合 DC-CIK 细胞预防性治疗术后结直肠癌患者方案	青岛市中心医院	高岱清,李长优,孙伟红,魏晓芳,赵鹏
8	TNF-α 重组慢病毒联合脐血间充质干细胞对胃癌的杀伤作用	青岛市市立医院	毛伟征,马贵亮,朱新红,李谦,齐宏
9	慢性气道炎症性疾病发病机制和防治策略	青岛市市立医院	韩伟,李永春,张鹏宇,薛卫林,苏毅
10	电项针联合高压舱内加强治疗技术在重症脑损伤的早期应用	中国人民解放军济南军区第四○一医院	李海玲,高光凯,缪文丽,孙擎,林慧艳
11	老龄大鼠短暂脑缺血再灌注损伤相关机制及干预措施	青岛市市立医院	王明山,陈怀龙,马福国,张高峰,林旭
12	慢性阻塞性肺疾病营养不良中医证候规律研究	青岛市海慈医疗集团	陆学超,李莉莎,姜文青,胡海波,王宁

（续表）

序号	项目名称	完成单位	完成人
13	同种异体瓣膜移植后加速受体细胞替换供体细胞	青岛大学附属医院	常青,徐平,王福和,姚如永,荆辉
14	胃癌相关基因在胃癌及转移的表达及调控机制研究	青岛市市立医院	姜相君,宋明全,高玉强,初蕾蕾,杨阅楼
15	卒中后抑郁发病机制及针刺干预效果的研究	青岛市海慈医疗集团	王莉,郭瑞友,杜云红,孙莉莉,夏璐
16	EGFR 基因突变、甲基化与 NSCLC 培美曲塞化疗敏感性关系研究	青岛大学附属医院	于壮,刘世海,崔莲花,司宏宗,李川
17	前胶原转录和调节蛋白异常对血管重构年龄机制的影响	青岛市市立医院	宋达琳,魏美连,荣瑷瑗,王莹,康维强
18	微创手术治疗基底节高血压脑出血的解剖及临床应用	青岛市市立医院	刘伟,刘显明,吴鹏杰,孔鲁,李胜利
19	烧伤早期肾损害与胱抑素 C 及 β2 微球蛋白的相关性研究	青岛市市立医院	王野,朱志军,柯家祥,郑鹃,边曦
20	三字经流派推拿适用技术的应用研究	青岛市海慈医疗集团	葛湄菲,杜君威,郭晓琳,周丽娟,王风伟

2016 年青岛市个体医疗机构概况

市南区个体医疗机构

　　概况　市南区 2016 年新增个体医疗机构 24 家,注销 12 家,共有 309 家,其中一级医院 4 家、门诊部 29 家、综合诊所 77 家,口腔诊所 85 家,中医诊所 63 家,美容诊所 23 家,社区卫生服务中心、站 27 家、其他 1 家。从业人员总数为 1544 人。全年平均业务收入 8275 万元。

市南区 2016 年新增个体医疗机构

机构名称	地址	负责人
市南宋继梅口腔诊所	市南区东海中路 16 号 1 号楼 2 单元 201	宋继梅
市南李含文诊所	市南区宁夏路 274 号 25 栋 1.2 层 8 户	李含文
青岛蒙特勒尔医疗科技有限公司澳门路诊所	澳门路 18 号 9 栋 101 户	高佩明
市南孟玉凤口腔诊所	市南区延吉路 117-25 网一层	孟玉凤
青岛澜海医疗美容有限公司澜海医疗美容诊所	市南区荣成路 2 号乙	陈　磊
市南阎妮口腔诊所	市南区秀湛路 1 号四单元 101 户	阎　妮

（续表）

机构名称	地址	负责人
市南庞东剑医疗美容诊所	市南区泰州路 16-1 号	庞东剑
青岛聿明医疗管理有限公司市南诊所	东海中路 4 号 1 栋东侧 1 户二层网点	王聿明
青岛泽嘉生物技术有限公司市南泽嘉眼科诊所	青岛市市南区江西路 35 号戊北海花园 4 号楼 2 层临街网点 B 区	周培兰
青岛市南姜丽华中医诊所	漳州一路 30 号二层	姜丽华
市南易丽洁口腔诊所	徐州路 2 号 11 号楼 5 单元 102 户	易丽洁
青岛艾美医疗美容有限公司市南艾美医疗美容门诊部	澳门路 98 号海尔洲际酒店西侧 1-1 号	李树政
青岛江南名佳医疗美容有限公司市南江南名佳医疗美容门诊部	市南区漳州一路 33 号商铺二楼	邢新铭
市南区仁州医疗美容诊所	市南区正阳关路 3 号	郁令更
青岛博厚医疗管理有限公司市南天山诊所	市南区安庆路 16 号	王月梅
青岛爱康卓悦健康管理有限公司市南门诊部	市南区香港中路 9 号香格里拉中心二、三层（204.205.206.301～308）	赵玉玲
青岛全好健康管理有限公司市南南京路口腔门诊部	市南区南京路 33 号-2 号	徐 磊
青岛全好健康管理有限公司市南江西路口腔门诊部	市南区江西路 177、179 号网点	林森岩
市南张磊诊所	市南区香港中路 167 号 10 号楼 3 单元 102 户	张 磊
青岛大族都安健康管理有限公司福州南路诊所	青岛市市南区福州南路 45 号南门	丁 俊
青岛舒雅医疗管理有限公司市南舒雅口腔诊所	市南区徐州路 79 号地矿宾馆大门南侧临街门头房	王柄一
北京世纪华鹰医药科技有限公司青岛市南中医诊所	市南区太平角花园 1 号楼东户一层	丁 赢
山东东阿阿胶健康管理连锁有限公司青岛万象城旗舰店中医坐堂医诊所	山东路 6 号甲华润万象城 L-608 商铺	闫 石
青岛市南韩丙朋中医诊所	市南区大尧二路 19 号 3 单元 101 户	韩丙朋

市南区 2016 年注销个体医疗机构

机构名称	地址	负责人
益康诊所	市南区华严支路 1 号 103	付志宏
青岛市南致远口腔诊所	市南区秀湛路 1 号	邓玲玲
健齿苑口腔诊所	市南区新泰路 1 号 3 单元 101	韩重光
福康泰诊所	市南区寿张路 4 号丙	仇 勇
青岛市南名佳医学美容诊所	市南区福州南路 19 号泛海名人 1 号楼 1301 室	邢新铭
青岛市南胶东大药房中医诊所	市南区北京路 38 号乙.丙	于锡玖
青岛得亚莉美容有限公司医疗美容诊所	市南区东海中路 18 号庚海悦中心 5 号楼	柴召财
青岛市南贵康中医诊所	市南区宁夏路 129 号丙	王 琴
青岛市南天津路社区卫生服务站	市南区天津路 49 号	滕 莉
市南全好口腔门诊部	市南区江西路 177 号 179 号网点	刘向辉
市南全好南京路口腔门诊部	市南区南京路 33 号-2 号	徐 磊
青岛市南新采韵医疗美容诊所	市南区东海西路 43 号西塔 3 层	邵航燕

市北区个体医疗机构

概况　截至 2016 年 12 月 31 日,青岛市市北区有个体医疗机构 522 家,从业人员 3979 人,2016 年新增个体医疗机构 22 家,注销医疗机构 2 家。

市北区 2016 年新增个体医疗机构

机构名称	机构地址	负责人
市北华宝诊所	青岛市市北区利津路 20 号	王新华
市北誉德口腔诊所	市北区重庆南路 99 号 1-34 号	张　鹏
市北区阜新路街道重庆路社区卫生服务站	青岛市市北区重庆南路 5 号-2-3-4	庞福洪
青岛静安康医疗管理有限公司台柳路诊所	青岛市市北区台柳路 276 号-15(1 层地下 1 层)	张玉河
青岛华佗国药大药房连锁有限公司同怡堂中医坐堂诊所	青岛市市北区利津路 99 号	徐洪秋
青岛恒正医疗管理有限公司合肥路口腔门诊部	青岛市市北区合肥路 503 号	刘　弦
青岛厚济医疗管理有限责任公司金沙路诊所	市北区金沙路 12-11 号	林寿源
青岛光辉健康管理有限公司光辉口腔门诊部	市北区福州北路 159-7 号	郭光辉
市北闻敏中医诊所	青岛市市北区沈阳路 57 号 101 户	张韧闻
青岛恒星老年公寓诊所	市北区劲松五路 9 号	韦　星
市北泰和康门诊部	青岛市市北区延安三路 61 号半地下 1 层网点 3 户	韩　非
浮山新区街道福山社区卫生服务站	青岛市市北区劲松一路 66 号	王桂清
市北浮山新区街道湖光山色社区卫生服务站	青岛市市北区同安路 805 号 103 户、807 号	王德亭
青岛恒懿堂大药房有限公司中医坐堂医诊所	青岛市市北区福州北路 135-17 号	王丽霞
市北鹤悦堂中医诊所	青岛市市北区辽宁路 55 号乙	曲鹤年
市北优家口腔门诊部	青岛市市北区延安三路 186-4 号 1-2 层	钟静峥
青岛诗碧雅健康管理有限公司市北一龄中医诊所	青岛市市北区山东路 111 号良辰美景 7 号网点	孔庆者
市北马玉忠盲人医疗按摩所	青岛市市北区同和路 569 号 B1-2-101	马玉忠
市北红宇平安诊所	青岛市市北区清江路 148 号	王丽云
市北卓越口腔诊所	青岛市市北区徐州路 195 号	班岩松
市北荣生堂中医诊所	青岛市市北区洛阳路 28 号	王荣生
市北亿尔康口腔诊所	青岛市市北区铁山路 15 号 101 户	邢建军

市北区 2016 年注销医疗机构

机构名称	机构地址	负责人
市北合一堂中医诊所	市北区洛阳路 28 号	王长江
市北丁伟伟中医诊所	市北区人民路 397 号	丁聪伟

李沧区个体医疗机构

概况　青岛市李沧区现有个体机构 397 家,从业人员 6429 人,其中 77% 为中专以下学历,23% 为大专以上学历。注销个体机构 66 家。新增医疗机构 26 家。

李沧区 2016 年新增个体机构

机构名称	地址	负责人
李沧泰康馨诊所	李沧区宜川路 65 号桃园雅居 8 号楼 3-4 号网点	殷艾英
青岛可恩口腔医院有限公司李沧可恩口腔门诊部	李沧区书院路 125 号	亓庆国
李沧舜德御园诊所	李沧区延川路 10-12 号	余 卫
李沧东晖创美医疗美容诊所	李沧区京口路 28 号 2 号楼 2803 户	王素青
青岛市李沧区社区服务中心医务室	李沧区升平路 34 号	栾 敏
李沧荣德安康诊所	李沧区重庆中路 690 号 16-8/9/10 网点	张爱胜
青岛颐生家庭医生服务有限公司李沧颐诺门诊部	李沧区延川路 8 号	刘新军
青岛丰硕堂医药连锁有限公司第十一大药房李沧中医坐堂医诊所	李沧区振华路 156 号 91 号网点	王爱华
青岛虹美医疗医养有限公司李沧虹美医院	李沧区衡水路 115 号	田常炎
李沧泽山中医诊所	李沧区青峰路 41-6 号	王泽山
李沧潘达口腔诊所	李沧区临汾路 67 号	黄良杰
李沧区疾病预防控制中心门诊部	李沧区永年路 20 号	刘贞梅
青岛全好健康管理有限公司李沧巨峰路口腔门诊部	李沧区巨峰路 179 号	金香花
李沧祺馨堂诊所	李沧区永平路 107 号-3-4	崔维红
李沧义美康口腔诊所	李沧区文昌路 28 号甲-5 号	相玉珍
李沧恒泰诊所	李沧区金水路 1135 号	张继瑞
李沧和安康诊所	李沧区重庆中路 971 号 102	高连芝
青岛亿茂堂大药房连锁有限公司第二十六分店李沧万年泉路中医坐堂医诊所	李沧区万年泉路 107 号	董鲁彦
李沧海延诊所	李沧区黑龙江中路 629 号-138 网点	屈 波
青岛全好健康管理有限公司李沧南崂路口腔门诊部	李沧区南崂路 1119、1121 号	刘向辉
青岛青鸟医疗康复有限公司李沧青鸟健康诊所	李沧区大同北路 19 号 E3-2/3/4	张明伦
李沧仁为民诊所	李沧区东南渠 349 号	王崇美
青岛市体育运动学校医务室	青岛市体育运动学校内	隋福田
李沧臻慧康诊所	李沧区惠水路 518 号米罗湾二期 51 号楼二层 201	倪同上
李沧富嘉诊所	李沧区灵川路 3 号	马建英
青岛国风大药房连锁有限公司崂山药店李沧中医坐堂医诊所	李沧区向阳路 23 号	张 聪

李沧区 2016 年注销个体机构

机构名称	地址	负责人
李沧侯文青内科诊所	李沧区西南渠 662 号	侯文青
李沧济海康医务室	李沧区楼山路 3 号	原大江
李沧韩立新诊所	李沧区兴华路 47 号 16 号楼 1 单元 102 户	韩立新

（续表）

机构名称	地址	负责人
李沧聚仁德诊所	李沧区永平路 4 号	韩麟群
李沧臧兆水诊所	李沧区金水路 351 号长涧新村 5 号楼	臧兆水
青岛黄海橡胶集团医院兴国路诊所	李沧区兴国路 24 号 3 单元	王大力
青岛黄海橡胶集团医院永安路诊所	李沧区永安路 42 号	谢英芹
李沧旭峰诊所	李沧区黑龙江中路 797 号阜康花园 26 号楼 1 单元 101 户	王　毅
李沧栾丽丽诊所	李沧区永安路 9 号 4-102 户	栾丽丽
李沧德修诊所	李沧区戴家社区 47 号	高河绪
李沧王锡铎诊所	李沧区少山路 81 号	王锡铎
青岛市李沧区天海易元养老服务中心医务室	李沧区兴宁路 2-18 号	单景烨
李沧吴林青诊所	李沧区黑龙江中路 2688 号金秋桂园 5 号楼 2-101 户	吴林青
李沧赵广信诊所	李沧区振华路 57 号	王艳萍
李沧郭贵勤诊所	李沧区金水路 801 号百通馨苑 5 区 8 号楼 2-102 户	郭贵勤
李沧刘清鹏诊所	李沧区南王社区 270 号	刘清鹏
李沧区坊子街工业总公司医务室	李沧区重庆中路 852 号	马　英
李沧区南岭工业公司医务室	李沧区南岭社区 186 号	刘吉明
李沧康民爱心诊所	李沧区 308 国道 625 号 11 栋 3-101 户	董爱美
李沧申全民诊所	李沧区戴家社区 1-11-198 号	申全民
李沧许方德内科诊所	李沧区湘潭路 56 号湾头社区 11 号楼	许方德
李沧志康诊所	李沧区东北庄商城网点 1068 号楼 6 单元西	赵　追
李沧区第三医院御景中西医诊所	李沧区唐山路 37 号 20 号楼 5-101 室	王青英
李沧纪成录诊所	李沧区邢台路 11 号 15 号楼 11 号-1 户	纪成录
李沧李辉辉诊所	李沧区通真宫路 168 号晟业家园	李　辉
青岛市军队离休退休干部第八服务中心医务室	李沧区东山二路 41 号 101 室	张立军
李沧商业幼儿园卫生保健所	李沧区少山路 102 号	徐爱华
李沧洁皓齿科诊所	李沧区东山一路 60 号	徐建华
青岛晓翁企业总公司卫生所	李沧区振华路 55 号	马克芹
李沧区楼山街道唐山路社区卫生服务站	李沧区唐山路 73 号	马杰秋
青岛钢铁有限公司医院	李沧区重庆中路 898 号	李　强
青岛师范学校卫生保健所	李沧区九水路 176 号	史晓琳
李沧黄桂先诊所	李沧区桃园路 4 号	黄桂先
李沧义美康口腔诊所	李沧区文昌路 28 号甲-5 号	朱德江

（续表）

机构名称	地址	负责人
青岛橡六集团有限公司卫生站	李沧区太原路 82 号	王玲玲
青岛红星化工集团有限责任公司卫生站	李沧区四流北路 43 号	王 玲
青岛海实物业有限责任公司医务室	李沧区四流北路 78 号	翟海生
青岛市强制隔离戒毒所卫生所	李沧区虎山路 15 号	杨成斌
李沧灏瑞诊所	李沧区湘潭路 11 号-4	马吉利
李沧徐志国诊所	李沧区振华路 156 号 6 号楼 5-102	徐志国
李沧崔大夫口腔诊所	李沧区青峰路 41 号	崔若宁
李沧臧兆水诊所	李沧区金水路 351 号长涧新村 5 号楼	臧兆水
李沧臧淑华诊所	李沧区金水路 160-3、4 号	臧淑华
李沧安泰堂诊所	李沧区升平东路 22 号	李 华
青岛李沧平安堂门诊部	李沧区振华路 156-65 号	李学东
青岛华佗社区医疗投资管理有限公司福多诊所	李沧区虎山路 66 号-23	卢培秀
李沧仁和康诊所	李沧区万年泉路 95、97 号	董英华
李沧区浮山路街道万达社区卫生服务站	李沧区巨峰路 179 号-72、73 号	宫淑娴
李沧海益民诊所	李沧区永安路 3 号	郎咸彩
李沧旭峰诊所	李沧区滨河路 1159 号	王 毅
李沧旭峰诊所	李沧区滨河路 1159 号	王 毅
李沧王崇美内科诊所	李沧区东南渠 349 号	王崇美
李沧建英诊所	李沧区顺河路 109 号	马建英
李沧福仁堂中医门诊部	李沧区黑龙江中路南段西侧 850-5-6 号	李晓文
李沧康福德诊所	李沧区兴山路 2 号甲	庄晓梅
李沧海仁整形美容诊所	李沧区滨河路 1227-15 号	傅常清
李沧李宗凯诊所	李沧 308 国道 623 号丁	李宗凯
李沧区虎山路街道文光社区卫生服务站	李沧区夏庄路 198 号-2 户	于锡江
青岛康圣德医疗管理有限公司李沧佳安和诊所	李沧区金水路 365 号	孙毓梅
李沧安迪康诊所	李沧区大同北路 19 号 E3-2/3/4	张明伦
李沧天之祥诊所	李沧区秀峰路 10 号楼 4 单元网点	虞安尧
李沧天之合诊所	李沧区南崂路 1092 号	王熙柱
李沧陈氏整骨诊所	李沧区书院路 86 号	徐德清
李沧西山诊所	李沧区玉清宫路 38 号	孙丕义
李智森诊所	李沧区九水东路 322-5 号	李智森
王梅琴内科诊所	李沧区浮山路街道曲戈庄 399 号	王梅琴

崂山区个体医疗机构

　　概况　2016 年青岛市崂山区现有个体医疗机构 207 家，从业人数 1166 人。2016 年关停个体医疗机构 12 所，新增个体医疗机构 29 所。

崂山区 2016 年新增医疗机构

机构名称	地址	负责人
青岛市老年公寓医务室	青岛市崂山区青大一路 17 号	于　军/王传彩
崂山林园诊所	青岛市崂山区中韩街道张村社区 552 号	王林园/王光福
崂山延德内科诊所	青岛市崂山区北宅街道凉泉社区	苗延德
崂山旭日朝阳诊所	青岛市崂山区沙子口街道段家埠社区	徐国芳/黄杨青
崂山石老人中西医诊所	青岛市崂山区石老人花园 22 号楼 4 单元 102	秦利华
崂山由克举中医诊所	青岛市崂山区崂山路 101 号京沪山庄 C6 号 3-4 网点	由克举
崂山康泰口腔诊所	崂山区北宅街道孙家社区 318 号	董丽民
青岛国风大药房连锁有限公司崂山劲松七路诊所	青岛市崂山区劲松七路 228-7 号	张　聪/吴细青
青岛维普健康产业管理有限公司崂山门诊部	青岛市崂山区东海东路 87 号	王　维/王从月
青岛崂山真美口腔诊所	青岛市崂山区仙霞岭路 17-18、17-19	徐祯胤/宋文竹
崂山付洁齿科诊所	青岛市崂山区同兴路 710 号 64-9	付　洁
崂山健康小屋诊所	青岛市崂山区仙霞岭路 1 号凯旋家园 1-13 网点	马　伟/刘素贞
崂山生珊口腔诊所	青岛市崂山区李宅路桃源居小区商业网点 18 号	王生珊/黄怡惠
崂山李旭玲诊所	崂山区王哥庄街道王哥庄社区海润苑网点 8 号	李旭玲
崂山康美圣元诊所	青岛市崂山区劲松七路 237 号左岸风度小区北门内圆楼	姚　琴/李承贤
青岛国风大药房连锁有限公司崂山综合诊所	青岛市崂山区香港东路 295 号石老人花园 2 号楼 2 号网点	张　聪/曲敬范
崂山慈安康综合诊所	青岛市崂山区沙子口街道段家埠社区	段江涛/刘君世
青岛崂山美丽会医疗美容诊所	青岛市崂山区东海东路 1 号麦岛金岸 8 号楼 102	程勤玲/王　政
崂山仲霜诊所	青岛市崂山区沙子口街道南窑社区幸福村	董仲霜
崂山聿明口腔门诊部	青岛市崂山区深圳路 185 号-1 号 1 层	王聿明/谈宝森
崂山埠东综合诊所	青岛市崂山区辽阳东路 7 号 6 号楼 3 单元 102 户	王新刚/王继寿
崂山兰文民口腔诊所	青岛市崂山区麦岛路 9 号弘信花园 6 号楼 101	兰文民
崂山皓印口腔诊所	青岛市崂山区香港东路 18 号东都花苑 1 号网点 102	刘军勇/周晓梅
青岛崂山明岐中医医院	青岛市崂山区同兴路 712 号	潘喜忠/李春玲

（续表）

机构名称	地址	负责人
崂山嘉美邦医学美容诊所	青岛市崂山区香港东路 295 号 5 号	王　敏/周丽莉
崂山宋大夫综合诊所	青岛市崂山区沙子口街道董家埠社区 1 号楼西单元网点 5	宋振法
青岛牙博士医疗管理有限公司香港东路诊所	青岛市崂山区香港东路 126 号 1 号楼 2 单元 101 号	蔡　媛/王　芸
青岛崂山刘大夫医学美容诊所	青岛市崂山区辽阳东路 22 号-6	刘学源
崂山云达中医诊所	青岛市崂山区李山东路 18 号丽海花园二期金岭工程 21 号楼 8 号	刘云达

崂山区 2016 年注销个体医疗机构

机构名称	地址	负责人
崂山清元堂诊所	青岛市崂山区劲松七路 228 号	赵桂清
崂山田大夫诊所	崂山区海尔路 1 号	田宝利
崂山社会福利中心医务室	崂山区九水东路 608 号	赵美娟
国医糖尿病综合诊所	崂山区深圳路 178 宏安丽海馨苑 35 号楼 103	孙培敏
王林青诊所	崂山区沙子口街道南姜前海花园 16 号楼网点	王林青
郑秀亭诊所	崂山区王哥庄街道王哥庄社区	郑秀亭
青岛医保城药品连锁有限公司崂山分公司中医坐堂诊所	崂山区仙霞岭路 16 号金岭尚街 B 区 3A3B	马守军/刘美玲
青岛大学师范学校卫生所	青岛市崂山区青大一路 16 号	姚宗良/姚宗良
李氏中医诊所	青岛市崂山区东海东路 69 号 1 号楼 2 单元 101 户	李水贤
青岛全统旅游育乐有限公司医务室	崂山区香港东路 316 号	李建利/郭　华
青岛麒麟皇冠大酒店医务室	青岛市香港东路 197 号	曲　伟/田建群
恩启诊所	崂山区沙子口街道沙子口桥东	郭恩启

城阳区个体医疗机构

概况　城阳区现有个体医疗机构 449 家，从业人员 1074 人，67％为中专及以下学历，33％为大专及以上学历，全年业务收入约 4878 万元，2016 年注销医疗机构 48 家，新增医疗机构 48 家。

城阳区 2016 年新增个体医疗机构

机构名称	地址	负责人
棘洪滩街道青大片区社区卫生服务站	青岛市城阳区棘洪滩街道裕园七路青大社区中心	刘光辉
城阳沈超凡顺安口腔门诊部	青岛市城阳区夏庄街道天风南路新苑小区 C04	沈超凡
城阳邵春香弘益内科诊所	青岛市城阳区黑龙江中路 187 号	邵春香

（续表）

机构名称	地址	负责人
城阳宋修义综合门诊部	青岛市城阳区文阳路 271 号	宋修义
城阳邱玉娟内科诊所	青岛市城阳区城阳街道京口社区 170 号	邱玉娟
河套街道赵家岭社区卫生室	青岛市城阳区河套街道赵家岭社区	刘克财
城阳区夏庄街道三台片区社区卫生服务中心	青岛市城阳区夏庄街道杏杭社区	冷先枝
城阳韦良菊海滨综合门诊部	青岛市城阳区城阳街道西郭庄社区 15～16 号网点	韦良菊
惜福镇街道超然社区卫生室	青岛市城阳区惜福镇街道超然社区	解　丽
青岛金澍医疗管理有限公司永康医院	青岛市城阳区王沙路 1368 号	李　月
城阳矫志国德爱医院	青岛市城阳区和阳路 599 号	朱雪英
杨鸿玉外科诊所	青岛市城阳区河套街道胶马路 567 号	杨鸿玉
上马街道上马村社区卫生室	青岛市城阳区上马街道上马村社区	韩雪德
城阳王清雯口腔诊所	青岛市城阳区夏庄街道王家泊子社区	王清雯
青岛城阳金大地博爱养老院综合门诊部	青岛市城阳区惜福镇街道前金社区王沙路 1319 号	林成军
青岛宏亿佰拓医疗管理有限公司海辉内科诊所	青岛市城阳区城阳街道大周村 328 号	乔赟赟
棘洪滩街道港东庄社区卫生室	青岛市城阳区棘洪滩街道港东庄社区	纪家明
青岛中康健检综合门诊部有限公司综合门诊部	青岛市城阳区正阳路 3 号	韩广柱
城阳刘祥德澳园综合门诊部	青岛市城阳区夏庄街道天泰城 92 号楼	刘祥德
城阳刘文龙中西医结合诊所	青岛市城阳区城阳街道前田社区烟青路西 500 米	刘文龙
青岛市城阳区社会福利中心内科门诊部	城阳区文阳路 137 号	曹　原
城阳曲蕾林家口腔诊所	青岛市城阳区上马街道岙东路 164 号	曲　蕾
城阳赵钢口腔诊所	青岛市城阳区康城路 303 号	赵　钢
城阳孙琳妇科诊所	青岛市城阳区惜福镇街道盛世景园二期 5-7 号	孙　琳
城阳王晓东南口腔诊所	青岛市城阳区国城路 90 号	王　晓
惜福镇街道纸房社区卫生室	青岛市城阳区惜福镇街道纸房社区	毛德华
青岛市城阳区夕阳红老年公寓医务室	青岛市城阳区小北曲社区	李军鹏
城阳王珍玲嘉馨内科门诊部	青岛市城阳区夏庄街道安乐村王沙路 72 号乙	王珍玲
城阳张玉升综合门诊部	青岛市城阳区白沙河路 55 号 25 号楼网点 124 及网点 123 二层	张玉升
青岛文丽口腔医疗有限公司文丽口腔门诊部	青岛市高新区广博路 391、393 网点	蒋文丽
城阳李忠学美口腔诊所	青岛市城阳区春城路 218-3 号	李忠学
城阳顾桂芹天泰综合门诊部	青岛市城阳区天泰城内镇长官邸网点	顾桂芹
青岛慈航健康管理有限公司银河路综合门诊部	青岛市城阳区夏庄街道银河路 577-31、32	李振叶

（续表）

机构名称	地址	负责人
青岛乾仁堂中医门诊部有限公司乾仁堂中医门诊部	青岛市城阳区流亭街道东流亭社区靖城路 1 号	李国强
城阳王新峰中西医结合诊所	青岛市城阳区长城路 265 号	王新峰
青岛正德堂医疗管理有限公司正德堂中医诊所	青岛市城阳区兴阳路 21 号	刘桂美
城阳徐环环雅新口腔诊所	青岛市城阳区明阳路 156 号	徐环环
城阳张建翔志善堂中医诊所	青岛市城阳区流亭街道苇山社区	张建翔
城阳于焕悦升口腔诊所	青岛市城阳区康城路 232 号	于　焕
城阳郭可湃全科诊所	青岛市城阳区上马街道朝阳馨苑小区	郭可湃
晓明同德医院	青岛市城阳区长城路 89 号青岛国家广告产业园 21 号楼 18 号网点	于普明
城阳梁导明仁川口腔诊所	青岛市城阳区棘洪滩街道岙东北路 550 号	梁导明
城阳葛宏秀洁雅口腔诊所	青岛市城阳区正阳路 77 号御景尚都二期 14 号楼 112 网点	葛宏秀
城阳街道前桃林社区卫生室	青岛市城阳区城阳街道前桃林社区	邵文涛
城阳袁峰峰佳佳口腔诊所	青岛市城阳区河城路 620 号（网点 11）	袁峰峰
青岛仁康医疗管理有限公司路加一口腔诊所	青岛市城阳区流亭街道洼里社区银河路北	任广来
城阳邓效明万家康综合门诊部	青岛市城阳区荟城路西田社区 3 号网点	邓效明
城阳于璋基益民康中医医院	青岛市城阳区惜福镇街道松树庄新小区北商业一号网点	于璋基

城阳区 2016 年注销个体医疗机构

机构名称	地址	负责人
城阳李花善美口腔诊所	城阳区春城路 218-3 号	李花善
山东金岸健康产业有限公司中医门诊部	城阳区礼阳路 121 号	范思春
城阳曹富顺中医诊所	青岛市城阳区正阳路 541 号	曹富顺
城阳郑世权林家口腔诊所	城阳区上马街道岙东路 164 号	郑世权
青岛市城阳区山佳老年公寓医务室	青岛市城阳区黑龙江中路 28 号	刘义民
城阳区夏庄街道刘家营卫生室	青岛市城阳区夏庄街道刘家营社区	刘宅云
城阳区惜福镇街道霞沟卫生室	青岛市城阳区惜福镇街道霞沟社区	王希文
城阳区城阳街道前田卫生室	青岛市城阳区城阳街道前田社区	李珊元
城阳区棘洪滩街道铁家庄卫生室	青岛市城阳区棘洪滩街道铁家庄社区	蔺淑欣
城阳区夏庄街道安乐卫生室	青岛市城阳区夏庄街道安乐社区	曲德花
城阳区惜福镇街道东葛家卫生室	青岛市城阳区惜福镇街道东葛家社区	邝启旋

（续表）

机构名称	地址	负责人
太平洋恩利食品有限公司医务室	城阳区红岛街道宿流社区垂风路一号	朱炳和
黄元汉青大综合门诊部	城阳区青大工业园商街5#-10	尤清格
城阳孙羽口腔诊所	青岛市城阳区棘洪滩街道南万社区385号	孙　羽
城阳刘洪滨浦里口腔诊所	青岛市城阳区惜福镇街道院后社区	刘洪滨
城阳丰延红口腔诊所	青岛市城阳区康城路232号	丰延红
城阳林志强外科诊所	青岛市城阳区204国道123号	林志强
城阳区惜福镇街道纸房卫生室	青岛市城阳区惜福镇街道纸房社区	毛德华
城阳区惜福镇街道付家埠卫生室	青岛市城阳区惜福镇街道付家埠社区	付贞辙
城阳区流亭街道赵戈庄卫生室	青岛市城阳区流亭街道赵戈庄社区	方和生
城阳区红岛街道东大洋卫生室	青岛市城阳区红岛街道东大洋社区	于中爱
城阳区夏庄街道瑞云卫生室	青岛市城阳区夏庄街道瑞云社区	王才义
城阳区夏庄街道丹山卫生室	青岛市城阳区夏庄街道丹山社区	招爱萍
城阳区夏庄街道南屋石卫生室	青岛市城阳区夏庄街道南屋石社区	秦宦基
城阳区夏庄街道后古镇卫生室	青岛市城阳区夏庄街道后古镇社区	陈清本
城阳区夏庄街道刘家营卫生室	青岛市城阳区夏庄街道刘家营社区	刘同江
城阳区城阳街道西旺疃卫生室	青岛市城阳区城阳街道西旺疃社区	江瑞兰
城阳区城阳街道东郭庄卫生室	青岛市城阳区城阳街道东郭庄社区	赵淑芹
城阳区城阳街道京口卫生室	青岛市城阳区城阳街道京口社区	任全顺
城阳区城阳街道京口卫生室	青岛市城阳区城阳街道京口社区	任爱清
城阳区上马街道王林庄卫生室	青岛市城阳区上马街道王林庄社区	张树语
城阳区棘洪滩街道东毛家庄卫生室	青岛市城阳区棘洪滩街道东毛家庄社区	李先香
城阳区棘洪滩街道后海西卫生室	青岛市城阳区棘洪滩街道后海西社区	矫立坤
城阳区棘洪滩街道棘洪滩村卫生室	青岛市城阳区棘洪滩街道棘洪滩村社区	李玉生
城阳区城阳街道康城路卫生室	青岛市城阳区康城路	季美秀
城阳区城阳街道小北曲卫生室	青岛市城阳区城阳街道小北曲社区	王仲财
城阳赵春显永建妇科诊所	青岛市城阳区康城路312号	赵春显
城阳刘昌锡中医诊所	青岛市城阳区夏庄街道刘家小水社区	刘昌锡
张守慧口腔诊所	青岛市城阳区德阳路249号	张守慧
青岛城阳同济诊所	青岛市城阳区流亭街道杨埠寨社区	方　毅
城阳王岩瑞成妇科诊所	青岛市城阳区河套街道龙海路718号	王　岩
城阳区城阳街道西旺疃卫生室	青岛市城阳区城阳街道西旺疃社区	焦明章

（续表）

机构名称	地址	负责人
城阳区城阳街道古庙头卫生室	青岛市城阳区城阳街道古庙头社区	栾复亭
城阳区城阳街道前桃林卫生室	青岛市城阳区城阳街道前桃林社区	邵文涛
城阳区棘洪滩街道港东卫生室	青岛市城阳区棘洪滩街道港东社区	朱芝英
崔新梅内科诊所	青岛市城阳区夏庄街道安乐社区	崔新梅
城阳区上马街道向阳卫生室	青岛市城阳区上马街道向阳社区	牛锡胜
城阳李承贤中医诊所	城阳区春阳路 280 号	李承贤

黄岛区个体医疗机构

概况　2016 年,全区有个体医疗机构 408 家,从业人员总数 1470 人,其中,高级职称 201 人、中级职称 475 人、初级职称 794 人,分别占从业人员总数的 14%、32%、54%。本科及本科以上学历 870 人,本科以下学历 600 人。全年业务收入 2768 万元。新增个体医疗机构 25 家,注销 3 家。

黄岛区 2016 年新增个体医疗机构

机构名称	地址	负责人
黄岛李连山中医诊所	青岛市黄岛区漳江路 227 号 1 栋 1 单元 104～105 户	李连山
北京电影学院现代创意媒体学院医务室	山东省青岛经济技术开发区金沙滩路 689 号	李　岩
黄岛康祥口腔门诊部	青岛市黄岛区灵山卫街道灵海北路 116 号	刘志相
金沙滩壹号社区卫生服务站	黄岛区天目山路 24-26	宫文红
青岛一丰源医疗管理有限公司一康综合医院	黄岛区金沙滩路 182 号	杜善武
黄岛鲁杰口腔诊所	黄岛区平江路王家港社区 23 号	鲁　杰
黄岛隋萍口腔诊所	黄岛区南岛小镇北门内环形网点 E 组 100 号楼环 E101 号	隋　萍
黄岛朱俊杰口腔诊所	黄岛区青云山路 508 号	朱俊杰
黄岛凌福财内科诊所	黄岛区舟山岛街 71～73 号	凌福财
青岛盛福康综合门诊部	黄岛区康居路王家港社区 33 号	郭志红
岛福乐康健中医门诊部	黄岛区北港路 10-5 号	孙希娥
黄岛徐良森中医诊所	黄岛区海港路 7 号 1 单元 102 号	徐良森
黄岛李绍琴口腔诊所	黄岛区金沙滩路 180 号 C 区 CG-2	李绍琴
黄岛张叶勤内科诊所	黄岛区隐珠街道银盛泰星河城	张叶勤
黄岛张军内科诊所	开发区衡山路 14 号鸿润汇泉商务中心	张　军
黄岛何茂成中医诊所	开发区长江东路 680-1 号网点	何茂成
青岛德医堂医院	黄岛区灵山卫街道临海路 125 号窝洛子社区网点	游建华

（续表）

机构名称	地址	负责人
益民综合门诊部	黄岛区江山北路 66 号网点	邓式明
黄岛区隐珠街道佳家康社区卫生服务中心	黄岛区海滨十路 376 号 81 栋	李晓玲（翟新华）
黄岛范思春中医诊所	黄岛区双珠路（原珠海路 113 号）	范思春
黄岛美冠口腔门诊部	黄岛区灵山湾路 421 号	杜　强（李明高）
黄岛郑继刚口腔诊所	黄岛区世纪新村 67 号楼门头	郑继刚
黄岛石欣祖内科诊所	黄岛区海之韵小区一期网点（原胶南市上海东三路 88 号）	石欣祖
黄岛德庆口腔门诊部	黄岛区双珠路环城新世纪小区 3 号商住楼 114 号	陈德庆
黄岛仁圣堂中医门诊部	黄岛区朝阳山路 79 号	高向慧

黄岛区 2016 年注销个体医疗机构

机构名称	地址	负责人
黄岛张则明中西医诊所	灵山卫街道灵港路 981 号	张则明
黄岛王大雁口腔诊所	黄岛区长江中路 26-10 号	王大雁
珠海街道双珠路社区卫生服务站	黄岛区益民巷 1-1 号	丁宝国

即墨市个体医疗机构

　　概况　即墨市 2016 年新增个体医疗机构 13 家，注销 4 家。到 2016 年底共 123 家，其中 31 家口腔诊所，24 家中医科诊所，9 家中西医结合诊所，1 家医疗美容诊所，58 家普通诊所。从业人员总数为 364 人，其中本科学历 31 人，专科学历 149 人，中专及以下学历 184 人。全年平均业务收入 8 万元。

即墨市 2016 年注销个体医疗机构

机构名称	地址	负责人
即墨诚德口腔诊所	即墨市段泊岚镇政府驻地	陈弦本
即墨纪玉先诊所	即墨市环秀街道新民小区 45 号楼西附房	纪玉先
即墨宝医堂诊所	即墨市龙山街道开发公司 1 号楼 1 户	李永钢
即墨邱氏诊所	即墨经济开发区泰山二路德馨花园内网点房	王　雯

即墨市 2016 年新增个体医疗机构

机构名称	地址	负责人
即墨王峰口腔诊所	即墨市公园街 5-2 号	王　峰
即墨肖成孝诊所	即墨市长江一路 27 号楼 5 号网点	肖成孝
即墨李永钢诊所	即墨市龙山街道开发公司 1 号楼 1 户	李永钢

（续表）

机构名称	地址	负责人
即墨李冬梅诊所	即墨市通济街道华桥村	李冬梅
即墨陈阳中医诊所	即墨市环秀街道锦绣苑小区 3 号楼 127 号	陈　阳
青岛古城大药房有限公司即墨市鳌蓝路中医坐堂医诊所	即墨市鳌蓝路 600 号	孙振国
即墨乔伟训中医诊所	即墨市嵩山二路壹品华庭 17-225-20	乔伟训
即墨何定绍中医诊所	即墨市温泉街道府东一路 9 号	何定绍
即墨秦玉珠口腔诊所	即墨市西元庄村新城二路 75 号楼 1 单元 101 户	秦玉珠
即墨高玉萍诊所	即墨通济街道西元庄永合硕丰苑 30-3-102	高玉萍
即墨刘清盛诊所	即墨市烟青路 780-41 号	刘清盛
即墨殷明华口腔诊所	即墨市烟青路 56 号锦绣前城 A3 区 1 号楼 4 号	殷明华
即墨宫峰运中西医结合诊所	即墨市环秀街道前东城村 A1 区 14 号楼 5 号网点	宫峰运

胶州市个体医疗机构

　　概况　胶州市 2016 年新增个体医疗机构 10 家，注销 12 家，共 140 家，其中 31 家口腔诊所，34 家中医科诊所，55 家内科诊所，其余为外科及其他诊疗科目。

胶州市 2016 年注销个体医疗机构

机构名称	地址	负责人
胶州崔金凤内科诊所	胶州市胶西镇陈家屯	崔金凤
荣亮内科诊所	胶州市兰州东路鑫汇新都小区南网点房	朱荣亮
胶州强永斌外科诊所	胶州市寺门首路 567 号	强永斌
胶州高艳霞内科诊所	胶州市胶州东路 413 号	高艳霞
胶州耀祥中医诊所	胶州市九龙街道周家村	刘耀祥
胶州尤爱芹内科诊所	胶州市兰州东路 81 号	尤爱芹
胶州潘微牙科诊所	胶州市广州南路 398 号	潘　微
胶州曾志兰儿科诊所	胶州市寺门首路 40 号	曾志兰
胶州彭永慈内科诊所	胶州市瑞华园小区	彭永慈
胶州宋淑华内科诊所	胶州市澳门路馨河湾小区 667 号	宋淑华
胶州王韧口腔诊所	胶州市兰州东路 281 号	王　韧
胶州李大鹏内科诊所	胶州市阜安街道西五里堆村	李大鹏

胶州市 2016 年新增个体医疗机构

机构名称	地址	负责人
胶州张海洋口腔诊所	胶州市兰州东路 562-4-11	张海洋
胶州朱琳口腔诊所	胶州市泸州路 31 号	朱　琳
胶州孙加义口腔诊所	胶州市澳门路与杭州路交汇处金都馨城沿街网点	孙加义
胶州史立口腔诊所	胶州市广州南路 396 号	史　立
胶州周蕊口腔诊所	胶州市九龙街道爱国村	周　蕊
胶州张晓玲口腔诊所	胶州市九龙街道大洛戈庄村 566 号	张晓玲
胶州刘伟口腔诊所	胶州市李哥庄镇石拉子村 266 号	刘　伟
胶州秦建华中医诊所	胶州市李哥庄水岸绿城 A 区 129 号	秦建华
胶州赵轩一口腔诊所	胶州市胶东街道小麻湾西村	赵轩一
胶州邵航燕医疗美容诊所	胶州市北京路 548 号	邵航燕

平度市个体医疗机构

概况　平度市 2016 年新增个体医疗机构 4 家,注销 2 家,共 92 家,其中 38 家口腔诊所,16 家中医科诊所,29 家内科诊所,其余为外科及其他诊疗科目。从业人员总数为 186 人,其中本科学历 36 人,专科学历 69 人,中专及以下学历 81 人。全年平均业务收入 7.7 万元。

平度市 2016 年新增个体医疗机构

机构名称	地址	负责人
平度崔波中医诊所	平度市红旗路东端	崔　波
平度孙尚军诊所	平度市南京路小学对面	孙尚军
平度博正口腔门诊部	平度市南京路 559 号	徐俭菊
平度刘亚璐诊所	平度市南京路小学东侧	刘亚璐

平度市 2016 年注销个体医疗机构

机构名称	地址	负责人
平度刘守臻诊所	平度市山水龙苑	刘守臻
平度张锦彩诊所	平度市胜利路中段	张锦彩

莱西市个体医疗机构

概况　青岛市莱西市现有个体医疗机构 30 家,从业人员 97 人。其中 39％为中专学历,61％为大专以上学历。全年业务收入约为 584 万元。2016 年新增个体医疗机构 8 家,关停个体医疗机构 2 家。

莱西市 2016 年新增个体医疗机构

机构名称	地址	负责人
莱西陈方涛外科诊所	莱西市琴岛中路 10-13 号	陈方涛
莱西迟巾栋中西医结合诊所	莱西市沽河街道前庄扶村	迟巾栋
莱西郭祥冰鹏程口腔诊所	莱西市重庆路金田花园网点 5#～6#	郭祥冰
莱西姜晓娜内科诊所	莱西市姜山镇泰光路金玉商城 1 号楼东数 26 号网点	姜晓娜
莱西解滨海中西医结合诊所	莱西市天津路水集嘉园 21 号楼北向网点	解滨海
莱西修永建中医诊所	莱西市姜山镇绕岭村	修永建
莱西张代云外科诊所	莱西市珠江路滨河花园 1 号楼西单元一楼西户	张代云
莱西赵娜口腔诊所	莱西市长岛路 132-20 号	赵　娜

莱西市 2016 年注销个体医疗机构

机构名称	地址	负责人
莱西郭同芳中医诊所	莱西市珠江路滨河花园 1 号楼	郭同芳
青岛国风药业莱西大药房连锁有限公司中医坐堂医诊所	莱西市威海东路 35 号	马永鹍

2016 年国家级媒体卫生计生报道条目

标题	媒体名称	报道日期	媒体级别	版次/栏目	字数/时长
青岛市 122 个健康教育基地解惑青春	中国人口报	2016.1.5	国家级	2 版	621 字
青岛去年减轻群众用药负担 3.94 亿元	健康报	2016.1.21	国家级	3 版	240 字
汇聚亮点 共享创新成果 推进服务进程	健康报	2016.1.6	国家级	8 版	1500 字
急救知识送上动车	健康报	2016.1.22	国家级	2 版/综合新闻	120 字
青岛市海慈医疗集团与韩国 Wooridul 医院合作协议签约仪式	中国青年网	2016.1.26	国家级	新闻	1000 字
解放军第 307 医院在青岛建协作中心	健康报	2016.1.5	国家级	3 版	200 字
援坦桑医生曲先锋与一个坦桑白血病女孩的故事	中央电视台	2016.2.25	国家级	CCTV4 华人资讯	3 分 7 秒
山东青岛:医养结合乐了老年人	人民日报	2016.2.17	国家级	6 版	500 字
春节后青岛多措并举保证临床用血	中央人民广播电台	2016.2.25	国家级	中国之声	30 秒
中华医学会首家精准心血管病合作示范基地"落户"青岛	新华网	2016.3.20	国家级	山东	500 字

（续表）

标题	媒体名称	报道日期	媒体级别	版次/栏目	字数/时长
青岛首例冻存卵子试管婴成功 与自然生无区别（图）	新华网	2016.3.29	国家级	山东	800字
青岛北部医疗中心平度开建 一期提供床位800张	新华网	2016.3.27	国家级	山东	260字
青岛市海慈医疗集团与德国杜塞尔多夫大学附属约翰娜医院合作成立中德（青岛）关节与运动医学诊疗中心	中国青年网	2016.3.21	国家级	新闻	1500字
坦桑尼亚·援外医生孙龙:艾滋病离我很近	中央电视台	2016.4.12	国家级	CCTV4华人世界	2分钟
智慧医疗走进"健康小屋"	光明日报	2016.4.19	国家级	5版	600字
山东省政协调研"深化医药卫生体制改革"情况	新华网	2016.4.1	国家级	时政	707字
专科与全科医生组建家庭医生团队	中央电视台	2016.5.27	国家级重点传统媒体	朝闻天下	3分钟
青岛推"爱心卡"保障产妇用血	健康报	2016.5.13	国家级传统媒体	3版/综合新闻	300字
青岛免费检测寻找"熊猫血"	健康报	2016.5.16	国家级传统媒体	3版/综合新闻	500字
青岛医连体延伸至乡村	健康报	2016.4.19	国家级传统媒体	综合新闻	874字
青岛分级诊疗见实效	健康报	2016.5.2	国家级传统媒体	3版/综合新闻	1000字
青岛鼓励社会力量办医 最高奖励500万	中央人民广播电台	2016.6.29	国家级重点传统媒体	中国之声	30秒
山东青岛市首届"三伏养生节"启幕	中国中医药报	2016.7.22	国家级传统媒体	2版	1200字
供给侧结构性调整新观察,3D打印技术落户青岛市市立医院	中央电视台	2016.8.13	国家级重点传统媒体	新闻联播	1分钟
医生"签约服务"居民"定制就诊"	经济日报	2016.8.31	国家级重点传统媒体	资讯	1000字/图片
青岛成立首支公务员无偿献血志愿者队伍	健康报	2016.8.5	国家级传统媒体	4版	400字
青岛将街头制水纳入卫生监管	健康报	2016.8.22	国家级传统媒体	8版	图文
院士来青岛带徒帮颅内肿瘤患者手术	健康报	2016.8.2	国家级传统媒体	基层	150字
健康中国 青岛在行动	人民网	2016.8.22	国家级网络媒体	新闻中心	513字
国内首家3D打印眼科应用研发中心落户青岛市市立医院	人民网	2016.8.10	国家级网络媒体	山东各地	1469字
青岛市基层医疗机构传染病防治分类监督工作推进会议召开	中国青年网	2016.8.14	国家级网络媒体	健康	387字
青岛10家医院实现"一号通" 大医院年底前全部接入	新华网	2016.9.10	国家级网络媒体	山东频道	799字
中国医师协会智能医生工程示范基地落户青岛市市立医院集团	健康报网	2016.9.5	国家级网络媒体	延展阅读	660字
医养结合,深度整合养老诊疗资源	经济日报	2016.10.12	国家级重点传统媒体	7版	1000字
青岛:五年内基层均可看中医	中国中医药报	2016.10.19	国家级传统媒体	2版	1500字

（续表）

标题	媒体名称	报道日期	媒体级别	版次/栏目	字数/时长
青岛市引进高层次人才(哈尔滨)双选会成功举办	人民网	2016.10.15	国家级网络媒体	山东频道	712 字
山东青岛赴哈靶向引才 硕博人才占比89.7%	新华网	2016.10.20	国家级网络媒体	山东频道	802 字
青岛妇女儿童医院打造绿色通道 提供便民服务	新华网	2016.10.29	国家级网络媒体	健康频道	302 字
青岛平度构筑15分钟医疗"服务圈"	工人日报	2016.11.10	国家级重点传统媒体	P2 版	794 字
青岛出台健康扶贫方案 贫困患者将配家庭医生	人民网	2016.11.21	国家级网络媒体	青岛	2887 字
山东青岛:"十百千万"工程探路中医药改革	中国中医药报	2016.12.23	国家级传统媒体	头版	1000 字
打造岛城中医药"航母编队"服务百姓	中国中医药报	2016.12.30	国家级传统媒体	7 版	4500 字

索　引

图书在版编目(CIP)数据

青岛卫生计生年鉴.2017 / 青岛市卫生计生科技教
育中心编. —青岛:中国海洋大学出版社,2017.11
ISBN 978-7-5670-1637-8

Ⅰ.①青… Ⅱ.①青… Ⅲ.①卫生工作－青岛－
2017－年鉴 Ⅳ.①R199.2-54

中国版本图书馆 CIP 数据核字(2017)第 290568 号

出版发行	中国海洋大学出版社
社 址	青岛市香港东路 23 号 邮政编码 266071
出 版 人	杨立敏
网 址	http://www.ouc-press.com
电子信箱	coupljz@126.com
订购电话	0532－82032573(传真)
责任编辑	于德荣 电 话 0532－85902505
印 制	青岛国彩印刷有限公司
版 次	2017 年 12 月第 1 版
印 次	2017 年 12 月第 1 次印刷
成品尺寸	210 mm×285 mm
印 张	27.125
插 页	70
字 数	840 千
印 数	1～1000 册
定 价	198.00 元

发现印装质量问题,请致电18954267799,由印刷厂负责调换。